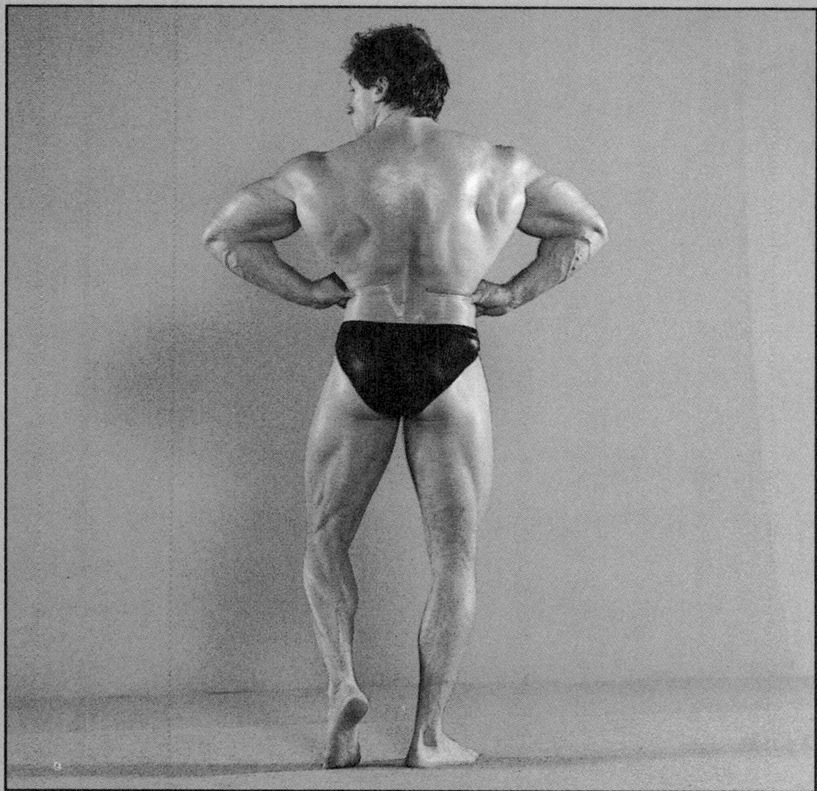

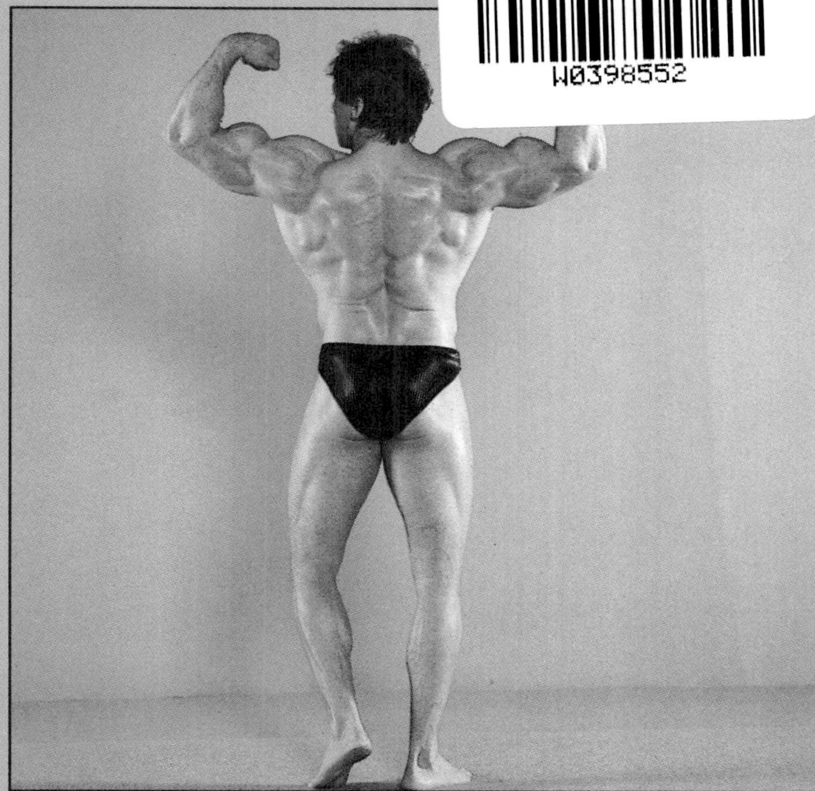

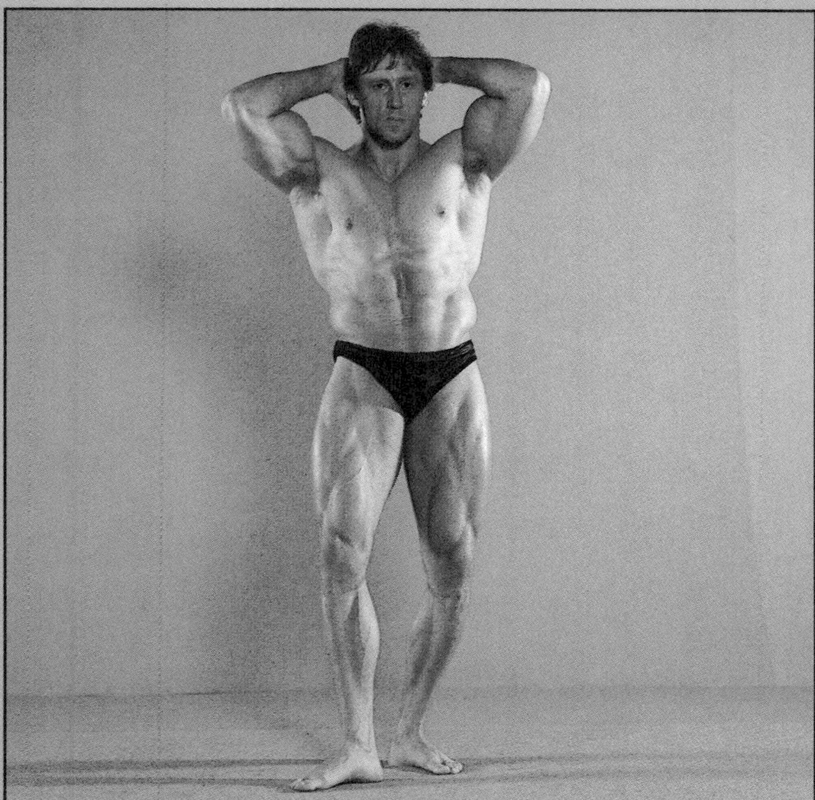

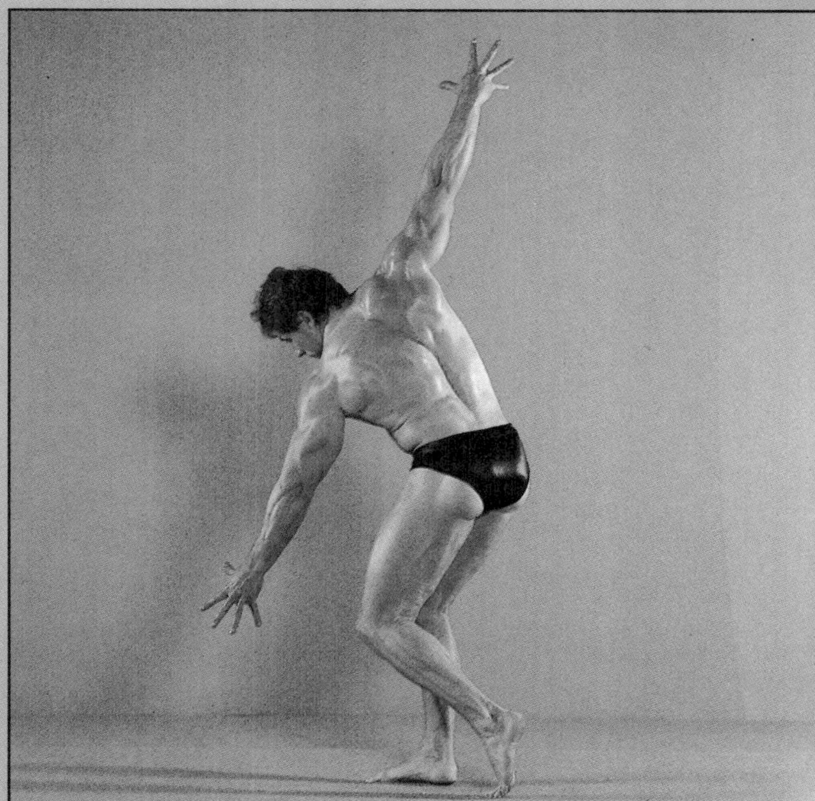

HARTMANN/TÜNNEMANN

DAS GROSSE BUCH DER KRAFT

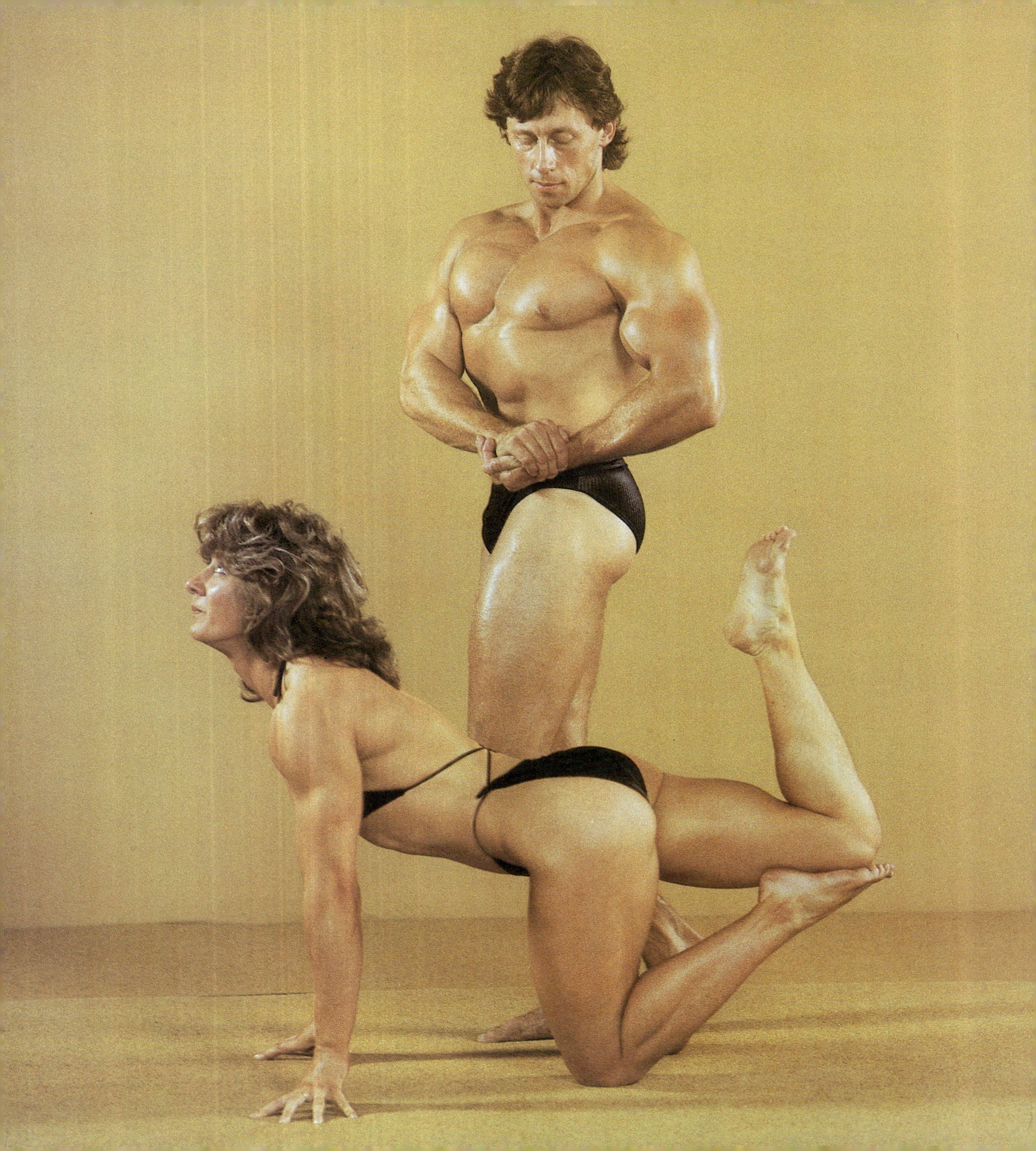

Jürgen Hartmann Harold Tünnemann

DAS GROSSE BUCH DER KRAFT

Bessere Form durch Krafttraining

Sportverlag Berlin

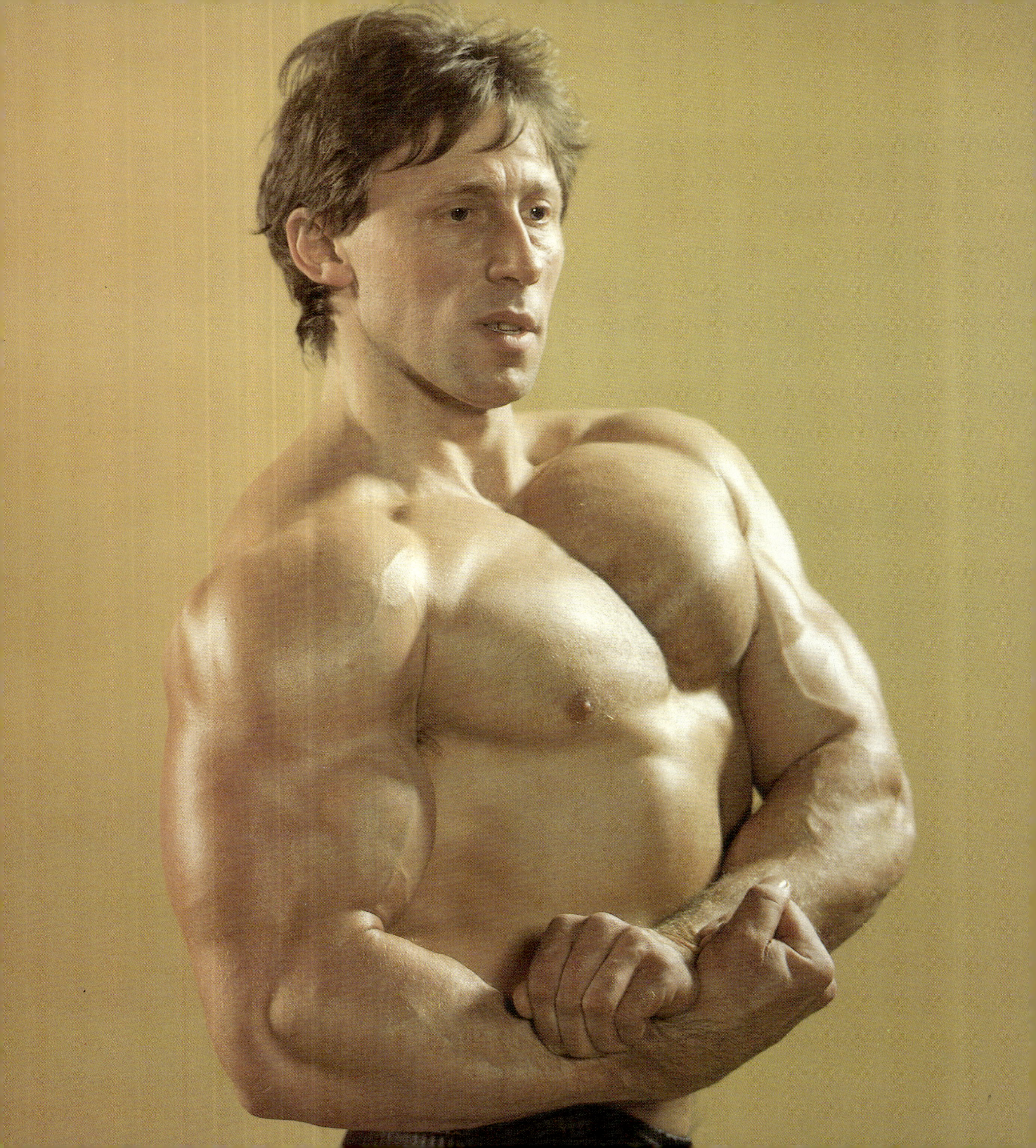

EINLEITUNG

Muskelkraft ist für unsere Existenz von elementarer Bedeutung. In der langen Entwicklungsgeschichte des Menschen wurden an die Kraftfähigkeiten unterschiedliche gesellschaftliche und individuelle Anforderungen gestellt. Bildete z. B. in der Urgesellschaft gut ausgeprägte Muskelkraft eine entscheidende Voraussetzung für die erfolgreiche Nahrungssicherung, so war im antiken Griechenland die Harmonie eines kräftigen Körpers und eines regen Geistes erstrebenswertes Lebensziel. Die Statuen von Herakles und Aphrodite, Sinnbilder für Kraft und Schönheit, vermitteln uns noch heute die Ideale jener Zeit. Aus der Vielzahl der im alten Griechenland hochgeschätzten Sportler ragen besonders solche Athleten hervor, die über enorme Körperkräfte verfügten und zu Helden der Olympischen Spiele wurden. Historisch gesicherte Tatsachen sind die Kraftleistungen des MILON VON KROTON, Schüler des Mathematikers Pythagoras und mehrfacher Olympiasieger im Ringen. Von Milon werden wahre Wunderdinge berichtet. Er begann schon in früher Jugend seine Kraft zielstrebig und systematisch zu entwickeln. Zum Mann herangereift, konnte er einen ausgewachsenen Stier auf die Schultern heben, durch die olympische Arena tragen und dann mit einem einzigen Faustschlag töten. Seine zahlreichen Olympiasiege zeugen davon, daß er seine gigantischen Körperkräfte auch mit großer Verstandeskraft im Kampf Mann gegen Mann einsetzen konnte.

In der heutigen Zeit, in der Bewegungsarmut und einseitige körperliche Berufsanforderung oft zur Unter- bzw. Fehlentwicklung der Muskulatur führen, gewinnt das volkssportliche Krafttraining zunehmend an Bedeutung. Modernes Muskeltraining, das die gemeinsame Entwicklung von Kraft, Schnelligkeit, Ausdauer und Beweglichkeit gewährleistet,

- fördert Gesundheit und Wohlbefinden,
- unterstützt die motorische Bewältigung wachsender Anforderungen in Beruf und Alltag,
- entwickelt eine leistungsfähige Muskulatur als Voraussetzung für die erfolgreiche Teilnahme am volkssportlichen Training und Wettkampf und
- schafft spezifische Grundlagen für den Leistungssport.

Die gesundheitsfördernde Funktion des Krafttrainings schließt viele Aufgabenbereiche ein. Krafttraining

- strafft und formt die Figur,
- führt zum Abbau lästigen Fettgewebes,
- verhütet Unterforderung einzelner Muskeln und Muskelgruppen,
- verbessert Körperhaltung und Gelenkfunktion,
- beugt vorzeitigem Verschleiß des Stütz- und Bewegungssystems vor,
- aktiviert die Stoffwechselprozesse und
- steigert die Leistungsfähigkeit des Herz-Kreislauf-Systems.

Auch seine positiven emotionalen und psychischen Auswirkungen sind nicht zu unterschätzen. Sie äußern sich in höherem Selbstwertgefühl und dem Bewußtsein gesteigerter Leistungsfähigkeit. Sowohl das Erhalten der Gesundheit als auch das Steigern der sportlichen Leistung stellen vielfältige Anforderungen an das Krafttraining. In Abhängigkeit von der speziellen Zielstellung können vorrangig Maximal-, Schnell- oder Ausdauerkraft ausgebildet werden.

Das **große Buch der Kraft** beschäftigt sich hauptsächlich mit dem Maximalkrafttraining und in diesem Zusammenhang vor allem mit dem **Muskelaufbautraining**. Es zeigt Jugendlichen, Männern und Frauen im Anfänger- und Fortgeschrittenenstadium, wie das Training geplant und durchgeführt werden muß, welche Übungsvarianten auszuwählen sind und wie die Ernährung zu gestalten ist, um den Leitgedanken „Besser in Form und bessere Formen durch Krafttraining" in die Tat umzusetzen. Folgen Sie den Empfehlungen, trainieren Sie zielstrebig und ausdauernd! Schon nach wenigen Monaten haben Sie den Erfolg vor Augen.

Inhalt

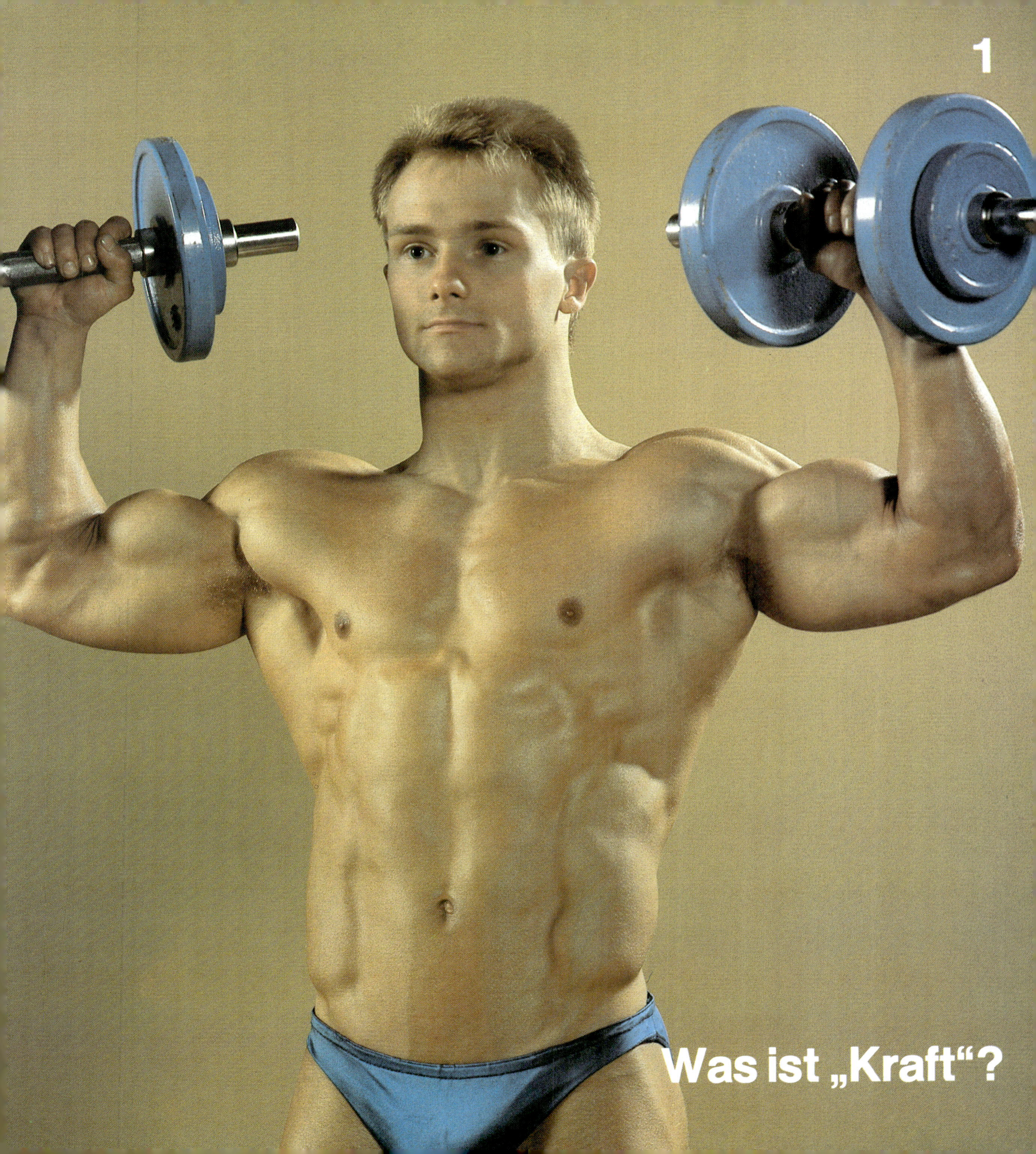

1

Was ist „Kraft“?

Jede Bewegung, die der Mensch vollführt, erfordert Kraft. Ob er atmet, ißt, verdaut oder ob sein Blut zirkuliert, ob er lacht oder weint oder ob er sich im Raum bewegt – er benötigt Kraft. Verändern sich Größe und Richtung der Kraft, so verändert sich auch die Bewegung.

Wir verstehen unter dem Begriff **Kraft** die Fähigkeit des Menschen, durch Muskeltätigkeit äußere Kräfte zu überwinden bzw. äußeren Kräften entgegenzuwirken.

Als **innere Kraft** wird die Kraft bezeichnet, die durch Kontraktion der Muskulatur entsteht (Muskelzugkraft) und über das Skelettsystem nach außen wirksam wird.

Die **äußere Kraft** wird u. a. durch Widerstandskräfte (z. B. des Partners oder Gegners/Übg. 16), durch Reibungskräfte (z. B. Übg. 158) und durch Schwer- und Trägheitskräfte (z. B. der Sportgeräte/Übg. 12) verursacht.

Die Kraft des Menschen äußert sich als Maximalkraft, Schnellkraft und Ausdauerkraft.

Qualitätsmerkmal der **Maximalkraft** ist die Größe der inneren Kraft, die das Nerv-Muskel-System durch maximale willkürliche Kontraktion gegen äußere Kräfte zu entfalten vermag. Die Qualität der Maximalkraft des Sportlers zeigt sich beispielsweise in der Größe der äußeren Widerstände, die überwunden oder neutralisiert werden können.

Maximalkraft wird u. a. im Ringen und Judo (besonders im Bodenkampf), im Turnen (Kreuzhang, Stütz- und Hangwaage usw.), im Gewichtheben und in den Wurfdisziplinen der Leichtathletik (auch als Grundlage für Schnellkraftleistungen gegen hohe Widerstände) benötigt. Auch der Kraftsportler hat das Ziel, durch Vergrößerung der Muskelmasse die Maximalkraft zu steigern. Der Volkssportler erhöht die Maximalkraft, um Körperhaltung und Körperbau zu verbessern. Damit beugt er u. a. Haltungsschwächen, Haltungsverfall und Haltungsschäden vor.

Qualitätsmerkmale der **Schnellkraft** sind die Größe der inneren Kraft, die das Nerv-Muskel-System je Zeiteinheit zu mobilisieren vermag (Schnelligkeit und Höhe der Kraftentfaltung), sowie die Dauer, die eine Kraftäußerung dieser Art aufrechterhalten werden kann. Die Qualität der Schnellkraft wird äußerlich in der Größe der Beschleunigung bzw. Geschwindigkeit sichtbar, die in der zur Verfügung stehenden Zeit dem Körper (oder einzelnen Körperteilen) verliehen bzw. auf fremde Körper (Sportgerät, Partner, Gegner usw.) übertragen werden kann.

Ein hohes Leistungsniveau in der Leichtathletik (Wurf- und Stoß-, Sprint- und Sprungdisziplinen), in den Kampfsportarten (Würfe im Ringen und Judo, Beinbewegungen im Boxen und Fechten), im Bahnradsport (Sprint) und im Eisschnellauf (Sprint) setzt z. B. eine gut ausgeprägte Schnellkraft voraus.

Qualitätsmerkmal der **Ausdauerkraft** ist die Größe der Widerstandsfähigkeit des Organismus gegen Ermüdung bei relativ lang dauernden Belastungen mit einer hohen Kraftkomponente (über 30 % der individuellen Maximalkraft).

Die Qualität der Ausdauerkraft äußert sich in der Anzahl der erreichbaren Bewegungswiederholungen oder in der möglichen Zeitdauer der Kraftentfaltung (Haltearbeit) gegen bestimmte Widerstandsgrößen.

In den Sportarten Leichtathletik (z. B. 800-m-Lauf), Schwimmen (z. B. 200- und 400-m-Lagenschwimmen), Eisschnellauf, Skilauf, Rudern, Kanurennsport, Ringen und in vielen anderen stellt die Ausdauerkraft einen leistungsbestimmenden Faktor dar. Der Kraftsportler verfolgt mit dem Trainieren der Ausdauerkraft u. a. das Ziel, überflüssiges Unterhautfettgewebe abzubauen, die Muskulatur zu straffen und sie im Detail auszuformen. Der Volkssportler fördert die Ausdauerkraft, um neben der Leistungsfähigkeit der Muskulatur auch die Herz-Kreislauf-, Atmungs- und Stoffwechseltätigkeit zu verbessern.

In den einzelnen Sportarten äußern sich die Erscheinungsformen der Kraft, die Maximal-, Schnell- und Ausdauerkraft, nur selten in ihrer absoluten „Reinform". Sie treten vielmehr in einem mehr oder minder starken sportartspezifischen Mischverhältnis auf.

2

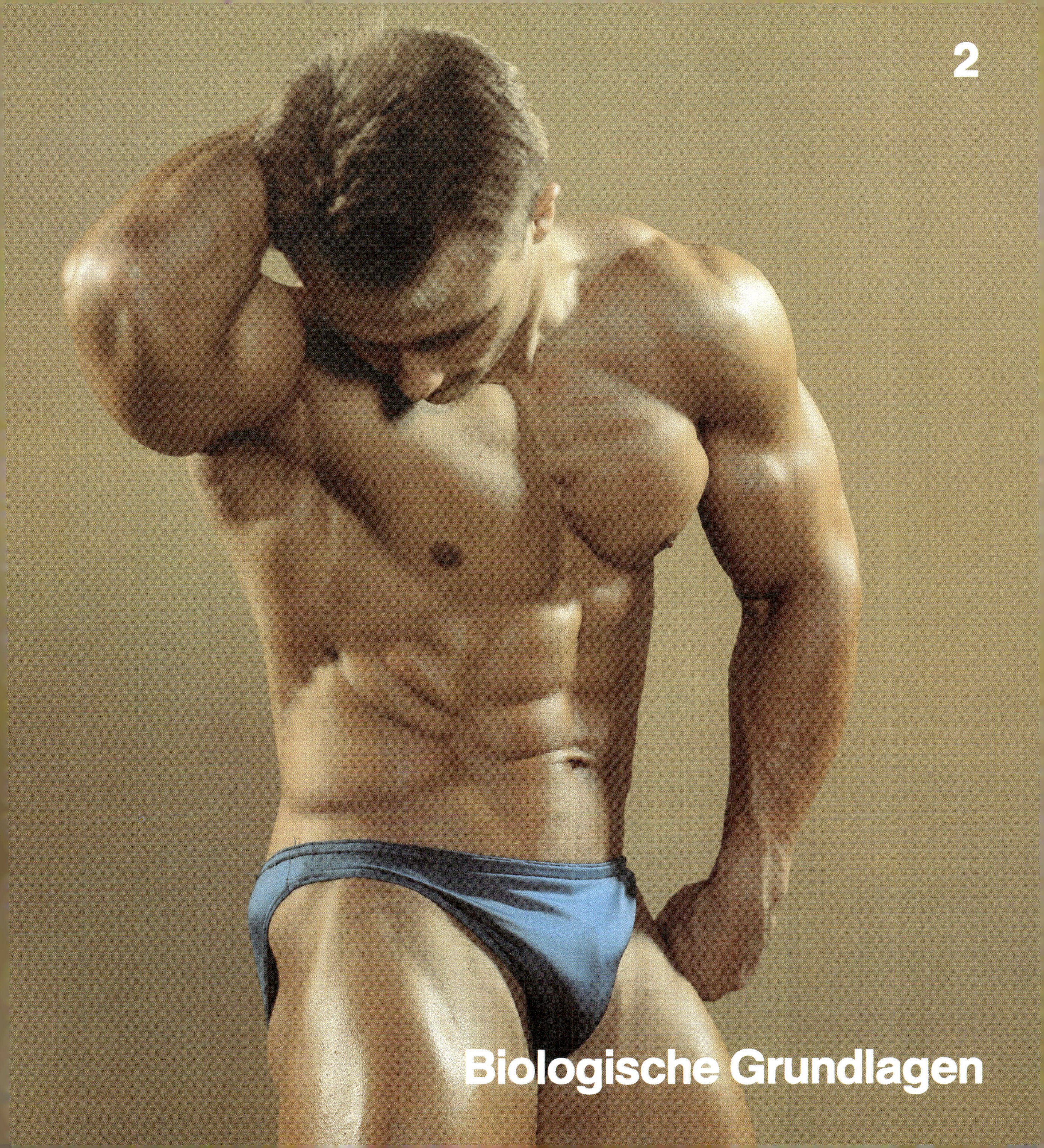

Biologische Grundlagen

ARTEN DER MUSKULATUR

Wir unterscheiden zwischen der
- Skelettmuskulatur,
- glatten Muskulatur und
- Herzmuskulatur.

Die **Skelettmuskulatur** – auch quergestreifte Muskulatur genannt – hält den Körper im Gleichgewicht und bewegt ihn. Die Skelettmuskeln sind über ihre Sehnen mit den Knochen verbunden. Kontrahieren sich die Muskeln, d. h., ziehen sie sich zusammen, so nähern oder entfernen sich über Gelenke verbundene Skeletteile. Die Skelettmuskeln sind fähig, sich sehr schnell zu kontrahieren und sehr schnell zu erschlaffen. Bei intensiver Tätigkeit zeigen sie bald Ermüdungserscheinungen. Ihre Arbeitsweise kann durch den Willen gesteuert werden.

Die **glatte Muskulatur** befindet sich in den inneren Organen, wo relativ langsame und gleichförmige Bewegungen vonstatten gehen, so z. B. in den Wänden der Blutgefäße, im Magen-Darm-Kanal, in den harnableitenden Organen (Harnleiter, Harnblase) und in den Bronchien. Die glatte Muskulatur arbeitet langsam und nahezu ohne Ermüdung. Ihre Arbeitsweise kann durch den Willen im allgemeinen nicht beeinflußt werden.

Die **Herzmuskulatur** nimmt eine Mittelstellung zwischen der glatten Muskulatur und der Skelettmuskulatur ein. Wie die glatte Muskulatur ist sie dem Willen nicht unmittelbar zugänglich und zeigt sich gegen Ermüdung äußerst widerstandsfähig. Wie die Skelettmuskulatur ist sie in der Lage, sich sehr schnell zu kontrahieren und intensiv zu arbeiten.

Das Krafttraining bewirkt nicht nur eine Veränderung der Struktur und Funktionstüchtigkeit der Skelettmuskulatur, sondern auch der Herzmuskulatur und der glatten Muskulatur.
- Krafttraining – gleich welcher Art – vergrößert und kräftigt das Herz des gesunden Menschen:
  Ausdauerkrafttraining führt z. B. zur Erweiterung der Herzhöhlen. Dadurch erhöht sich das Schlagvolumen; Herzfrequenz und Blutdruck verringern sich.
  Krafttraining gegen maximale Widerstände kräftigt das Herz vor allem durch Vergrößerung seiner Muskelmasse. Das Fassungsvermögen der Herzhöhlen wird jedoch nicht oder nur unwesentlich verändert. Die Förderleistung kann aber durch Erhöhung der Schlagfrequenz gesteigert werden.
  Ein starkes Herz, das den Muskeln Sauerstoff und energiereiche Substanzen in ausreichendem Maße über das Blut zuzuführen vermag, ist Voraussetzung für ausdauernde und kraftvolle Bewegungen.
- Eine gut trainierte, straffe Bauchmuskulatur schützt die leicht verletzbaren inneren Organe vor äußeren Einflüssen und verhindert gleichzeitig, daß sich Bauch- und Beckeneingeweide nach vorn senken, ihre glatte Muskulatur dadurch überdehnt und in ihrer Funktionstüchtigkeit eingeschränkt wird. Die hohe Leistungsfähigkeit der inneren Organe wirkt sich wiederum positiv auf die energetische Absicherung der Muskeltätigkeit, auf das Muskelwachstum und auf den allgemeinen Gesundheitszustand aus.

Das sachkundig durchgeführte Krafttraining stärkt – wie die Beispiele zeigen – nicht nur alle Arten des Muskelgewebes, es zwingt darüber hinaus den gesamten Körper zu gesundheitsfördernden Anpassungsvorgängen. Erst die insgesamt erzielten Veränderungen des Organismus führen zur Erhöhung der Kraftfähigkeit.

Formen der Skelettmuskeln

Die Skelettmuskeln unterscheiden sich in Form, Größe und Kraft erheblich voneinander. Im wesentlichen kann man sie jedoch in spindelförmige und gefiederte Muskeln unterteilen.

Spindelförmige Muskeln – wie der Armbeuger (s. Abb. 41) – besitzen einen mehr oder weniger dicken Muskelbauch, der sich relativ gleichmäßig in Richtung beider Sehnen verjüngt. Spindelförmige Muskeln befinden sich vor allem dort, wo schnellkräftige Bewegungen erforderlich sind.

Gefiederte Muskeln kommen in zwei Grundformen vor. Greift der Muskel einseitig an seiner Sehne an, so bezeichnet man ihn – wie den langen Zehen- und den langen Großzehenstrecker – als einseitig gefiedert. Strahlt der Muskel von beiden Seiten federförmig in die in seiner Mitte gelegene Sehne ein, so nennt man ihn – wie den geraden Schenkelmuskel (s. Abb. 256) – doppelt gefiedert. Gefiederte Muskeln sind hauptsächlich in den Körperregionen zu finden, wo häufig maximalkräftige Bewegungen vollzogen werden müssen.

Die Befestigungsstellen des Muskels, d. h. die Punkte, an denen die sehnigen Enden des Muskels mit dem Knochen verwachsen sind, heißen Ansatz oder Ursprung.

Der **Ursprung** (punctum fixum) liegt der Körpermitte näher und ist deshalb meist verhältnismäßig unbeweglich.

Der **Ansatz** (punctum mobile) stellt den von der Körpermitte entfernteren Punkt dar und verfügt daher im allgemeinen über eine relativ große Beweglichkeit.

Die Muskeln können unter bestimmten Umständen doppelsinnig tätig sein. Das betrifft insbesondere die Muskeln, die vom Rumpf zu den Gliedmaßen ziehen. So ist z. B. der Lenden-Darmbeinmuskel

(s. Abb. 199) in der Lage, bei fest gestelltem Rumpf die Beine zum Rumpf (s. Abb. 200) und bei fixierten Beinen den Rumpf zu den Beinen (s. Abb. 142) zu bewegen. Im ersten Fall bilden Brust- und Lendenwirbel sowie das Hüftbein den fixierten Punkt, und das Schenkelbein stellt den beweglichen Punkt dar. Im zweiten Fall werden dann die Funktionen gewechselt.

Wie das Beispiel des Lenden-Darmbeinmuskels zeigt, kann ein Muskel mehrere Ursprungs- oder Ansatzstellen besitzen. So verfügt der zweiköpfige Armmuskel (s. Abb. 41) über zwei und der Armstrecker (s. Abb. 55) über drei Köpfe. Man unterscheidet deshalb **ein- und mehrköpfige Muskeln.**

Weiterhin können sich die Muskeln über ein Gelenk (z. B. der Armbeuger, s. Abb. 41) oder über zwei Gelenke (z. B. der zweiköpfige Armmuskel, s. Abb. 41) hinwegziehen. Man bezeichnet sie demnach als **ein- oder zweigelenkige Muskeln.** Zweigelenkige Muskeln können ihren Einfluß auf zwei Gelenke geltend machen. So beugt der zweiköpfige Armmuskel den Arm im Ellbogengelenk und unterstützt gleichfalls das Abspreizen des Armes im Schultergelenk.

Der Muskel, der eine bestimmte Bewegung realisiert, wird **Agonist** genannt. Der Muskel, der für die entgegengesetzte Bewegung verantwortlich ist und der bei Kontraktion des Agonisten stets gedehnt wird, heißt **Antagonist.** Als Antagonisten arbeiten z. B.

zweiköpfiger Armbeuger (Bizeps) und Armstrecker (Trizeps) bzw. die Muskelgruppen der

Ellbogenbeuger (s. Abb. 41) und Ellbogenstrecker (s. Abb. 55),

zweiköpfiger Schenkelmuskel und vierköpfiger Schenkelstrecker bzw. die Muskelgruppen der

Kniegelenkbeuger (s. Abb. 244) und Kniegelenkstrecker (s. Abb. 256),

gerader Bauchmuskel und Langmuskel des Rückens bzw. die Muskelgruppen der Rumpfbeuger (s. Abb. 135 u. 156) und Rumpfstrecker (s. Abb. 169).

Aber auch verschiedene Anteile eines Muskels können sich antagonistisch verhalten. So hebt der vordere Anteil des Deltamuskels den Arm nach vorn (s. Abb. 72), sein hinterer Anteil führt ihn dagegen nach hinten (s. Abb. 109); so unterstützt der obere Anteil des großen Brustmuskels das Heben des hängenden Armes (s. Abb. 72), sein unterer Anteil senkt indes den gehobenen Arm (s. Abb. 103); so spreizt der obere Anteil des großen Gesäßmuskels das Bein vom Körper (s. Abb. 225), sein unterer Anteil zieht es hingegen zum Körper (s. Abb. 233).

Muskeln, die eine Bewegung gemeinsam durchführen, werden unter der Bezeichnung **Synergisten** zusammengefaßt. Als Synergisten arbeiten beispielsweise zweiköpfiger Armmuskel, Armbeuger und Oberarmspeichenmuskel beim Beugen des Armes im Ellbogengelenk (s. Abb. 42) oder zweiköpfiger Schenkelmuskel, Halb- und Plattsehnenmuskel beim Beugen des Beines im Kniegelenk (s. Abb. 245).

Bei einer Bewegung können bestimmte Muskeln als Synergisten, bei einer anderen jedoch als Antagonisten tätig sein:

- So bringen großer Brust- und breiter Rückenmuskel (s. Abb. 85 u. 102) den abgespreizten Arm gemeinsam zum Körper. Das ist z. B. der Fall, wenn man ein Buch unter den Arm klemmt oder wenn man aus breiter Griffassung einen Beugestütz durchführt (s. Abb. 65). Großer Brustmuskel und breiter Rückenmuskel vollziehen diese Übungen demzufolge als Synergisten.
- Das Vorheben des Armes wird hauptsächlich durch die Kontraktionskraft des vorderen Anteils des Deltamuskels und des oberen Anteils des großen Brustmuskels ermöglicht (s. Abb. 72); das Rückheben wird hingegen vor allem vom hinteren Anteil des Deltamuskels und vom breiten Rückenmuskel realisiert (s. Abb. 109). Großer Brustmuskel und breiter Rückenmuskel arbeiten jetzt als Antagonisten.

Aufbau des Skelettmuskels

Der **Skelettmuskel** ist – unabhängig von seiner Form – immer von einer Bindegewebshülle umschlossen, die als **Muskelfascie** oder Perimysium externum bezeichnet wird. Sie besitzt die Aufgabe, den Muskel zu schützen und ihn gegenüber anliegenden Muskeln gleitfähig zu machen.

Beim durchtrennten Muskel wird deutlich sichtbar, daß sich der Muskel aus zahlreichen kleineren Bestandteilen, den Muskelfaserbündeln, zusammensetzt. Das **Muskelfaserbündel** wird schlauchartig von dünnem, dehnbarem Bindegewebe, dem **Perimysium** internum, überzogen. Die Muskelfaserbündel gehen an ihren Enden in die Sehnen über. Durch die Sehnen, die mit dem Knochen verwachsen sind, wird die Muskelkraft auf das Skelettsystem übertragen. Jedes Muskelfaserbündel setzt sich aus 10 bis 50 Muskelzellen zusammen. Da die Muskelzelle im Verhältnis zu ihrem Querschnitt (0,05 bis 0,1 mm) relativ lang ist (Zellen des zweiköpfigen Armmuskels z. B. bis 15 cm), wird sie auch als **Muskelfaser** bezeichnet. Die Faseranzahl des menschlichen Skelettmuskels ist außerordentlich hoch. So kann z. B. der zweiköpfige Armmuskel (Abb. 41) aus weit über einer Million Fasern bestehen. Die Faseranzahl ist für die Einzelperson erblich vorgegeben und kann nach bisherigen Erkenntnissen auch durch ein Krafttraining nicht verändert werden. Zwischen einzelnen Menschen können jedoch erhebliche Unterschiede hinsichtlich der Faseranzahl eines bestimmten Muskels auftreten.

In jeder Muskelfaser befindet sich eine gitterartige Grundsubstanz, das **Sarkoplasma.** Im Sarkoplasma sind die **Mitochondrien,** in denen Stoffwechselprozesse ablaufen, und energiereiche Substanzen, wie energiereiche Phosphate, Glykogen und Fette, eingelagert. Das Sarkoplasma wird in Längsrichtung von feinen Muskelfäden, den Myofibrillen, durchzogen. Die Muskelfaser ist mit sehr zartem und elastischem Bindegewebe, dem **Endomysium,** umhüllt. Zwischen den Muskelfasern befindet sich ein feinmaschiges Netz kleiner Blutgefäße (Kapillaren) und Nerven.

Die **Myofibrillen,** deren Länge mit der Muskelfaser identisch ist, stellen die eigentlichen kontraktilen Elemente des Muskels dar. Sie bestehen aus winzigen, hintereinander geschalteten kontraktilen Elementareinheiten, die auch als **Sarkomere** bezeichnet werden. Da ein Sarkomer im Ruhezustand nur etwa 0,002 mm lang ist, müssen sich außerordentlich viele Sarkomere vereinigen, um beispielsweise die 10 bis 15 cm langen Gliederketten der Myofibrillen des zweiköpfigen Armmuskels zu bilden. Die Anzahl und der Querschnitt der nebeneinander liegenden Myofibrillen beeinflussen maßgeblich die Dicke der Muskelfaser.

Die Sarkomere enthalten zwei Arten von **Proteinfilamenten,** das dünnere **Aktin** und das dickere **Myosin.** Aus den Myosinfilamenten treten wechselweise seitliche Fortsätze, die Myosinbrücken, hervor. Auf ein Nervensignal und durch eine darauf folgende chemische Reaktion werden die Myosinfortsätze vorübergehend an die Aktinfilamente gekoppelt (Brückenverbindungen) und dann in eine 45°-Position geführt. Dadurch werden die Aktinfilamente teleskopartig über die Myosinfilamente gezogen. Dieser Vorgang bewirkt eine Verkürzung und Verdickung der Sarkomere, der Myofibrillen, der Muskelfasern und schließlich des Gesamtmuskels (Abb. 1).

Durch die Methoden des Muskelquerschnittstrainings

- werden Querschnitt und Anzahl der Myofibrillen vergrößert,
- werden die Energievorräte (energiereiche Phosphate und Glykogen, Abb. 2) vermehrt und

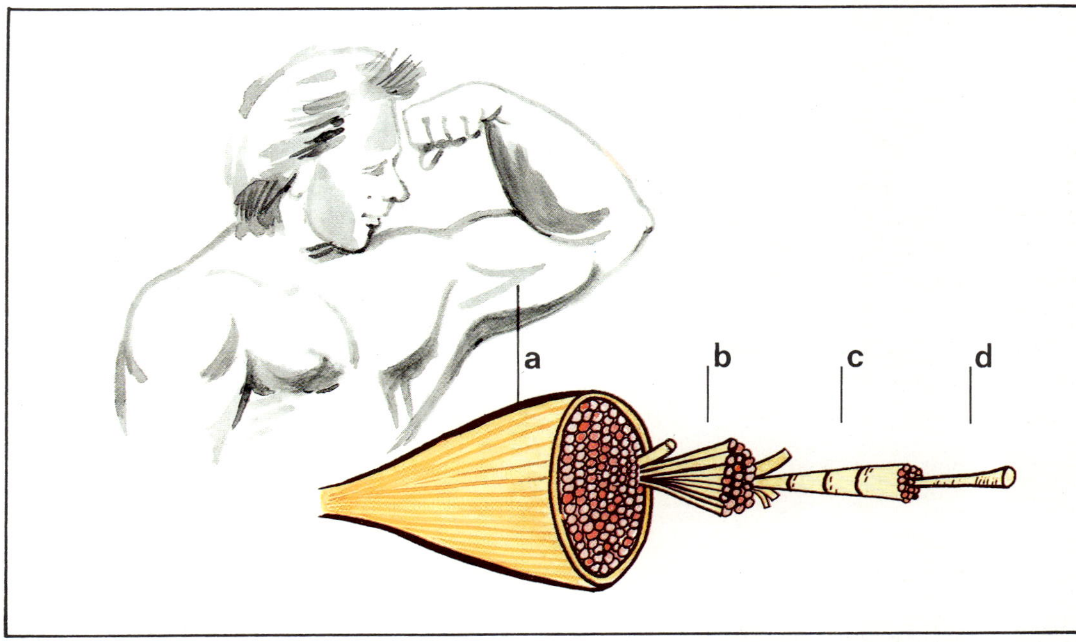

Abb. 1 Schematische Darstellung des Skelettmuskels
a = Muskel (5 cm), **b** = Muskelfaserbündel (0,5 mm), **c** = Muskelfaser (0,05 bis 0,1 mm), **d** = Myofibrille (0,001 bis 0,002 mm). Die Zahlen in Klammern geben die ungefähren Verhältnisse der Querschnittsgrößen der Bauelemente des Muskels an; **e** bis **h** = Längsschnitt durch eine Myofibrille und grob schematische Darstellung des Kontraktionsvorganges, **e** = Ruhezustand, **f** = Kontraktionsphase, **g** = starke Kontraktion, **h** = starke Dehnung

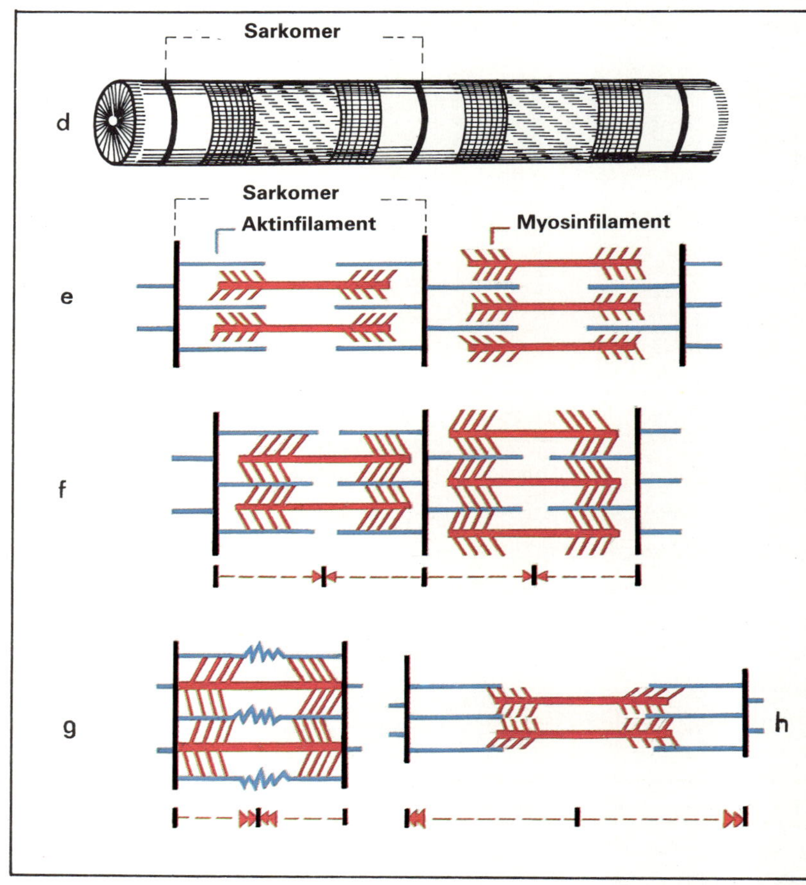

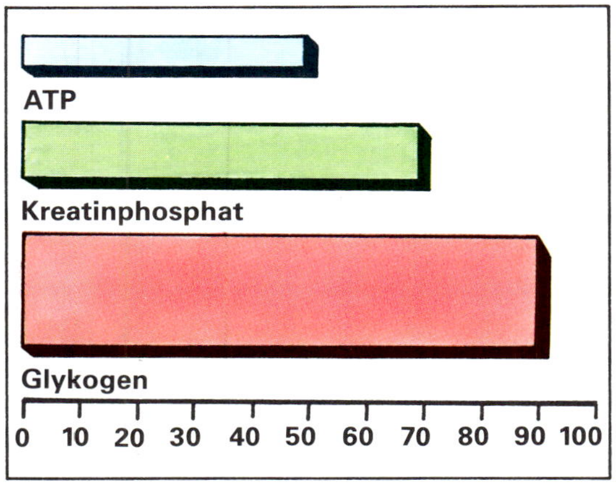

Abb. 2 Erhöhung der Speicherkapazität wichtiger Energieträger durch Krafttraining (in %)

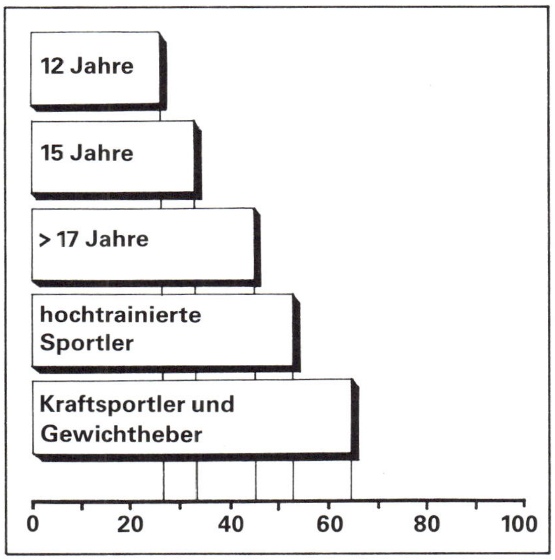

Abb. 3 Prozentualer Anteil der Muskelmasse an der Gesamtkörpermasse bei sporttreibenden männlichen Personen (bei Superschwergewichtlern ist der Anteil der Muskulatur gewöhnlich 10 bis 20 % geringer)

– wird der absolute Bindegewebsanteil erhöht (der relative Anteil liegt immer bei ungefähr 30 %).

Diese und andere Anpassungserscheinungen des Organismus auf submaximale und maximale Kraftbelastungen führen letztlich zum Muskelwachstum. Während der Anteil der Muskulatur an der Gesamtkörpermasse bei der untrainierten Frau etwa 35 % und beim Mann rund 45 % beträgt, steigern hochtrainierte Vertreter der Maximal- und Schnellkraftsportarten das Verhältnis der Muskel- zur Gesamtkörpermasse oft auf weit über 60 % (Abb. 3).

Je mehr Myofibrillen sich kontrahieren können, desto größer kann die Kraftentfaltung sein. Erhöht der Sportler also durch Vermehrung der Myofibrillen den Querschnitt der Muskelfasern und damit des Muskels, so steigert er folglich die Kraft. Die Kraft des Skelettmuskels ist deshalb in entscheidendem Maße vom **Muskelquerschnitt** abhängig.

Auch Milon von Kroton, unserem schwergewichtigen Helden aus der Antike, war diese Grundwahrheit bereits bekannt. Er wußte, daß ihn seine enorme Muskelmasse zu außerordentlichen Kraftleistungen befähigte. Demzufolge richtete er seine Kampftaktik im Ringen auf diese Vorzüge aus. Er ergriff die Gegner und zwang sie vor allem durch sein kolossales Körpergewicht und seine gigantische Muskelkraft zu Boden. Als sich jedoch im fortgeschrittenen Alter die Kraft nicht mehr in idealer Weise mit Schnelligkeit, Ausdauer und Beweglichkeit verband, nutzte der junge Timasitheos diese Schwäche. Er ließ Milon durch geschmeidige Meidbewegungen nicht zum Griffe kommen, ermüdete ihn durch ständige blitzschnelle Scheinangriffe und verhindert so den 7. Olympiasieg.

Kraft und Muskelmasse nehmen jedoch nicht im gleichen Verhältnis zu. Verdoppelt sich die Muskelmasse, so verdreifacht sich in etwa die Kraft. Der oft zitierte „hohle Muskel“, der einerseits über ein großes Volumen, andererseits aber über nur geringe Kraft verfügt, existiert demnach nicht!

Die Kraft der Frau beträgt 60 bis 100 N/cm^2 (6 bis 10 kp/cm^2), die des Mannes 70 bis 120 N/cm^2.

Die große Streubreite der möglichen Kraftabgabe je Quadratzentimeter Querschnittsfläche ergibt sich aus zahlreichen sowohl trainingsabhängigen als auch trainingsunabhängigen Faktoren – wie aus dem prozentualen Anteil der Fasertypen, den Energievorräten und der inner- und zwischenmuskulären Koordination. Durch die Methoden des Ausdauerkrafttrainings wird u. a.

– die Muskulatur gestrafft (und beim Anfänger auch vergrößert),
– die Kapillarisierung verbessert,
– der Mitochondriengehalt erhöht und
– das Bindegewebe verstärkt.

Muskelfasertypen

Jeder Muskel stellt einen Komplex aus verschiedenen Fasertypen dar, und zwar aus sich langsam kontrahierenden **ST-Fasern** (slow-twitch-fibres) und sich schnell kontrahierenden **FT-Fasern** (fast-twitch-fibres).

Die kleineren ST-Fasern, die einen hohen Myoglobingehalt (roter Farbstoff der Muskulatur) besitzen, werden auch als rote Fasern bezeichnet. Sie zeichnen sich durch ein reiches Mitochondrienvorkommen und überdurchschnittliche Kapillarisierung aus, werden durch geringe Kontraktionskraft, langsame Kontraktionsgeschwindigkeit sowie durch hohe Widerstandsfähigkeit gegen Ermüdung gekennzeichnet und gelangen bei Spannungsanforderungen unter 25 % der maximalen Kraftfähigkeit zum Einsatz (Ausdauerleistungen).

Die größeren FT-Fasern, die im Vergleich zu den roten Fasern einen geringeren Myoglobingehalt besitzen, werden auch weiße Fasern genannt. Sie verfügen über verhältnismäßig umfangreiche Phosphat- und Glykogendepots, werden durch hohe Kontraktionskraft und -geschwindigkeit sowie durch rasche Ermüdbarkeit charakterisiert und bei Spannungsanforderungen über 25 % der Maximalkraft mobilisiert (Kraftleistungen).

Die FT-Fasern unterteilt man – entsprechend der Art und Weise der Energiebereitstellung – in FTG- und FTO-Fasern. In den **FTG-Fasern** erfolgt die Energiebereitstellung überwiegend glykolytisch,

d. h., das energiereiche Glykogen wird ohne Mitwirkung von Sauerstoff gespalten. In den **FTO-Fasern** vollzieht sich die Energiebereitstellung vorzugsweise oxydativ, d. h., das Glykogen und die Fette werden unter Mitwirkung von Sauerstoff abgebaut.

Während die FTG-Fasern die beschriebenen physiologischen und biochemischen Eigenschaften der FT-Fasern in hohem Maße besitzen, nehmen die FTO-Fasern diesbezüglich eine Mittelstellung zwischen FTG- und ST-Fasern ein.

Jeder Mensch verfügt über einen individuell geprägten, proportionalen Anteil an ST- und FT-Fasern, der nach bisherigen Erkenntnissen auch durch ein spezielles Training nicht verändert werden kann. Im Durchschnitt besitzt der Mensch 40 % langsame und 60 % schnelle Fasern. Dieser Durchschnittswert hat aber lediglich für den Gesamtbereich der Muskulatur Gültigkeit. Entsprechend ihrer Funktion können sich die Muskeln in der Faserzusammensetzung erheblich voneinander unterscheiden. So besitzen Muskeln, die umfangreiche statische Arbeit zu leisten haben (z. B. der Schollenmuskel, s. Abb. 276), häufig einen großen Anteil langsamer ST-Fasern, und Muskeln, die überwiegend dynamische Bewegungen realisieren (z. B. der zweiköpfige Armmuskel, s. Abb. 41), einen hohen Anteil schneller FT-Fasern.

Wie zahlreiche Untersuchungen zeigen, treten jedoch auch starke individuelle Abweichungen auf. Bei Langstreckenläufern (im Wadenmuskel) und Langstreckenschwimmern (im Deltamuskel, s. Abb. 71) wurden 90 % langsame Fasern und bei Sprintern (im Wadenmuskel) bis zu 90 % schnelle Fasern ermittelt. Diese individuellen Extremwerte der Faserverteilung sind wahrscheinlich nicht auf ein spezielles Training zurückzuführen, sondern erblich bedingt.

Eine Umformung der FTG-Fasern in FTO-Fasern und umgekehrt ist durch ein entsprechendes Training relativ schnell zu realisieren. Dadurch ist es z. B. möglich, auch solche Sportler mit guten Ausdauerfähigkeiten auszustatten, die aufgrund eines hohen Anteils schneller Fasern an sich für Maximal- und Schnellkraftleistungen geeignet erscheinen.

Durch Training kann das ererbte Verhältnis zwischen ST- und FT-Fasern zwar nicht verändert werden, die Eigenschaften der Fasern passen sich jedoch – wenn auch innerhalb bestimmter Grenzen – den gesetzten spezifischen Reizen an.

Wie die Fasertypen bei unterschiedlichen Kraftanforderungen zusammenarbeiten, zeigt Abb. 4.

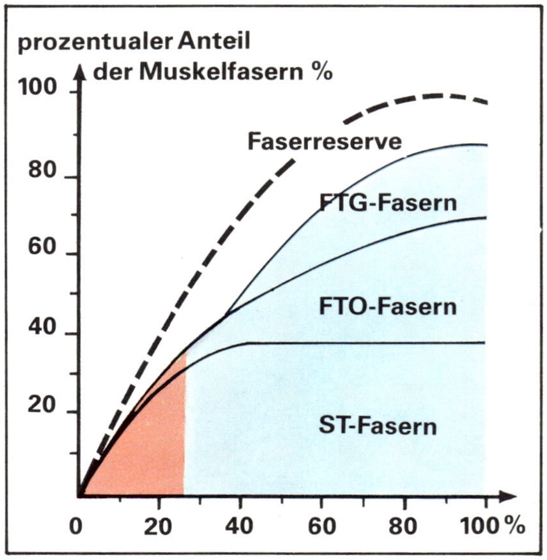

Abb. 4 Einbeziehung der Muskelfasertypen in die Bewegung bei ansteigenden Widerständen (modifiziert nach Costill)

Nerv-Muskel-Prozesse

Aus dem Zellkörper eines motorischen Nervs, der sich im Rückenmark befindet (motorische Vorderhornzelle), erreicht ein Nervenzellfortsatz die Muskelfaser. Eine Nervenzelle versorgt mit ihren Fortsätzen eine Vielzahl von Muskelfasern. Die Nervenzelle und die mit ihr verbundenen Muskelfasern werden als **motorische Einheit** bezeichnet. (Abb. 5)

Muskeln, die sehr feine Bewegungen ausführen müssen (z. B. Augen- und Fingermuskeln) verfügen gewöhnlich über motorische Einheiten mit nur 8 bis 50 Muskelfasern. Muskeln, die relativ grobe Bewegungen realisieren, besitzen dagegen motorische Einheiten, die eine sehr große Faseranzahl umfassen. So innerviert eine motorische Einheit des vorderen Schienbeinmuskels (s. Abb. 268) etwa 650, des zweiköpfigen Armmuskels (s. Abb. 41) rund 1 500, der großen Wadenmuskeln (s. Abb. 276) annähernd 1 600 und der großen Rückenmuskeln bis zu 2 000 Muskelfasern. Alle Muskelfasern einer motorischen Einheit gehören dem gleichen Fasertyp (ST- oder FT-Fasern) an.

Die motorischen Einheiten reagieren nach dem **Alles-oder-Nichts-Gesetz.** Wenn vom Zellkörper der motorischen Vorderhornzelle ein Impuls ausgesandt wird, so reagieren entweder alle Muskelfasern der motorischen Einheit oder nicht eine einzige. Die Kraft der motorischen Einheit ist u. a. von der Anzahl und vom Typ ihrer Muskelfasern abhängig. Motorische Einheiten mit geringer Faserzahl entfalten eine Zugkraft von nur wenigen Millinewton; Einheiten mit einer großen Faserzahl dagegen von mehreren Newton. Aufgrund des geringen Kraftpotentials einer einzelnen motorischen Einheit müssen zur Ausführung einer Bewegung stets mehrere motorische Einheiten gleichzeitig aktiviert werden. Je höher der zu überwindende Widerstand ist, desto mehr motorische Einheiten müssen zur Realisierung der Bewegung herange-

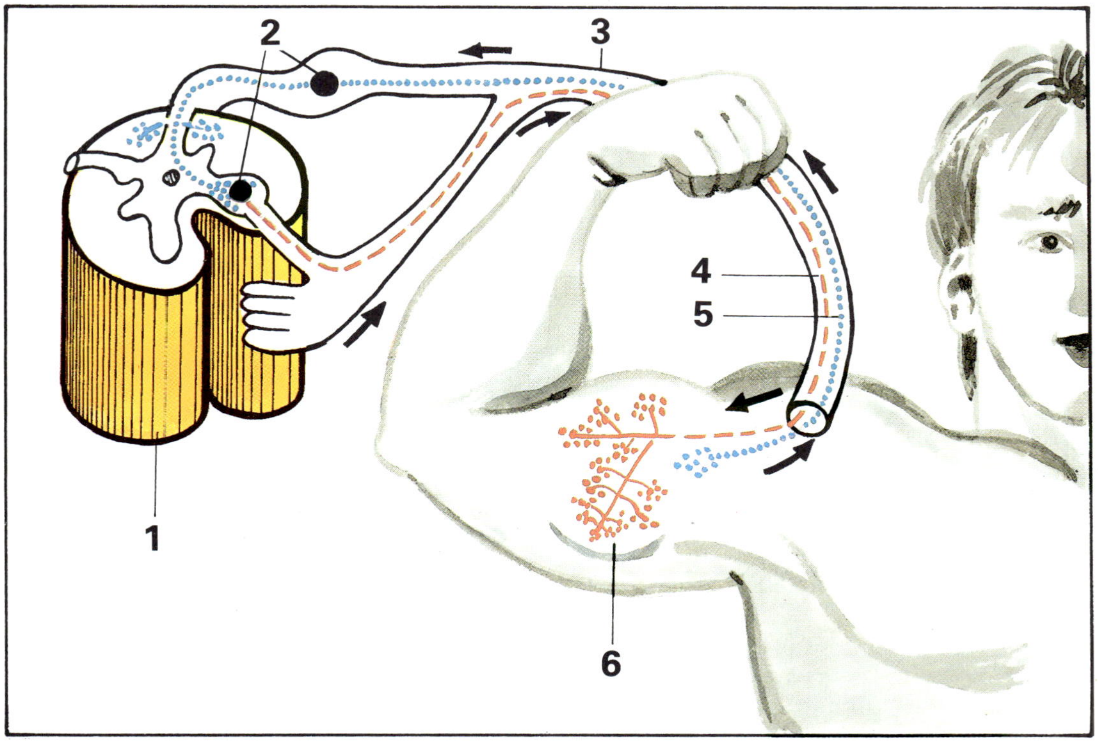

Abb. 5 Schematische Darstellung der motorischen Einheit **1** = Rückenmark, **2** = Zellkörper, **3** = Rückenmarksnerv, **4** = motorische Nervenfaser, **5** = sensible Nervenfaser, **6** = Muskel

zogen werden. Dabei gelangen zuerst – bei noch geringen Kraftanforderungen – die motorischen Einheiten zum Einsatz, die aus ST-Fasern bestehen; später – bei Kraftanforderungen über 25 % der Maximalkraft – werden die motorischen Einheiten mobilisiert, die sich aus FT-Fasern zusammensetzen (s. a. Abb. 4).

Die Rekrutierung der einzelnen motorischen Einheiten erfolgt immer in einer festgelegten Reihenfolge, die unveränderbar ist. Durch gezielte Trainingseinwirkungen – die Übungen werden mit hoher Explosivität begonnen und mit höchstmöglicher Geschwindigkeit durchgeführt – kann jedoch der Zeitabstand zwischen dem Einschalten der einzelnen motorischen Einheiten wesentlich verkürzt werden. Das bedeutet auch, daß die Zeitspanne zwischen dem Kontraktionsbeginn der langsamen und schnellen Fasern minimiert wird. Da der Kontraktionsbeginn beider Fasertypen nun nahezu gleichzeitig erfolgt, die schnellen Fasern sich aber wesentlich rascher zusammenziehen und ihr Kraftmaximum früher erreichen (etwa in 40 bis 90 ms) als die langsamen Fasern (etwa in 90 bis 140 ms), werden explosive Kraftleistungen zwar nicht allein, aber doch vornehmlich von schnellen Fasern getragen.

Die zu einer motorischen Einheit verbundenen Fasern befinden sich zwar immer in ein und demselben Muskel, sie sind aber mit den Fasern anderer motorischer Einheiten gemischt angeordnet. Das bedeutet, daß die Fasern einer motorischen Einheit nicht nebeneinander liegen, sondern über weite Bereiche des Muskels verteilt sind (s. Abb. 5). Wird nun die motorische Einheit durch Nervenimpulse aktiviert, so können sich folglich vielerorts im Muskel Fasern zusammenziehen. Aus diesem Grund ist es auch kaum möglich, einen bestimmten Teilbereich eines einköpfigen Muskels isoliert zu entwickeln. Man kann also beispielsweise nicht das obere oder das untere Ende des Oberarmspeichenmuskels oder des Armbeugers (s. Abb. 41) gesondert ausprägen.

Diese Feststellung bezieht sich aber lediglich auf die Muskeln, die nur eine Ursprung- und Ansatzstelle besitzen. Bei Muskeln, die über verschiedene Ursprung- oder Ansatzstellen verfügen, lassen sich die einzelnen Muskelköpfe oder -anteile durch das Verändern der Übungsposition – z. B. durch den Wechsel der Hand-, Arm- oder Rumpfhaltung – relativ gezielt trainieren. So ist der Sportler beispielsweise in der Lage, den langen Kopf des zweiköpfigen Armmuskels (Bizeps) durch eine bestimmte Hand- und Armhaltung, d. h. durch eine bestimmte Muskelzugrichtung, verhältnismäßig isoliert anzusprechen. Er ist allerdings nicht fähig, einen ausgewählten Anteil des langen Bizepskopfes separat zu belasten oder den kurzen Bizepskopf vollständig von der Mitarbeit auszuschließen.

Eine Kraftübung wird in der Regel nicht nur von einem Muskel, sondern von mehreren Muskeln bzw. Muskelgruppen vollzogen. So sind an der Übung Armbeugen (Übg. 12) vor allem der zweiköpfige Armmuskel (Bizeps), der Armbeuger und der Oberarmspeichenmuskel beteiligt. Durch bestimmte Hand-, Arm- und Rumpfhaltungen ist es wiederum möglich, die Muskelzugrichtung zu variieren und so einen der genannten Muskeln vorrangig zu beanspruchen. Die Mitwirkung der übrigen Muskeln dieser Gruppe oder der Muskeln anderer Gruppen (z. B. der Handbeuger) kann indes nicht verhindert, sondern lediglich eingeschränkt werden.

Der Mensch ist unter normalen Umständen nicht in der Lage, alle motorischen Einheiten des Muskels gleichzeitig in die Bewegung einzubeziehen. Untrainierte können gewöhnlich nur etwa 60 % der Fasern aktivieren. Hochtrainierte Athleten der Sportarten, in denen Kraft eine leistungsbestimmende Komponente darstellt (Gewichtheben, Ringen, Wurf- und Stoßdisziplinen der Leichtathletik), sind indes imstande, bis zu 85 % ihrer motorischen Einheiten gleichzeitig aktiv an der Bewegung zu beteiligen und somit große Kräfte zu entwickeln.

Die Fähigkeit, über die motorischen Einheiten abgestuft verfügen zu können, bezeichnet man als **inner- oder intramuskuläre Koordination.** Ihr Niveau ist hoch, wenn der Sportler zum einen eine gut ausgeprägte Fähigkeit zur Kraftdifferenzierung besitzt und zum anderen einen hohen Prozentsatz der zur Verfügung stehenden motorischen Einheiten gleichzeitig zu aktivieren vermag.
Die hohe Qualität der innermuskulären Koordination des Leistungssportlers läßt erkennen, daß der Trainierte gewöhnlich nicht nur über eine größere Muskelmasse verfügt, sondern daß er diese auch viel umfassender auszuschöpfen vermag.

Im Skelettmuskel und in seinen Sehnen befinden sich wichtige „Meßgeber", die Muskel- und Sehnenspindeln.

Die **Muskelspindeln**, die innerhalb des Skelettmuskels parallel zu den Muskelfasern angeordnet sind, folgen der Bewegung passiv. Sie registrieren die Länge bzw. Längenveränderung des Muskels und leiten dem Zentralnervensystem über **sensible Nervenfasern** Informationen über den Dehnungszustand des Muskels zu. Wird nun der Muskel so plötzlich gedehnt, daß eine Verletzungsgefahr besteht, dann senden die Muskelspindeln Signale (Impulssalven), die die Bewußtseinsschwelle nicht überschreiten, zu den entsprechenden Nervenzellen des Rückenmarks. Diese geben den gedehnten Muskeln über **motorische Nervenfasern** den Befehl zur Kontraktion. Wenn der Arzt z. B. mit dem Gummihammer auf die Ansatzsehne des vierköpfigen Schenkelstreckers (Abb. 256) schlägt, werden die Muskelfasern und mit ihnen die Muskelspindeln ruckartig gedehnt. Durch die Dehnung der Muskelspindeln wird unwillkürlich die Kontraktion der Muskelfasern des vierköpfigen Schenkelstreckers ausgelöst. Das heißt, der Unterschenkel wird gestreckt.

Die **Sehnenspindeln** (Golgi-Körperchen), die – im Unterschied zu den Muskelspindeln – zur Arbeitsmuskulatur in Reihe geschaltet sind, haben die Aufgabe, das Zentralnervensystem über die Spannungszustände im Muskel zu unterrichten. Erfolgt eine zu starke, verletzungsgefährdende Spannungszunahme, so werden Warnsignale (Impulssalven) von den Sehnenspindeln über die sensiblen Nervenfasern zum Zentralnervensystem geleitet. Von dort erhält der Muskel unwillkürlich den Befehl (in Form von Hemmimpulsen), die Kontraktionsstärke zu verringern und sich zu entspannen.

Die Muskel- und Sehnenspindeln besitzen eine relativ niedrige Erregungsschwelle, um den Muskel zuverlässig vor Verletzungen zu schützen. Durch entsprechende Trainingsmaßnahmen, wie

- Übungsausführung über die volle Breite des möglichen Bewegungsspielraumes,
- explosive Kraftentfaltung und
- Arbeit gegen submaximale bis maximale Widerstände,

kann die Erregungsschwelle allmählich angehoben und damit eine Voraussetzung zur höheren Kraftentfaltung geschaffen werden. Allerdings ist solch ein Training, aufgrund der damit verbundenen Verletzungsgefahren, nur für den Fortgeschrittenen zu empfehlen.

Das hauptsächlich durch den Querschnitt der Muskelfasern, das Muskelvolumen, den Faseraufbau und die innermuskuläre Koordination geprägte Grundpotential der Kraft kann nur in eine optimale äußere Leistung umgesetzt werden, wenn die einzelnen Muskeln bzw. Muskelgruppen entsprechend der Bewegungsaufgabe räumlich-zeitlich und dynamisch-zeitlich folgerichtig zum Einsatz gelangen. Das durch das Nervensystem gesteuerte Zusammenspiel der an einer Bewegung beteiligten Muskeln bezeichnet man als **zwischen- oder intermuskuläre Koordination.** Die Qualität der zwischenmuskulären Koordination ist immer an einen bestimmten Bewegungsablauf gebunden und läßt sich nicht automatisch von einer Bewegung auf die andere übertragen. Deshalb muß die Technik, d. h. das durch äußerst komplizierte Aktivitäten des zentralen Nervensystems gelenkte spezielle Zusammenwirken der Muskeln, für jede Kraftübung gesondert erlernt werden. Genügt die zwischenmuskuläre Koordination nicht den Ansprüchen, wird die Übung also unökonomisch ausgeführt, so geht ein großer Teil der zur Verfügung stehenden Kraft verloren.

Ein hohes Grundpotential der Kraft ist somit zwar fundamentale Voraussetzung, nicht aber Garant für kraftvolle Bewegungen. Nur der Sportler wird fähig sein, sein Kraftpotential zweckmäßig zu nutzen, der es verstanden hat, die zwischenmuskuläre Koordination auf die spezielle Bewegung auszurichten.

Der trainierte Sportler besitzt demnach – im Vergleich zum Untrainierten – nicht nur eine größere Muskelmasse und kann diese viel umfassender ausschöpfen (innermuskuläre Koordination), sondern er ist auch in der Lage, dieses Kraftpotential wesentlich effektiver in eine spezielle äußere Leistung umzusetzen (zwischenmuskuläre Koordination).

Energetische Absicherung der Muskeltätigkeit

Die unmittelbare Energiequelle des Muskels ist das Adenosintriphosphat (ATP). Es wird in Adenosindiphosphat (ADP) und Phosphat (P) gespalten. Dabei wird Energie frei.

ATP ➡ ADP + P + Energie

Da Adenosintriphosphat im Muskel nur in begrenztem Umfang zur Verfügung steht (3,5 bis 7,5 mmol/kg Muskelfeuchtmasse), sind die muskeleigenen Vorräte schon nach kürzester Zeit (1 bis 3 s) intensivster Arbeit erschöpft. Die Arbeit müßte eingestellt werden, wenn nicht ein ganzes System verschiedener, z. T. gleichzeitig ablaufender Prozesse für den Aufbau bzw. Wiederaufbau des Adenosintriphosphats und damit für den ständigen Energienachschub verantwortlich wäre. (Abb. 6) Der Wiederaufbau des ATP wird durch einen relativ einfachen biochemischen Prozeß realisiert. Die im Ergebnis der Spaltung des ATP entstandenen Spaltprodukte (ADP und P) werden wieder zusammengesetzt.

ADP + P + Energie ➡ ATP

Wie die Gleichung zeigt, ist für diese Reaktion Energie erforderlich. Zunächst steht aber das Kreatinphosphat (KP) für den Wiederaufbau des ATP zur Verfügung. Sein Phosphatanteil wird relativ rasch an das frei gewordene ADP gebunden:KP + ADP ➡ Kreatin (K) + ATP

Wenn nach 7 bis 12 Sekunden intensivster und nach etwa 15 bis 30 Sekunden intensiver Tätigkeit auch das muskeleigene Kreatinphosphat (16 bis 28 mmol/kg Muskelfeuchtmasse) weitgehend verbraucht ist, wird das Glykogen, das im Muskel lagert, zur energieärmeren Milchsäure (Laktat) gespalten:

Glykogen ➡ Laktat + ATP

Dabei liefert 1 Mol Muskelglykogen 3 Mol ATP.

Da jedoch durch die Glykogenspaltung – im Vergleich zur Phosphatspaltung – nur etwa ein Drittel der Energie je Zeiteinheit freigesetzt werden kann, muß die Arbeitsintensität dementsprechend verringert werden (Abb. 6).

Die bisher beschriebenen Prozesse, die ohne Mitwirkung von Sauerstoff ablaufen (anaerobe Prozesse), sind vor allem für die schnellen FT-Fasern und damit für Kraftübungen leistungsentscheidend.

Für Ausdauerleistungen (Anforderungen unter 25 % der maximalen Kraftfähigkeit), die in der Regel von den langsamen ST-Fasern realisiert werden, spielt der Abbau des Glykogens unter Mitwirkung von Sauerstoff (aerober Prozeß) die ausschlaggebende Rolle.

Glykogen + O_2 ➡ H_2O + CO_2 + ATP

Bei diesem, unter Teilnahme von Sauerstoff ablaufenden Verbrennungsprozeß liefert 1 Mol Glukose (bei Abbau von Muskelglykogen) 39 Mol ATP. Der Abbau von Glykogen unter Mitwirkung von Sauerstoff ist damit rund 13mal ergiebiger als seine Spaltung in Abwesenheit von Sauerstoff.

Mit fortschreitender Belastungsdauer gewinnen die Fette als Lieferant der aeroben Energiewandlung immer mehr an Bedeutung. Ihr Abbau erfolgt prinzipiell in ähnlicher Form wie die beschriebene aerobe Zerlegung des Glykogens in die Endprodukte Wasser und Kohlendioxid. Die Fette können in der Muskelfaser in Form feiner Tröpfchen (Triglyzeridtropfen) gespeichert oder über die Blutbahnen aus dem Unterhautfettgewebe als Fettsäuren zum tätigen Muskel transportiert werden. Das Fettreservoir stellt mit 125 000 bis über 400 000 kJ eine kaum versiegende Energiequelle für langdauernde Leistungen geringer Intensität dar.

Die Leistungsfähigkeit des Muskels ist u. a. auch davon abhängig, in welchem Maße das Blut einerseits Sauerstoff und energiereiche Substanzen in die Faser und andererseits Stoffwechselprodukte (Laktat und CO_2) aus der Faser transportieren kann. Schon bei etwa 15 % der möglichen Kraftentfaltung preßt der Muskel seine Blutgefäße so stark zusammen, daß die Blutzufuhr und damit die Sauerstoff- und Nährstoffversorgung des Muskels behindert werden. Bei Anspannungen über 50 % wird der Blutstrom dann völlig blockiert und somit die Versorgung der Muskelfasern unterbrochen.

Die geringe Speicherkapazität, der schnelle Abbau und der behinderte Wiederaufbau der Energieträger führt bei intensiven Kraftbelastungen neben anderen Faktoren zur raschen Ermüdung der Skelettmuskeln. Das wird besonders in der kurzen Haltezeit bei hohen statischen und in der geringen Wiederholungszahl

Abb. 6 Energieumsatz (kg/min) in der menschlichen Skelettmuskulatur bei sportlicher Aktivität in Abhängigkeit von der Belastungszeit (modifiziert nach Howald)

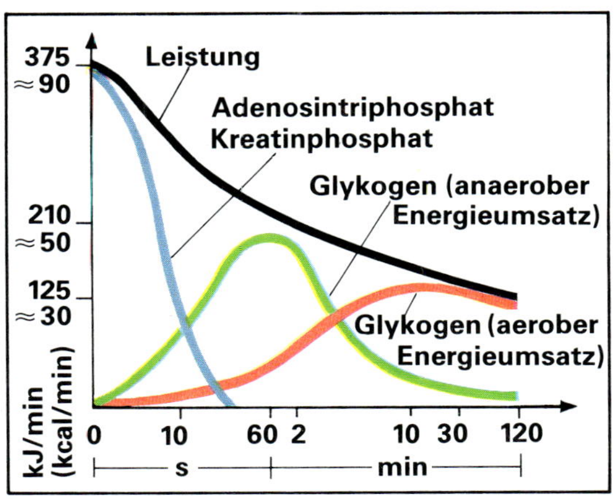

Tabelle 1: Maximale Anzahl der Wiederholungen bei Überwindung hoher äußerer Widerstände

Widerstand im Verhältnis zur maximalen Kraftfähigkeit	100 %	95 %	90 %	85 %	80 %	75 %
Maximale Anzahl der Wiederholungen	1	2–3	5–6	7–8	etwa 10–12	etwa 12–16

bei mittleren bis maximalen dynamischen Kraftanforderungen offenbar. (Abb. 7 und Tab. 1)

Abb. 7 Maximale Haltezeit in Abhängigkeit von der Haltekraft (modifiziert nach ROHMERT)

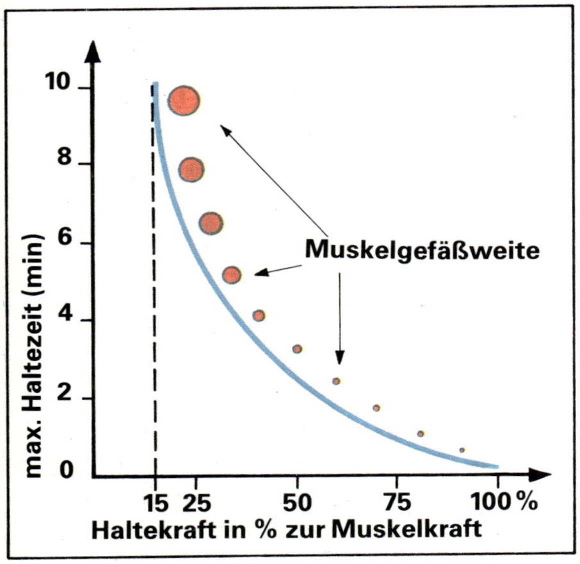

Muskelverletzungen

Durch das Krafttraining werden
- starke, die Gelenke und Bänder stützende Muskelmanschetten,
- ein die Wirbelsäule stabilisierendes Muskelkorsett,
- ein die inneren Organe vor Druck- und Stoßeinwirkungen schützender Muskelpanzer sowie
- belastbare Knochen- und Bindegewebestrukturen

geschaffen.

Damit trägt das sachkundig geplante und durchgeführte Krafttraining nicht nur leistungssteigernden, sondern darüber hinaus auch verletzungsvorbeugenden Charakter. Das heißt allerdings nicht, daß das Krafttraining keine Verletzungsgefahr in sich birgt. Verletzungen durch Krafttraining sind jedoch in der Regel vermeidbar. Die wesentlichsten **Verletzungsursachen** werden im folgenden genannt.

Mangelhafte Erwärmung:
Der Organismus muß durch eine aufgabenbezogene Erwärmung – oft auch als Vorbelastung bezeichnet – auf die körperlichen und geistigen Anforderungen des Krafttrainings vorbereitet werden. So fördern die allmählich steigende Intensität und der immer spezieller werdende Charakter der Erwärmung sowohl die Muskeldurchblutung (gesteigerter Sauerstoff- und Nährstofftransport) und Muskelelastizität als auch die Koordinations-, Konzentrations- und Reaktionsfähigkeit. Fehlende oder mangelhafte Erwärmung schränkt hingegen die Leistungsfähigkeit und -bereitschaft ein und provoziert Verletzungen des Bewegungsapparates.

Fehlerhafte Technik:
Technikmodelle der Kraftübungen, die gewöhnlich auf sportpraktischen Erfahrungen und sportwissenschaftlichen Erkenntnissen basieren, haben das Ziel, die Entwicklung bestimmter Muskelbereiche zu gewährleisten und vor Verletzungen zu schützen. Das Abweichen vom jeweiligen Technikmodell begünstigt u. a. Fehlhaltungen und Fehlbewegungen, die häufig Ursache für Verletzungen und Schädigungen des Bewegungsapparates sind. So kann beispielsweise das Rumpfaufrichten mit gestreckten Kniegelenken, das Bankdrücken mit abgehobenem Gesäß oder das Kreuzheben mit rundem Rücken Verletzungen der beteiligten Muskulatur und Schädigungen der Zwischenwirbelscheiben im Bereich der Lendenwirbelsäule verschulden.

Die Bedeutung der präzisen Übungstechnik für die Verletzungsprophylaxe wird noch allzu häufig unterschätzt. Sportler müssen die Technik der genutzten Kraftübungen ebenso sorgfältig erlernen wie die ihrer Wettkampfübungen. Kennt der Sportler das Technikmodell der Kraftübung nicht und wird er vom Trainer während des Ausbildungsprozesses nicht fortlaufend angeleitet und kontrolliert, dann sind Fehler im Bewegungsablauf und damit Schädigungen des Skelett- und Muskelsystems vorhersehbar. Führt z. B. ein Sportler das Kniebeugen mit rundem Rücken durch und läßt sich ohne ausreichende Bremsbewegung in die tiefe Hocke sinken, dann wird die Schädigung der Lendenwirbelsäule und der Kniegelenke geradezu herausgefordert. Machen viele Sportler diese Fehler, dann wird oft sehr vorschnell geschlußfolgert, daß die betreffende Übung generell zu Schädigungen führt und deshalb aus dem Übungsrepertoire zu streichen ist. Damit wird der Verzicht auf die leistungssteigernden Potenzen einer zwar gefahrbergenden, aber bei präziser Technik und gezielter körperlicher Vorbereitung kaum schädlichen Übung ausgesprochen.

Unsachgemäße Belastungsgestaltung:
Wenn die Belastungsanforderung die aktuelle Leistungsfähigkeit des Organismus übersteigt, sind Verletzungen nicht auszuschließen.

Typische Belastungsfehler:
- Die Zusatzlast ist im Verhältnis zur Kraftfähigkeit des Sportlers zu hoch. Besondere Gefahr besteht bei Übungen mit nachgebendem Arbeitscharakter, die mit Überlasten absolviert werden.
- Die angestrebte Bewegungsamplitude entspricht nicht der Beweglichkeit des Sportlers. Tiefkniebeugen mit schweren Zusatzlasten dürfen z. B. nur durchgeführt werden, wenn die Dehnbarkeit der Bänder, Sehnen und Muskeln der Hüft-, Knie- und Fußgelenke den entsprechenden Aktionsradius gestattet.
- Der stark ermüdete oder erschöpfte Organismus wird belastet. Starke Ermüdung oder Erschöpfung ist u. a. mit reduzierter Kraft-, Schnelligkeits-, Dehn-, Koordinations-, Konzentrations- und Reaktionsfähigkeit und folglich mit erhöhter Verletzungsanfälligkeit verbunden.

– Die Kraftübung wird mit hoher Geschwindigkeit ausgeführt, bevor ihr Bewegungsablauf fehlerfrei erlernt und gegen Störeinflüsse stabilisiert wurde. Die hohe Geschwindigkeit tritt als Störgröße in Erscheinung. Sie beeinträchtigt die zweckmäßige Kopplung der Teilbewegungen, den Bewegungsfluß und den Bewegungsrhythmus. Die durch fehlgerichtete Bewegungen verursachten plötzlichen und unerwarteten Tempo- und Gleichgewichtsveränderungen haben häufig Verletzungen zur Folge.
– Die Kraft des Muskels wird zu rasch gesteigert. Durch effektive Trainingsmethoden werden entscheidende Leistungsfaktoren des Muskels (Muskelquerschnitt, inner- und zwischenmuskuläre Koordination) und damit die Muskelkraft verhältnismäßig rasch auf ein höheres Niveau gehoben. Die Sehnen passen sich der Belastung jedoch wesentlich langsamer an. Der starke Muskel wirkt nun mit hoher Zugkraft auf seine relativ schwachen Sehnen ein. Die Sehnen werden durch häufige Übungswiederholungen permanent überbelastet und neigen zu erhöhter Rißbereitschaft. Die Verletzungsgefahr wird weiter erhöht, wenn durch die Einnahme anaboler Steroide ein unverhältnismäßig schnelles Muskelwachstum erzwungen wird.

Unzureichende Hallen- und Gerätebedingungen:
In kühlen und zugigen Räumen erhöht der Kältereiz den Spannungszustand der Muskulatur. Dehn- und Koordinationsfähigkeit werden beeinträchtigt. Die Verletzungsgefahr steigt.

Schadhafte oder unzureichend belastbare Geräte – wie Zuggeräte mit ausgefaserten Seilen, defekte Hantelverschlüsse oder bruchgefährdete Trainingsbänke – dürfen für den Übungsbetrieb nicht freigegeben werden.

Mangelhafte Kleidungshygiene:
Ist die Kleidung durchgeschwitzt, entsteht, vor allem bei Zugluft oder Wind, Verdunstungskälte. Durchschwitzte und dann lediglich getrocknete Kleidung stellt einen ausgezeichneten Nährboden für bakterielle Erreger von Hautkrankheiten dar und kann zudem die Wärmeregulation des Körpers nicht ausreichend unterstützen. Der Kältereiz macht die Muskulatur hart, unbeweglich und damit verletzungsanfällig.
Die Mißachtung verletzungsvorbeugender Maßnahmen kann u. a. folgende **Muskelschäden** nach sich ziehen:

Muskelkater:
Etwa ein bis zwei Tage nach ungewohnten oder sehr intensiven Belastungen wird der Muskel hart und unelastisch. Jede Bewegung, jede Berührung des betroffenen Muskels schmerzt. Wird nun eine Gewebeprobe aus dem Muskel entnommen und unter dem Elektronenmikroskop untersucht (Muskelbiopsie), dann zeigt sich, daß die Schmerzen durch kleine Risse im Bereich der Sarkomere (s. Abb. 1 und Abb. 8) hervorgerufen werden. Besonders betroffen sind die Z-Streifen; das sind querverlaufende, bindegewebige Strukturen, an denen die Aktinfilamente einseitig befestigt sind.

Da sich innerhalb der Muskelfaser keine Schmerzrezeptoren befinden, treten die Beschwerden erst auf, wenn die verletzten Zellbestandteile abgebaut werden, aus der Faser treten und Schwellungen verursachen. Die Schwellungen pressen die Kapillaren zusammen und beeinträchtigen so die Durchblutung. Abbauprodukte des geschädigten Gewebes und gestörte Durchblutung reizen die Schmerzrezeptoren direkt bzw. indirekt und lösen so den Muskelkater aus. Auf die Muskelschmerzen reagiert der Organismus unwillkürlich mit einer Schutzspannung (Verhärtung).

Ursache für den Muskelkater, d. h. für das Zerreißen der Myofilamente und Z-Streifen, ist immer eine zu hohe Spannung der Muskelfaser. Spannungsspitzen

Abb. 8 Schematische Darstellung bioptischer Befunde bei Muskelkater (nach Friden/Sjöström/Ekblom)

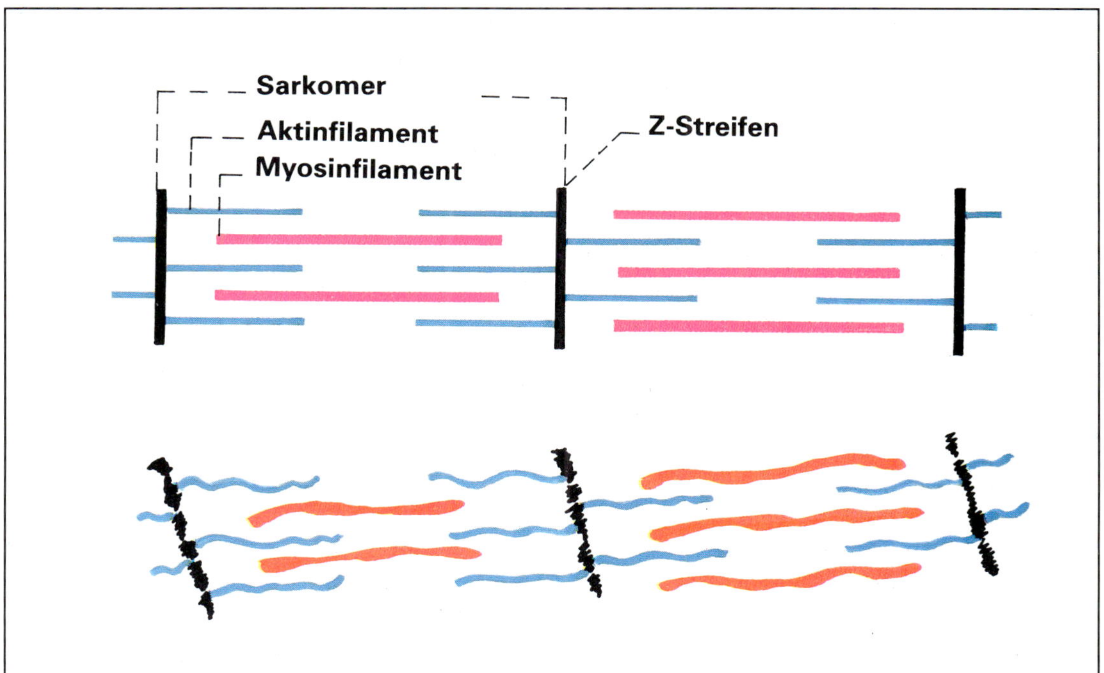

treten besonders dann auf, wenn

- Arbeit nachgebenden Charakters geleistet wird,
- ungewohnte bzw. längere Zeit nicht ausgeführte Bewegungen vollzogen werden und
- stark ermüdete oder erschöpfte Muskulatur belastet wird.

Das ist durch folgende Phänomene zu erklären:

- Für das Absenken einer bestimmten Last (dynamische Arbeitsweise nachgebenden Charakters) aktiviert das Nervensystem weniger motorische Einheiten und damit auch weniger Muskelfasern als für das Heben dieser Last (dynamische Arbeitsweise überwindenden Charakters). Da die wenigen Fasern, die am Absenken beteiligt sind, die gleiche Leistung erreichen müssen, sind sie gezwungen, mit höherer Spannung zu arbeiten. Das kann bei hohen Zusatzlasten die Verletzung der Muskelfasern nach sich ziehen.
- Die inner- und zwischenmuskuläre Koordination ist bei ungewohnten Übungen oder bei Tätigkeit des erschöpften Organismus gestört. Das führt zu hohen Spannungen für einzelne motorische Einheiten bzw. deren Muskelfasern.

Am 3. bis 4. Tag nach der Belastung sind die Muskelschmerzen gewöhnlich am stärksten, klingen dann allmählich ab und sind nach 7 bis 10 Tagen kaum noch wahrnehmbar.

Da der Muskelkater nicht – wie häufig angenommen – auf eine Anhäufung saurer Stoffwechselprodukte zurückzuführen ist, sondern eine echte Verletzung muskulärer Feinstrukturen darstellt, muß er auch wie eine Verletzung behandelt werden. Das bedeutet:

- relative Ruhigstellung der geschädigten Muskelpartien und Verzicht auf Massagen bis zum Abklingen der Schmerzen sowie
- durchblutungsfördernde Maßnahmen (Einreibungen, Kurzwelle, Ultraschall) und vorsichtig durchgeführte Bewegungsübungen (auch aktive Dehnungsübungen) unterhalb der Schmerzschwelle ab 4. Tag nach der ursächlichen Belastung.

Muskelzerrung:
Als Muskelzerrung bezeichnet man die schmerzhafte Überdehnung der Muskulatur. Unmittelbar nach der Verletzung erfolgt eine Kältebehandlung mit feuchten Umschlägen, Eis, Chloraethyl usw. Die verletzte Muskelregion muß ruhiggestellt werden. Man kann jedoch – wie man in der Sportpraxis sagt – „um die Verletzung herum trainieren". Das bedeutet, daß nicht betroffene Muskelgruppen weiterhin belastet werden dürfen. Ist. z. B. der Trizeps gezerrt, so bestehen keine Bedenken gegen das Training der Bauch- und Beinmuskulatur. Drei bis vier Tage nach der Verletzung können durchblutungsfördernde Maßnahmen eingeleitet werden. Nach ein bis zwei Wochen kann der Muskel unter Beachtung aller verletzungsvorbeugenden Maßnahmen wieder leicht belastet werden.

Muskelfaserriß:
Während der Muskelkater auf beschädigte Feinstrukturen innerhalb der Fasern zurückzuführen ist, ist der Muskelfaserriß durch das Zerreißen von Muskelfasern oder gar Muskelfaserbündeln gekennzeichnet. Der Muskelfaserriß, der einen stechenden Schmerz verursacht, kann später häufig unter der Haut als Bluterguß sichtbar werden. Der betroffene Körperteil wird unmittelbar nach der Verletzung ruhiggestellt und gekühlt. Auf keinen Fall ist es erlaubt, „durch die Verletzung hindurch zu trainieren", d. h., Training oder Wettkampf dürfen nicht fortgesetzt werden. Die Weiterbehandlung gehört in die Hand des Arztes.

Muskel- und Sehnenriß:
Beim Muskel- oder Sehnenriß wird der gesamte Muskelbauch bzw. die Sehne durchtrennt. Diese schmerzhaften Verletzungen sind an der oft deutlichen Muskelverformung erkennbar. Muskel- und Sehnenrisse werden durch Krafttraining nur äußerst selten verschuldet. Ursache ist meist die Belastung eines vorgeschädigten Muskels. Nach der Verletzung sollte sich der Sportler möglichst schnell einer operativen Behandlung unterziehen.

Muskelhärten:
Muskelhärten sind keine Muskelverletzungen, sondern meist durch Überbelastung verursachte lokale Stoffwechselstörungen. Die schmerzhaften Muskelhärten lassen sich in der entspannten Muskulatur ertasten und sind durch Lockerungsübungen und durchblutungsfördernde Maßnahmen relativ kurzfristig zu beseitigen.

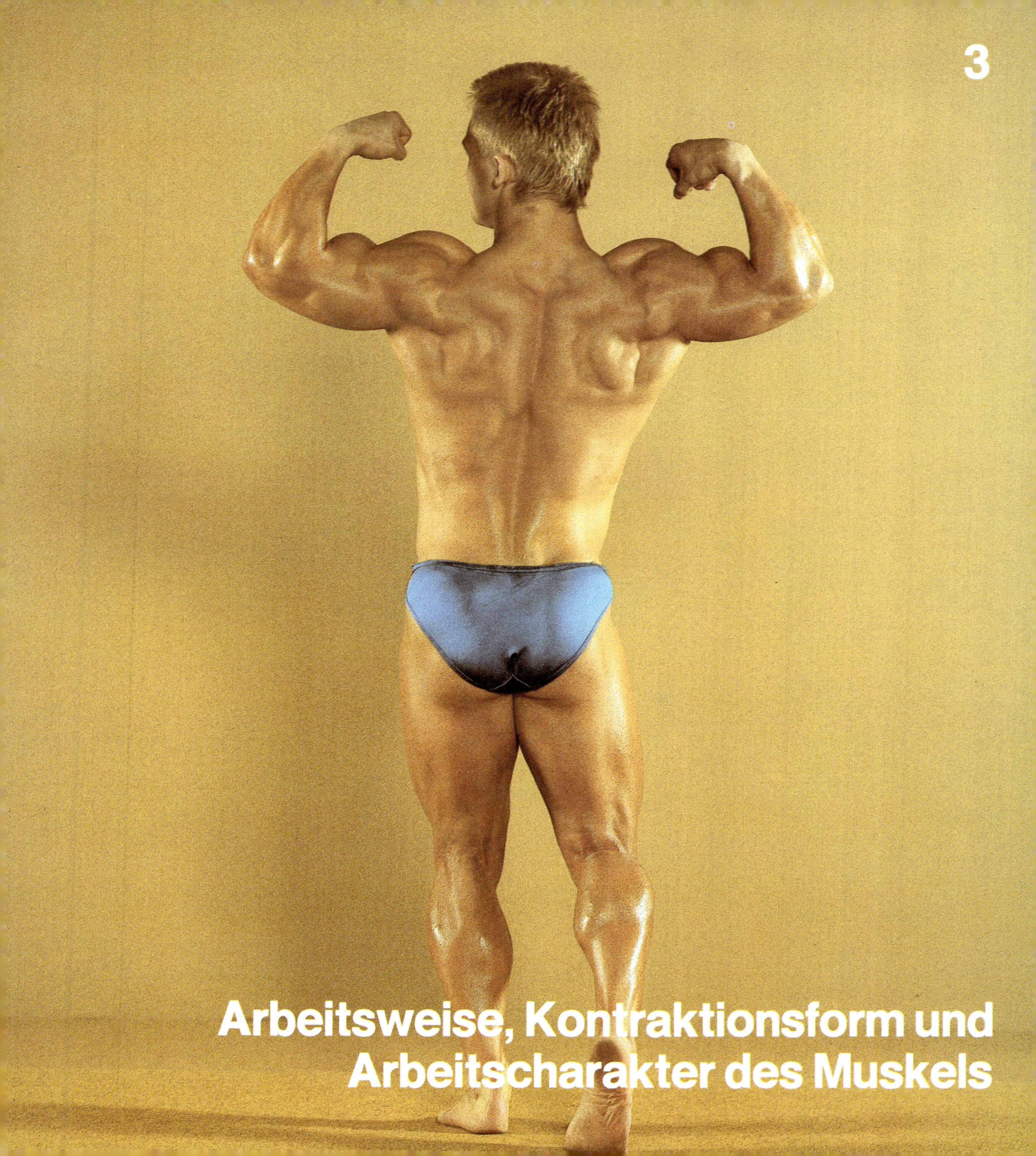

3

Arbeitsweise, Kontraktionsform und Arbeitscharakter des Muskels

Arbeitsweise:
Grundlegend unterscheiden wir zwischen
- statischer Arbeitsweise und
- dynamischer Arbeitsweise des Nerv-Muskel-Systems.

Statische Arbeitsweise:
Das Nerv-Muskel-System arbeitet statisch, wenn innere und äußere Kräfte einander entsprechen, d. h. wenn die entgegengesetzte Wirkung dieser Kräfte ausgeglichen ist. Die durch den Sportler entfaltete innere Kraft ist folglich so groß, daß die äußere Kraft (z. B. Last der Hantel) nicht überwunden bzw. ihrer Einwirkung widerstanden wird. Es entsteht keine Bewegung (statisch = verharrend, ruhend).

Dynamische Arbeitsweise:
Das Nerv-Muskel-System arbeitet dynamisch, wenn sich innere und äußere Kräfte nicht im Gleichgewicht befinden, d. h., wenn die entgegengesetzte Wirkung dieser Kräfte nicht ausgeglichen ist. Ist die durch den Sportler abgegebene innere Kraft größer, dann wird beispielsweise die durch die Schwerkraft der Hantel oder die Widerstandskraft des Gegners gebildete äußere Kraft überwunden. Ist die äußere Kraft größer, dann kann ihr die innere Kraft nicht widerstehen. Es entsteht immer Bewegung (dynamisch = die Bewegung betreffend).

Kontraktionsformen:
Die statische und dynamische Arbeitsweise sind mit unterschiedlichen Kontraktionsformen des Muskels verbunden.

Isometrische Kontraktion:
Die statische Arbeitsweise hat die isometrische Muskelkontraktion zur Grundlage. Bei isometrischer Kontraktion verkürzen sich zwar die kontraktilen Elemente des Muskels (Myofibrillen); sie dehnen dadurch aber gleichzeitig elastische Elemente des Muskels – so auch seine Sehnen – um den gleichen Betrag. Auf diese Weise wird Spannung (Kraft) bei konstanter Muskellänge entwickelt (griechisch: „isos“ = gleich, „metron“ = Maß, Länge).

Schon Milon von Kroton demonstrierte seine außergewöhnliche Kraft unter isometrischen Kontraktionsbedingungen. So umschloß er mit der Hand einen großen Apfel. Nachdem niemand imstande war, ihm den Apfel zu entwinden, öffnete er die Hand; die Frucht war unversehrt. Ein andermal ballte Milon die Hand zur Faust. Keiner war in der Lage, auch nur den kleinen Finger Milons zu bewegen.

Auxotonische Kontraktion:
Die dynamische Arbeitsweise beruht im Normalfall auf der auxotonischen Muskelkontraktion. Sonderformen – wie die isotonische und isokinetische Kontraktion – bleiben hier unberücksichtigt, da sie im Rahmen der in diesem Buch beschriebenen Trainingsgeräte, -übungen und -methoden eine untergeordnete Rolle spielen. Während der auxotonischen Kontraktion muß sich der Muskel – aufgrund der sich ständig verändernden Gelenkwinkel und Geschwindigkeiten – mit stets wachsender oder abfallender Spannung kontrahieren (auxotonisch = vermehrte Spannung; wird aber im Sinne von veränderlicher Spannung gebraucht). Durch fortgesetztes Zu- und Abschalten motorischer Einheiten paßt sich der Muskel diesen sich immer wieder ändernden Kraftanforderungen an. (Abb. 9)

Auch unter auxotonischen Kontraktionsbedingungen vollbrachte Milon von Kroton sagenhafte Kraftleistungen, wie seine Erfolge im Ringkampf bewiesen. Aber nicht nur durch sportliche Siege, sondern auch durch effektvolle Schaudarbietungen vermochte er seine gigantische Körperkraft ins rechte Licht zu rükken. So trug er sein aus Erz gefertigtes Standbild auf den Schultern in die Altis. Auf dem Denkmal war folgende Inschrift angebracht: „Herrlich ragt Milons, des Schönen, Gebilde, der einstens in Pisa siebenmal siegte im Kampf, ohne zu sinken ins Knie“.

Charakter der Arbeit: Die entfalteten Zug- oder Druckkräfte können überwindenden (konzentrischen) oder nachgebenden (exzentrischen) Charakter tragen.

Abb. 9 Abhängigkeit der Kraft von den Gelenkwinkeln bei ausgewählten Bewegungen mit gleichbleibender Geschwindigkeit (modifiziert nach Zaciorskij)

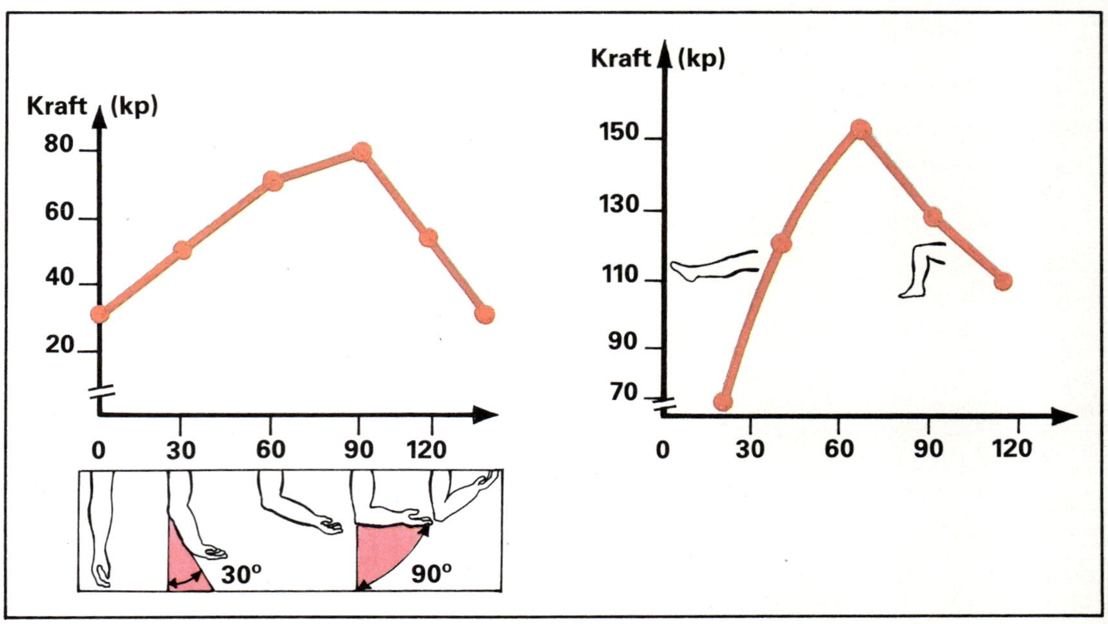

Überwindender Charakter der Arbeit: Ist die Arbeit mit einer Verkürzung des tätigen Muskels verbunden, dann spricht man vom überwindenden oder konzentrischen Charakter der Arbeit.

Nachgebender Charakter der Arbeit: Ist die Arbeit mit einer Dehnung des verkürzten Muskels verbunden, dann spricht man vom nachgebenden oder exzentrischen Charakter der Arbeit.

Bei isometrischer Kontraktion kann eine höhere Kraft entfaltet werden als bei auxotonischer Kontraktion überwindenden Charakters. Das wird vor allem darauf zurückgeführt, daß unter isometrischen Bedingungen mehr motorische Einheiten an der Muskelkontraktion beteiligt werden können und damit eine größere Zahl von Brückenverbindungen zwischen Aktin- und Myosinfilamenten geknüpft werden kann.

Bei auxotonischer Kontraktion nachgebenden Charakters kann – in Abhängigkeit vom Trainingszustand (Niveau der innermuskulären Koordination) – 10 bis 35 % mehr Kraft freigesetzt werden als bei isometrischer Kontraktion. (Abb. 10) Das hat im wesentlichen folgende Ursachen:

- Durch das Überwiegen der äußeren Kräfte werden die elastischen Elemente des Muskels gedehnt. Dadurch wird die Muskelspannung erhöht.
- Durch die Dehnung werden unabhängig vom Willen weitere motorische Einheiten zugeschaltet (Dehnungsreflex).

Weiterhin wird die Größe der erreichbaren Kraftentfaltung in starkem Maße von der Muskellänge und von der Kontraktionsgeschwindigkeit beeinflußt:

Eine günstige **Muskellänge** für die Kraftentfaltung ist die sogenannte Ruhelänge. In dieser Ruhelänge überlappen sich die Aktin- und Myosinfilamente so vorteilhaft, daß besonders viele Brückenverbindungen gebildet und hohe Spannungen erzeugt werden können. (s. Abb. 1 e und f).

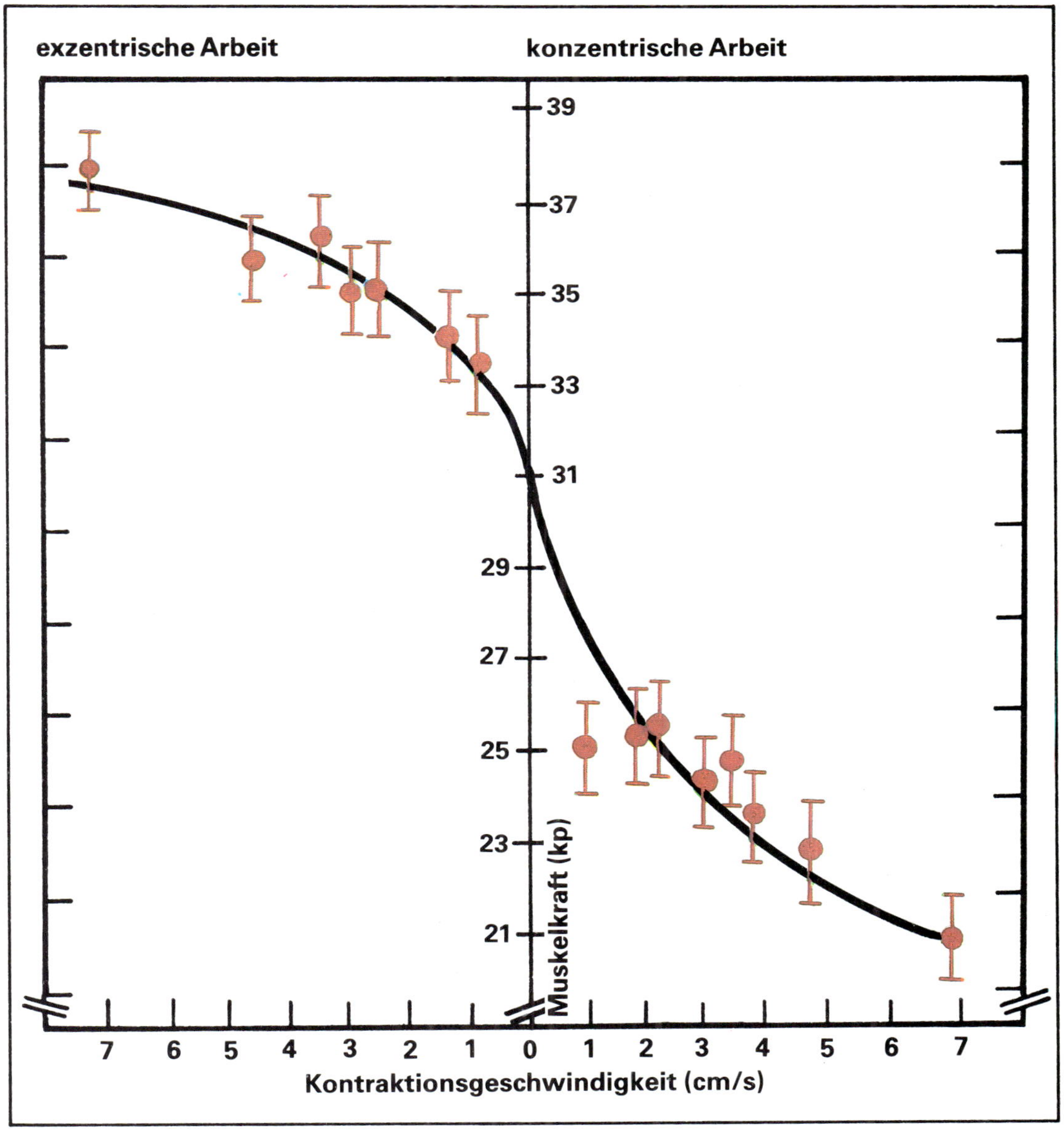

Abb. 10 Kraft-Geschwindigkeits-Verhältnis des Muskels für die Unterarmbeuger bei exzentrischer und konzentrischer Arbeit (nach Komi)

Bei geringer Muskellänge, d. h. bei starker bis extremer Verkürzung des Muskels, überlagern sich die Enden der Aktinfilamente. Anheftung und Zug der Myosinfortsätze werden behindert. Die Kraftabgabe ist gering (s. Abb. 1 g).

Bei großer Muskellänge, d. h. bei starker bis extremer Dehnung des Muskels erreichen nicht mehr alle Myosinfortsätze die Aktinfilamente. Die Krafterzeugung ist klein (s. Abb. 1 h und Abb. 9).

Bei Arbeit überwindenden Charakters werden mit zunehmender Kontraktionsgeschwindigkeit immer weniger Myosinbrücken an die Aktinfilamente gekoppelt. Folglich verringern sich Muskelspannung und Muskelzugkraft. Da zur Vergrößerung des Muskelquerschnitts aber hohe Spannungen über relativ lange Zeiteinheiten erforderlich sind, sind schnelle Bewegungen gegen entsprechend niedrige Widerstände wenig geeignet, diese Kom-

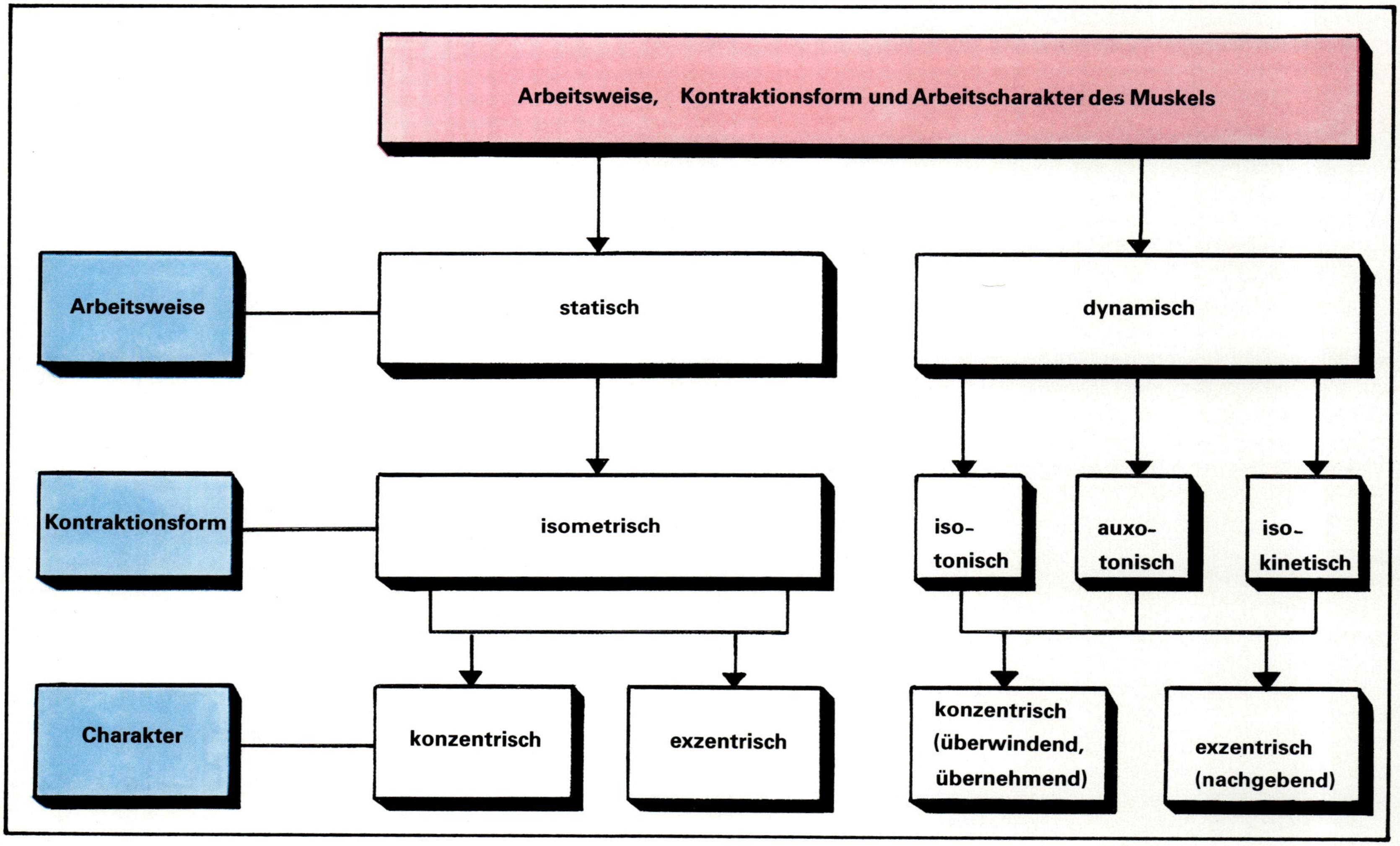

Abb. 11 Arbeitsweise, Kontraktionsform und Arbeitscharakter des Muskels

ponente der Maximalkraft auszuprägen.

Bei Arbeit nachgebenden Charakters wird die Möglichkeit zur Kraftabgabe jedoch mit zunehmender Kontraktionsgeschwindigkeit erhöht. (Abb. 10)

In Abbildung 11 werden die beschriebenen Verbindungen der Nerv-Muskel-Prozesse zusammenfassend dargestellt.

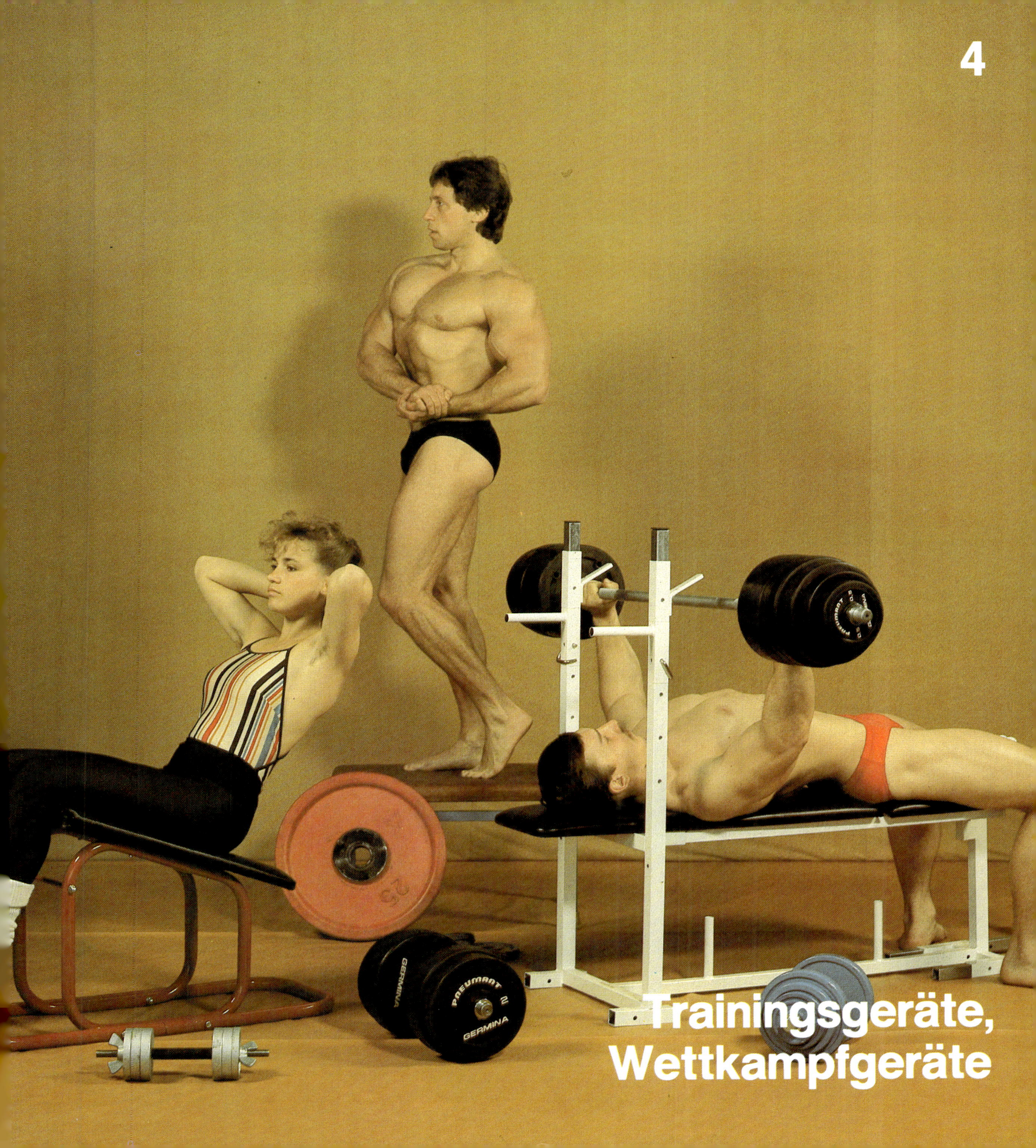

4

Trainingsgeräte, Wettkampfgeräte

Seit je wird die Frage gestellt, mit welchen Körperübungen und mit welchen Gerätschaften sich die Kraft am wirksamsten entwickeln und am eindrucksvollsten demonstrieren lasse. In der Antike hob man schwere Steine oder maß die Kraft im Zweikampf mit Mensch und Tier. Als Milon von Kroton beispielsweise dem Hirten Titormus begegnete, der durch seinen riesenhaften Wuchs die Aufmerksamkeit der Griechen erregte, wollte er dessen Kraft prüfen. Er ging deshalb mit ihm zum Fluß Euneos. Dort hob Titormus einen mächtigen Felsblock dreimal in die Höhe und trug ihn anschließend auf den Schultern über eine Strecke von 8 Orgyen (eine Orgyia = 1,76 m). Milon hingegen konnte den Fels kaum vom Boden lösen. Anschließend ergriff Titormus den größten und wildesten Stier seiner Herde am Hufe. Als dieser entfliehen wollte, packte er einen zweiten Stier und hielt auch diesen. Milon – beeindruckt von dieser Kraftprobe – hob die Arme gen Himmel und rief: *„Zeus, hast du uns wirklich einen zweiten Herakles gegeben?"*

Auch heute entwickelt und prüft man die Kraft noch häufig mit unkomplizierten Mitteln. Das beweisen einfache Trainingsübungen, die mit der eigenen Körpermasse, mit dem Partner oder mit Gebrauchsgegenständen ausgeführt werden, bzw. volkstümliche Wettkampfformen, wie das Steinstoßen, die traditionellen Ringkämpfe oder Elemente des Rodeo. Eine relativ präzise Meßbarkeit und Dosierbarkeit der Belastung und damit eine gezielte Steuerung der Kraftentwicklung läßt sich jedoch erst durch das Nutzen genau bestimmbarer Zusatzlasten erreichen. Kurzhanteln, Langhanteln, Rundgewichte oder Gewichtsmanschetten als Zusatzlast bzw. Kraftbänke, Hantelständer, Schrägbretter, Klimmzugstangen, Barren, Sprossenwände, Sprunghocker oder Turnmatten als Auflage für Körper oder Zusatzlast entsprechen voll und ganz den Erfordernissen des modernen Krafttrainings.

Durch den Einsatz von Zuggeräten kann das Übungsreservoir zwar beträchtlich erweitert werden, wirksamere Trainingsreize als mit den zuvor genannten Geräten können allerdings nicht gesetzt werden (s. Abb. 16).

In jüngster Zeit wurden zahlreiche Geräte (Gleitschienen, Hantelschwingen, Herkulesgeräte, elektrohydraulisch betriebene isokinetische Geräte usw.) entwickelt, die die Bewegungsabläufe in ihrer räumlichen Struktur genau abstekken. Die mit Hilfe dieser Geräte durchgeführten Bewegungen werden – im Gegensatz zu den **freien Bewegungen** (z. B. mit der Hantel ohne Zusatzgerät) – als **geführte Bewegungen** bezeichnet.

Geräte, die die Bewegung führen, besitzen im Vergleich zu den herkömmlichen Geräten folgende Vor- und Nachteile.

Vorteile:

- Die Verletzungsgefahr wird eingeschränkt. Das betrifft den Anfänger, der noch nicht über eine ausreichende Bewegungserfahrung verfügt; das bezieht sich aber auch auf den Fortgeschrittenen, dessen Konzentrations- und Reaktionsfähigkeit bei stark ermüdenden Ausdauerbelastungen beeinträchtigt werden.
- Die Zusatzlasten lassen sich sehr schnell, oft nur durch Umstecken der Bolzen an den Gewichtsplatten (z. B. am Herkulesgerät), verändern bzw. individuellen Erfordernissen anpassen. Deshalb werden entsprechende Geräte gern genutzt, wenn mehrere Sportler gleichzeitig im Kreistraining belastet werden sollen.
- Der Sportler kann sich voll und ganz auf das Heben und Senken der Last konzentrieren und so große Kräfte entfalten.

Nachteile:

- Die Erhaltung des Gleichgewichts wird dem Sportler durch das Gerät weitgehend abgenommen. Er kann deshalb auch nicht die Muskulatur entwickeln, die den Körper mit der Last stabilisiert.
- Die Geräte sind in der Regel nicht variabel genug verstellbar und lassen sich folglich nicht immer auf die individuellen Körperbaumerkmale oder auf die beabsichtigte detaillierte Muskelentwicklung ausrichten. Der Sportler muß deshalb oft aus unvorteilhaften Winkelstellungen trainieren.
- Der Anschaffungspreis der Geräte ist meist sehr hoch.

Die Entscheidung, ob freie oder geführte Bewegungen für die Kraftentwicklung von Vorteil sind, ist folglich vor allem vom Trainingsziel und vom Trainingszustand des Sportlers abhängig. Die in diesem Buch vorgestellten Geräte, die in der Regel freie Bewegungen ermöglichen, gestatten sowohl die effektive Entwicklung der Gesamtmuskulatur als auch die detaillierte Ausprägung einzelner Muskeln bzw. Muskelgruppen.

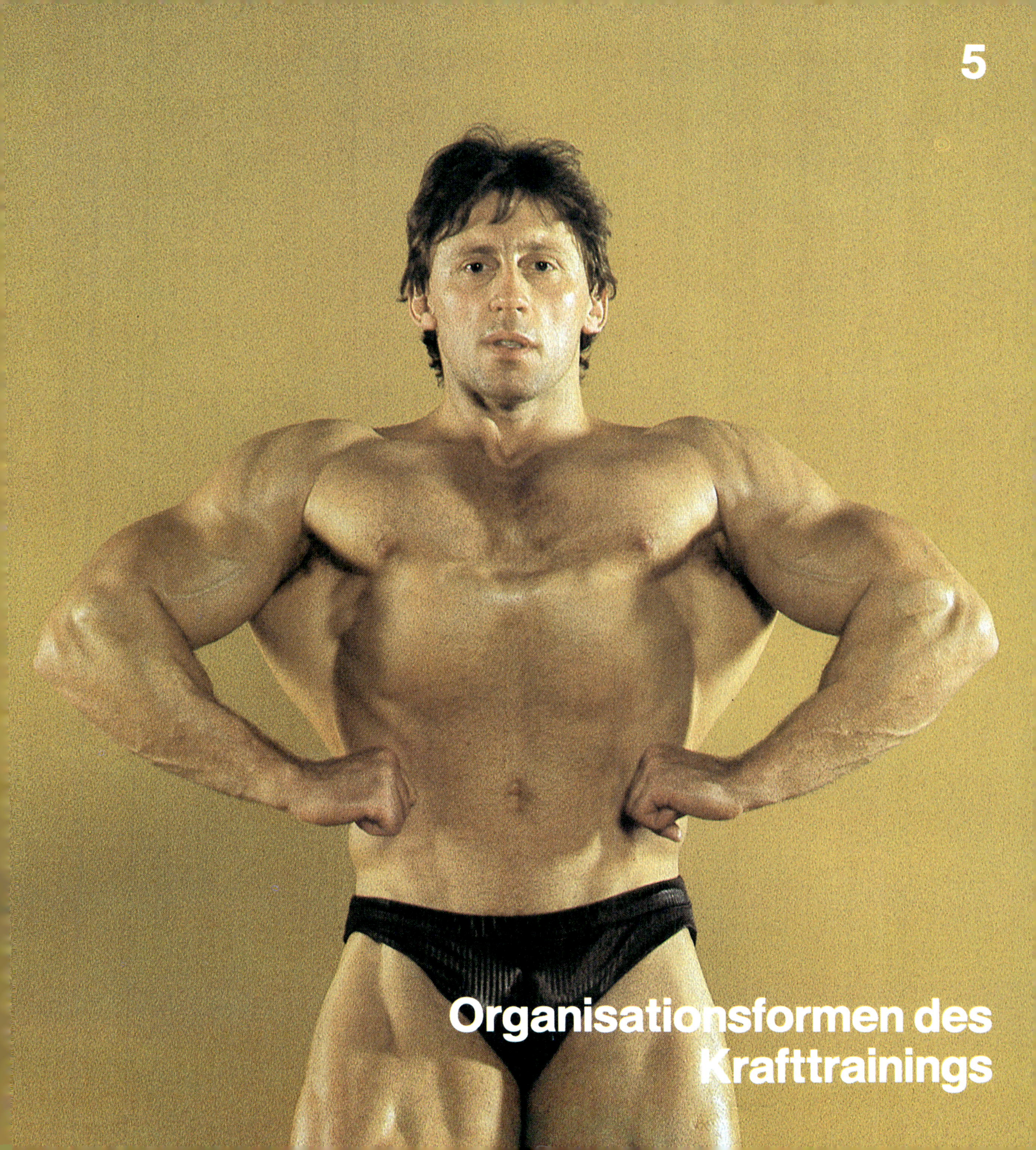

5 Organisationsformen des Krafttrainings

Unter dem Begriff **Übung** versteht man einen in seiner räumlichen und dynamischen Struktur eindeutig festgelegten Bewegungsablauf. Die **Übungsvariante** läßt geringe Abweichungen von den Strukturen der Grundübung erkennen. Durch das Variieren der Grundübung können ausgewählte Muskeln der beteiligten Muskelgruppen bzw. bestimmte Anteile eines Muskels speziell trainiert werden.

Mehrere **Wiederholungen** der gleichen Übung ergeben eine **Serie.** So spricht man z. B. von einer 3er- (3 Wiederholungen einer Übung) oder einer 5er-Serie (5 Wiederholungen einer Übung).

Mehrere Serien der gleichen Übung bezeichnet man als **Station.** So könnte eine Station aus drei bis zehn Serien der Übung Bankdrücken bestehen.

Serien, die jeweils eine andere Übung enthalten, werden in einem **Satz** zusammengefaßt. Ein Satz enthält 2 bis 4 Serien, z. B. jeweils eine 5er-Serie Bankdrücken, Rumpfaufrichten und Kniebeugen.

Ein **Kreis** besteht aus 5 bis maximal 18 Serien, die jeweils eine andere Übung enthalten. Ein Kreis könnte sich beispielsweise aus jeweils einer Serie Klimmziehen, Rumpfaufrichten aus der Rückenlage, Beinbeugen, Fußspitzenheben, Bankdrücken, Kreuzheben, Kniebeugen und Fersenheben zusammensetzen.

Die Organisationsformen des Krafttrainings werden in Stations-, Satz- und Kreistraining gegliedert.

Werden alle Serien einer Übung (z. B. des Bankdrückens) abgeschlossen, bevor mit den Serien für die nächste Übung (z. B. für das Kniebeugen) begonnen wird, so spricht man vom **Stationstraining.** Werden jedoch Serien, die jeweils eine andere Übung enthalten (z. B. Bankdrücken, Rumpfaufrichten, Kniebeugen), im Wechsel durchgeführt und wird das Vorgehen mehrmals wiederholt, so bezeichnet man diese Organisationsform als **Satztraining.**

Für das **Kreistraining** werden 5 bis 18 Übungen ausgewählt, die in Serien in einer solchen Reihenfolge durchzuführen sind, daß stets unterschiedliche Muskelgruppen belastet werden.

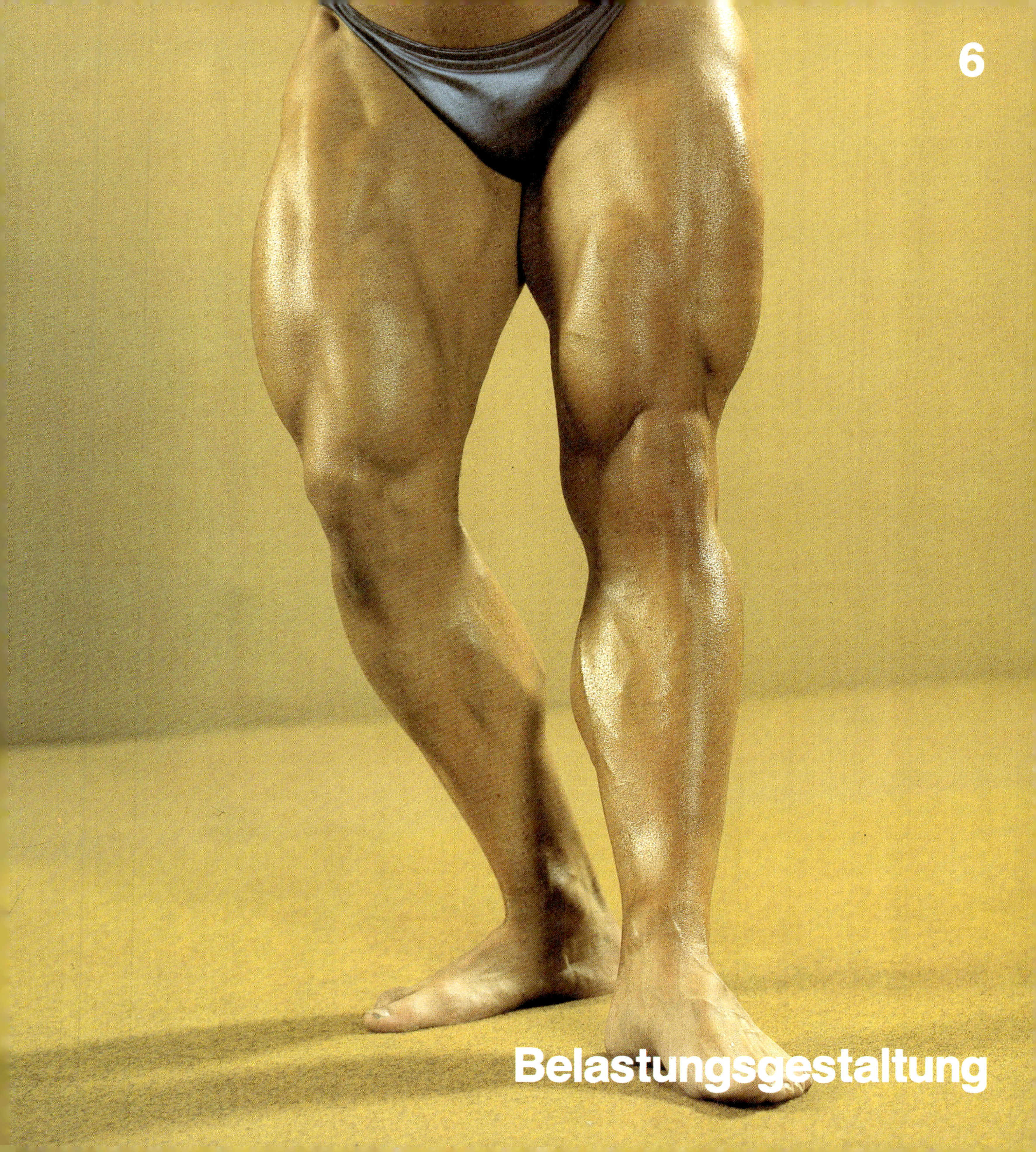

6 Belastungsgestaltung

Richtige Übungsauswahl und -durchführung, leistungssteigernde Ernährung und optimale Belastungsgestaltung sind entscheidende Voraussetzungen für ein erfolgreiches Muskelaufbautraining. Hinter dem Begriff „optimale Belastungsgestaltung" verbergen sich eine ganze Reihe von trainingsmethodischen Prinzipien und Maßnahmen, die von grundsätzlicher Bedeutung für die Leistungssteigerung sind und im Trainingsprozeß mit individuellem Zuschnitt umgesetzt werden müssen.

Der als gesetzmäßig erkannte Zusammenhang zwischen Belastungssteigerung und Leistungssteigerung beruht auf der Fähigkeit zur **biologischen Anpassung.**

Das bedeutet, daß durch das Training Belastungsreize für den Organismus gesetzt werden, die ihn zunächst aus „dem Gleichgewicht" bringen. Als Folge dieser „Gleichgewichtsstörung" paßt sich der Organismus den Trainingsanforderungen an und stellt sich auf folgende Reizanforderungen mit einer höheren Leistungskapazität ein.

Dieser Prozeß der trainingsbedingten Beanspruchung und leistungssteigernder Anpassungsreaktion verläuft allerdings nicht linear, so daß der Kraftsportler vor dem Problem steht, im Trainingsprozeß ständig nach effektiven Wegen zur Belastungssteigerung zu suchen. Mit steigender Leistungsfähigkeit wird dieser Prozeß zu einer komplizierten Aufgabenstellung, die unter Beachtung trainingsmethodischer Prinzipien und mit persönlicher schöpferischer Initiative zu lösen ist.

Die folgenden Prinzipien für eine optimale Belastungsgestaltung sind als grundsätzliche Empfehlungen für die Zusammenstellung individueller Trainingsprogramme zu betrachten.

Prinzip der Individualisierung

Die Beachtung der individuellen Besonderheiten ist ein wichtiges Grundprinzip für die optimale Belastungsgestaltung. Kraftsportler beobachten immer wieder, daß gleiche Trainingsprogramme bei verschiedenen Sportlern zu völlig unterschiedlichen Entwicklungsraten führen. Selbst in der Entwicklung einzelner Muskelgruppen eines Sportlers sind völlig unterschiedliche Entwicklungsverläufe erkennbar. So muß der Kraftsportler z. B. für die Entwicklung der Wadenmuskulatur oft einen doppelt so hohen Aufwand wie für die Ausprägung der Armmuskulatur betreiben und erreicht trotzdem nicht die gleichen Erfolge.

Auf die individuell unterschiedlichen Anpassungsreaktionen und Entwicklungsverläufe, die auf festgelegte und durch Training nicht veränderbare Genstrukturen zurückzuführen sind, muß sich der Kraftsportler mit einer persönlichen Trainingsgestaltung einstellen.

Ein Faktor der Individualisierung des Krafttrainings ist die Beachtung *geschlechtsspezifischer Unterschiede.*

Allgemein gilt der Grundsatz, daß Frauen genauso wie Männer Kraftsport betreiben können und sollten. Allerdings müssen Frauen einige geschlechtsspezifische Besonderheiten der Trainingsgestaltung berücksichtigen.

Frauen sind – genetisch bedingt – körperlich schwächer entwickelt und können nicht die absolute Kraft bzw. Muskelmasse von Männern entwickeln. Folgende Unterschiede sind zu beachten:

– Das absolute Gewicht der Muskulatur ist bei Frauen durchschnittlich geringer (23 kg gegenüber 35 kg)
– Der prozentuale Anteil der Muskulatur am Körpergewicht ist bei Frauen geringer (30–35 % gegenüber 42–47 %)
– Frauen unterscheiden sich von Männern im Hormonspiegel (Frauen produzieren am Tag durchschnittlich 0,10–0,25 mg Testosteron, Männer 2,5–10 mg)
– Frauen haben günstige Voraussetzungen für die Entwicklung der Ausdauerfähigkeit, der Beweglichkeit und der Koordination und ungünstige Voraussetzungen für die Entwicklung von Kraftfähigkeiten
– Frauen sind in bestimmten Körperregionen verletzungsanfälliger (unterer Rücken, Hüftgelenke, Knie)
– Nach hartem Training brauchen Frauen eine längere Erholungszeit
– Frauen benötigen mehr Energie zum Abbau ihres Unterhautfettgewebes
– Frauen haben oft psychologisch bedingte Hemmungen vor intensiven Trainingseinheiten.

Aus den genannten und weiteren geschlechtsspezifischen Unterschieden ergeben sich für das Krafttraining der Frauen einige Besonderheiten in der Trainingsgestaltung.

Frauen sollten mit hohen Wiederholungszahlen trainieren und die Arbeit mit schweren Gewichten zu Beginn der Trainingseinheit realisieren.

Aus der Tatsache, daß Frauen sehr viel schneller als Männer Leistungsfortschritte erzielen und damit die kritische Schwelle, an der es nicht mehr so richtig weitergeht, schnell erreichen, ergibt sich die Notwendigkeit, daß Frauen zur weiteren Leistungssteigerung sehr sorgfältig nach Möglichkeiten zur Belastungsvariation suchen müssen. Besonders konsequent müssen sich Frauen an die Grundsätze einer leistungssteigernden Ernährung halten, um den Muskelaufbau mit dem Abbau von Fettgewebe zu verbinden.

Vor dem Wettkampf müssen Frauen daran denken, daß sie eine bedeutend längere Zeit benötigen, um die Wettkampfform zu erreichen (wenn bei Männern manchmal 2 Monate ausreichen, benötigen Frauen oft 4–5 Monate).

Wie die Praxis des sich stürmisch entwickelnden Frauenkraftsports zeigt, können Frauen in Abhängigkeit von ihren individuellen Zielstellungen (Straffung der Figur, Abbau von Unterhautfettgewebe, körperliches und psychisches Wohlbefinden sowie Muskelaufbau) durch vernünftig betriebenes Kraftsporttraining sehr gute Erfolge erzielen. Und darüber, daß sie die absolute Kraft oder den Muskelumfang eines Mannes – physiologisch bedingt – nicht erreichen kann, wird wohl kaum eine Frau traurig sein.

Bei der Belastungsgestaltung sind *unterschiedliche Körperbautypen* zu beachten. Man kann schon von Natur aus muskulöse, schlanke oder rundliche Körperbautypen unterscheiden, die sehr differenziert auf Krafttrainingsprogramme reagieren.

Der *mesomorphe* Körperbautyp ist auch ohne Krafttraining relativ muskulös. Das äußere Erscheinungsbild ist durch schmale Hüften und breite Schultern gekennzeichnet. Er hat lange Muskeln mit kurzen Ansätzen und ist wenig verletzungsanfällig. Vertreter dieses Körperbautyps erzielen sehr schnell bedeutende Erfolge beim Muskelaufbau. Sie vertragen hohe Belastungen und können praktisch alle wichtigen Übungen und erfolgreichen Methoden anwenden.

Der *endomorphe* Typ hat große, starke Gelenke und einen hohen Anteil an Körperfett. Für Kraftsportler dieses Typs ist es besonders wichtig, mit hohen Trainingsumfängen zu trainieren, häufig Ausdauertrainingsprogramme zu absolvieren und die Hinweise zur fettarmen Ernährung zu beachten.

Ein hochintensives Krafttraining muß wegen der erhöhten Verletzungsgefahr der starken Gelenke, Bänder und Sehnen mit entsprechender Vorsicht betrieben werden. Besonders zu empfehlen sind alle Kurzhantelübungen, Bankdrücken (Abb. 86), Beindrücken (Abb. 260) und alle Kabelzugübungen (Abb. 16). Zu vermeiden sind Schnellkraftübungen, Bewegungen mit abgebeugtem Oberkörper und maximale Lasten.

Der *ectomorphe* Typ ist von Natur aus schlank und hat wenig Körperfett. Dieser Typ ist besonders in den Sportspielen und einigen Disziplinen der Leichtathletik stark vertreten. Aber auch Vertreter dieses Körperbautyps können beachtliche Erfolge im Muskelaufbautraining erzielen. Allerdings muß die Belastungsgestaltung aufgrund der schmalen Gelenke und der langen Knochen hochspezialisiert sein, um der höheren Verletzungsanfälligkeit bei hartem Gewichtstraining begegnen zu können. Sportler dieses Typs müssen sehr intensiv trainieren und hohe Wiederholungszahlen vermeiden. Nicht besonders geeignet sind z. B. Übungen wie Tiefkniebeugen und Kreuzheben. Der Schwerpunkt der Ernährung liegt auf besonders hoher Kalorien- und Eiweißzufuhr.

Krafttraining führt zu individuell unterschiedlichen *morphologischen Veränderungen* der Muskulatur. Das ist nach einigen Monaten Training in der deutlich sichtbaren Zunahme der Muskelmasse sichtbar. Ein Blick in die durch Krafttraining angepaßte Muskulatur zeigt, daß z. B. vermehrt strukturelles Eiweiß eingelagert und die Anzahl der Mitochondrien (die kleinen Kraftwerke der Muskelzelle) erhöht wurde. Die Kraftleistung hängt u. a. auch von dem bereits erwähnten Verhältnis zwischen schnellkontrahierenden (FT-Fasern) und langsam kontrahierenden Fasern (ST-Fasern) ab. Dieses Verhältnis ist genetisch festgelegt und zwischen den Muskeln sowie zwischen den einzelnen Sportlern sehr unterschiedlich. Deshalb ist es erforderlich, daß jeder Kraftsportler das für ihn optimale Krafttrainingsprogramm entwickelt und nicht versucht, das Programm seines Trainingspartners zu kopieren. Sportler unterscheiden sich auch sehr wesentlich in ihren *physiologischen Anpassungsreaktionen* voneinander.

Besonders die Anpassungen im Stoffwechsel, die ja Voraussetzungen für das Krafttraining mit steigender Intensität bilden, verlaufen sehr individuell. Aus den unterschiedlichen Zeiträumen für die Entwicklung z. B. der Fähigkeit zur anaeroben Arbeit bzw. aus den voneinander abweichenden Erholungszeiträumen für verschiedene Funktionen des Organismus ergeben sich für jeden einzelnen Kraftsportler Erfordernisse zur Trainingsgestaltung, die die für ihn typischen Anpassungsreaktionen berücksichtigen.

Unterschiede gibt es auch in der individuell ausgeprägten Fähigkeit, die *Nervenprozesse* für die Muskelkontraktion zu aktivieren. Deshalb müssen Kraftsportler bei der Wahl der Krafttrainingsmethoden die für sie spezifische Qualität der Nerv-Muskel-Prozesse berücksichtigen.

Die Notwendigkeit einer individuellen Belastungsgestaltung ergibt sich auch aus *alters- und trainingsalterbedingten* unterschiedlichen Voraussetzungen. Bekanntlich gibt es altersbedingte günstige Entwicklungsphasen für einzelne Fähigkeiten und Fertigkeiten. Mit Eintritt in die Pubertät beginnt eine besonders lohnende Phase für die Entwicklung der Kraftfähigkeiten.

Auch das Trainingsalter beeinflußt maßgeblich die individuelle Belastungsgestaltung. So ist es besonders wichtig, das Trainingsprogramm nach anfänglichen Erfolgen zu variieren, um auch mit fortschreitendem Trainingsalter weitere Leistungsfortschritte zu sichern.

Aus *psychologischer Sicht* gewinnt die Beachtung individueller Besonderheiten im Prozeß des Krafttrainings zunehmend an Bedeutung. Kraftsportler sind große Individualisten und arbeiten sehr selbständig und schöpferisch an der Weiterentwicklung ihrer Trainingsprogramme. Sie sind in der Lage, sich für die Bewältigung hoher Trainingsbelastungen immer wieder zu motivieren und individuelle Stärken der Persönlichkeitseigenschaften zielstrebig für das Kraft-, Ausdauer- und Beweglichkeitstraining zu nutzen. Auch die Umsetzung der Grundsätze einer leistungsfördernden Ernährung stellen individuell unterschiedlich zu bewältigende psychologische Anforderungen für den Kraftsportler dar.

Prinzip der Superkompensation

Die Fähigkeit des Menschen zur biologischen Anpassung ist die Grundlage für die sportliche Leistungsentwicklung.

Krafttraining bewirkt eine Anpassung bzw. Umstellung von Stoffwechselvorgängen (z. B. Glykogendepotvergrößerung), von Muskelstrukturen (Muskelzellen, Kapillaren), von Herz-Kreislauf-Prozessen (Ökonomisierung der Herztätigkeit), von Nerv-Muskel-Prozessen (Verbesserung der Koordination der Muskeltätigkeit), aber auch von psychischen Prozessen (Gefühl der Leistungsfähigkeit).

Eine optimale Belastungsgestaltung führt nach dem Training nicht nur zur Wiederherstellung belasteter Systeme, sondern zu einer erhöhten Leistungsfähigkeit beanspruchter Funktionen des Organismus. Dieses trainingsbedingte „Überschießen" der Leistungsfähigkeit wird als Über- oder Superkompensation bezeichnet.

Deutlich wird dieser Effekt beispielsweise an der durch intensives Krafttraining hervorgerufenen Glykogendepotvergrößerung. Intensives Krafttraining führt zu einem hohen Verbrauch der Kohlenhydratreserven. Dieser hohe Verbrauch stellt gleichzeitig den entscheidenden Reiz für eine höhere Glykogenspeicherung dar, mit der der Organismus auf weitere höhere Anforderungen vorbereitet wird. (Abb. 12)

Große Glykogenspeicher (in Leber und Muskeln) sind das erstrebenswerte Ziel der Kraftsportler, weil sie nicht nur die Energie für die Realisierung hoher Trainingsbelastungen liefern, sondern auch zu einer optisch sichtbaren Muskelvergrößerung führen.

Die vom Kraftsportler angestrebte Superkompensation folgt Optimierungsgesetzen. Das heißt, die optimale Reizsetzung – unter Beachtung des Zusammenhangs von Belastung, Ermüdung und Erholung – entscheidet über den Erfolg im Muskelaufbautraining. (Abb. 13)

In diesem Zusammenhang gilt folgende allgemeingültige Gesetzmäßigkeit:

- Unterschwellige Reize (etwa eine Belastung unter 50 % der aktuellen Leistungsfähigkeit) lösen keine Anpassungserscheinungen aus.
- Zu hohe Reize (sehr hoher Belastungsumfang, sehr hohe Intensität, kurze Pausen) bewirken einen Leistungsabfall.
- Richtige Trainingsreize (optimaler Belastungsumfang, optimale Intensität und Beachtung der Wiederherstellungsprozesse) haben optimale Anpassungen zur Folge.

Muskelaufbautraining erfordert prinzipiell Belastungen mit hoher Intensität; d. h. relativ hohe Gewichte (80–90 % vom Maximum) und Seriendurchführung bis zur Erschöpfung. Während intensives Krafttraining das Muskelwachstum fördert, entwickelt extensives Krafttraining (hohe Umfänge, geringe Lasten, hohe Wiederholungszahlen) die Ausdauerkraft.

Zu hohe Belastungen führen zu Übertrainingserscheinungen. Sowohl Anfänger als auch Fortgeschrittene machen oft den Fehler einer „maßlosen" Steigerung ihrer Trainingsbelastung.

Die Praxis beweist, daß ein Zuviel des Guten sehr schnell zur Leistungsstagnation bzw. zur Leistungsreduzierung führt.

Abb. 12 Vergrößerung der Glykogenspeicher als Resultat von Anpassungsvorgängen im Stoffwechsel (nach Jakowlew)

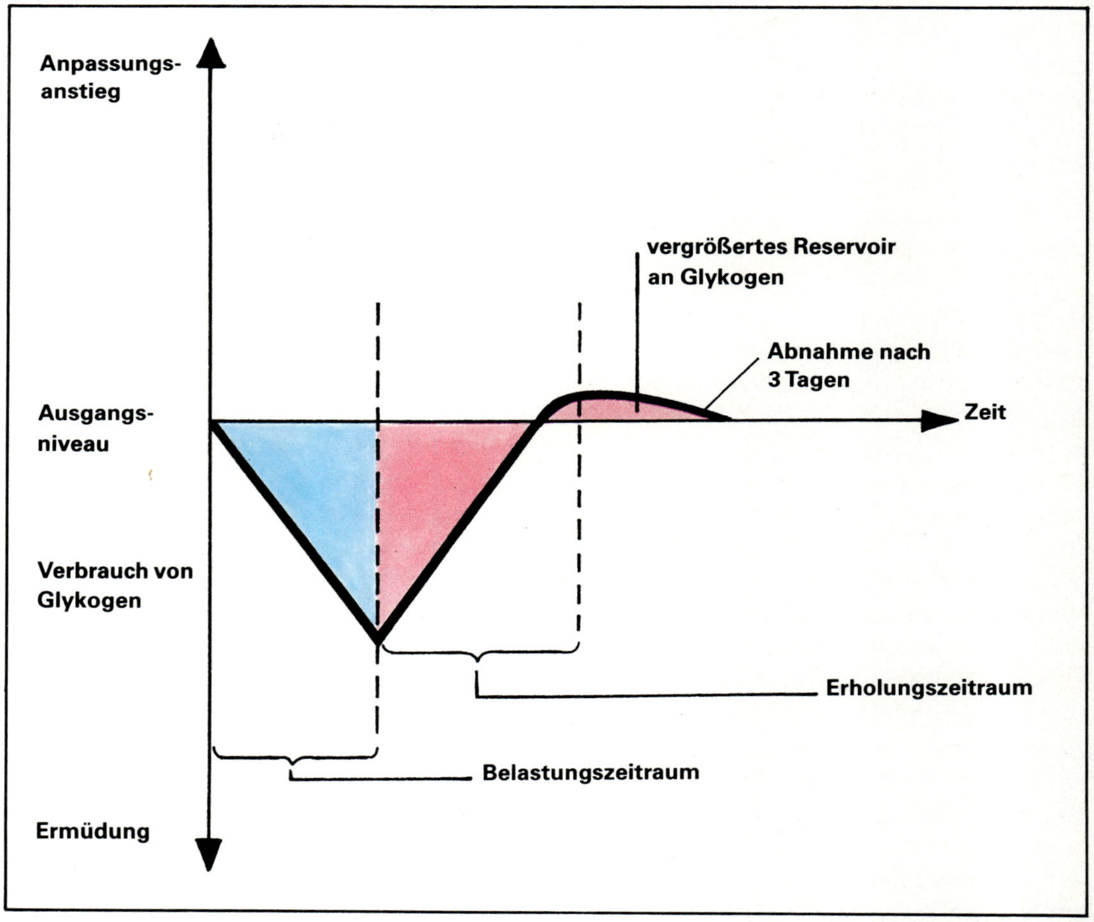

Die Ursache liegt darin, daß ein überbeanspruchter Körper keine Energiereserven für den Muskelaufbau mehr freisetzen kann, weil er alle Energie für seine Regenerierung benötigt.

Um Übertraining zu vermeiden, muß der Kraftsportler dem durch hartes Training beanspruchten Muskel Zeit zur Erholung geben. Schließlich bilden sich in der Erholungsphase die positiven Anpassungen heraus. Die Erholungszeit richtet sich nach dem Grad der Belastung, nach der aktuellen Leistungsfähigkeit, aber auch nach der Größe der Muskulatur. (Abb. 14) In der Regel erholt sich ein stark beanspruchter und gut trainierter Muskel nach ungefähr 48 Stunden. Diese Erholungszeit ist auch der Grund für das im Krafttraining verwendete Splitsystem, d. h., daß Muskelgruppen in den Trainingseinheiten abwechselnd belastet werden.

Übertrainingserscheinungen lassen sich relativ leicht feststellen:

- Leistungsstagnation trotz hoher Trainingsbelastungen
- Schmerzen und Steifheit in den Muskeln und Gelenken, schwere Beine
- Trainingsunlust
- Kopfschmerzen
- Appetitlosigkeit
- allgemeine Müdigkeit
- und bei Frauen Ausbleiben der Menstruation.

Die in der Regel sehr gute Einstellung von Kraftsportlern zu hohen Trainingsbelastungen hat oft Übertrainingserscheinungen zur Folge. Kraftsportler neigen eher zur Überforderung als zur Unterforderung ihres Organismus. Das trifft besonders dann zu, wenn es trotz intensiven Trainings „nicht mehr weitergeht“. Es ist in solchen Fällen sinnvoller, ein paar Tage der vollständigen Erholung einzulegen, um die Regeneration des Körpers zu ermöglichen und damit Voraussetzungen für weitere Belastungssteigerungen zu schaffen.

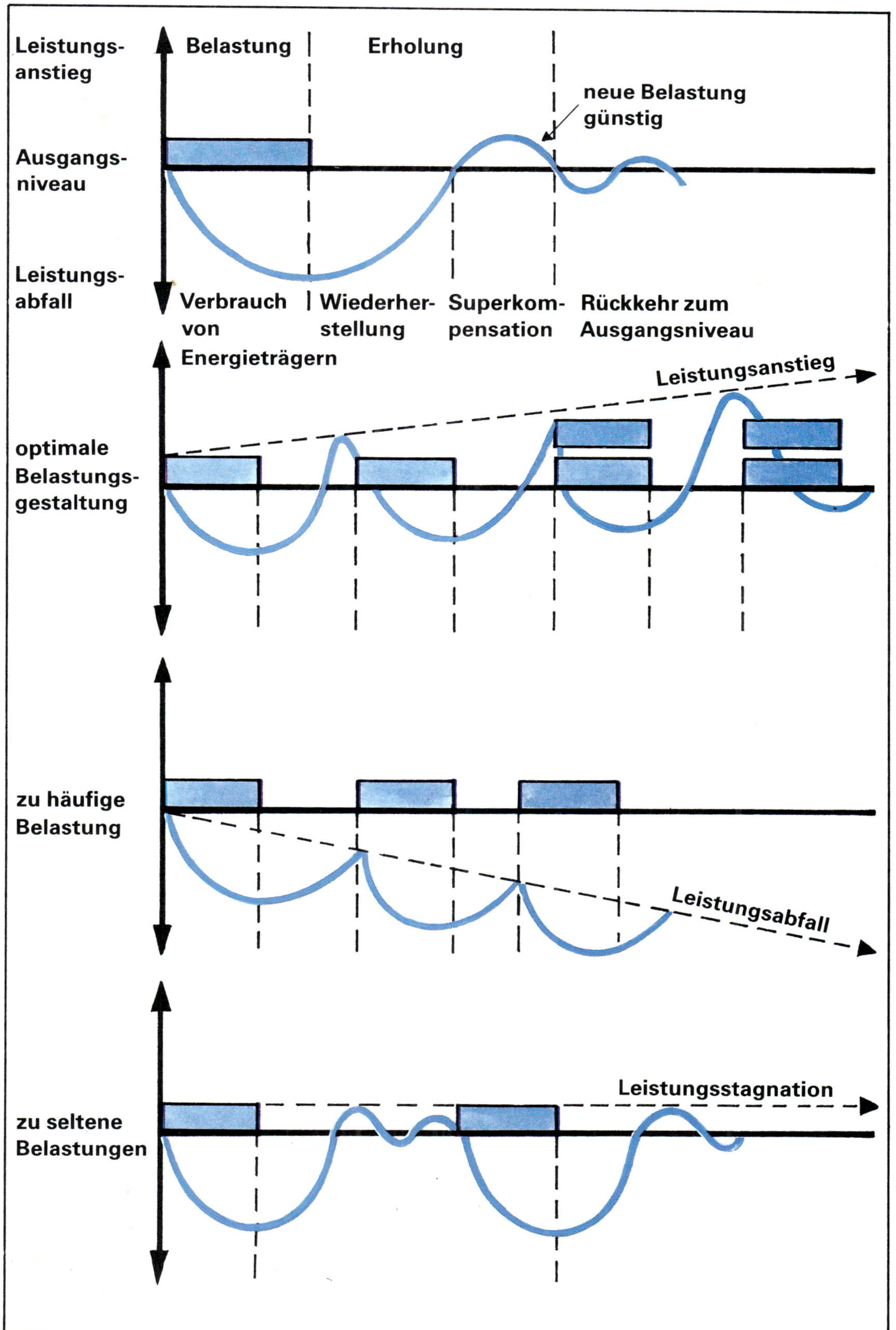

Abb. 13 Prinzip der Superkompensation

Die erfolgreiche Anwendung des Prinzips der Superkompensation erfordert individuelle Maßnahmen zur beschleunigten Wiederherstellung. Die sorgfältige Nutzung verschiedener Maßnahmen zur Wiederherstellung (s. Tab. 2) schließt auch Möglichkeiten während des Krafttrainings ein. So sollten die durchaus nützlichen „Diskussionspausen" während der Krafttrainingseinheit mit der Durchführung von Übungen zur Beweglichkeit verbunden werden.

Prinzip der Belastungssteigerung

Leistungssteigerung setzt eine Steigerung der Belastung voraus. Die Art und Weise der Belastungssteigerung richtet sich nach der Zielstellung des Krafttrainings, nach dem erreichten Leistungsstand und nach der erzielten Trainingswirkung. Es gibt die Grundregel, daß Serien mit 6–8 Wiederholungen und schweren Gewichten den Aufbau der Muskelmasse fördern und Serien mit mehr als 12 Wiederholungen und leichten Gewichten die lokale muskuläre Ausdauer verbessern. Pausenverkürzungen zwischen schweren und mittelschweren Serien und Sätzen führen zur Intensitätssteigerung, die besonders in der Vorwettkampfphase (auch Definitionsphase genannt) angestrebt wird. Belastungssteigerungen können durch viele Faktoren im Training (z. B. Erhöhung der Gewichte) erzielt werden. Besonders wichtig ist die Beachtung von Grundsätzen der **allmählichen, der sprunghaften und der variablen Steigerung der Belastung.**

Der Grundsatz der **allmählichen Belastungssteigerung** war offensichtlich schon im Altertum bekannt. So wird von unserem Freund Milon von Kroton berichtet, daß er täglich ein Kalb angehoben und getragen hat. Mit dem Heranwachsen des Kalbes zum Stier vergrößerte sich für Milon allmählich die zu bewälti-

Abb. 14 Wiederherstellung der Kraftfähigkeit verschiedener Muskeln (nach Neumann und Untersuchungen von Volkov und Lugovcev 1977)

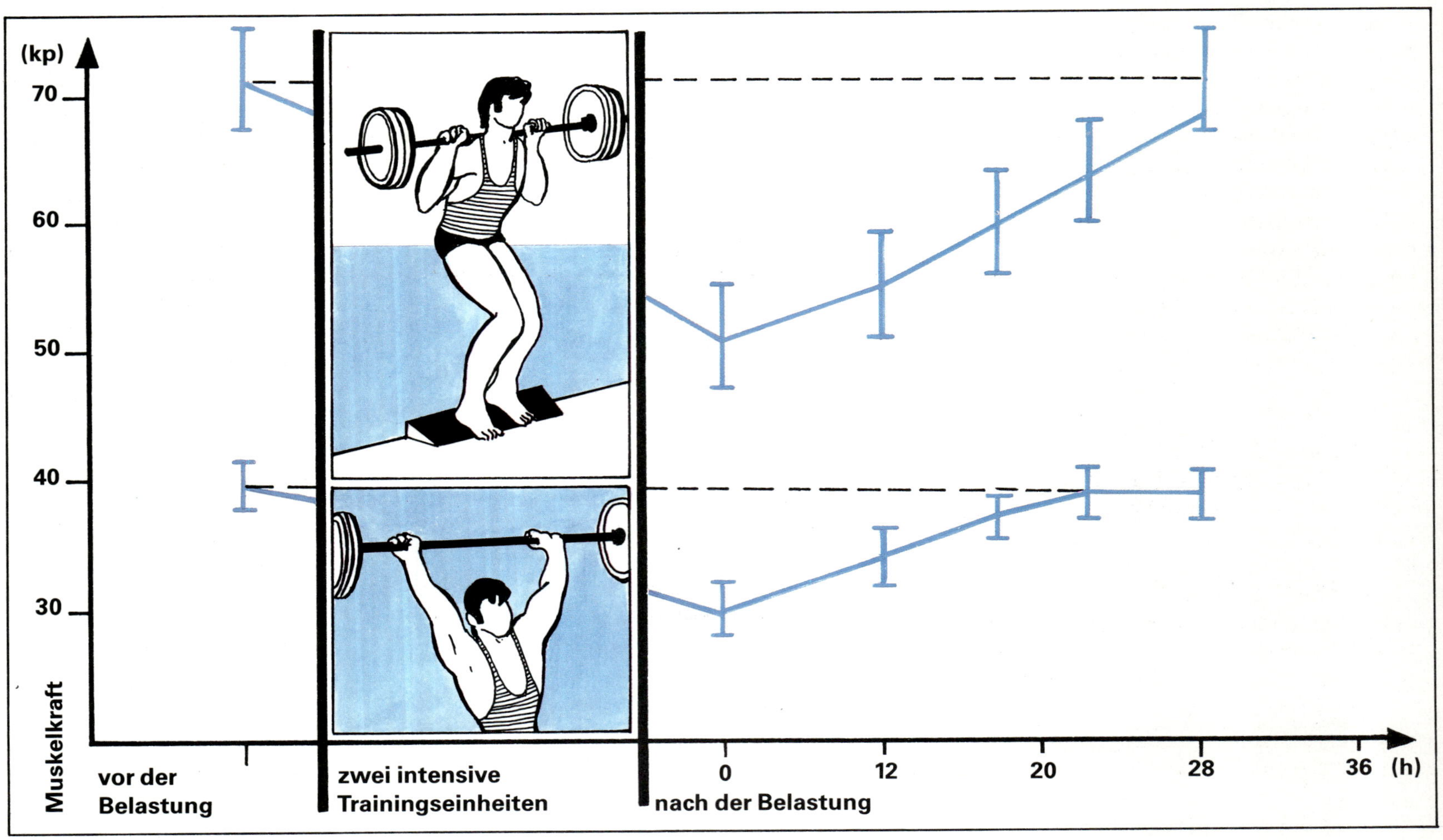

gende Last, so daß er letztendlich aufgrund dieser ständig steigenden Anforderungen in der Lage war, den Stier zu tragen. Auf diese Weise – so berichtet die griechische Mythologie – wurde Milon von Kroton zum stärksten Mann seiner Zeit. Dieser Grundsatz der allmählichen Belastungssteigerung hat auch heute noch seine volle Gültigkeit, insbesondere für das Training von Anfängern. Typisch für das Anfängertraining ist eine 20- bis 50%ige Steigerung der Belastung im Jahr. Dabei ist die unterschiedliche individuelle Entwicklungsrate zu beachten. Für Anfänger ist die komplexe Entwicklung von Kraftfähigkeiten zu empfehlen, die das Beherrschen von Grundtechniken des Krafttrainings fördert und gleichzeitig eine wichtige Voraussetzung für das nachfolgende Muskelaufbautraining bildet.

Die allmähliche Steigerung der Belastung erfolgt hauptsächlich über die Komponenten

- Trainingshäufigkeit,
- Trainingsumfang und
- Trainingsintensität.

Die allmähliche Belastungssteigerung erfolgt in der genannten Reihenfolge, da gesteigerte Trainingshäufigkeit und erhöhter Trainingsumfang die Belastungsverträglichkeit verbessern und damit eine wichtige Voraussetzung für die Intensitätssteigerung gegeben ist.

Die Steigerung der **Trainingshäufigkeit** erfolgt vom 2- bis 3maligen Training je Woche bis zum täglichen Training. Die Grenze der Trainingshäufigkeit ist mit zweimaligem Training am Tag erreicht. Zweimaliges tägliches Training schließt die Realisierung von Ausdauertrainingseinheiten ein.

Der Trainings- oder Belastungsumfang ist im Krafttraining durch die Gesamtsumme aller gehobenen Lasten bestimmt. Die Steigerung des Umfangs erfolgt individuell sehr unterschiedlich. Es gibt Kraftsportler, die einen Muskel mit 15 Serien einer schweren Übung belasten. Dieses Vorgehen hat eine leistungsmindernde Monotonie des Trainingsablaufs zur Folge. Eine andere, von vielen Kraftsportlern bevorzugte Variante ist die Verwendung von 4–5 verschiedenen Übungen mit weniger Serien je Übung. Als allgemeine Orientierung für die Wirkung von Umfangssteigerungen gilt das nach den Trainingseinheiten noch anhaltende Gefühl der Muskelermüdung.

Die **Intensitätssteigerung** ist die wirkungsvollste Möglichkeit zur Belastungssteigerung.

Die Belastungsintensität ist durch die Stärke der Belastungsreize innerhalb einer bestimmten Zeiteinheit bestimmt. Als Maßeinheit gilt im Krafttraining der zu überwindende Widerstand (Hantelgewicht, Körpergewicht, Partnerwiderstand u. a.). Als Orientierung für die Steuerung der Belastungsintensität haben sich Prozentwerte in bezug auf die jeweilige persönliche Bestleistung bewährt.

Tabelle 3: Intensitätsbereiche im Verhältnis zur persönlichen Bestleistung

Prozent im Verhältnis zur persönlichen Bestleistung	Intensitätsbereich
30– 50	gering
50– 70	leicht
70– 80	mittel
80– 90	submaximal
90–100	maximal

Muskelaufbautraining erfordert prinzipiell submaximale bzw. maximale Trainingsintensitäten. Als Orientierungshilfe dient das Wiederholungsmaximum. Als Wiederholungsmaximum wird die Anzahl der Übungswiederholungen bezeichnet, die innerhalb einer Serie bis zur lokalen Erschöpfung durchgeführt werden können. Als Richtwerte für das Wiederholungsmaximum haben sich die in Tabelle 1 dargestellten Kennziffern bewährt.

Eine weitere Möglichkeit zur Steigerung der Belastungsintensität liegt in der Pausenverkürzung zwischen den Sätzen oder Serien. Als Beispiel kann folgender Serienaufbau im Bankdrücken dienen:

Tabelle 4: Intensitätsprogramm für das Bankdrücken

1. Serie	3 Wiederholungen mit	90%
2. Serie	2 Wiederholungen mit	95%
3. Serie	1 Wiederholung mit	100%
4. Serie	3 Wiederholungen mit	90%
5. Serie	2 Wiederholungen mit	95%
6. Serie	2 Wiederholungen mit	90%

Tabelle 2: Maßnahmen für die schnelle Wiederherstellung im Krafttraining

Sportmethodische Maßnahmen	Sportmedizinische Maßnahmen	Sportgerechte Lebensweise	Sportgerechte Ernährung
nichtsportartspezifische Belastungen	Duschen (Wechselduschen)	ausreichend Schlaf	Sicherung der Energiebilanz
aerobe Ausdauerbelastungen (Lauf, Spiele)	Massage (Selbstmassage) Sauna	tägliche Abhärtung Hygiene	Sicherung der Nährstoff-, Vitamin-, Mineralstoff- und Flüssigkeitsbilanz
Dehnungs- und Lockerungsgymnastik	Entspannungsbäder	zweckmäßige Sportbekleidung	maßvoller Verzehr von Genußmitteln

Zur Intensitätssteigerung kann die Pause zwischen den Serien von 4 über 3 bis auf 2 Minuten verkürzt werden.

Während der Grundsatz der allmählichen Belastungssteigerung für das Anfängertraining erfolgversprechend ist, erfordert das Training der Fortgeschrittenen die Anwendung weiterer Grundsätze der Belastungssteigerung.

Für eine deutliche Leistungssteigerung im Training der Fortgeschrittenen hat sich die Anwendung des Grundsatzes der **sprunghaften Steigerung** der Belastung bewährt. Die Ursachen für die hohe Wirksamkeit der sprunghaften Belastungssteigerung liegen in der Fähigkeit des Organismus, auf der Grundlage einer vorhandenen Leistungsstabilität zeitweilig hohe Anforderungen mit einer sprungartig steigenden Leistungsfähigkeit zu beantworten. Dabei ist zu beachten, daß Anpassungs- und Festigungsprozesse unterschiedlich verlaufen. So kann sich der Körper zwar relativ schnell an hohe Belastungen anpassen, aber die Stabilität der Anpassungen kann durchaus unterschiedlich sein. Eine sprunghafte Belastungssteigerung erfolgt in erster Linie über die Erhöhung des Umfangs und der Intensität.

Die Anwendung dieses Grundsatzes erfordert eine ständige Kontrolle der Trainingswirksamkeit, um der Gefahr einer Überforderung des Organismus vorzubeugen.

Als besonders effektive Form der Belastungssteigerung hat sich für das Training der Fortgeschrittenen die **variable Belastungssteigerung** als eine Mischform zwischen allmählich ansteigender und sprunghaft ansteigender Belastungsgestaltung erwiesen. Grundlage für die variable Belastungssteigerung sind eine hohe Belastungsverträglichkeit und die Forderung, eine ständig höhere und gleichzeitig veränderte Reizwirkung im Trainingsprozeß zu sichern. Der Forderung nach ständig veränderter Reizwirkung des Trainings kann durch Veränderung der angewendeten Methoden, der Satz- und Seriengestaltung, der Übungsvariation sowie der Pausengestaltung Rechnung getragen werden.

Prinzip der Periodisierung

Dieses Prinzip baut auf der Gesetzmäßigkeit der **phasenförmigen** Entwicklung der sportlichen Leistungsfähigkeit auf, wonach sich im Trainingsprozeß Phasen der Entwicklung, Stabilisierung und des zeitweiligen Verlustes der sportlichen Form abwechseln. Die Gründe für die phasenförmige Entwicklung der sportlichen Form liegen in der begrenzten Fähigkeit des Organismus, seine Belastungsverträglichkeit linear so zu steigern, daß Grenzbelastungen – z. B. in der Wettkampfperiode – ohne Substanzverlust verkraftet werden können. Die hohe Belastung über einen längeren Trainingsabschnitt oder das ganze Trainingsjahr kann die Anpassungsfähigkeit des Organismus überfordern, wenn sie einseitig und unsystematisch aufgebaut ist. Auf diese Weise würde man das Gegenteil des beabsichtigten Effekts erzielen. Um eine Höchstleistung zu einem bestimmten Wettkampftermin zu sichern, hat es sich als zweckmäßig erwiesen, das Trainingsjahr in Perioden bzw. Phasen einzuteilen: Vorbereitungsperiode (Aufbauphase), Wettkampfperiode (Wettkampfphase) und Übergangsperiode (Regenerationsphase). Diese Perioden können einmal oder mehrmals im Jahr durchlaufen werden.

Die Zielstellungen und die Belastungsgestaltung sind in den einzelnen Perioden sehr unterschiedlich.

Im Mittelpunkt

- der **Aufbauphase** steht der Aufbau von Muskelmasse,
- der **Wettkampfphase** die Muskeldefinition* bzw. die Herausbildung der maximalen Wettkampfleistung,
- der **Regenerationsphase** die Entlastung und Erholung des Organismus

* Im Kraftsport kennzeichnet der Begriff „Muskeldefinition" das deutliche Hervortreten sich voneinander abhebender Muskelgruppen, Muskeln und Anteile der Muskeln.

zur optimalen Vorbereitung auf die folgende Saison.

Die Belastungsgestaltung in der Aufbauphase richtet sich nach der angestrebten Zielstellung, möglichst viel Muskelmasse in Verbindung mit einer optimalen Formausprägung der einzelnen Muskeln aufzubauen. Formausprägung bedeutet, daß alle Anteile der Muskeln gleichmäßig gut ausgebildet werden. Die Belastungsgestaltung ist durch hartes, den Muskel erschöpfendes Training gekennzeichnet. Grundsätzlich fördern 4–6 Sätze mit 6–12 Wiederholungen von Grundübungen den Masseaufbau und eine entsprechende Übungsvielfalt die Entwicklung der Muskelproportionen. Unterstützt wird der Muskelaufbau durch kohlenhydrat- und eiweißreiche, aber fettarme Kost.

In der Wettkampfphase geht es nicht mehr um weiteren Masseaufbau, sondern vorwiegend um die Stabilisierung des erreichten Niveaus, um die Herausbildung der höchsten Leistungsfähigkeit des Muskels bzw. um eine deutlich sichtbare Definition der Muskeln und Muskelanteile.

Bedingt durch das Bemühen, in dieser Phase Unterhautfettgewebe abzubauen und dadurch „Ernährungssünden" der Aufbauphase auszugleichen (Inkonsequenz in der fettarmen Ernährung), ist die Belastungsgestaltung vieler Kraftsportler von der Tendenz geprägt, die Anzahl der Wiederholungen erheblich zu steigern und „Hungerdiäten" durchzuführen.

Als erfolgversprechender hat sich in dieser Phase die Trainingsgestaltung erwiesen, die durch intensitätsgesteigertes Training mit mehr Trainingseinheiten, mehr Sätzen, mehr Wiederholungen sowie geringeren Gewichten und kürzeren Pausen gekennzeichnet ist.

Je näher der Wettkampftermin heranrückt, desto nachdrücklicher empfiehlt es sich, den Anteil isometrischer Übungen zu erhöhen, um das Gefühl für die kontrollierte Kontraktion des Muskels zu verbessern.

In der Regenerationsphase, die sich an die Wettkampfphase anschließt, wird das Gewichtstraining reduziert, aber nicht vollständig eingestellt. Bestimmend für diese Phase ist die aktive Erholung, die durch Ausdauertrainingseinheiten unterstützt wird.

Prinzip der Bewußtheit

Der Erfolg des Muskelaufbautrainings wird maßgeblich von der geistigen Bewältigung der Belastungsanforderungen bestimmt. Erst die bewußte und schöpferische individuelle Trainingsplanung, das Freisetzen geistiger und volitiver Potenzen zur Absicherung hoher Belastungsanforderungen und die volle Konzentration auf die Trainingsgestaltung und Übungsdurchführung ermöglichen kontinuierliche Fortschritte im Krafttraining.

Kraftsportler trainieren oft ohne Trainer und sind deshalb auf selbstgewonnene Erfahrungen bei der Weiterentwicklung ihrer Trainingsprogramme angewiesen. Daraus ergibt sich die Notwendigkeit, ständig die Wirkungen der verwendeten Trainingsmittel und -methoden einzuschätzen, sich mit den Trainingsprogrammen geistig auseinanderzusetzen und Schlußfolgerungen für die Belastungssteigerung zu ziehen. Damit wird das Krafttraining zu einem Bewährungsfeld der körperlichen und geistigen Auseinandersetzung mit hohen und zielgerichteten Belastungsanforderungen.

Das intensive Krafttraining stellt besonders hohe Anforderungen an die Mobilisation physischer und geistiger Kräfte bei der Realisierung von Sätzen und Serien, die zur starken Ermüdung bzw. zur teilweisen Erschöpfung führen. Hohe volitive Anforderungen ergeben sich für das Training der Fortgeschrittenen, weil nur Belastungen, „die an die Substanz gehen", weitere Leistungsfortschritte sichern.

In diesem Zusammenhang muß daran erinnert werden, daß sich hochintensiv trainierende Kraftsportler auf einem schmalen Grat der Trainingswirksamkeit befinden und demzufolge den Belastungs- und Erholungsprozessen gleichermaßen Aufmerksamkeit schenken müssen. Als erfolgreiches Verfahren zur bewußten Belastungssteigerung hat sich die progressive Ausnutzung des Belastungsgefühls bewährt.

Oft stellt der Kraftsportler fest, daß es an manchen Tagen „gut rutscht“, d. h., er bewältigt das geplante Tagesprogramm relativ locker. Dieses subjektive Gefühl der positiven Tagesform kann er ausnutzen, um seine geplante Trainingsleistung zu überbieten und zusätzliche Belastungsreize zu setzen.

Eine wichtige Rolle bei der Effektivitätssteigerung des Trainings spielt die Fähigkeit, sich während der Übungsdurchführung auf den Muskel konzentrieren zu können. Das für den Muskelaufbau erforderliche hochintensive Training stellt aus neurophysiologischer Sicht besonders hohe Anforderungen an die synchrone Arbeitsweise des Muskels (es werden möglichst viele Muskelfasern gleichzeitig innerviert). Die Fähigkeit zur synchronen Arbeitsweise des Muskels kann durch bewußte Konzentration des Sportlers auf die an der Übungsdurchführung beteiligten Muskeln bedeutend verbessert werden.

Prinzip der Belastungssteuerung

Die Grundlage für die individuelle Belastungssteuerung bildet die kontinuierliche Überprüfung der Leistungsfähigkeit, die Dokumentation der realisierten Belastung und die Bewertung der Wirksamkeit des Trainingsprozesses mit dem Ziel, überschaubare Veränderungen in der Programmgestaltung vorzunehmen.

Empfehlenswert ist die Führung eines individuellen Trainingstagebuches, in dem möglichst viele Informationen über das aufgewendete Training und die Leistungsentwicklung enthalten sein sollten.

Eine **Überprüfung der aktuellen Leistungsfähigkeit** sollte regelmäßig erfolgen. Anfänger können ihren aktuellen Leistungsstand anhand von Normwerttabellen (Tab. 5) überprüfen, Fortgeschrittene bewerten ihre Leistungsfähigkeit auf der Grundlage des Wiederholungsmaximums von Hauptübungen.

Bei der Kennzeichnung des Wiederholungsmaximums wird die bis zur zeitweiligen lokalen Erschöpfung mögliche Wiederholungszahl innerhalb einer Übungsserie bestimmt. Die Festlegung des Wiederholungsmaximums ist besonders für alle Übungen mit Zusatzlast erforderlich.

Übungen mit Zusatzlast umfassen die verschiedensten Übungen mit der Hantel, mit Kurzhanteln, Rundgewichten, Sandsäcken usw. Sie sind für Anfänger und Fortgeschrittene gleichermaßen geeignet. Im Vergleich zu den Übungen mit der eigenen Körpermasse, mit dem Partner oder Gegner erlauben sie eine relativ präzise Meßbarkeit und Dosierbarkeit der Belastung und damit eine gezieltere Steuerung des Krafttrainings. So ist es möglich, die Belastung ziemlich genau auf die Maximalkraft des Sportlers (1 Wiederholungsmaximum = 1 WM) auszurichten. Dafür ein Beispiel: Ein Sportler ist in der Lage, bei maximaler Kraftentfaltung eine Hantel mit einer Masse von 80 kg von der Bank zu drücken (1 WM). Er hat nun die Aufgabe, eine Hantel zur Hochstrecke zu bringen, deren Masse ihn zwingt, 85 % seiner Maximalkraft zu mobilisieren. Die Hantelmasse muß also 68 kg betragen. Tabelle 6 erleichtert die Ermittlung der entsprechenden Zusatzlast.

Schwierigkeiten bei der Ermittlung der exakten Zusatzlast ergeben sich, wenn neben der Zusatzlast die eigene Körpermasse bewältigt werden muß (Klimmzug, Beugestütz, Kniebeuge usw.). Bei der Festlegung der Zusatzlast ist dann unbedingt die Körpermasse zu berücksichtigen. Auch dafür ein Beispiel: Ein Sportler mit einer Körpermasse von 100 kg ist in der Lage, mit der maximalen Zusatzlast von 50 kg einen Klimmzug auszuführen. Er hat nun die Aufgabe, das Klimmziehen mit einer Zusatzlast zu bewältigen, die ihn zwingt, etwa 80 % seiner Maximalkraft zu mobilisieren.

Tabelle 5: Beispiel für die Leistungskontrolle im Anfängertraining

Übung	Bewertung		
	mittelmäßig	gut	sehr gut
Liegestütze	20×	30×	40×
Klimmziehen	6×	10×	13×
Rumpfaufrichten	30×	40×	50×
Einbeinkniebeugen	10×	15×	20×

Bei der Berechnung der erforderlichen Zusatzlast ist folgendermaßen vorzugehen:

Die Gesamtmasse (GM), mit der der entsprechende Bewegungsablauf bei maximaler Kraftentfaltung vollzogen werden kann, ergibt sich aus der gehobenen Körpermasse (KM) und der größtmöglichen Zusatzlast.

Tabelle 6: Ermittlung der Zusatzlast in Abhängigkeit von der maximalen Kraftfähigkeit des Sportlers

Zusatzlast (%)	Maximalkraftleistung des Sportlers (kg)															
	5	7,5	10	12,5	15	17,5	20	25	30	35	40	45	50	55	60	65
30	1,5	2,5	3,0	4,0	4,5	5,5	6,0	7,5	9,0	10,5	12,0	13,5	15,0	16,5	18,0	19,5
35	2,0	2,5	3,5	4,5	5,5	6,0	7,0	9,0	10,5	12,5	14,0	16,0	17,5	19,5	21,0	23,0
40	2,0	3,0	4,0	5,0	6,0	7,0	8,0	10,0	12,0	14,0	16,0	18,0	20,0	22,0	24,0	26,0
45	2,5	3,5	4,5	5,5	7,0	8,0	9,0	11,5	13,5	16,0	18,0	20,5	22,5	25,0	27,0	29,5
50	2,5	4,0	5,0	6,5	7,5	9,0	10,0	12,5	15,0	17,5	20,0	22,5	25,0	27,5	30,0	32,5
55	3,0	4,0	5,5	7,0	8,5	9,5	11,0	14,0	16,5	19,5	22,0	25,0	27,5	30,5	33,0	36,0
60	3,0	4,5	6,0	7,5	9,0	10,5	12,0	15,0	18,0	21,0	24,0	27,0	30,0	33,0	36,0	39,0
65	3,5	5,0	6,5	8,0	10,0	11,5	13,0	16,5	19,5	23,0	26,0	29,5	32,5	36,0	39,0	42,5
70	3,5	5,5	7,0	9,0	10,5	12,5	14,0	17,5	21,0	24,5	28,0	31,5	35,0	38,5	42,0	45,5
75	4,0	6,0	7,5	9,5	11,5	13,0	15,0	19,0	22,5	26,5	30,0	34,0	37,5	41,5	45,0	49,0
80	4,0	6,0	8,0	10,0	12,0	14,0	16,0	20,0	24,0	28,0	32,0	36,0	40,0	44,0	48,0	52,0
85	4,5	6,5	8,5	10,5	13,0	15,0	17,0	21,5	25,5	30,0	34,0	38,5	42,5	47,0	51,0	55,5
90	4,5	7,0	9,0	11,5	13,5	16,0	18,0	22,5	27,0	31,5	36,0	40,5	45,0	49,5	54,0	58,5
95	5,0	7,0	9,5	12,0	14,5	16,5	19,0	24,0	28,5	33,5	38,0	43,0	47,5	52,5	57,0	62,0

Zusatzlast (%)	Maximalkraftleistung des Sportlers (kg)																
	70	75	80	85	90	95	100	105	110	115	120	125	130	135	140	145	150
30	21,0	22,5	24,0	25,5	27,0	28,5	30,0	31,5	33,0	34,5	36,0	37,5	39,5	40,5	42,0	43,5	45,0
35	24,5	26,5	28,0	30,0	31,5	33,5	35,0	37,0	38,5	40,5	42,0	44,0	45,5	47,5	49,0	51,0	52,5
40	28,0	30,0	32,0	34,0	36,0	38,0	40,0	42,0	44,0	46,0	48,0	50,0	52,0	54,0	56,0	58,0	60,0
45	31,5	34,0	36,0	38,5	40,5	43,0	45,0	47,5	49,5	52,0	54,0	56,5	58,5	61,0	63,0	65,5	67,5
50	35,0	37,5	40,0	42,5	45,0	47,5	50,0	52,5	55,0	57,5	60,0	62,5	65,0	67,5	70,0	72,5	75,0
55	38,5	41,5	44,0	47,0	49,5	52,5	55,0	58,0	60,5	63,5	66,0	69,0	71,5	74,5	77,0	80,0	82,5
60	42,0	45,0	48,0	51,0	54,0	57,0	60,0	63,0	66,0	69,0	72,0	75,0	78,0	81,0	84,0	87,0	90,0
65	45,5	49,0	52,0	55,5	58,5	62,0	65,0	68,5	71,5	75,0	78,0	81,5	84,5	88,0	91,0	94,5	97,5
70	49,0	52,5	56,0	59,5	63,0	66,5	70,0	73,5	77,0	80,5	84,0	87,5	91,0	94,5	98,0	101,5	105,0
75	52,5	56,5	60,0	64,0	67,5	71,5	75,0	79,0	82,5	86,5	90,0	94,0	97,5	101,5	105,0	109,0	112,5
80	56,0	60,0	64,0	68,0	72,0	76,0	80,0	84,0	88,0	92,0	96,0	100,0	104,0	108,0	112,0	116,0	120,0
85	59,5	64,0	68,0	72,5	76,5	81,0	85,0	89,5	93,5	98,0	102,0	106,5	110,5	115,0	119,0	123,5	127,5
90	63,0	67,5	72,0	76,5	81,0	85,5	90,0	94,5	99,0	103,5	108,0	112,5	117,0	121,5	126,0	130,5	135,0
95	66,5	71,5	76,0	81,0	85,5	90,5	95,0	100,0	104,5	109,5	114,0	119,0	123,5	128,5	133,0	138,0	142,5

Die Werte der oberen Spalte stellen die Zusatzlasten (in kg) dar, die der Sportler bei maximaler Kraftentfaltung bewältigen kann. Die Werte der darunterliegenden Spalten zeigen, welche Zusatzlasten der Sportler bei unterschiedlichen Belastungsanforderungen (in % zur maximalen Zusatzlast/linke Spalte) meistern muß. Beispiel: Seine maximale Kraftfähigkeit befähigt den Sportler, eine Zusatzlast von 80 kg aus der Banklage zu drücken. Zur Entwicklung des Kraftpotentials des Sportlers wird eine Zusatzlast gefordert, die ihn zwingt, 85% seiner Maximalkraft zu mobilisieren. Der Sportler sucht in der oberen Spalte den Wert der maximalen Zusatzlast (80 kg = 100%) und in der linken Spalte den Wert von 85%. Im Schnittpunkt der senkrechten Verlängerung des Wertes der oberen Spalte und der waagerechten Verlängerung des Wertes der linken Spalte findet er den Wert für die geforderte Zusatzlast (68 kg = 85%).

100 kg (KM) + 50 kg (maximale Zusatzlast) = 150 kg (GM). Sollen 80 % der Maximalkraft (MK) mobilisiert werden, so muß die Gesamtmasse 120 kg betragen.

$$\frac{150 \times 80}{100} = 120 \text{ kg}$$

Von dieser Gesamtmasse entfallen 100 kg auf die Körpermasse. Die verbleibenden 20 kg sind als Zusatzlast zu bewältigen. 120 kg (GM für 80 % der MK) − 100 kg (KM) = 20 kg (Zusatzlast). Würde man allein von der maximalen Zusatzlast von 50 kg ausgehen und die Körpermasse unberücksichtigt lassen, so ergäbe sich für eine Belastungsgröße von 80 % der Maximalkraft die irreale Zusatzlast von 40 kg. Der Sportler müßte dann in der Lage sein, mit 40 kg 10 bis 12 Wiederholungen durchzuführen. Diese Belastungsanforderung würde aber seine Möglichkeiten weit überschreiten.

Das Verfahren, das sowohl Körpermasse als auch maximale Zusatzlast in die Berechnung einbezieht, ist für das praktische Training durchaus verwendbar. Man muß sich jedoch darüber im klaren sein, daß es eine völlig exakte Bestimmung der Zusatzlast nicht zuläßt. Das resultiert u. a. daraus, daß bei den genannten Übungen nicht die gesamte Körpermasse gehoben werden muß. So werden beim Klimmziehen und beim Beugestützen die Hände und Unterarme und beim Kniebeugen die Füße sowie die Unterschenkel weitgehend von der Hubbewegung ausgeschlossen. Das führt dazu, daß z. B. beim Beugestütz nur etwa 95 % der eigenen Körpermasse bewältigt werden müssen.

Die Kenntnis über das durchschnittliche Gewicht der einzelnen Körperteile im Vergleich zum Gesamtgewicht des Körpers gestattet – falls erforderlich – die genauere Bestimmung der Zusatzlast.

Die einzelnen Körperteile besitzen im Verhältnis zur Gesamtmasse des menschlichen Körpers etwa folgendes Durchschnittsgewicht:

der Kopf	= 7,0 %
der Rumpf	= 43,0 %
ein Oberarm	= 3,5 %
ein Unterarm	= 2,3 %
eine Hand	= 0,7 %
ein Oberschenkel	= 11,4 %
ein Unterschenkel	= 5,3 %
ein Fuß	= 1,8 %.

Für die **Dokumentation des realisierten Trainings** sollten im Trainingstagebuch täglich Informationen zur Trainingshäufigkeit, zur Anzahl der durchgeführten Trainingssätze und -serien, zur Pausengestaltung, zu den durchgeführten Übungen, zu den belasteten Muskeln und Muskelgruppen, zu den angewandten Methoden, zur Tagesbelastung, aber auch zum subjektiven Belastungs- und Erholungsbefinden fixiert werden.

Die Analyse all dieser Informationen bildet in Verbindung mit der Auswertung der individuellen Ernährungspraxis die Grundlage für die Bewertung der Trainingseffektivität und somit für die optimale Steuerung des Trainings. Damit versetzt sich der Kraftsportler in die Lage, begründete Belastungsvarianten mit dem Ziel der kontinuierlichen Leistungssteigerung vorzunehmen.

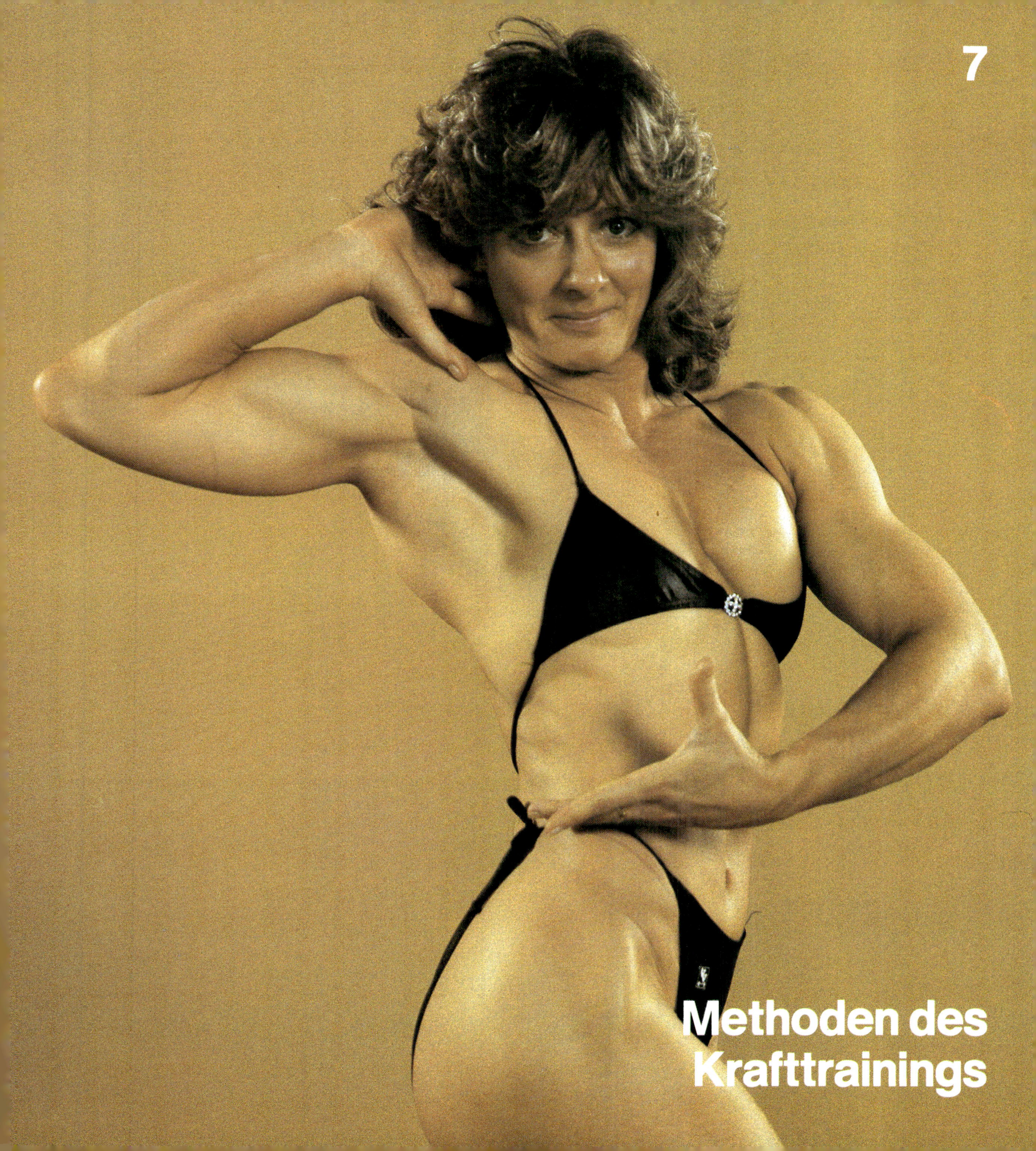

7 Methoden des Krafttrainings

Man unterscheidet zwischen Trainingsmethoden zur

- komplexen Entwicklung der Kraftfähigkeiten und
- differenzierten Entwicklung der Kraftfähigkeiten.

Die differenzierte Entwicklung der Kraftfähigkeiten umfaßt die Methoden zur Ausprägung der Maximal-, Schnell- und Ausdauerkraft.

Im Mittelpunkt dieses Kapitels stehen Methoden, die vor allem für das volkssportliche Krafttraining von Bedeutung sind, die aber auch für spezielle Aufgabenstellungen des Leistungssports genutzt werden können. Es werden daher Methoden erläutert, die zum einen die komplexe Entwicklung der Kraftfähigkeiten und zum anderen die differenzierte Ausprägung der Maximal- und Ausdauerkraft zum Ziel haben. Während die komplexe Ausbildung der Kraftfähigkeiten sowohl für den Anfänger als auch für den Fortgeschrittenen von Vorteil sein kann, sollte die differenzierte Entwicklung der Maximal- oder Ausdauerkraft vorwiegend vom Fortgeschrittenen angestrebt werden.

Zur komplexen Entwicklung der Kraftfähigkeiten

Durch die komplexe Entwicklung der Kraftfähigkeiten sollen Maximal-, Schnell- und Ausdauerkraft aller wichtigen Muskeln bzw. Muskelgruppen gleichzeitig auf ein höheres Niveau gehoben werden. Die Belastungsgestaltung und der Einsatz der ihr zugrunde liegenden Belastungskomponenten sind grundsätzlich auf die aktuelle Leistungs- und Anpassungsfähigkeit des Sportlers auszurichten. Deshalb werden für Anfänger und Fortgeschrittene auch unterschiedliche Widerstandsgrößen, Wiederholungszahlen, Serienzahlen usw. empfohlen.

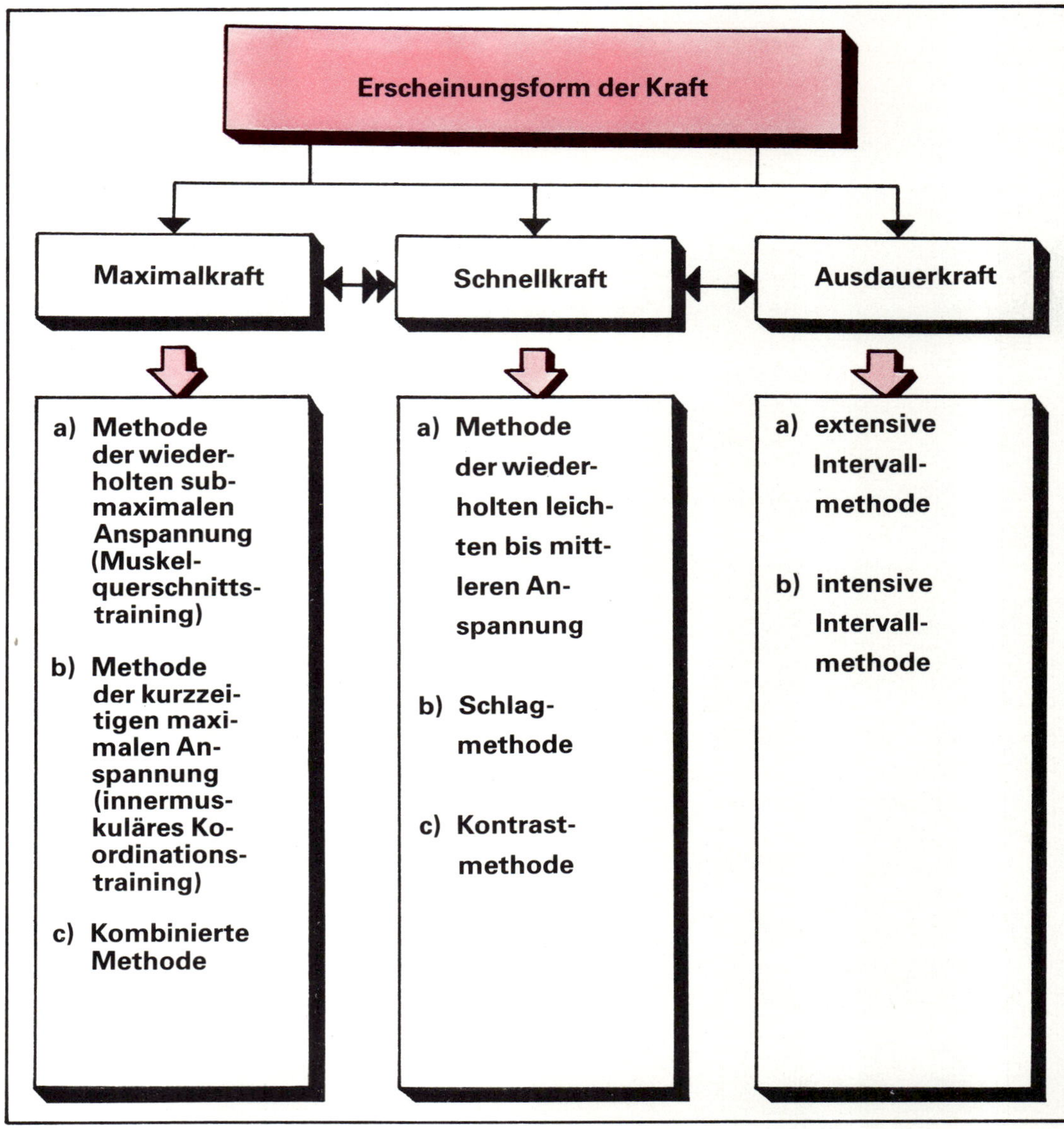

Belastungskriterien für Anfänger (1. und 2. Trainingsmonat)

Art der Übung:
Es sind Übungen mit unkomplizierten Bewegungsabläufen zu wählen, die geringe Anforderungen an die zwischenmuskuläre Koordination stellen. Der Anfänger benötigt nicht unbedingt spezielle Trainingsgeräte. Als Widerstand kann beispielsweise die eigene Körpermasse, die Kraft des Partners oder ein unbeweglicher Gegenstand dienen; als Unterlage können Hocker, Stühle, Bänke und andere Einrichtungsgegenstände genutzt werden.

Anzahl der Übungen:
Es werden 5 bis 18 Übungen ausgewählt, die in ihrer Gesamtheit alle wesentlichen Muskeln oder Muskelgruppen belasten und kräftigen. Dabei ist zu beachten, daß die einzelne Übung um so höhere energetische und koordinative Ansprüche an den Organismus stellt, je mehr Muskeln oder Muskelgruppen an ihrer Ausführung beteiligt sind bzw. je größer die eingesetzte Muskelmasse ist. So ist z. B. das

Kniebeugen (s. Übg. 137) wesentlich energieaufwendiger als das Fersenheben (s. Übg. 196).

Widerstand:
Es wird gegen geringe bis leichte Widerstände, d. h. gegen 50 bis 60 % der maximalen Kraftfähigkeit gearbeitet. Zahlreiche Experimente haben gezeigt, daß die Kraftentwicklung des Anfängers nur in geringem Maße von der Höhe des Widerstandes abhängig ist, vorausgesetzt, daß der Widerstand ein gewisses Minimum, nämlich etwa 45 bis 50 % der maximalen Kraftfähigkeit, übersteigt.

Wiederholungen:
Gewöhnlich werden 10 bis 15 Wiederholungen durchgeführt. Die Anzahl der Wiederholungen innerhalb einer Serie darf jedoch nicht zur Erschöpfung führen. Innerhalb der Serie sind nicht mehr als 50 % der maximal möglichen Wiederholungen zu absolvieren. Ist der Sportler beispielsweise in der Lage, maximal 20 Liegestütze auszuführen, so werden für eine Serie nur 10 Wiederholungen gefordert. Innerhalb des Gesamtprogramms werden nicht weniger als 20 und nicht mehr als 100 Übungswiederholungen für eine Muskelgruppe verlangt.

Tempo der Übungsdurchführung:
Je besser die räumlich-zeitlichen Strukturen der Übungstechnik beherrscht werden, desto höher kann das Tempo der Übungsdurchführung sein. Gewöhnlich ist es langsam bis zügig, aber nicht maximal.

Anzahl der Serien, Sätze oder Kreise:
Wird innerhalb der Organisationsform des Stations- oder Satztrainings trainiert, dann werden meist 6 bis 8 Übungen ausgewählt. Das könnte beispielsweise je eine Übung zur bevorzugten Entwicklung der Ellbogenstrecker, der Ellbogenbeuger, der Rumpfstrecker, der Rumpfbeuger, der Kniestrecker und Kniebeuger sein. Die Übungen werden dann in zwei Teilprogrammen mit je 3 bis 4 Übungen zusammengefaßt, die im Wechsel zum Einsatz gelangen. So könnten in einem Teilprogramm alle Beugeübungen und in einem zweiten alle Streckübungen vereinigt werden. Es wäre aber auch möglich, mit dem ersten Teilprogramm die Ausbildung der Armstreck-, Armbeuge- und Rückenstreckmuskulatur anzustreben und mit dem zweiten die Ausprägung der Beinstreck-, Beinbeuge- und Bauchmuskulatur zu bezwecken. Jede Serie (Stationstraining) bzw. jeder Satz (Satztraining) wird 2- bis 3mal wiederholt.

Wird innerhalb der Organisationsform des Kreistrainings trainiert, so werden maximal 18 Übungen – gewöhnlich aber 8 bis 16 – in einem Kreis vereinigt. Je nach Anzahl seiner Übungen wird der Kreis 1- bis 2mal durchlaufen.

Pausen:
Die Pausenlänge zwischen den Serien beträgt 60 bis 180 s. Sie führt zu einer weitgehenden, aber nicht völligen Erholung des Organismus.

Wiederherstellungsphase:
Im ersten und zweiten Übungsmonat wird gewöhnlich zweimal wöchentlich trainiert. Den eventuell auftretenden Muskelkater sollte man weitgehend abklingen lassen, bevor man die nächste Trainingseinheit in Angriff nimmt. Das kann natürlich dazu führen, daß anfänglich nur einmal in der Woche trainiert werden kann. In der Zeit zwischen den Trainingseinheiten sollte der Wiederherstellungsprozeß durch leichte Gymnastik und lockeres Laufen unterstützt werden.

Beispielprogramm I

Teilnehmerkreis:	Anfänger
Trainingsmittel:	Übungen ohne Zusatzlast an der Tür
Organisationsform:	Kreistraining
Trainingsmethode:	Methode zur komplexen Entwicklung der Kraftfähigkeit
Serienpausen:	1 bis 2 min
Pause nach dem Kreis:	2 bis 3 min
Anzahl der Kreise:	2
Programm:	s. Abb. 15
Übungen	Statisches Armbeugen (Abb. 15a; s. a. Übg. 12) Statisches Drücken (Abb. 15b; s. a. Übg. 37) Kniebeugen (Abb. 15c; s. a. Übg. 137) Statisches Beinpressen (Abb. 15d; s. a. Übg. 181) Statisches Armseitheben (Abb. 15e; s. a. Übg. 31) Statisches Seitdrehen (Abb. 15f; s. a. Übg. 102) Statisches Seitdrücken (Abb. 15g) Beidbeiniges Beinpressen (Abb. 15h; s. a. Übg. 181) Statisches Beinbeugen (Abb. 15i; s. a. Übg. 170) Rudern im Stand (Abb. 15j; s. a. Übg. 58 und 60)

Anmerkung: Die isometrischen Kontraktionen werden mit etwa 50 bis 75% der maximalen Kraftfähigkeit über einen Zeitraum von 6 bis 8 s ausgeführt. Preßatmung ist zu vermeiden.

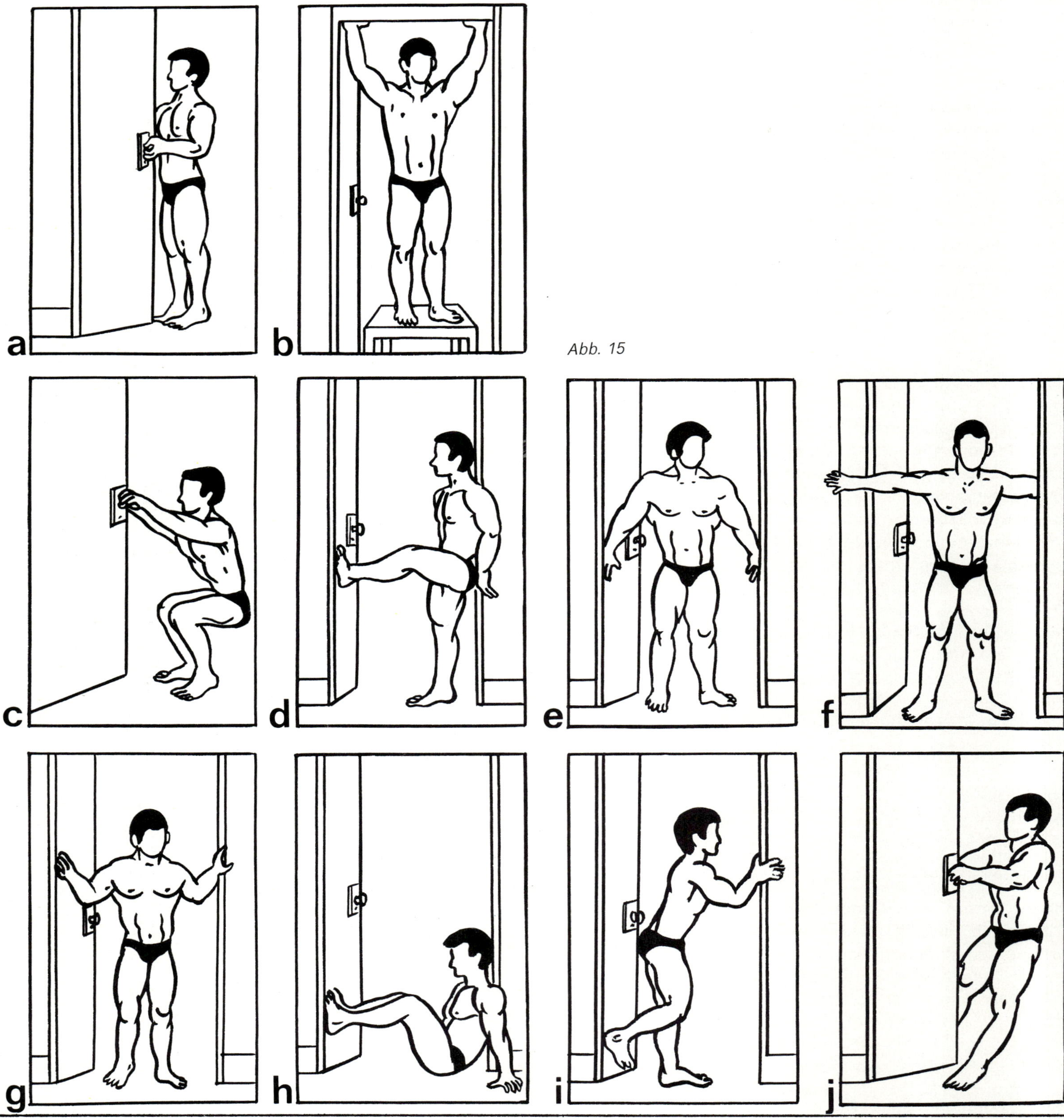

Abb. 15

Belastungskriterien für Fortgeschrittene (3. bis 12. Trainingsmonat)

Art der Übung:
Es können Übungen mit komplizierteren Bewegungsabläufen (mehrgelenkige Bewegungen) trainiert werden.

Anzahl der Übungen:
Es werden 6 bis 8 Hauptübungen ausgewählt, mit denen die wichtigsten Muskelgruppen der Gliedmaßen und des Rumpfes entwickelt werden können. Nach etwa zwei bis drei Trainingsmonaten werden die Übungen ausgetauscht. Die neuen Übungen sollten jedoch die gleichen Muskeln bzw. Muskelgruppen ansprechen. So könnten das Bankdrücken (Übg. 42) durch das Armseitheben über dem Rumpf (Übg. 46) und das Beindrükken (Übg. 181) durch das Kniebeugen (Übg. 137) ersetzt werden. Einmal im Monat wird jedoch eine Woche lang wieder mit den ausgetauschten Übungen trainiert, um Erinnerungsreize zu setzen.

Widerstand:
Der Widerstand wird nur langsam gesteigert. Nach 6 Trainingsmonaten sollte der durchschnittliche Widerstand etwa 70 % und nach 12 Trainingsmonaten annähernd 80 % der maximalen Kraftfähigkeit betragen.

Wiederholungen:
Die Anzahl der Wiederholungen richtet sich nach der Höhe des Widerstandes. Sie sollte noch nicht so hoch sein, daß die Übungsserie zur zeitweiligen Erschöpfung des Nerv-Muskel-Systems führt. Das bedeutet, daß der Sportler in der Lage ist, auch noch die letzte Übungswiederholung über die volle Breite der möglichen Bewegungsamplitude durchzuführen.

Bei einem Widerstand im Verhältnis zur maximalen Kraftfähigkeit von
70 % werden etwa 10 bis 12,
75 % werden ungefähr 8 bis 10,
80 % werden 6 bis 8,
85 % werden 4 bis 6,
90 % werden 3 bis 4 und
95 % werden 1 bis 2
Wiederholungen absolviert.

Wird statische Arbeit geleistet, so beträgt die Zeitdauer der isometrischen Kontraktion 6 bis 8 Sekunden.

Übungstempo:
Das Tempo ist zügig, wenn die Technik der Übung stabil beherrscht wird.

Anzahl der Serien, Sätze oder Kreise:
Die 6 bis 8 ausgewählten Übungen werden beim Stations- und Satztraining in zwei Teilprogrammen mit je 3 bis 4 Übungen zusammengefaßt; beim Kreistraining werden alle Übungen in einem Kreis vereinigt. Jede Serie (Stationstraining) bzw. jeder Satz (Satztraining) wird 4- bis 6mal wiederholt; der Kreis wird 2- bis 3mal durchlaufen.

Pausen:
Die Pausen zwischen den Serien betragen 60 bis 120 s.

Wiederherstellungsphase:
Wöchentlich werden 3 bis 4 Trainingsein-

Anmerkungen:
- Sind alle Serien einer Übung in der beschriebenen Form ausgeführt, wird mit den Serien für die nächste Übung begonnen.
- Die Belastung für eine Übung kann auf 3 bis 4 Serien reduziert werden.
- Die aufgeführten Übungen können durch Übungen bzw. Übungsvarianten ersetzt werden, die die beabsichtigte Muskelentwicklung in ähnlicher Weise stimulieren (z. B. Übg.-Abb. 16c durch Übg.-Abb. 16d; Übg.-Abb. 16i durch Übg.-Abb. 16a; Übg.-Abb. 16g durch Übg.-Abb. 16f bzw. h).
- Die Teilprogramme A und B werden im Wechsel durchgeführt (z. B. am Montag und Donnerstag Programm A und am Dienstag und Freitag Programm B).
- Zwischen den Serien sowie nach Abschluß aller Serien sind entsprechende Lockerungs- und Dehnungsübungen zu absolvieren.

Beispielprogramm II

Teilnehmerkreis:	Fortgeschrittene
Trainingsmittel:	Übungen am Zuggerät
Organisationsform:	Stationstraining
Trainingsmethoden:	Methode zur komplexen Entwicklung der Kraftfähigkeit
Serienpausen:	2 bis 3 Minuten
Programm:	s. Abb. 16
Übungen	Teilprogramm A: Armbeugen (Abb. 16b; s. a. Übg. 12) Beinheben (Abb. 16k; s. a. Übg. 130) Armseitheben (Abb. 16e; s. a. Übg. 31) Lastziehen (Abb. 16g; s. a. Übg. 56) Beinspreizen (Abb. 16m; s. a. Übg. 152) Teilprogramm B: Trizepsdrücken (Abb. 16c; s. a. Übg. 19) Rudern sitzend (Abb. 16i; s. a. Übg. 60) Rumpffällen (Abb. 16j; Bauchmuskelentwicklung) Beinschließen (Abb. 16l; s. a. Übg. 158)

Die Übungen werden nacheinander in folgenden Serien absolviert:

$$\frac{\text{Zusatzlast im Verhältnis zur maximalen Kraftfähigkeit}}{\text{Anzahl der Wiederholungen}} =$$

$$\frac{70\,\%}{10} + \frac{75\,\%}{8} + \frac{80\,\%}{6} + \frac{85\,\%}{4} + \frac{90\,\%}{3}$$

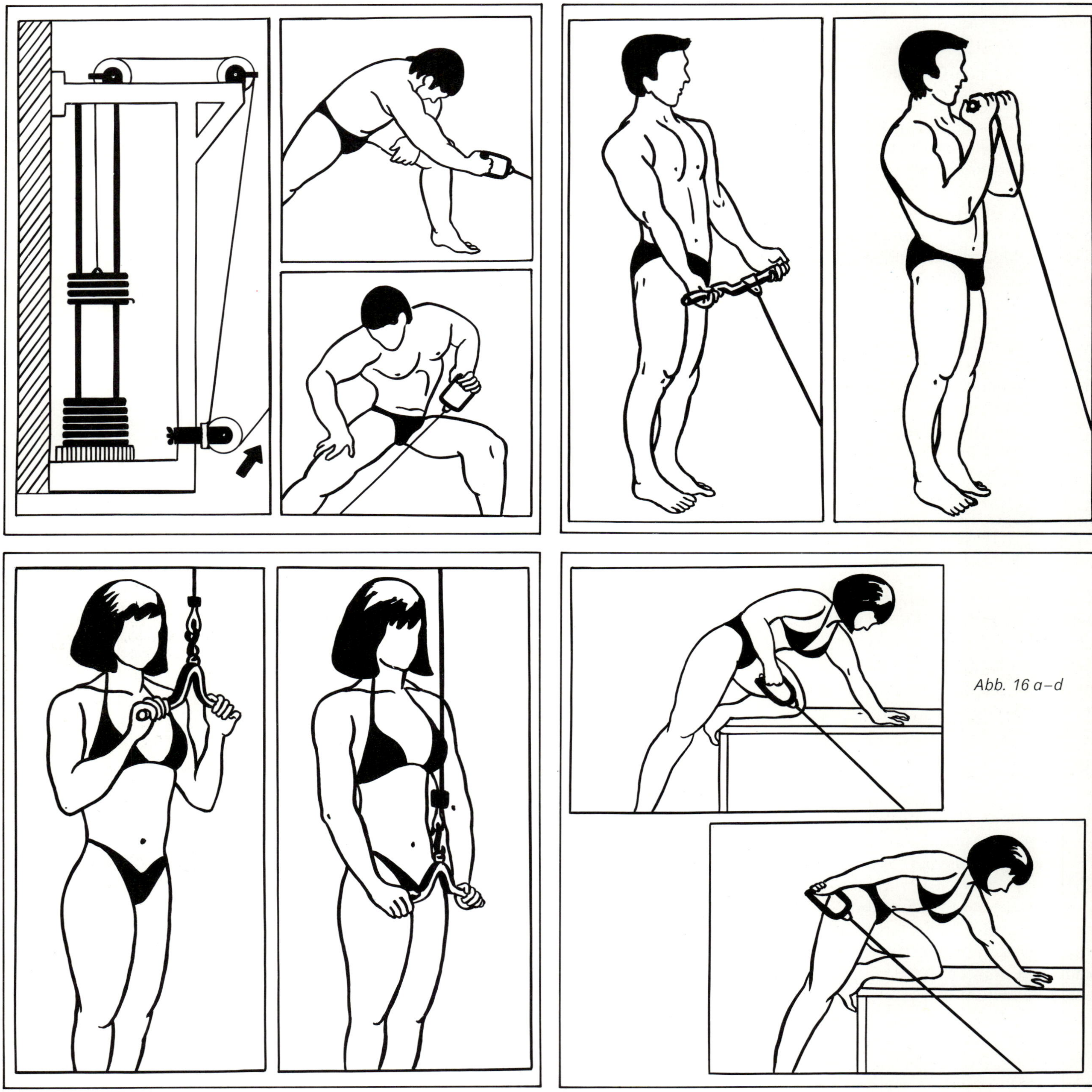

Abb. 16 a–d

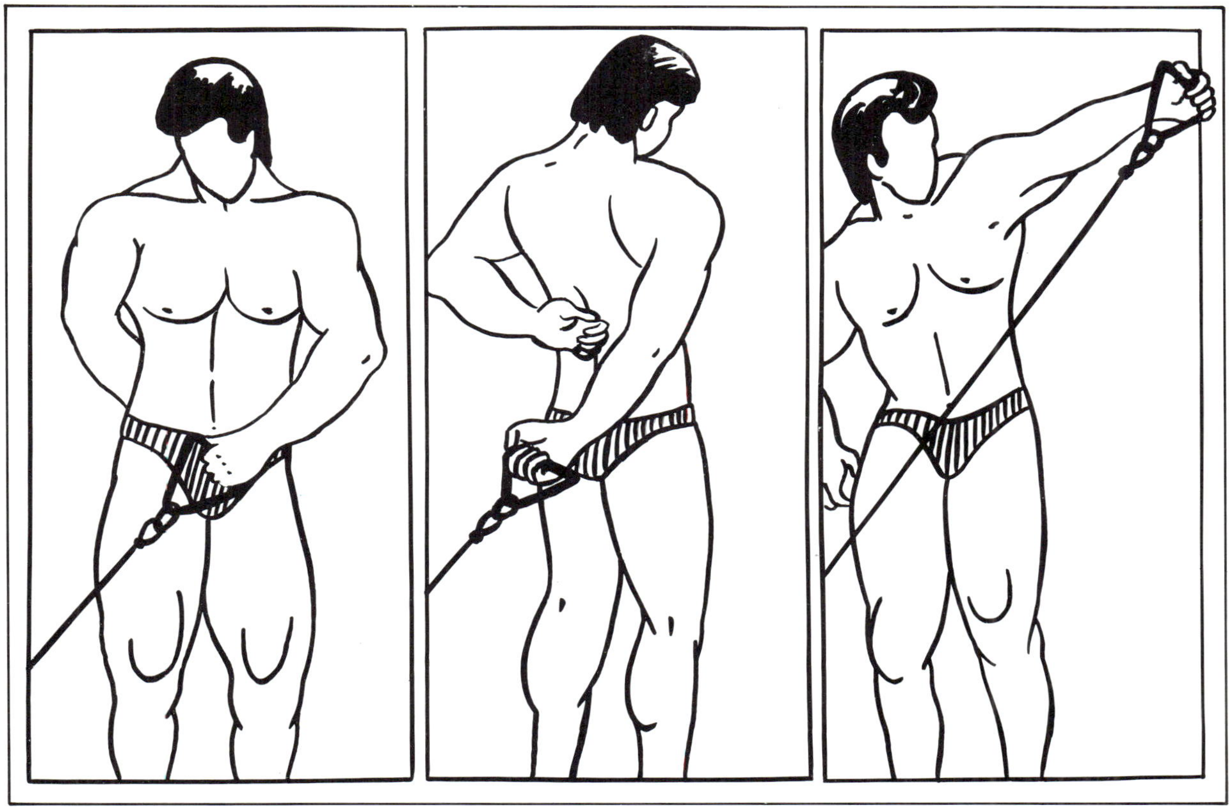

Abb. 16 e–g

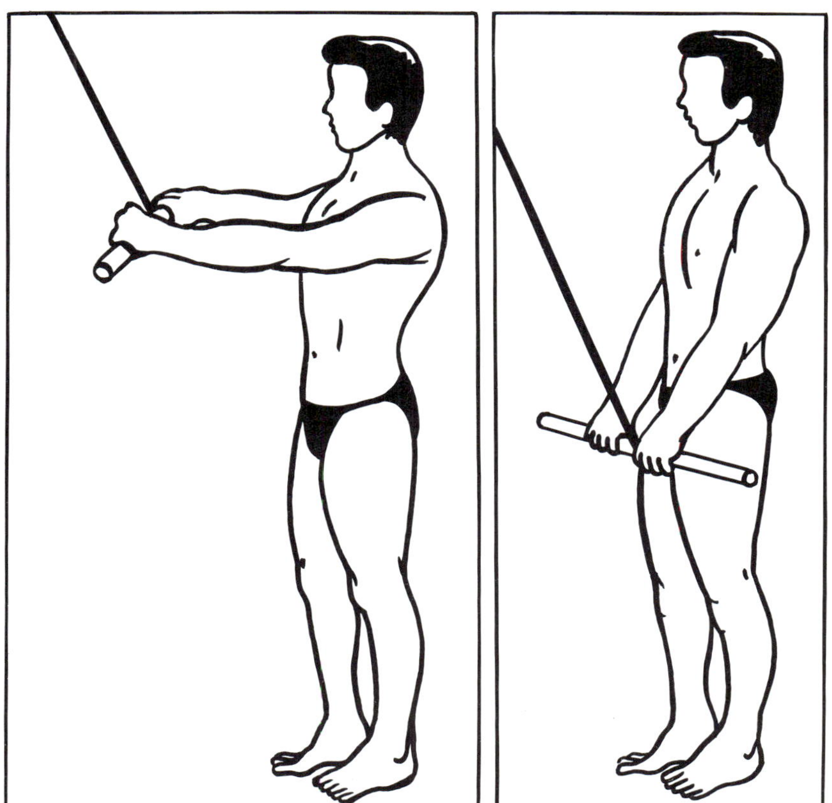

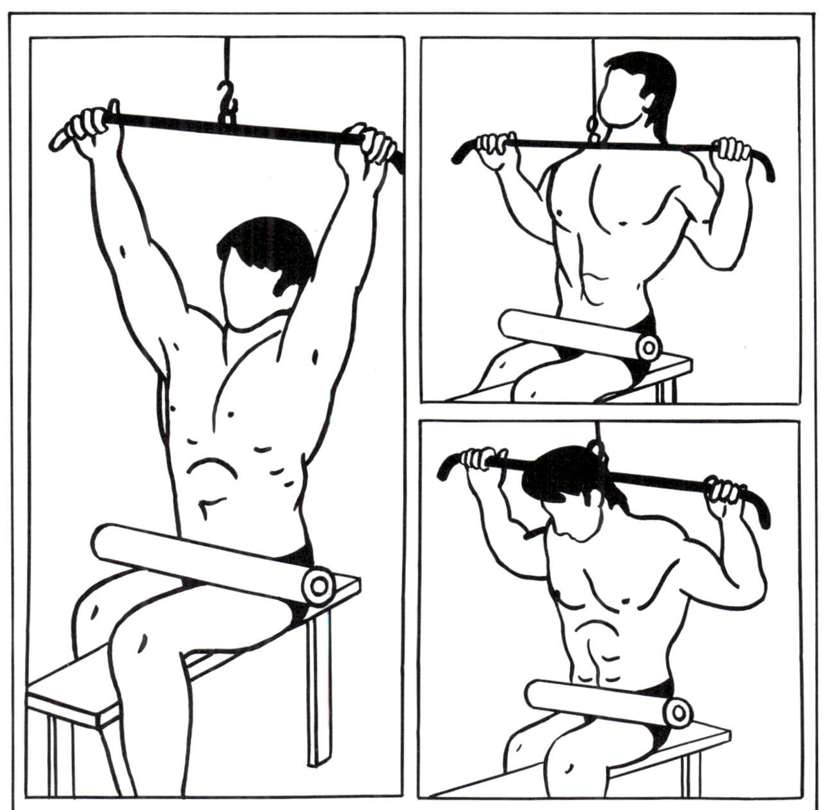

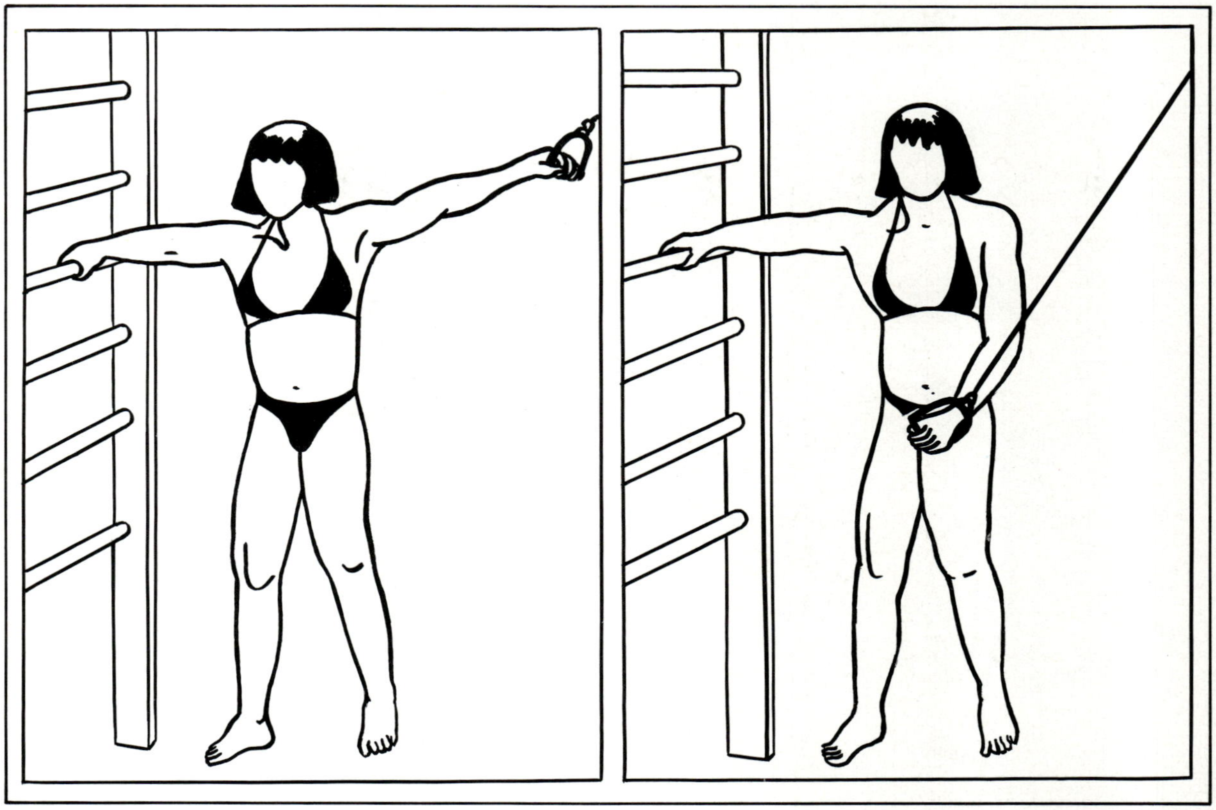

Abb. 16 h–j

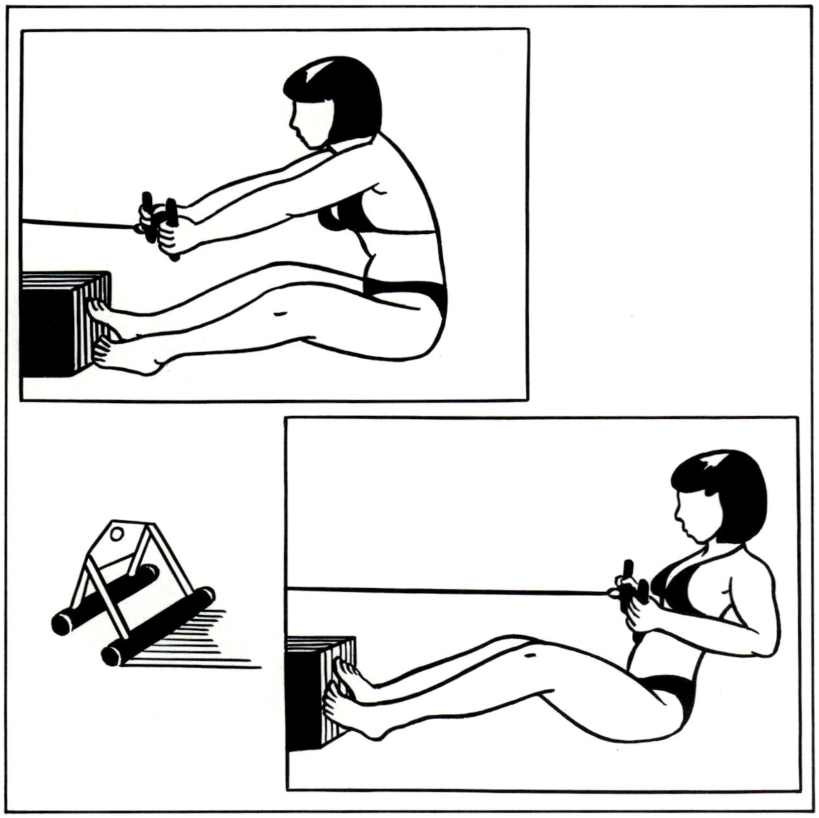

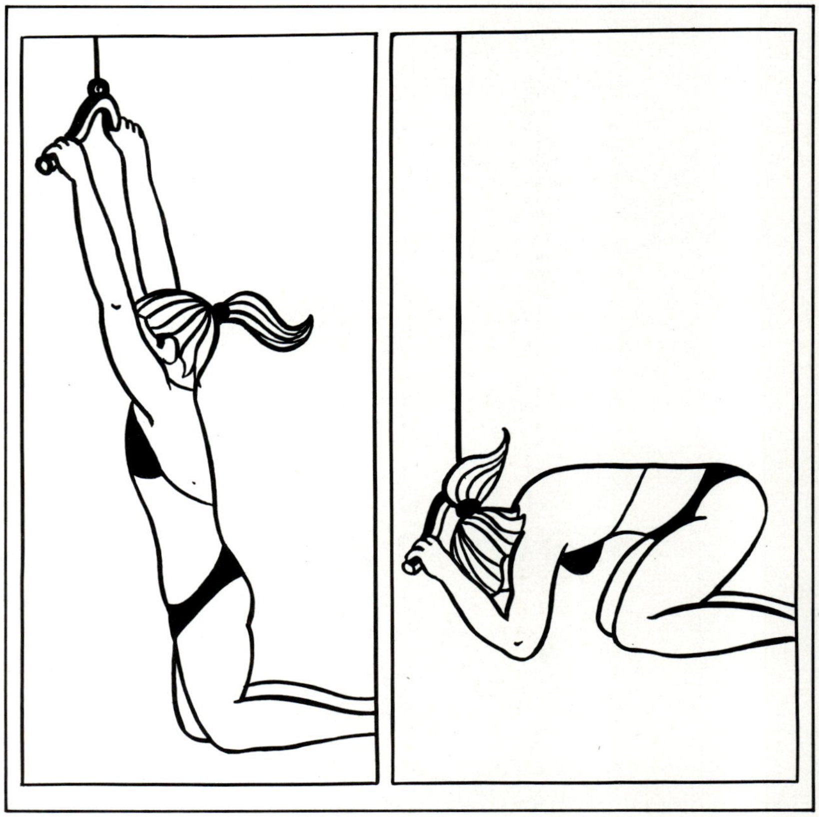

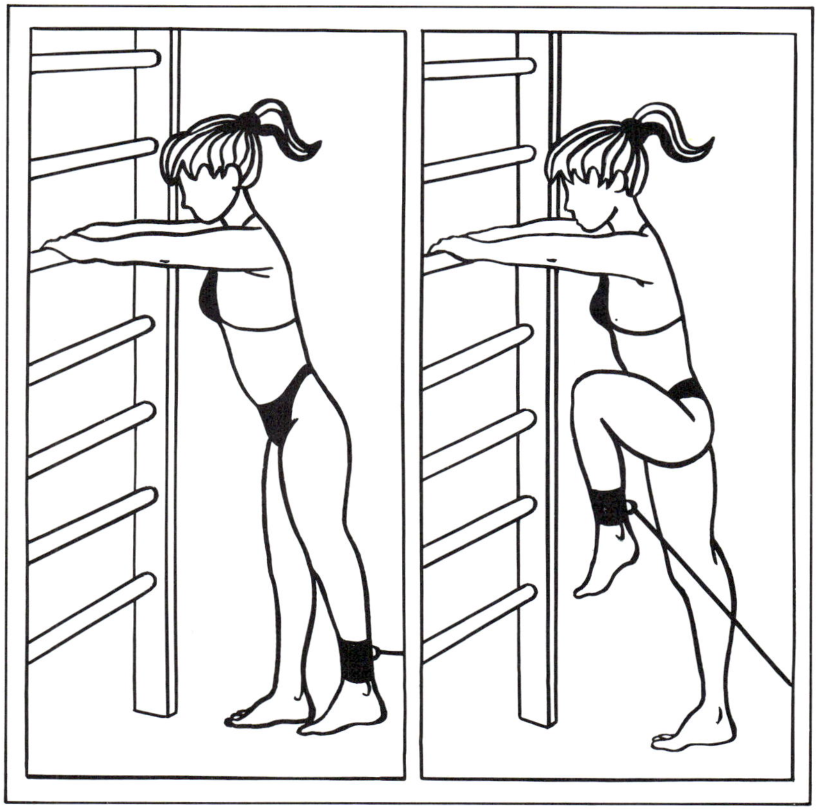

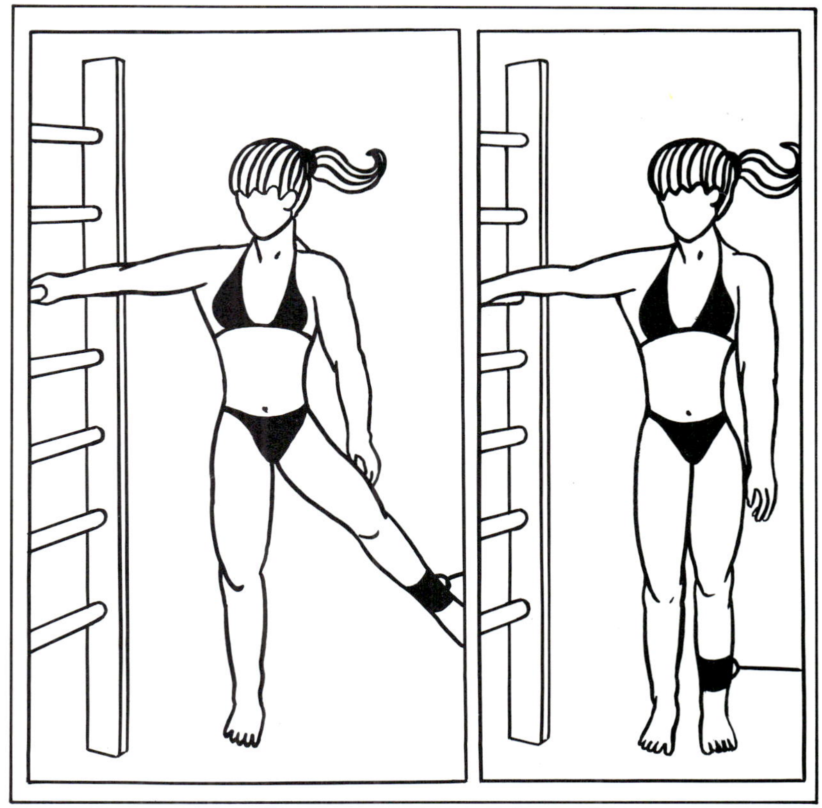

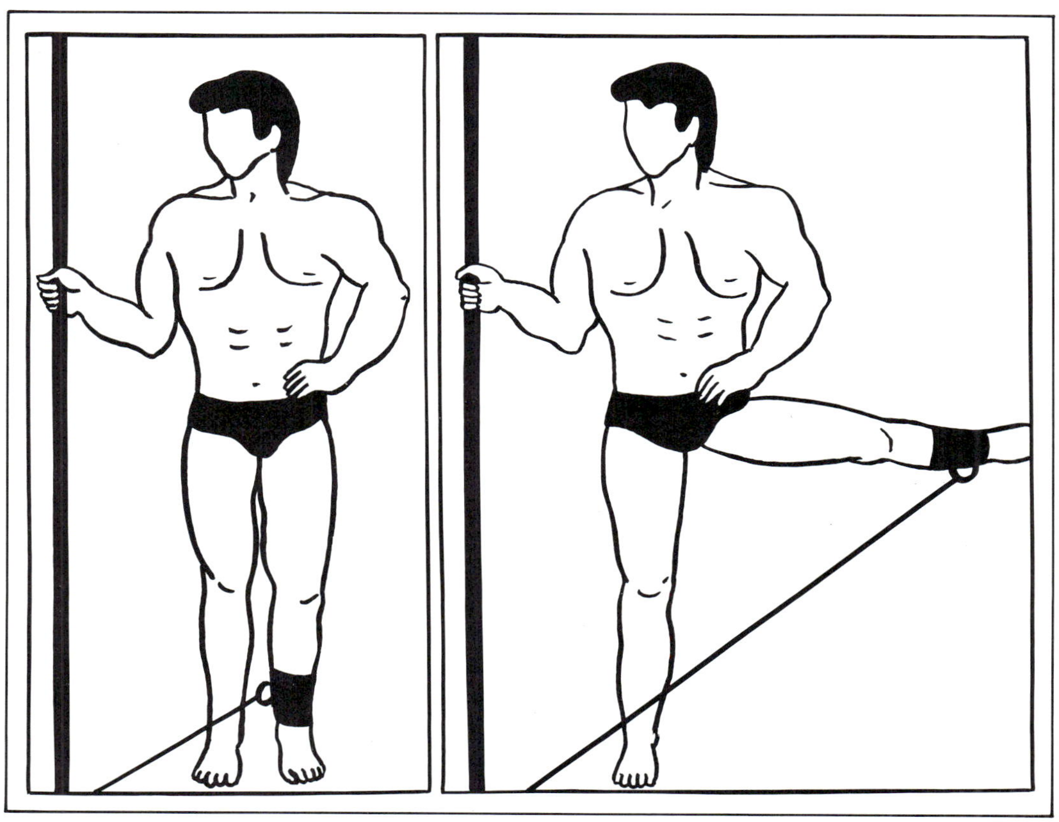

heiten absolviert. Wird nach der Organisationsform des Stations- oder Satztrainings gearbeitet, dann werden die Teilprogramme im Wechsel durchgeführt. So könnten im Trainingsplan beispielsweise für Montag und Donnerstag Übungen zur Entwicklung der Ellbogen-, Rumpf- und Kniebeugemuskulatur und am Dienstag und Freitag Übungen zur Ausprägung der Ellbogen-, Rumpf- und Kniestreckmuskulatur vorgesehen werden. Wird nach der Organisationsform des Kreistrainings gearbeitet, so werden alle Übungen an einem Tag trainiert. Das Programm könnte beispielsweise am Montag, Mittwoch und Freitag realisiert werden. Durch dieses Vorgehen wird für die belastete Muskulatur eine Wiederherstellungszeit von mindestens 48 Stunden gewährleistet.

Abb. 16 k–m

Belastungskriterien für Könner (ab 2. Trainingsjahr)

Art der Übung:
Für die komplexe Ausbildung der Kraftfähigkeiten werden von Könnern oft Übungen bevorzugt, die Bewegungen über mehrere Gelenke zum Inhalt haben und die mehrere große Muskelgruppen ansprechen (Komplexübungen). Solche Übungen sind beispielsweise das Klimmziehen, Beugestützen, Bankdrücken, Kreuzheben und Kniebeugen. Durch diese Art der Übungsauswahl werden nicht nur Voraussetzungen für die umfassende Ausprägung der Muskulatur, sondern auch für die wirksame Entwicklung des Herz-Kreislauf- und Stoffwechsel-Systems geschaffen.

Zur Vervollkommnung der Beweglichkeit wird jede Wiederholung über die volle Breite der möglichen Gelenkbewegung geführt. Sollte die Struktur der Übung große Bewegungsamplituden nicht gestatten, so sind die beanspruchten Muskelpartien durch entsprechende Übungen zu dehnen.

Anzahl der Übungen:
Es werden gewöhnlich 6 bis 9 Übungen in das Programm aufgenommen, die unterschiedliche Muskelgruppen belasten sollten.

Widerstand:
Der durchschnittliche Widerstand beträgt etwa 85 % der maximalen Kraftfähigkeit. Innerhalb eines Programms werden Belastungen gesetzt, die einen 70- bis 100%igen Einsatz der maximalen Kraftfähigkeit erfordern.

Wiederholungen:
Die Übungsserie wird bis zur Ermüdung oder Erschöpfung des Nerv-Muskel-Systems absolviert. Das heißt, der Trainierende führt die Übung so oft durch, bis weitere Wiederholungen nur noch mit höchstem Willenseinsatz bzw. gar nicht mehr möglich sind.

Übungstempo:
Zur Entwicklung der Schnellkraft werden die ersten Wiederholungen jeder Serie so explosiv wie möglich durchgeführt.

Anzahl der Serien und Sätze:
Von langjährig Trainierten werden bis zu 9 Serien einer Übung bzw. bis zu 9 Sätze absolviert.

Pausen:
Die Pausen zwischen den Serien und Sätzen werden möglichst kurz gehalten. Dieses Vorgehen unterstützt die Entwicklung der Ausdauerkraftfähigkeit wie auch der aeroben Leistungsfähigkeit.

Wiederherstellungsphase:
Es wird 4- bis 6mal wöchentlich im Rahmen der Organisationsform des Stations- oder Satztrainings trainiert. Die 6 bis 9 ausgewählten Übungen werden 2 bis 3 Teilprogrammen zugeordnet. Jedes Teilprogramm wird in der Woche 2- bis 3mal absolviert. Da in jedem Teilprogramm andere Muskelgruppen bean-

Beispielprogramm III

Teilnehmerkreis: Könner
Trainingsmittel: Übungen mit Zusatzlast

Organisationsform: Satztraining
Trainingsmethode: Methode zur komplexen Entwicklung der Kraftfähigkeit (stark belastend)

Satz	Widerstand in % zur maximalen Kraftfähigkeit	Programm/Übung					
		A) Bankdrücken →		Kniebeugen →		Rudern aufrecht	
		B) Klimmzug →		Rumpfaufrichten → aus der Rückenlage		Beinbeugen	
1. Satz	70	8x	zwischen den Serien 20 bis 120 s Pause	8x	zwischen den Serien 20 bis 120 s Pause	8x	zwischen den Sätzen 1 bis 3 min Pause
2. Satz	85	7x		7x		7x	
3. Satz	90	5x		5x		5x	
4. Satz	100	1x		1x		1x	
5. Satz	95	2x		2x		2x	
6. Satz	90	4x		4x		4x	
7. Satz	85	6x		6x		6x	
8. Satz	85	6x		6x		6x	
9. Satz	80	8x		8x		8x	
$\sum$		47		47		47	

Anmerkungen:
– Die Programme A und B werden im Wechsel durchgeführt (z. B. Montag und Mittwoch Programm A und Dienstag und Donnerstag Programm B)
– Die erste und zweite Spalte von links enthalten die Nummer des Satzes bzw. die geforderte Kraftmobilisation in % zur Maximalkraft. Die entsprechenden Zusatzlasten sind Tabelle 6 zu entnehmen. Ist der Sportler beispielsweise in der Lage, bei maximaler Anspannung eine Hantel mit einer Masse von 100 kg zu drücken, so werden im 3. Satz 5 Wiederholungen mit einer Zusatzlast von 90 kg gefordert.
– Nach Abschluß aller Sätze wird ein Dehnungsprogramm von etwa 30 min empfohlen.

sprucht werden, ist die Wiederherstellung der Leistungsfähigkeit gegeben.

Entwicklung der Maximalkraft

Die Maximalkraft wird in entscheidendem Maße vom Muskelquerschnitt und von der innermuskulären Koordination geprägt (s. Kapitel „Biologische Grundlagen"). Die Methoden zur Entwicklung der Maximalkraft orientieren sowohl auf die separate als auch auf die gemeinsame Ausprägung dieser leistungsbestimmenden Faktoren. Die Erhöhung des Muskelquerschnitts wird durch die Methode der wiederholten submaximalen Anspannungen, die Perfektionierung der innermuskulären Koordination durch die Methode der kurzzeitigen maximalen Anspannungen und die gleichzeitige Vervollkommnung beider Faktoren durch die kombinierte Methode angestrebt.

Muskelquerschnittstraining

Ziel:
Durch die Erhöhung des Muskelquerschnitts wird beabsichtigt,
– die Maximalkraft zu steigern und
– die Figur zu verbessern.

Wirkungsweise der Methode der wiederholten submaximalen Anspannungen:
Die unmittelbare Energiequelle des Muskels ist das Adenosintriphosphat (ATP). Kraftbelastungen gegen submaximale Widerstände führen schon nach 3 bis 6 Sekunden zu einem weitgehenden Verbrauch dieses im Muskel nur in begrenztem Umfang vorhandenen Energieträgers (Abb. 6). Zunächst sorgt das Kreatinphosphat (KP) für den schnellen Wiederaufbau des ATP. Da aber auch Kreatinphosphat nur in geringen Mengen im Muskel lagert, sind die Speicher nach 20 bis 30 Sekunden intensiver Arbeit weitgehend geleert (s. Abb. 6). Erst jetzt kommt es zu akutem ATP-Mangel. Die Energiequelle des Muskels versiegt. Die intensive Tätigkeit muß wegen Erschöpfung eingestellt werden.

Der ATP-Mangel stellt für die Muskelzelle eine lebensbedrohende Situation dar. Er führt zu einem hohen Verschleiß von körpereigenen Proteinen. Dieser Verschleiß betrifft sowohl Bestandteile der Myofibrillen (strukturelle Proteine, s. Abb. 1) als auch Enzyme und Hormone (funktionelle Proteine), die allesamt für die Muskelkontraktion von Bedeutung sind.

In den folgenden Phasen der Wiederherstellung vollzieht sich der Wiederaufbau der Proteinstrukturen, unterstützt durch eine eiweißreiche Kost, derart intensiv, daß das Ausgangsniveau überschritten wird (Superkompensation). Die Querschnittsfläche der Muskelfaser vergrößert sich (Hypertrophie); die Vermehrung der Muskelfasern (Hyperplasie) konnte hingegen im menschlichen Organismus nicht nachgewiesen werden. Ein erneutes, ebenso intensives Maximalkrafttraining wirkt nun auf eine größere Querschnittsfläche, d. h., die Belastung wird auf eine höhere Anzahl von Myofibrillen verteilt. Das intensive Krafttraining ist für die Lebenskraft der Muskelzelle so weniger bedrohlich. Weiterhin erfolgt eine meßbare Erhöhung der Vorräte an energiereichen Phosphatverbindungen und – da die Phosphate nicht die alleinigen Energielieferanten für die intensive Muskeltätigkeit sind – auch an Glykogen (s. Abb. 2). Es wird angenommen, daß diese Vorgänge letztlich entscheidend zur Zunahme des Muskelquerschnitts beitragen.

Die beschriebenen Anpassungsprozesse des Organismus an wiederholte submaximale Anspannungen vollziehen sich in der Regel recht langsam. Durch ein zielgerichtetes Muskelquerschnittstraining kann die Muskelmasse des Anfängers um etwa 3 kg und des Fortge-

Abb. 17 Entwicklung der Maximalkraft durch Erhöhung des Muskelquerschnitts (Methode der wiederholten submaximalen Anspannungen)

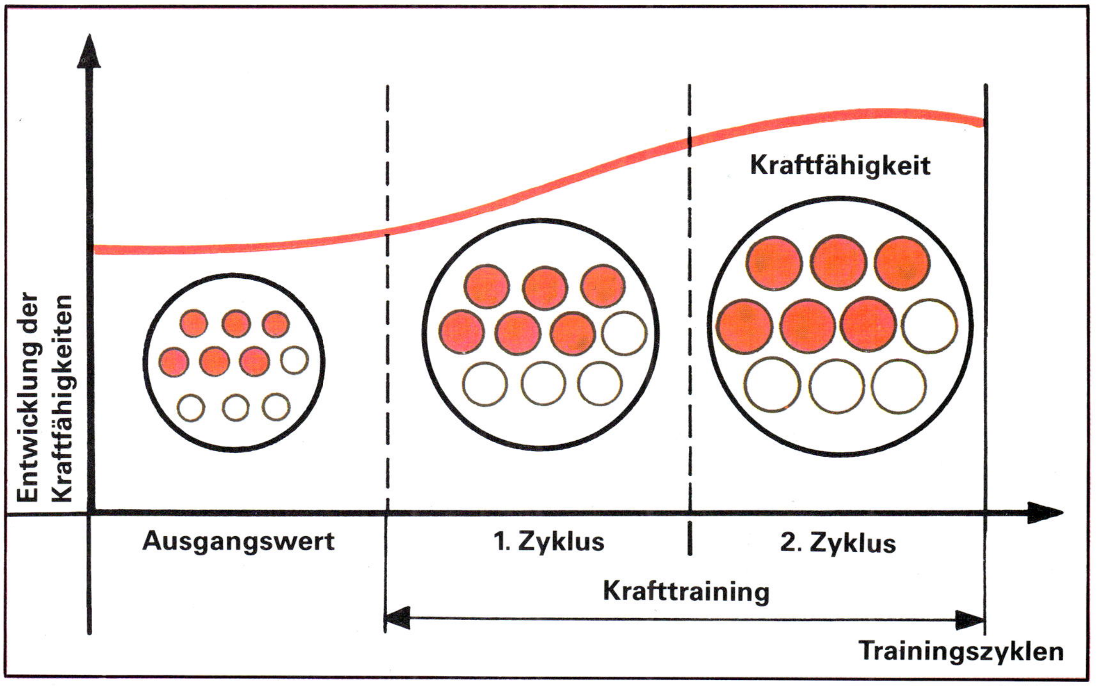

schrittenen um ungefähr 2 kg jährlich erhöht werden. Frauen erreichen diese Zuwachsraten aufgrund ihres niedrigeren Testosteronspiegels im allgemeinen nicht.

Wird der Muskel über längere Zeit nicht oder nur wenig belastet, dann wird der Muskel wieder dünner; und zwar geschieht das in etwa der gleichen Zeit, in der der Muskelquerschnitt vergrößert und diese Vergrößerung stabilisiert wurde.

Oft wird die Auffassung vertreten, daß sich das Muskelgewebe in Fettgewebe umwandle, wenn das Training eingestellt wird. Solch ein Vorgang ist jedoch physiologisch nicht möglich, da die Struktur der Muskelzelle sich weitgehend von der der Fettzelle unterscheidet. Allerdings bewirkt körperliche Inaktivität bei gleichbleibender Kalorienzufuhr die Verdickung des Unterhautfettgewebes, das die atrophierten Muskeln überlagert.

Dieses äußere Erscheinungsbild führt dann zum genannten Trugschluß.

Art der Übungen:
Gewöhnlich werden komplexe Übungen bevorzugt, die freie Bewegungen über mehrere Gelenke und über den vollen Bewegungsspielraum zum Inhalt haben. Solche Übungen stellen eine umfassende Muskelquerschnittserhöhung und ein effektives Training in Aussicht, weil

- freie Bewegungen – im Vergleich zu geführten Bewegungen – nicht nur die Muskulatur entwickeln, die das Heben und Senken der Last bewirkt, sondern auch die Muskulatur ausprägen, die den Körper mit der Last im Gleichgewicht hält,
- mehrgelenkige Bewegungen gleichzeitig mehrere Muskelgruppen beanspruchen und ausbilden,
- das Nutzen der vollen Bewegungsamplitude die Muskulatur in allen Winkelbereichen der entsprechenden Bewegung belastet und sie gleichzeitig intensiv dehnt.

Soll ein schwächerer Muskel gezielt trainiert oder ein bestimmter Muskel in all seinen Teilbereichen ausgeformt werden, dann empfiehlt es sich, Isolationsübungen in das Trainingsprogramm aufzunehmen. Mit der Komplexübung Klimmzug (Übg. 56) wird z. B. der Querschnitt der Armbeugemuskeln, des großen Brustmuskels, des breiten Rückenmuskels und anderer Muskeln gleichzeitig erhöht. Wird nun beabsichtigt, die Armbeugemuskeln gesondert auszuprägen, dann macht man gewöhnlich die Übung Armbeugen (Übg. 12) zum Bestandteil des Trainings. Möchte man insbesondere den zweiköpfigen Armmuskel (Bizeps, Abb. 41) ansprechen, dann faßt man die Hantel beim Armbeugen im Untergriff (Abb. 42). Plant man darüber hinaus, den langen Kopf des Bizeps vorrangig zu schulen, so könnte man freies Armbeugen auf der Schrägbank (Übg. 47) mit nach außen gedrehten Unterarmen ausführen.

Anzahl der Übungen:
Die Anzahl der Übungen hängt vom Trainingsziel ab. Soll beispielsweise die Gesamtmuskelmasse des Körpers erhöht werden, so werden in einer Trainingseinheit meist 3 bis 4 Komplexübungen – z. B. Klimmzüge (Übg. 56), Bankdrükken (Übg. 42), Rumpfaufrichten aus der Rückenlage (Übg. 83) und Kniebeugen (Übg. 137) – durchgeführt. Plant man hingegen, einen Muskel umfassend zu entwickeln, so muß dieser Muskel auch mit mehreren Übungen in all seinen Hauptfunktionen angesprochen werden. Gewöhnlich wird dann die Anzahl der Übungen erhöht, die Anzahl der Serien für eine Übung hingegen reduziert. Die Anzahl der Übungen richtet sich in der Regel nach der Funktionsbreite des Muskels. Der große Brustmuskel z. B.

- führt den Arm – wie beim Armseitheben über dem Rumpf (Übg. 46) – nach vorn innen (alle Anteile),
- hebt den Arm – wie beim Schrägbankdrücken positiv (Übg. 43) – nach vorn oben (oberer Anteil) und
- senkt den erhobenen Arm – wie beim Überzug (Übg. 50) – zum Körper (unterer Anteil).

Ein Training mit diesen Übungen stellt die komplette Entwicklung des großen Brustmuskels in Aussicht.

Widerstand:
Der Widerstand beträgt 80 bis 90 % der maximalen Kraftfähigkeit. Als effektivster Widerstand werden jedoch 85 % angesehen. Durch Festlegung des Widerstandes in Abhängigkeit von der maximalen Kraftfähigkeit des Sportlers wird eine individuelle Intensitätsgestaltung ermöglicht.

Unter maximaler Kraftfähigkeit wird stets die Kraft verstanden, die der Sportler entsprechend seinem gegenwärtigen Trainingszustand und der jeweiligen Arbeitsweise des Nerv-Muskel-Systems unter Trainingsbedingungen mobilisieren kann.

Wiederholungen:
Die Wiederholungen werden innerhalb der Serie bis zur zeitweiligen Erschöpfung des Nerv-Muskel-Systems durchgeführt. Bei einem geforderten Widerstand von 80 bis 90 % sind 5 bis 12 Wiederholungen je Serie möglich (s. Tab. 1). Widerstände über 90 % lassen nur 1 bis 4 Wiederholungen zu. Die Zeitdauer der Serie ist dann so kurz, daß das ATP durch das noch vorhandene Kreatinphosphat rasch wiederhergestellt werden kann. Das Defizit an ATP und der Verschleiß an strukturellen Proteinen ist zu gering, um eine das Muskelwachstum stimulierende Aktivierung des Proteinstoffwechsels zu erreichen. Die Muskelkraft wird vor allem durch die Perfektionierung der innermuskulären Koordination gesteigert.

Niedrigere Widerstände, die zwischen 70 bis 75 % der maximalen Kraftfähigkeit liegen, gestatten hohe Wiederholungszahlen (12 bis 20). Bei diesen länger andauernden, also weniger intensiven Belastungen ist der Organismus in der Lage, das ATP zum Teil über die nun einsetzenden glykolytischen Prozesse fortlaufend wieder aufzubauen. Es tritt kein akuter ATP-Mangel ein. Die Prozesse des Proteinzerfalls und -aufbaus werden nicht in ausreichendem Maße aktiviert. Der Muskelquerschnitt und damit die Maximalkraft entwickeln sich nicht optimal. Die Kapillardichte sowie die Mitochondriengröße und -anzahl werden jedoch erhöht. Damit werden Akzente zur Vervollkommnung der Ausdauerkraft gesetzt.

Die Ergebnisse sportmethodischer Untersuchungen weisen eindringlich darauf hin, daß das Muskelwachstum und damit die Maximalkraftentwicklung am erfolgreichsten gefördert werden, wenn die Belastung innerhalb der Serie zu einer zeitweiligen Erschöpfung des Nerv-Muskel-Systems führt, die das Maß der bei Kraftbelastungen üblichen Ermüdung übersteigt. Die Ausbelastung des Sportlers muß also ein solches Ausmaß erreichen, daß selbst bei höchster Willensanspannung die letzte Wiederholung nicht mehr bewältigt werden kann. Werden die einzelnen Serien nicht bis zur Erschöpfung absolviert, so kann bei hochtrainierten Sportlern, die durch ein Training gegen große Widerstände bereits ein gutes Niveau der Maximalkraftfähigkeit erreicht haben, schon bei Verwendung von Zusatzlasten zwischen 80 und 90 % der Maximalkraft nach kurzer Zeit eine Stagnation oder sogar ein Abfall der Leistungsfähigkeit eintreten.

Die Kraftsportler schufen eine Vielzahl von Verfahren, die die radikale Ausschöpfung der Reserven an energiereichem Phosphat im Muskel und demzufolge auch die extreme Erhöhung des Muskelquerschnitts zum Ziel haben. Der Kraftsportler trainiert nach dem Prinzip: *„Jede Serie wird bis zur Erschöpfung des Nerv-Muskel-Systems durchgeführt, und darauf werden noch 2 bis 3 Wiederholungen erzwungen!“*

Dieses Prinzip wird durch folgende **Verfahren im Trainingsprozeß** umgesetzt:

Gestützte Wiederholungen:
Der Trainierende führt die Serie mit korrekter Technik bis zur zeitweiligen Erschöpfung des Nerv-Muskel-Systems durch. Das heißt, der letzte Versuch müßte wegen Entkräftung abgebrochen werden, wenn nicht der Trainingspartner unterstützend eingreifen würde. Er hilft dem Trainierenden gerade soviel, daß dieser bei voller Kraftentfaltung noch 2 bis 3 Wiederholungen über die ganze Breite der Bewegungsamplitude absolvieren kann.

Bei wenigen Übungen ist es auch möglich, die Bewegung nach dem Muskelversagen aus eigener Kraft mit korrekter Technik zu Ende zu führen. Beim Konzentrationsarmbeugen (Übg. 15), beim Trizepsdrücken (Übg. 19, Abb. 57) oder beim Beinvorheben (Übg. 30) überwindet der Trainierende den „toten Punkt“ mit Unterstützung seiner freien Hand ohne fremde Hilfe.

Der für eine optimale Zunahme des Muskelquerschnitts erforderliche physiologische Reiz kann bei einigen Übungen verstärkt werden, wenn die Muskulatur am Ende der Hubbewegung mit aller Kraft ein bis zwei Sekunden isometrisch angespannt wird. Diese Maßnahme ist aber nur bei Übungen sinnvoll, bei denen die Arbeitsmuskulatur in der Schlußphase der Hubbewegung ohnehin einer hohen Belastung ausgesetzt wird. Solche Übungen sind beispielsweise das Armheben (Übg. 29 bis 36), das Klimmziehen (Übg. 56 bis 59) und das Fersenheben (Übg. 196). Weniger lohnend ist dieses Verfahren z. B. nach Abschluß des Armbeugens (Übg. 12 bis 14), des Drükkens (Übg. 37 bis 39) oder des Kniebeugens (Übg. 137 bis 145).

Nachgebende Wiederholungen:
Der Trainierende führt die Serie bis zur Erschöpfung durch. Danach werden 2 bis 3 „gestützte Wiederholungen“ absolviert. Im Vergleich zum Verfahren der „gestützten Wiederholungen“ erfolgt die Rückführung der zuvor mit Partnerhilfe gehobenen Lasten in die Ausgangslage (dynamische Arbeit nachgebenden Charakters) sehr langsam. Das bedeutet, daß das Senken der Last etwa doppelt soviel Zeit in Anspruch nehmen sollte wie das Heben der Last. Unter Umständen sollte der Partner die Belastung der nachgebenden Arbeitsphase durch dosierten Druck auf die Last erhöhen. Da ja das Heben wie auch das Senken der Last von denselben Muskelgruppen realisiert wird und das langsame Senken der Last mit einem höheren Energieaufwand verbunden ist, wird die tätige Muskulatur maximal ausbelastet.

Allerdings wird die einzelne Muskelfaser beim Senken der Last einer höheren Spannung ausgesetzt, so daß dieses Verfahren auch bei fortgeschrittenen Sportlern zu Muskelkater führen kann (s. Kapitel Muskelverletzungen).

Ermogelte Wiederholungen.
Dieses Verfahren wird angewandt, wenn kein Partner zur Hilfeleistung zur Verfügung steht. Der Trainierende führt die Serie mit korrekter Technik bis zum Muskelversagen durch. Erst wenn mit fehlerfreier Technik keine Wiederholung mehr möglich ist, versucht er, durch das Abfälschen des korrekten Bewegungsablaufs zusätzliche Muskelgruppen zur Bewältigung der Last einzusetzen, den Körper in eine günstige Arbeitsposition zu bringen und durch hohe Startbeschleunigung die Last über den „toten Punkt“ zu heben. Dabei kommt es darauf an, die korrekte Technik nur so weit zu verändern, daß die Last mit höchstem Krafteinsatz gerade noch über den vollen Bewegungsspielraum geführt werden kann. Dazu folgende Beispiele:

Der Sportler absolviert das Armbeugen (Übg. 12) mit der vorgeschriebenen Technik bis zum Muskelversagen. Um weitere Wiederholungen durchführen zu können, überstreckt er den Rumpf unter Einsatz der Rückenstreckmuskulatur schwungvoll nach hinten. Auf diese Weise wird eine hohe Beschleunigung der Hantel in den Bewegungsbereichen mit kleinen Drehmomenten und deshalb geringen

Kraftanforderungen erzielt. Die dadurch entstehenden Massenträgheitskräfte helfen dann die Hantel über den „kritischen Bereich" (Winkel zwischen Ober- und Unterarm = 90°, s. Abb. 42) mit großem Drehmoment und hohen Kraftanforderungen zu heben. Es gelingt aber gewöhnlich nur sehr erfahrenen Sportlern, den Körperschwung so genau zu dosieren, daß die Bewegung tatsächlich mit höchstem Krafteinsatz über den vollen Aktionsradius geführt werden muß. Wird die Hantel zu schwungvoll gehoben, muß sich die Muskulatur nicht mit maximaler Spannung kontrahieren; wird zuwenig Schwung geholt, kann der „tote Punkt" nicht überwunden werden.

Das Kniebeugen (Übg. 137) wird bis zur Erschöpfung der Muskulatur mit fehlerfreier Technik, d. h. unter anderem auch mit aufrechter Rumpfhaltung durchgeführt. Aus der tiefen Hockstellung heraus ist es kaum möglich, Schwung zu holen oder zusätzliche Muskelgruppen für die Durchführung weiterer Wiederholungen zu mobilisieren. Deshalb wird der Rumpf nach vorn geneigt, der große Gesäßmuskel damit durch eine weite Vordehnung in eine günstige Arbeitsposition gebracht und so eine 10 bis 20 % höhere Kraftentfaltung ermöglicht (s. Übg. 140). Das Vorbeugen des Rumpfes schafft solchermaßen Voraussetzungen für weitere Wiederholungen.

Werden diese Verfahren gewählt, so ist äußerste Vorsicht geboten. Zum einen muß man ganz sicher sein, daß ein „Fehlversuch" keine Verletzungsgefahr birgt (z. B. sind alle Übungen gefährlich, bei denen die Last über dem Körper geführt wird); zum anderen müssen Verschleißerscheinungen bei häufig wiederkehrender Belastung mit abgefälschter Technik ausgeschlossen werden (z. B. bewirkt das Überstrecken des Rumpfes beim Armbeugen oder das Abwinkeln des Rumpfes beim Kniebeugen eine übermäßig hohe Belastung der Bandscheiben im Bereich der Lendenwirbelsäule). Aus diesen Gründen darf ein derartiges Abfälschen der Technik nur von erfahrenen und körperlich gut vorbereiteten Sportlern praktiziert werden. Beim Kniebeugen muß der Trainierende beispielsweise in der Lage sein, den abgebeugten Rumpf durch die isometrische Kontraktion einer starken Rückenmuskulatur geradezuhalten oder die Hantel bei einem eventuellen Fehlversuch gekonnt abzuwerfen.

Nicht alle ermogelten Wiederholungen sind jedoch mit erhöhtem Verletzungsrisiko verbunden:

Beim Rumpfaufrichten aus der Rückenlage liegen die größten Drehmomente im Anfangsbereich der Bewegungsamplitude. Hohe Startbeschleunigungen sind deshalb nicht ohne weiteres zu erreichen. Die hinter dem Nacken gehaltene Zusatzlast kann jedoch zur Reduzierung des Drehmoments und damit der Kraftanforderung über den Kopf nach vorn gebracht bzw. als Schwungmasse genutzt werden.

Auch durch die Veränderung der Gelenkwinkel der Gliedmaßen werden die Drehmomente verkleinert, d. h. die Kraftanforderungen verringert. Beim Beinheben (Übg. 89) z. B. hebt der Trainierende die im Kniegelenk leicht gebeugten Beine aus dem Streckhang bis zur Erschöpfung nach oben. Danach werden noch 2 bis 3 Wiederholungen erzwungen, bei denen die Kraftanforderung durch das stärkere Beugen der Beine im Hüft- und Kniegelenk reduziert wird.

Durch dieses Vorgehen ist es darüber hinaus möglich, das Verfahren der „ermogelten Wiederholungen" und das der „nachgebenden Wiederholungen" sinnvoll miteinander zu verbinden. Der Trainierende führt beispielsweise das Armseitheben über dem Rumpf (Übg. 46 bis 49) mit leicht gebeugten Armen bis zur Erschöpfung durch. Danach werden noch 2 bis 3 Wiederholungen erzwungen, bei denen das Heben der Last mit relativ stark gebeugten Armen (Reduzierung der Drehmomente und damit der Kraftanforderungen), das Senken der Last jedoch – aufgrund der Möglichkeit zur höheren Kraftentfaltung bei nachgebender Arbeit – mit annähernd gestreckten Armen vollzogen wird. Dieses Vorgehen wird auch bei solchen Übungen wie Armheben (Übg. 29 bis 31 u. 33 bis 36), Seitdrehen liegend (Übg. 104) und anderen praktiziert.

Gewichtsreduzierte Wiederholungen: Die Erweiterung der Serie durch gewichtsreduzierte Wiederholungen wird in der Regel durch folgendes Vorgehen erzwungen:

Der oder die Trainingspartner reduzieren nach dem Muskelversagen die Zusatzlast. Der Trainierende wiederholt z. B. das Kniebeugen mit der Langhantel (Übg. 137) bis zur Erschöpfung des Nerv-Muskel-Systems. Jetzt müssen die Trainingspartner die Zusatzlast so rasch verringern, daß die Serie ohne wesentliche Unterbrechung fortgesetzt werden kann. Sie sollten deshalb die Scheiben möglichst mit nur einem Griff von der entsprechend vorbereiteten Hantel abziehen. Das Gewicht der Scheiben muß gerade so hoch sein, daß allenfalls noch 2 bis 3 zusätzliche Wiederholungen mit korrekter Technik absolviert werden können.

Der Trainierende benutzt Geräte unterschiedlichen Gewichts. Der Sportler führt beispielsweise Überzüge mit einer Kurzhantel (Übg. 50) bis zum Muskelversagen durch. Jetzt ergreift er eine in unmittelbarer Nähe liegende zweite Kurzhantel, deren geringeres Gewicht ihm höchstens 2 bis 3 weitere Wiederholungen gestattet.

Der Trainierende wirft Gewicht ab. Der Sportler führt beispielsweise Klimmzüge (Übg. 56 u. 57) oder Beugestütze (Übg. 25) aus. Als Zusatzlast hängt an jedem Fuß ein Rundgewicht. Ist der Sportler nicht mehr fähig, die Serie fortzusetzen, so senkt er einen Fuß und wirft auf diese Weise ein Rundgewicht ab. Die solchermaßen reduzierte Zusatzlast erlaubt ihm, die Serie im äußersten Fall um 2 bis 3 Wiederholungen zu erweitern.

Geteilte bzw. statische Wiederholungen: Der Trainierende führt die Serie so lange durch, bis keine Wiederholung mehr über die volle Breite der möglichen Gelenkbewegung erzwingbar ist. Trotz der nachlassenden Leistungsfähigkeit besteht – aufgrund kleiner Drehmomente in der Ausgangsposition – oft noch die Chance, 2 bis 3 zusätzliche Wiederholungen über einen Teilbereich der Bewegung zu absolvieren. Diese Wiederholungen werden als geteilte Wiederholungen oder Teilwiederholungen bezeichnet. Ist die Durchführung der Übung über einen Teilbereich der Bewegungsamplitude aufgrund großer Drehmomente und damit verbundener hoher Kraftanforderungen in der Ausgangsposition (z. B. Rumpfaufrichten aus der Rückenlage, Übg. 83) nicht realisierbar, so werden die zusätzlichen Wiederholungen in statischer Arbeitsweise des Nerv-Muskel-Systems absolviert. Diese maximalen statischen Kontraktionen dauern jeweils 6 bis 10 Sekunden.

Mehrfachserien: Unter dem Begriff Mehrfachserien, auch als Doppel-, Super- oder Gigantserien bezeichnet, versteht man zwei oder mehrere Teilserien, die annähernd die gleichen Muskelgruppen belasten und hintereinander durchgeführt werden. In der Trainingspraxis kommen in der Regel Zwei-, Drei- und Vierfachserien zur Anwendung.

Doppel- oder Zweifachserien werden durch folgende Varianten realisiert:

Der Trainierende führt die erste Teilserie bis zur Erschöpfung durch, erholt sich 15 bis 30 Sekunden und wiederholt dann die gleiche Übung – natürlich infolge der Vorermüdung mit weniger Wiederholungen – nochmals bis zur Erschöpfung.

Der Sportler absolviert die erste Teilserie bis zur Erschöpfung und schließt sofort die zweite Teilserie an, die die zu trainierende Muskulatur mit einer anderen Übung belastet. So könnten zur Entwicklung der Brustmuskulatur die Übungen Beugestütz (Übg. 25) und Armseitheben über dem Rumpf (Übg. 46) ausgewählt werden. Im ersten Teil der Serie wird das Beugestützen bis zur Erschöpfung der Muskulatur wiederholt, im unmittelbar folgenden zweiten Teil wird dann das Armseitheben bis zum Muskelversagen absolviert. Diese Variante der Doppelserie ist auch deshalb von Vorteil, weil die erste Teilserie durch die Entkräftung der Armstreckmuskulatur (Trizeps) begrenzt sein könnte, während die Brustmuskulatur lediglich vorermüdet ist. Erst im zweiten Teil der Serie würde dann die Leistungsfähigkeit des großen Brustmuskels ausgeschöpft und dadurch die Reizschwelle zur Muskelquerschnittserhöhung überschritten werden.

Doppelserien, in denen die erste Teilserie den Agonisten (z. B. den Bizeps) und die zweite Teilserie den Antagonisten (z. B. den Trizeps) belastet, haben sich unter der Zielstellung der vorrangigen Erhöhung des Muskelquerschnitts als weniger effektiv erwiesen. Diese Erkenntnis trifft auch auf antagonistisch arbeitende Anteile eines Muskels zu. Es wäre somit für das Muskelwachstum des Deltamuskels (Abb. 71) kaum lohnend, z. B. in der ersten Teilserie den vorderen Kopf mit der Übung Armvorheben (Übg. 29) zu belasten und in der zweiten den hinteren Kopf mit der Übung Armseitheben aus vorgebeugter Rumpfhaltung (Übg. 34) zu beanspruchen.

Drei- und Vierfachserien werden gewöhnlich genutzt, um den Muskel in all seinen Teilbereichen gleichmäßig anzusprechen und auszuformen. So könnten zur Ausprägung des großen Brustmuskels Bankdrücken von der Flachbank mit enger Griffassung (innerer Bereich/Übg. 42), weites Armseitheben über dem Rumpf (äußerer Bereich/Übg. 46), Schrägbankdrücken positiv (oberer Bereich/Übg. 43) und Überzüge (unterer Bereich/Übg. 50) miteinander kombiniert werden. Zur Ausbildung der Armbeugemuskulatur wäre die Verbindung von Armbeugen mit aufliegenden Oberarmen (kurzer Bizepskopf/Übg. 13), Armbeugen aus dem Stand mit zwei in neutralem Griff gehaltenen Kurzhanteln (Oberarmspeichenmuskel/Übg. 12) und freiem Armbeugen auf der Schrägbank (langer Bizepskopf/Übg. 14) denkbar.

Auch bei Drei- und Vierfachserien ist darauf zu achten, daß die einzelnen Teilserien bis zur Erschöpfung und unmittelbar nacheinander absolviert werden. Wenn die Zusammenstellung der Übungen nicht sorgfältig durchdacht wird, kann die Wirksamkeit der Mehrfachserien erheblich eingeschränkt werden. Wird z. B. in der beschriebenen Dreifachserie zur komplexen Entwicklung der Armbeugemuskulatur statt des beidarmigen Armbeugens mit aufliegenden Oberarmen mit der Langhantel das einarmige Konzentrationsarmbeugen mit der Kurzhantel durchgeführt, so wird dem nichtbelasteten Arm eine versteckte, illegale Erholungspause zugebilligt.

Die pausenlose Verbindung der Übungen einer Mehrfachserie verlangt natürlich auch das Bereitstellen mehrerer Geräte mit dem entsprechenden Gewicht. Diese Forderung kann nur in Sportstätten mit einem reichhaltigen Geräteangebot erfüllt werden.

Um eine allseitige und kontinuierliche Entwicklung des trainierten Muskels zu begünstigen, sollte die Reihenfolge der Teilserien von Trainingseinheit zu Trainingseinheit geändert werden. Dafür gibt es zwei wesentliche Gründe. Zum einen wird immer der Muskel bzw. der Anteil eines Muskels am reizwirksamsten trainiert, der im Vollbesitz seiner Kraft, also zu Anfang der Mehrfachserie, zielgerichtet belastet wird; zum anderen wird der sogenannte Gewohnheitsverschleiß der Serie gestoppt, da sich der Organismus nicht auf einen festgelegten Übungsablauf einstellen kann.

Die Anzahl der Teilserien wird sowohl von der Anzahl der separat trainierbaren Anteile des Muskels oder der Muskelgruppe als auch von der Ausdauerkraft des Sportlers bestimmt. Mit drei bis vier Teilserien werden selbst große Muskelgruppen umfassend belastet und auch die energiereichen Phosphatreserven ausdauerkrafttrainierter Spitzensportler gründlich ausgeschöpft. Fünf- und Sechsfachserien bringen somit für das ausgeglichene Muskelwachstum wenig Gewinn.

Das ständige Trainieren mit erzwungenen Wiederholungen übersteigt meist die Belastungsverträglichkeit des Anfängers und oft auch des weniger Fortgeschrittenen. Es sollte deshalb nur in bestimmten Trainingsabschnitten und dort vorzugsweise von langjährig ausgebildeten Sportlern praktiziert werden.

Werden nach einem gewissen Trainingsabschnitt die vorgegebenen Mindestwerte der Wiederholungen (s. Tab. 1) regelmäßig überboten, so weist das auf eine Erhöhung der Kraftfähigkeit hin. Die angegebenen Prozentzahlen entsprechen nun nicht mehr der Realität, d. h., durch sie wird nicht mehr das wahre Verhältnis zur maximalen Kraftfähigkeit widergespiegelt. Dafür ein Beispiel:

Ein Sportler ist in der Lage, eine Hantel von 100 kg einmal von der Bank zu drükken (Übg. 42). Da er Serien mit 85 % seiner Maximalkraft absolvieren soll, beträgt seine Hantelmasse 85 kg. Er kann damit 7 bis 8 Übungswiederholungen ausführen. Gegen Ende der Trainingsperiode ist er fähig, mit 85 kg 10 bis 12 Übungswiederholungen zu absolvieren. Daraus läßt sich folgern, daß 85 kg nur noch etwa 80 % seiner Maximalkraft entsprechen (s. Tab. 1). Die tatsächliche Maximalkraft muß neu ermittelt und der Widerstand dementsprechend erhöht werden.

Innerhalb der Trainingseinheit sollten bei einem durchschnittlichen Widerstand zwischen
90 und 80 % der Maximalkraft 35 bis 85 Wiederholungen und
80 und 75 % der Maximalkraft 70 bis 110 Wiederholungen
einer Übung absolviert werden.

Wird durch das Training eine Stabilisierung des bereits erreichten Leistungsstandes bezweckt, so verringert sich die Anzahl der Wiederholungen um etwa ein Drittel.

Die Gesamtzahl der Wiederholungen für jede Übung innerhalb der Trainingseinheit ist außer vom Trainingszustand des Sportlers auch davon abhängig, wieviel Übungen in der Trainingseinheit zur Anwendung kommen. Werden z. B. vier Übungen absolviert, so nähert sich die Anzahl der durchzuführenden Wiederholungen der unteren Grenze der oben genannten Kenngrößen, werden aber nur zwei Übungen ausgeführt, so werden die angegebenen Höchstwerte angestrebt. Werden die aufgezeigten Kenngrößen der Übungswiederholungen unterschritten, so entwickelt sich die Maximalkraft unzureichend; werden sie wesentlich überschritten, so wird das Training uneffektiv, da einerseits keine höhere Reizwirksamkeit hinsichtlich der Maximalkraftentwicklung erzielt werden kann und andererseits ein unnötiger Energieverlust eintritt.

Geschwindigkeit der Übungsdurchführung:
Die Geschwindigkeit der Übungsdurchführung ist langsam bis explosiv-zügig. Wie auch andere Belastungskomponenten ist sie in starkem Maße von der Zielstellung abhängig.

Bei explosiv-zügigen Bewegungen mobilisiert der Sportler bereits in der Anfangsphase der Anspannung (statische Phase) in einer minimalen Zeiteinheit große Kräfte und absolviert dann die Bewegung möglichst zügig. Durch eine bewußt explosiv-zügige Ausführung, zumindest der ersten Wiederholungen jeder Serie, kann – wie Untersuchungen eindrucksvoll bestätigen – neben der Steigerung der Maximalkraft auch eine wirksame Zunahme der Schnellkraft erreicht werden. Für Sportler der Schnellkraftdisziplinen ist eine langsame Übungsdurchführung nicht nur für den Bereich der sportartspezifischen, sondern auch für den Bereich des grundlegenden Krafttrainings generell abzulehnen. Das Nerv-Muskel-System paßt sich dieser Art der Belastung an. Die Fähigkeit der FT-Fasern zur schnellen Kontraktion verliert sich. Der Sportler wird langsam.

Hat jedoch die Schnellkraft für den Sportler wenig Bedeutung und wird ausschließlich auf die Vergrößerung der Muskelmasse orientiert, so sind alle Übungen in geringem bis mäßigem Tempo zu absolvieren. Kraftsportler führen deshalb die einzelnen Wiederholungen mit kontinuierlichem Krafteinsatz und langsamer bis mittlerer Geschwindigkeit durch. Dafür geben sie im wesentlichen zwei eng miteinander verbundene Gründe an.

- Je langsamer die Übungen durchgeführt werden, desto länger ist die Anspannungszeit der tätigen Muskelfasern und desto höher ist der Energieverlust. Wird die Kniebeuge mit submaximaler Zusatzlast beispielsweise langsam absolviert (Anspannungszeit des Muskels = 6 bis 8 s), so wird 20 bis 40 % mehr Energie verbraucht als bei ihrer Durchführung in Normaltempo (Anspannungszeit des Muskels 2 bis 4 s). Die Kraftsportler nehmen an, daß durch die Übungsdurchführung mit mäßigem bis mittlerem Tempo und die damit verbundene längere Anspannungszeit der Stoffwechsel des Gesamtmuskels stärker aktiviert und das Muskelwachstum besser stimuliert wird.
- Während des Übungsablaufs werden in den verschiedenen Winkelstellungen der Gelenke nicht nur unterschiedliche Kraftanforderungen an die tätige Muskulatur infolge der zu- bzw. abnehmenden Drehmomente gestellt, sondern diese unterschiedlichen und winkelabhängigen Kraftanforderungen werden auch durch verschiedene Teilbereiche eines Muskels oder sogar durch verschiedene Muskeln realisiert. Schon aus diesen Gründen wird der Gesamtmuskel durch eine feststehende Übung, die ohne räumliche Variation durchgeführt wird, nicht gleich-

mäßig beansprucht und entwickelt. Wird nun die Übung mit hoher Geschwindigkeit absolviert, dann vergrößert sich der Unterschied bezüglich der Kraftanforderungen zwischen den verschiedenen Gelenkwinkeln bzw. den einzelnen Teilbereichen des Muskels weiter. So ermöglichen beispielsweise die durch eine hohe Startbeschleunigung entstehenden Massenträgheitskräfte, die Last mit relativ geringer Muskelspannung und großer Geschwindigkeit über die Mittel- und Endbereiche der Bewegungsamplitude zu führen. Der Teilbereich des Muskels, der die Startbewegung realisiert, wird also hinsichtlich der Anspannungshöhe und -dauer stark belastet; die Teilbereiche des Muskels, die für die Mittel- und Endphase der Bewegung zuständig sind, werden jedoch kaum angesprochen. Da aber ein hoher Trainingseffekt zur Vergrößerung des Muskelquerschnitts und zur Verbesserung der Maximalkraft vor allem für die Gelenkwinkel bzw. für die Teilbereiche des Muskels erzielt wird, in denen submaximal bis maximal belastet wird, ist in unserem Beispiel auch lediglich eine Querschnittsvergrößerung der „Startmuskulatur" zu erwarten. Aus diesen Gründen ist ein mäßiges Bewegungstempo für ein ausgesprochen auf die ebenmäßige Ausformung des Gesamtmuskels gerichtetes Querschnittstraining zweckdienlich.

Anzahl der Serien:
Die Anzahl der Serien für eine Übung liegt in Abhängigkeit von der Leistungsfähigkeit des Sportlers und der Größe des Muskels bzw. der Muskelgruppe zwischen 5 bis 12. Sie ist insofern von Bedeutung, da nicht eine erschöpfende Serie allein, sondern erst die Summation der erschöpfenden Belastungen mehrerer Serien den Proteinstoffwechsel so stimuliert, daß ein optimales Muskelwachstum in Aussicht gestellt wird.

Da sich große Muskeln bzw. Muskelgruppen (z. B. die Beinstrecker) relativ langsam erholen, werden sie gewöhnlich nur mit 5 bis 10 Serien belastet; da kleinere Muskeln bzw. Muskelgruppen (z. B. die Armstrecker) einen verhältnismäßig kurzen Zeitraum für ihre Wiederherstellung benötigen, werden sie in der Regel mit 7 bis 12 Serien trainiert (s. Abb. 14).

Pausen:
Die Länge der Pausen zwischen den Serien bzw. Sätzen wird von der erwünschten Trainingswirkung, vom Trainingszustand, von der Ausdauerkraft, von der Organisationsform, aber auch von der Einstellung des Sportlers zu Maximalkraftbelastungen sowie von seinen Willenseigenschaften bestimmt. Da beim Maximalkrafttraining nach der Methode der wiederholten submaximalen Anspannungen – im Vergleich zur Methode der kurzzeitigen maximalen Anspannungen – keine weitgehende Wiederherstellung der Leistungsfähigkeit angestrebt wird, können die Pausen hier relativ kurz gehalten werden. Die minimale Pausenlänge beträgt 1 Minute, die maximale Pausenlänge 4 Minuten.

Wiederherstellungsphase:
Trainiert der Anfänger die Gesamtmuskulatur einmal in der Woche, so führt das zunächst noch zu Fortschritten. Schon bald aber kann dieses Belastungsmaß das Leistungsniveau allenfalls stabilisieren. Der Sportler muß nun der Muskulatur mindestens zwei- bis dreimal wöchentlich hohe Leistungen abverlangen, um den gewünschten progressiven Entwicklungsverlauf zu sichern. Aber bereits nach einigen Monaten paßt sich der Organismus auch dieser Umfangserhöhung an. Möchte der Sportler die Leistungsfähigkeit der Gesamtmuskulatur weiter steigern, so muß er auch die Belastung weiter erhöhen. Zu diesem Zweck kann er innerhalb der Trainingseinheit intensiver und umfangreicher arbeiten. Dem sind aber durch die fortschreitende Ermüdung des Nerv-Muskel-Systems im Verlaufe der Trainingseinheit verhältnismäßig enge Grenzen gesetzt. Der erschöpfte Organismus kann nicht mehr reizwirksam belastet werden und neigt darüber hinaus zu erhöhter Verletzungsanfälligkeit. Davon sind insbesondere die Muskeln betroffen, die am Ende der Trainingseinheit trainiert werden.

Da der Fortgeschrittene also nicht mehr all seine großen Muskelgruppen in einer Trainingseinheit reizeffektiv fordern kann, bleibt ihm nur die Wahl, ihre Beanspruchung auf zwei, drei oder sogar vier Trainingseinheiten zu verteilen. Damit schafft er Voraussetzungen für die intensive Belastung jeder einzelnen Muskelgruppe und für weitere Leistungsfortschritte.

Der langjährig Trainierte absolviert zur Ausprägung einer Muskelgruppe 75 bis maximal 150 Wiederholungen je Trainingseinheit (bei 1 bis 4 Übungen). Der durchschnittliche Widerstand beträgt 80 bis 85 % der maximalen Kraftfähigkeit. Diese enorme Beanspruchung des Muskels, die eine weitgehende Auslastung seiner Arbeitsfähigkeit bewirkt, fordert natürlich auch eine lange Phase der Wiederherstellung. Bisherige Trainingserfahrungen zeigen, daß auch von Fortgeschrittenen und Könnern nach solchen Trainingseinheiten eine Erholungszeit von mindestens 48 Stunden einzuhalten ist, um die gewünschten Anpassungsvorgänge (Superkompensation) zu gewährleisten. Ist die Erholungsphase zu kurz, d. h., ist die Leistungsfähigkeit der beanspruchten Muskeln noch nicht wiederhergestellt bzw. noch nicht auf ein höheres Niveau gehoben, so führt das zu Übertrainingserscheinungen. Das bedeutet u. a., daß der durch die intensive Muskelarbeit verschuldete Verschleiß kontraktiler Proteinstrukturen weder ausgeglichen noch überkompensiert werden kann. Größe und Anzahl der Myofibrillen nehmen also nicht zu. Wird wiederholt ein Training nach unzureichender Wiederherstellung absolviert, so übertrifft der fortlaufende Verschleiß kontraktiler Proteine ihren

Wiederaufbau in der Erholungsphase beträchtlich. Das hat zwangsläufig zur Folge, daß der Querschnitt der überbelasteten Muskulatur sich nicht mehr erhöht oder sich sogar sichtbar reduziert. In der Erholungsphase können jedoch solche Übungen durchgeführt werden, die die tags zuvor trainierten Muskelgruppen nicht oder nur wenig belasten.

Auf diesen Überlegungen fußend, wurde das sogenannte Split-System entwickelt. Im Rahmen des Split-Systems werden die Hauptmuskelgruppen wohldurchdacht verschiedenen Trainingseinheiten (bzw. Trainingstagen) zugeordnet, die in geplanter Folge zu absolvieren sind. Dadurch werden organisatorische Voraussetzungen für eine hohe Belastung und ausreichende Wiederherstellung geschaffen (englisch: „to split" = verteilen, spalten). Split-Programme kommen zum Einsatz, wenn

- an vier, fünf oder sechs Tagen der Woche jeweils eine Trainingseinheit absolviert wird oder
- an mehreren Tagen der Woche zweimal trainiert wird.

Dafür folgende Beispiele:

4-Tage-Programm:
Im 4-Tage-Programm werden die großen Muskeln des Körpers in zwei Gruppen unterteilt. Die Aufteilung erfolgt meist derart, daß

- einerseits die Beuge- und andererseits die Streckmuskulatur,
- einerseits die Muskeln der Gliedmaßen und andererseits die Muskeln des Rumpfes oder
- einerseits die Muskeln der oberen und andererseits die Muskeln der unteren Körperpartien

einer Trainingseinheit zugeordnet werden.

Montag und Donnerstag
Armbeuger
Schultergelenkmuskulatur
Bauchmuskulatur
Hüftbeuger
Kniebeuger
Fußspitzenheber

Dienstag und Freitag
Armstrecker
Schultergürtelmuskulatur
tiefe Rückenstrecker
Hüftstrecker
Kniestrecker
Fersenheber

5-Tage-Programm:
Auch beim 5-Tage-Programm werden die großen Muskeln – wie beim 4-Tage-Programm – in zwei Gruppen aufgeteilt. In der ersten Woche werden die Muskeln der ersten Gruppe dreimal (Montag, Mittwoch und Freitag) und die der zweiten Gruppe zweimal (Dienstag und Donnerstag) trainiert; in der zweiten Woche werden dann die Muskeln der zweiten Gruppe dreimal (Montag, Mittwoch, Freitag) und die der ersten Gruppe zweimal (Dienstag, Donnerstag) belastet.

6-Tage-Programm:
Das 6-Tage-Programm gestattet zwei Varianten des Split-Systems:

- Die Muskeln werden zwei Gruppen zugeordnet. Jede Gruppe wird wöchentlich dreimal beansprucht.
- Die Muskeln werden in drei Gruppen aufgeteilt. Jede Gruppe wird wöchentlich zweimal trainiert. Diese Variante erlaubt eine intensivere Belastung der einzelnen Muskelbereiche.

Montag u. Donnerstag
Armbeuger
breiter Rückenmuskel
Bauchmuskeln
Hüftbeuger
Kniebeuger

Dienstag u. Freitag
Armstrecker
großer Brustmuskel
tiefe Rückenstrecker
Hüftstrecker
Kniestrecker

Mittwoch u. Samstag
Deltamuskel
vorderer Sägemuskel
Trapezmuskel
Fußspitzenheber
Fersenheber

Doppel-Split-System:
Das Beispiel des 6-Tage-Programms zeigt, daß auch bei täglichem Üben noch relativ viele Muskelgruppen in einer Trainingseinheit angesprochen werden müssen, um die reizwirksame Belastung des gesamten Körpers zu sichern. Die für die Wettkampftätigkeit des Kraftsportlers notwendige Ausformung jedes einzelnen Muskels kann somit auch bei täglichem Training nicht völlig gewährleistet werden. Erst wenn mehrmals in der Woche zweimal täglich trainiert wird, sind die Voraussetzungen geschaffen, um

- die Anzahl der in einer Trainingseinheit belasteten Muskeln zu reduzieren und
- jeden größeren Muskel in all seinen Funktionsbereichen anzusprechen und detailliert auszuprägen.

Ein zweimaliges intensives Krafttraining an mehreren Tagen der Woche stellt jedoch außerordentlich hohe Belastungsanforderungen, die in der Regel nur von langjährig und systematisch vorbereiteten Sportlern bewältigt werden können. Deshalb sollte der weniger Fortgeschrittene zunächst auch nur einmal in der Woche zweimal täglich üben; der Hochtrainierte kann zeitweilig bis zu 12 Trainingseinheiten in der Woche „verkraften". Aber auch die Belastungsverträglichkeit des Hochtrainierten wäre überfordert, wenn nicht das Doppel-Split-System durch zweckmäßige Gruppierung der Trainingsübungen die Wiederherstellung und die darüber hinaus angestrebte überschießende Reaktion (Superkompensation) der beanspruchten Muskulatur ermöglichen würde.

Der Kraftsportler nutzt das Doppel-Split-System vor allem in der Wettkampfperiode. Das geschieht aus folgenden Gründen:

– Wird über den gesamten Jahresverlauf zweimal täglich ein intensives Krafttraining durchgeführt, so wird die Belastungsverträglichkeit des Organismus oft überfordert. Übertrainingserscheinungen können die Folge sein. Sie treten insbesondere dann auf, wenn die geistigen und körperlichen Anforderungen der beruflichen Tätigkeit unberücksichtigt bleiben.
– Die detaillierte Ausformung der Muskulatur – eine für den Wettkampferfolg des Kraftsportlers entscheidende Komponente – wird gefördert. Das erfolgt einmal durch die allseitige intensive Trainingsbeanspruchung der wesentlichen Muskeln und zum anderen durch den mit der außerordentlich hohen Belastung einhergehenden Abbau des Unterhautfettgewebes.

Montag u. Donnerstag
Vormittag
Armbeuger
breiter Rückenmuskel
Handgelenkbeuger
Nachmittag
Bauchmuskeln*
Hüftbeuger
Kniebeuger
Kopfsenker

Dienstag u. Freitag
Vormittag
Armstrecker
großer Brustmuskel
Handgelenkstrecker
Nachmittag
tiefe Rückenstrecker
Hüftstrecker
Kniestrecker
Kopfheber

Mittwoch u. Samstag
Vormittag
Deltamuskel
vorderer Sägemuskel
Trapezmuskel
Nachmittag
Bauchmuskeln*
Fußspitzenheber
Fersenheber
Schenkelanzieher

* Bauch- und Wadenmuskeln können in der Wettkampfperiode zur detaillierten Ausformung auch an zwei aufeinanderfolgenden Tagen belastet werden.

Äußere Einflüsse:
Äußere Einflüsse können den Aufbau kontraktiler Proteinstrukturen erheblich unterstützen. Auf die Bedeutung einer allseitigen, besonders eiweißreichen Ernährung wurde bereits hingewiesen. Auch der positive Einfluß der ultravioletten Strahlung auf das Muskelwachstum sollte nicht unterschätzt werden. Wie in zahlreichen Untersuchungen nachgewiesen wurde, ist bei gleicher Belastungshöhe im Sommer ein wesentlich stärkerer Muskelzuwachs als im Winter zu erzielen. Erhält der Sportler allerdings im Winter künstliche UV-Bestrahlung (Höhensonne), so steht der Trainingseffekt dem des Sommers nicht nach. Es wird vermutet, daß durch die ultraviolette Bestrahlung die Bildung der männlichen Sexualhormone (Testosteron) mobilisiert wird, deren proteinaufbauende Wirkung das Muskelwachstum unterstützt und beschleunigt.

Beispielprogramm IV

Teilnehmerkreis:	Fortgeschrittene, Könner
Trainingsmittel:	Übungen mit Zusatzlast
Organisationsform:	Satztraining
Trainingsmethode:	Methode der wiederholten submaximalen Anspannungen

Satz	Widerstand in % zur maximalen Kraftfähigkeit	Programm/Übung					
		A) Armbeugen → (Übg. 12)		Rumpfaufrichten → (Übg. 83)		Beinbeugen (Übg. 169)	
		B) Beugestütz → (Übg. 25)		Bankziehen → (Übg. 77)		Beinstrecken (Übg. 178)	
1. Satz	70	10x		10x		10x	
2. Satz	85	7x + *n*		7x + *n*		7x + *n*	
3. Satz	90	5x + *n*	zwischen	5x + *n*	zwischen	5x + *n*	zwischen
4. Satz	90	5x + *n*	den Serien	5x + *n*	den Serien	5x + *n*	den Sätzen
5. Satz	85	6x + *n*	1 bis 2 min	6x + *n*	1 bis 2 min	6x + *n*	2 bis 4 min
6. Satz	85	6x + *n*	Pause	6x + *n*	Pause	6x + *n*	Pause
7. Satz	85	6x + *n*		6x + *n*		6x + *n*	
8. Satz	85	5x + *n*		5x + *n*		5x + *n*	

Anmerkungen:
– Die unter den Übungen aufgeführten bestimmten Zahlen stellen die Mindestanforderungen an den Sportler bezüglich der Wiederholungen dar. Die allgemeinen Zahlen, die durch den Buchstaben „*n*" symbolisiert werden, drücken die unbestimmte, individuell bedingte Anzahl der zusätzlichen Wiederholungen aus, die zur Erschöpfung führt.
– Die Programme werden im Wechsel durchgeführt, z. B. Montag und Donnerstag Programm A und Dienstag und Freitag Progamm B.
– Zwischen den Serien und Sätzen sowie nach Abschluß aller Sätze (über einen Zeitraum von etwa 20 min) sind entsprechende Dehnungs- und Lockerungsübungen zu absolvieren.

Proteinaufbauende anabole Steroide (Anabolika) sind nicht zu empfehlen, da zum einen durch ein sachkundig gestaltetes Training in Verbindung mit einer zweckmäßigen Ernährung langfristig der gleiche Trainingseffekt erzielt wird und zum anderen die unkontrollierte Einnahme dieser Präparate zu nachhaltigen Schäden führt.

Beispielprogramm V

Teilnehmerkreis:	Fortgeschrittene, Könner
Trainingsmittel:	Übungen mit Zusatzlast
Organisationsform:	Stationstraining
Trainingsmethode:	Methode der wiederholten submaximalen Anspannungen mit dem Ziel, einzelne Muskeln bzw. Muskelgruppen in all ihren Teilbereichen zu vergrößern und auszuformen
Programm:	Folgende Muskeln bzw. Muskelgruppen werden durch nachstehende Übungen ausgeprägt: *Armbeuger:* Armbeugen mit aufliegenden Oberarmen (Übg. 13), freies Armbeugen auf der Schrägbank (Übg. 14), Armbeugen mit Obergriff (s. Übg. 12/Abb. 43) *großer Brustmuskel:* Schrägbankdrücken positiv (Übg. 43), Armseitheben über dem Rumpf (Übg. 46), Überzug (Übg. 50) *gerader Bauchmuskel:* Rumpfaufrichten aus der Rückenlage (Übg. 83), Beinheben (Übg. 89)

Beispielprogramm V

Die Übungen werden nacheinander in folgenden Serien absolviert:

$$\frac{\text{Zusatzlast im Verhältnis zur maximalen Kraftfähigkeit}}{\text{Anzahl der Wiederholungen}} =$$

$$\frac{80\,\%}{10\times} + \frac{85\,\%}{7\times + n + 3\times} + \frac{90\,\%}{5\times + n + 2\times} + \frac{85\,\%}{6\times + n + 2\times} + \frac{85\,\%}{5\times + n + 2\times} + \frac{85\,\%}{4\times + n + 1\times}$$

Anmerkungen:

- Die unter dem Strich aufgeführte
  erste bestimmte Zahl stellt die Mindestanforderung bezüglich der Wiederholungen dar,
  zweite allgemeine Zahl „n" drückt die unbestimmte individuell bedingte Anzahl der zusätzlichen Wiederholungen aus, die zur Erschöpfung führen,
  dritte bestimmte Zahl gibt die angestrebten gestützten, nachgebenden, ermogelten gewichtsreduzierten oder geteilten Wiederholungen an.
- Nach dem Training ist eine Wiederherstellungsphase von mindestens 48 Std. einzuhalten, um die erwünschten Anpassungsvorgänge zu gewährleisten. In der Erholungsphase können jedoch solche Übungen durchgeführt werden, die die tags zuvor trainierten Muskeln nur wenig ansprechen.
- Zwischen den Serien und Stationen sowie nach Abschluß aller Stationen sind entsprechende Dehnungs- und Lockerungsübungen durchzuführen.

Beispielprogramm VI

Teilnehmerkreis: Könner
Trainingsmittel: Übungen mit Zusatzlast
Organisationsform: Satztraining
Trainingsmethode: Methode der wiederholten submaximalen Anspannungen

Satz	Widerstand in % zur maximalen Kraftfähigkeit	Programm/Übung					
		A) Klimmziehen → (Übg. 56)		Rumpfaufrichten → aus der Rückenlage (Übg. 83)		Kniebeugen (Übg. 137)	
		B) Bankdrücken → (Übg. 42)		Rudern aufrecht → (Übg. 32)		Beinbeugen (Übg. 169)	
1. Satz	70	10x	zwischen den Serien 15 bis 60 s Pause	10x	zwischen den Serien 15 bis 60 s Pause	10x	zwischen den Sätzen 60 bis 120 s Pause
2. Satz	85	7 + *n*		7 + *n*		7 + *n*	
3. Satz	90	5 + *n*		5 + *n*		5 + *n*	
4. Satz	90	5 + *n*		5 + *n*		5 + *n*	
5. Satz	85	6 + *n*		6 + *n*		6 + *n*	
6. Satz	85	6 + *n*		6 + *n*		6 + *n*	
7. Satz	85	6 + *n*		6 + *n*		6 + *n*	
8. Satz	85	5 + *n*		5 + *n*		6 + *n*	

Anmerkungen:
- Dieses äußerst intensive Programm dient der Definition der Muskulatur bei gleichzeitiger gemäßigter Erhöhung des Muskelquerschnitts und der Entwicklung der Ausdauerkraft. Es wird vorzugsweise von Kraftsportlern genutzt, die in der Wettkampfphase aus zeitlichen Gründen nicht zweimal täglich trainieren können. Weiterhin fördert es die zielgerichtete Entwicklung der Kraft der Kampfsportler.
- Die erste und zweite Spalte von links enthalten die Nummer des Satzes bzw. die geforderte Kraftmobilisation in % zur Maximalkraft.
- Die unter den Übungen aufgeführte erste bestimmte Zahl stellt die Mindestanforderung bezüglich der Wiederholungen dar; die zweite allgemeine Zahl „n" drückt die unbestimmte individuell bedingte Anzahl der zusätzlichen Wiederholungen aus, die zur Erschöpfung führen.
- Die Programme (A und B) werden im Wechsel durchgeführt. Wird viermal wöchentlich trainiert, dann könnte am Montag und Donnerstag Programm A und am Dienstag und Freitag Programm B absolviert werden.
- Nach Abschluß aller Sätze ist ein Dehnungs- und Lockerungsprogramm zu absolvieren.

Innermuskuläres Koordinationstraining

Ziel:
Es wird beabsichtigt, die Maximalkraft durch die Perfektionierung der innermuskulären Koordination zu erhöhen und die Muskulatur zu straffen.

Wirkungsweise der Methode der kurzzeitigen maximalen Anspannungen:
Kurzzeitige maximale Anspannungen erfordern – im Vergleich zu wiederholten submaximalen Anspannungen bis zur Erschöpfung – eine wesentlich niedrigere Arbeitsleistung. Sie führen deshalb auch zu einem relativ geringen Energieverbrauch je Zeiteinheit. Der Stoffwechsel wird nicht in dem Maße aktiviert, daß Prozesse in Gang gesetzt werden, die das Muskelwachstum wesentlich stimulieren. Da die Übungen nicht unter ausgesprochenen Ermüdungs- oder gar Erschöpfungszuständen absolviert werden bzw. diese zur Folge haben, sind günstige Voraussetzungen vorhanden, die Verbindungen im Nervensystem zu perfektionieren, die eine Vervollkommnung der innermuskulären Koordination bewirken (s. a. Kapitel „Nerv-Muskel-Prozesse"). Auf diese Weise wird der hochtrainierte Leistungssportler durch zielgerichtete Trainingsbelastungen befähigt, bis zu 85 % seiner motorischen Einheiten synchron in die Arbeit einzubeziehen. Dadurch kann er die Maximalkraft im Vergleich zum Anfänger, der nur etwa 60 % seiner motorischen Einheiten gleichzeitig zu aktivieren vermag, erheblich steigern. (Abb. 18) Der Querschnitt und damit die Kraft der einzelnen Muskelfasern werden kaum vergrößert. Das heißt, die Maximalkraft wird ohne nennenswerten Zuwachs der Muskelmasse und damit des Körpergewichts erhöht.

Hochtrainierte und hochmotivierte Sportler sind also in der Lage, etwa 85 % der motorischen Einheiten gleichzeitig zu aktivieren. Die restlichen 15 % verbleiben als autonom geschützte Reserve, die dem Willen nicht ohne weiteres zugänglich ist. Hat der Sportler nun ein solch hohes Niveau der innermuskulären Koordination erlangt, so ist die weitere Steigerung der Maximalkraft durch aktive Beteiligung zusätzlicher motorischer Einheiten an der Bewegung äußerst problematisch. Die Methode der kurzzeitigen maximalen Anspannungen ist kaum noch wirksam. Der Trainingsaufwand steht in keinem Verhältnis zur Steigerung der Kraft. Die Maximalkraft muß durch andere Faktoren ausgeprägt werden. Die Vergrößerung der Muskelmasse durch die Methode der wiederholten submaximalen Anspannungen oder die Vervollkommnung der zwischenmuskulären Koordination wären empfehlenswerte Alternativen.

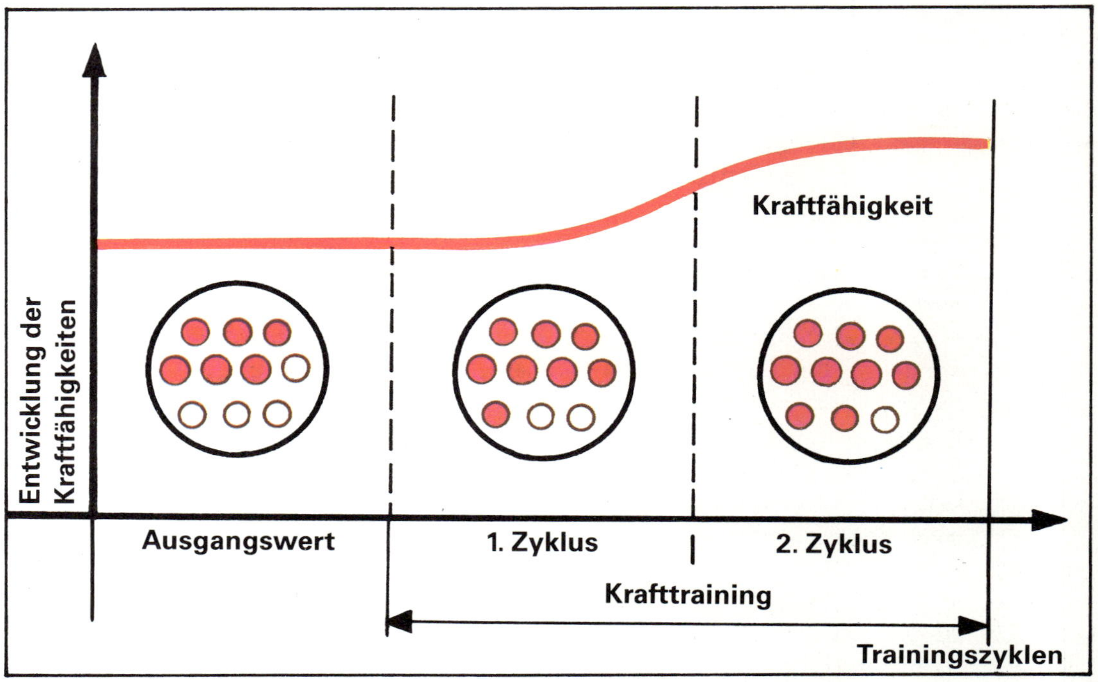

Abb. 18 Entwicklung der Maximalkraft durch Verbesserung der innermuskulären Koordination (Methode der kurzzeitigen maximalen Anspannungen)

Art der Übungen:
Zur Entwicklung der Maximalkraft durch die Methode der kurzzeitigen maximalen Anspannungen werden die Übungen sowohl in dynamischer als auch in statischer Arbeitsweise des Nerv-Muskel-Systems vollzogen. Experimentell wurde ermittelt, daß die Trainingseinheiten am effektivsten sind, die etwa
75 % dynamische Arbeit überwindenden Charakters,
15 % dynamische Arbeit nachgebenden Charakters und
10 % statische Arbeit
zum Inhalt haben.

Anzahl der Übungen:
Für eine Trainingseinheit werden gewöhnlich 2 bis 4 Übungen ausgewählt; in einem Trainingszyklus kommen im allgemeinen 6 bis 12 Übungen zum Einsatz.

Zum Beispiel:

Montag u. Donnerstag
Armbeugen (Übg. 12)
Beinbeugen (Übg. 169)
Fersenheben (Übg. 196)

Dienstag u. Freitag
Rudern aufrecht (Übg. 32)
Rumpfaufrichten aus der Rückenlage (Übg. 83)
Rumpfaufrichten aus der Bauchlage (Übg. 111)

Mittwoch u. Samstag
Trizepsdrücken (Übg. 19)
Armseitheben über dem Rumpf (Übg. 47)
Beindrücken (Übg. 181)

Widerstand:
Der Widerstand ist von der Arbeitsweise und vom Arbeitscharakter des Nerv-Muskel-Systems abhängig.

Dynamische Arbeit überwindenden Charakters:
Der Widerstand beträgt 90 bis 100 % der maximalen Kraftfähigkeit. Um eine hohe Reizwirksamkeit zu erzielen, sollte der durchschnittliche Widerstand aller durchgeführten Wiederholungen einer Übung – auch mittlerer Widerstand, mittlere Zusatzlast bzw. mittlere Hantelmasse genannt – 90 % der Maximalkraft keinesfalls unterschreiten.

Dynamische Arbeit nachgebenden Charakters:
Bei der Wahl des Widerstandes sind folgende physiologische Faktoren zu beachten:
- Der Sportler kann gewöhnlich 10 bis 35 % mehr Kraft abgeben als bei Arbeit überwindenden Charakters.
- Die Fähigkeit des Sportlers zur Kraftentfaltung nimmt mit wachsender Bewegungsgeschwindigkeit zu, während sie bei überwindender Tätigkeit mit dem Ansteigen der Geschwindigkeit abnimmt (s. Abb. 10).
- Der Muskel gibt eine bestimmte Leistung mit einem wesentlich geringeren Energieaufwand ab als bei konzentrischer Tätigkeit.
- Extreme Muskelschmerzen (Muskelkater) können eine unliebsame Nachfolgeerscheinung dieser Belastungsform sein.

Wenn das Training nicht an speziellen, meist elektrisch oder elektrohydraulisch betriebenen Geräten absolviert werden kann, ist Sicherheitsstellung bzw. Hilfeleistung von zwei Trainingspartnern erforderlich. Sie sollen zum einen die zweifellos vorhandene Verletzungsgefahr einschränken; zum anderen müssen sie das Rückführen der Zusatzlast in die Ausgangsposition unterstützen. Aus den genannten Gründen kann ein Widerstand von 125 % (±15 %), bezogen auf die maximale Kraftfähigkeit unter konzentrischen Bedingungen, empfohlen werden. Da solch ein Training das Beherrschen sogenannter Überlasten in meist freier Bewegung erfordert, sollte es Könnern vorbehalten bleiben.

Statische Arbeitsweise:
Die Höhe der Anspannung beträgt 90 bis 100 % der maximalen Kraftfähigkeit. Sie sollte 6 bis 8 s aufrechterhalten werden, da das Zuschalten der maximal möglichen Anzahl motorischer Einheiten und damit die volle isometrische Kraftentfaltung bereits 3 bis 5 s beansprucht.

Wiederholungen:
Es werden je nach Widerstand ein bis drei Wiederholungen je Serie absolviert. Innerhalb einer Trainingseinheit sollten bei einem durchschnittlichen Widerstand zwischen
100 und 95 % der Maximalkraft 15 bis 25 Wiederholungen und
95 und 90 % der Maximalkraft 20 bis 40 Wiederholungen
durchgeführt werden.

Wird durch das Training eine Stabilisierung des bereits erreichten Maximalkraftniveaus bezweckt, so verringert sich die Anzahl der Wiederholungen um etwa ein Drittel.

Geschwindigkeit der Übungsdurchführung:
Bei der Wahl der Geschwindigkeit sind u. a. Arbeitsweise und Arbeitscharakter des Nerv-Muskel-Systems zu berücksichtigen.

Dynamische Arbeitsweise überwindenden Charakters:
Die Geschwindigkeit der Übungsdurchführung ist explosiv-zügig. Das bedeutet, daß der Sportler in der Anfangsphase der Anspannung (statische Phase) in minimaler Zeit große Kräfte abgibt und die Bewegung dann möglichst schnell absolviert. Durch dieses Vorgehen können auch wirksame Reize zur Entwicklung der Schnellkraft gesetzt werden.

Dynamische Arbeitsweise nachgebenden Charakters:
Einzelne motorische Einheiten bzw. Muskelfasern werden bei relativ geringem Energieaufwand besonders hohen Spannungen ausgesetzt (s. Kapitel „Muskelverletzungen"). Insbesondere ist das der Fall, wenn die Muskeldehnung mit verhältnismäßig hoher Geschwindigkeit erfolgt. Diese Tatsache weist darauf hin, daß durch auxotonische Arbeit nachgebenden Charakters, die mit hoher Geschwindigkeit absolviert wird, mit einem geringen Energieaufwand die Schnellkraft entwickelt werden kann. Dabei gilt es zu beachten, daß nur eine voll aktivierte Muskulatur (maximale isometrische Kontraktion) zur schnellen Dehnung geführt werden sollte.

Statische Arbeitsweise:
Soll ausschließlich Maximalkraft entwickelt werden, so sollte die Anspannung allmählich auf 90 bis 100 % gesteigert werden. Diese bewußte verletzungsvorbeugende Vorbereitung des Nerv-Muskel-Systems auf die maximal statische Anspannung ist auch durch einleitende dynamische Arbeit zu erzielen. So könnte man die Hantel beim Armbeugen zunächst mit mäßiger Geschwindigkeit so weit heben, bis Unter- und Oberarm einen rechten Winkel bilden, und sie dann in dieser Position halten.

Sollen jedoch Maximal- und Schnellkraft gleichzeitig erhöht werden, so ist die allmähliche Steigerung der Anspannung nicht zweckdienlich. Unter dieser Zielstellung muß die maximale Anspannung in minimaler Zeit erfolgen. Solch ein Vorgehen erfordert selbstverständlich eine sorgfältige vorbereitende Erwärmung der beanspruchten Muskulatur.

Anzahl der Serien:
Für eine Übung werden 8 bis 15 Serien durchgeführt. Nach längerem Trainingsausfall sollten allerdings nur wenige Übungsserien mit nachgebender Arbeitsanforderung in das Programm aufgenommen werden, um den möglichen Muskelkater auf ein Minimum zu reduzieren. Wird statisch gearbeitet, so werden insgesamt 9 bis 12 Serien je Übung mit unterschiedlichen Winkelstellungen der Gelenke absolviert. Beim Armbeugen könnte die Last beispielsweise je drei- bis viermal etwa 7 Sekunden in Winkelstellung von 45°, 90° und 135° gehalten werden.

Pausen:
Die Pausenlänge zwischen den Serien, die in der Regel 180 bis 300 Sekunden beträgt, hängt vom Trainingszustand des Sportlers, von der Anzahl der Wiederholungen und von der Größe des zu überwindenden Widerstandes ab. Sie wird gewöhnlich so weit ausgedehnt, daß eine weitgehende Erholung des Nerv-Muskel-Systems gewährleistet wird. Wird die Organisationsform des Satztrainings bevorzugt, so können die Pausen auf 120 Sekunden verkürzt werden.

Nach statischen Anspannungen sollte die Pausenlänge 30 bis 90 Sekunden betragen.

Vorbelastung:
Die Vorbelastung sollte nicht zu umfangreich sein. Durch die Ergebnisse wissenschaftlicher Studien in vielen Sportarten konnte nachgewiesen werden, daß umfangreiche Vorbelastungen – selbst mittlerer Intensität – zu Ermüdungserscheinungen führen, die anschließend eine nur noch unzureichende Maximalkraftentwicklung (Vervollkommnung der inner-

Beispielprogramm VII

Teilnehmerkreis:	Fortgeschrittene, Könner
Trainingsmittel:	Übungen am Zusatzlast
Organisationsform:	Stationstraining
Trainingsmethode:	Methode der kurzzeitigen maximalen Anspannungen
Programm:	Die Übungen A) Klimmzug (Übg. 56), Rumpfaufrichten aus der Rückenlage (Übg. 83), Fersenheben (Übg. 196) sowie B) Bankdrücken (Übg. 42), Bankziehen (Übg. 77) und Kniebeugen (Übg. 137) werden in Teilprogrammen zusammengefaßt.

Die Übungen werden nacheinander in folgenden Serien absolviert:

$$\frac{\text{Zusatzlast im Verhältnis zur maximalen Kraftfähigkeit}}{\text{Anzahl der Serien und Wiederholungen}} =$$

$$\frac{90\%}{3+3} + \frac{95\%}{2+2} + \frac{100\%}{1+1} + \frac{90\%}{3+3} + \frac{95\%}{2} + \frac{90\%}{2+2}$$

Anmerkungen:
- Nach Absolvieren der geforderten Anzahl der Wiederholungen einer Serie wird eine Pause von 3 bis 5 min eingeschoben, bevor mit der nächsten Serie begonnen wird.
- Sind alle Serien einer Übung nach der beschriebenen Form durchgeführt, wird mit den Serien für die nächste Übung begonnen.
- Die Teilprogramme A und B werden im Wechsel durchgeführt (z. B. am Montag und Donnerstag Programm A und am Dienstag und Freitag Programm B).
- Die Teilprogramme können auf zwei Übungen reduziert werden.
- Dehnung- und Lockerungsübungen sind in den Pausen zwischen den Serien sowie nach Abschluß aller Serien (über einen Zeitraum von etwa 20 min) zu absolvieren.

muskulären Koordination) zulassen. Deshalb sollte die Vorbelastung mit mittleren Widerständen begonnen werden und durch eine optimale Zunahme der Belastung möglichst schnell zu den für die Maximalkraftentwicklung günstigen Kenngrößen führen.

Wiederherstellungsphase:
Die Wiederherstellung erfolgt nach den Prinzipien, die bereits im Rahmen der Methode der wiederholten submaximalen Anspannungen dargestellt wurden.

Kombiniertes Training

Ziel:
Durch die Erhöhung des Muskelquerschnitts und die Vervollkommnung der innermuskulären Koordination soll die Figur verbessert und die Maximalkraft gesteigert werden. (Abb. 19)

Wirkungsweise der kombinierten Methode:
Das Training nach der Methode der wiederholten submaximalen Anspannungen fördert nicht nur die Vergrößerung des Muskelquerschnitts, sondern stimuliert in geringem Maße auch die Vervollkommnung der innermuskulären Koordination. Der Einsatz der Methode der kurzzeitigen maximalen Anspannungen unterstützt zwar in erster Linie die Perfektionierung der innermuskulären Koordination, ein Muskelwachstum – wenn auch in relativ geringem Umfang – ist aber nicht ausgeschlossen. Das Nutzen jeder der beiden Methoden stellt die Erhöhung der Maximalkraft in Aussicht. Die Wertigkeit der Methoden für die Entwicklung der einzelnen, die Maximalkraft beeinflussenden Faktoren ist jedoch recht unterschiedlich.

In der Trainingspraxis ist es oft erforderlich, mehrere die Maximalkraft beeinflussende Faktoren gleichzeitig zu einem hohen Niveau zu führen. Es wird dann nach Programmen trainiert, die beide Methoden und verschiedene Arbeitsweisen des Nerv-Muskel-Systems beinhalten (s. Beispielprogramm VIII).

Obwohl das Training nach der kombinierten Methode stets Reize zur Erhöhung des Muskelquerschnitts und zur Perfektionierung der innermuskulären Koordination setzt, kann die Reizgebung für die genannten Komponenten der Kraftfähigkeit mit unterschiedlicher Wertigkeit erfolgen. Soll die Komponente der Muskelquerschnittserhöhung besonders gefördert werden, könnte das Programm so gestaltet werden, daß schwerpunktmäßig Serien mit submaximaler Intensität

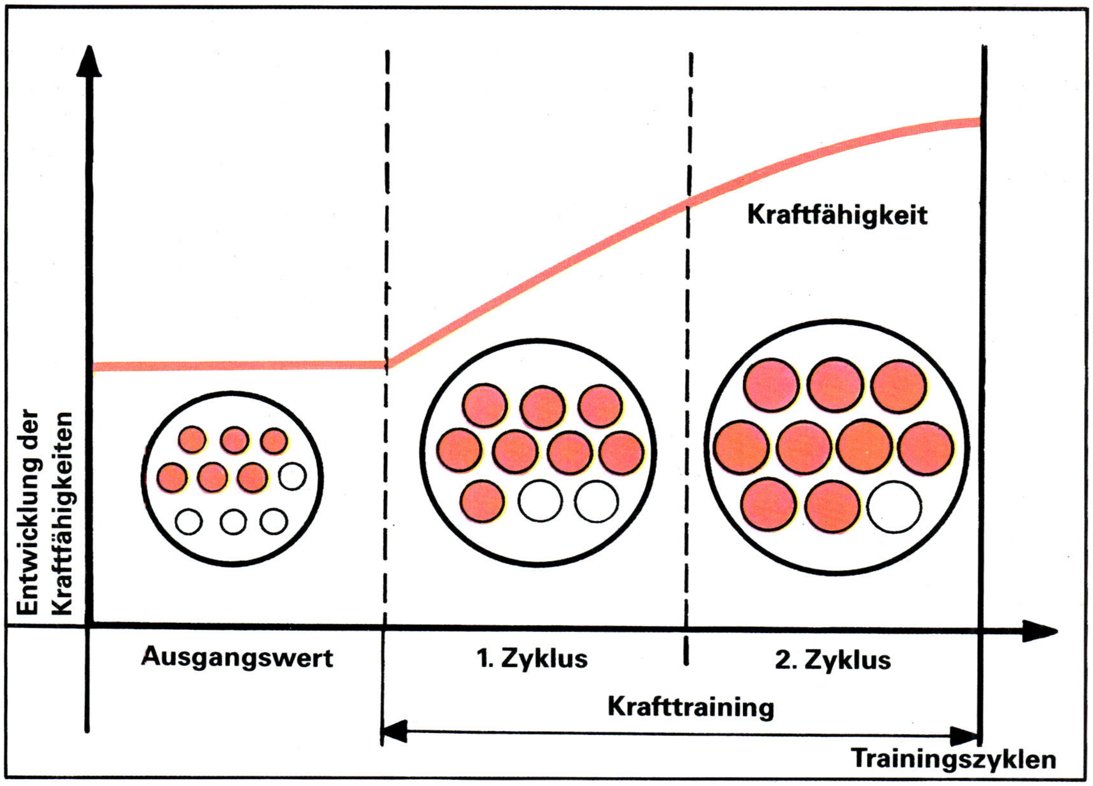

Abb. 19 Entwicklung der Maximalkraft durch Erhöhung des Muskelquerschnitts und durch Verbesserung der innermuskulären Koordination (Kombination der Methode der wiederholten submaximalen Anspannungen und der Methode der kurzzeitigen maximalen Anspannungen)

(80 bis 90 %) und relativ langer Reizdauer (5 bis 12 Wiederholungen) absolviert werden. Wird hingegen beabsichtigt, die Komponente der innermuskulären Koordination vorzugsweise zu entwickeln, dann stehen Serien mit maximaler Intensität (90 bis 100 %) und verhältnismäßig kurzer Reizdauer (1 bis 3 Wiederholungen) im Mittelpunkt des Trainings.

Belastungskriterien:
Die kombinierte Methode verfügt nicht über eigenständige Belastungskriterien. Wird die entsprechende Serie oder der entsprechende Satz einer der beschriebenen Methoden zur Maximalkraftentwicklung zugeordnet, dann treten auch die speziellen Belastungsgesetze dieser Methode in Kraft. So müßten im Beispielprogramm VIII der 2., 6. und 7. Satz nach den Kriterien der Methode der wiederholten submaximalen Anspannungen und der 3., 4. und 5. Satz nach den Kriterien der Methode der kurzzeitigen maximalen Anspannungen gestaltet werden.

Organisationsformen:
Aufgrund der komplexen Wirkungsweise der kombinierten Methode ergeben sich auch für die Organisationsformen einige Besonderheiten.

Ein häufig genutztes Verfahren zur gleichzeitigen Entwicklung mehrerer Faktoren der Maximalkraftfähigkeit stellt das sogenannte Pyramidentraining dar. Es ist der Organisationsform des Stationstrainings zuzuordnen und enthält sowohl Komponenten der Methode der wiederholten submaximalen Anspannungen als auch der Methode der kurzzeitigen maximalen Anspannungen. Das Programm wird pyramidenförmig gestaltet. Das bedeutet, daß bei fortlaufender Zunahme des Widerstandes eine Abnahme der Serien und Wiederholungen erfolgt (s. Beispielprogramm IX a).

Nur Sportler mit einer gut entwickelten Fähigkeit zur wiederholten Bewältigung submaximaler Widerstände (bzw. Lasten) sind in der Lage, nach Absolvieren der Serien mit submaximaler Belastung (z. B. Beispielprogramm IX a/1.–9. Serie) noch eine maximale Kraftleistung (10. Serie) zu erzielen. Um den notwendigen Belastungsumfang mit der erforderlichen Intensität zu meistern, verwenden die Sportler im wesentlichen folgende Verfahren:

Doppelpyramide:
Die Pyramide wird in zwei kleinere Pyramiden geteilt, die jeweils nur etwa die Hälfte der Serien der Gesamtpyramide enthalten. Zunächst wird die erste Teilpyramide von unten nach oben (progressiv) und dann die zweite Teilpyramide von oben nach unten (regressiv) durchlaufen (s. Beispielprogramm IX b).

„Besteigen" und „Abräumen" der Pyramide:
Die Pyramide wird zunächst – um möglichst schnell zu den hohen und reizwirksamen Widerständen zu gelangen – von einer Seite „bestiegen" (progressiv) und dann erst von oben „abgeräumt" (regressiv). Das würde im Hinblick auf das Beispielprogramm IX a bedeuten, daß zuerst je eine Serie mit 85 %, 90 %, 95 % und 100 % durchgeführt wird und dann eine Serie mit 95 %, zwei Serien mit 90 % und drei mit 85% zu absolvieren sind. (Programme s. S. 66/67)

Entwicklung der Schnellkraft

Ziel:
Durch die Methoden zur Maximalkraftentwicklung werden hauptsächlich Muskelquerschnitt, innermuskuläre Koordina-

tion und Kontraktionsgeschwindigkeit – entscheidende Voraussetzungen für erstklassige Schnellkraftleistungen – zu einem hohen Niveau geführt. Die Methoden zur Schnellkraftentwicklung werden u. a. auch mit dem Ziel eingesetzt, die zwischenmuskuläre Koordination, d. h. das spezielle Zusammenspiel der Muskeln, dahingehend zu perfektionieren, daß bestimmte Bewegungen bzw. sportliche Techniken sowohl präzise, flüssig und rationell als auch äußerst schnellkräftig vollzogen werden können. Auf diese Weise wird der Sportler befähigt, sein durch die Maximalkraftmethoden entwickeltes Grundpotential der Kraft wirksam in eine spezielle Schnellkraftleistung umzusetzen. Da das gut koordinierte Zusammenspiel der Muskeln immer an einen bestimmten Bewegungsablauf gebunden ist und sich nicht ohne weiteres von einer Bewegung auf die andere übertragen läßt, ist die Schnellkraftfähigkeit auch meist sportartspezifisch angelegt.

Im Bereich des volkssportlichen Kraftsporttrainings besitzt die schnellkräftige Durchführung der Übungen weder für die Verbesserung des Gesundheitszustandes noch für die Wettkampfleistung größere Bedeutung. Aus diesem Grund werden in den nachfolgenden Ausführungen die Belastungskriterien zur Entwicklung der Schnellkraftfähigkeit auch nur stichpunktartig dargestellt. Spezielle Schnellkraftmethoden – wie die Methode der wiederholten leichten bis mittleren Anspannungen, die Schlag- oder die Kontrastmethode – werden nicht erläutert. Detaillierte Hinweise zur Schnellkraftentwicklung sind dem Buch „Modernes Krafttraining" zu entnehmen.

Widerstand:
Der Widerstand beträgt 30 bis 85 % der maximalen Kraftfähigkeit. Er wird im wesentlichen bestimmt vom Widerstand, der in der Wettkampfbewegung bewältigt werden muß, und von der aktuellen Zielvorstellung, die entweder die vorran-

Beispielprogramm VIII – Entwicklung der Maximalkraft

Teilnehmerkreis: Fortgeschrittene, Könner
Trainingsmittel: Übungen mit Zusatzlast
Organisationsform: Satztraining
Trainingsmethode: Kombinierte Methode

Satz	Widerstand in % zur maximalen Kraftfähigkeit	Programm/Übung					
		A) Klimmziehen → (Übg. 56)		Rumpfaufrichten → aus der Rückenlage (Übg. 83)		Beinstrecken im Kniegelenk (Übg. 178)	
		B) Bankdrücken → (Übg. 42)		Rumpfheben aus → der Bauchlage (Übg. 111)		Beinbeugen (Übg. 169)	
1. Satz	70	8x	120 s Pause	8x	120 s Pause	8x	nach jedem Satz 180–240 s Pause
2. Satz	85	7x + *n*		7x + *n*		7x + *n*	
3. Satz	95	2x	180 bis 240 s Pause	2x	180 bis 240 s Pause	2x	
4. Satz	90 isometrisch	6s		6s		6s	
5. Satz	90 isometrisch	6s		6s		6s	
6. Satz	85	6x + *n*	120 s Pause	6x + *n*	120 s Pause	6x + *n*	
7. Satz	85	6x + *n*		6x + *n*		6x + *n*	

Anmerkungen:
- Der 1. Satz dient der Vorbelastung. Der 2., 6. und 7. Satz werden nach der Methode der wiederholten submaximalen Anspannungen und der 3., 4. und 5. Satz nach der Methode der kurzzeitigen maximalen Anspannungen durchgeführt.
- Im 4. und 5. Satz wird die Zusatzlast 6 s fixiert, wenn der bei Ausnutzung der vollen Bewegungsamplitude zurückzulegende Weg zur Hälfte bewältigt wurde.
- Die Teilprogramme werden im Wechsel durchgeführt (z. B. am Montag Programm A und am Dienstag Programm B).
- Dehnungs- und Lockerungsübungen sind in den Pausen zwischen den Serien sowie nach Abschluß aller Serien (über einen Zeitraum von etwa 20 min) durchzuführen.

Anmerkungen zu Beispielprogramm IX:
- Alle Serien einer Übung werden abgeschlossen, bevor mit den Serien für die nächste Übung begonnen wird.
- Die Pausen zwischen den Serien betragen 2 bis 4 min.
- Die 1. bis 4. Serie (Programm a) bzw. die 1. und 2. Serie und die 11. und 12. Serie (Programm b) können bis zur Erschöpfung absolviert werden.
- Bei der Durchführung des Programms b wird die erste Teilpyramide von der Basis zur Spitze (progressiv) und die zweite Teilpyramide von der Spitze zur Basis (regressiv) durchlaufen.
- Entsprechende Dehnungs- und Lockerungsübungen sind in den Pausen zwischen den Serien sowie nach Abschluß aller Serien (über einen Zeitraum von etwa 20 min) durchzuführen.

Beispielprogramm IX a und IX b – Maximalkraftprogramm

Teilnehmerkreis:	Fortgeschrittene, Könner
Trainingsmittel:	Übungen mit Zusatzlast
Organisationsform:	Stationstraining (Pyramidentraining)
Trainingsmethode:	Kombinierte Methode
Programm:	Bankdrücken (Übg. 42), Rumpfaufrichten aus der Rückenlage (Übg. 83) und Kniebeugen (Übg. 137) werden folgendermaßen absolviert:

Progamm a:

Widerstand in % zur Maximalkraft	Serien und Wiederholungen
10. Serie 100% 8.–9. Serie 95% 5.–7. Serie 90% 1.–4. Serie 85%	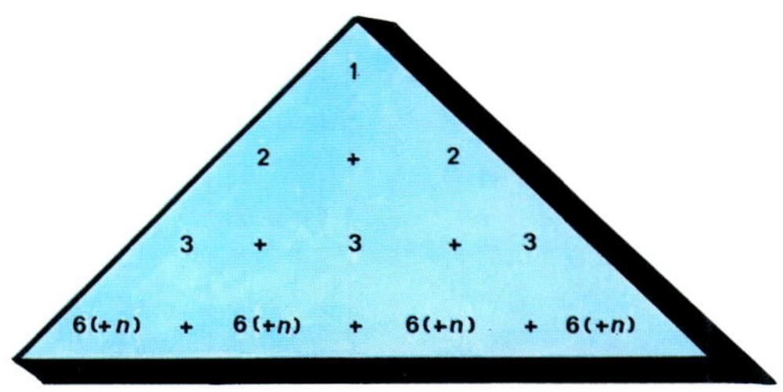

Programm b:

Widerstand in % zur Maximalkraft	Serien und Wiederholungen
11. + 12. Serie 85% 9. + 10. Serie 90% 8. Serie 95% 7. Serie 100% 6. Serie 100% 5. Serie 95% 3. + 4. Serie 90% 1. + 2. Serie 85%	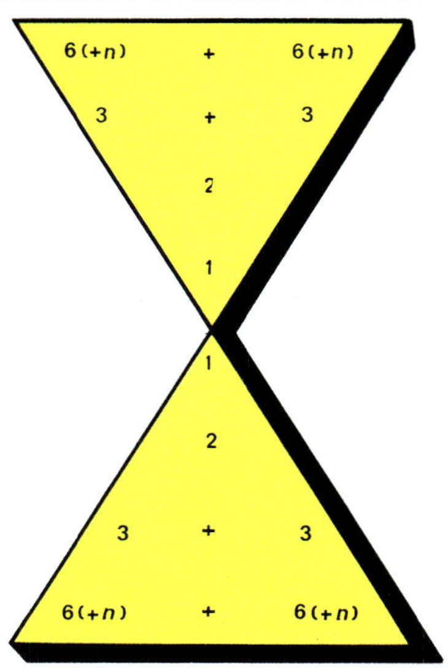

gige Entwicklung des Kraft- oder des Koordinationsaspektes beinhalten kann.

Soll dem Aspekt des grundlegenden Kraftpotentials (Muskelquerschnitt, innermuskuläre Koordination) besondere Aufmerksamkeit gewidmet werden, so werden relativ hohe Widerstände gewählt; soll hingegen die zwischenmuskuläre Koordination vorzugsweise gefördert werden, so werden verhältnismäßig niedrige Widerstände bezwungen, die die Widerstände der Wettkampfbewegung unterschreiten sollten.

Wiederholungen:
Die Anzahl der Wiederholungen ist hauptsächlich von der Größe des Widerstandes, vom Trainingszustand des Sportlers, d. h. von seiner Ermüdungswiderstandsfähigkeit gegen wiederholte schnellkräftige Anspannungen, sowie von seinen Willenseigenschaften abhängig. Es werden in der Regel bei einem Widerstand von

85 % der Maximalkraft	1 bis 3 Wiederholungen,
80 % bis 85 % der Maximalkraft	3 bis 5 Wiederholungen,
und 70 % der Maximalkraft	8 bis 15 Wiederholungen

durchgeführt.

Sobald eine Verringerung der Bewegungsgeschwindigkeit vom Sportler subjektiv empfunden oder durch ein Gerät objektiv angezeigt wird, wird die Serie abgebrochen. Das Weiterführen der Serie trägt nicht zur Entwicklung der Schnellkraft bei.

Geschwindigkeit der Übungsdurchführung:
Beim Schnellkrafttraining mit allgemeinen Mitteln sollte in der Regel jede Übungswiederholung mit hoher Explosivität begonnen und mit höchstmöglicher Geschwindigkeit durchgeführt werden. Beim wettkampfspezifischen Schnellkrafttraining richtet sich der Charakter des Kraftanstiegs nach den Anforderungen der Wettkampfbewegung.

Anzahl der Serien:
Die Anzahl der Serien ist im wesentlichen von der Ermüdungswiderstandsfähigkeit des Sportlers gegen wiederholte schnellkräftige Anspannungen abhängig. Gewöhnlich werden für eine Übung 3 bis 7 Serien absolviert.

Pausen:
Die Pausen zwischen den Serien werden so weit ausgedehnt, bis die Leistungsfähigkeit des Sportlers weitgehend wiederhergestellt ist. Die Pausenlänge beträgt in der Regel 2 bis 8 Minuten.

Wiederherstellungsphase:
Die relativ geringe Belastung des Schnellkrafttrainings erlaubt eine vergleichsweise kurze Aufeinanderfolge der Trainingseinheiten. Im Prinzip können Fortgeschrittene und Könner täglich an der Erhöhung der Schnellkraft arbeiten.

Beispielprogramm X – Entwicklung der Schnellkraft

Teilnehmerkreis: Fortgeschrittene, Könner
Trainingsmittel: Übungen mit Zusatzlast
Organisationsform: Satztraining

Satz	Widerstand in %	Übung: Bankdrücken → (Übg. 42)		Beindrücken → (Übg. 181)		Bankziehen → (Übg. 77)	
1. Satz	60	8x	zwischen den Serien 2 bis 3 min Pause	8x	zwischen den Serien 2 bis 3 min Pause	8x	zwischen den Sätzen 3 bis 4 min Pause
2. Satz	70	6x		6x		6x	
3. Satz	80	5x		5x		5x	
4. Satz	80	4x		4x		4x	
5. Satz	70	5x		5x		5x	
6. Satz	70	5x		5x		5x	

Anmerkung:
– Zwischen den Serien und Sätzen sowie nach Abschluß aller Sätze sind entsprechende Lockerungs- und Dehnungsübungen zu absolvieren.

Entwicklung der Ausdauerkraft

Zur Ausprägung der Ausdauerkraft wird vorrangig die Intervallmethode genutzt. Sie ist durch den systematischen Wechsel von Belastungs- und Erholungsphasen gekennzeichnet. Die Zeitdauer der Erholungsphasen wird so knapp bemessen, daß eine vollständige Wiederherstellung der Leistungsfähigkeit nicht möglich ist. Das bedeutet u. a., daß von Belastungsphase zu Belastungsphase ein fortlaufender Abbau energiereicher Substanzen und eine ständige Aufstockung der Ermüdung erfolgt. Wir unterscheiden zwischen der extensiven und intensiven Intervallmethode.

Extensive Intervallmethode

Ziel:
Durch das Training nach der extensiven Intervallmethode soll sowohl die Widerstandsfähigkeit des Sportlers gegen Ermüdung bei relativ lang dauernden Ausdauerkraftbelastungen geringer bis mittlerer Reizstärke erhöht als auch seine Erholungsfähigkeit nach solchen Tätigkeiten gefördert werden. Das heißt u. a. auch, daß der Sportler befähigt werden soll, eine möglichst große Ausdauerkraftleistung in einer bestimmten Zeiteinheit durch den vorrangigen Einsatz der aeroben und durch die geringere Inanspruchnahme der anaeroben Stoffwechselvorgänge zu vollbringen.

Weiterhin bewirkt das extensive Intervalltraining eine bemerkenswerte Straffung der beanspruchten Muskulatur (ohne dabei ihren Querschnitt sichtlich zu erhöhen) sowie den Abbau des Unterhautfettgewebes. Es stellt deshalb im Rahmen des Kraftsports eine bevorzugte Trainingsmethode der Frauen dar; von den Männern wird es zur detaillierten Ausformung der Muskulatur in der Wettkampfperiode genutzt.

Wirkungsweise der extensiven Intervallmethode:
Als Energiequelle dieser langdauernden Ausdauerkraftbelastungen mit geringer bis mittlerer Reizstärke dient u. a. auch die Glukose, die dem Muskel aus der Leber über das Blut zugeführt wird. Die vornehmlich aerobe Energiegewinnung für diese Kraftbelastungen wird ermöglicht, weil die Blutgefäße bei Anspannungen unter 50 % des Maximums noch nicht völlig verschlossen sind und der tätigen Muskulatur folglich auch während der Kontraktionsphasen in beschränktem Maße noch Sauerstoff und Nährstoffe zugeführt werden können; sie wird aber auch durch das gemäßigte Bewegungstempo und die relativ ausgedehnten Pausen erreicht (s. Abb. 7).

Die meßbare Erhöhung der Glykogenreserven in Muskel und Leber, die deutliche Zunahme der Kapillardichte sowie die Vermehrung und Vergrößerung der

Mitochondrien stellen typische Anpassungserscheinungen des Muskels an wiederholte extensive Intervallbelastungen dar. Die dichtere Kapillarisierung bewirkt sowohl die bessere Versorgung des Muskels mit den vermehrt zur Verfügung stehenden energiereichen Substanzen und mit Sauerstoff als auch den beschleunigten Abtransport der Stoffwechselprodukte. Die Zunahme der Anzahl und Größe der Mitochondrien gewährleistet u. a. die effektivere Nutzung des vergrößerten Sauerstoffangebots und damit eine höhere Leistungsfähigkeit.

Diese Anpassungsvorgänge tragen wesentlich dazu bei, daß durch das extensive Intervalltraining neben der Herz-Kreislauf-Regulation vor allem die aerobe Stoffwechseltätigkeit zu einem höheren Niveau geführt wird.

Art der Übungen:
Es besteht die Möglichkeit, die Intensität der Belastung nach der Herzfrequenz zu steuern. Das Training führt erst dann zu den gewünschten Anpassungserscheinungen, wenn eine durchschnittliche Herzfrequenz von 150 bis 180 Schlägen/min abzüglich des Lebensalters des Sportlers erreicht wird. Bei einem 20jährigen Sportler sollte die Herzfrequenz 130 bis 160 Schläge/min und bei einem 50jährigen Sportler 100 bis 130 Schläge/min betragen. Es versteht sich von selbst, daß diese Herzfrequenzwerte nur erreicht werden, wenn Übungen durchgeführt werden, die große Muskelgruppen in die Arbeit einbeziehen (Klimmzüge, Beugestütze, Kniebeugen usw.). Mit Handbeugen (Übg. 1) oder Fersenheben (Übg. 196) sind diese Belastungswerte nicht zu erzielen.

Anzahl der Übungen:
Die Anzahl der Übungen hängt von der gewählten Organisationsform ab. Im allgemeinen wird das Kreistraining bevorzugt. Dem Übungsrepertoire werden gewöhnlich 4 bis 12 Übungen entnommen, die in einer solchen Reihenfolge zu absolvieren sind, daß stets unterschiedliche Muskelgruppen belastet werden.

Widerstand:
30 bis 40 % der maximalen Kraftfähigkeit werden als zweckmäßiger Widerstand angesehen.

Wiederholungen bzw. Zeitdauer der Serie:
Es kann die Anzahl der Wiederholungen innerhalb der Serie oder aber die Dauer der Serie als Belastungskriterium vorgegeben werden. Meistens werden 20 bis 30 Wiederholungen absolviert; die Zeitdauer der Serie beträgt etwa 60 Sekunden.

Beispielprogramm XI

Teilnehmerkreis:	Anfänger, Fortgeschrittene, Könner
Trainingsmittel:	Übungen mit Zusatzlast
Organisationsform:	Kreistraining
Trainingsmethode:	extensive Intervallmethode
Programm:	Armbeugen (Übg. 12), Beindrücken (Übg. 181), Rumpfaufrichten aus der Rückenlage (Übg. 83), Bankdrücken (Übg. 42), Beinbeugen (Übg. 170) und Rumpfaufrichten aus der Bauchlage (Übg. 111)

Anmerkungen:
- Der Widerstand beträgt 30 bis 40% der Maximalkraft.
- Die Übung wird innerhalb der Serie mit mäßiger Geschwindigkeit so lange wiederholt, bis die vorgeschriebene Belastungsdauer (Anfänger etwa 30 s, Fortgeschrittene ungefähr 45 s und Könner rund 60 s) erreicht ist.
- Die Pause zwischen den Serien beträgt 60 bis 90 s.
- Die Pause nach Ablauf des Kreises kann bis auf 3 min ausgedehnt werden.
- Es werden 3 bis 6 Kreise absolviert.
- Nach Abschluß aller Serien wird ein Lockerungs- und Dehnungsprogramm über eine Zeitdauer von 20 bis 30 min empfohlen.

Geschwindigkeit der Übungsdurchführung:
Es wird zügig mit kontinuierlichem Krafteinsatz gearbeitet.

Anzahl der Serien:
Innerhalb der gewählten Organisationsform wird jede Serie 3- bis 6mal absolviert.

Pausen:
Die Pausenlänge zwischen den Serien wird bestimmt vom Trainingszustand, von der Höhe der Zusatzlast, der Wiederholungszahl, der Belastungsdauer und der gewählten Organisationsform. Wird die Organisationsform des Stationstrainings genutzt, so sind relativ lange Pausen (120 bis 240 s) unumgänglich, werden die wesentlich effektiveren Organisationsformen des Satz- und Kreistrainings bevorzugt, so genügen relativ kurze Pausen (60 bis 120 s).

Die Pausen zwischen den Sätzen und Kreisen können bis auf maximal 5 Minuten ausgedehnt werden.

Wiederherstellungsphase:
Den belasteten Muskeln sollte eine Wiederherstellungszeit von etwa 48 Stunden zugestanden werden. Wird täglich trainiert, so sind die Prinzipien des Split-Systems anzuwenden (s. Muskelquerschnittstraining).

Intensive Intervallmethode

Ziel:
Durch das Training nach der intensiven

Intervallmethode soll sowohl die Widerstandsfähigkeit des Sportlers gegen Ermüdung bei verhältnismäßig kurzen Ausdauerkraftbelastungen mittlerer bis hoher Reizstärke verbessert als auch seine Erholungsfähigkeit nach solchen Tätigkeiten gefördert werden. Das heißt u. a. auch, daß der Sportler befähigt werden soll, eine möglichst große Ausdauerkraftleistung in einer bestimmten Zeiteinheit durch Inanspruchnahme der aeroben und der anaeroben Stoffwechselprozesse zu vollbringen.

Weiterhin fördert das intensive Intervalltraining die Straffung und detaillierte Ausformung der Muskulatur.

Wirkungsweise:
Als Energiequelle für die intensive Tätigkeit dient in erster Linie das Muskel- und Leberglykogen (anaerobe laktazide Energiegewinnung). Die vornehmlich anaerobe Energiegewinnung ist sowohl durch die Blockierung der arteriellen Blutgefäße während der Anspannungsphasen als auch durch das hohe Bewegungstempo und die kurzen Pausen bedingt (s. a. Abb. 7). Nur während der Erschlaffungsphasen und der relativ kurzen Pausen kann der Muskel demzufolge mit Sauerstoff und Nährstoffen versorgt werden und deshalb aerob arbeiten. Wird das Training – wie im nachfolgenden Beispielprogramm XII dargestellt – höchst intensiv gestaltet, so erreichen selbst hinsichtlich der Ausdauerkraft hochtrainierte Spitzensportler Herzfrequenzwerte bis zu 200 Schlägen/min und Blutlaktatkonzentrationen zwischen 15 und 22 mmol/l. Das zeigt, in welch hohem Maße durch diese Methode Herz-Kreislauf und Stoffwechsel belastet werden können. Die rasche Spaltung und die daraus resultierende Verknappung des Glykogens in den arbeitenden Muskeln stimulieren seinen das Ausgangsniveau überschreitenden Wiederaufbau in der Erholungsphase (Superkompensation). Der Gehalt an Glykogen in der Leber und besonders in den Muskeln wird somit durch ein wiederholtes Training nach der intensiven Intervallmethode deutlich erhöht.

Art der Übungen:
Übungen mit Zusatzlasten, die zur Ausdauerkraftentwicklung nach der stark ermüdenden intensiven Intervallmethode durchgeführt werden, sollten – um Verletzungen zu vermeiden – entweder als geführte Bewegungen an speziellen Geräten absolviert werden (s. Abb. 260) oder aber so gestaltet werden, daß die Last nicht über den Körper gehoben werden muß (s. Abb. 129).

Anzahl der Übungen:
s. extensive Intervallmethode

Widerstand:
50 bis 65% der maximalen Kraftfähigkeit.

Zeitdauer der Serie:
Als Belastungskriterium gilt im allgemeinen nicht die Anzahl der Wiederholungen, sondern die Zeitdauer der Serie, in der der Sportler versucht, so viele Übungswiederholungen wie möglich zu erzielen. Die Zeitdauer der Serie sollte 20 bis maximal 45 Sekunden betragen. Gewöhnlich werden 30 Sekunden als optimale Zeitgröße angesehen.

Geschwindigkeit der Übungsdurchführung:
Es wird angestrebt, jede Wiederholung mit explosivem Krafteinsatz und höchstmöglicher Bewegungsgeschwindigkeit zu absolvieren.

Anzahl der Serien:
Innerhalb der gewählten Organisationsform werden 3 bis 6 Serien jeder Übung durchgeführt.

Pausen:
Wird die Organisationsform des Stationstrainings genutzt, so sind relativ lange Pausen (60 bis 120 s) unumgänglich, werden die wesentlich effektiveren Organisationsformen des Satz- und Kreistrainings bevorzugt, so genügen relativ kurze Pausen (10 bis 30 s).

Die Pausen zwischen den Sätzen bzw. Kreisen können auf ein bis drei Minuten ausgedehnt werden.

Wiederherstellungsphase:
s. Extensive Intervallmethode.

Beispielprogramm XII

Teilnehmerkreis:	Könner
Trainingsmittel:	Übungen mit Zusatzlast (z. T. geführte Bewegungen)
Organisationsform:	Kreistraining
Programm:	Klimmziehen (Übg. 56), Halbkniebeuge mit der Hantelschwinge (Übg. 138, s. a. Abb. 260), Bankdrücken im Gleitgerüst (Übg. 42), Beinbeugen (Übg. 169), Bankziehen (Übg. 77), Rumpfaufrichten vom Schrägbrett (Übg. 84)

Anmerkung:
- Der Widerstand beträgt 50 bis 60% der Maximalkraft.
- Die Übung wird innerhalb der Serie mit höchstmöglicher Geschwindigkeit so lange wiederholt, bis die vorgeschriebene Belastungsdauer von 30 bis 45 s erreicht ist.
- Die Pause zwischen den Übungsserien beträgt etwa 15 s (Gerätewechsel).
- Die Pause nach Ablauf des Kreises kann auf 60 bis 90 s ausgedehnt werden.
- Es werden 3 Kreise absolviert.
- Nach Abschluß des 3. Kreises wird ein Lockerungs- und Dehnungsprogramm von etwa 30 min empfohlen.

8

Verfahren und Methoden des Beweglichkeitstrainings

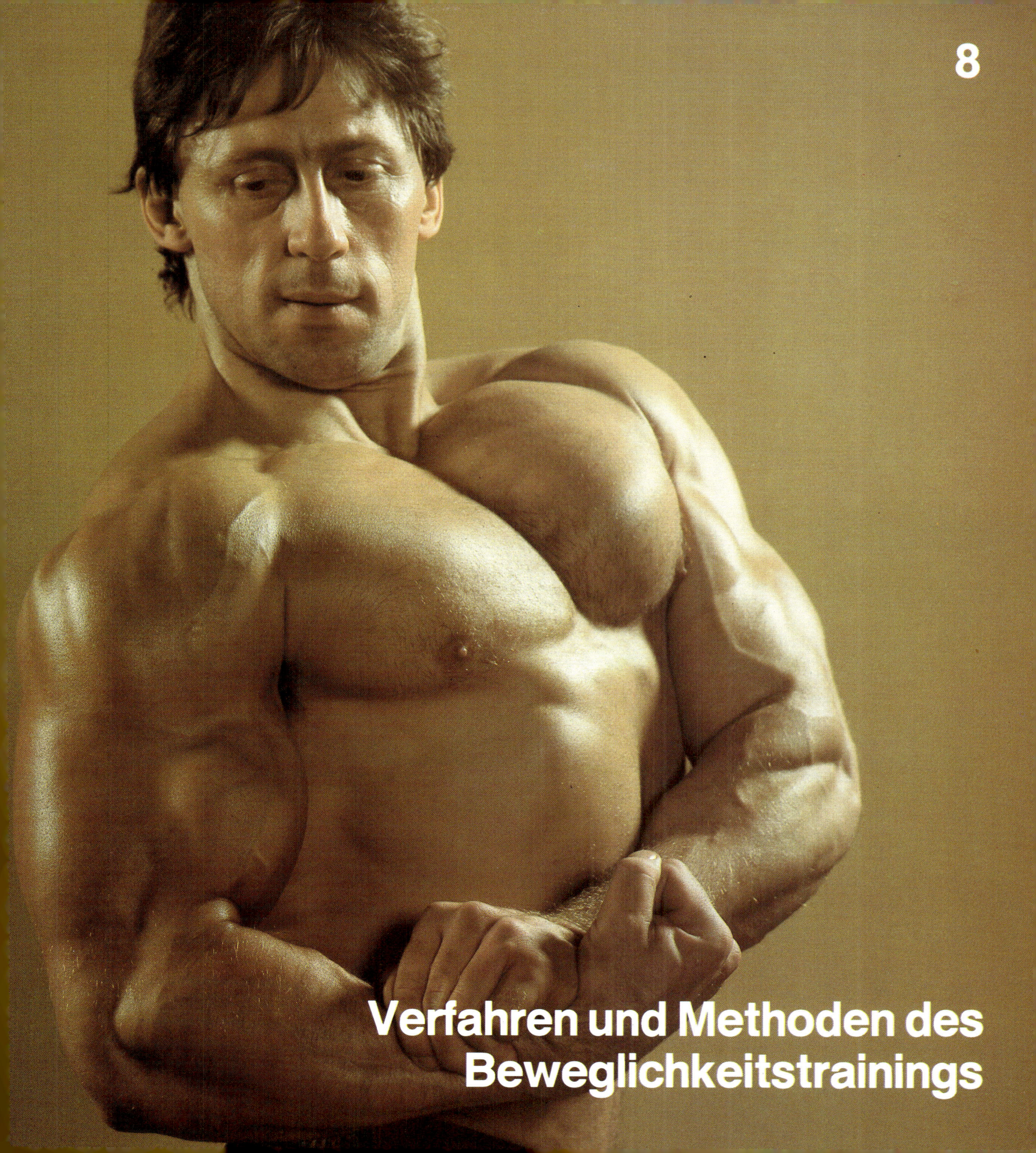

Beweglichkeit ist die Fähigkeit, Bewegungen mit einer großen Amplitude auszuführen. Wir unterscheiden zwischen aktiver und passiver Beweglichkeit. Die **aktive Beweglichkeit** wird durch die Größe der Bewegungsamplitude gekennzeichnet, die der Mensch selbständig, durch die Kraftentfaltung seiner Muskulatur erreichen kann. Die **passive Beweglichkeit** wird durch das Ausmaß der Bewegungsamplitude charakterisiert, die der Mensch unter Mithilfe äußerer Kräfte (Gewicht, Partner, Gegner, Gerät) erlangen kann. Bei passiven Beweglichkeitsübungen werden größere Bewegungsamplituden erreicht als bei aktiven Beweglichkeitsübungen. Die Beweglichkeit ist von folgenden Faktoren abhängig:

- *Gestalt und Berührung der Gelenkflächen:* Die Gestalt und Berührung der Gelenkflächen – auch als Gelenkigkeitsfaktor der Beweglichkeit bezeichnet – ist in gewissem Maße angeboren. Es gibt daher Menschen mit guten und andere mit schlechten anatomischen Voraussetzungen für ein hohes Niveau der Beweglichkeit. Wie Untersuchungen an Turnern, Akrobaten und Tänzern zeigen, können die Gelenke durch langjähriges intensives Beweglichkeitstraining so verändert werden, daß die Gelenkigkeit innerhalb relativ enger Grenzen verbessert und dadurch die Beweglichkeit erhöht wird.
- *Dehnbarkeit der das Gelenk umgebenden Muskeln:* Die Verbesserung der Dehnfähigkeit der Muskulatur stellt die entscheidende Reserve für eine größere Beweglichkeit dar. Da die kontraktilen Elemente des Muskels der Dehnung im allgemeinen nur wenig Widerstand entgegensetzen, wird durch Dehnungsübungen vor allem eine höhere Elastizität bindegewebiger Bestandteile des Muskels – wie der schlauchförmigen Hüllen der Muskelfasern und der Muskelfaserbündel – angestrebt. Einige bindegewebige Bestandteile des Muskels – z. B. die Sehnen – werden durch ein Beweglichkeitstraining nur wenig dehnfähiger. Das gleiche trifft für die Gelenkkapseln und für die sie stabilisierenden Bänder zu.
  Niedrige Körpertemperatur verschlechtert, höhere Körpertemperatur verbessert die Dehnfähigkeit.
- *Länge der Muskeln:* Auch die Länge der Muskeln beeinflußt die Beweglichkeit. Regelmäßiges Beweglichkeitstraining führt wahrscheinlich zur Vermehrung der Sarkomere in Längsrichtung und damit zur Verlängerung der Muskelfasern. Die Verlängerung der Sehnen und Bänder wird durch das Beweglichkeitstraining jedoch weder angestrebt noch erreicht.
- *Kraft der auf das Gelenk wirkenden Muskeln:*
  Zunächst läßt sich der Muskel leicht, ohne größeren Krafteinsatz auseinanderziehen. Mit zunehmender Verlängerung werden die Elastizitätskräfte des Muskels größer. Dies wird u. a. durch die Elastizität der im Muskel befindlichen Bindegewebsschichten und der Sehnen bewirkt, die sich beim Dehnen spannen. Das heißt, daß für die weitere Dehnung des Muskels eine immer größere Kraft entfaltet werden muß. Der volle Aktionsradius eines Gelenks kann bei aktiver Dehnung somit nur erreicht werden, wenn die tätige Muskulatur in der Lage ist, den Widerstand der gedehnten antagonistischen Muskeln zu überwinden. Das Beinspreizen im Stand (Übg. 152/Abb. 226) kann beispielsweise nur über den kompletten Bewegungsspielraum ausgeführt werden, wenn mittlerer und kleiner Gesäßmuskel (Abb. 224) stark genug sind, um sich über die Elastizitätskräfte der zur Dehnung gezwungenen Schenkelanzieher (Abb. 232) hinwegzusetzen.
  Das mit der Entwicklung der Kraftfähigkeiten nicht selten einhergehende Muskelwachstum (Hypertrophie) beeinflußt die Beweglichkeit nicht negativ. Das beweisen z. B. Gewichtheber mit ihrer mächtigen Beinstreckmuskulatur, deren Kraft es ihnen erlaubt, sich mit enormen Lasten aus der tiefen Hocke in den Stand zu erheben. Gleichzeitig ist diese Muskulatur aber so dehnfähig, daß Gewichtheber sich zumeist tiefer als andere Sportler in die Hockstellung begeben können. Das bestätigen auch Turner, deren gut ausgeprägte und leistungsstarke Muskulatur eine außergewöhnliche Dehnfähigkeit besitzt.
- *Entspannungsfähigkeit der Muskulatur:*
  Durch die Fähigkeit zur aktiven Entspannung der Muskulatur (Herabsetzung des Muskeltonus) kann ihr Dehnungswiderstand reduziert und die Beweglichkeit erhöht werden. Starke Ermüdung der Muskulatur vermindert die Entspannungsfähigkeit. Sie kann durch Lockerungs- und Entspannungsübungen (s. Abb. 20) wiederhergestellt werden.

Ein höheres Maß an Beweglichkeit bringt dem Kraftsportler nachstehende Vorteile:

- Die Übungen können elastischer, fließender, geschmeidiger und damit ökonomischer durchgeführt werden. Folglich wird das Grundpotential der Kraft wirksamer in eine äußere Leistung umgesetzt. Der Sportler wird stärker.
- Die Verletzungsgefahr wird durch die vergrößerte Elastizitätsreserve vermindert. Das heißt, es sind Voraussetzungen für ein störungsfreies Training und damit für eine kontinuierliche Leistungsentwicklung vorhanden.
  Eine zu große Beweglichkeit (Hypermobilität) schwächt allerdings die Muskulatur und erhöht das Verletzungsrisiko, weil sich die Muskeln zum einen aus verlustbringenden Ausgangslagen kontrahieren und die überdehnten Sehnen und Bänder zum anderen die Gelenke nicht ausreichend stabilisieren. Die Beweglichkeit sollte deshalb immer nur so weit entwickelt werden,

daß Trainings- und Wettkampfübungen ökonomisch ausgeführt werden können.

- Der vergrößerte Bewegungsspielraum gestattet, die Muskulatur umfassender zu stärken und auszuformen.
- Dehnfähige Muskeln können nach hohen Belastungen leichter gelockert werden als verkürzte Muskeln. Das bedeutet, die entspannte Muskulatur preßt die Blutgefäße nicht zusammen und behindert deshalb auch die Durchblutung nicht. Mit dem Blutstrom können folglich Stoffwechselprodukte rascher aus den Fasern sowie Sauerstoff und energiereiche Substanzen schneller in die Fasern transportiert werden. Die Wiederherstellung der beanspruchten Muskulatur wird beschleunigt. Die Trainingshäufigkeit kann gesteigert und die Leistungsentwicklung forciert werden.
- Es sind günstige Voraussetzungen gegeben, um den Kürvortrag ausdrucks- und effektvoller zu gestalten. Die Gefahr der Verkrampfung während der Posen wird reduziert.

Zur Entwicklung der Beweglichkeit haben sich folgende Verfahren und Methoden bewährt:

Entwicklung der Beweglichkeit durch Krafttraining:
Nach starker Kontraktion kehrt der Muskel nicht wieder in seine Ausgangslage zurück. Es entsteht ein **Kontraktionsrückstand**. Der Kontraktionsrückstand läßt sich durch Dehnung auflösen. Fehlen Dehnungsreize, d. h., werden durch das Training über längere Zeiträume lediglich Reize zur Kraftentwicklung gesetzt, so verfestigen sich die Kontraktionsrückstände. Die Muskeln sind dann im Ruhezustand verkürzt und lassen sich auch durch kurzzeitige Beweglichkeitsübungen nicht so weit dehnen, daß die durch den Bau der Gelenke anatomisch vorgegebenen Bewegungsamplituden genutzt werden können. Unter diesen Bedingungen kontrahieren sich die Muskeln (Agonisten) nicht nur aus ungünstigen Ausgangslagen, sondern die Antagonisten verkürzen durch zu zeitiges Abbremsen der Bewegung auch die Beschleunigungswege. Der nach außen wirkende Kraftstoß bleibt relativ klein. Außerdem sind verkürzte Muskeln nicht immer in der Lage, unvorhergesehene, abrupte und extreme Krafteinwirkungen federnd abzufangen. Das kann zu Muskelzerrungen, Muskelfaserrissen und Sehnenrissen führen.

Die erforderlichen Dehnungsreize lassen sich aber nicht nur durch Dehnungsübungen, sondern auch durch das Krafttraining selbst auslösen. Bei der Durchführung dynamischer Übungen werden für die arbeitenden Muskeln (Agonisten) während der überwindenden Arbeit (Heben der Last) Kraftreize und während der nachgebenden Arbeit (Senken der Last) neben Kraft- vor allem Dehnungsreize gesetzt. Die Dehnungsreize werden allerdings nur in dem Maße wirksam, in dem es gelingt, die mögliche Bewegungsamplitude auszuschöpfen. Dynamische Arbeit nachgebenden Charakters mit mäßigem Bewegungstempo, die den Sportler mit Hilfe äußerer Kräfte (Körpergewicht, Zusatzlast usw.) in extreme Dehnungslagen zwingt, stellt eine unbedingte Notwendigkeit für die Niveauverbesserung der Beweglichkeit durch Krafttraining dar.

So kontrahieren sich beim Beugestütz (Abb. 64 bis 67) Trizeps, Deltamuskel, großer Brustmuskel, breiter Rückenmuskel und viele andere (s. Übg. 25 u. 26); während der Beugephase werden die gleichen Muskeln gedehnt. Das eigene Körpergewicht stellt bereits eine Kraft dar, die dem Sportler ermöglicht, sich dem individuellen Grenzbereich der Bewegungsamplitude weitgehend zu nähern. Zusatzlasten, die jedoch auch eine größere Kraftmobilisation zur Realisierung der Streckbewegung erfordern, unterstützen die reizwirksame Dehnung. Senkt der Sportler seinen Körper so weit wie möglich zwischen die Barrenholme, dann erhält die Kraftübung Beugestütz gleichzeitig den Charakter einer passiven Dehnungsübung. Wie wissenschaftliche Untersuchungen bestätigen, führen diese Reize – wie oft irrtümlich behauptet – nicht zur Überdehnung bindegewebiger Strukturen der Gelenke (Kapseln und Bänder).

Nicht alle Übungen sind gleichermaßen zur Entwicklung sowohl der Kraft als auch der Beweglichkeit geeignet. Die Struktur der Übungen läßt mitunter große Bewegungsamplituden einfach nicht zu. So werden durch das Liegestützen vom Boden (Übg. 67) kaum Dehnungsreize gesetzt; das tiefe Liegestützen (Übg. 69) hingegen ermöglicht eine wesentlich größere Bewegungsamplitude und fördert dadurch insbesondere die Dehnung des vorderen Sägemuskels und der Brustmuskeln. Halbkniebeugen, als ständiges Trainingsmittel eingesetzt, bewirken eine Verkürzung des Quadrizeps; Tiefkniebeugen dehnen dagegen diesen Muskel. Nicht zuletzt aus diesem Grund besitzen Gewichtheber auch eine außergewöhnlich dehnfähige Beinstreckmuskulatur. Die erfolgreiche Wettkampftechnik zwingt sie einfach, sich beim Umsetzen der Hantel mit hoher Last in die tiefe Hocke zu begeben.

Aber nicht nur die Art und Weise der Durchführung jeder einzelnen Übung ist für die Entwicklung der Beweglichkeit durch Krafttraining entscheidend, sondern auch der Aufbau der Übungsprogramme. Das Programm muß Übungen zur Entwicklung der Agonisten und der Antagonisten einschließen. Enthält das Programm z. B. Übungen zur Entwicklung des Bizeps (Abb. 41), so dürfen Übungen zur Ausprägung des Trizeps (Abb. 55) nicht fehlen. Sind Übungen zur Entwicklung der Rumpfstreckmuskeln (Abb. 169) vorgesehen, so muß auch das Training der Rumpfbeugemuskeln (Abb. 135 u. 156) geplant werden. Umfaßt das Programm lediglich Übungen zur Kräftigung der Agonisten, dann wird die Verkürzung der Hauptarbeitsmuskeln begünstigt und die gleichzeitige Schwächung ihrer Antagonisten gefördert. Diese Verschiebung des unter normalen Umständen ausgewogenen **Kräftegleichgewichts** zwischen Muskelgruppen mit entgegengesetzter Funktion führt zu Fehlstellungen der Gelenke, die wiederum eine Überlastung und damit eine erhöhte Krankheits- und Verletzungsanfälligkeit der Gelenkknorpel und Muskeln (insbesondere ihrer Sehnen) nach sich ziehen. Wird z. B. das Gewichthebertraining, das bekanntlich starke Entwicklungsreize für die Rumpfstreckmuskulatur setzt, einseitig betrieben, d. h., wird die Verkürzung der Rükkenmuskeln durch fehlende Bauchmuskelübungen begünstigt, so verschuldet dieser Fehler eine Veränderung des Kräftegleichgewichts zugunsten der Rumpfstreckmuskulatur. Der verstärkte Zug der verkürzten Rumpfstreckmuskulatur kippt das Becken nach vorn. Eine dauerhafte Hohlrückenhaltung, die mit Rückenschmerzen verbunden sein kann, ist die Folge.

Das Kräftegleichgewicht zwischen Muskelgruppen mit entgegengesetzter Funktion – in unserem Beispiel zwischen Rumpfstreck- und Rumpfbeugemuskulatur – kann nur durch langfristiges **Antagonistentraining** (in unserem Fall der Bauchmuskeln, Übg. 83 bis 92) und durch spezielle Dehnungsübungen für die Agonisten (in unserem Fall für die Rückenstreckmuskeln, Übg. 115 bis 122) wiedergewonnen werden.

Entwicklung der Beweglichkeit durch Dehnungsübungen:

Die beweglichkeitsfördernde Planung und Durchführung des Krafttrainings schließt den Einsatz von Dehnungsübungen nicht aus und ersetzt ihn auch nicht. Dehnungsübungen sind unverzichtbarer Bestandteil einer jeden Krafttrainingseinheit!

Bei der Planung des Dehnungstrainings ist zu beachten:

- Die Entwicklung der Beweglichkeit ist ein langwieriger Prozeß, der ganzjährig geplant werden muß.
- Dehnungsübungen können in die Vor- und Nachbelastung einbezogen, aber auch zwischen den Serien, Sätzen und Kreisen absolviert werden.
  Werden Dehnungsübungen innerhalb der Vorbelastung durchgeführt, so sollte ihnen eine 5- bis 10minutige Erwärmungsarbeit vorausgehen. Das gilt besonders für das Training in den Morgenstunden, da die Dehnfähigkeit der Muskulatur zu dieser Tageszeit erheblich eingeschränkt ist.
  Wird beabsichtigt, Dehnungsübungen zum Ausklang einer stark belastenden Krafttrainingseinheit zu absolvieren, so muß die Entspannungsfähigkeit der ermüdeten Muskulatur zunächst durch Lockerungs- und Entspannungsübungen (5 bis 10 min) wiederhergestellt werden.
  Dehnungsübungen im ausklingenden Teil der Trainingseinheit fördern die Entspannung des Muskels, führen zum schnelleren Abtransport der Stoffwechselprodukte und beschleunigen so die Wiederherstellung der Leistungsfähigkeit.
- Das Dehnungsprogramm sollte Übungen für alle großen Gelenke bzw. Muskelgruppen enthalten. Das bedeutet allerdings nicht, daß besonders „unelastische Zonen" nicht schwerpunktmäßig zu dehnen sind.

Bei der Durchführung der Dehnungsübungen ist zu berücksichtigen:

- Die Dehnungsübungen sind stets in mäßigem und gleichmäßigem Bewegungstempo zu vollziehen, um die durch Muskelspindeln ausgelöste, reflektorische Kontraktion der zu dehnenden Muskeln zu vermeiden (s. Kapitel „Nerv-Muskel-Prozesse").
- Die Schwingungsweite der Bewegung ist ganz allmählich zu vergrößern.
- In den letzten Serien einer Übung sollte man versuchen, die in der vorausgegangenen Trainingseinheit erreichte Bewegungsamplitude zu übertreffen.
- Die Schmerzgrenze darf nicht überschritten werden. Treten Schmerzen im gedehnten Muskel auf, dann zieht er sich unwillkürlich zusammen (Schmerzhemmung) und erschwert die weitere Dehnungsarbeit.
- Es wird ruhig und gleichmäßig geatmet. Preßatmung wird vermieden. Durch Preßatmung steigt der Druck im Brust- und Bauchraum. Brust-, Bauch- und Rückenmuskulatur spannen sich reflektorisch. Das kann für bestimmte Kraftübungen (Drücken, Kniebeugen, Kreuzheben usw.) von Vorteil sein; die Wirksamkeit der Dehnungsübungen wird jedoch beeinträchtigt.

Man unterscheidet im wesentlichen zwischen folgenden Dehnungsmethoden:

Die Methode der wiederholten Dehnung

nutzt die Eigenschaft des Muskels, sich bei wiederholtem Zug in geringen Zeitabständen viel weiter zu dehnen als bei einmaliger Einwirkung.

Der Sportler führt die ersten Wiederholungen mit relativ kleinen Amplituden aus, steigert die Schwingweite allmählich und erreicht nach 15 bis 20 Bewegungen ihr Maximum. Dieser Vorgang, den der Sportler entweder selbständig, durch die Kraftentfaltung seiner Muskulatur oder mit Hilfe äußerer Kräfte (Partner, Gewicht usw.) realisiert, wird 3- bis 4mal wiederholt.

Als Vorteil der wiederholten Dehnung wird die Ausprägung der Kraft der sich kontrahierenden Agonisten und die gleichzeitige Verbesserung der Elastizität der zur Dehnung gezwungenen Antagonisten angesehen. Das mag für Anfänger durchaus richtig sein. Für krafttrainierte Sportler reichen diese Belastungen allerdings nicht aus, um wirksame Reize zur Entwicklung der Kraftfähigkeiten zu setzen.

Die Methode der wiederholten Dehnung besitzt jedoch auch einige Nachteile:

- Durch die schwingenden und federn-

den Bewegungen – besonders wenn sie zu abrupt und zu schnell ausgeführt werden – wird der Dehnungsreflex ausgelöst, d. h., die zu dehnende Muskulatur kontrahiert sich (s. Kapitel „Nerv-Muskel-Prozesse“). Das beschränkt die Bewegungsamplitude und erhöht das Verletzungsrisiko.
- Die erhöhte Dehnbarkeit der Muskulatur ist nur von kurzer Dauer. Sind die Dehnungsübungen Bestandteil der Vorbelastung, so reicht der Zeitraum der erhöhten Dehnbarkeit im allgemeinen nicht aus, um über die gesamte Trainingseinheit mit größerer Effektivität und geringerer Verletzungsgefahr trainieren zu können.

Die Methode der Dauerdehnung
nutzt den Fakt, daß die Größe des Dehnungseffekts u. a. von der Dehnungsdauer abhängig ist.

Der Sportler entspannt die zu dehnenden Muskeln und begibt sich durch die Kraftentfaltung seiner Muskulatur (aktive Dehnung) bzw. mit Hilfe äußerer Kräfte (passive Dehnung) ganz allmählich in eine weite Dehnungslage. Dort versucht er, sich über einen Zeitraum von 20 bis 40 s physisch und psychisch völlig zu entspannen. Darauf führt er die jetzt weitgehend entspannten Muskeln bis an die Grenze der erreich- bzw. erzwingbaren Bewegungsamplitude. In der nun extremen Dehnungslage entspannt er sich wiederum 20 bis 40 s. Dieser Vorgang wird 5- bis 6mal wiederholt.

Die Methode der Dauerdehnung besitzt folgende Vorteile:
- Der Dehnungsreflex wird weitgehend reduziert. Dadurch wird der Aktionsradius beträchtlich erweitert und die Verletzungsgefahr wesentlich gemindert.
- Die erhöhte Dehnbarkeit der Muskulatur bleibt 3 bis 4 Stunden erhalten. Das sichert eine größere Wirksamkeit des Trainings über lange Zeiträume.
- In den relativ langen Entspannungsphasen können nicht nur physische sondern auch psychische Spannungen abgebaut werden.

Die Vorspannungs-Dehnungs-Methode
nutzt die Eigenschaft des Muskels, auf einen hohen Spannungsreiz nur mit einer geringen Gegenspannung zu antworten, wenn die Anspannung unmittelbar vorausging.

Der Dehnungsvorgang wird in folgende Phasen unterteilt:
Phase der aktiven Dehnung:
Die zu dehnenden Muskeln werden zunächst durch die Kraft der Muskeln, die sich auf der entgegengesetzten Seite des Gelenks befinden, aktiv bis zur erreichbaren Grenze der Bewegungsamplitude gezogen. Um zu verhindern, daß die Muskelspindeln den Dehnungsreflex, d. h. die Kontraktion der zu dehnenden Muskeln auslösen, muß die Vordehnung langsam und kontinuierlich vollzogen werden.

Phase der Vorspannung:
Eine starke isometrische Kontraktion gegen die äußere Kraft (z. B. gegen den Widerstand des Partners) über eine Zeitdauer von etwa 7 s veranlaßt die Sehnenspindeln, Hemmimpulse auszulösen. Diese bewirken die unwillkürliche Entspannung der zu dehnenden Muskeln (s. Kapitel „Nerv-Muskel-Prozesse“). Es ist darauf zu achten, daß die isometrische Kontraktion stark genug ist, um die gewünschten Entspannungsvorgänge in Gang zu setzen. Es gilt der Grundsatz: Je stärker die Vorspannung, desto weitgehender die Entspannung!

Phase der passiven Dehnung:
Nach der Vorspannung werden die nun entspannten Muskeln mit Hilfe der äußeren Kraft (z. B. Partner, Körpergewicht, Geräte) bzw. mit Hilfe nicht auf das betreffende Gelenk wirkender Muskeln behutsam in die reizwirksame Dehnungshaltung geführt. Auch während dieser Phase ist der langsamen und gleichmäßigen Bewegungsausführung große Aufmerksamkeit zu widmen, damit keine reflektorische Kontraktion der beteiligten Muskulatur erfolgt.

Phase der Dauerdehnung:
Unter weiterer Einwirkung der äußeren Kraft verbleibt der Sportler mit völlig entspannter Muskulatur für 6 bis 10 Sekunden in der extremen Dehnungshaltung.

Wenn kein Partner zur Verfügung steht, dann können die Phasen der Vorspannung, der passiven Dehnung und der Dauerdehnung auch aktiv gestaltet werden. Das schränkt jedoch die Wirksamkeit dieser Methode ein.

Entwicklung der Beweglichkeit durch Lockerungs- und Entspannungsübungen:

Lockerungs- und Entspannungsübungen werden mit dem Ziel durchgeführt, die Fähigkeit zur bewußten Entspannung zu entwickeln, nachteiligen Belastungswirkungen vorzubeugen und/oder bereits vorhandene abzubauen.

Das bedeutet,
- die belastete Muskulatur vor Verkrampfung zu schützen oder schon verkrampfte Muskulatur zu lockern und
- die beanspruchten Sehnen, Bänder und Knorpel vor einer Verspannung oder einem Zusammendrücken zu bewahren oder solche bereits in Mitleidenschaft gezogenen Bindegewebsstrukturen zu entlasten.

Besondere Aufmerksamkeit muß in diesem Zusammenhang der Be- und Entlastung der Wirbelsäule gewidmet werden. Die Wirbelkörper sind durch 23 faserknorplige Zwischenwirbelscheiben miteinander verbunden (s. Abb. 22 u. 23). Durch wirbelsäulenbelastende Kraftübungen – wie Drücken (Abb. 80), Kreuzheben (Abb. 170) und Kniebeugen (Abb. 209) – wird Flüssigkeit aus dem Gallertkern der Zwischenwirbelscheiben gepreßt. Sie werden dadurch flacher. Das hat zur Folge, daß der Sportler nach dem Krafttraining – je nach Belastungsgröße und

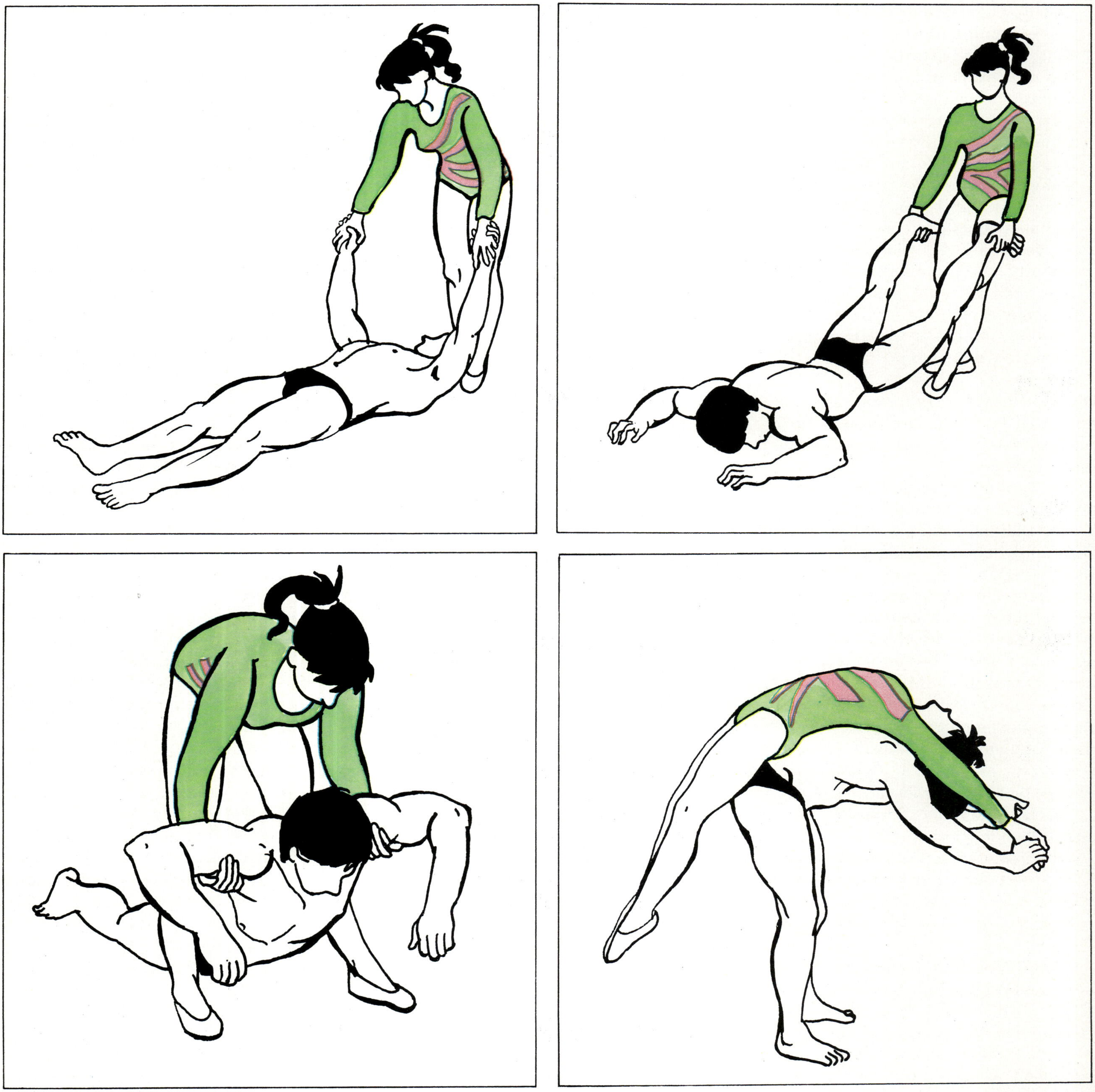

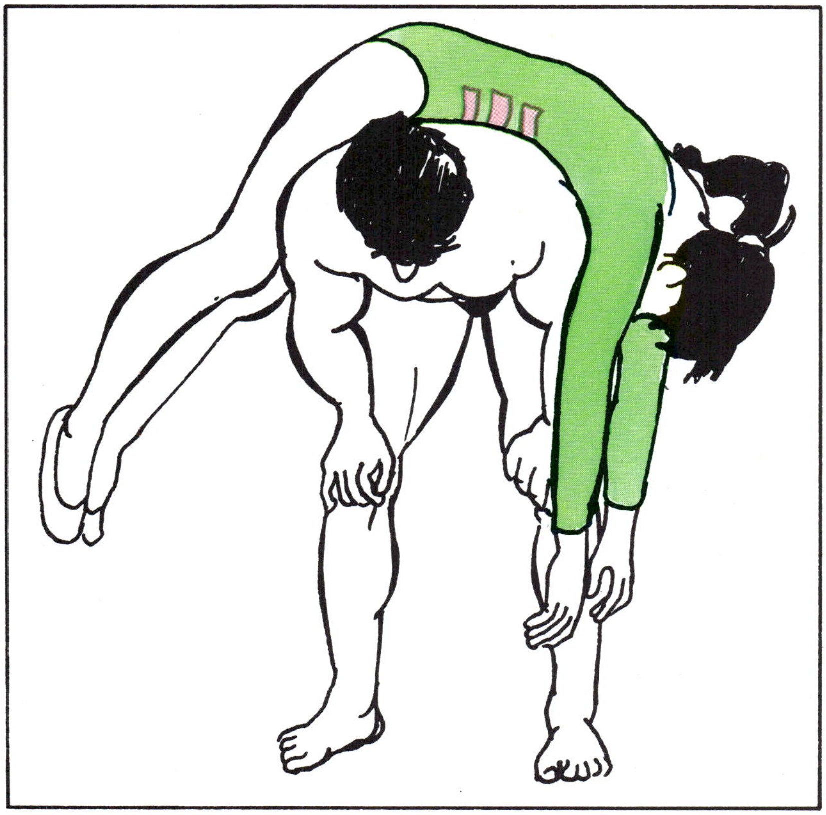

Abb. 20 a–g

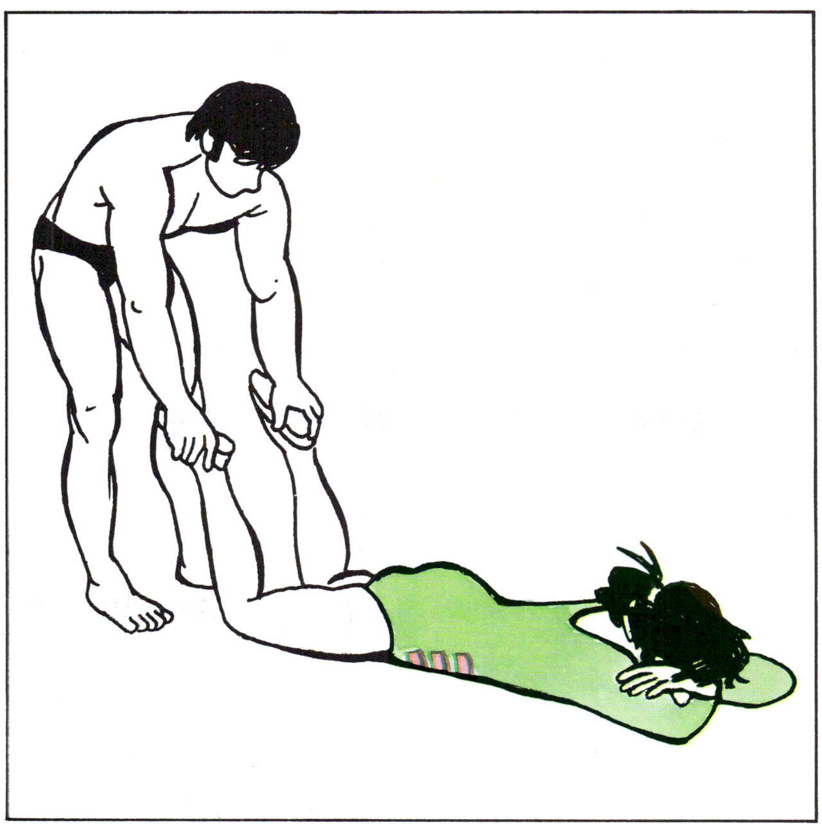

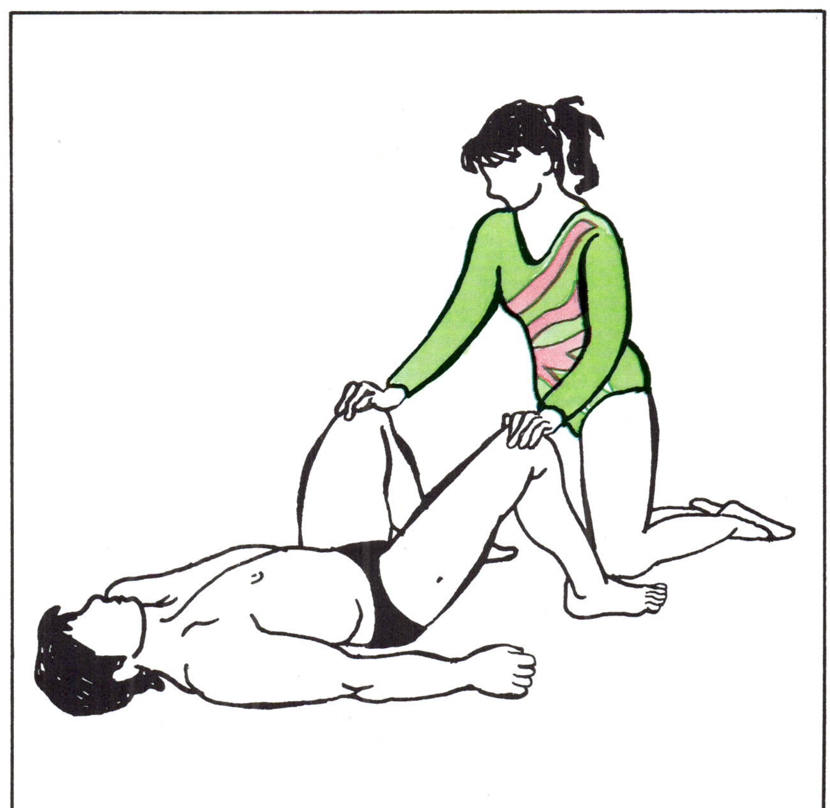

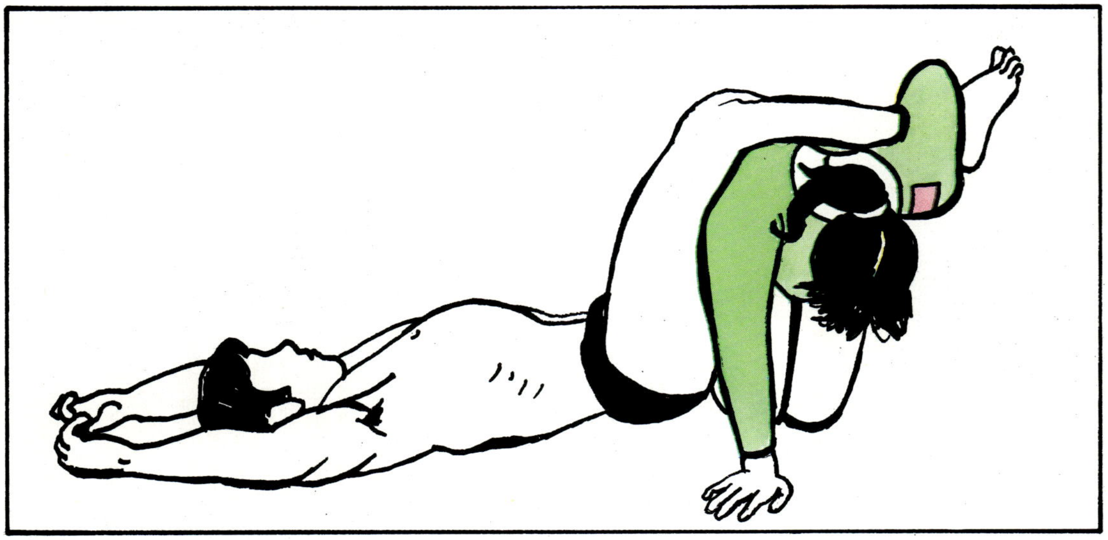

Abb. 20 h

Abb. 20 i

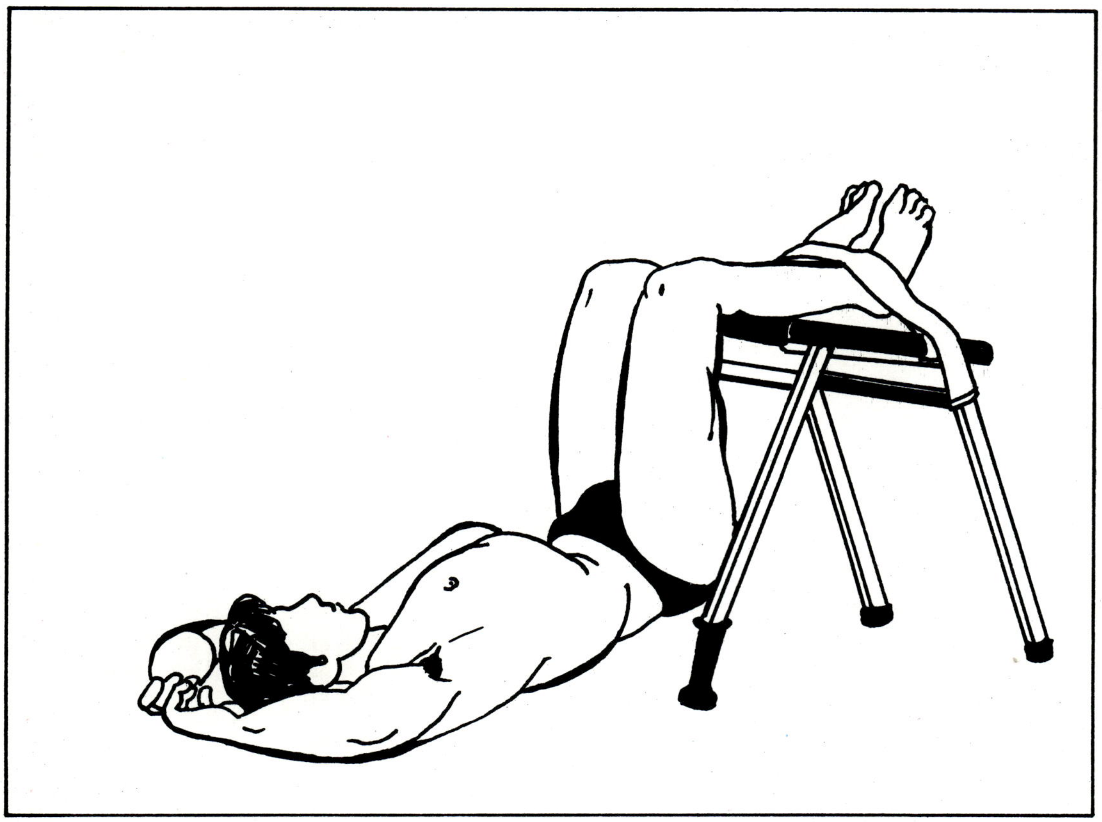

Körperhöhe – zwei bis vier Zentimeter kleiner sein kann als zuvor.

Zwischen den Übungsserien und nach dem Training muß die Wirbelsäule durch wirbelsäulenentlastende Übungen gestreckt und so die Rückkehr in die Ausgangslänge gefördert werden. (Abb. 20 b, d, e, h, i) Die Wiederherstellung des beanspruchten Bewegungsapparates wird – wie das Beispiel zeigt – durch Lockerungs- und Entspannungsübungen unterstützt, die ohne Zusatzgeräte mit Partnerhilfe oder mit einfachen oder speziell konstruierten Geräten (Abb. 20 i) durchgeführt werden. Der Bewegungsapparat wird während der Lockerungsübungen in der Regel durch einfache Schüttelbewegungen (Abb. 20 a, c, f, g) und während der Entspannungsübungen durch Dehnungshaltungen (z. B. durch Aushängen, Abb. 20 e, h, i) bewußt entspannt. Die Zeitdauer für eine Übungsserie beträgt ein bis zwei Minuten.

Wie die Ausführungen zeigen, ist ein hohes Niveau der Beweglichkeit kein unausbleibliches Nebenergebnis des Krafttrainings, sondern das Resultat eines sachkundig aufgebauten und absolvierten Übungsprogramms, in dem sowohl Faktoren zur Entwicklung der Kraft als auch Faktoren zur Entwicklung der Beweglichkeit Berücksichtigung finden.

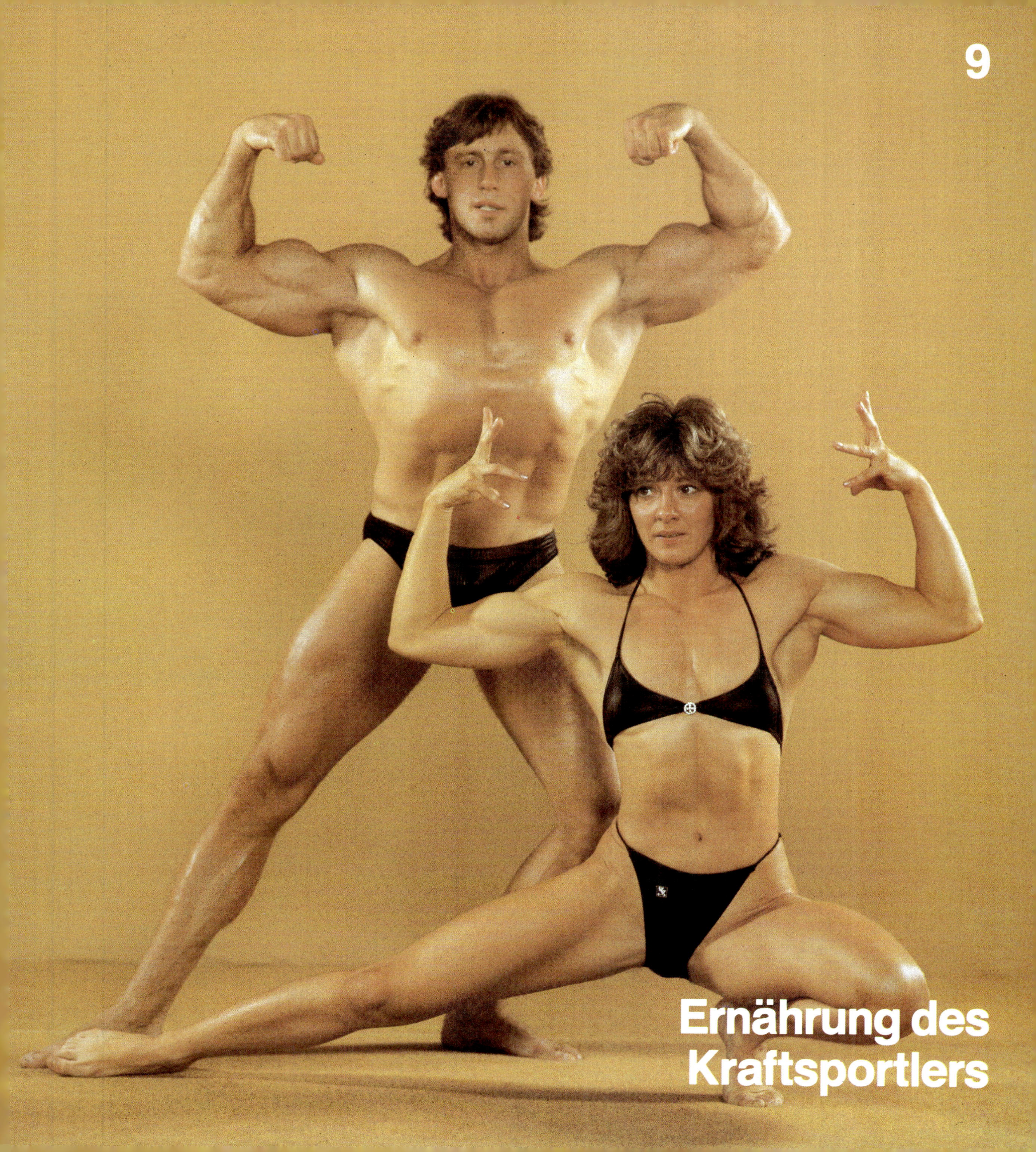

9

Ernährung des Kraftsportlers

Sportwissenschaftliche Erkenntnisse der letzten Jahre weisen eindeutig auf den Zusammenhang von effektiven Trainingsmethoden, sportgerechter Ernährung und Leistungssteigerung hin. In der Tat erzielen Kraftsportler besonders dann Erfolge, wenn sie neben dem intensiven Training zum Muskelaufbau wesentliche Ernährungsgrundsätze beachten.

Sowohl der Anfänger als auch der fortgeschrittene Kraftsportler müssen sich darüber im klaren sein, daß mit der Normalkost und den Eßgewohnheiten eines „Durchschnittsbürgers" keine wesentlichen Erfolge beim Muskelaufbau zu erzielen sind.

Andererseits sollte man auch keine zu hohen Erwartungen an Wunderdiäten und an Empfehlungen bestimmter Ernährungsapostel stellen.

Aus der Zielsetzung, Muskelzuwachs und stetige Kraftentwicklung zu fördern, ergibt sich für den Kraftsportler die Notwendigkeit, kohlenhydrat- und eiweißreiche, aber fettarme Kost zu sich zu nehmen.

Der hohe Bedarf an Kohlenhydraten ergibt sich aus ihrer zentralen Bedeutung für die Energiebereitstellung, ohne die ein intensives Krafttraining nicht möglich ist. Eiweißreiche Kost ist für den Kraftsportler Voraussetzung für die Synthese körpereigener Eiweiße und damit für den Muskelaufbau.

Fettarme Kost ist zu empfehlen, um der Bildung von Unterhautfettgewebe vorzubeugen und damit das Muskelrelief deutlich auszuprägen. Aufgrund der spezifischen Belastungsstruktur des Krafttrainings kann der hohe Energiegehalt der Fette ohnehin vom Kraftsportler nicht genutzt werden.

Ausgangspunkt für die Ernährung des Kraftsportlers ist der Grundsatz, den durch das Training verursachten spezifischen und individuellen Verbrauch an Energieträgern, Vitaminen und Mineralstoffen auszugleichen. Also vor der Ernährung steht das harte Training! Dieser Ausgleich ist eine Voraussetzung für die Realisierung des nachfolgenden Trainings.

Bestimmend für eine leistungsorientierte Ernährung ist die Art und Weise der Beanspruchung des Organismus im Training. Das heißt, so wie sich die Trainingsmethoden des Kraftsportlers von denen des Ausdauersportlers unterscheiden, so unterscheidet sich auch die Ernährung beider Sportlergruppen.

Folgen wir der Erkenntnis, daß der Ernährungsbedarf durch spezifische Belastungsstrukturen des Muskelaufbautrainings hervorgerufen wird, muß zunächst der „Nahrungsbedarf" etwas genauer erläutert werden.

Das Krafttraining, das zu den intensiven Körperübungen gezählt wird, stellt besonders hohe Anforderungen an die Ernährung, um die **Energiebereitstellung** zu sichern.

In Abbildung 21 ist der Zusammenhang von Belastung im Krafttraining, den Wegen der Energiebereitstellung und der Ernährung dargestellt.

Die Entwicklung großer und kräftiger Muskeln erfordert nicht nur eine verstärkte Zufuhr von Eiweißen, sondern vor allem von Kohlenhydraten. Der wirksame Belastungsbereich für das Muskelaufbautraining (80–90 % der Maximalkraftleistung) wird vorwiegend über anaerobe Wege der Energiebereitstellung abgesichert. Dabei greift der Organismus auf seine körpereigenen Kohlenhydratspeicher zurück, die nach der Belastung durch eine kohlenhydratreiche Kost am schnellsten wieder aufgefüllt werden können.

Der Energiebedarf des Menschen ist durch folgende Faktoren gekennzeichnet:

- Grundumsatz
- Leistungsumsatz
- Verdauungsverlust und spezifische Wirkung der Nährstoffe.

Als **Grundumsatz** wird der Energieverbrauch bezeichnet, den der Mensch unter Ruhebedingungen für die Wärmeproduktion und für die Aufrechterhaltung lebenswichtiger Funktionen (Herz- und Kreislauffunktion, Atmung, Nieren- und Hirntätigkeit) benötigt. Die Größe des Grundumsatzes hängt vom Alter, vom Geschlecht, vom Gewicht, von hormonellen Funktionen und weiteren Faktoren ab.

Durchschnittlich beträgt der Grundumsatz vier Kilojoule je Stunde und je Kilogramm Körpergewicht. Der Grundumsatz liegt bei Frauen – bedingt durch die geringere Muskelmasse – gegenüber den Männern um 5–10 % niedriger. Sportliches Training erhöht damit den Grundumsatz.

Der **Leistungsumsatz** setzt sich aus dem täglichen berufs- und trainingsbedingten Energiebedarf des Kraftsportlers zusammen, der die im Grundumsatz enthaltenen Leistungen übersteigt. Allein aus der Tatsache, daß die Skelettmuskulatur bei entsprechenden beruflichen Anforderungen (Tab. 7) und bei intensivem Krafttraining ihren Energiebedarf um mehr als das Zwanzigfache steigern kann, wird die Bedeutung einer richtig bilanzierten Ernährung für die Leistungssteigerung des Kraftsportlers sichtbar.

Ein *Zuviel* an Energiezufuhr (d. h. mehr, als durch die tägliche Gesamtleistung verbraucht wird) „bezahlt" der Kraftsportler mit unerwünschtem Unterhautfettgewebe, ein *Zuwenig* mit Leistungsminderung.

Auch die **Verdauung** ist ein energieverbrauchender Prozeß. Etwa 10 % der Nahrungsenergie wird für die Verdauungsarbeit verbraucht, weitere 10 % werden als Nährstoffverarbeitungsenergie für den Umbau der Nährstoffe im Körper benötigt. Diese sogenannte spezifische Wirkung der Nährstoffe ist bei eiweißreicher Kost besonders hoch.

Kraftsportler haben (auch unter Beachtung berufsbedingter Anforderungen) einen außerordentlich hohen Gesamtenergiebedarf (Tab. 8).

Zur Sicherung eines intensiven Muskelaufbautrainings benötigen Kraftsportler bis zu 30 000 kJ täglich. Eine größere Energiemenge ist kaum durch die tägli-

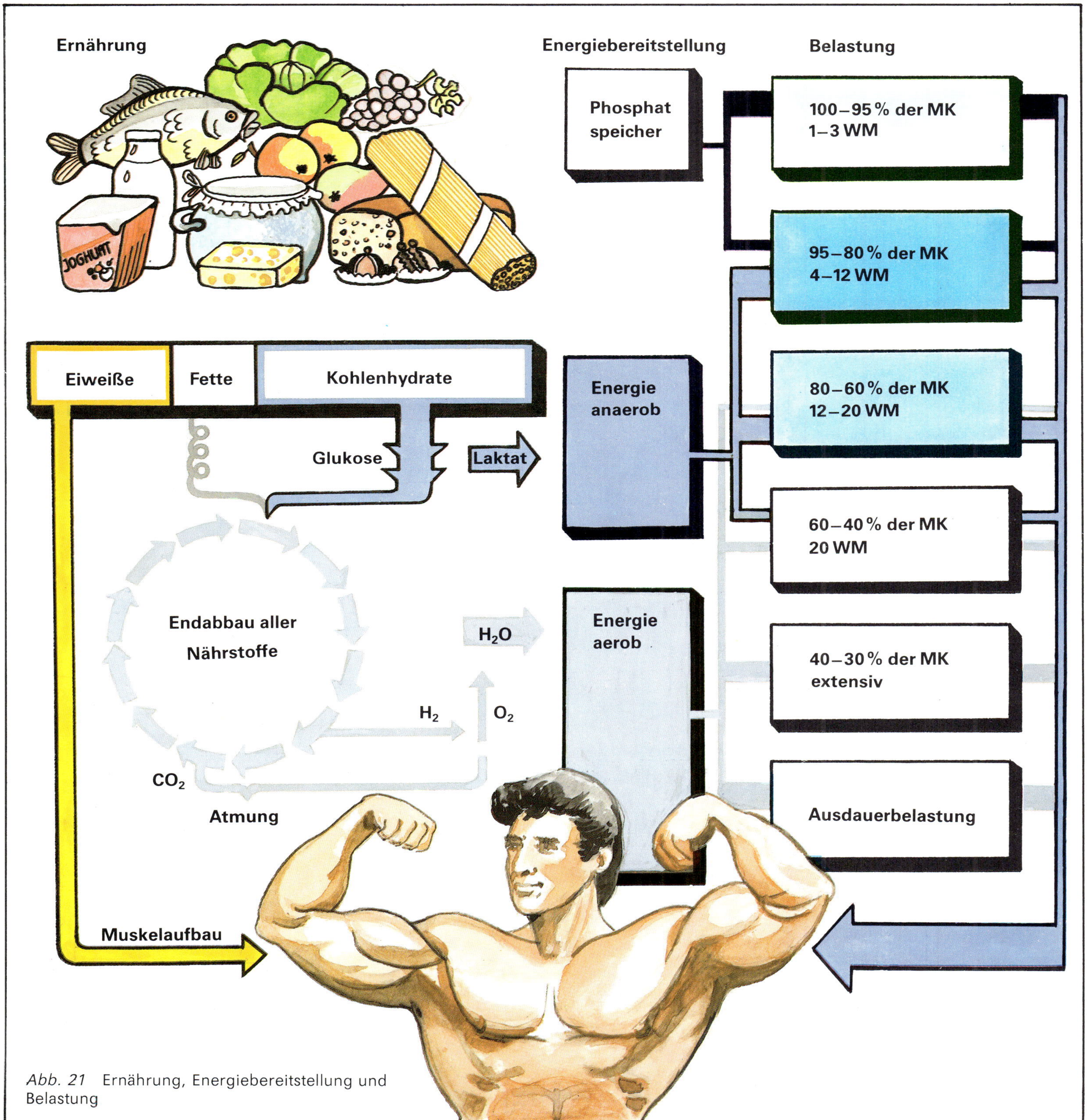

Abb. 21 Ernährung, Energiebereitstellung und Belastung

che Nahrungsaufnahme zu erreichen. Trainiert der Sportler über einen längeren Zeitraum mit einem sehr hohen Trainingspensum, so verbraucht er mehr Energie, als er durch die tägliche Nahrung aufnehmen kann. Er muß jetzt zwangsläufig auf seine körpereigenen Reserven, zuerst auf die Fette, dann auf die Eiweiße, zurückgreifen. Da der Körper keine Eiweißspeicher besitzt, baut er Struktur- und Funktionseiweiße ab. Das führt zur Leistungsminderung.

Aber entscheidend ist nicht nur der quantitative Aspekt der durch die Nahrungsaufnahme zu sichernden Energiezufuhr. Sehr wesentlich wird der Erfolg des Krafttrainings von der durch die Spezifik des Muskelaufbautrainings geforderten Qualität der Nahrung, d. h. von ihrer Zusammensetzung, bestimmt. Dieser spezifischen Anforderung Rechnung tragend, sollte sich der Kraftsportler mit einer gesunden Mischkost ernähren, die sich zu 50 % aus Kohlenhydraten, zu 27 % aus Fetten und zu 23 % aus Eiweißen zusammensetzt. Nur die Einheit von quali ativ und quantitativ ausgewogener Ernährung und wissenschaftlich planmäßiger Belastungs- und Erholungsgestaltung ermöglicht den stabilen Erfolg beim Muskelaufbau.

Tabelle 7: Tagesenergiebedarf verschiedener Berufsgruppen

	in kcal	in kJ
Vorwiegend sitzende Beschäftigung (Büroangestellte, Beamte)	2200 bis 2400	9200 bis 10000
Leichtere Muskelarbeit bei überwiegend sitzender Tätigkeit	2600 bis 2800	11000 bis 12000
Mäßige Muskelarbeit (Mechaniker, Zeichner)	etwa 3000	etwa 12500
Stärkere Muskelarbeit (Maler, Tischler)	3400 bis 3600	14000 bis 15000
Schwere Muskelarbeit (Steinmetz, Landarbeiter)	4000 u. mehr	17000
Schwerste Muskelarbeit (Gleisarbeiter, Bergleute)	5000 u. mehr	21000

Tabelle 8: Durchschnittlicher Energieverbrauch verschiedener Sportartengruppen (Hochleistungssport) bei intensiver Trainingsbelastung (nach DONATH/SCHÜLER)

	Durchschnittlicher täglicher Energieverbrauch (Mittelwert)		Grenzbereiche des durchschnittlichen täglichen Energieverbrauchs	
	kcal	kJ	kcal	kJ
Schnellkraftsportarten 65–75 kg Körpergewicht	5200	21000	4200–6200	17600–26000
Spielsportarten 70–75 kg Körpergewicht	5200	21800	5200–5800	21800–24300
Ausdauersportarten 65–70 kg Körpergewicht	5500	23000	5100–6100	21300–25500
Ausdauersportarten mit erheblichem Kraftaufwand 65–80 kg Körpergewicht	5800	24300	5000–6600	20900–27600
Kampfsportarten 75 kg Körpergewicht	5800	24300	5000–6600	20900–27600
Kraftsportarten 80–90 kg Körpergewicht	6800	28500	6600–7000	27600–29300

Bedeutung der Kohlenhydrate

Aufgrund der Belastungsstruktur des Kraftsporttrainings – gekennzeichnet durch hohe Intensität und Beanspruchung der arbeitenden Muskeln bis zur Erschöpfung – wird die Muskeltätigkeit energetisch durch die Kohlenhydrate abgesichert. Aus Kohlenhydraten kann anaerob viermal so schnell und aerob doppelt so schnell Energie freigesetzt werden wie aus Fetten. Von den Kohlenhydraten sind für die Ernährung besonders die Vielfachzucker wichtig, die in

Kartoffeln, Getreideprodukten und Bananen enthalten sind (Tab. 9).

Kohlenhydrate zeichnen sich durch ihre hohe Speicherfähigkeit aus. Sie werden in Form von Glykogen in Leber und Muskel gespeichert, so daß sie für ein längeres intensives Krafttraining zur Verfügung stehen. Je größer die Glykogenmenge ist, desto wirksamer kann der Kraftsportler trainieren. Die Menge an gespeichertem Glykogen hängt von der trainingsbedingten Ausschöpfung und von der Ernährung ab. Muskelaufbautraining schöpft die vorhandenen Speicher weitgehend aus. Sie werden nach der Belastung durch Kohlenhydratzufuhr über das bisherige Maß hinaus wieder aufgefüllt (Superkompensation). Die Wiederauffüllung der Glykogenvorräte erfolgt in einem Zeitraum von ungefähr 24 Stunden. Die durch Training vergrößerten Glykogenspeicher stellen wiederum die Voraussetzung für Belastungssteigerungen dar. Die im Körper gespeicherte Glykogenmenge beträgt in der Regel 450 Gramm. Kraftsportler können bei entsprechendem Training und einer leistungsorientierten Ernährung fast doppelt soviel speichern.

Tabelle 9: Kohlenhydratreiche Nahrungsmittel (nach Konopka; Durchschnittswerte in Gramm, bezogen auf 100 g des eßbaren ungekochten Anteiles)

Cornflakes	82,5
Honig	80,0
Knäckebrot	77,2
Reis, unpoliert (Naturreis)	75,2
Datteln, getrocknet	73,2
Teigwaren	72,4
Weizenflocken (Müsli)	70,0
Aprikosen, getrocknet	70,0
Pflaumen, getrocknet	69,4
Weizen, ganzes Korn	69,3
Roggen, ganzes Korn	69,0
Haferflocken	66,4
Weinbeeren, getrocknet	64,2
Feigen, getrocknet	61,5
Erbsen, reif	60,7
Bohnen, weiß	57,6
Linsen	56,2
Graubrot, Roggenbrot	51,2
Pumpernickel	49,4
Grahambrot, Weizenschrotbrot	48,2
Weizenvollkornbrot	47,4
Roggenvollkornbrot	46,4
Weizenkeime	46,0
Bananen	23,3
Zuckermais	19,2
Kartoffeln	18,5
Traubensaft	17,9
Apfelsaft	11,6
Johannisbeersaft, schwarz	13,0
Johannisbeersaft, rot	12,0
Orangensaft	10,9

Die verstärkte Einlagerung des Glykogens hat für den Kraftsportler neben dem Energieeffekt noch eine weitere angenehme Begleiterscheinung: Sie beeinflußt deutlich sichtbar die Hypertrophie (Verdickung) des Muskels.

Der Kraftsportler sollte bei gezieltem Muskelaufbautraining daran denken, Speichergröße und Speicherfähigkeit des Glykogens zu erhöhen, sich kohlenhydratreich zu ernähren und nach dem Training durch eine kohlenhydratreiche Kost schnell für die Wiederauffüllung seiner „Energietanks" zu sorgen.

Bedeutung der Eiweiße

Eiweiße (Proteine) sind Grundbausteine des Lebens. Sie erfüllen eine ganze Reihe lebenswichtiger Funktionen, z. B. den Transport von Sauerstoff im Blut. Als Enzyme beschleunigen sie biochemische Prozesse. Als Grundbaustein der Muskelfasern sind sie entscheidende Strukturelemente des Organismus.

Das Muskelaufbautraining führt zum einen zum Verschleiß von Struktureiweißen und zum anderen als Anpassung an das Training zu verstärkten Eiweißeinlagerungen als Voraussetzung für die Kräftigung und das Dickenwachstum des Muskels. Daraus resultiert der besonders hohe Eiweißbedarf des Kraftsportlers, den er durch eiweißreiche Kost absichern muß.

Schon im Altertum war der Zusammenhang von eiweißreicher Kost und der Steigerung von Kraftleistungen bekannt. Von Milon von Kroton wird berichtet, daß er sehr viel Wert auf Fleischgerichte legte. Zuweilen soll er ein ganzes Kalb während einer Mahlzeit verzehrt haben. Heute weiß man allerdings, daß ein Kraftsportler nicht durch Fleisch allein seinen hohen Eiweißbedarf absichern kann. Kraftsportler benötigen am Tag etwa 3 g Eiweiß je kg Körpergewicht. Das entspricht einem Prozentanteil von ungefähr 23 % in der Nahrungszusammensetzung. Wichtige Eiweißlieferanten (Tab. 10) sind Milch und Milchprodukte, Fleisch, Fisch, Eier, Hülsenfrüchte, Getreideprodukte, Kartoffeln und Teigwaren.

Kraftsportler sollten beim Zusammenstellen der Nahrung nicht nur von dem erhöhten Eiweißbedarf ausgehen, sondern auch von der Notwendigkeit, qualitativ hochwertige (biologisch wertvolle) Eiweiße in einer Mischkost zu kombinieren. Die Qualität der Nahrungseiweiße wird von ihrem Gehalt an essentiellen Aminosäuren, die der Organismus für den Aufbau von körpereigenen Eiweißen benötigt, bestimmt. Als Qualitätsmaß dient

Tabelle 10: Eiweißlieferanten (nach Konopka)

Lebensmittel	Gramm Eiweiß/ 100 Gramm Lebensmittel
Fleisch	bis zu 21
Fisch	bis zu 21
Schinken	18–20
Wurst	10–15
Käse	20–30
Milch	3– 4
Quark	12–17
Ei	13
Weizenkeime	27–28
Hülsenfrüchte	23–25
Brot	6–10
Kartoffeln	2
Reis	7
Teigwaren	13
Nüsse	14–26

die biologische Wertigkeit der Eiweiße, die sich danach richtet, wieviel Körpereiweiß durch 100 g eines Nahrungseiweißes aufgebaut werden kann. (Tab. 11)

Als besonders günstig für die Ernährungspraxis des Kraftsportlers erweist sich die Tatsache, daß durch eine sinnvolle Mischung von hochwertigen Eiweißen eine höhere biologische Wertigkeit der Nahrung erreicht werden kann. Geeignete Mischformen sind: Eiereiweiß (36 %) und Kartoffeleiweiß (64 %), Vollei und Weizenprodukte, Vollei und Milch, Milch und Weizenprodukte oder auch Bohnen und Mais. (Tab. 12)

Wichtig für die Zusammenstellung einer leistungsorientierten Kraftsportnahrung ist die Erkenntnis, daß mit einem hohen Eiweißanteil auch die Aufnahme einiger problematischer Begleitstoffe (Purine, Cholesterin und Fett) verbunden ist.

Purinreiche Nahrungsmittel erhöhen den Betrag an Harnsäure als Stoffwechselendprodukt und begünstigen die Bildung von Nierensteinen und Gichtknoten. Deshalb sollte sich der Kraftsportler neben der biologischen Wertigkeit der Eiweiße auch am Puringehalt der Nahrungsmittel orientieren und möglichst purinfreie (Milch, Milchprodukte und Eier) bzw. purinarme Nahrungsmittel in seinen Ernährungsplan aufnehmen. (Tab. 13)

Der unbedingt erforderliche erhöhte Eiweißanteil in der Nahrung des Kraftsportlers ist zwangsläufig mit gesteigertem Fettanteil verbunden. Das ist eine prinzipiell unerwünschte Begleiterscheinung der Ernährungspraxis, weil sich der Kraftsportler zwar eiweißreich, aber gleichzeitig fettarm ernähren muß. Deshalb sollte der Kraftsportler in seinen Ernährungsplan magere Eiweißspender aufnehmen, die geeignet sind, den Fettanteil der Nahrung zu senken. (Tab. 14)

Der Eiweißaufbau im Körper wird maß-

Tabelle 11: Die biologische Wertigkeit (biol. W.) verschiedener Eiweißarten für den Menschen

Tierisches Eiweiß	biol. W.
Vollei	100
Rindfleisch	92–96
Fisch	94
Milch	88
Edamer Käse	85
Schweizer Käse	84
Pflanzliches Eiweiß	**biol. W.**
Soja	84
Grünalgen	81
Roggen	76
Bohnen	72
Reis	70
Kartoffeln	70
Brot	70
Linsen	60
Weizen	56
Erbsen	56
Mais	54

Tabelle 12: Günstige Nahrungsmittelkombinationen mit Ergänzungswert für Eiweiß

Getreide mit Milch
Reis, Weizen, Buchweizen Hafer, Gerste, Roggen, Hirse mit: Milch, Käse, Quark Joghurt, Dickmilch z. B. Vollkorn- oder Buchweizenpfannkuchen mit Trinkmilch, Müsli mit Milch oder Joghurt, Vollkornnudeln mit Käse, Vollkornbrot mit Käse, Joghurt und Weizenkeime u. a.
Getreide mit Hülsenfrüchten
Reis, Weizen, Buchweizen Hafer, Gerste, Roggen, Hirse mit: Bohnen, Sojabohnen, Erbsen, Linsen z. B. Bohnensuppe mit Reis, Hirse mit Erbsen, Erbsensuppe mit Vollkornbrötchen u. a.
Getreide mit Eiern
Reis, Weizen, Buchweizen Hafer, Gerste, Roggen, Hirse mit: Ei z.B. Buchweizenpfannkuchen mit Ei, Rührei mit Getreide u. a.
Kartoffeln mit Ei oder Milch
Kartoffeln mit: Ei, Milch, Quark, Joghurt, Dickmilch, Käse z. B. Pellkartoffeln mit Quark, Bratkartoffeln mit Spiegelei, Kartoffeln mit Käse überbacken u. a.
Merke: Die Ergänzungswertung der Aminosäuren reicht über 4–6 Stunden, so daß man günstige Eiweißkombinationen nicht gleichzeitig zu sich nehmen muß, sondern über diesen Zeitraum verteilen kann.

Tabelle 13: Puringehalt von Nahrungsmitteln

Puringehalt über 200 mg/100 g:
Hirn, Leber, Nieren, Fleischextrakt, Zunge, Heringe, Anchovis, Sardellen und Sardinen und daraus hergestellte Fischwaren.
Puringehalt 50–200 mg/100 g:
Fleisch, Geflügel, Wild, Wurstwaren, Fisch, Krustentiere (z. B. Hummer) und Weichtiere (Muscheln); Hülsen- sowie Körnerfrüchte und daraus hergestellte Erzeugnisse; Spargel, Spinat, Blumenkohl, Feldsalat, Pilze, Erdnüsse.
Puringehalt 30–40 mg/100 g:
Mais, Reis, Schwarzbrot; Rosenkohl.
Purinfrei:
Eier, Milch und Milchprodukte.

geblich durch Hormone, körpereigene Wirkstoffe, unterstützt. Von dieser Kenntnis ausgehend, hat man ungerechtfertigt empfohlen, durch Zuführung von Hormonpräparaten in den Eiweißstoffwechsel einzugreifen.

Im Zusammenhang mit dem eiweißaufbauenden (anabolen) Stoffwechsel wurden und werden im Prinzip untaugliche und teilweise gefährliche „Zusatzmittel" (insbesondere Steroidhormone) eingesetzt, um den Muskelaufbau zu fördern.

Das Hormon für Manipulationen im Kraftsporttraining ist das Testosteron mit seinen Abkömmlingen (Anabolika). Das Testosteron (männliches Geschlechtshormon) fördert den Eiweißaufbau und damit u. a. das Muskeldickenwachstum.

Durch Einnahme von entsprechenden Testosteronpräparaten soll der Organismus zur verstärkten Eiweißsynthese angeregt werden. Abgesehen von der bis heute nicht eindeutig nachgewiesenen positiven Wirkung auf die Leistungssteigerung, sind viele Nebenwirkungen und Nachteile von Anabolika bekannt, die eine Einnahme von solchen „unterstützenden" Mitteln verbieten. Die Einnahme von Anabolika führt zur Verminderung der Eigenproduktion von Testosteron und damit zur Verringerung der Potenz beim Mann. Ein erhöhter Testosteronspiegel hat eine ganze Reihe von unangenehmen und teilweise nicht wiedergutzumachenden Nebenwirkungen. Er führt beim Mann zur Rückentwicklung der Geschlechtsorgane, zu Hautausschlag und zur Vergrößerung der Brustdrüsen; bei der Frau zur Stimmveränderung, zu Zyklusstörungen, zum Breitenwachstum und zur Aggressivität. Deshalb sagen Kraftsportler zu Anabolika und anderen Dopingmitteln grundsätzlich: „Nein, danke!"

Tabelle 14: Magere Eiweißspender (Angaben je 100 g Lebensmittel, eßbarer Anteil)

Lebensmittel	Eiweiß g	Fett g	g Fett/ g Eiweiß
sehr fettarm			
Sauermilchkäse (Harzer, Mainzer)	30,0	0,7	0,02
Speisequark, mager	13,5	0,3	0,02
Hühnereiweiß	11,1	0,2	0,02
Kabeljau	17,0	0,3	0,02
Kuhmilch 0,3% Fett (Magermilch)	3,5	0,1	0,03
Magermilchpulver	35,0	1,0	0,03
Truthahn, Brust	24,1	1,0	0,04
Huhn, Brust	22,8	0,9	0,04
Scholle	17,1	0,8	0,05
Reh, Keule (Schlegel)	21,4	1,2	0,06
Erbsen, reif	22,9	1,4	0,06
Seezunge	17,5	1,4	0,08
Garnele	18,6	1,4	0,08
Kalbfleisch, Schnitzel	20,7	1,8	0,09
Heilbutt	20,1	2,3	0,11
Buttermilch	3,5	0,5	0,14
Hase	21,6	3,0	0,14
Forelle	19,5	2,7	0,14
Huhn, Keule	20,6	3,1	0,15
Rinderleber	19,7	3,1	0,16
Schweinefleisch (reines Muskelfleisch)	21,2	3,3	0,16
Truthahn, Keule	20,5	3,6	0,18
Rindfleisch (reines Muskelfleisch)	21,0	4,1	0,20
Huhn, Brathuhn	20,6	5,6	0,27
Truthahn (Pute), Jungtier	22,4	6,8	0,30
Hüttenkäse	15,4	4,8	0,31
relativ fettarm			
Limburger Käse (20% Fett i. Tr.)	26,4	8,6	0,33
Romadur (20% Fett i. Tr.)	23,9	9,1	0,38
Joghurt, 1,5% Fett (fettarmer Joghurt)	3,5	1,6	0,46
Kuhmilch, 1,5% Fett (fettarme Milch)	3,3	1,6	0,48
Corned beef	23,0	12,0	0,52
Edamer Käse, 30% Fett i. Tr.	26,4	16,2	0,61
Kaßler Rippchen, gekocht	21,8	13,7	0,63
Hammelfleisch, Lende	18,7	13,2	0,70
Bierschinken	15,5	19,2	1,24

Bedeutung der Fette

Fette sind die „ungeliebten" Nährstoffe des Kraftsportlers, weil zu viel aufgenommenes Fett deponiert wird. Neben starken und wohlgeformten Muskeln besteht das Ziel des Muskelaufbautrainings auch in der Entwicklung einer ästhetischen Figur (bzw. Muskeldefinition), die überflüssiges Fettgewebe ausschließt. Ein Anteil von 27 % Fett in der Nahrung ist anzustreben, wobei ein geringerer Prozentwert wünschenswert wäre, aber aus küchentechnischen Gründen kaum zu erreichen ist. Krafttraining und eine fettarme Ernährung begünstigen die Entwicklung einer kräftigen Muskulatur und einer schlanken Figur.

Die Empfehlung, sich körperlich zu betätigen und fettarm zu ernähren, gilt für alle Menschen. Unsere Normalkost hat einen Fettanteil bis zu 40 %, zumeist aus tierischen Nahrungsmitteln, die viele sogenannte versteckte Fette enthalten. Solche Nahrungsmittel sind: Fleisch- und Wurstwaren, Käse, Gebäck, Kuchen, Torte, Schokolade, Nüsse, Soßen, Mayonnaise, Eier, panierte Speisen, Pfannkuchen, Pommes frites, Mehlspeisen u. a.

Bewegungsmangel und fettreiche Kost begünstigen den Fettansatz, erhöhen den Cholesterinspiegel und sind damit verantwortlich für viele Zivilisationskrankheiten wie Herz-Kreislauf-Erkrankungen und Wirbelsäulenbeschwerden.

Die übertrieben fettarme Ernährung bzw. das extreme Streben nach „fettfreier" Ernährung, die aus verschiedenen Gründen ohnehin nicht zu erreichen ist, muß der Kraftsportler vermeiden, weil die Fette, und ganz besonders die mehrfach ungesättigten Fette, eine ganze Reihe wichtiger Funktionen im Organismus erfüllen. (Tab. 15)

Tabelle 15: Pflanzliche und tierische Fette und Öle – Gehalt an mehrfach ungesättigten Fettsäuren (MUF) und Cholesterin (je 100 g verzehrbarer Anteil)*

Pflanzliche Fette	MUF g	Cholesterin mg
Safloröl (Distelöl)	75,0	–
Leinöl	72,0	–
Sonnenblumenöl	63,0	–
Sojaöl	60,0	–
Maiskeimöl	56,0	–
Baumwollsamenöl	46,9	–
Diät-Margarine	40,0	–
Erdnußöl	31,0	–
Margarine	24,8	–
Erdnußmus	16,0	–
Olivenöl	8,0	–
Kokosfett	1,8	–
Tierische Fette	**MUF g**	**Cholesterin mg**
Gänseschmalz	10,0	100
Schweineschmalz	10,0	100
Rindertalg	3,3	100
Butter	2,7	240

* Pflanzliche Fette enthalten **kein** Cholesterin

Fette dienen als Energiequelle bei längeren Ausdauerkraftbelastungen geringerer Intensität. Bei diesen Belastungen ist der menschliche Organismus in der Lage, den Hauptanteil der Energie aus dem sehr ökonomischen Fettstoffwechsel freizusetzen. Nach Åstrand verfügt ein 75 kg schwerer Mensch über einen Fettspeicher von etwa 210 000 kJ, über einen Kohlenhydratspeicher (Glykogen) von etwa 15 000 kJ und einen energiereichen Phosphatspeicher (ATP, KP) von etwa 21 kJ.

Der Kraftsportler muß in der Lage sein, seinen Fettstoffwechsel zu aktivieren, um

- Glykogenvorräte für intensive Belastungen zu schonen,
- Wiederherstellungsprozesse zu beschleunigen und
- Unterhautfettgewebe abzubauen.

Deshalb sollte der Kraftsportler auch unbedingt Ausdauertrainingseinheiten (Laufen, Schwimmen, Radfahren) in sein Trainingsprogramm aufnehmen.

Weitere wichtige Funktionen der Fette sind die Aktivierung hormonell gesteuerter Stoffwechselvorgänge, der Schutz lebenswichtiger Organe sowie die Aufrechterhaltung der Körpertemperatur. Fette sind auch unentbehrlich für die Aufnahme fettlöslicher Vitamine (A, D, E, K).

Kraftsportler sollten sich an einer fettarmen Nahrung orientieren, da bereits geringe Fettmengen zur Sicherung der Stoffwechselprozesse ausreichend sind. Eine fettarme Ernährung kann durch die Aufnahme fettarmer Eiweißspender (mageres Fleisch, fettarme Milchprodukte, pflanzliche Eiweiße), hochwertiger mehrfach ungesättigter Fette (s. a. Tab. 15) und durch Vermeidung von „versteckten" Fetten in der Nahrung erreicht werden.

Bedeutung der Vitamine

Vitamine sind keine Energielieferanten, sie spielen aber eine wesentliche Rolle bei der Steuerung von Stoffwechselvorgängen, die im Kraftsporttraining spezifisch gefordert und entwickelt werden. Vitamine müssen dem Körper durch die Nahrung zugeführt werden. Deshalb wird die Qualität der Nahrung des Kraftsportlers auch durch ihren Gehalt an wichtigen leistungsfördernden Vitaminen bestimmt.

Ganz allgemein gilt für die Vitaminzufuhr der Grundsatz, daß ein Zuwenig an Vitaminen zur Leistungsminderung, ein Zuviel nicht zur Leistungssteigerung führt. Ein Überangebot an Vitaminen (A und D) kann sogar schädigend für den Körper sein.

Kraftsportler haben aufgrund der intensiven Stoffwechselprozesse einen drei- bis viermal höheren Vitaminbedarf als Nichtsportler. (Tab. 16)

Tabelle 16: Durchschnittlicher täglicher Vitaminbedarf von Kraftsportlern

Vitamin	Bedarf bei intensivem Training
A (Retinol)	4– 5 mg
B_1 (Thiamin)	6– 8 mg
B_2 (Riboflavin)	8– 12 mg
B_6 (Pyridoxin)	10– 15 mg
B_{12} (Cyano-Cobalamin)	5– 6 µg
Niacin	30– 40 mg
C (Askorbinsäure)	300–400 mg

Das **Vitamin A** ist besonders notwendig für den Sehvorgang und fördert das Wachstum bzw. die Regeneration der Haut. Mangel an Vitamin A vermindert die Sehfähigkeit im Dunkeln. Sehr viel Vitamin A ist in Möhren enthalten.

Vitamin B_1 (Thiamin) – wie überhaupt der gesamte Vitamin-B-Komplex – ist für den Kohlenhydratstoffwechsel und für Umwandlungsprozesse von Fremdeiweiß in körpereigenes Eiweiß besonders wichtig. Neben der erhöhten Bedeutung für den Energiestoffwechsel ist das Vitamin B_1 wichtig für die Funktionstüchtigkeit des Zentralnervensystems. Es fördert auch die psychische Ausgeglichenheit und verringert Übermüdungserscheinungen nach hohen Trainingsumfängen.

Vitamin-B_1-Mangel reichert z. B. Milchsäure an, verzögert den Abbau saurer Stoffwechselprodukte und beeinflußt den Energiestoffwechsel negativ. Mangelanzeichen sind Müdigkeit, Trainingsunlust, Muskel- und Nervenschmerzen. Vitamin-B_1-Lieferanten sind Vollkornprodukte, Haferflocken, Hülsenfrüchte, Kartoffeln, Milch und Fleisch.

Vitamin B_2 (Riboflavin) spielt eine Rolle im Stoffwechsel der Eiweiße und Kohlenhydrate, besonders bei der Glykolyse, und auch bei neuromuskulären Reaktionen.

Mangelerscheinungen äußern sich u. a. in Störungen des Eiweißstoffwechsels. Kraftsportler haben einen sehr hohen Bedarf an Vitamin B_2, der aus den intensiven Trainingsbelastungen resultiert.

Die als Vitamin-B_1-Lieferanten genannten Nahrungsmittel sind auch die wichtigsten Spender für das Vitamin B_2.

Vitamin B_6 (Pyridoxin) wirkt bei Abbau und Synthese von Aminosäuren und ist damit wichtig für den Eiweißstoffwechsel. Die Anforderungen des Kraftsporttrainings und die eiweißreiche Kost bedingen einen erhöhten Bedarf des Kraftsportlers an Vitamin B_6. Mangel tritt im Prinzip nicht auf, da es in Getreide, Fleisch und Fisch reichlich vorhanden ist.

Vitamin B_{12} (Cyano-Cobalamin) ist wichtig für die Bildung roter Blutkörperchen, die den Sauerstoff im Blut transportieren. Es kommt in allen tierischen Lebensmitteln vor.

Ein weiteres B-Vitamin ist das **Niacin**, das auch im Eiweißstoffwechsel eine wichtige Rolle spielt. Mangelerscheinungen führen zu Hauterkrankungen. Niacin ist in Kartoffeln, Schweinefleisch und in Vollkornmehlen enthalten.

Vitamin C (Ascorbinsäure) wird beim Aufbau des Bindegewebes benötigt. Es wirkt vorbeugend gegen Erkältungskrankheiten und Infektionen. Für den Kraftsportler ist es deshalb so bedeutungsvoll, weil hohe Trainingsbelastungen zu erhöhter Infektanfälligkeit führen. Vitamin C ist vor allem in frischem Obst und Gemüse, in Zitrusfrüchten und in Kartoffeln enthalten. Bei sehr hohen Belastungsanforderungen und zur schnellen Wiederherstellung können Vitamin-C-Dragees nach entsprechender Verordnung zusätzlich genommen werden. Das gleiche trifft auch für Vitamin-B-Komplex- bzw. Multivitaminpräparate wie Summavit-forte oder Turigeran zu.

Viel wichtiger als die zusätzliche Einnahme von Vitaminpräparaten ist das Zusammenstellen einer vitaminreichen Kost, die besonders durch frisches Obst und Gemüse bestimmt sein muß.

Die Forderung, mit Hilfe von Obst und Gemüse den Bedarf an den Vitaminen E, C, A und B ausreichend zu decken, ergibt sich auch aus der Rolle, die diese Vitamine als Antioxydantien im Kampf gegen freie Radikale spielen. Freie Radikale, die in unserer Umwelt, in der Nahrung und im Körper vorkommen, schädigen die Zellen und beschleunigen das vorzeitige Altern. Die Menge dieser freien Radikale kann durch Antioxydantien gering gehalten werden.

Bedeutung von Mineralstoffen

Die Mineralstoffe sind die oft unterschätzten Nahrungsbestandteile des Kraftsportlers. Diese anorganischen Stoffe, die im Körper nicht gebildet werden können und demzufolge über die Nahrung zugeführt werden müssen, haben wichtige Funktionen im erhöhten Belastungsstoffwechsel des Kraftsportlers. Mineralstoffe stehen mit den Vitaminen in enger Beziehung. Sie unterstützen die Stoffwechselwirkung der Vitamine. Vitaminreiche Nahrungsmittel sind auch reich an Mineralstoffen.

Mineralstoffe sorgen für die Aufrechterhaltung des osmostischen Drucks in den Körperflüssigkeiten und sind an Prozessen der Erregungsleitung in Nerven und Muskelfasern beteiligt. Ein Überangebot an Mineralstoffen hat keine positive Wirkung, ist manchmal sogar schädlich. Das trifft besonders für die früher oft vertretene Ansicht zu, daß ein Sportler zusätzlich Kochsalz zu sich nehmen muß. Ein Zuviel an Kochsalz bindet sehr viel Wasser. Bedingt durch den erhöhten Eiweißstoffwechsel müssen Kraftsportler zur Sicherung der intensiven Muskelarbeit dagegen an einem hohen freien Wassergehalt in den Muskeln interessiert sein. Außerdem wird durch eine zu salzreiche Ernährung der Blutdruck erhöht.

Der trainingsbedingte hohe Flüssigkeitsverlust ist mit einem Mineralstoffverlust verbunden, den der Kraftsportler durch Zufuhr von Natrium, Kalium, Kalzium, Eisen, Phosphat, Magnesium, Chlorid, Jod, Zink, Kobalt und Kupfer, vor allem aus frischem Obst und Gemüse, ausgleichen muß. (Tab. 17)

Mineralstoffmangel führt zur Beeinträchtigung des Stoffwechsels bei Belastung und damit zur verminderten Leistungsfähigkeit im Training. Die spezifische Nahrung des Kraftsportlers (eiweiß-, kohlenhydrat- und vitaminreich) sichert eine ausreichende Mineralstoffzufuhr.

Tabelle 17: Bedeutung, Bedarf und Vorkommen wichtiger Minerale

Nahrungsbestandteil	Bedeutung	Bedarf (je Tag) Normalbedarf	Kraftsportler	Vorkommen
Kalzium	Erregung des Nerv-Muskel-Systems, Knochenstoffwechsel	1,0–1,2 g	2–3 g	Milch, Milchprodukte, Gemüse
Phosphat	Bildung von ATP, Knochenstoffwechsel	1,4–1,6 g	3–6 g	in fast allen Nahrungsmitteln
Kalium	Erregung des Nerv-Muskel-Systems, Kohlenhydratstoffwechsel	2–3 g	4–6 g	Gemüse, Obst
Natrium	Erregung des Nerv-Muskel-Systems	3–10 g	20–25 g	Kochsalz
Eisen	oxydativer Stoffwechsel, Sauerstofftransport	10–15 mg	40–50 mg	Leber, Eier, Spinat

Bedeutung der Flüssigkeit

Krafttraining führt zu erhöhtem Flüssigkeitsbedarf, der durch Flüssigkeitszufuhr während und besonders nach der Belastung gesichert werden muß. Neuere Erkenntnisse gehen davon aus, daß es günstig ist, auch vor dem Training etwa ½ Liter Flüssigkeit zu sich zu nehmen, um die Prozesse der Energiebereitstellung zu begünstigen. Eiweißreiche Kost vergrößert den Flüssigkeitsbedarf. Kraftsportler benötigen am Tag 2–4 l Flüssigkeit, die z. T. in der Nahrung enthalten ist.

Auf keinen Fall darf der Kraftsportler das Durstgefühl unterdrücken. Mit dem Durstgefühl meldet der Körper ein Flüssigkeitsdefizit an, das ausgeglichen werden muß. Geeignete Getränke sind Wasser, Milch, Tee (mit Honig gesüßt), Mineralwasser und Obstsäfte. Der Kraftsportler sollte aber ein Übermaß an Obstsäften meiden, weil sie sehr kalorienhaltig sind. Alkohol und alkoholhaltige Getränke sind schädlich, der Kraftsportler sollte darauf verzichten.

Ernährungspraxis des Kraftsportlers

Die dargestellten Grundlagen einer leistungssteigernden Ernährung stellen Empfehlungen und Richtlinien dar. Es ist in der Praxis sowieso kaum möglich, seine Ernährung nur nach den „Gramm – Nahrungsbestandteilen" bzw. nach den Prozentanteilen auszurichten. Ein solches Vorgehen wäre auch wenig sinnvoll, da für die Ernährung die individuelle physiologische Reaktion jedes einzelnen Kraftsportlers unterschiedlich ist. Wir kennen z. B. sogenannte gute und schlechte „Futterverwerter". Individuelle Über- bzw. Untertreibungen der Eßgewohnheiten führen häufig zu Fehlern in der Ernährung (Fleischfetischismus, Eierdiäten, Hungerkuren während der Definitionsphase u. a.).

Der Appetit ist nach wie vor ein guter Ratgeber für die gesunde und leistungsorientierte Ernährung des Kraftsportlers. Ein individuell geprägter Widerwillen gegen bestimmte, an sich wertvolle Nahrungsmittel (z. B. Aversion gegen Milch, Spinat oder Mohrrüben) sollte akzeptiert werden, da ja eine große Auswahl von geeigneten Nahrungsmitteln zur Verfügung steht.

Appetitlosigkeit ist nicht unbedingt ein Hinweis auf falsche Ernährung, sondern zumeist ein Anzeichen von Übertraining.

Eine weitere Möglichkeit zur individuell richtigen Steuerung der Ernährung besteht in der täglichen Gewichtskontrolle (auch das Auge sollte bei der äußerlich sichtbaren Ergebniskontrolle der Ernährungspraxis eingeschaltet werden). Die Gewichtskontrolle ist im Zusammenhang mit der Leistungskontrolle ein wichtiger Schritt bei der Beantwortung der Frage, was bei dem realisierten Training und bei der individuellen Ernährungspraxis herauskommt.

Nimmt das Körpergewicht bei gleichbleibender Trainingsbelastung ab, kann auf unzureichende Kohlenhydratzufuhr gefolgert werden, steigt das Körpergewicht bei gleichbleibender Trainingsbelastung ohne deutlich sichtbare Zunahme der Muskelmasse an, ist wahrscheinlich ein Überangebot von Kohlenhydraten in der Nahrung vorhanden.

Es ist für die Ernährungspraxis des Kraftsportlers auch von Bedeutung, welche Trainingsziele er verfolgt.

So ist z. B. in der Aufbauphase, die ungefähr 6–8 Monate dauert, ein hoher Kohlenhydrat- und Eiweißanteil zu sichern. In der Vorwettkampfphase (4–7 Tage vor dem Wettkampf) müssen die unmittelbar vor Beginn dieser Phase durch intensives Training entleerten Glykogenspeicher wiederaufgefüllt werden, so daß die Superkompensation begünstigt wird. Das kann durch kohlenhydratreiche und fettarme Ernährung unterstützt werden. Eine übertriebene Kohlenhydrathungerdiät, mit dem Ziel, überflüssiges Fettgewebe abzubauen und die Definition einzelner Muskeln zu unterstützen, ist abzulehnen. Eine Alternative dazu ist, auch im Interesse einer harmonischen Entwicklung der Muskulatur und der Kraftfähigkeit, die Durchführung von täglichen Ausdauertrainingseinheiten.

Für die Verteilung der Mahlzeiten gilt unter Beachtung des Trainingszeitpunktes und individueller Besonderheiten der Grundsatz: „Lieber eine Mahlzeit am Tag mehr, als nur wenige Mahlzeiten mit einem hohen Kaloriengehalt." Viele kleine Mahlzeiten am Tag sind besonders für kraftsporttreibende Frauen zu empfehlen.

Kraftsportler sollten mit einem kohlenhydratreichen und fettarmen Frühstück – sozusagen energiegeladen – in den Tag gehen. Als Alternative zu unserem „Durchschnittsfrühstück" mit Butter, Brot und Käse bietet sich für den Kraftsportler als 1. Frühstück z. B. ein Müsli in folgender Zusammensetzung und mit folgenden Nährstoffwerten an: 4–5 Eßlöffel Vollkornflocken (Cornflakes), ein Apfel, eine Banane, zwei Eßlöffel Rosinen, Zitronensaft und eine Tasse Milch.

Nährstoffwerte:

Kohlenhydrate	100 g
Eiweiß	12 g
Fett	3 g
Energie	2 040 kJ

Mit dem 2. Frühstück sollte der Kraftsportler ungefähr 4 000 kJ aufnehmen, um schon durch die Frühstücksmahlzeiten 30 % des Tagesenergiebedarfs zu decken.

Mit einem eiweiß- und kohlenhydratreichen, aber fettarmen Mittagessen werden etwa 25 % des Energiebedarfs gedeckt (anstelle von Pommes frites sollten Kartoffeln oder Nudeln und anstelle von Schnitzel oder Eisbein Wild, Geflügel oder Fisch bevorzugt werden).

Eine kohlenhydratreiche Zwischenmahlzeit am Nachmittag, die 15 % ausmacht, kann vor dem Training eingeschoben werden. Die restlichen 30 % der Nahrungsenergie werden mit einem eiweiß- und kohlenhydratreichen Abendessen aufgenommen. Besonders nach dem Training ist zur schnellen Auffüllung der Glykogenspeicher und für den Aufbau von Eiweißstrukturelementen eine kohlenhydrat- und eiweißreiche Kost empfehlenswert. Dem erhöhten Appetit auf Kohlenhydrate nach hohen Trainingsbelastungen und der Abneigung gegen feste Speisen ist Rechnung zu tragen, indem Obst, Obstsäfte, Joghurt, Quark, Obstsalat, Knäckebrot u. a. das Abendbrot bestimmen. Zu empfehlen ist außerdem, daß der Kraftsportler zu den Mahlzeiten und auch zwischendurch frisches Obst zu sich nimmt.

In Abhängigkeit von der Trainingsbelastung, der beruflichen Tätigkeit und den individuellen Ernährungsgewohnheiten sollte sich der Kraftsportler bei der Zusammenstellung seiner Kost an folgenden Nahrungsmittelgruppen orientieren.

Kohlenhydratreiche und stärkehaltige Nahrungsmittel, die den für das intensive Kraftsporttraining notwendigen hohen Energiebedarf decken

Günstige Nahrungsmittel sind:

- Vollkornprodukte
- Getreidekörner (Weizen, Roggen, Hafer, Hirse, Naturreis)
- Haferflocken, Weizenflocken, Müsli, Cornflakes
- Teigwaren (Spaghetti, Makkaroni, andere Nudeln)
- Kartoffeln
- Hülsenfrüchte (Erbsen, Linsen, Bohnen).

Eiweißreiche, purin- und fettarme Nahrungsmittel, die den Aufbau von Muskeleiweiß fördern

Günstige Nahrungsmittel sind:

- fettarme Milch und Milchprodukte
- fettarmer Käse (Hüttenkäse, Harzer, Limburger u. a.)
- Speisequark, fettarmer Joghurt
- mageres Fleisch (Kalb, Rind, Wild)
- Geflügel
- Fisch (besonders Makrelen, Seelachs)
- Schalentiere (Hummer, Krabben, Muscheln)
- Hühnereiklar (nicht das fett- und cholesterinreiche Eigelb).

Hochwertige Fette mit einem hohen Anteil ungesättigter Fettsäuren für die Bereitstellung des Tagesenergiebedarfs und für die Wirkung der fettlöslichen Vitamine

Günstige Fette sind:

- Gänseschmalz
- Schweineschmalz
- Sonnenblumenöl
- Diätmargarine
- Leinöl.

Frisches Gemüse und Obst zur Deckung des Vitamin- und Mineralstoffbedarfs

Günstige Gemüsesorten sind:

- Blattgemüse (Salat, Spinat, Kohl)
- Blumenkohl
- Broccoli
- Chicorée
- Chinakohl
- Endivien
- Rosenkohl
- Spargel
- Tomaten
- Zwiebeln
- Knoblauch
- Möhren
- Petersilie.

Günstige Obstsorten sind:

- Äpfel, Aprikosen, Birnen, Apfelsinen, Zitronen, Grapefruits, Kirschen, Pfirsiche, Pflaumen, Beerenobst, Ananas, Bananen, Melonen u. a.

Folgende Speisen und Nahrungsmittel sollte der Kraftsportler meiden bzw. selten in den Speiseplan aufnehmen:

- Zucker und zuckerhaltige Speisen (z. B. Traubenzucker, Fruchtzucker, Rübenzucker, Malzzucker, Bonbons, Pralinen, Schokolade, Marmelade, Torte), zuckerhaltige Getränke (Limonade, Cola)
- Weißmehlprodukte (Weizenbrot, Kekse, Brötchen, Kuchen)
- polierter Reis
- fetthaltige Speisen (Pommes frites, panierte Schnitzel, Pfannkuchen, fetter Schinken, Eigelb).

Natürlich sind dies nur Empfehlungen zum relativ seltenen Verzehr der genannten Nahrungsmittel. Ab und zu kann der Kraftsportler durchaus seinem Verlangen nach einem Stück Torte oder einem opulenten Mittagsmahl nachgeben.

Phasengerechte Ernährung

Die leistungsfördernde Ernährung des Kraftsportlers ist von den einzelnen Trainingsphasen des Wettkampfjahres abzuleiten, d. h., die Ernährungspraxis des Kraftsportlers hängt von den Zielstellungen der Aufbauphase, der Definitionsphase, der Wettkampfphase und der Regenerationsphase ab.

Bestimmend für die **Aufbauphase** sind die Deckung des außerordentlich hohen Eiweißbedarfs (2–4 g/Tag und kg Körpergewicht) für den Aufbau der Muskelmasse, die Versorgung mit ausreichend Kohlenhydraten (5–6 g/kg Körpergewicht) für die Absicherung des belastungsbedingten Energiestoffwechsels und die Zufuhr der erforderlichen Menge an Vitaminen und Mineralstoffen.

Erfolgreiche Kraftsportler denken bereits in der Aufbauphase an die spezifischen Wettkampfanforderungen und vermeiden eine übermäßige Gewichtszunahme. Es hat sich als falsch erwiesen, in der Aufbauphase neben der Muskelmasse auch unnötig viel Fettgewebe aufzubauen, um dieses dann mit „Gewaltkuren" in den letzten Tagen vor dem Wettkampf durch „Kohlenhydrathungerdiäten" u. a. wieder abzubauen. Es ist vielmehr richtig, sich das ganze Jahr über fettarm zu ernähren und keine überflüssigen Pfunde zuzulassen.

In der **Definitionsphase** geht es nicht mehr um den weiteren Aufbau, sondern um den Erhalt der Muskelmasse. Das bedeutet, daß der Kraftsportler den Eiweißanteil in seiner Nahrung auf 1–2 g/kg Körpergewicht reduzieren kann. Auch der Kohlenhydratanteil wird reduziert (1,5–2,0 g Kohlenhydrat/kg Körpergewicht), so daß wöchentlich ungefähr 1 kg Körpergewicht abgebaut wird (Voraussetzung für diese relativ geringe Gewichtsreduktion ist natürlich die Beachtung der richtigen Ernährungspraxis in der Aufbauphase).

Es ist keinesfalls richtig, die Kohlenhydratzufuhr in der Definitionsphase extrem einzuschränken, weil das zu flachen und wenig definierten Muskeln führt. Deshalb hat es sich in der unmittelbaren Wettkampfvorbereitung (1–2 Tage vor dem Wettkampf) bewährt, die Kohlenhydratspeicher wieder aufzufüllen, weil das eine Voraussetzung für die Realisierung der Wettkampfbelastung und für die beabsichtigte Muskeldefinition ist.

Es ist ebenfalls nicht zu empfehlen, in der Definitionsphase eine abrupte und extreme Wasserreduktion vorzunehmen. Das führt zu leistungsmindernden Veränderungen im Energiestoffwechsel. Ein Ausweg liegt darin, in der zeitlich langen Aufbauphase die Entwicklung des Unterhautfettgewebes zu begrenzen.

Es versteht sich von selbst, daß der Kraftsportler in der Definitionsphase eine extrem fettarme Ernährung anstrebt.

Von besonderer Bedeutung ist die **Wettkampfernährung**, weil Ernährungsfehler am Wettkampftag die Bemühungen eines ganzen Trainingsjahres zunichte machen können. Wer vermeiden will, daß am Wettkampftag innerhalb von Stunden die Muskeldefinition zurückgeht oder Krämpfe in der Phase der höchsten Konzentration im Wettkampf auftreten, muß die Ernährungsgestaltung sorgfältig auf die Wettkampfanforderungen einstellen.

Am Wettkampftag geht es nicht mehr um Muskelaufbau, sondern um energiegeladene, gut durchblutete und leistungsfähige Muskeln. Deshalb steht am Wettkampftag der Energiestoffwechsel – mit dem Schwerpunkt einer kohlenhydrat-, vitamin- und mineralstoffreichen Kost – im Mittelpunkt des Interesses. Dabei ist besonders die Verweildauer von Speisen im Magen zu beachten (Tab. 18), um Blutarmut in den Muskeln bzw. Blähungen im Magen-Darm-Kanal zu vermeiden und Muskelkrämpfen vorzubeugen.

Der Wettkampftag wird mit einem kohlenhydratreichen Frühstück (z. B. Haferbrei mit Früchten, Knäckebrot, Tee mit

Tabelle 18: Durchschnittliche Magenverweildauer verschiedener Speisen (nach Donath/Schüler)

Verweildauer im Magen (Stunden)	Speisen
1–2	Kaffee, Wasser, Kakao, fettarme Fleischbrühe, Bier, weiche Eier, gekochter Reis, Süßwasserfisch (gekocht)
2–3	gekochte Milch, Kaffee mit Sahne, Kakao mit Milch, Kartoffeln, Kartoffelbrei, zartes Gemüse, Obst, Weißbrot, rohe Eier, gekochte Eier (3 Minuten), Seefisch, Kalb
3–4	Schwarzbrot, Vollkornbrot, Bratkartoffeln, Kohlrabi, Karotten, Radieschen, Spinat, Äpfel, gegrilltes Filet, Schinken, Huhn (gekocht), Rührei, Omelette
4–5	Hülsenfrüchte, Geflügel (gebraten), Wild, Rauchfleisch, Rind (gebraten), Gurkensalat, in Fett Gebackenes
6–7	Speck, Heringssalat, Pilze, Thunfisch in Öl
7–8	Gänsebraten, Ölsardinen, fettes Fleisch (z. B. Schweinshaxe), Grünkohl

Honig, frisch gepreßte Fruchtsäfte) begonnen. Alle 1–2 Stunden sollte der Kraftsportler ein paar Kekse, etwas Traubenzucker, Schokolade (keine Bitterschokolade) oder kleingeschnittene Obststükken zu sich nehmen. Um das Durstgefühl zu stillen, empfiehlt es sich, Zitrusfrüchte zu lutschen. Sportler, die zu Krämpfen neigen, können zusätzlich Magnesiumpräparate einnehmen.

Alle blähenden Nahrungsmittel (Hülsenfrüchte, Vollkornbrot, Blattgemüse und Kernobst) sind am Wettkampftag zu meiden. Außerdem ist darauf zu achten, daß eine Stunde vor Wettkampfbeginn nichts mehr gegessen werden sollte, um den Magen nicht unnötig zu belasten. Dauert der Wettkampf mehrere Stunden, sind kleine Zwischenmahlzeiten (Kekse, Schokolade, Bananen u. a.) einzulegen.

Unmittelbar nach dem Wettkampf beginnt die **Regenerationsphase**, die leider von vielen Athleten mit einer solchen „Völlerei“ eingeleitet wird, daß eine Gewichtszunahme bis zu 6 kg und mehr erfolgt. Eine derartige Praxis des „Gewichtsausgleichs“ nach der Definitionsphase ist nicht empfehlenswert.

Entsprechend der Zielstellung der Regenerationsphase – den Körper nach dem Wettkampf 3 bis 4 Wochen zu entlasten und ihn auf die nächste Wettkampfsaison vorzubereiten – braucht der Kraftsportler viel Ruhe und hohe Mineralstoffkonzentrationen in der Nahrung (besonders Magnesium). Da die Trainingsbelastung in dieser „Übergangsphase“ vom Wettkampf zur nächsten Aufbauphase bis auf 20 % reduziert wird, sind keine besonderen Anforderungen an den Energiestoffwechsel zu stellen, so daß der Kraftsportler Normalkost zu sich nimmt und dabei keine allzu große Gewichtszunahme zuläßt.

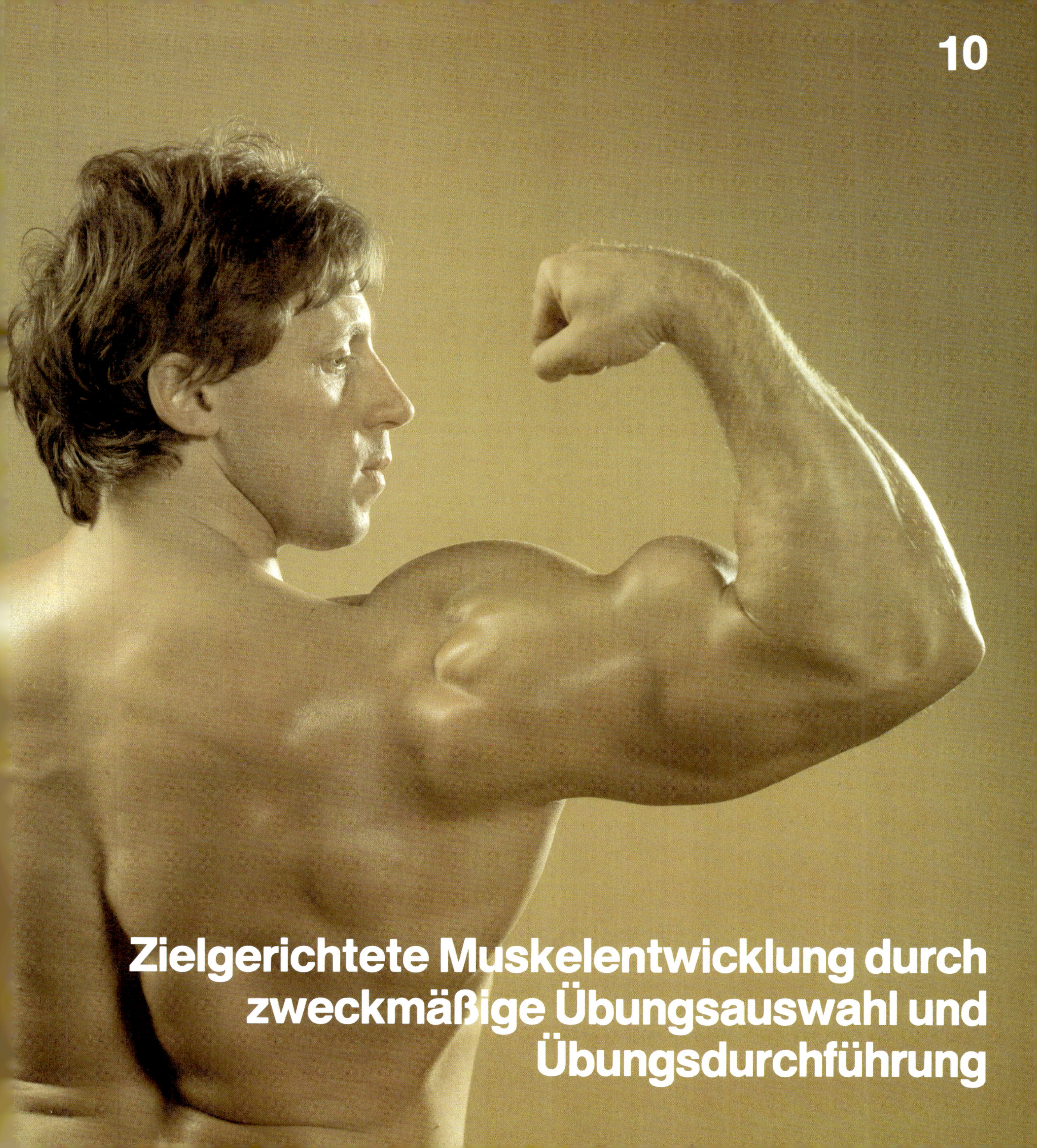

10

Zielgerichtete Muskelentwicklung durch zweckmäßige Übungsauswahl und Übungsdurchführung

Während die Kapitel zur Trainingsmethodik vor allem die Ausprägung wesentlicher Leistungsfaktoren der Muskulatur zum Inhalt hatten, zeigen die folgenden Ausführungen, wie einzelne Muskelgruppen, Muskeln oder Anteile eines Muskels durch sachkundige Übungsauswahl und -durchführung weitgehend separat gekräftigt und geformt werden können. Dadurch soll vor allem der zweckmäßige Einsatz von Kraftübungen zur

– Steigerung der Wettkampfleistung (Spezialübungen) und
– vorteilhaften Veränderung der Figur

unterstützt werden.

Die zielgerichtete Muskelentwicklung durch zweckmäßige Übungsauswahl erfordert grundlegende Kenntnisse der Anatomie. In den Abbildungen 22 bis 25 und in Tabelle 19 werden deshalb Aufbau und Funktion des menschlichen Bewegungsapparates (Skelett- und Muskelsystem) in groben Zügen dargestellt. Diese Darlegungen schaffen Voraussetzungen für die Analyse einfacher Bewegungsabläufe und damit für den sinnvollen Gebrauch der Kraftübungen. Hierzu folgende Beispiele:

- Die Wettkampfleistung eines Sportlers (Werfer, Springer, Ringer, Gewichtheber usw.) wird durch unzureichende Kraft der Muskulatur, die das Strecken der Beine im Kniegelenk realisiert, eingeschränkt. Um künftig bessere Ergebnisse erzielen zu können, muß der Sportler nach einer Übung suchen, deren Struktur im wesentlichen mit der leistungsbegrenzenden Teilstruktur der Wettkampfübung übereinstimmt (Spezialübung) und die die Kräftigung der „Kniestrecker" in Aussicht stellt. Er entnimmt der Tabelle 19, daß hauptsächlich der vierköpfige Schenkelstrecker, der Schenkelbindenspanner und der große Gesäßmuskel für die Streckung des Beines im Kniegelenk verantwortlich zeichnen. Im Kapitel „Übungsauswahl" findet er die Übungen, durch die diese Muskeln gekräf-

Skelett (vorn)

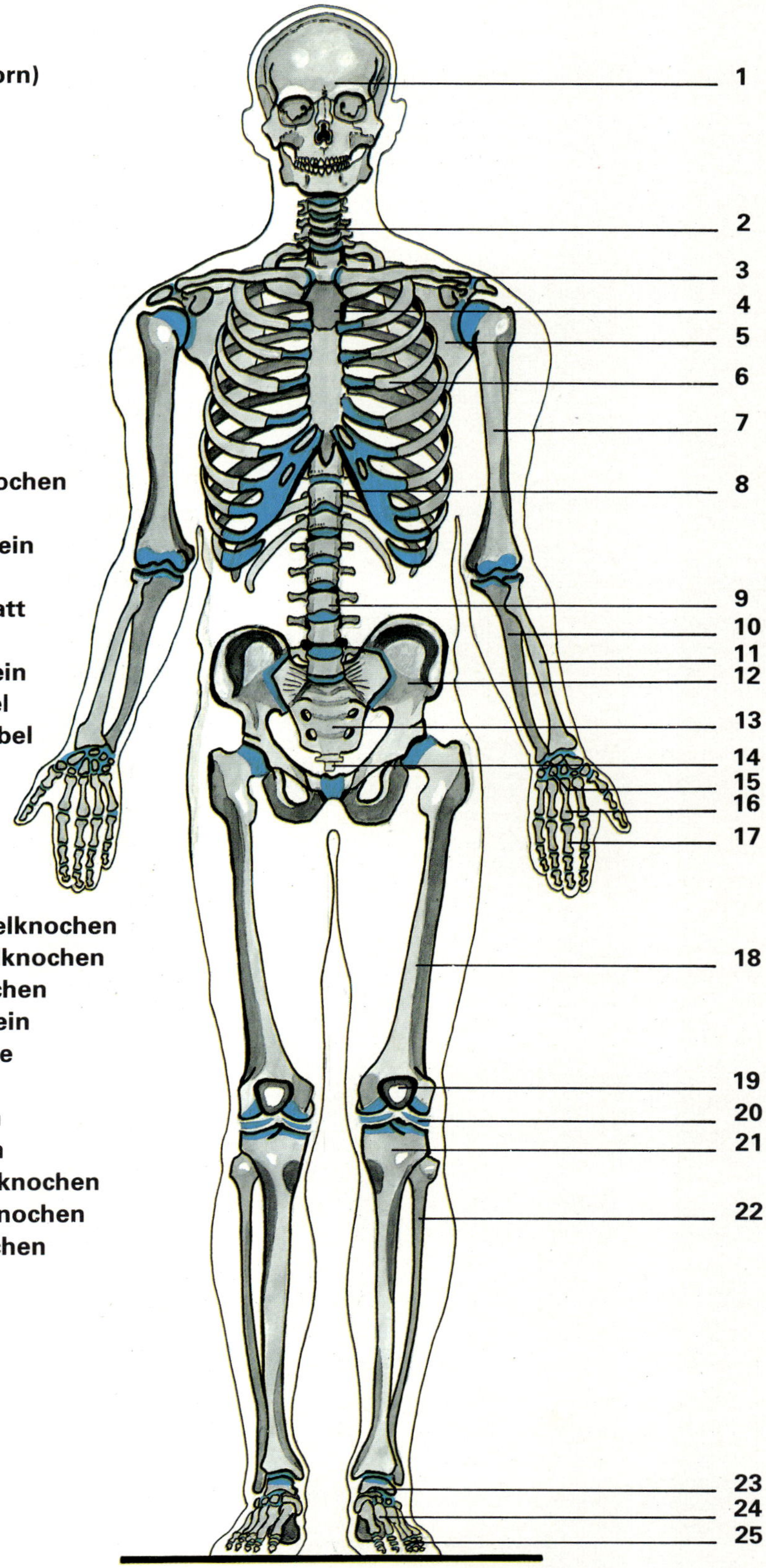

1 Schädelknochen
2 Halswirbel
3 Schlüsselbein
4 Brustbein
5 Schulterblatt
6 Rippen
7 Oberarmbein
8 Brustwirbel
9 Lendenwirbel
10 Elle
11 Speiche
12 Hüftbein
13 Kreuzbein
14 Steißbein
15 Handwurzelknochen
16 Mittelhandknochen
17 Fingerknochen
18 Schenkelbein
19 Kniescheibe
20 Meniskus
21 Schienbein
22 Wadenbein
23 Fußwurzelknochen
24 Mittelfußknochen
25 Zehenknochen

Abb. 22

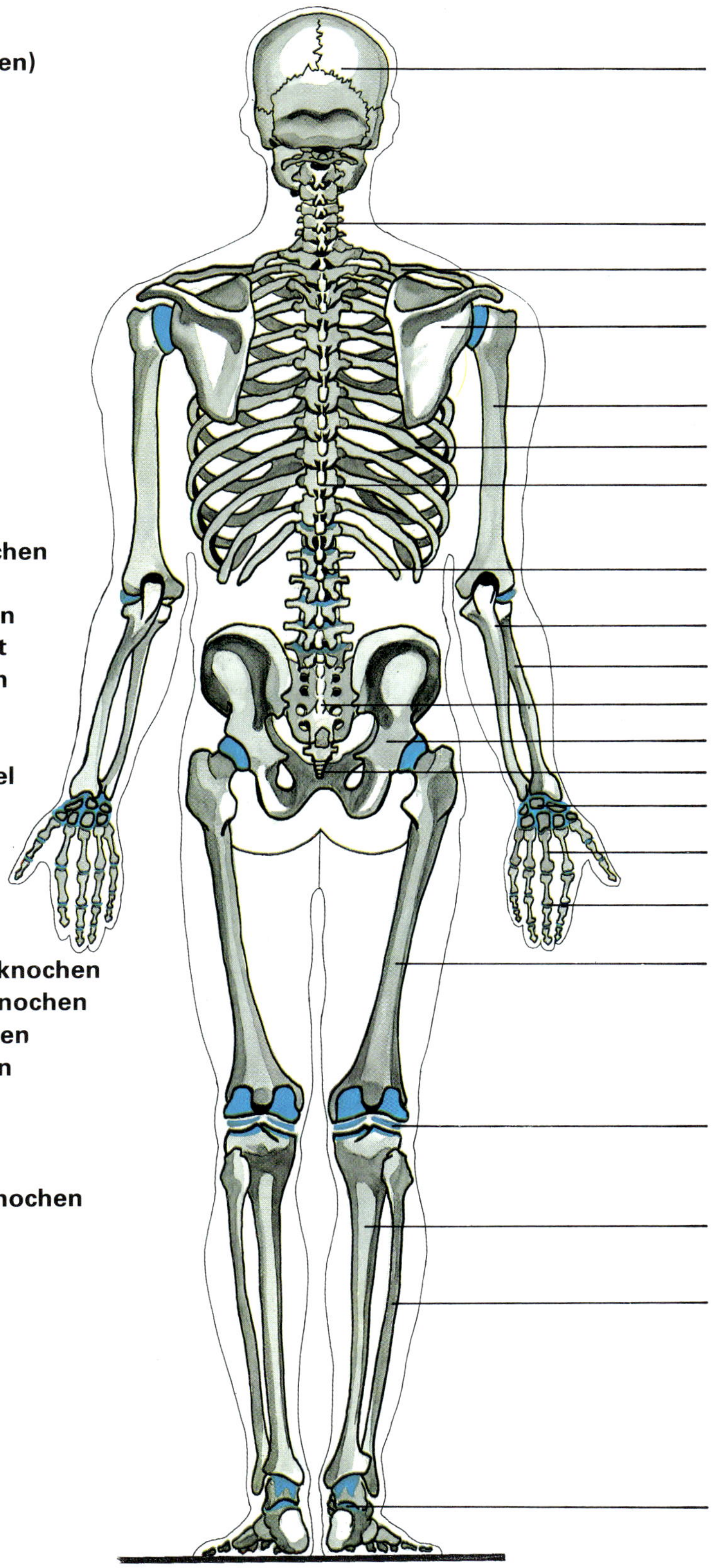

Abb. 23

tigt werden. Das sind u. a. das Kniebeugen (s. Abb. 209), das Beinstrecken im Kniegelenk (s. Abb. 257) und das Beindrücken (s. Abb. 260). Beim Studium der Übungen wird dem Sportler bewußt, daß weitere Muskeln den Bewegungsvollzug unterstützen. So werden z. B. beim Kniebeugen nahezu 75 % der Skelettmuskulatur beansprucht.

- Man blickt in den Spiegel und erkennt, daß die Spannkraft der Bauchmuskulatur nachläßt. Der Bauch wird schlaff und schwammig. Wie jeden Körperteil kann man auch die Bauchpartie innerhalb erblich festgelegter Grenzen durch ein gezieltes Krafttraining wunschgemäß verändern. Aus Abbildung 24 ist ersichtlich, daß vor allem der gerade, der innere schräge und der äußere schräge Bauchmuskel dem Bauch die Form geben. Im Kapitel „Übungsauswahl" findet man zur Entwicklung dieser Muskeln u. a. die Übungen Rumpfaufrichten aus der Rückenlage (s. Abb. 136), Beinheben (s. Abb. 145), Seitheben (s. Abb. 157) und Seitdrehen (s. Abb. 161). Mit ihrer Hilfe kann die Spannkraft der Bauchmuskulatur wiederhergestellt und so das äußere Erscheinungsbild verbessert werden.

Bei der Durchführung der Übungen sollten folgende Empfehlungen berücksichtigt werden:

- Die Übungen sind stets mit höchster Präzision durchzuführen. Mit jeder Veränderung der Körperlage oder Faßart verändert sich die Bewegung; jede Veränderung der Bewegung hat den Einsatz anderer Anteile des Muskels, anderer Muskeln oder anderer Muskelgruppen zur Folge. Deshalb gewährleistet nur die vorschriftsmäßige Übungstechnik, daß
  - auch tatsächlich die Muskulatur trainiert wird, die man zu trainieren beabsichtigt, und

– keine Fehlhaltungen entstehen, durch die Schäden und Verletzungen auftreten können.

Zur präzisen Übungsdurchführung zählt nicht nur das korrekte Heben, sondern auch das fehlerlose Senken der Last. Für das Absenken sollte etwa ein Drittel mehr Zeit in Anspruch genommen werden als für das Heben. So sollte man z. B. beim Kniebeugen mit hoher Zusatzlast während der Absenkbewegung „im Geiste“ langsam von 1 bis 4, während des Verweilens im tiefsten Punkt des Bewegungsablaufs „5“ und während der folgenden Aufwärtsbewegung von 6 bis 8 zählen.

Präzise Übungstechnik schließt korrekte Atmung ein. In der Regel wird beim Heben der Last ein- und beim Senken der Last ausgeatmet. Ausnahmen bestätigen aber auch in diesem Fall die Regel. Beim Überwinden submaximaler und maximaler Widerstände sollte man nicht versuchen, die Preßatmung zu vermeiden. Durch die Preßatmung, bei der die eingeatmete Luft gegen den geschlossenen Kehldeckel gedrückt wird, steigt der Druck im Brust- und Bauchraum häufig auf mehr als 200 Torr. Brust-, Rücken- und Bauchmuskulatur spannen sich. Dadurch erlangt der Rumpf – bei gleichzeitiger Entlastung der Wirbelsäule – die für die Kraftübung notwendige Stabilität.

- Die Übungen für die vorzugsweise zu trainierenden Muskeln sind immer zuerst zu absolvieren. Der geistig und körperlich noch frische Organismus stellt den besten Trainingserfolg in Aussicht. Möchte ein Sportler beispielsweise eine schwache Brustmuskulatur durch das Bankdrücken stärken, so sollte er diese Übung in den Serien der ersten Station oder in der ersten Serie des Satzes oder Kreises durchführen.

- Die Übungen sind vom Fortgeschritte-

Muskelbild (vorn)

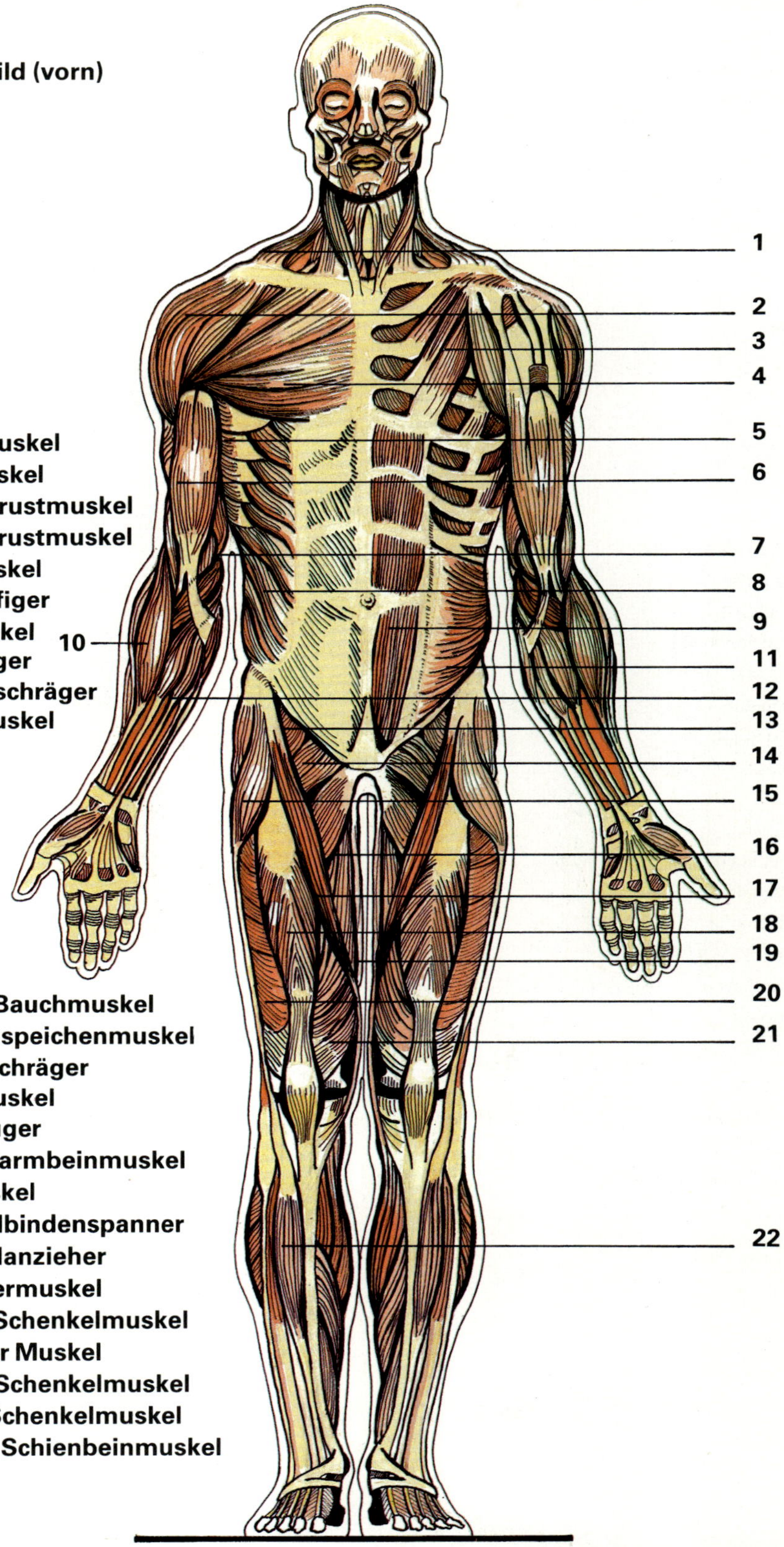

1 Trapezmuskel
2 Deltamuskel
3 kleiner Brustmuskel
4 großer Brustmuskel
5 Sägemuskel
6 zweiköpfiger Armmuskel
7 Armbeuger
8 äußerer schräger Bauchmuskel
9 gerader Bauchmuskel
10 Oberarmspeichenmuskel
11 innerer schräger Bauchmuskel
12 Handbeuger
13 Lendendarmbeinmuskel
14 Kammuskel
15 Schenkelbindenspanner
16 Schenkelanzieher
17 Schneidermuskel
18 gerader Schenkelmuskel
19 schlanker Muskel
20 äußerer Schenkelmuskel
21 innerer Schenkelmuskel
22 vorderer Schienbeinmuskel

Abb. 24

Muskelbild (hinten)

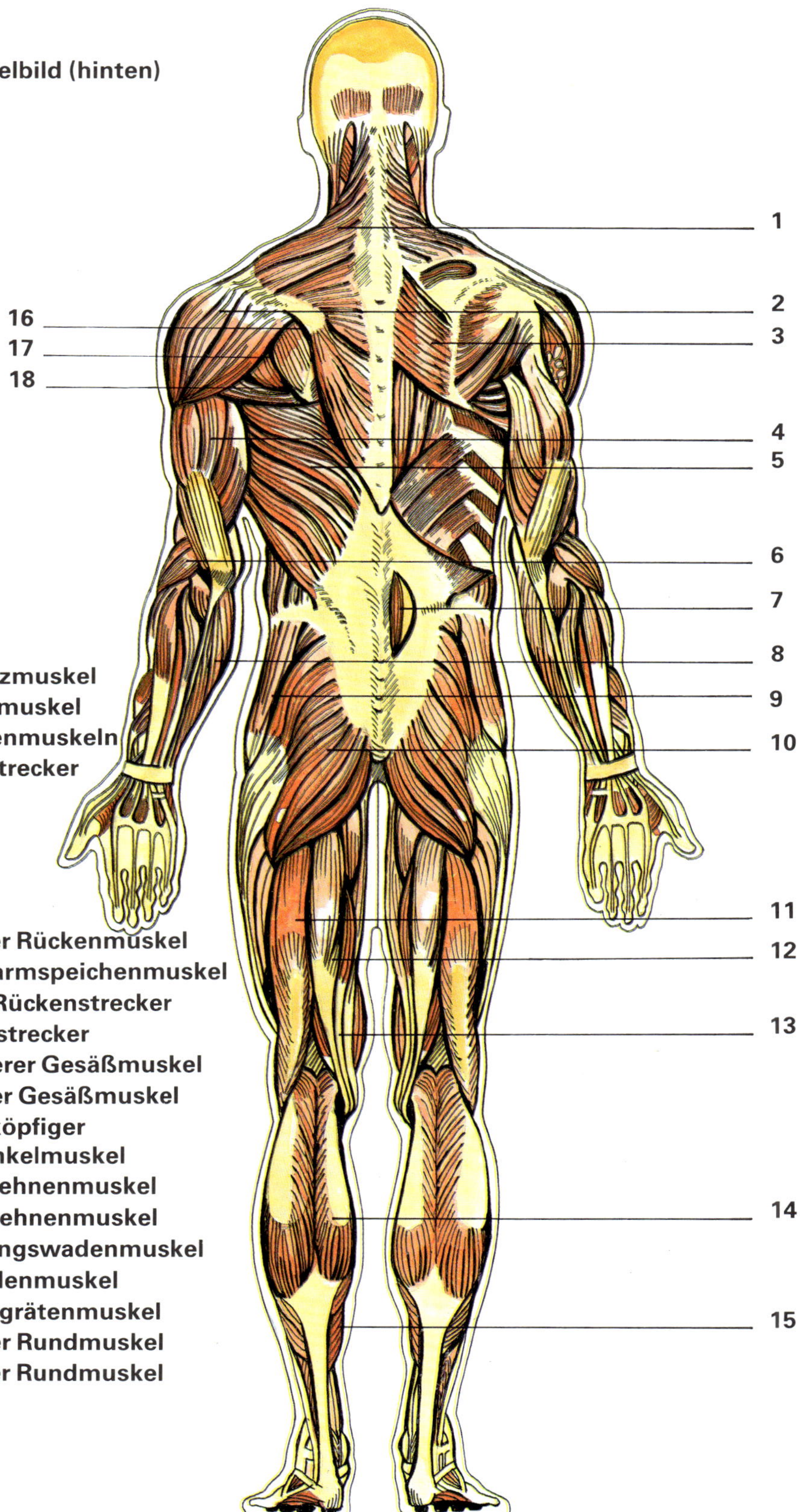

1 Trapezmuskel
2 Deltamuskel
3 Rautenmuskeln
4 Armstrecker
5 breiter Rückenmuskel
6 Oberarmspeichenmuskel
7 tiefe Rückenstrecker
8 Handstrecker
9 mittlerer Gesäßmuskel
10 großer Gesäßmuskel
11 zweiköpfiger Schenkelmuskel
12 Halbsehnenmuskel
13 Plattsehnenmuskel
14 Zwillingswadenmuskel
15 Schollenmuskel
16 Untergrätenmuskel
17 kleiner Rundmuskel
18 großer Rundmuskel

Abb. 25

nen gegen hohe Widerstände (Zusatzlast, Partnerwiderstand usw.) bzw. bis zur Ermüdung auszuführen, um eine umfassende Muskelentwicklung zu sichern. Für den Vollzug einer bestimmten Bewegung aktiviert das Nervensystem zunächst vor allem die stärksten Muskeln der entsprechenden Gruppe. Erst bei submaximalem Widerstand bzw. bei Ermüdung müssen auch die schwächeren Muskeln mit hohem Einsatz arbeiten.

- Die Übungen sind über die volle Breite des möglichen Bewegungsspielraums durchzuführen, wenn nicht medizinische Bedenken andere Festlegungen für bestimmte Personen und Übungen ratsam erscheinen lassen. Das Nutzen des vollen Aktionsradius gewährleistet
  - eine vollständigere Ausprägung der Muskulatur,
  - die Zunahme der Kraftfähigkeit über die gesamte Bewegungsamplitude, da die Kraft nur für die Gelenkwinkel optimal erhöht werden kann, in denen trainiert wird, und
  - die gleichzeitige Entwicklung der Beweglichkeit.

- Vor, während, zwischen und nach den Übungen sind alle Möglichkeiten zur Verletzungsvorbeugung zu nutzen (s. Kapitel „Muskelverletzungen“ und spezielle Hinweise zu den einzelnen Übungen).

Im nachstehenden Text werden Bezeichnungen für Griff- oder Faßarten verwendet, die einer näheren Erläuterung bedürfen:

- *Ober-* oder *Ristgriff*: Beim Ergreifen des Gerätes zeigt der Handrücken in der Hochhalte nach hinten, in der Vorhalte nach oben, in der Tiefhalte – auch als Grundhalte bezeichnet – nach vorn und in der Rückhalte nach unten. Wird mit beiden Händen ein Gerät (z. B. die Langhantel) oder mit jeder Hand ein Gerät (z. B. mit jeder

Hand eine Kurzhantel) erfaßt, dann zeigen die Daumen stets zueinander (s. Abb. 43);

- *Unter-* oder *Kammgriff*: Beim Ergreifen des Geräts zeigt der Handrücken in der Hochhalte nach vorn, in der Vorhalte nach unten, in der Tief- oder Grundhalte nach hinten und in der Rückhalte nach oben. Wird mit beiden Händen ein Gerät oder mit jeder Hand ein Gerät erfaßt, so zeigen die kleinen Finger stets zueinander (s. Abb. 42);
- *neutraler Griff* oder *Speichgriff*: Beim Ergreifen des Gerätes zeigt der Daumen in der Hochhalte nach hinten, in der Vorhalte nach oben, in der Tiefhalte nach vorn und in der Rückhalte nach unten. Wird mit beiden Händen ein Gerät oder mit jeder Hand ein Gerät erfaßt, so zeigen die Handflächen stets zueinander (s. Abb. 48);
- *Zwiegriff*: Eine Hand faßt im Unter-, die andere im Obergriff. (s. Abb. 170)

Tabelle 19: Grundbewegungen der Gliedmaßen, des Kopfes und des Rumpfes

Gelenk	*Art der Bewegung*	*Hauptsächlich tätige Muskeln*	*Abbildungen*
Handgelenk	Beugen der Hand (Palmarflexion)	Handbeuger (ellen- und speichenwärts) Fingerbeuger Hohlhandmuskel langer Daumenbeuger	26, 24
	Strecken der Hand (Dorsalflexion)	langer und kurzer Handstrecker (speichenwärts) Handstrecker (ellenwärts) Fingerstrecker Kleinfingerstrecker	34, 25
Ellbogengelenk	Beugen des Unterarmes	zweiköpfiger Armmuskel (Bizeps) Armbeuger Oberarmspeichenmuskel	41, 24
	Strecken des Unterarmes	Armstrecker (Trizeps) Knorrenmuskel	55, 25
	Einwärtsdrehen des Unterarmes (Pronation – Hohlhand nach unten bzw. nach hinten)	runder und viereckiger Einwärtsdreher Oberarmspeichenmuskel (Pronation des auswärtsgedrehten Unterarmes)	41, 24
	Auswärtsdrehen des Unterarmes (Supination – Hohlhand nach oben bzw. nach vorn)	Auswärtsdreher Bizeps Oberarmspeichenmuskel (Supination des einwärtsgedrehten Unterarmes)	41, 24
Schultergelenk	Vorheben des Armes (Anteversion)	Deltamuskel (vorderer Anteil) großer Brustmuskel (oberer Anteil) Obergrätenmuskel Bizeps (kurzer Kopf)	71, 85, 195, 41, 24
	Seitheben des Armes (Abduktion)	Deltamuskel (mittlerer Anteil) Obergrätenmuskel Bizeps (langer Kopf)	71, 195, 41, 24
	Rückführen des Armes (Retroversion)	breiter Rückenmuskel Deltamuskel (hinterer Anteil) großer Rundmuskel Trizeps (langer Kopf)	102, 71, 195, 55, 24, 25

Gelenk	*Art der Bewegung*	*Hauptsächlich tätige Muskeln*	*Abbildungen*
	Heranführen des Armes (Adduktion)	großer Brustmuskel breiter Rückenmuskel großer Rundmuskel Trizeps (langer Kopf)	85, 102, 195, 55, 24, 25
gelenkige Verbindungen der Wirbelsäule	Beugen des Rumpfes	gerader Bauchmuskel innerer und äußerer schräger Bauchmuskel	135, 156, 24
	Strecken des Rumpfes	tiefe kurze und lange Rückenmuskeln	169, 25
	Drehen des Rumpfes	tiefe kurze und lange Rückenmuskeln innerer und äußerer schräger Bauchmuskel	169, 156
	Seitwärtsneigen des Rumpfes	s. Drehen des Rumpfes	
	Senken des Kopfes	Rippenhalter langer Halsmuskel langer Kopfmuskel u. a.	185, 24
	Heben des Kopfes	Trapezmuskel (oberer Anteil) Schulterblattheber Riemenmuskel dorsaler Kopfwender tiefe kurze und lange Rückenmuskeln	195, 126, 169, 25
Hüftgelenk	Beugen des Beines	Lenden-Darmbeinmuskel vierköpfiger Schenkelstrecker (gerader Schenkelmuskel) Schneidermuskel Schenkelbindenspanner	199, 256, 24
	Strecken des Beines	großer Gesäßmuskel zweiköpfiger Schenkelmuskel (langer Kopf) Halbsehnenmuskel Plattsehnenmuskel	208, 244, 25
	Abspreizen des Beines (Abduktion)	kleiner Gesäßmuskel mittlerer Gesäßmuskel großer Gesäßmuskel (oberer Anteil)	224, 208, 25

Gelenk	*Art der Bewegung*	*Hauptsächlich tätige Muskeln*	*Abbildungen*
	Heranführen des abgespreizten Beines (Adduktion)	kurzer Schenkelanzieher langer Schenkelanzieher großer Schenkelanzieher Kamm-Muskel schlanker Muskel großer Gesäßmuskel (unterer Anteil)	232, 208, 24, 25
Kniegelenk	Beugen	zweiköpfiger Schenkelmuskel Halbsehnenmuskel Plattsehnenmuskel Schneidermuskel schlanker Muskel Zwillingswadenmuskel	244, 24, 25, 276
	Strecken	vierköpfiger Schenkelstrecker Schenkelbindenspanner großer Gesäßmuskel	256, 24, 25, 208
Fußgelenk	Heben der Fußspitze gegen das Schienbein (Dorsalextension)	vorderer Schienbeinmuskel langer Zehenstrecker langer Großzehenstrecker u. a.	268, 24
	Heben der Ferse bzw. Senken der Fußspitze (Plantarflexion)	Zwillingswadenmuskel Schollenmuskel Wadenbeinmuskel hinterer Schienbeinmuskel lange Zehenbeuger	276, 25

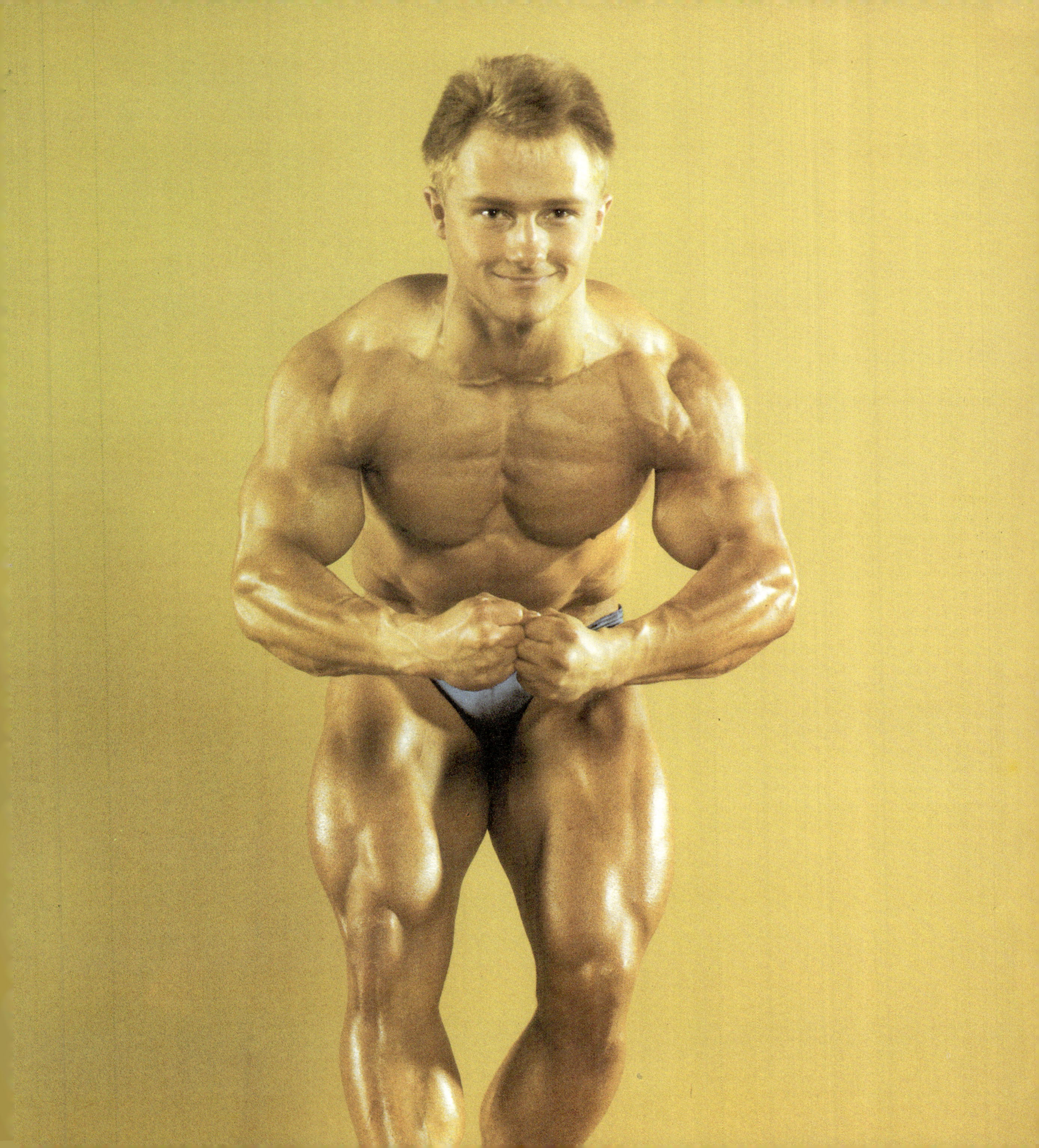

HANDGELENKMUSKULATUR

HANDBEUGER (ellen- und speichenwärts)

Finger- und Daumenbeuger, Hohlhandmuskel

HANDBEUGEN

Hauptsächlich beteiligte Muskeln:
Das Handbeugen – auch als Palmarflexion bezeichnet – findet im Handgelenk statt. Bei dieser Bewegung führen sowohl die Handbeugemuskeln als auch die langen Fingerbeugemuskeln die Hohlhand gegen den Unterarm. Der Beitrag, den die langen Fingerbeuger für die Palmarflexion leisten, ist recht beträchtlich und wird meist unterschätzt.

Die langen Fingerbeuger haben gewichtigen Anteil an der Gesamtmuskelmasse, die auf der Hohlhandseite des Unterarms liegt. Kraftsportler haben oft das Ziel, den Querschnitt dieser Muskeln im gebührenden Verhältnis zu anderen Körperteilen zu vergrößern. Sie müssen daher die langen Fingerbeuger in beiden Funktionen – als Beuger der Hand und als Beuger der Finger – beanspruchen. Folglich absolvieren sie die Übung „Handbeugen" so, daß sie neben dem Beugen der Hand auch das Beugen der Finger einschließt.

Tabelle 20

Ursprung	Oberarmbein (Knorren ellenwärts) Elle (Ellenhaken)
Ansatz	Handwurzelknochen Mittelhandknochen Fingerknochen
Hauptfunktion	Beugen der Hand im Handgelenk
Kraftübung	primär: Nr. 1 bis 3 sekundär: Nr. 12 bis 16
Dehnungsübung	Nr. 4 bis 6

Abb. 26

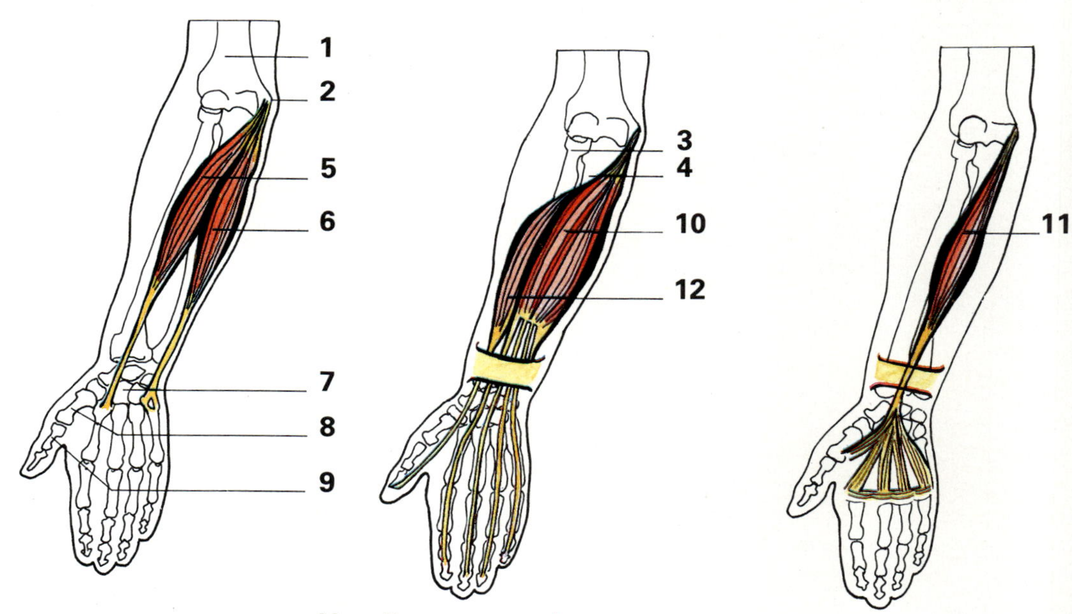

Handbeuger

1 – Oberarmbein, 2 – Knorren (ellenwärts), 3 – Speiche, 4 – Elle, 5 – Handbeuger (speichenwärts), 6 – Handbeuger (ellenwärts), 7 – Handwurzelknochen, 8 – Mittelhandknochen, 9 – Fingerknochen, 10 – Fingerbeuger, 11 – Hohlhandmuskel, 12 – langer Daumenbeuger

Übg. 1
Übungsdurchführung
(Abb. 27)

Der Sportler kniet vor einer quergestellten Trainingsbank, hat die Arme im Ellbogengelenk zum rechten Winkel gebeugt und die Handrückenseite der Unterarme fest auf die gepolsterte Bankfläche gelegt. Die Handgelenke ragen so weit über die Bankkante hinaus, daß die Hände frei beweglich sind. Die Hände, deren Abstand voneinander 20 bis 30 cm beträgt, halten eine Langhantel im Untergriff, d. h., die Handflächen weisen nach oben.

Aus dieser Position senkt der Sportler Hände und Hantel so tief wie möglich. Dabei öffnet er die zur Faust geballten Hände und läßt die Hantel langsam und kontrolliert auf die Fingerspitzen rollen. Dann beugt er die Handgelenke über ihren vollen Bewegungsspielraum und schließt gleichzeitig die Finger zur Faust. Dadurch wird die Hantel halbkreisförmig nach oben gehoben.

Statt der Langhantel finden auch Kurzhanteln oder Rundgewichte Verwendung. Weiterhin kann die Übung gegen den dosierten Widerstand des Partners vollzogen werden. (Abb. 28)

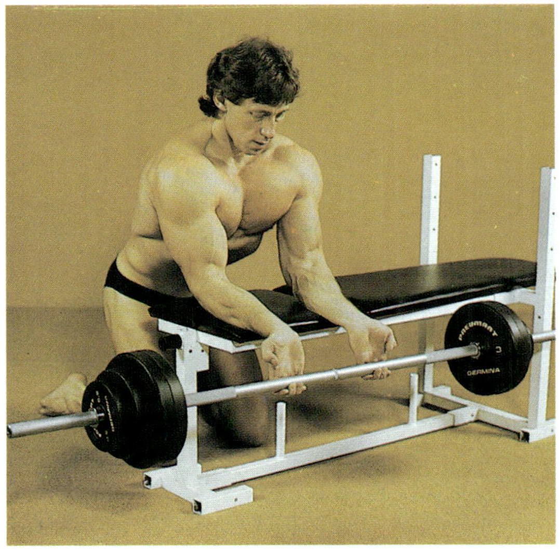
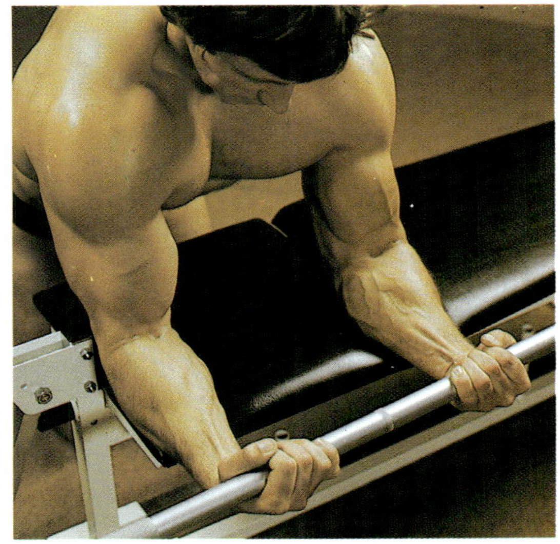
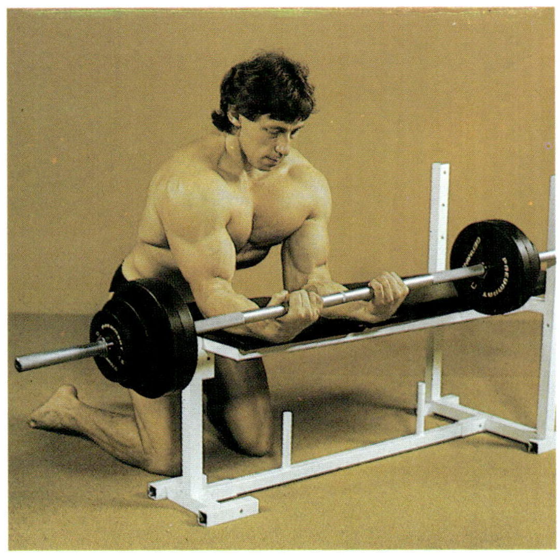

Abb. 27/1–3

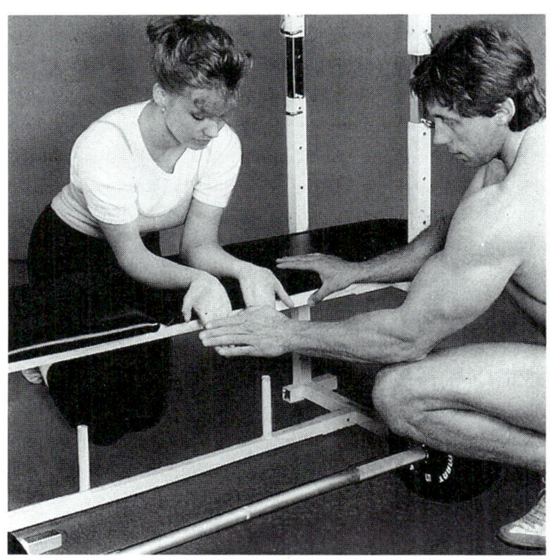
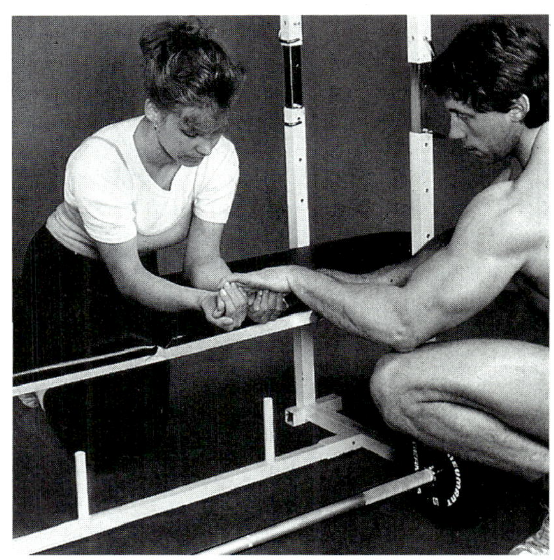

Abb. 28/1–2

Varianten:

Übg. 2
Handbeugen aus dem Sitz
(Abb. 29)

Der Sportler sitzt auf einer stabilen Unterlage, hat die Arme im Ellbogengelenk zum rechten Winkel gebeugt und die Unterarme mit der Handrückenseite auf die Oberschenkel gelegt. Die über die Oberschenkel hinausragenden Hände haben eine Langhantel, Kurzhanteln oder Rundgewichte im Untergriff erfaßt.

Aus dieser Position streckt und beugt der Sportler die Hände mit der Zusatzlast. Dabei muß er darauf achten, daß die Hantel während der Senkbewegung durch das Öffnen der Faust auf die Fingerspitzen gleiten kann und während der Hubbewegung durch das Schließen der Finger wieder in die Handmitte zurückgeführt wird.

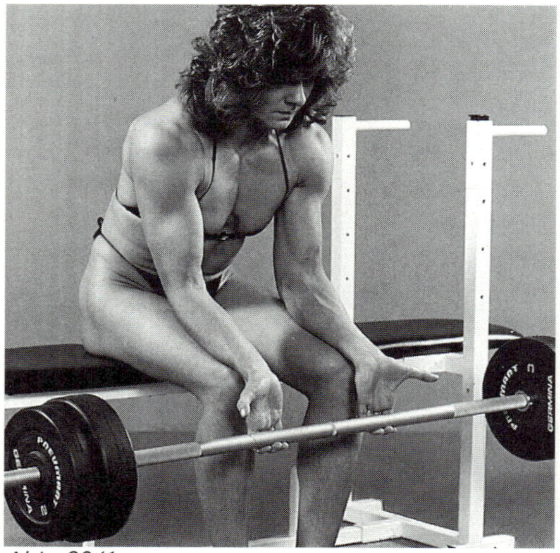

Abb. 29/1

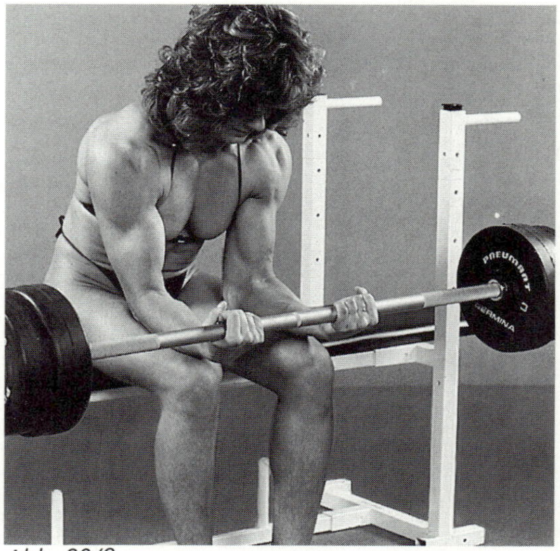

Abb. 29/2

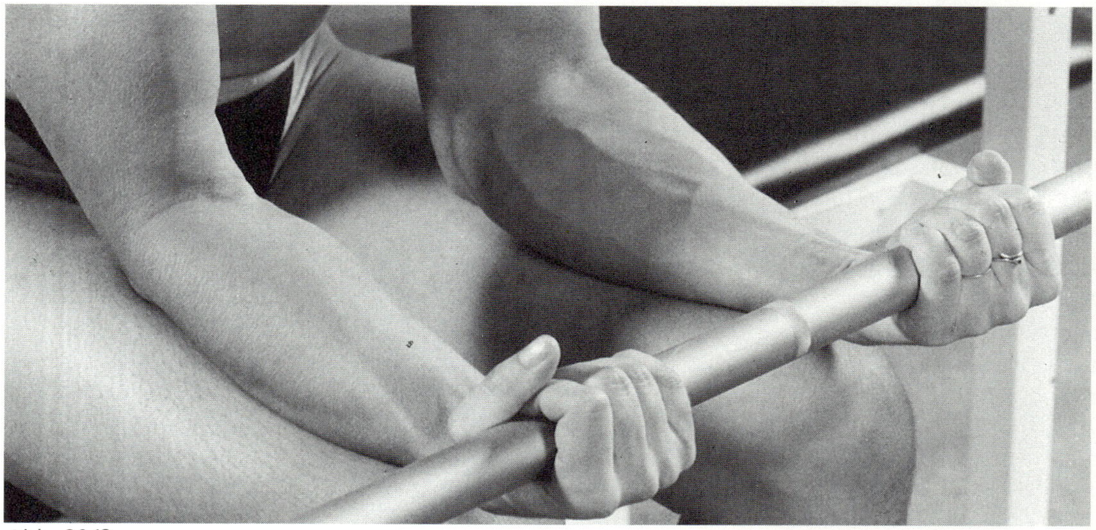

Abb. 29/3

Übg. 3
Handbeugen aus dem Stand
(Abb. 30)

*Hinter dem Sportler liegt eine Langhantel in Gesäßhöhe auf der Hantelablage. Der Sportler, der die Arme neben dem Körper nach unten hängen läßt und die Handflächen nach hinten gedreht hat, tritt rückwärts an die Hantel heran, ergreift sie mit beiden Händen, hebt sie von der Hantelablage und macht einen Schritt nach vorn.

Aus dieser Position beugt der Sportler die Handgelenke und führt die Langhantel hinter seinem Rücken in einem kleinen Bogen so weit wie möglich nach hinten-

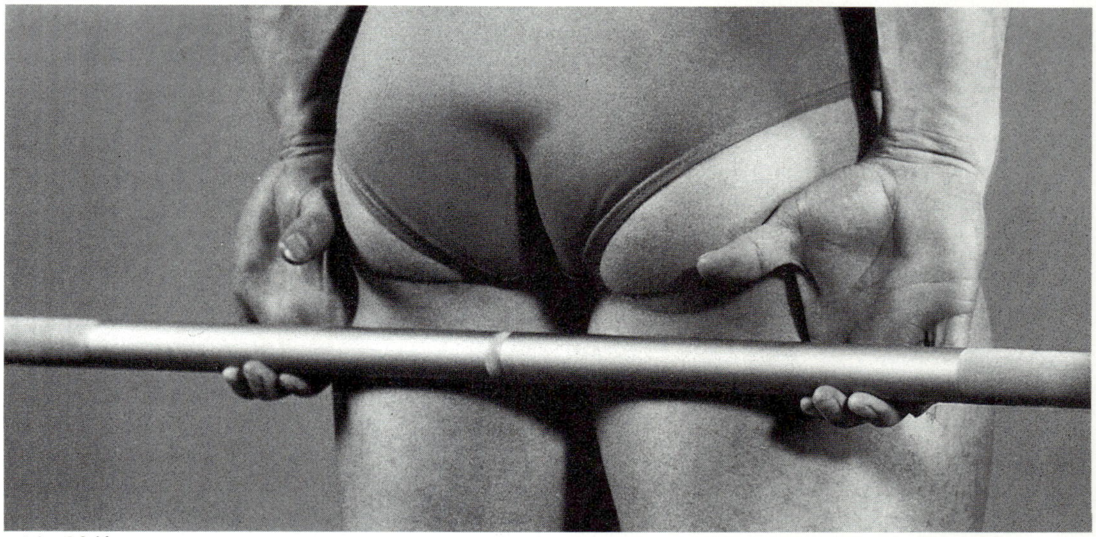

Abb. 30/1

oben. Im Verlaufe der anschließenden Senkbewegung öffnet er die Faust und läßt die Hantelstange langsam und kontrolliert auf die Fingerspitzen rollen. Darauf schließt er die Finger wieder zur Faust, rollt dadurch die Hantelstange wieder in die Handmitte zurück und beugt gleichzeitig die Hand im Handgelenk. Die Arme bleiben während des gesamten Bewegungsablaufs in den Ellbogengelenken gestreckt.

Diese Übungsvariante ermöglicht zwar Beugebewegungen mit relativ hoher Zusatzlast, schränkt aber aufgrund fehlender Überstreckung des Handgelenkes die Bewegungsamplitude erheblich ein.

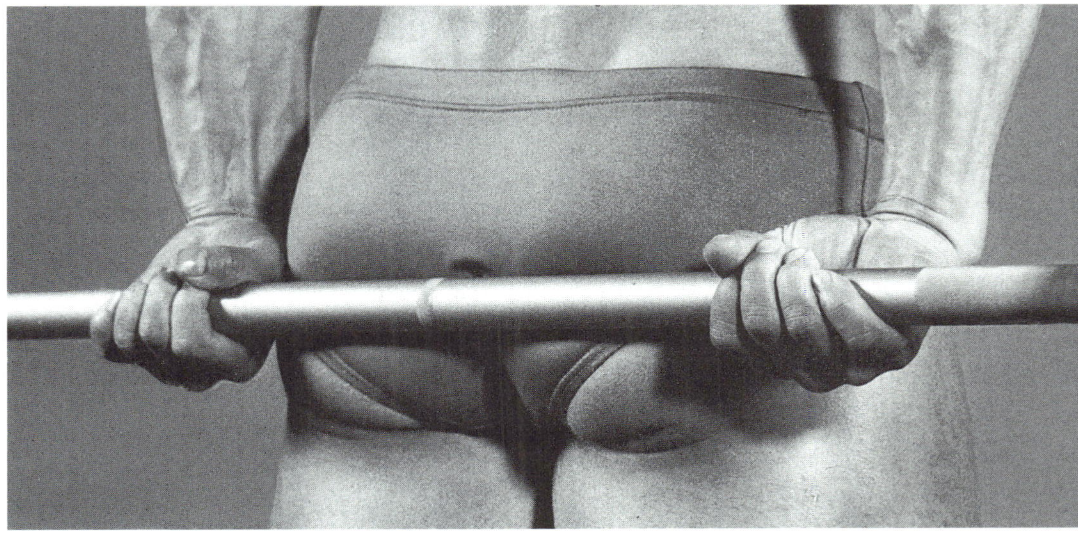

Abb. 30/2

Verletzungsprophylaxe:
Wird die beteiligte Muskulatur gut vorbelastet und wird eine dem Leistungsstand angemessene Zusatzlast verwendet, dann birgt das Handbeugen kaum akute Verletzungsgefahren.

Man muß allerdings berücksichtigen, daß die Beugemuskulatur der Hände bei fast allen Übungen zur Entwicklung der Ellbogengelenk-, der Schultergelenk- und der Schultergürtelmuskulatur relativ stark beansprucht wird. Zusätzliche Übungen zur akzentuierten Ausprägung der Hand- und Fingerbeuger können unter ungünstigen Umständen zur Überlastung der entsprechenden Gelenk- und Muskelbereiche – insbesondere der Sehnen – führen. Abnutzungen, Entzündungen und Schmerzen sind die Folge. Es ist deshalb – unter Beachtung der Gesamtbelastung – sehr sorgfältig zu prüfen, ob ein isoliertes Training der Handbeuger überhaupt erforderlich ist.

Dehnungsübungen:

Übung 4
(Abb. 31)

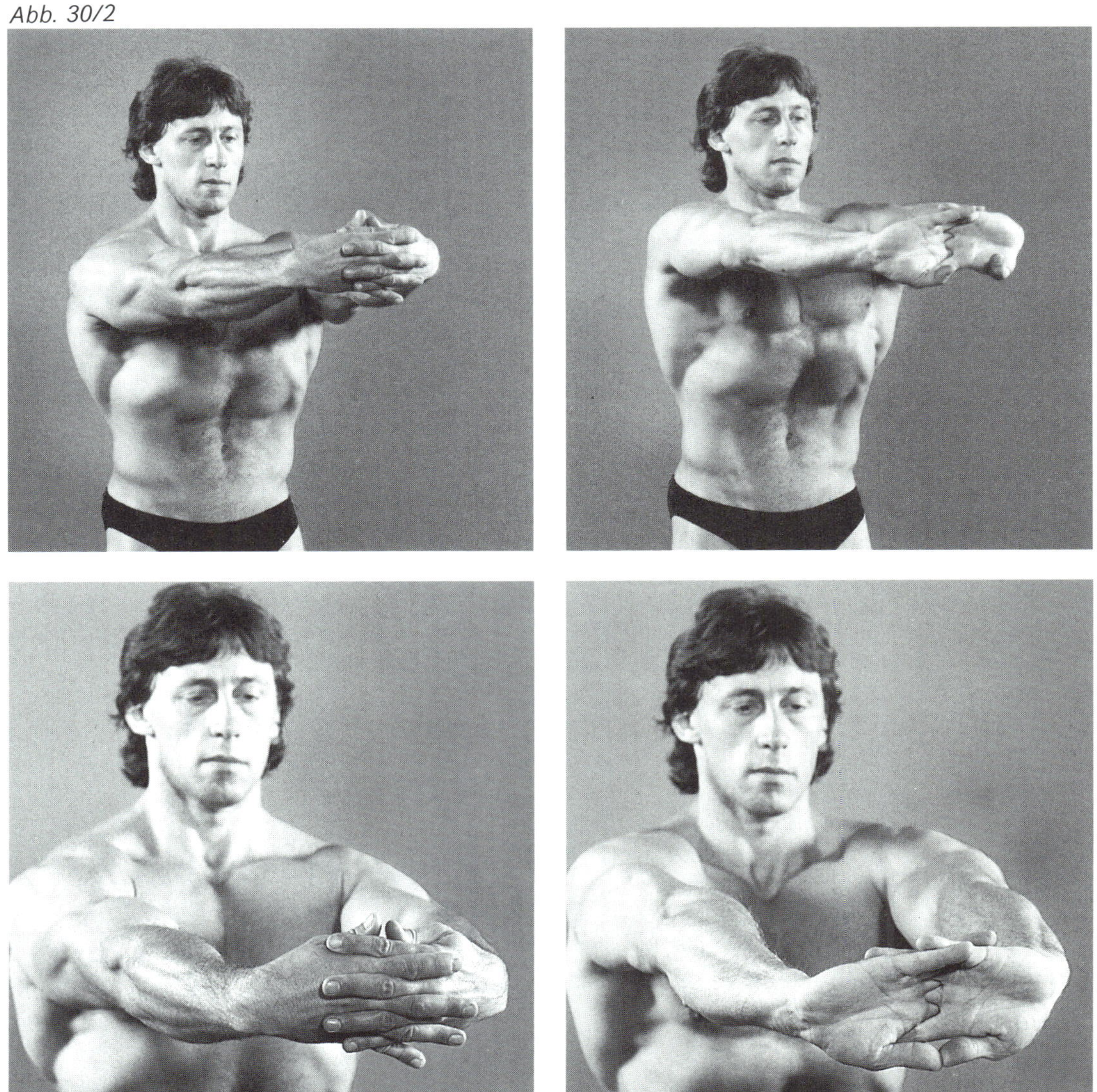

Abb. 31/1–4

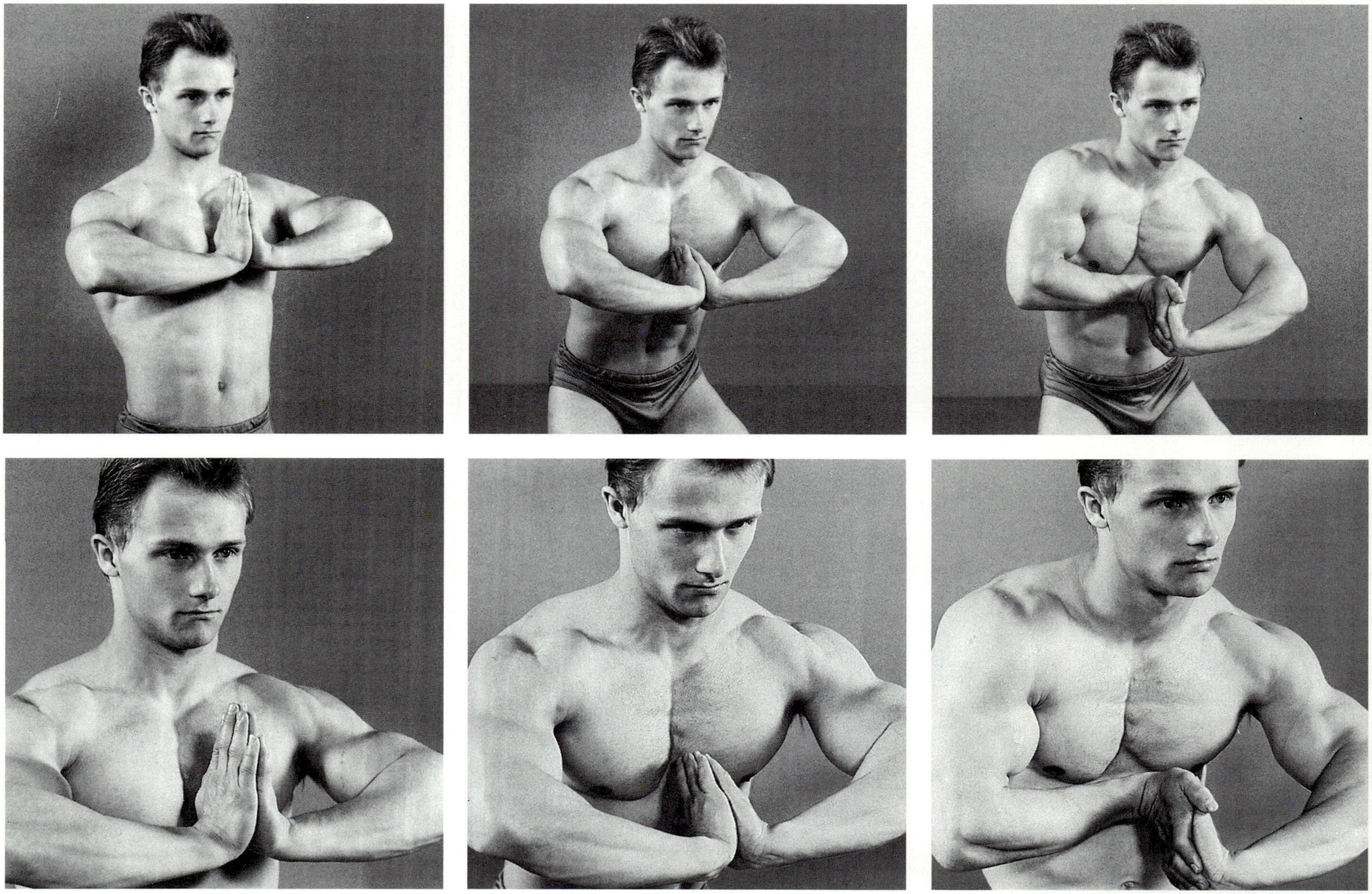

Übung 5
Abb. 32/1–6

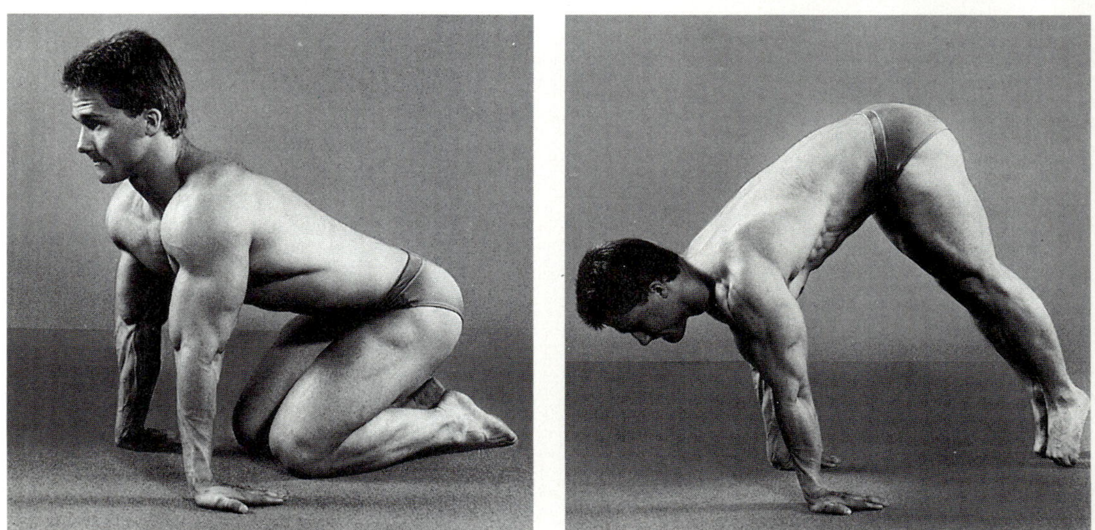

Übung 6
Abb. 33/1–2

HANDGELENKMUSKULATUR

HANDSTRECKER (ellen- und speichenwärts)

Fingerstrecker

HANDSTRECKEN

Hauptsächlich beteiligte Muskeln:
Das Handstrecken – auch Dorsalflexion genannt – findet im Handgelenk statt. Bei dieser Bewegung führen sowohl die Handstreckmuskeln als auch die Fingerstreckmuskeln den Handrücken gegen den Unterarm. Die Fingerstrecker – insbesondere die gemeinsamen Fingerstrekker – sind bei hohen Belastungsanforderungen in der Lage, mehr als ein Drittel der notwendigen Arbeit zu leisten.

Insgesamt sind die Handstrecker wesentlich schwächer als die Handbeuger. Sie können in der Regel nur etwa 50 % der Kraft der Handbeuger entfalten. Deshalb ist stets mit angemessener Zusatzlast zu trainieren, die es gestattet, den vollen Bewegungsspielraum des Handgelenks zu nutzen und so die beteiligte Muskulatur umfassend auszuprägen.

Übg. 7
Übungsdurchführung (Abb. 35)
Der Sportler kniet vor einer quergestellten Trainingsbank, hat die Arme im Ellbogengelenk zum rechten Winkel gebeugt und die Hohlhandseite der Unterarme fest auf die gepolsterte Bankfläche gelegt. Die Handgelenke ragen so weit über die Bankkante hinaus, daß die Hände frei beweglich sind. Die Hände, deren Abstand 20 bis 30 cm beträgt, halten eine Langhantel im Obergriff, d. h., die Handrücken weisen nach oben.

Aus dieser Position senkt der Sportler Hände und Hantel so tief wie möglich und hebt sie anschließend über den vol-

Tabelle 21

Ursprung	Oberarmbein (Knorren speichenwärts) Elle
Ansatz	Mittelhandknochen Fingerknochen
Hauptfunktion	Strecken der Hand im Handgelenk
Kraftübung	primär: Nr. 7, 8, 9 sekundär: Nr. 12 (Abb. 43)
Dehnungsübung	Nr. 10, 11

Abb. 34

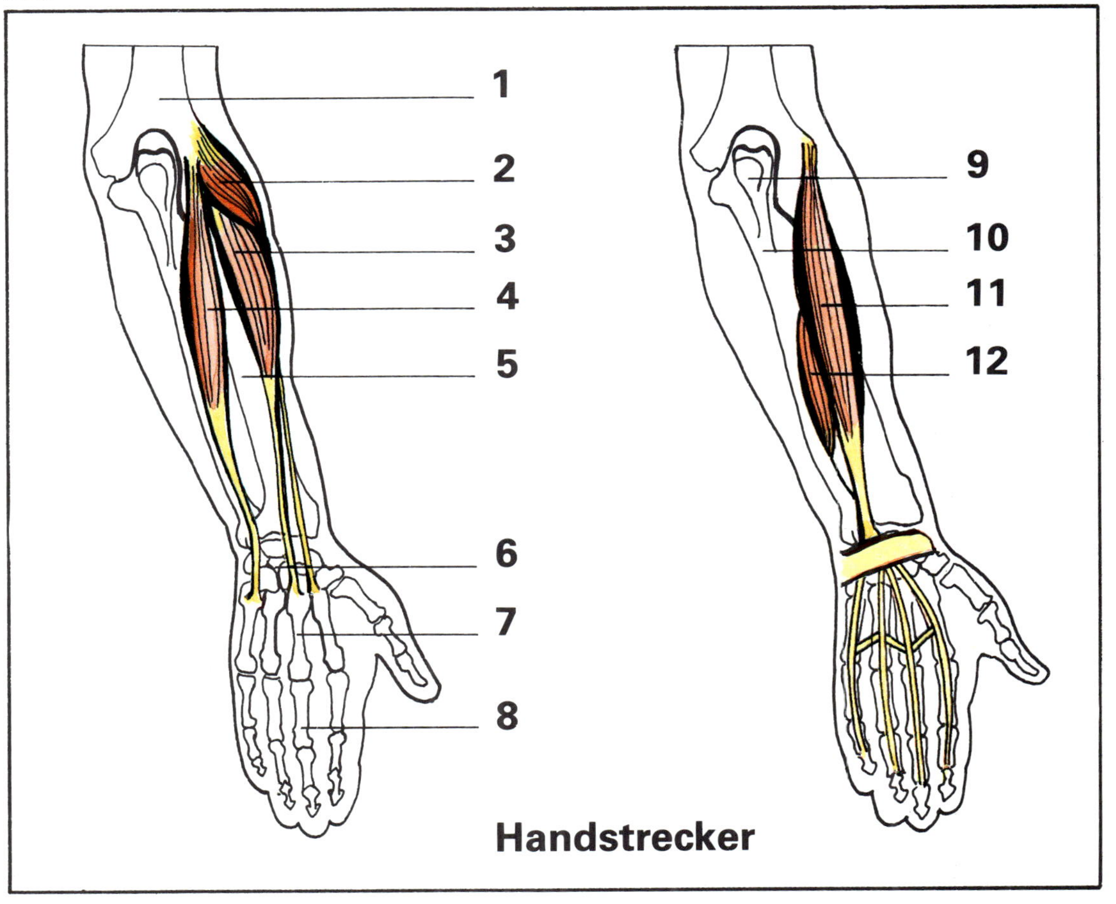

1 – Oberarmbein, 2 – langer Handstrecker (speichenwärts), 3 – kurzer Handstrecker (speichenwärts), 4 – Handstrecker (ellenwärts), 5 – Speiche, 6 – Handwurzelknochen, 7 – Mittelhandknochen, 8 – Fingerhandknochen, 9 – Ellenhaken, 10 – Elle, 11 – Fingerstrecker, 12 – Kleinfingerstrecker

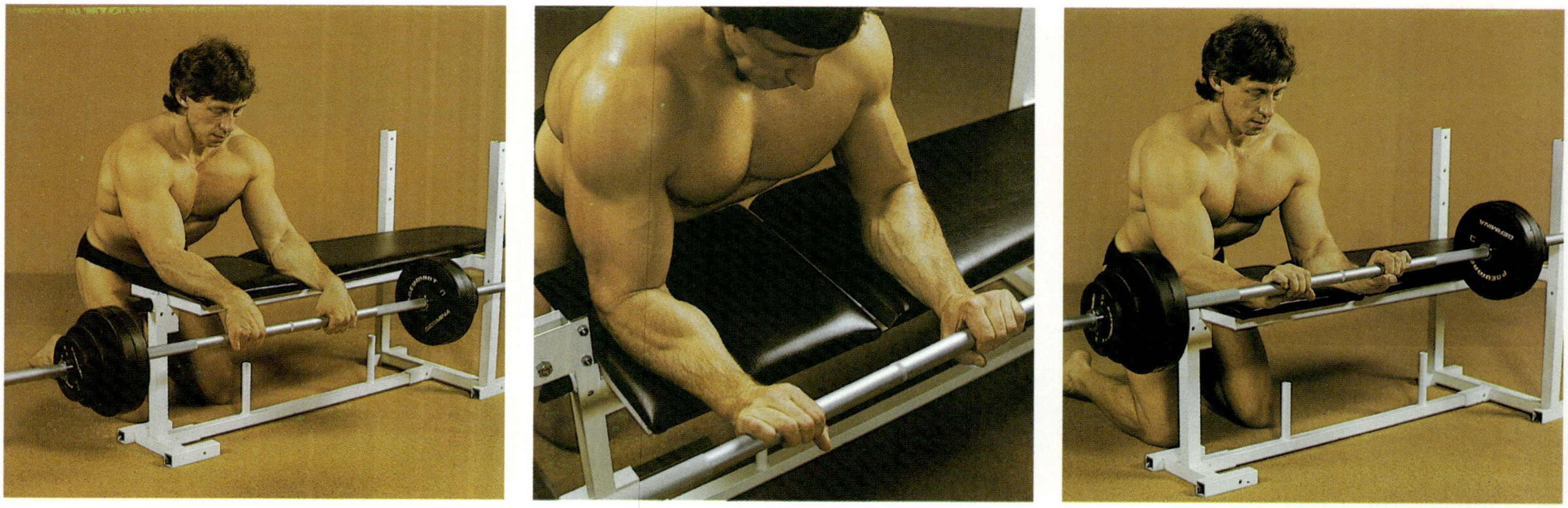

Abb. 35/1–3

len Bewegungsspielraum der Handgelenke nach oben. Dabei werden die Unterarme nicht von der Bank gelöst.

Statt der Langhantel finden auch Kurzhanteln und Rundgewichte Verwendung. Weiterhin kann die Übung gegen den dosierten Widerstand des Partners vollzogen werden. (Abb. 36)

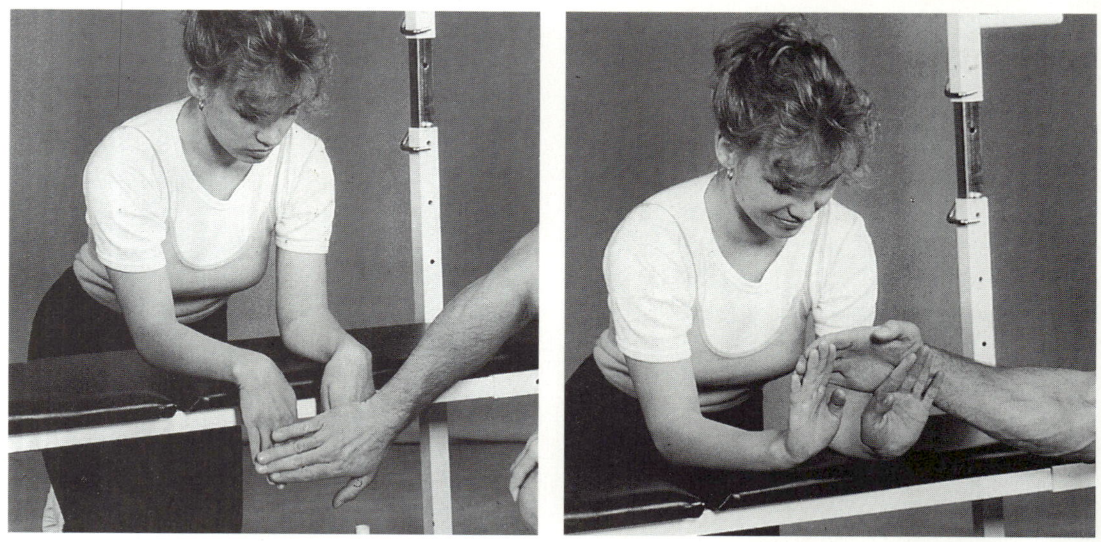

Abb. 36/1–2

Varianten:

Übg. 8
Handstrecken aus dem Sitz
(Abb. 37)

Der Sportler sitzt auf einer stabilen Unterlage, hat die Arme im Ellbogengelenk zum rechten Winkel gebeugt und die Unterarme mit der Hohlhandseite auf die Oberschenkel gelegt. Die über die Oberschenkel hinausragenden Hände haben eine Langhantel, Kurzhanteln oder Rundgewichte im Obergriff erfaßt.

Aus dieser Position beugt und streckt der Sportler die Hände mit der Zusatzlast

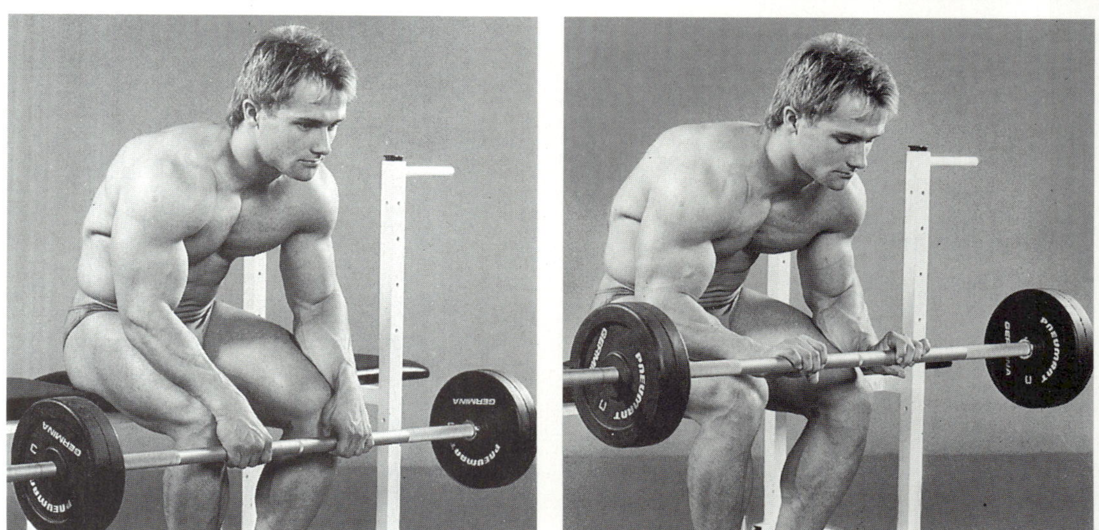

Abb. 37/1–2

langsam und kontinuierlich über die volle Breite der möglichen Bewegungsamplitude.

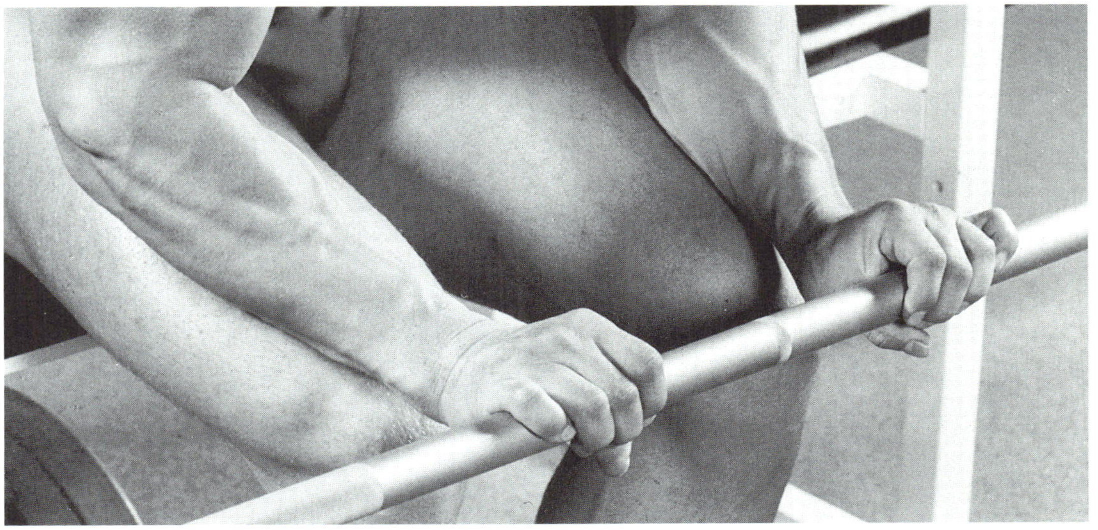

Abb. 37/3

Übg. 9
Handstrecken aus dem Stand (Abb. 38)
Der Sportler befindet sich im leichten Grätschstand und läßt die Arme neben dem Rumpf frei nach unten hängen. Die Hände halten eine Langhantel, Kurzhanteln oder Rundgewichte im Obergriff.

Aus dieser Position streckt der Sportler die Handrücken gegen die Unterarme und führt dadurch die Zusatzlast in einem kleinen Bogen so weit wie möglich nach vorn-oben. Die Arme bleiben während des gesamten Bewegungsablaufs im Ellbogengelenk gestreckt.

Diese Übungsvariante gestattet zwar Streckbewegungen mit relativ hoher Zusatzlast, schränkt aber die Bewegungsamplitude erheblich ein.

Verletzungsprophylaxe:
Sinngemäß sind die für die Übung „Handbeugen" gegebenen Hinweise zu berücksichtigen.

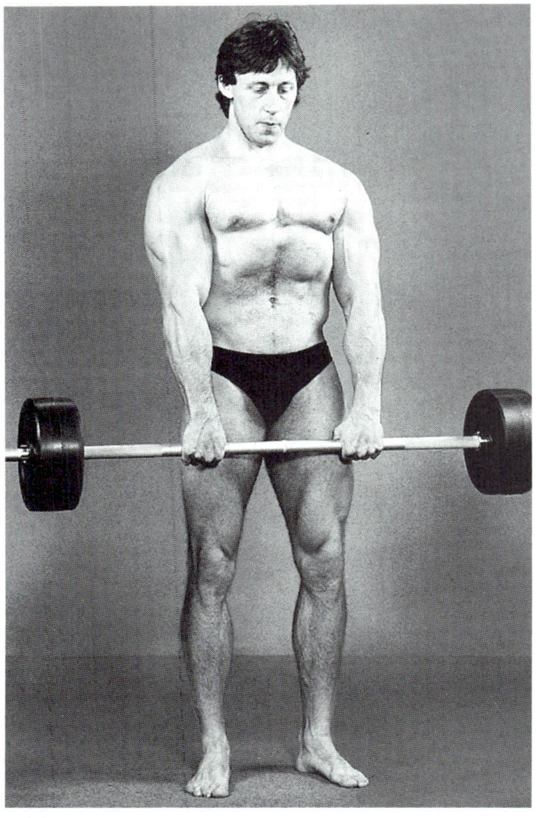

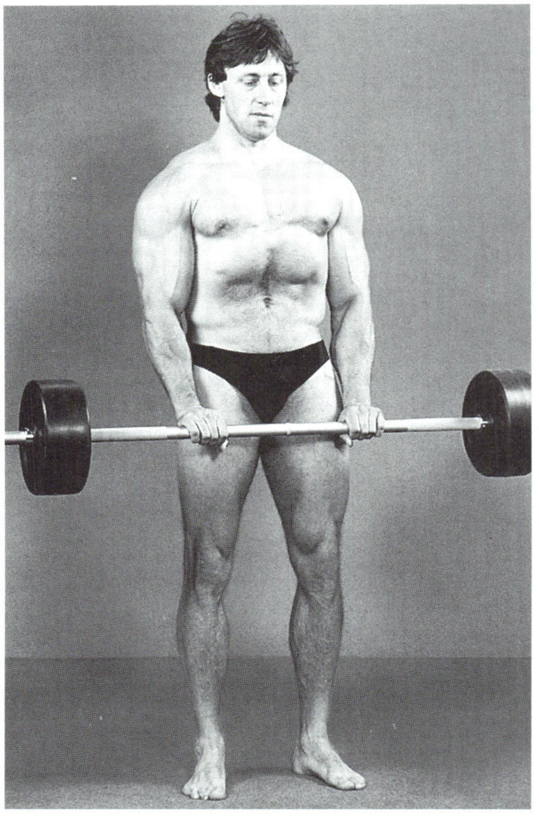

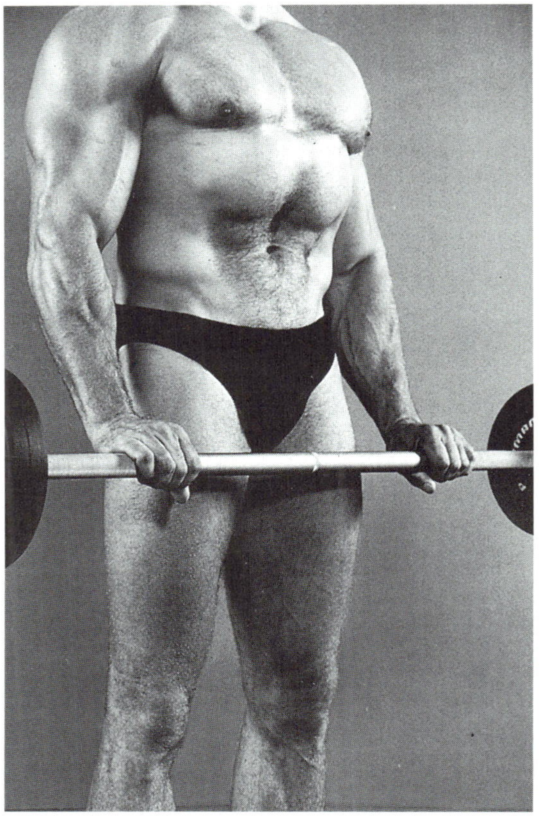

Abb. 38/1–3

Dehnungs übungen:

Übung 10 (Abb. 39)

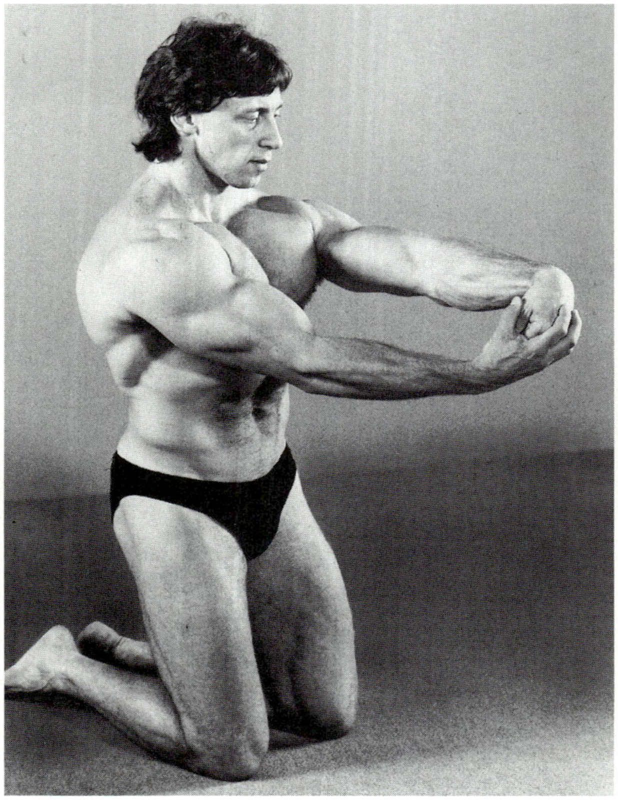
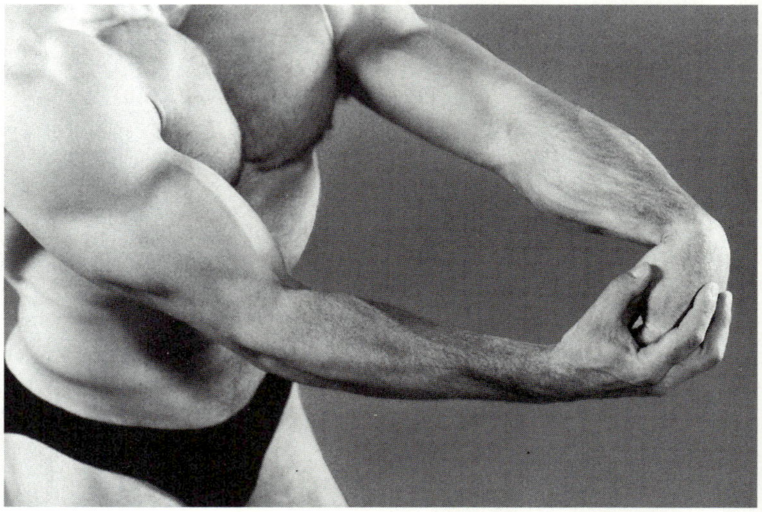

Abb. 39/1–2

Übung 11 (Abb. 40)

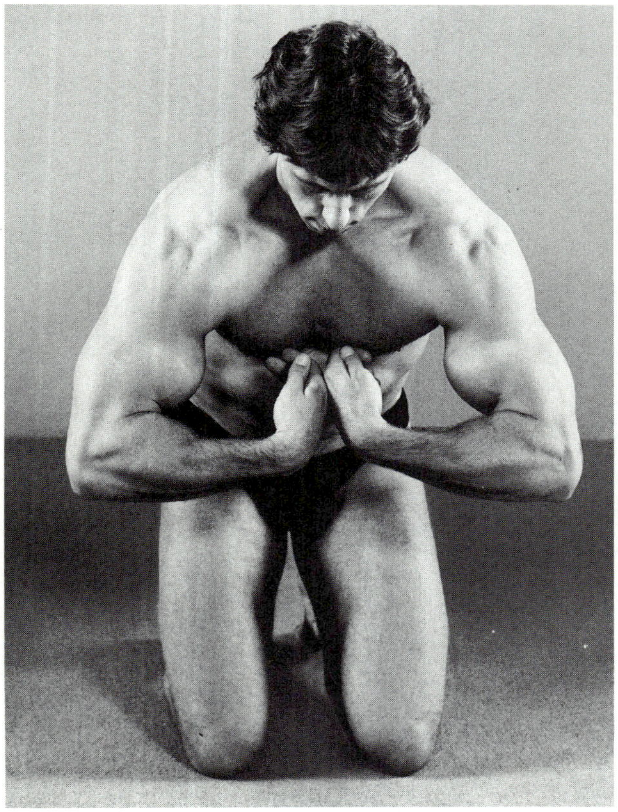
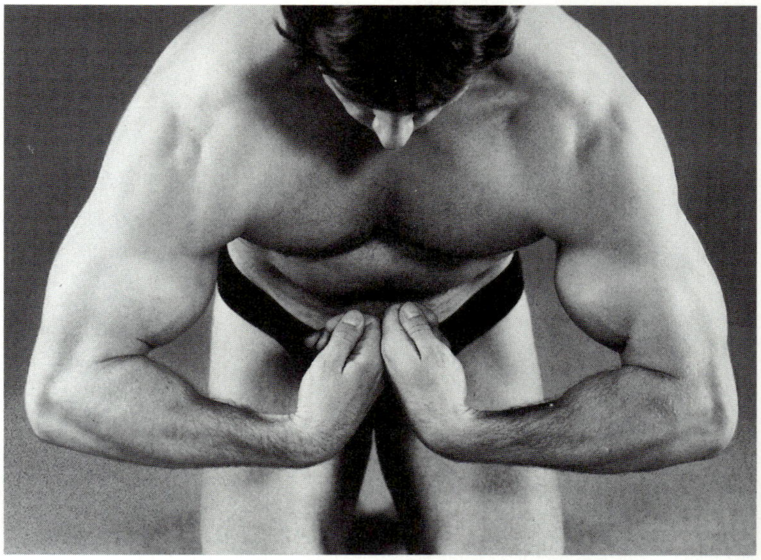

Abb. 40/1–2

ELLBOGENGELENKMUSKULATUR

ARMBEUGER

Zweiköpfiger Armmuskel
(m. biceps brachii)

Armbeuger
(m. brachialis)

Oberarmspeichenmuskel
(m. brachioradialis)

ARMBEUGEN

Hauptsächlich beteiligte Muskeln:
Das Beugen im Ellbogengelenk ist nicht nur Hauptbestandteil der in der Regel eingelenkigen Übung Armbeugen, son-

1 – Schulterblatt, **2** – Schultergelenkpfanne, **3** – Oberarmbein, **4** – Elle, **5** – Speiche, **6** – Rabenschnabelfortsatz, **7** – zweiköpfiger Armmuskel, **8** – Armbeuger, **9** – Oberarmspeichenmuskel, **10** – Griffelfortsatz

Abb. 41

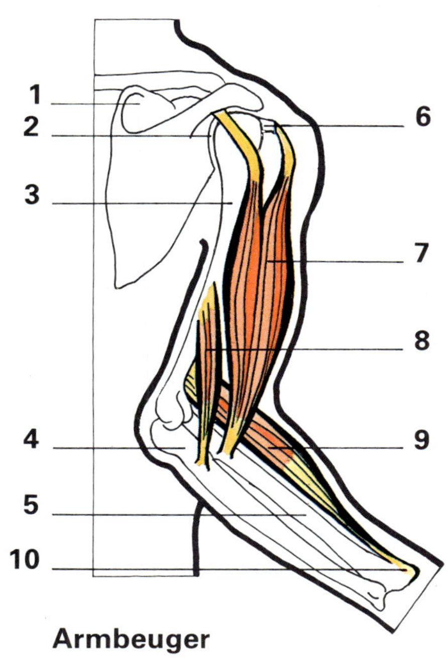

Tabelle 22: Zweiköpfiger Armmuskel

Ursprung	langer Kopf (außen gelegen): Schulterblatt (oberer Rand der Schultergelenkpfanne) kurzer Kopf (innen gelegen): Schulterblatt (Rabenschnabelfortsatz)
Ansatz	Speiche (Speichenrauhigkeit); steht über eine Nebensehne auch mit der Elle in Verbindung
Hauptfunktion	im Ellbogengelenk: Beugen des Armes Drehen des Unterarmes nach außen im Schultergelenk: Abspreizen des Armes gemeinsam mit dem Deltamuskel (langer Kopf) Heranführen des abgespreizten Armes (kurzer Kopf) Heben des Armes (kurzer Kopf)
Kraftübung	primär: Nr. 12 bis 16, 56 bis 59 sekundär: Nr. 29 bis 33, 60 bis 63, 77, 78
Dehnungsübung	Nr. 17, 18, 40, 41, 52, 53, 54, 74

Tabelle 23: Armbeuger

Ursprung	Oberarmbein (mittleres bis unteres Drittel)
Ansatz	Elle (unterhalb des Kronenfortsatzes)
Hauptfunktion	Beugen im Ellbogengelenk
Kraftübung	s. zweiköpfiger Armmuskel
Dehnungsübung	s. zweiköpfiger Armmuskel

Tabelle 24: Oberarmspeichenmuskel

Ursprung	Oberarmbein (unteres Drittel)
Ansatz	Speiche (Griffelfortsatz)
Hauptfunktion	Beugen im Ellbogengelenk Einwärts- und Auswärtsdrehen des Unterarmes in Abhängigkeit von der Ausgangslage
Kraftübung	s. zweiköpfiger Armmuskel
Dehnungsübung	s. zweiköpfiger Armmuskel

dern es ist darüber hinaus an vielen mehrgelenkigen Übungen beteiligt. Das heißt, die Beugemuskulatur der Arme kann sowohl durch die Übung Armbeugen als auch durch Übungen wie Klimmziehen (Übg. 56 bis 59), Rudern (Übg. 32) und Bankziehen (Übg. 77) sowie deren Variationsmöglichkeiten effektiv entwikkelt werden. In diesem Abschnitt beschäftigen wir uns ausschließlich mit der Übung Armbeugen und ihren Abwandlungen, bei denen stets der Unterarm zum fest stehenden Oberarm geführt wird. Die Übungen Klimmziehen, Bankziehen, Rudern u. ä., bei denen auch der Oberarm bewegt wird, wurden den Teilkapiteln „Schultergelenkmuskulatur“ bzw. „Schultergürtelmuskulatur“ zugeordnet.

Das Armbeugen wird bei Fassen der Hantel im Untergriff (Kammgriff) zu etwa 35 % vom zweiköpfigen Armmuskel – im folgenden Bizeps genannt –, zu rund 30 % vom Armbeuger, zu ungefähr 15 % vom Oberarmspeichenmuskel, von mehreren auf der Daumen- und Kleinfingerseite gelegenen Hand- und Fingerbeugemuskeln sowie von weiteren Muskeln des Unterarmes, die zur Beugung bzw. Stabilisierung des Handgelenks beitragen, realisiert. Die mögliche Kraftentfaltung der beteiligten Muskulatur hängt jedoch wesentlich von der Griffassung und von der Stellung der Arme zum Rumpf ab:

- Im Untergriff (Kammgriff) ist die Endsehne des Bizeps weitgehend entrollt, so daß der Muskel seine volle Kraft entfalten und optimal trainiert werden kann. (Abb. 42)
- Im Obergriff (Ristgriff) ist die Endsehne des Bizeps spiralförmig um die Speiche gewunden. Dieser Ansatzwinkel der Sehne verringert die Möglichkeiten des Bizeps zur Kraftabgabe erheblich. Der Oberarmspeichenmuskel, der beim Armbeugen mit Obergriff deutlich am Unterarm hervortritt, wird jetzt etwas intensiver für den Bewegungsvollzug genutzt. Trotz seines verstärkten Einsatzes reduziert sich die Kraftabgabe – im Vergleich zum Untergriff – um 30 bis 40 %. (Abb. 43)
- Beim sogenannten neutralen Griff – der Handrücken zeigt beim hängenden Arm nach außen – werden Bizeps, Armbeuger und besonders der Oberarmspeichenmuskel belastet. Der Oberarmspeichenmuskel befindet sich bei neutralem Griff und gebeugtem Ellbogengelenk in einer sehr vorteilhaften Arbeitsposition, da er auch in seiner Funktion als Ein- und Auswärtsdreher des Unterarmes angesprochen wird. Er kann somit bei dieser Hand- und Armhaltung besonders effektiv trainiert werden. (Abb. 48)
- Für die Entwicklung des Armbeugers, der an der Elle ansetzt und lediglich die Funktion des Armbeugens ausübt, ist die Handstellung ohne Bedeutung.
- Werden beim Untergriff die Schultergelenke nach außen gedrückt, die Ellbogen fest an den Körper gepreßt und die Unterarme mit den Kurzhanteln im Winkel von etwa 45° vom Körper gedreht, so wird der äußere oder lange Kopf des Bizeps relativ isoliert belastet und ausgeprägt. Ein ähnlicher Effekt tritt ein, wenn die Langhantel mit sehr weitem Griff gefaßt wird.
- Werden beim Untergriff die Schultern nach innen geführt und die Unterarme mit den Kurzhanteln in Richtung Körpermitte gedreht, so wird die Last der Kurzhanteln hauptsächlich vom inneren oder kurzen Kopf des Bizeps überwunden. Eine ähnliche Muskelbeanspruchung erfolgt, wenn die Langhantel mit sehr engem Griff gefaßt wird.
- Auch die Stellung des Oberarmes zum Rumpf führt zur abgestuften Entwicklung der Armbeugemuskeln und hier vor allem der Bizepsköpfe.
  Befindet sich der Oberarm hinter dem Rumpf (z. B. beim freien Armbeugen mit dem Rücken an ein um 45° nach hinten geneigtes Schrägbrett gelehnt), so sind gute Voraussetzungen für eine optimale Vordehnung, Beanspruchung und Entwicklung des langen Bizepskopfes gegeben.
- Liegt der Oberarm parallel zum Rumpf und sind die Ellbogen an den Körper gepreßt (z. B. beim Lang- oder Kurzhantelcurl stehend), so werden beide Bizepsköpfe gleichermaßen belastet.
- Hält man den Oberarm vor dem Rumpf (z. B. beim Armbeugen mit aufliegenden Oberarmen oder beim Konzentrationsarmbeugen), so wird vor allem der kurze Kopf des Bizeps ausgebildet.
- Ist der Arm nach oben gestreckt, so ist die Muskulatur in ihrer Gesamtheit optimal vorgedehnt und kann – wie beim Klimmziehen – ihr Kraftpotential weitgehend ausschöpfen.
  Ist der Arm seitlich an den Körper gelegt und im Ellbogengelenk gebeugt – wie beim Heranziehen des Seiles des Zuggeräts –, so entfalten die beteiligten Muskeln lediglich 80 % ihrer maximalen Kraft. Bei nach unten gestrecktem Arm – wie beim aufrechten Rudern – sind es sogar nur noch rund 60 %.
- Der Bizeps hat als zweigelenkiger Muskel nicht nur Einfluß auf das Ellbogen-, sondern auch auf das Schultergelenk. Sein kurzer, innerer Kopf unterstützt z. B. den Deltamuskel beim Heben des Oberarmes nach vorn. Um den kurzen Kopf des Bizeps allseitig auszuprägen, sollte deshalb der Arm im Ellbogengelenk zunächst vollständig gebeugt und darauf nach vorn geführt und so hoch gehoben werden, bis sich der Oberarm parallel zum Boden befindet.
- Bei schnellen Bewegungen gegen relativ leichte Widerstände treten aufgrund ihrer kurzen Hebelarme vorwiegend der Bizeps und Armbeuger, die auch als Schnelligkeitsbeuger bezeichnet werden, in Aktion. Verkürzt sich z. B. der Armbeuger um nur einen Zentimeter, so legt die Hand mit der Hantel einen Weg von rund 20 Zentimetern zurück. An langsameren Bewegungen gegen höhere Widerstände beteiligt

sich dann in zunehmendem Maße der Oberarmspeichenmuskel mit seinem langen Hebelarm. Er wird aus diesem Grund auch Lastenbeuger genannt.

Übg. 12
Übungsdurchführung
(Abb. 42 u. 43)

Das Armbeugen – auch Curl genannt – kann aus stehender oder sitzender Position, im Ober- oder Untergriff, mit weiter oder enger Griffassung und mit der Kurz- oder Langhantel durchgeführt werden. Die Entscheidung über die Lage der Hände und Arme sowie über die Verwendung der Lang- oder Kurzhantel wird dadurch bestimmt, welcher Armbeugemuskel vorrangig auszuprägen ist. Das Benutzen von Langhanteln ermöglicht lediglich den Ober- oder Untergriff mit schmaler bis breiter Griffassung. Der Einsatz von Kurzhanteln (Abb. 42 b) erlaubt darüber hinaus Drehbewegungen der Hand und des Unterarmes sowie größere Bewegungsamplituden. Das wiederum hat den Vorteil, daß die Armbeugemuskulatur in ihrer vollen Funktionsbreite trainiert werden kann.

Die sogenannte SZ-Hantel (Abb. 44) gestattet eine Vielzahl von Griffvarianten, die – im Vergleich zur Langhantel des Gewichthebers –, eine umfassendere Entwicklung der Armbeuger in Aussicht stellt.

Als Beispiel für die zahlreichen Möglichkeiten des Armbeugens sei die Übung „Langhantelcurl stehend mit Untergriff" (Abb. 42) beschrieben, die vorwiegend beide Bizepsköpfe und den Armbeuger belastet: Der Sportler hat die Langhantel im Untergriff erfaßt. Die Arme hängen gerade nach unten; die Langhantel liegt vor den Oberschenkeln. Die Ellbogen liegen am Rumpf an. Bei aufrechter Körperhaltung – die Brust ist herausgedrückt, die Schultern sind zurückgezogen – sind die Beine etwa schulterbreit gegrätscht. Aus dieser Position beugt der Sportler die Hand- und Ellbogengelenke. Dadurch

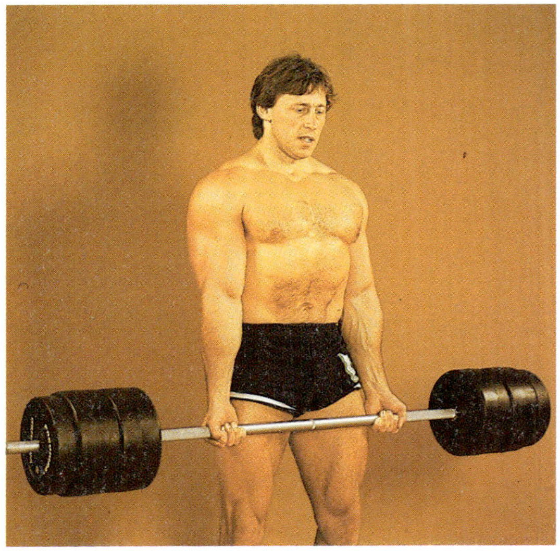
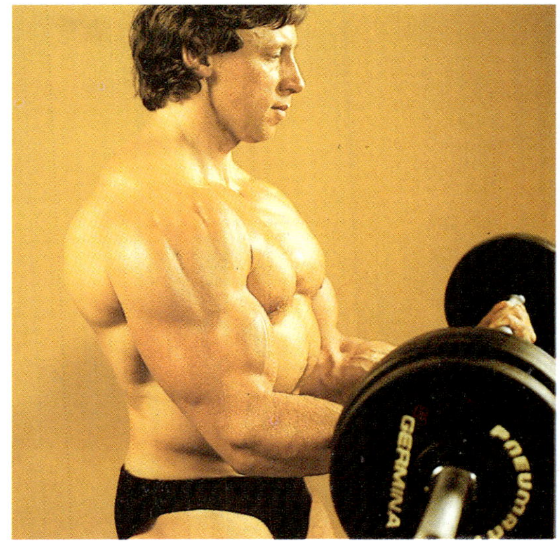
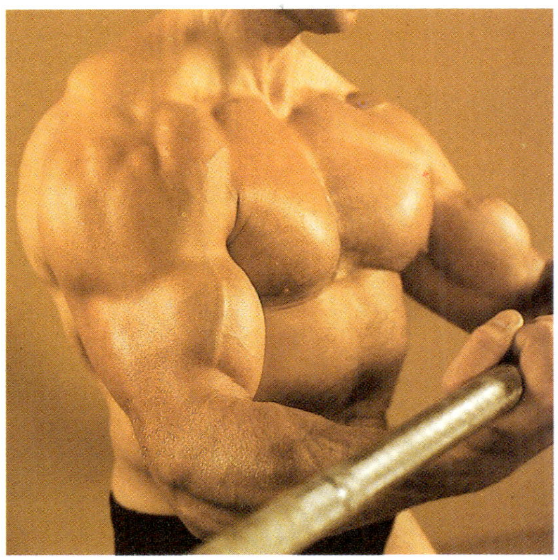
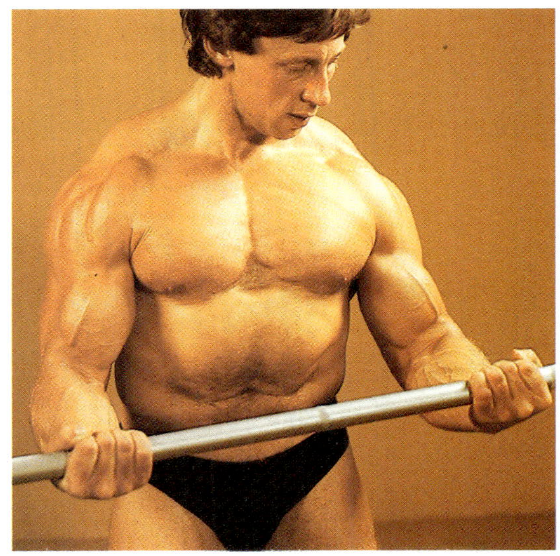
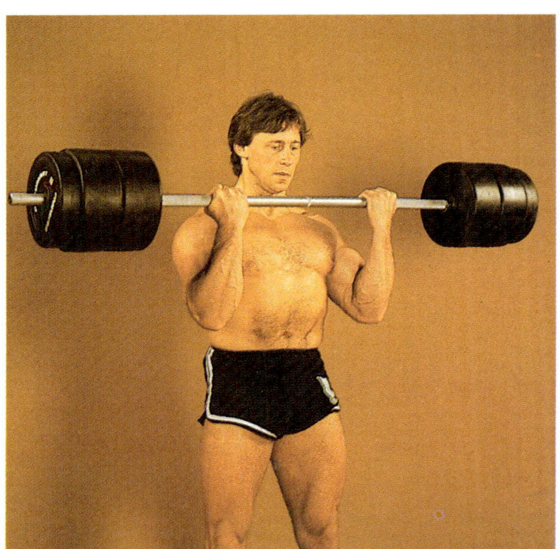

Abb. 42a/1–5

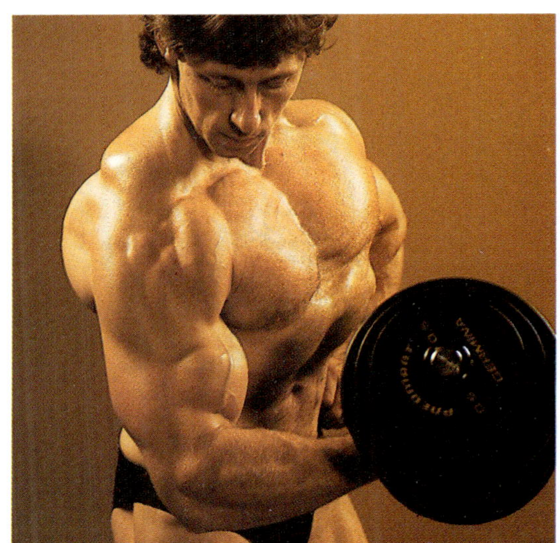

Abb. 42b

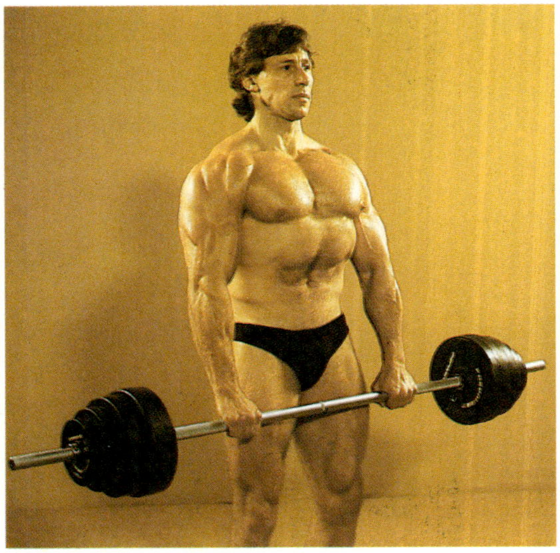
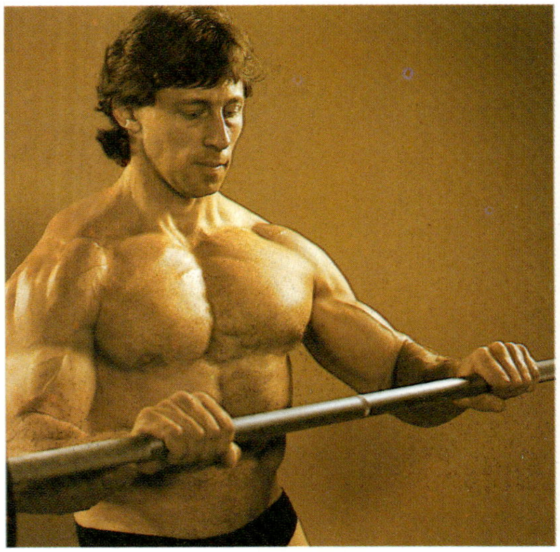
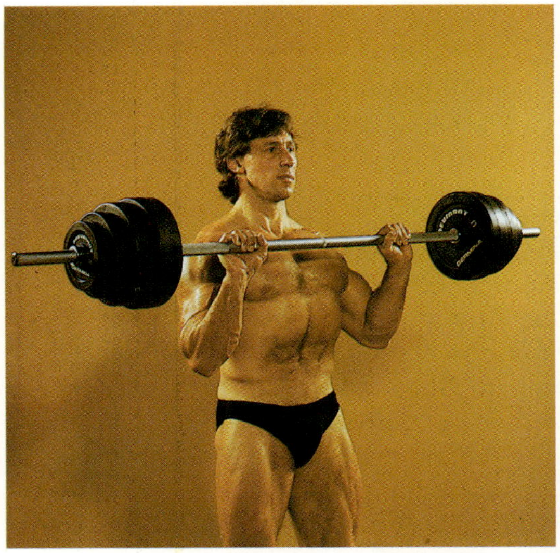

Abb. 43/1–3

wird die Hantel halbkreisförmig nach oben geführt, bis sie unmittelbar unter dem Kinn zum Stillstand gelangt.

In der Startposition (Ruhelänge des Muskels) ist die Möglichkeit der Muskulatur zur Kraftentwicklung am größten, weil sehr viele Brückenverbindungen zwischen Myosin- und Aktinfilamenten geschaffen werden können (s. Abb. 1 e und f). Je weiter der Arm gebeugt wird, desto ungünstiger werden die Bedingungen zur Krafterzeugung, da die Anheftung der Myosinfortsätze an die Aktinfilamente zunehmend komplizierter wird (s. Abb. 1 g). Andererseits setzt die Armbeugemuskulatur in der Startposition, d. h. bei nahezu gestrecktem Ellbogengelenk, im spitzen Winkel an Elle und Speiche an. Durch den spitzen Zugwinkel kann zunächst nur ein Teil der entfalteten Kraft für die Bewegung genutzt werden. Je weiter der Arm gebeugt und je stumpfer der Angriffswinkel wird, desto größer wird die Kraftwirkung. In der Mittelphase der Beugebewegung, wenn sich Ober- und Unterarm etwa im rechten Winkel zueinander befinden, kann die größte Kraft abgegeben werden (s. Abb. 9). In der Mittelphase des Armbeugens wird somit die herabgesetzte Fähigkeit der Muskulatur zur Krafterzeugung durch vorteilhafte mechanische Voraussetzungen mehr als nur ausgeglichen.

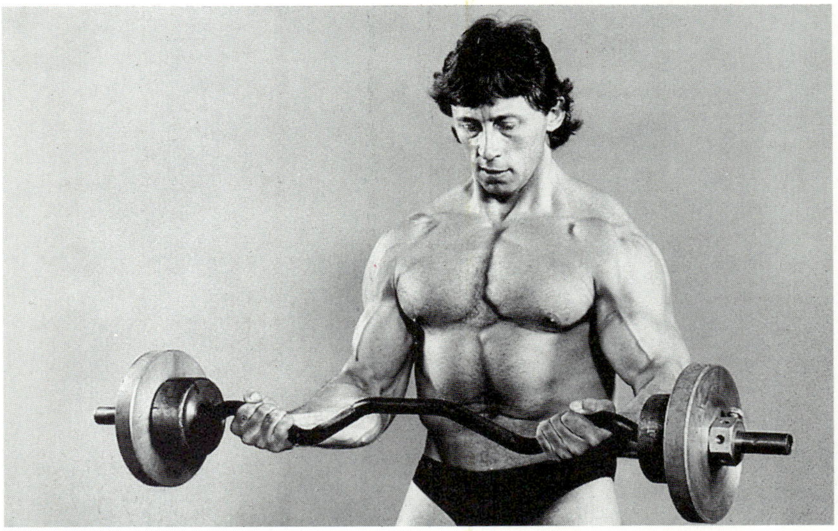
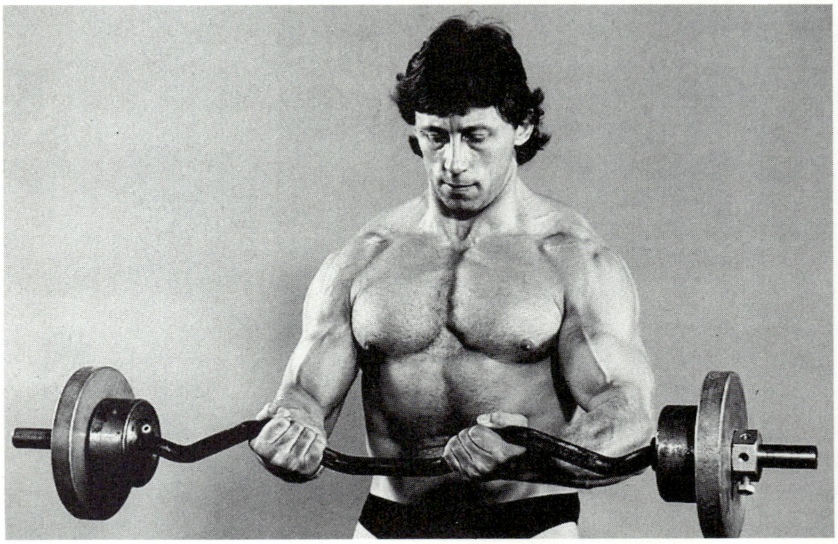

Abb. 44/1–2

Die Oberarme verändern während des Armbeugens nicht ihre Lage, d. h., die Ellbogen befinden sich bis zum Abschluß der Beugephase stets hinter den Händen. Das Anheben der Oberarme würde den vorderen Anteil des Deltamuskels und den oberen Anteil des großen Brustmuskels am Bewegungsvollzug beteiligen. Die Armbeugemuskulatur würde in diesem Fall entlastet und in ihrer Entwicklung beeinträchtigt werden. Wenn die Beugebewegung im Ellbogengelenk jedoch bereits abgeschlossen ist und die Ellbogen erst dann nach oben geführt werden, dann ist das Heben der Oberarme für die Entwicklung des Bizeps (kurzer Kopf) von Vorteil.

Auch der Rumpf sollte während des Armbeugens nicht nach hinten gestreckt bzw. überstreckt werden. Auf diese Weise würde die Hantel mit Hilfe der Rückenstreckmuskulatur über den Bereich der größten Drehmomente und damit der höchsten Belastungsanforderung gehoben. Die Entwicklung der Armbeugemuskulatur könnte unter solchen Bedingungen nicht optimal gefördert werden. Die Mitarbeit der Rückenstrecker wird vermieden, wenn man sich mit dem Rücken gegen eine Wand stellt.

Das kontinuierliche Abbeugen des Rumpfes nach vorn ist von Nutzen, sobald die Hantel den 90°-Winkel überschreitet. Der Bereich der großen Drehmomente, d. h. der erhöhten Kraftanforderungen, wird damit vergrößert und die Beugemuskulatur über einen längeren Zeitraum reizwirksam belastet.

Es ist auch möglich, die Übung mit zwei Kurzhanteln, die gleichzeitig oder wechselseitig gehoben werden, zu absolvieren.

Beim Heben der Hantel wird ein-, beim langsamen und kontrollierten Absenken wird ausgeatmet.

Varianten:

Übg. 13
Armbeugen mit aufliegenden Oberarmen
(Abb. 45)

Diese Übung entwickelt vorrangig den kurzen Bizepskopf und den Armbeuger. Der Sportler steht oder sitzt hinter einem abgepolsterten Schrägbrett. Der Rumpf ist so weit nach vorn gebeugt, daß die Achselhöhlen auf der Oberkante und die Oberarme parallel zueinander auf der Fläche des Schrägbretts aufliegen. Das bewirkt die mechanische Ruhigstellung der Oberarme und schließt gleichzeitig die unerwünschte Beteiligung anderer Muskelgruppen – wie Schultergelenk- oder Rückenstreckmuskulatur – nahezu aus. Die Hände halten die Hantel im Untergriff. Aus dieser Position wird die Hantel durch Beugen der Arme im Ellbogengelenk halbkreisförmig so weit wie möglich nach oben geführt. Nach einer Phase isometrischer Anspannung senkt der Sport-

Abb. 45/1

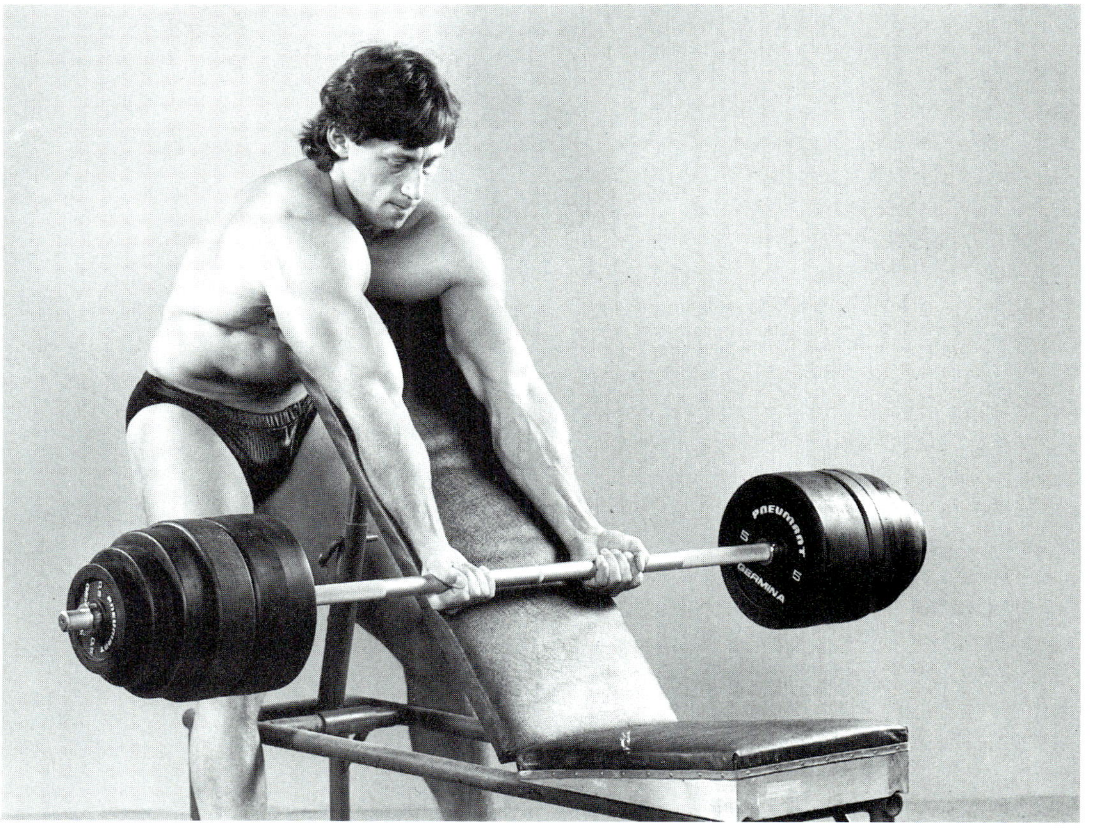

ler die Hantel kontrolliert in die Ausgangsstellung. Die Übung kann sowohl mit der Langhantel als auch mit Kurzhanteln durchgeführt werden. Bei fehlendem Schrägbrett ist es möglich, das Armbeugen mit aufliegenden Oberarmen über der Lehne eines Stuhles zu absolvieren. (Abb. 46) Beim Armbeugen über der Stuhllehne arbeiten Hand- und Armbeuger völlig isoliert. Eine abgegrenzte Entwicklung dieser Muskelgruppen ist die Folge.

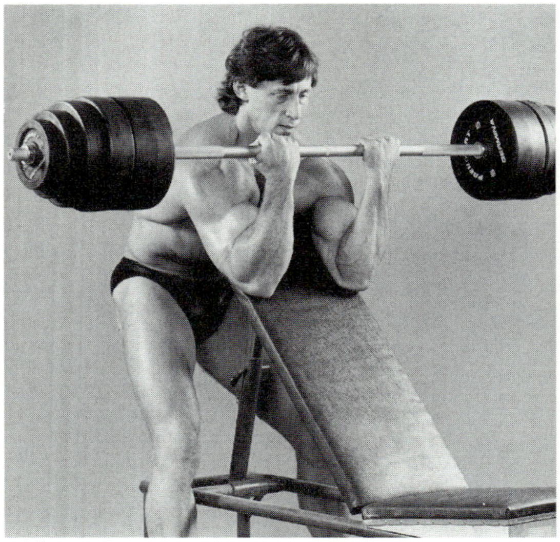

Abb. 45/2

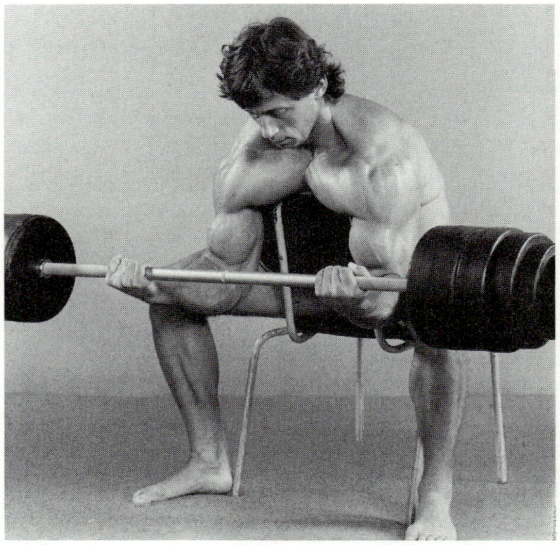

Abb. 46

Übg. 14
Freies Armbeugen auf der Schrägbank (Abb. 47)

Die Übung wirkt vor allem auf den langen Bizepskopf und den Armbeuger. Der Sportler sitzt auf der Trainingsbank und hat den Rücken gegen das im Winkel von 45 ° nach hinten geneigte Schrägbrett gelehnt. Die Arme hängen frei nach unten; die Handrücken zeigen nach außen und die Daumen nach vorn. Jede Hand hält eine Kurzhantel. Aus dieser Position beugt der Sportler die Arme im Ellbogengelenk. In der Startphase wird der neutrale Griff zunächst beibehalten. Später werden die Hände während der Beugebewegung nach außen gedreht; die neutrale Griffassung wird so in den Untergriff überführt. Dadurch wird der Bizeps in eine günstige Arbeitsposition gebracht und in seinen Funktionen als Beuger und Auswärtsdreher angesprochen. Wie auch bei anderen Übungsvarianten können die Oberarme nach erfolgter Beugung im Ellbogengelenk angehoben werden. Das fördert neben der Entwicklung des Delta- und Brustmuskels zusätzlich die Ausprägung des kurzen Bizepskopfes.

Es ist jedoch auch möglich, das freie Armbeugen als sogenannten Hammercurl durchzuführen. Beim Hammercurl werden die Hände nicht gedreht, d. h., der neutrale Griff wird während des ge-

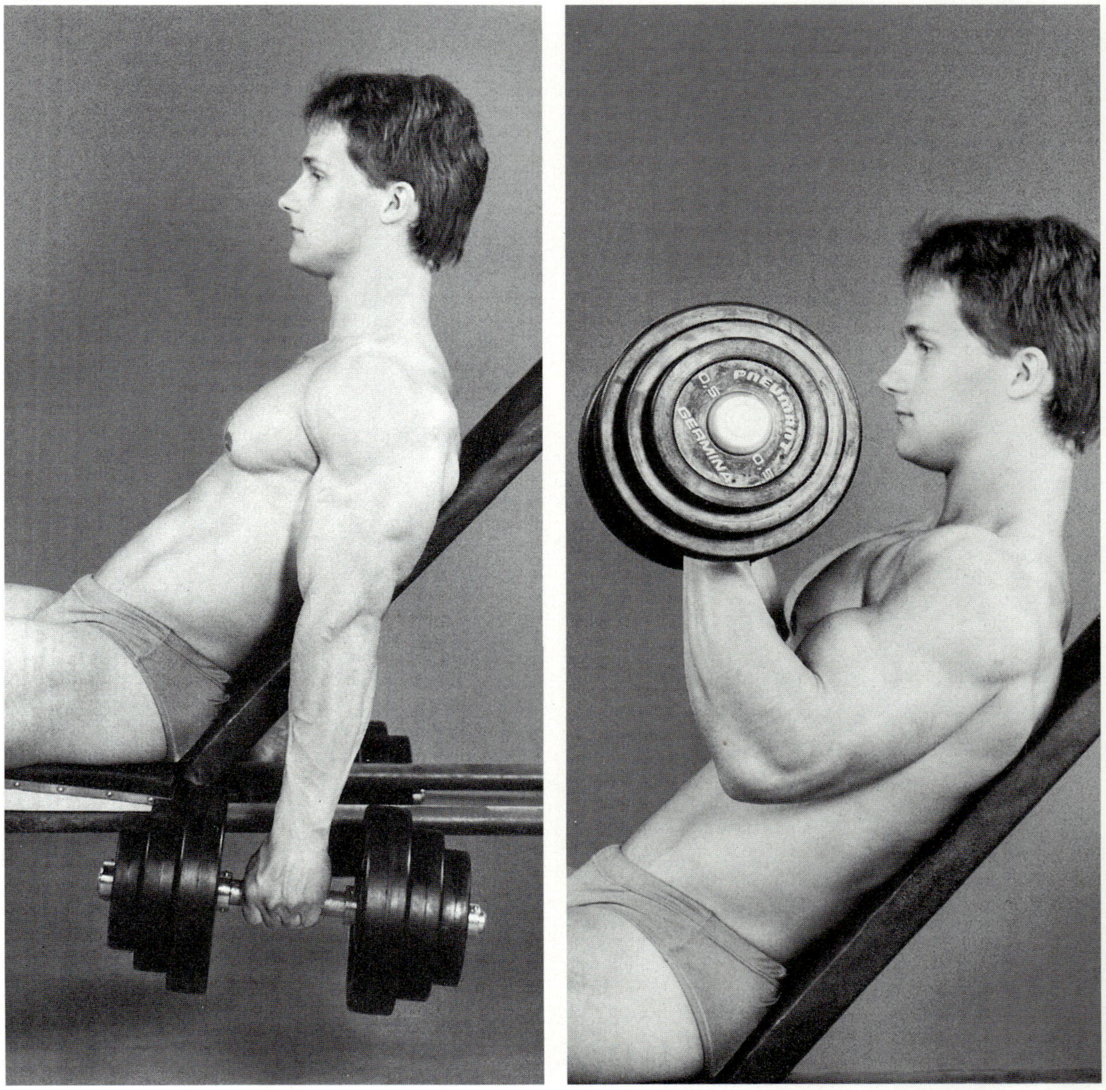

Abb. 47/1–2

samten Bewegungsablaufs beibehalten. Dadurch wird der Oberarmspeichenmuskel stärker am Übungsvollzug beteiligt und wirksamer trainiert. (Abb. 48) Die Arme können auch abwechselnd arbeiten, d. h., eine Kurzhantel wird gehoben, während die andere gesenkt wird.

Übg. 15
Konzentrationsarmbeugen
(Abb. 49)

Diese Übung bildet vor allem den kurzen Bizepskopf und den Armbeuger aus. Der Sportler sitzt mit gespreizten Beinen auf einer flachen Unterlage (Stuhl, Hocker, Gewichtheberbank usw.) und hat den zu belastenden Oberarm unmittelbar über dem Knie auf den gleichnamigen Oberschenkel gelegt (z. B. Rückseite des rechten Oberarms auf die Innenseite des rechten Oberschenkels). In der Hand hält er eine Kurzhantel im Untergriff. Die unbelastete Hand kann zwischen den Ober-

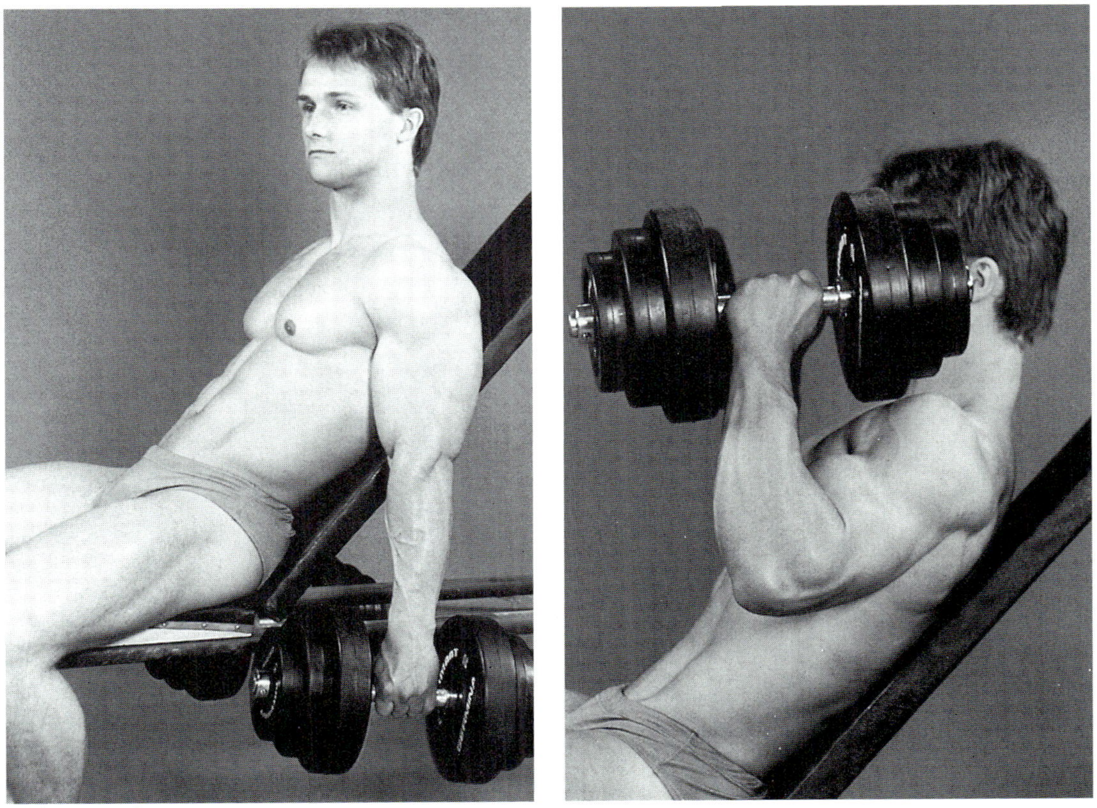

Abb. 48/1–2

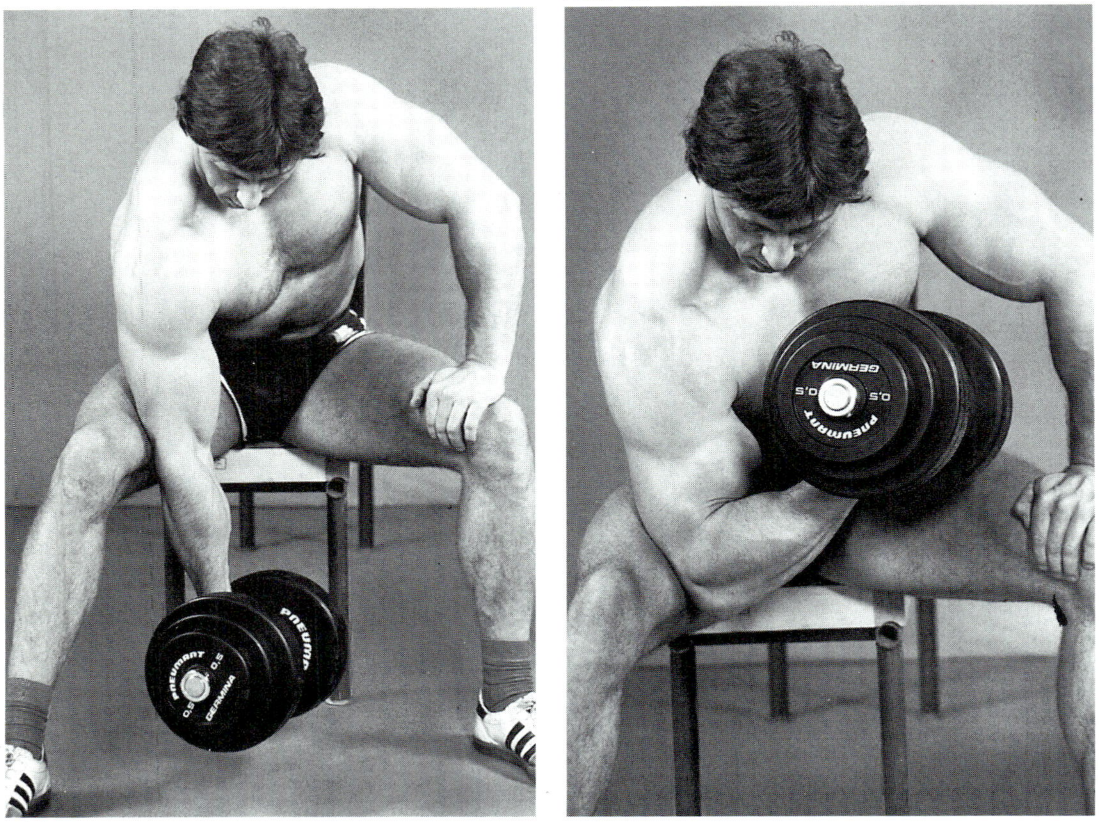

Abb. 49a/1–2

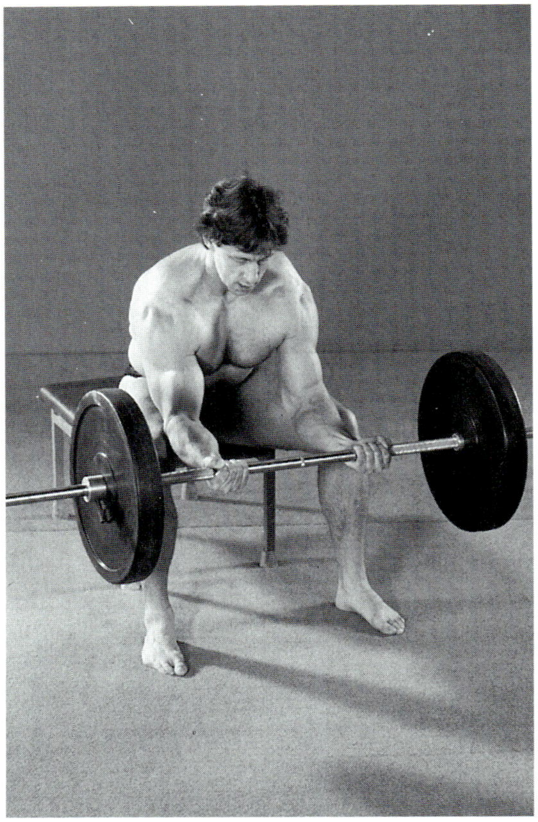

Abb. 49b

schenkel und den belasteten Arm geschoben oder auf das unbelastete Knie gestützt werden. Aus dieser Position beugt der Sportler den gestreckten Arm so weit im Ellbogengelenk, bis die Kurzhantel die Brust berührt. Bevor die Kurzhantel wieder in die Ausgangsposition gesenkt wird, wird die Armbeugemuskulatur im höchsten Punkt des Bewegungsablaufs für etwa 1 bis 2 Sekunden mit großem Krafteinsatz isometrisch angespannt. (Abb. 49a)

Beim Konzentrationsarmbeugen sitzend mit der Langhantel werden die Oberarme durch Abbeugen des Oberkörpers auf die Innenseiten der gespreizten Oberschenkel aufgelegt. Die Arme sind völlig gestreckt. Die im engen Untergriff gefaßte Langhantel wird nun durch Beugen der Arme in den Hand- und Ellbogengelenken halbkreisförmig bis zum Kinn geführt. (Abb. 49b)

Die Übung kann auch im Stand absolviert werden. Im Vergleich zur Übung „Konzentrationsarmbeugen sitzend" steht der Sportler mit abgebeugtem Rumpf neben einem halbhohen Gegenstand (Tisch, flacher Sprungkasten usw.) und stützt sich auf diesem mit der freien Hand ab. Der mit der Kurzhantel belastete Arm hängt frei herab. Die Position des Oberarmes verändert sich – wie bei allen Curlvarianten – während der Ellbogenbeugung nicht. (Abb. 50)

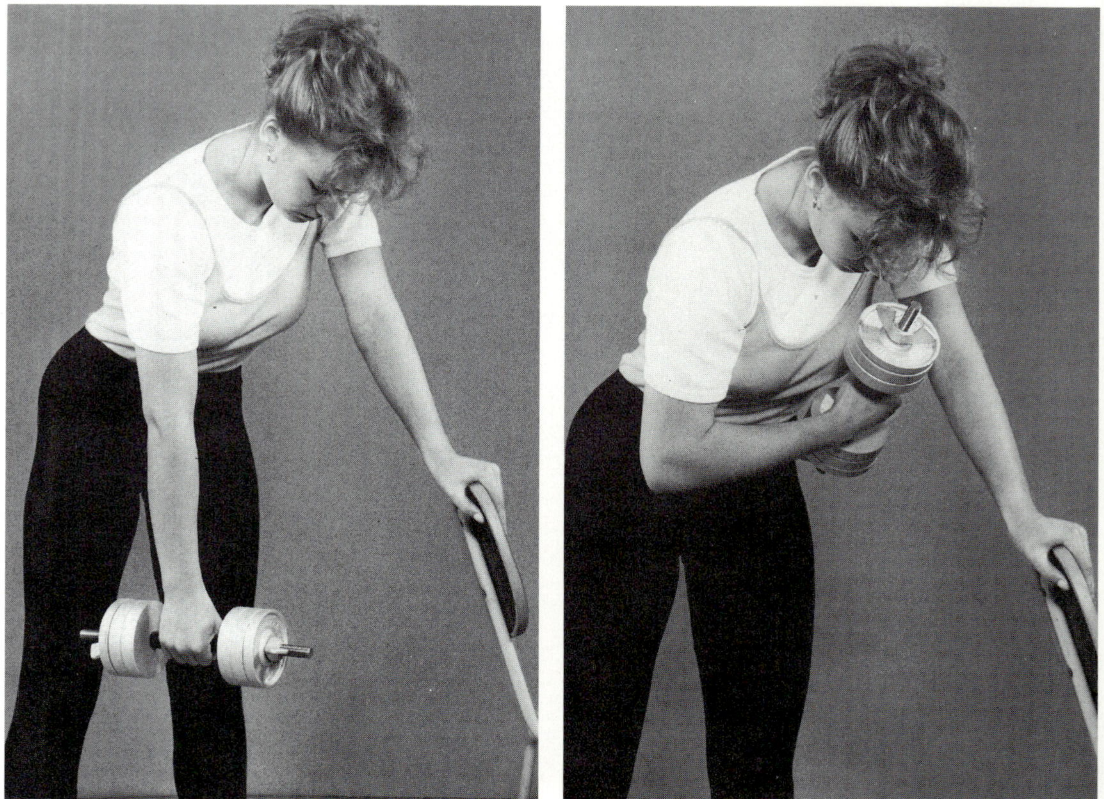

Abb. 50/1–2

Übg. 16
Armbeugen gegen den Widerstand des Partners (Abb. 51 u. 52)

Der Ausführende befindet sich in der Stand- oder Bauchlage und hält den Arm im Ellbogengelenk weitgehend gestreckt, so daß Unter- und Oberarm einen stumpfen Winkel bilden. Der Partner faßt mit beiden Händen auf die Hand des Ausführenden und setzt dem Beugen des Armes dosierten Widerstand entgegen (dynamische Arbeit überwindenden Charakters).

Die Übung kann auch so durchgeführt

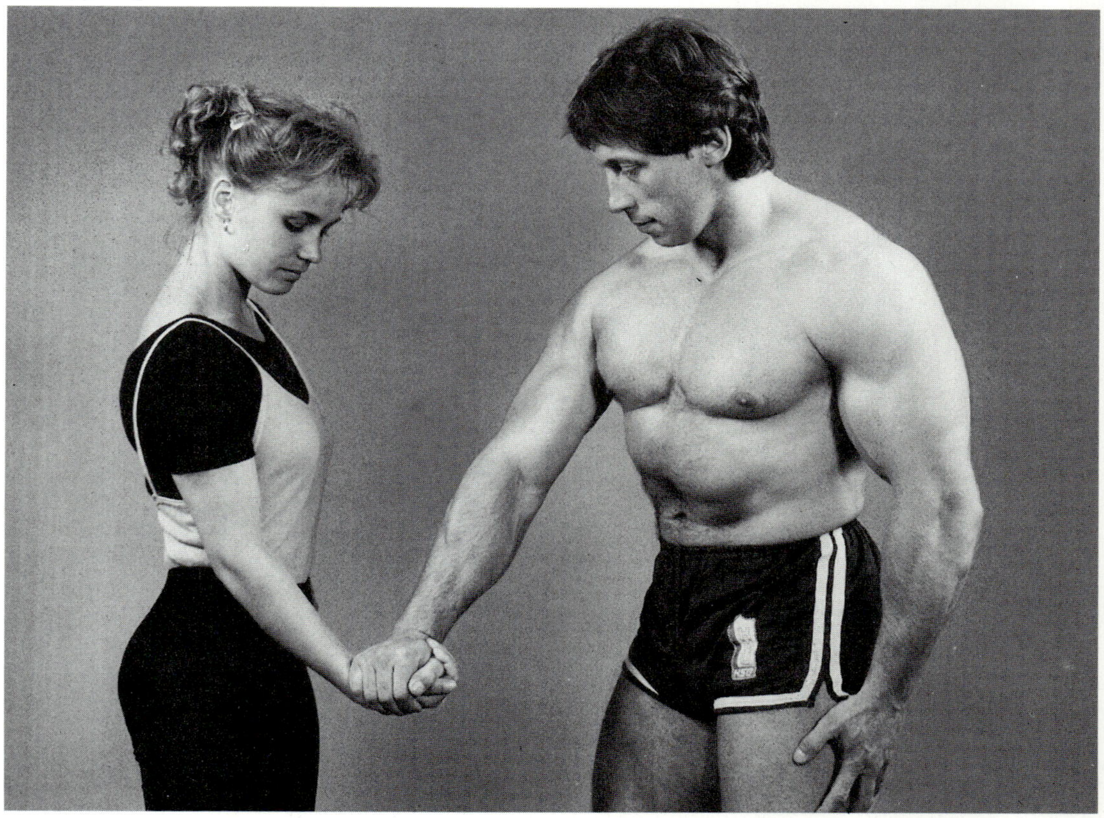

Abb. 51/1

werden, daß der Partner die gebeugten Arme des Ausführenden gegen dessen Widerstand streckt (dynamische Arbeit nachgebenden Charakters).

Ein kräftiger Partner ist in der Lage, dem Beugen beider Arme dosierten Widerstand entgegenzusetzen bzw. die Streckung beider Arme zu erzwingen.

Verletzungsprophylaxe:
Die Sehne des langen Bizepskopfes zieht innerhalb der Gelenkkapsel über den Kopf des Oberarmbeines. Das Armbeugen kann zur Reibung zwischen dem Kopf des Oberarmbeines und der Sehne des langen Bizepskopfes führen. Sich häufig wiederholende Bewegungen dieser Art gegen hohe Widerstände können unter ungünstigen Umständen die Entzündung der Sehne und Schmerzen in der Vorderseite der Schulter verursachen. Diese Erscheinung des Übertrainings ist zumeist auf eine schlechte Planung zurückzuführen. Allzuoft wird vergessen, daß nicht nur das Armtraining selbst, sondern auch das Trainieren der Schultergelenk- und Schultergürtelmuskulatur die Sehne des langen Bizepskopfes stark beansprucht. Sollten also beim Auswärtsdrehen des rechtwinklig gebeugten Armes gegen Widerstand in der Vorderseite der Schulter Schmerzen auftreten, so ist das Training einzustellen. Die Fortsetzung des Trainings kann eine chronische Sehnenentzündung, kleinere Sehneneinrisse und sogar den Riß der Sehne zur Folge haben.

Beschwerden dieser und ähnlicher Art kann u. a. vorgebeugt werden, wenn man das Armbeugen mit Kurzhanteln durchführt, die – im Gegensatz zur Langhantel – den natürlichen Bewegungsvollzug nicht einschränken.

Im allgemeinen ist das Armbeugen jedoch ungefährlich. Durch die Straffung der Sehne des langen Bizepskopfes und die damit verbundene Stabilisierung des Schultergelenks wirkt es sogar vorbeugend gegen Verletzungen.

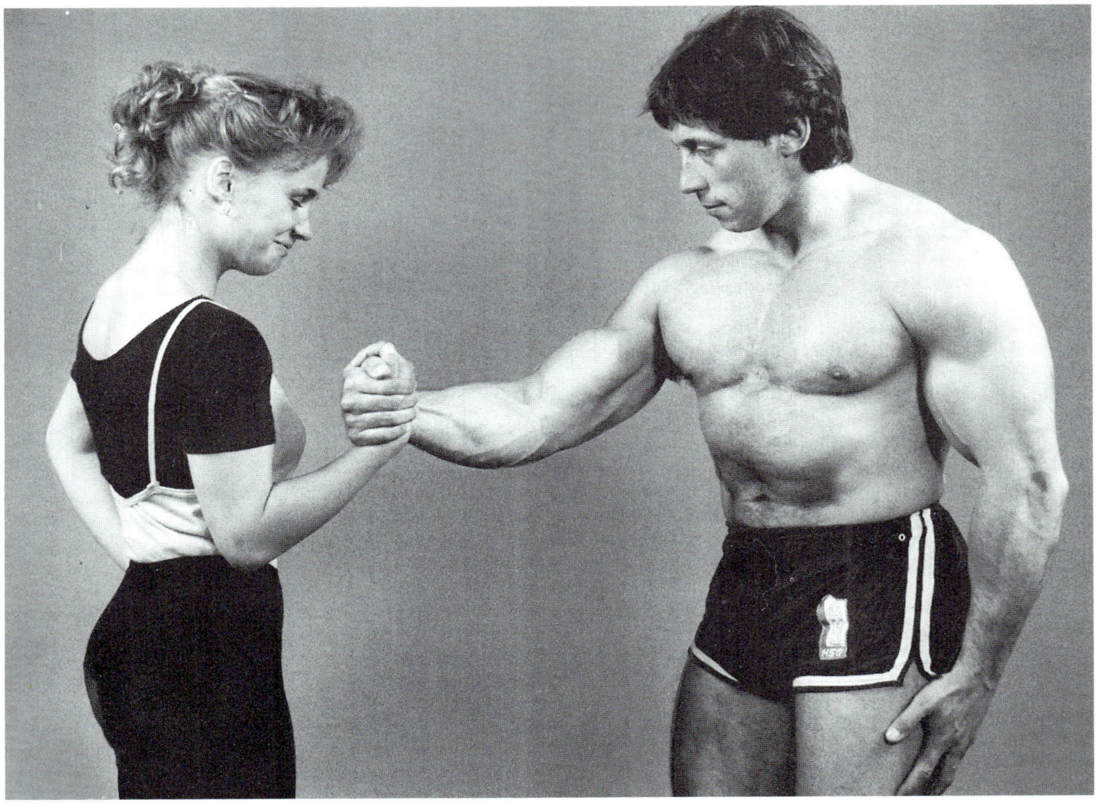

Abb. 51/2

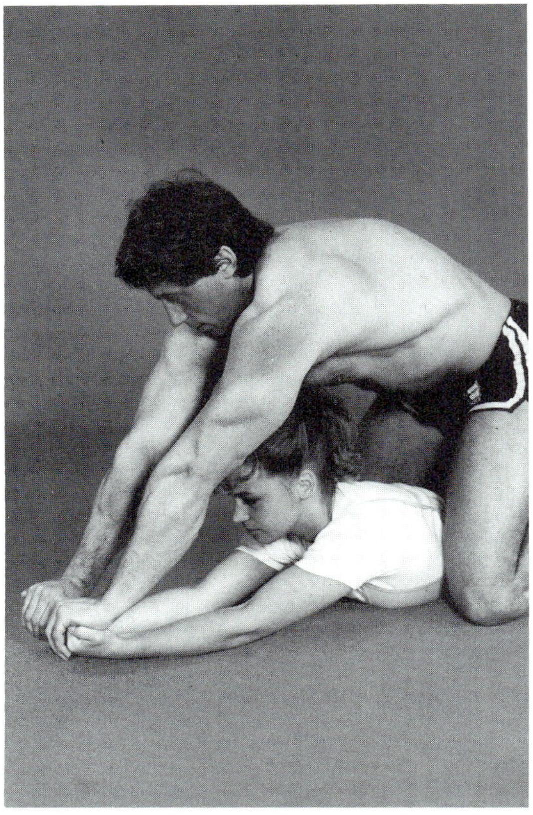

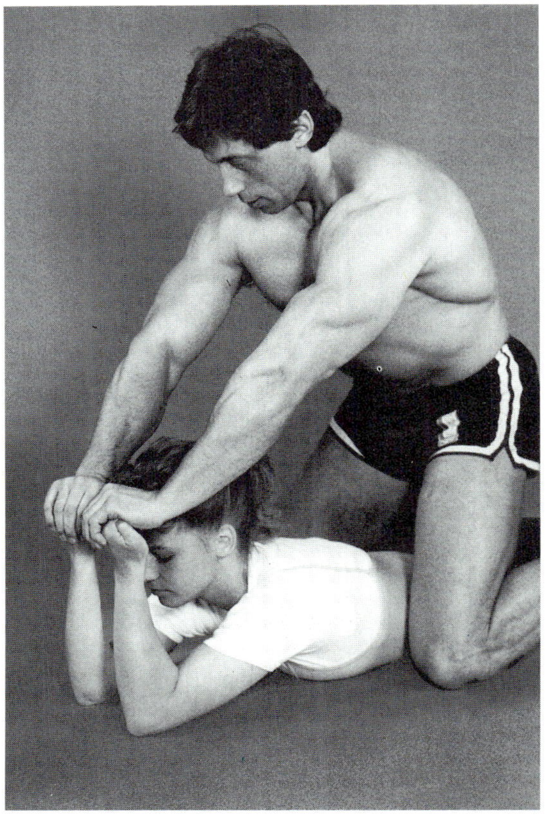

Abb. 52/1–2

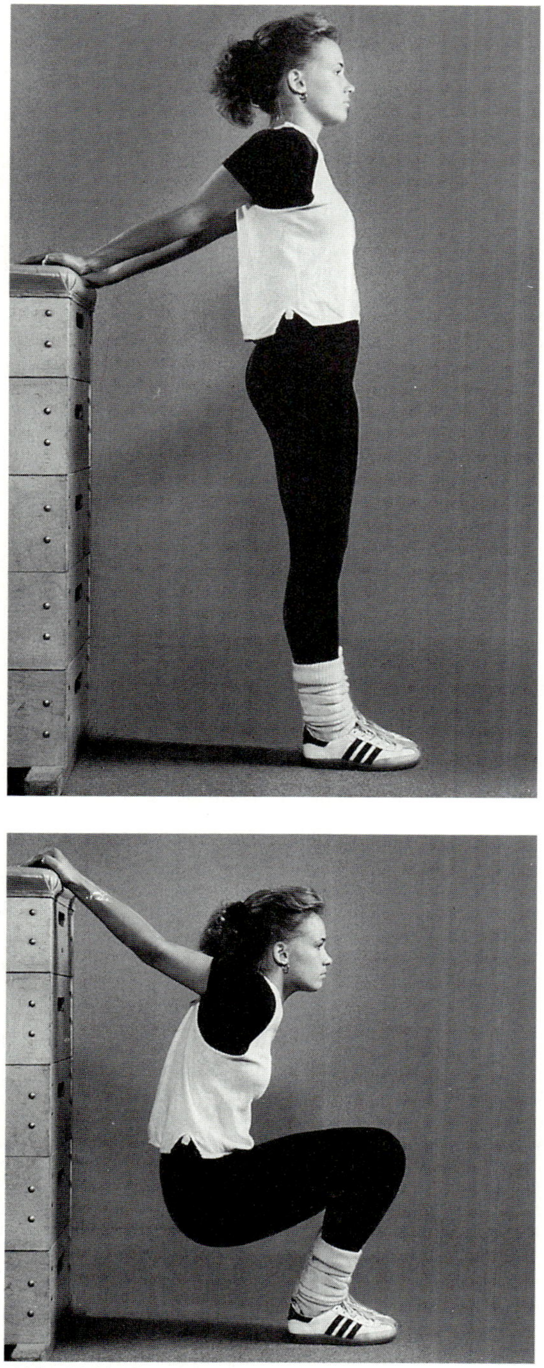

Abb. 53/1–2

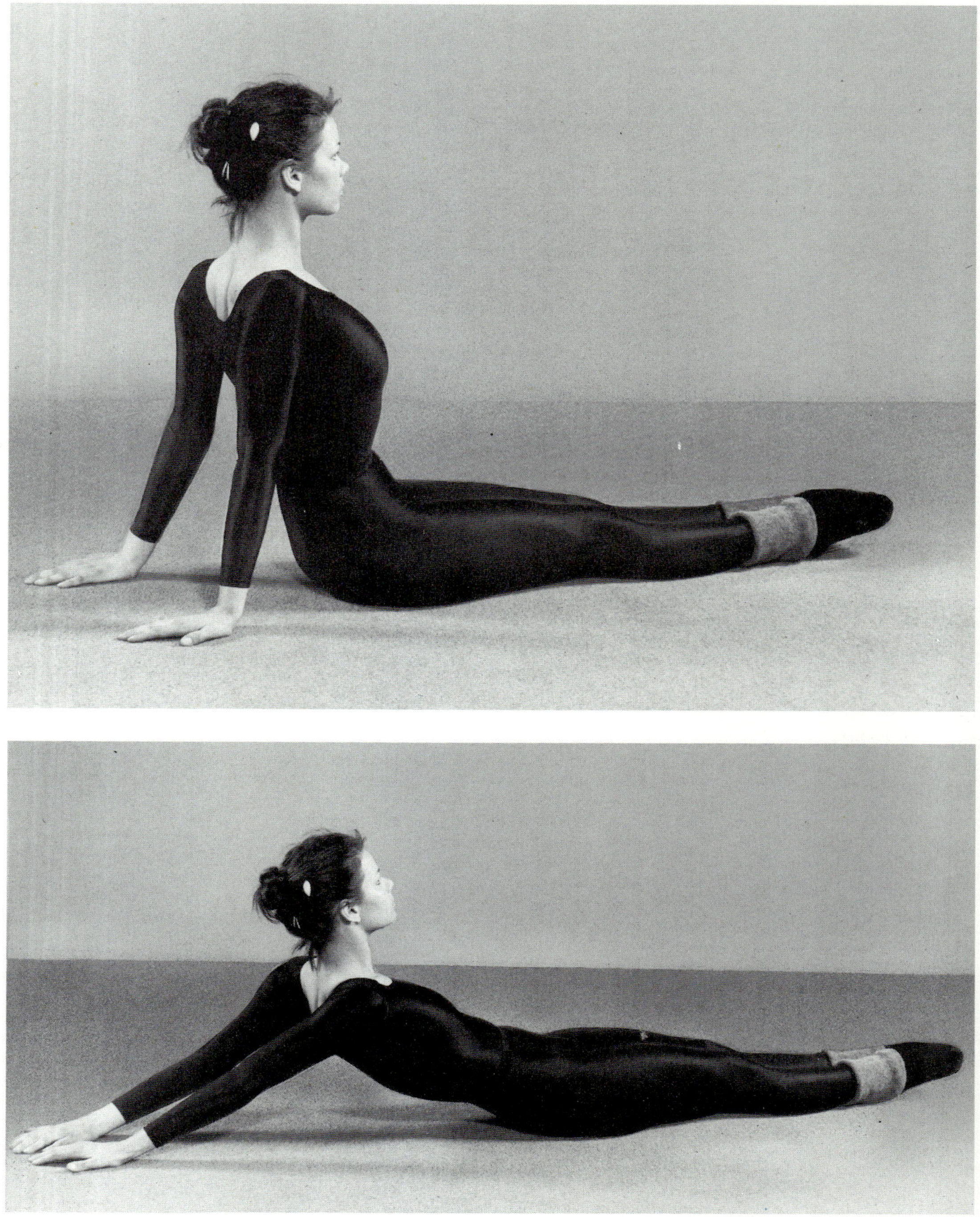

Abb. 54/1–2

Dehnungsübungen:

Übung 17
(Abb. 53)

Übung 18
(Abb. 54)

ELLBOGENGELENKMUSKULATUR

Armstrecker

Armstrecker
(m. triceps brachii)

Tabelle 25

Ursprung	langer Kopf: Schulterblatt (unterer Rand der Schultergelenkpfanne) innerer Kopf: Oberarmbein (hintere Fläche) äußerer Kopf: Oberarmbein (hintere Fläche)
Ansatz	Elle (Ellenhaken)
Hauptfunktion	im Ellbogengelenk: Strecken des Armes im Schultergelenk: Heran- und Rückführen des Armes (langer Kopf)
Kraftübung	primär: Nr. 19 bis 26, 37 bis 39, 42 bis 45, 67 bis 71 sekundär: Nr. 50, 51, 60 bis 63
Dehnungsübung	Nr. 27, 28

Trizepsdrücken

Hauptsächlich beteiligte Muskeln:
Die Grundbewegung des Trizepsdrükkens ist das Strecken des Unterarmes im Ellbogengelenk. Die Übung wird zu weit über 90 % von Armstrecker – nachstehend als Trizeps bezeichnet – realisiert. Der Beitrag des Knorrenmuskels und der an der Daumen- und Kleinfingerseite des Unterarms gelegenen Handstreckmuskulatur ist so unbedeutend, daß er in den folgenden Ausführungen unberücksichtigt bleiben kann.

Die drei Köpfe des Trizeps – äußerer, langer und innerer Muskelkopf – haben unterschiedlichen Anteil am Vollzug der einzelnen Streckphasen: Die Startphase wird unter vorrangiger Beteiligung des inneren Kopfes durchgeführt, der auch im weiteren Verlauf äußerst aktiv ist und deshalb durch das Trizepsdrücken besonders ausgeprägt wird. Der äußere Kopf unterstützt das Armstrecken in der Start- und vor allem in der Mittelphase. Die Bewältigung der Endphase wird hauptsächlich durch die dynamische Kraftentfaltung des langen Kopfes realisiert, der in diesem Bereich noch über eine günstige Verkürzungsgröße verfügt. Der lange Kopf kann somit nur dann effektiv entwickelt werden, wenn das Trizepsdrücken bis zur vollständigen Streckung des Unterarms im Ellbogengelenk durchgeführt wird.

Aber auch ein Wechsel der Handstellung bewirkt eine veränderte Aktivität der einzelnen Muskelköpfe: Bei Untergriff wird die Belastung noch stärker auf den inneren, bei neutralem Griff (an Kurzhanteln) etwas mehr auf den langen und äußeren und bei Obergriff noch intensiver auf den äußeren Kopf des Trizeps verlagert.

Abb. 55

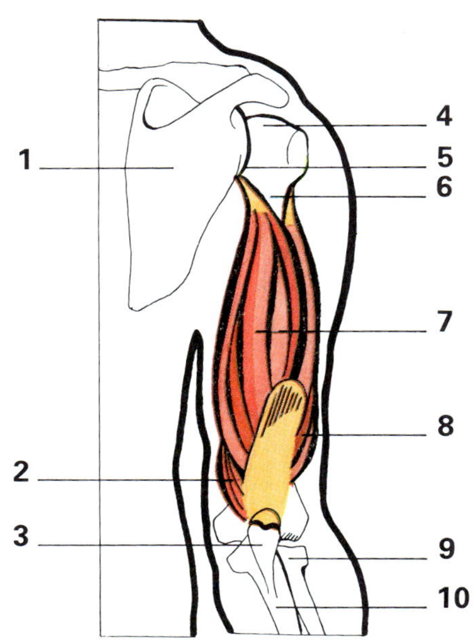

1 – Schulterblatt, 2 – innerer Kopf des Armstreckers, 3 – Ellenhaken, 4 – Gelenkkopf, 5 – Schultergelenkpfanne, 6 – Oberarmbein, 7 – langer Kopf des Armstreckers, 8 – äußerer Kopf des Armstreckers, 9 – Speiche, 10 – Elle

Übg. 19
Übungsdurchführung (Abb. 56)
Im allgemeinen wird die Form des Trizepsdrückens bevorzugt, bei der der Sportler in der Ausgangsposition rücklings auf einer Trainingsbank liegt, den über das Bankende ragenden Kopf leicht nach unten hängen läßt, die Füße mit der ganzen Sohle fest auf dem Boden aufsetzt und die Arme mit der Langhantel nach oben streckt. Die Hände fassen die Langhantel im engen Obergriff (Daumenabstand 15 bis 20 cm). Das leichte Herabhängen des Kopfes über das Bankende gestattet eine weite Bewegungsamplitude und damit die vollständige Dehnung des Trizeps. Der enge Griff bietet ebenfalls eine Voraussetzung für eine große Schwingweite und ermöglicht darüber hinaus, daß die Bewegung ohne wesentliche Unterstützung der Schultergelenkmuskulatur vollzogen werden kann.

Aus der Ausgangsstellung werden die Arme in den Ellbogengelenken langsam und kontrolliert gebeugt. Dadurch senkt sich die Hantel halbkreisförmig bis kurz vor die Stirn. Die folgende Streckung in die Ausgangsstellung sollte ausschließlich durch dynamische Arbeit der Armstreckmuskulatur erfolgen, d. h., die Position der Oberarme darf nach Möglichkeit nicht verlassen werden. Werden die Oberarme jedoch zum Körper gezogen, so wird die Armstreckmuskulatur durch den unteren Anteil des großen Brustmuskels, den breiten Rückenmuskel und den großen Rundmuskel entlastet. Die Übung verliert für die Entwicklung des Trizeps an Wert. Ist der Sportler nicht in der Lage, die Arme durch den weitgehend isolierten Einsatz des Trizeps zu strecken, d. h., die Übung mit der geforderten Präzision durchzuführen, dann sollte die Last der Hantel reduziert werden.

Das Trizepsdrücken liegend kann auch mit zwei Kurzhanteln absolviert werden. Da der Sportler bei dieser Ausführungsform die Kurzhanteln seitlich am Bankende vorbeiführt und damit die geforderte weite Bewegungsamplitude gewährleistet, kann der Kopf auf der Bank aufliegen.

Es ist ebenfalls möglich, mit nur einer Kurzhantel zu arbeiten und sie im rechten Winkel zur Längsachse des Körpers abzusenken. (Abb. 57) Dadurch werden hauptsächlich die äußeren Trizepsköpfe trainiert.

Beim Absenken wird aus-, beim Heben wird eingeatmet.

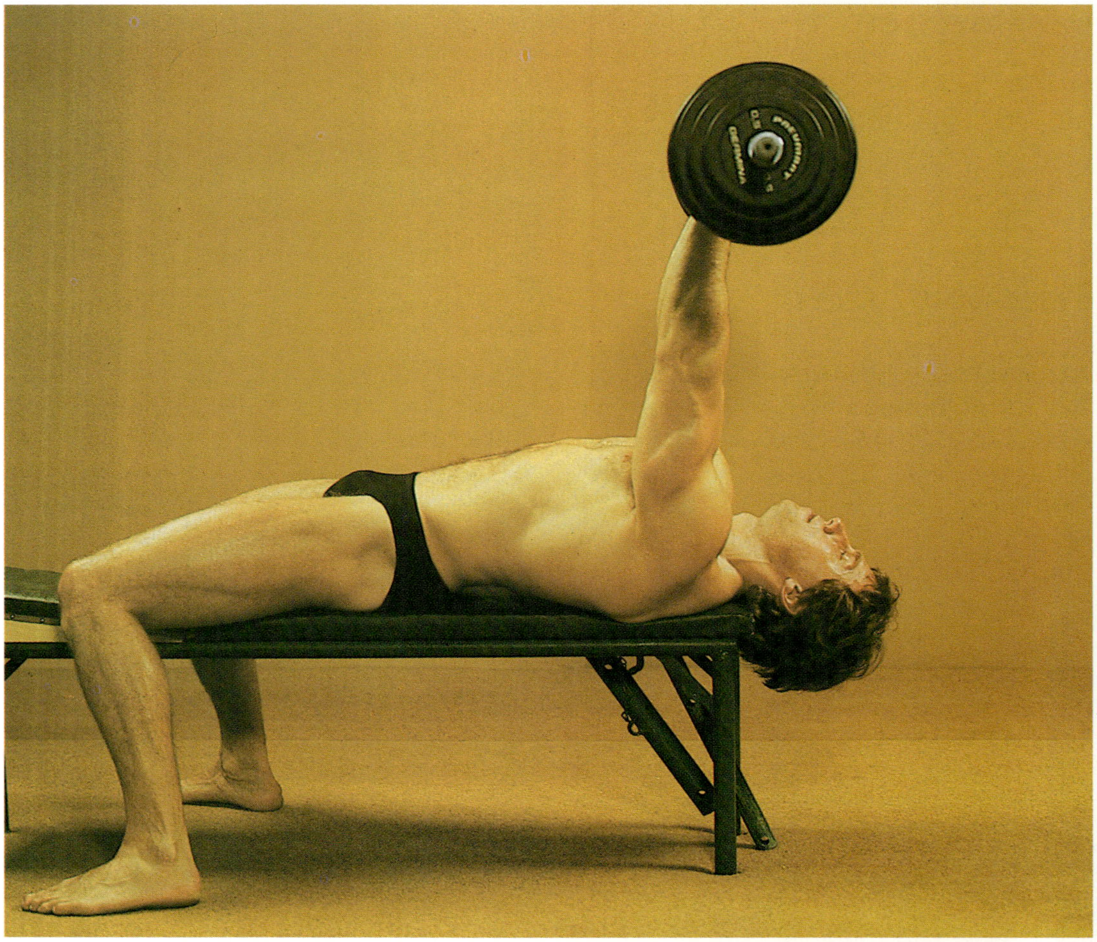

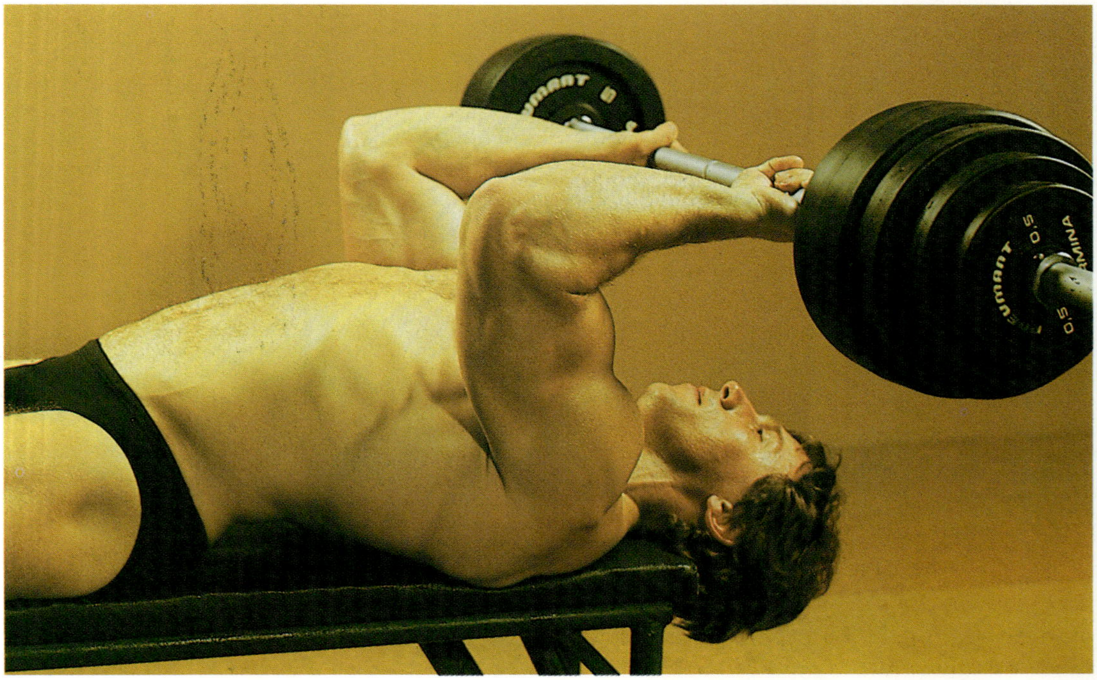

Abb. 56/1–2

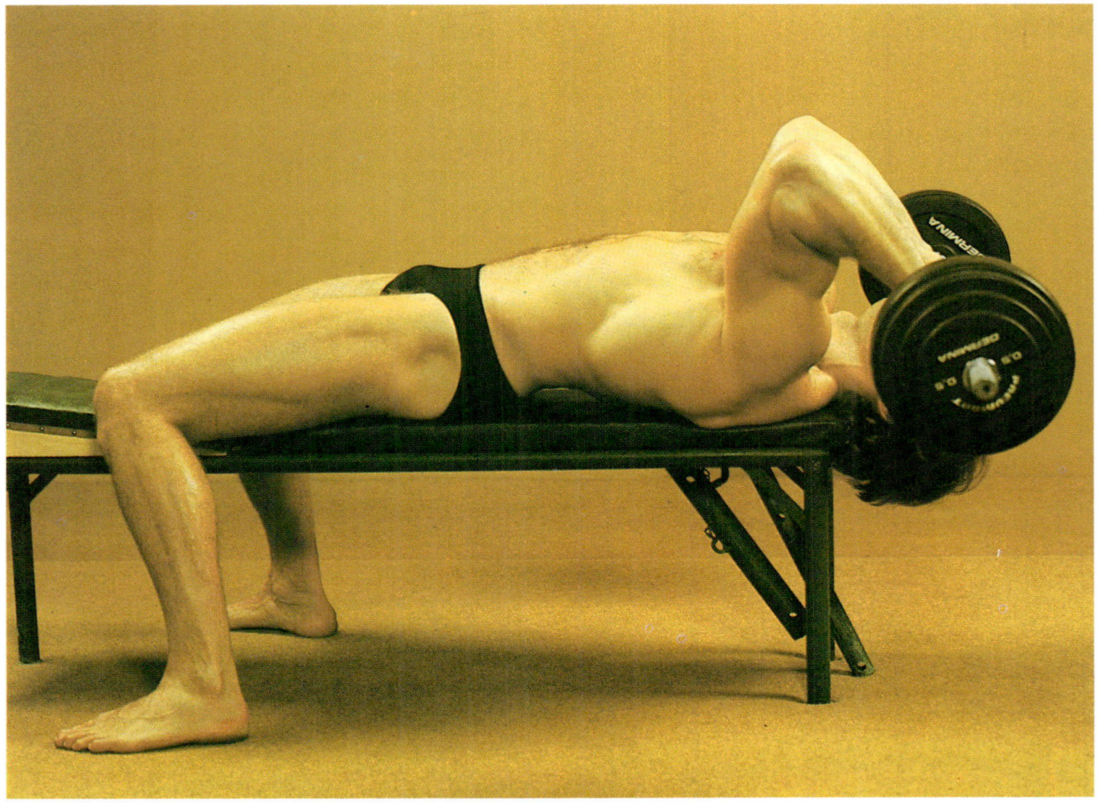

Abb. 56/3

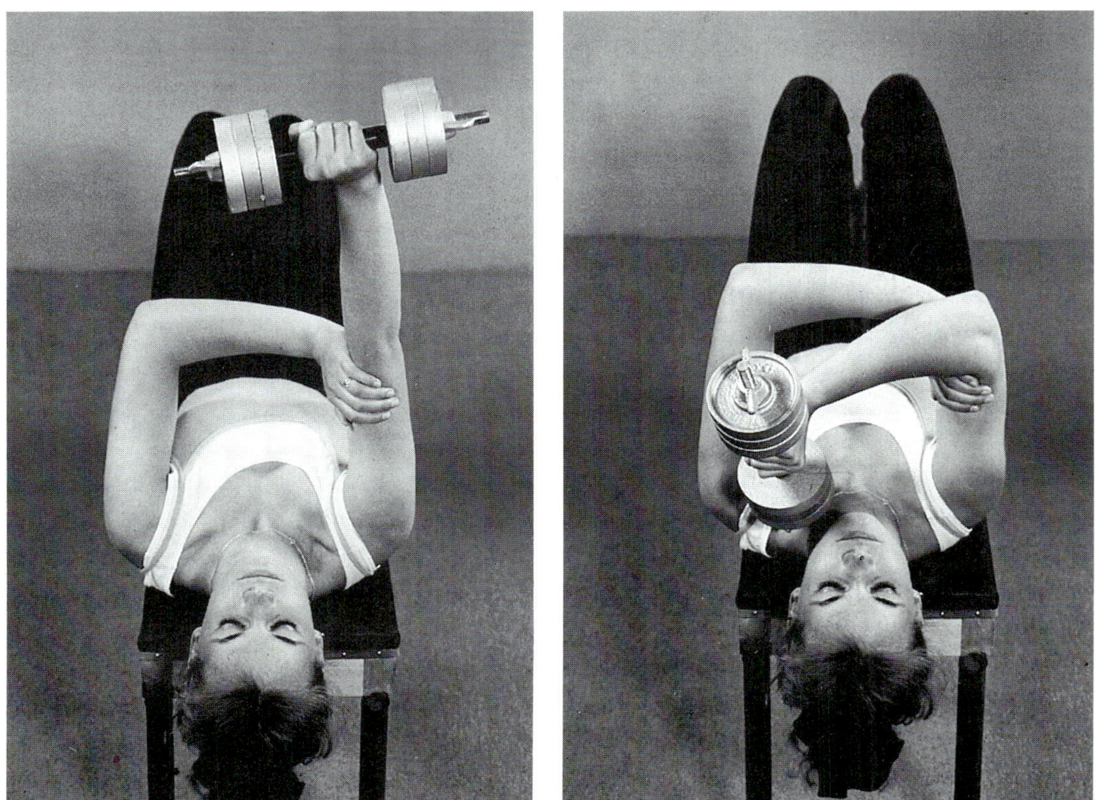

Abb. 57/1–2

Varianten:

Übg. 20
Trizepsdrücken auf der Schrägbank (Abb. 58)

Der Sportler sitzt auf der Trainingsbank und hat den Rücken gegen das nach hinten geneigte Schrägbrett gelehnt. Die Arme sind nach oben gestreckt, die Ellbogen zeigen nach vorn, und die Hände halten eine Langhantel im engen Obergriff oder eine Kurzhantel im neutralen Griff. Aus dieser Position werden die Unterarme im Ellbogengelenk gebeugt und gestreckt. Die Oberarme verbleiben dabei dicht am Kopf und verändern ihre Lage nur wenig.

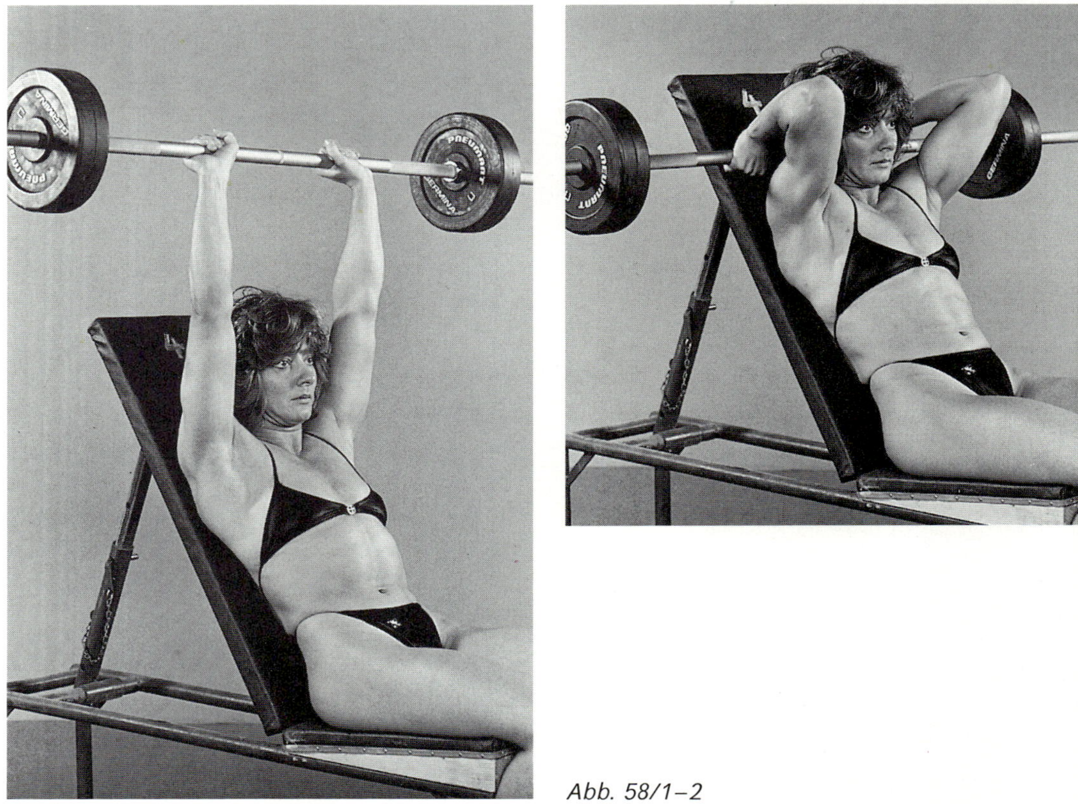

Abb. 58/1–2

Übg. 21
Trizepsdrücken im Stand (Abb. 59)

Der Sportler befindet sich im Stand. Seine Arme, die so dicht wie möglich seitlich am Kopf anliegen, sind nach oben gestreckt. Die Ellbogen zeigen nach vorn. Die Hände halten die Langhantel im engen Obergriff (Daumenabstand 15 bis 30 cm). Aus dieser Position beugt der Sportler die Ellbogen und senkt die Hantel so weit wie möglich hinter den Nakken. Darauf hebt er sie durch das Strekken der Arme im Ellbogengelenk halbkreisförmig in die Ausgangsposition zurück. Dabei verbleiben die Oberarme in ihrer nahezu vertikalen Lage.

Das Überstrecken des Rumpfes (Hohlkreuzlage) während des Absenkens und das Aufrichten bzw. Vorbeugen des Rumpfes während des Hebens sind zu vermeiden.

Das Trizepsdrücken im Stand kann auch mit einer Kurzhantel in jeder Hand durchgeführt werden.

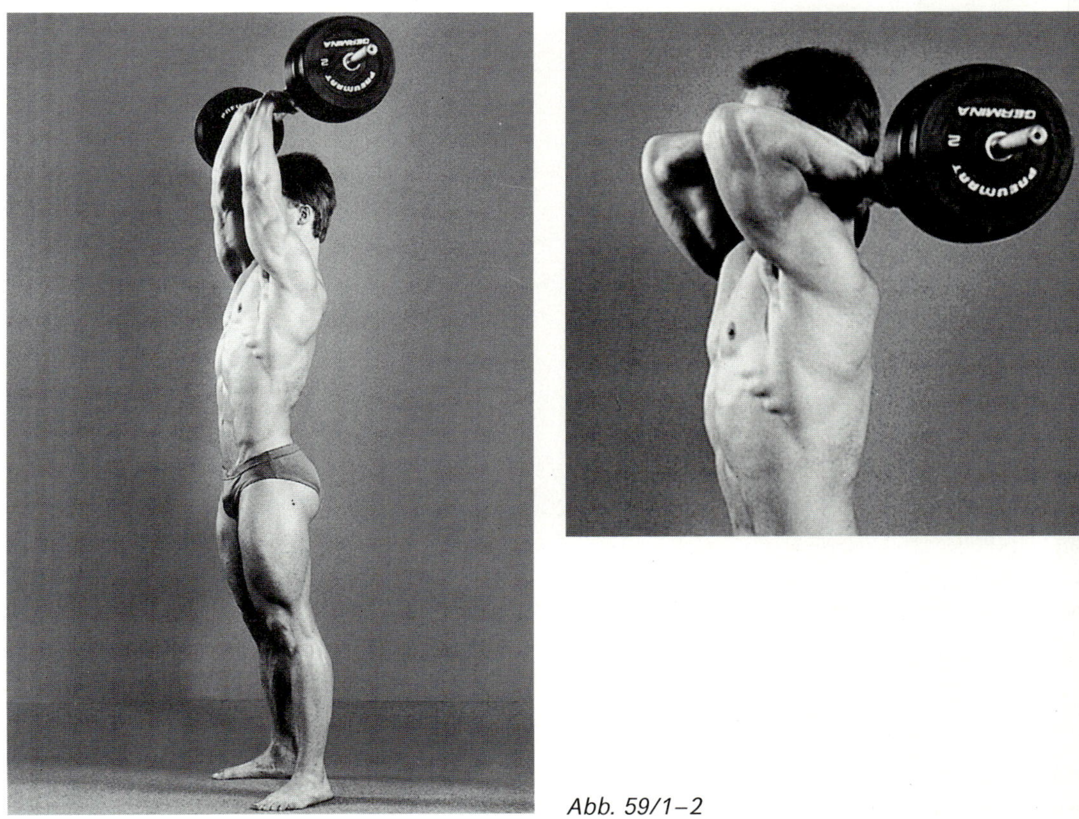

Abb. 59/1–2

Übg. 22
Trizepsdrücken gegen den Widerstand des Partners
(Abb. 60)

Alle Varianten des Trizepsdrückens können in den oben beschriebenen Formen auch gegen den dosierten Widerstand des Partners durchgeführt werden. Der Partner befindet sich hinter dem Ausführenden, drückt auf dessen Hände und setzt dem Strecken der Unterarme im Ellbogengelenk angemessenen Widerstand entgegen.

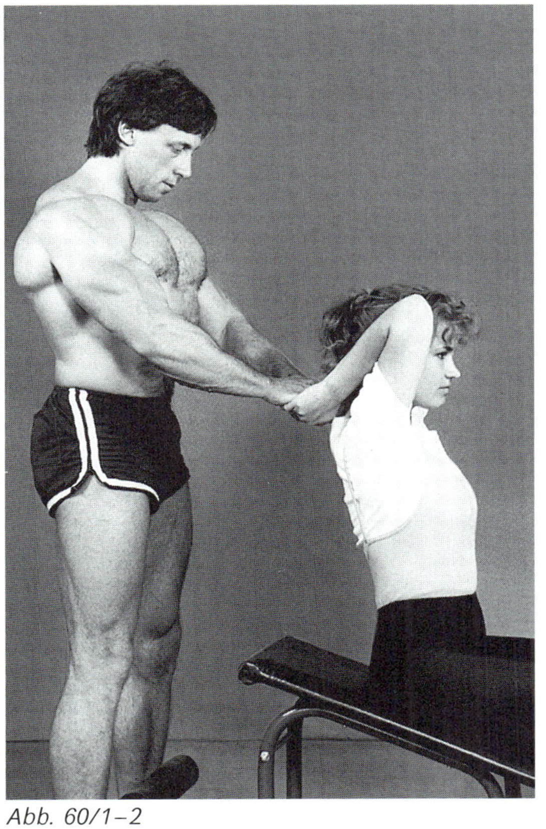
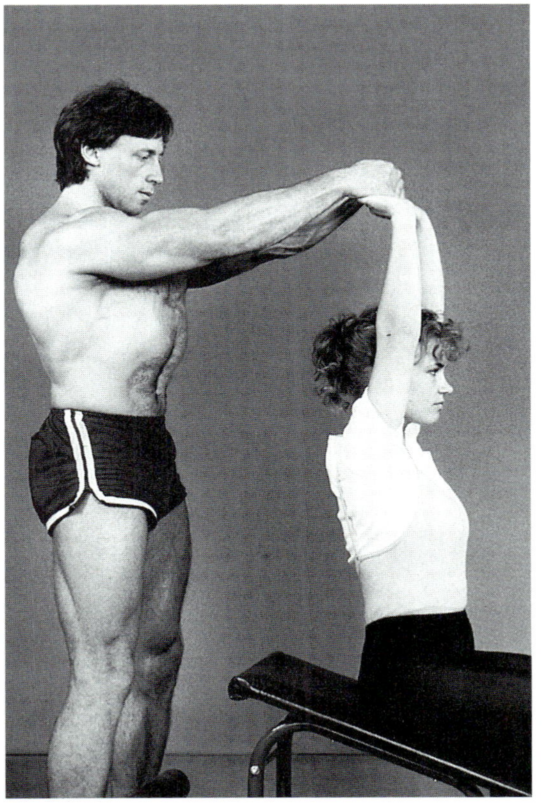

Abb. 60/1–2

Verletzungsprophylaxe:

Das Trizepsdrücken sollte nicht nur aus Gründen der Bewegungspräzision gegen einen beherrschbaren Widerstand vollzogen werden. Beim Trizepsdrücken liegend kann eine zu hohe Zusatzlast zum schnellen und unkontrollierten Absenken der Hantel und damit zur Gefahr von Kopfverletzungen führen. Wird das Trizepsdrücken stehend mit zu hohem Hantelgewicht durchgeführt, bewirkt es das oft unbewußte Überstrecken der Wirbelsäule (Hohlrückenhaltung). Bei wiederholten Fehlbelastungen dieser Art sind Beschwerden im Bereich der Lendenwirbelsäule und hier besonders der Zwischenwirbelscheiben nicht auszuschließen.

Die starre Griffassung an der Langhantel verursacht mitunter Schmerzen im Ellbogengelenk. Durch das Verwenden der SZ-Hantel oder von Kurzhanteln beziehungsweise Gymnastikhanteln läßt sich dieser Erscheinung vorbeugen.

ARMSTRECKEN MIT ABGEBEUGTEM RUMPF

Hauptsächlich beteiligte Muskeln:

An der Bewegung des Armstreckens mit abgebeugtem Rumpf – auch als Trizeps-Kickback bezeichnet – wird der Trizeps als Hauptakteur auf ähnliche Weise belastet wie bei der Übung Trizepsdrücken: In der Startphase ist der innere, in der Mittelphase sind der innere und äußere und in der Endphase ist der lange Kopf besonders aktiv. Der lange Trizepskopf wird als zweigelenkiger Muskel in der Endphase in seinen Funktionen als Arm- und Schultergelenkstrecker angesprochen. Einmal ist er gezwungen, die Endbewegung des Armstreckens weitgehend aus eigener Kraft zu vollziehen, da die dynamischen Kontraktionsmöglichkeiten der anderen Köpfe nahezu ausgeschöpft sind, zum anderen muß er den Oberarm in Zusammenarbeit mit dem hinteren Anteil des Deltamuskels, dem Unterschulterblattmuskel, dem großen Rundmuskel und dem breiten Rückenmuskel u. a. in gestreckter, d. h. in rückwärtiger Position halten. Diese Doppelbeanspruchung trägt dazu bei, daß der lange Kopf des Trizeps durch das Armstrecken mit abgebeugtem Rumpf hervorragend entwickelt werden kann.

Übg. 23
Übungsdurchführung
(Abb. 61)

Der Sportler hat den Rumpf fast bis zur Horizontalen nach vorn geneigt und stützt sich zur Entlastung der Wirbelsäule und zur Wahrung des Gleichgewichts mit dem Arm auf einem Gegenstand (z. B. Trainingsbank, Hocker, Stuhl) von entsprechender Höhe ab. Der andere Arm liegt mit dem Oberarm eng am Rumpf an; der im Ellbogengelenk rechtwinklig gebeugte Unterarm zeigt senkrecht nach unten. Die Hand hält eine Kurzhantel mit neutralem Griff, d. h., der Daumen zeigt nach vorn und der Handrücken nach außen. Die im Kniegelenk leicht gebeugten Beine befinden sich in Schrittstellung. Soll beispielsweise der rechte Arm die Bewegung ausführen, so ist auch das rechte Bein nach vorn gestellt. Dadurch wird das unerwünschte Anheben des Oberarmes und das Verwringen des Rumpfes während des Übungsvollzugs erschwert. Es ist auch möglich, auf die Schrittstellung zu verzichten und mit einem Bein auf dem Ende einer Trainingsbank zu knien. (Abb. 62)

Aus einer der beschriebenen Positionen streckt der Sportler den Unterarm nach hinten-oben und hebt auf diese Weise die Kurzhantel in oder über Schulterhöhe. Bei völlig gestrecktem Arm kontrahiert er dann den Trizeps mit maximaler Kraft für ein bis zwei Sekunden isometrisch. Danach führt er die Kurzhantel wieder in die Ausgangslage zurück.

Rumpf und Oberarm ändern während der Übungsdurchführung die horizontale Lage nicht. Dadurch wird der Trizeps gezwungen, die Bewegung ohne wesentliche Unterstützung anderer Muskeln durchzuführen.

Beim Heben wird aus-, beim Senken wird eingeatmet.

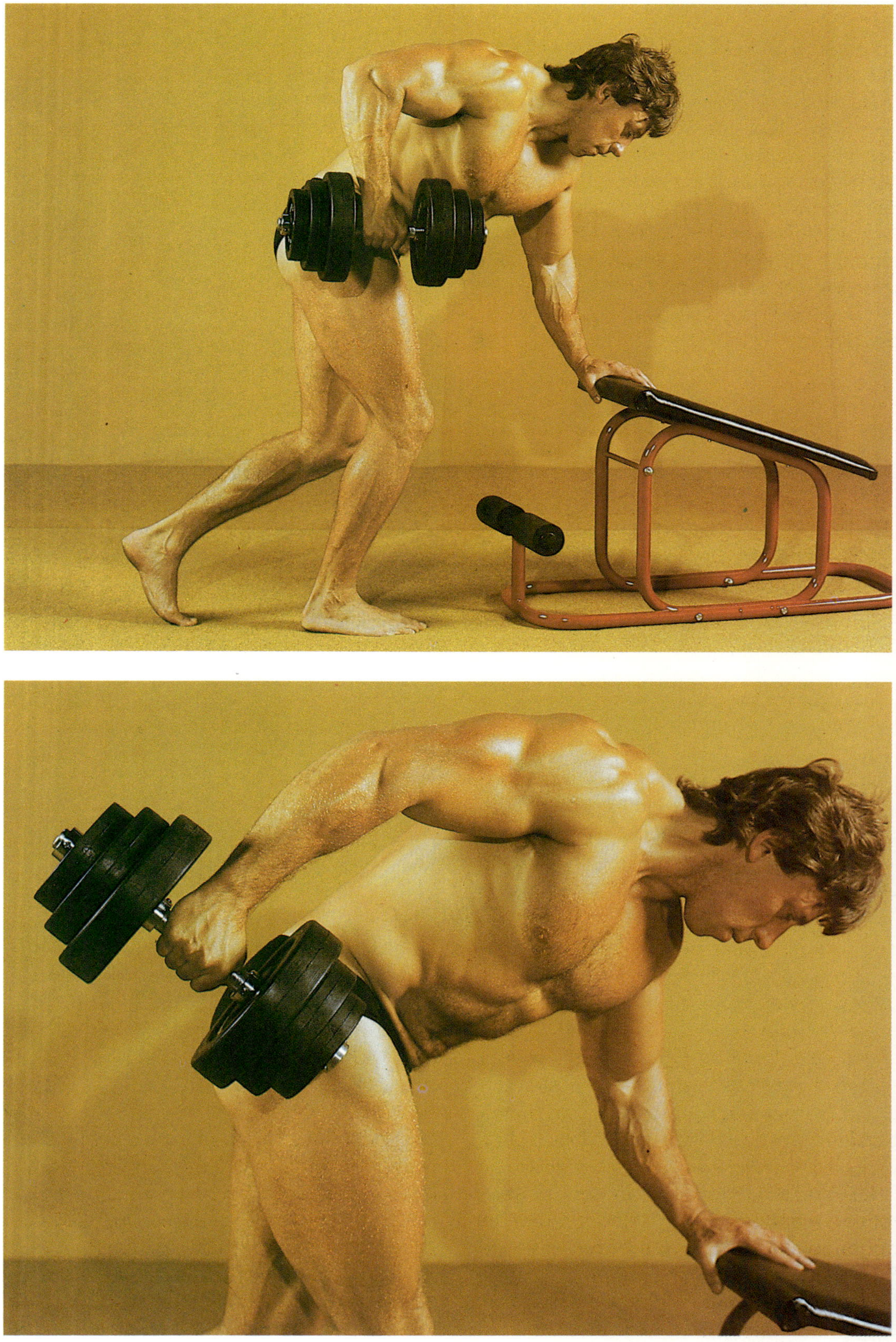

Abb. 61/1–2

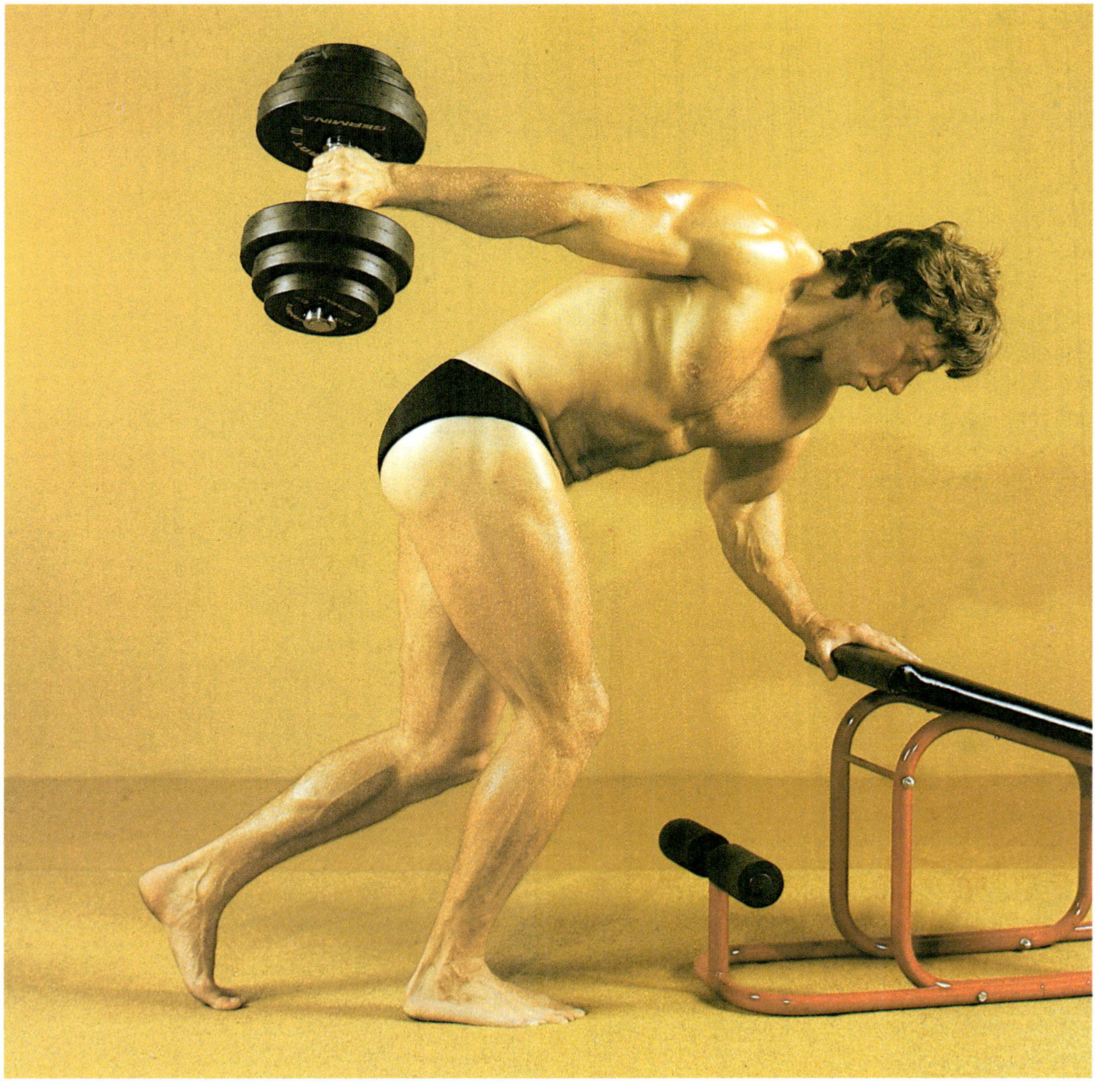

Abb. 61/3

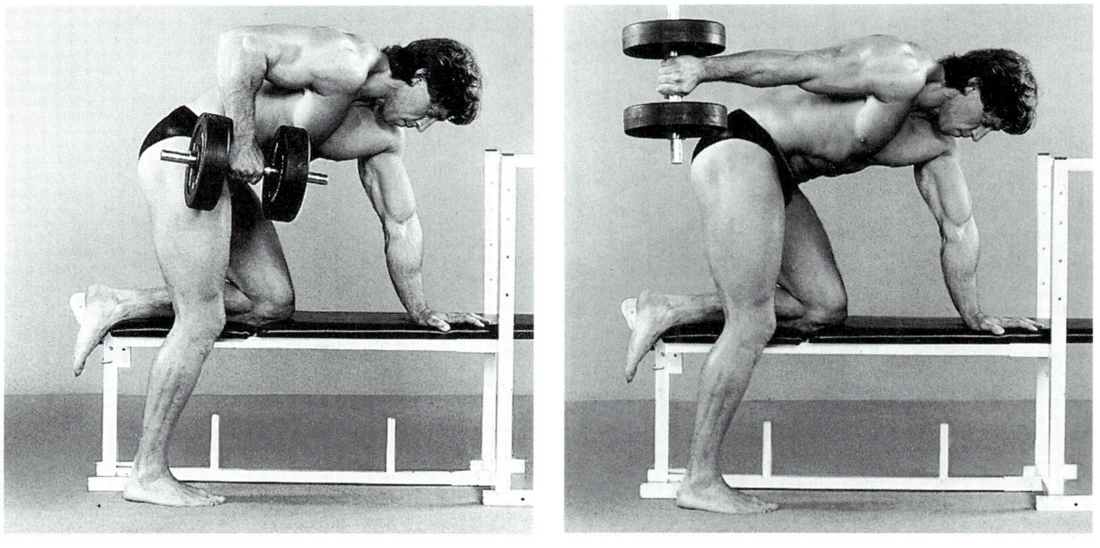

Abb. 62/1–2

Variante:

Übg. 24
Armstrecken sitzend mit abgebeugtem Rumpf
(Abb. 63)
Der Sportler sitzt auf einer Trainingsbank und hat die Oberarme eng an den weit abgebeugten Rumpf gelegt. Die Unterarme hängen senkrecht nach unten; die Hände halten je eine Kurzhantel. Aus dieser Position streckt der Sportler die Unterarme so weit wie möglich nach hinten-oben, ohne dabei die Lage des Rumpfes oder der Oberarme zu verändern.

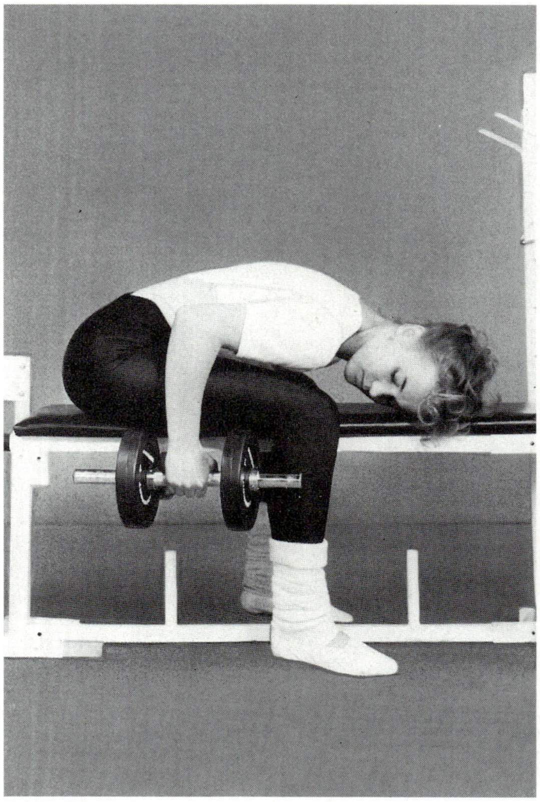

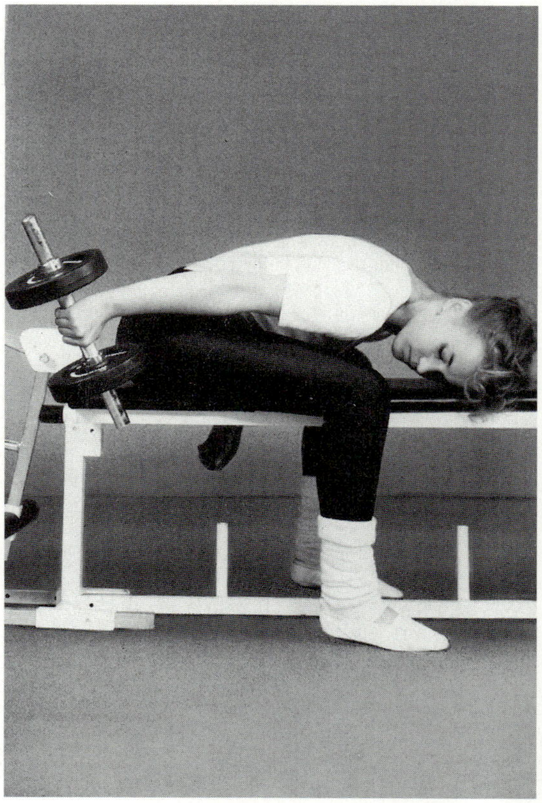

Abb. 63/1–2

Verletzungsprophylaxe:
Durch das Abstützen mit dem Arm wird die Wirbelsäule entlastet und damit ihrer Überbeanspruchung vorgebeugt. Auch Schulter- und Ellbogengelenk werden durch das Armstrecken mit abgebeugtem Rumpf kaum gefährdet.

BEUGESTÜTZ

Hauptsächlich beteiligte Muskeln:
Durch die Übung Beugestütz werden im wesentlichen drei große Muskelgruppen trainiert: die Ellbogengelenk-, Schultergelenk- und Schultergürtelmuskulatur.

Die Ellbogengelenkmuskulatur (Trizeps) streckt den Arm im Ellbogengelenk. Die Schultergelenkmuskulatur schwingt den Arm nach vorn, d. h., sie bringt den Oberarm aus der horizontalen in die vertikale Lage (vorderer Kopf des Deltamuskels, oberer Anteil des großen Brustmuskels), oder sie führt den seitwärts abgespreizten Arm zum Rumpf (mittlerer und unterer Anteil des großen Brustmuskels, breiter Rückenmuskel, großer Rundmuskel). Die Schultergürtelmuskulatur senkt in der ersten Phase der Aufwärtsbewegung die hochgezogene Schulter (kleiner Brustmuskel, unterer Anteil des Trapezmuskels), dreht das Schulterblatt und fixiert es darüber hinaus im Stütz (kleiner und großer Rautenmuskel, oberer und mittlerer Anteil des Trapezmuskels, vorderer Sägemuskel, kleiner Brustmuskel).

Der Beanspruchungsgrad der beteiligten Muskelgruppen ist in erster Linie von der Lage der Arme zum Rumpf und von der Handstellung abhängig:

- Ein etwa schulterweiter Abstand der Barrenholme und damit eine minimale Distanz zwischen Oberarmen und Rumpf, eine aufrechte Körperhaltung sowie ein neutraler Griff bewirken die vorzugsweise Belastung des Trizeps, des vorderen Kopfes des Deltamuskels und des oberen Anteils des großen Brustmuskels (s. Abb. 64).
- Je größer der Abstand der Barrenholme und damit die Distanz zwischen Oberarmen und Rumpf gewählt wird, desto mehr gestaltet sich das Vorschwingen der Oberarme aus der Rückhalte zum Heranführen der Oberarme aus der Seithalte. Je weiter der Holm- und damit auch der Handab-

stand festgelegt wird, desto stärker müssen die Arme bereits vor Bewegungsbeginn im Ellbogengelenk gestreckt sein und desto kleiner ist der Kontraktionsbereich des Trizeps. Das heißt, der vordere Kopf des Deltamuskels, der obere Anteil des großen Brustmuskels und der Trizeps werden mehr und mehr entlastet. Statt dessen realisieren in zunehmendem Maße der mittlere und untere Anteil des großen Brustmuskels, der breite Rückenmuskel, der kurze Kopf des Bizeps und der große Rundmuskel den Bewegungsvollzug. Aus einer Übung zur vorrangigen Entwicklung der Armstreckmuskulatur wird auf diese Weise eine Übung zur vorzugsweisen Ausprägung der Schultergelenkmuskulatur (s. a. Abb. 65).

Auch die Rumpfhaltung kann die Wirkungsrichtung des Beugestützes entscheidend verändern:

– Wird der Kopf gehoben, die Brust nach vorn herausgestreckt und dadurch der Rumpf aufrecht gehalten, so wird besonders der Trizeps angesprochen.
– Wird hingegen der Kopf gesenkt (Kinn ist auf der Brust), werden die Schultern nach vorn gedrückt und wird dadurch der Körper nach hinten verlagert, dann wird hauptsächlich der untere Anteil des großen Brustmuskels trainiert.

Die Variation der Handhaltung erzwingt ebenfalls eine veränderte Muskelbeanspruchung:

– Faßt die Hand im neutralen Griff (Daumen zeigt nach vorn und Handrücken nach außen), so tragen besonders Trizeps, vorderer Kopf des Deltamuskels und oberer Anteil des großen Brustmuskels zum Vollzug der Bewegung bei.
– Wird die Hand aber so weit nach innen gedreht, daß beim Stütz auf dem Barrenholm der Daumen nach hinten und der Handrücken zum Körper zeigt, dann wird – im Vergleich zum neutralen Griff – der Oberarm nicht mehr aus der Rückhalte nach vorn, sondern aus der Seithalte zum Körper geführt. Die Belastung verlagert sich – wie schon bei breiter Stellung der Barrenholme dargelegt – vom Trizeps, vom vorderen Kopf des Deltamuskels und vom oberen Anteil des großen Brustmuskels auf den unteren Anteil des großen Brustmuskels, den breiten Rückenmuskel, den kurzen Kopf des Bizeps und den großen Rundmuskel (s. Abb. 65).

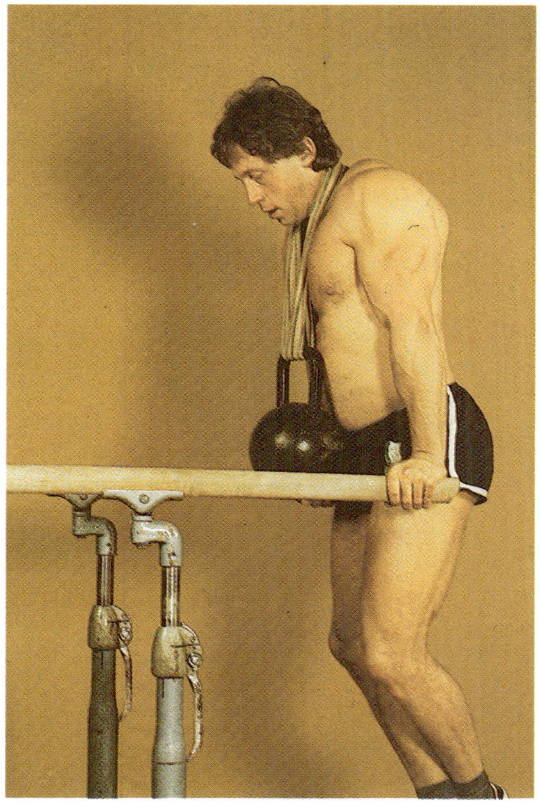
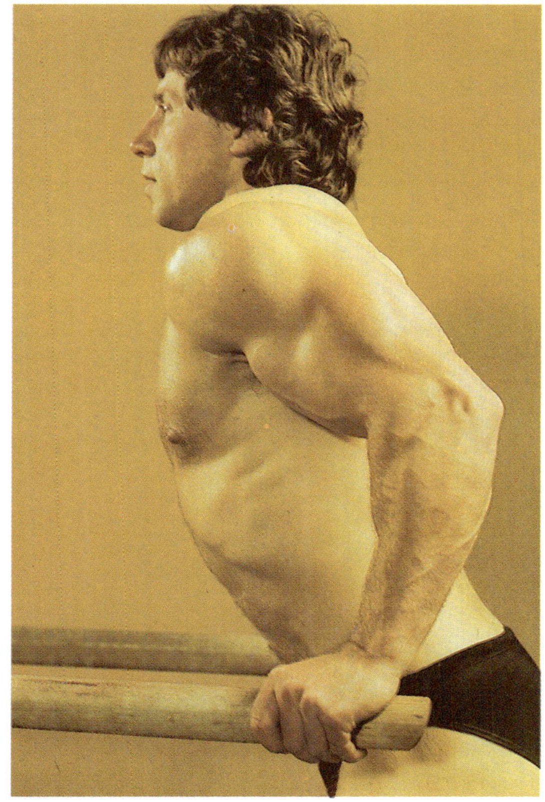
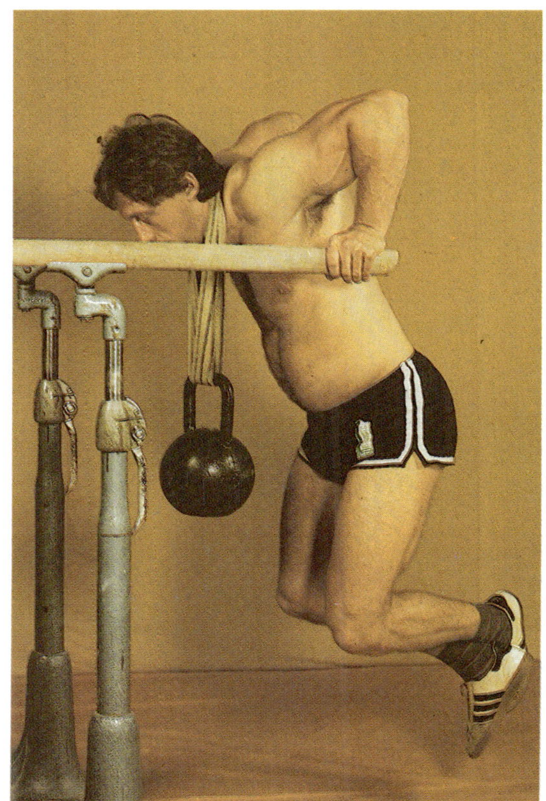

Abb. 64/1–3

Übg. 25
Übungsdurchführung
(Abb. 64 u. 65)

Der Sportler stützt sich mit gestreckten Armen auf die Holme des Parallelbarrens, auf die Holme eines Sprossenwandbarrens (Abb. 66) oder auf zwei gleich hohe, stabile Möbelstücke. Die Hand-, Arm- und Rumpfhaltung richtet sich nach der beabsichtigten Muskelentwicklung. Eine Zusatzlast kann mit einem reißfesten und verschlußsicheren Gurt oder Gürtel an Hals oder Taille befestigt werden.

Aus dem Stütz senkt der Sportler den Körper langsam und kontrolliert so tief wie nur möglich zwischen die Barrenholme bzw. Möbelstücke. Da die beteiligten Muskeln im tiefsten Punkt des Bewegungsablaufs äußerst intensiv gedehnt werden, stellt der Beugestütz auch eine wirksame Übung zur Entwicklung der Beweglichkeit dar. Die Beweglichkeit wird insbesondere gefördert, wenn der mit einem Zusatzgewicht belastete Sportler für 2 bis 6 Sekunden in der extremen Dehnungshaltung verbleibt. Es ist jedoch auch möglich, die durch das Senken des Körpers entstandene Vorspannung der Muskulatur zu nutzen und sich – allerdings ohne Schwungbewegungen – wieder in den Stütz zu heben. Die Füße berühren im Verlaufe der Übung den Boden nicht.

Beim Armbeugen wird aus-, beim Armstrecken wird eingeatmet.

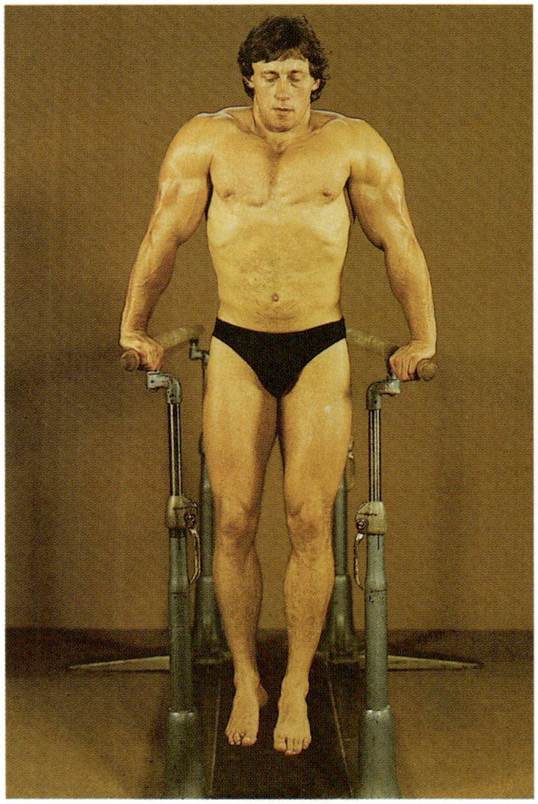

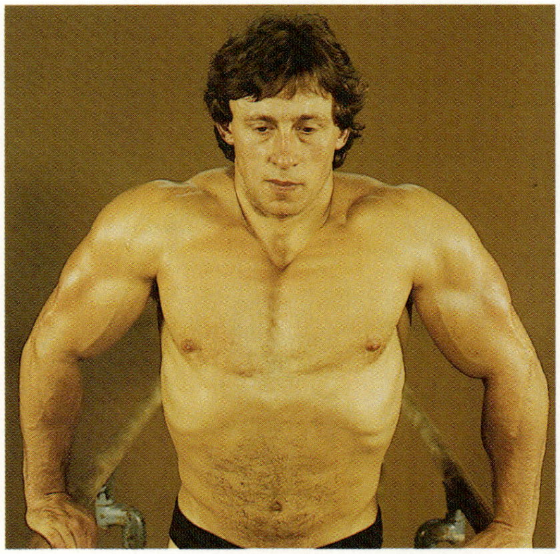

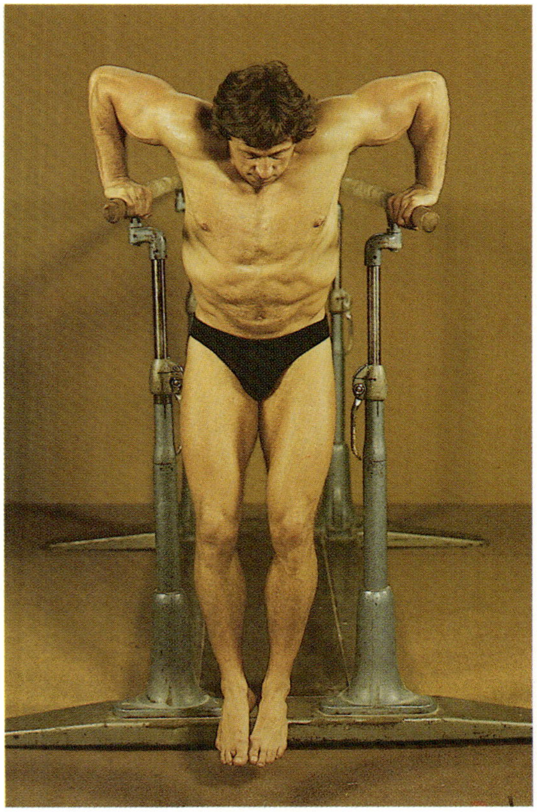

Abb. 65/1–3

Abb. 66

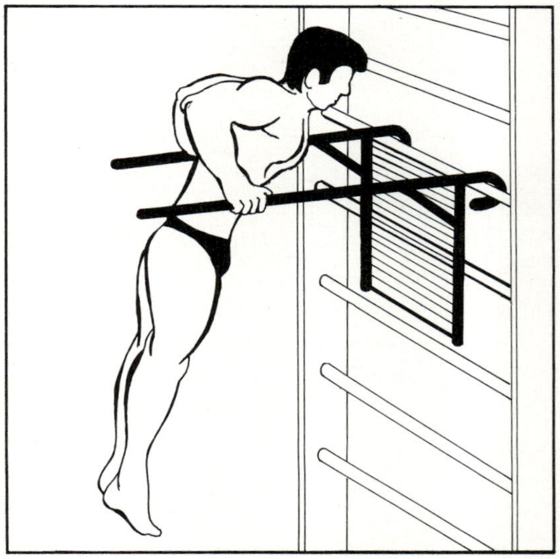

Variante:

Übg. 26
Beugestütz hinter dem Rücken (Abb. 67)

Der Sportler stützt mit gestreckten Armen auf einem halbhohen Gegenstand (Tisch, Trainingsbank usw.), der sich in seinem Rücken befindet und gegen ein Abkippen gesichert ist. Der Rumpf des Übenden ist aufgerichtet, seine Beine sind im Hüftgelenk gebeugt und im Kniegelenk gestreckt; die Füße sind auf dem Boden aufgesetzt. Aus dieser Position senkt der Sportler den aufrecht gehaltenen Rumpf durch das Beugen der Arme im Ellbogengelenk und das Rückführen der Arme im Schultergelenk so tief wie möglich. Darauf hebt er den Körper in die Ausgangsposition zurück.

Die Übungsdurchführung kann durch das erhöhte Lagern der Fersen (z. B. auf einem Stuhl oder Hocker) und durch das Belasten des Schoßes mit einer Zusatzlast (z. B. Hantelscheibe, Sandsack, s. Abb. 68) bedeutend erschwert werden.

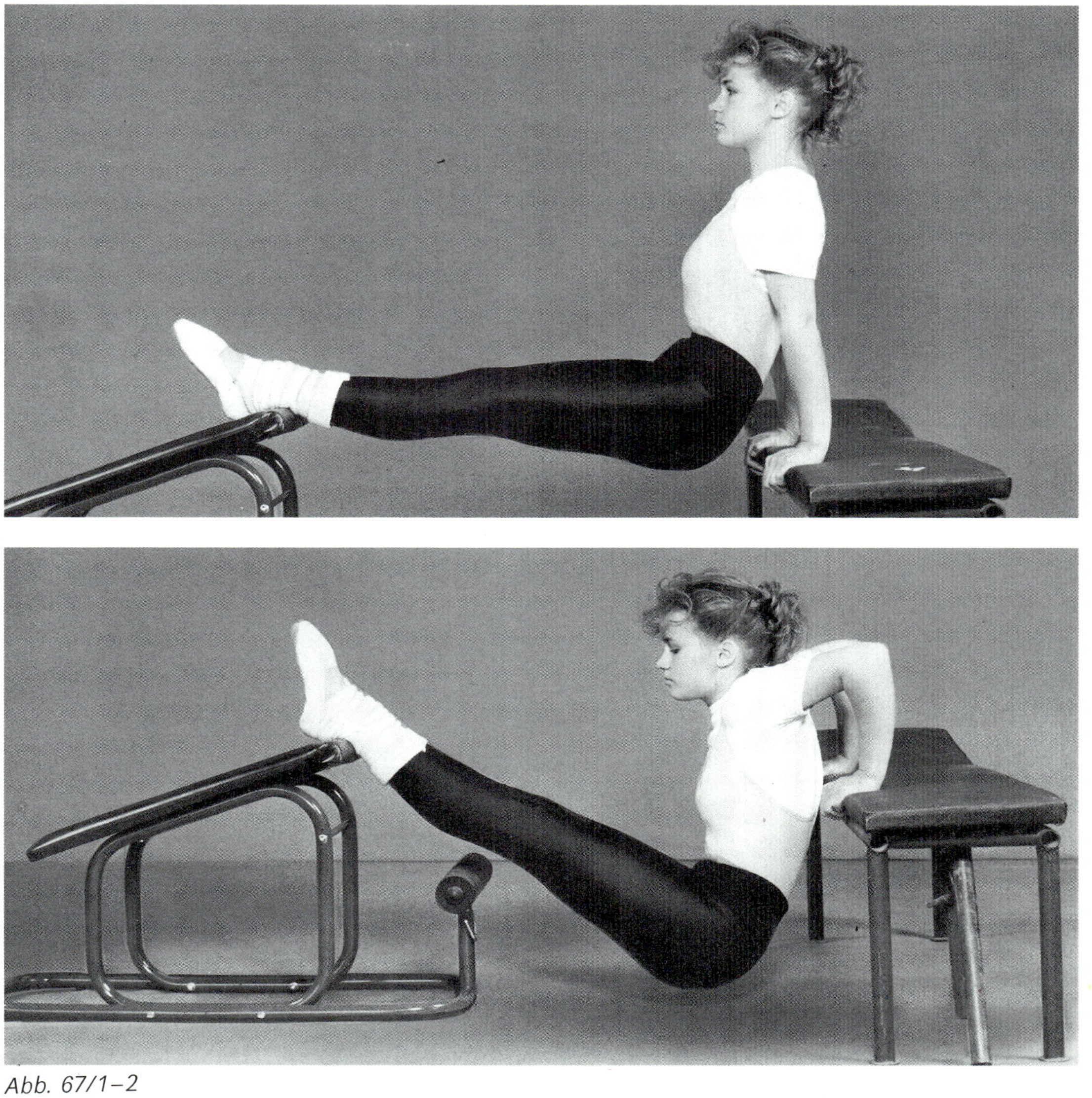

Abb. 67/1–2

Verletzungsprophylaxe:

Da schon die Ausgangsstellung – der Stütz mit gestreckten Armen – den intensiven Einsatz einer starken Schultergürtel- und Schultergelenkmuskulatur erfordert, sollte das Beugestützen nur von gut vorbereiteten Sportlern durchgeführt werden:

Die Köpfe des Deltamuskels überspannen sichernd das Gelenk und verhindern, daß der Oberarmbeinkopf aus seiner Pfanne springt. Großer Brustmuskel, breiter Rückenmuskel und großer Rundmuskel tragen den Rumpf in einem breiten Muskelgurt und halten gleichzeitig den Arm am Körper. Die Rautenmuskeln und der untere und mittlere Anteil des Trapezmuskels einerseits sowie ihr Gegenspieler, der vordere Sägemuskel, andererseits, kontrahieren sich gleichzeitig und verspannen so das Schulterblatt und damit den gesamten Schultergürtel. Ist diese Muskelschlinge nicht kräftig genug, so sinkt der Rumpf zwischen den Schultern hindurch. Kapseln und Bänder werden überdehnt. Die Schädigung der Schultergelenke kann die Folge sein.

Im Verlaufe der Übung Beugestütz wird die beteiligte Muskulatur durch äußere Kräfte (Körpergewicht, Zusatzlast) in extreme Dehnungshaltungen gezwungen. Das birgt die Gefahr von Muskelzerrungen und -rissen. Solchen Risiken kann durch eine gründliche Vorbelastung, die die Muskeln erwärmt und elastisch macht, vorgebeugt werden. Beugestütze mit nach innen gedrehten Händen zur effektiven Entwicklung der Brust- und Rückenmuskulatur verschulden mitunter Schmerzen im Ellbogen- und Schultergelenk. Da aber bei neutralem Griff und weit über schulterbreitem Abstand der Hände im wesentlichen die gleichen Muskelgruppen angesprochen werden, kann man bei Auftreten dieser Beschwerden die Griffassung und die Distanz der Barrenholme entsprechend verändern, ohne die Wirkungsweise der Übung entscheidend zu beeinträchtigen.

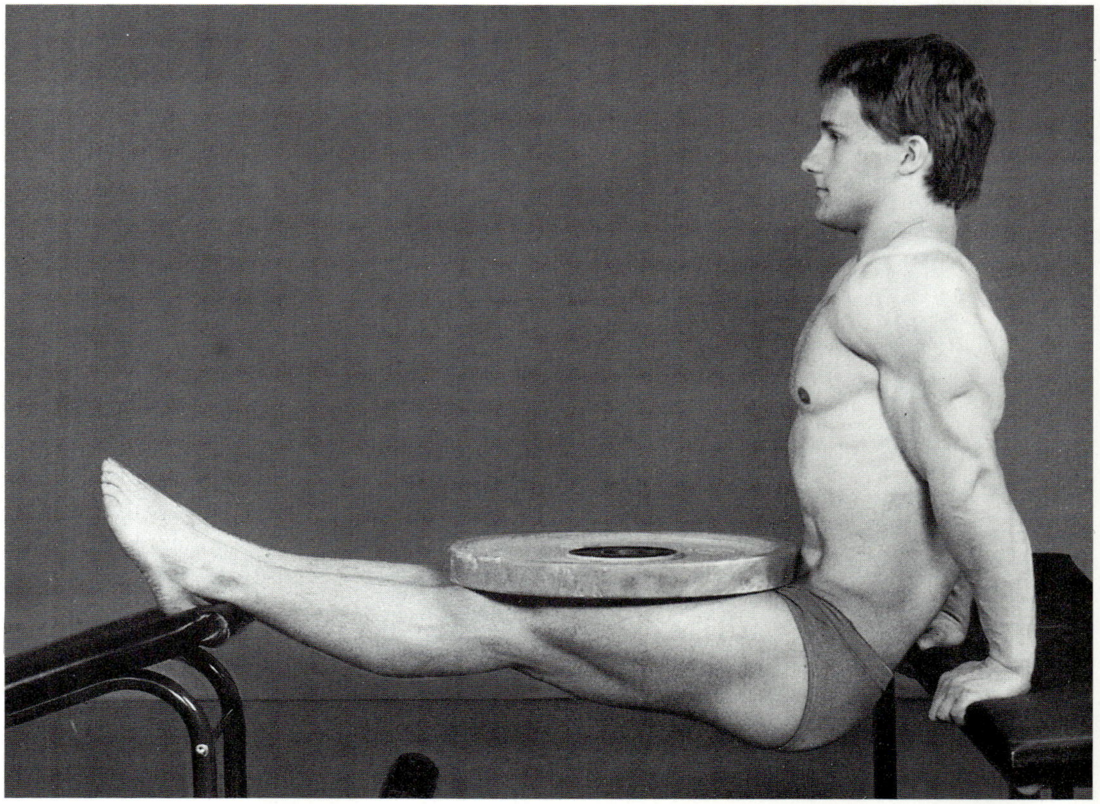

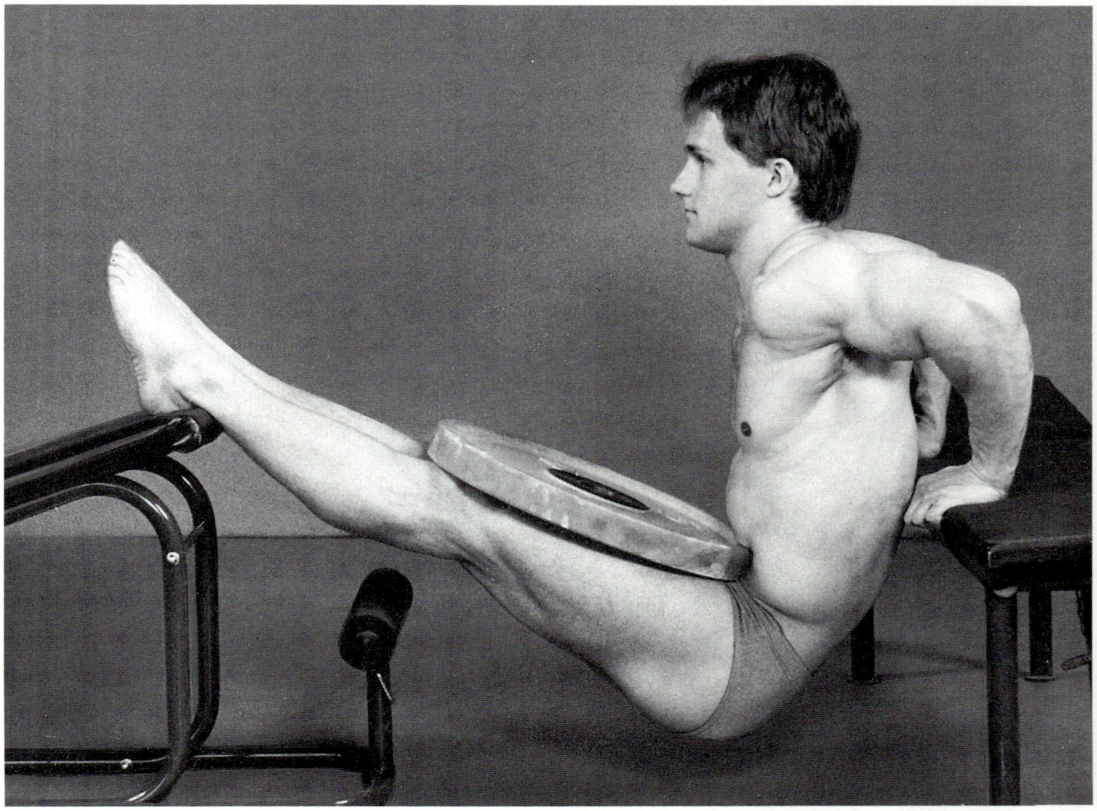

Abb. 68/1–2

Dehnungsübungen:

Übung 27
(Abb. 69)

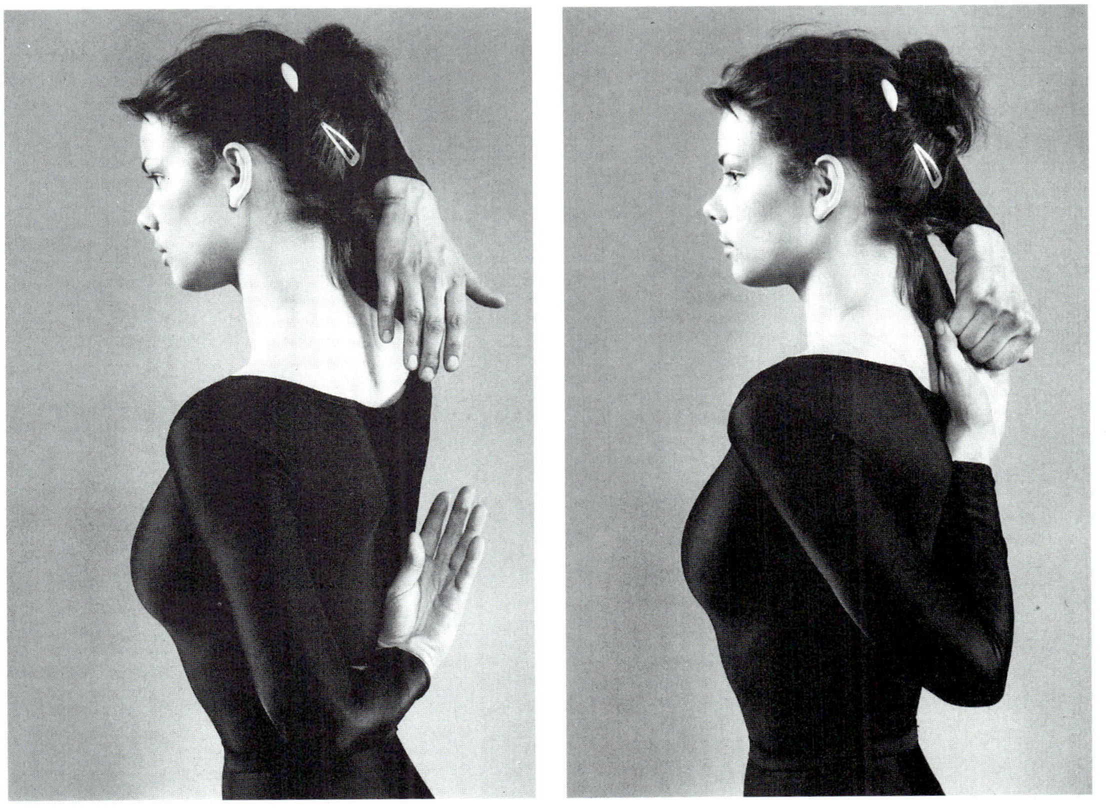

Abb. 69/1–2

Übung 28
(Abb. 70)

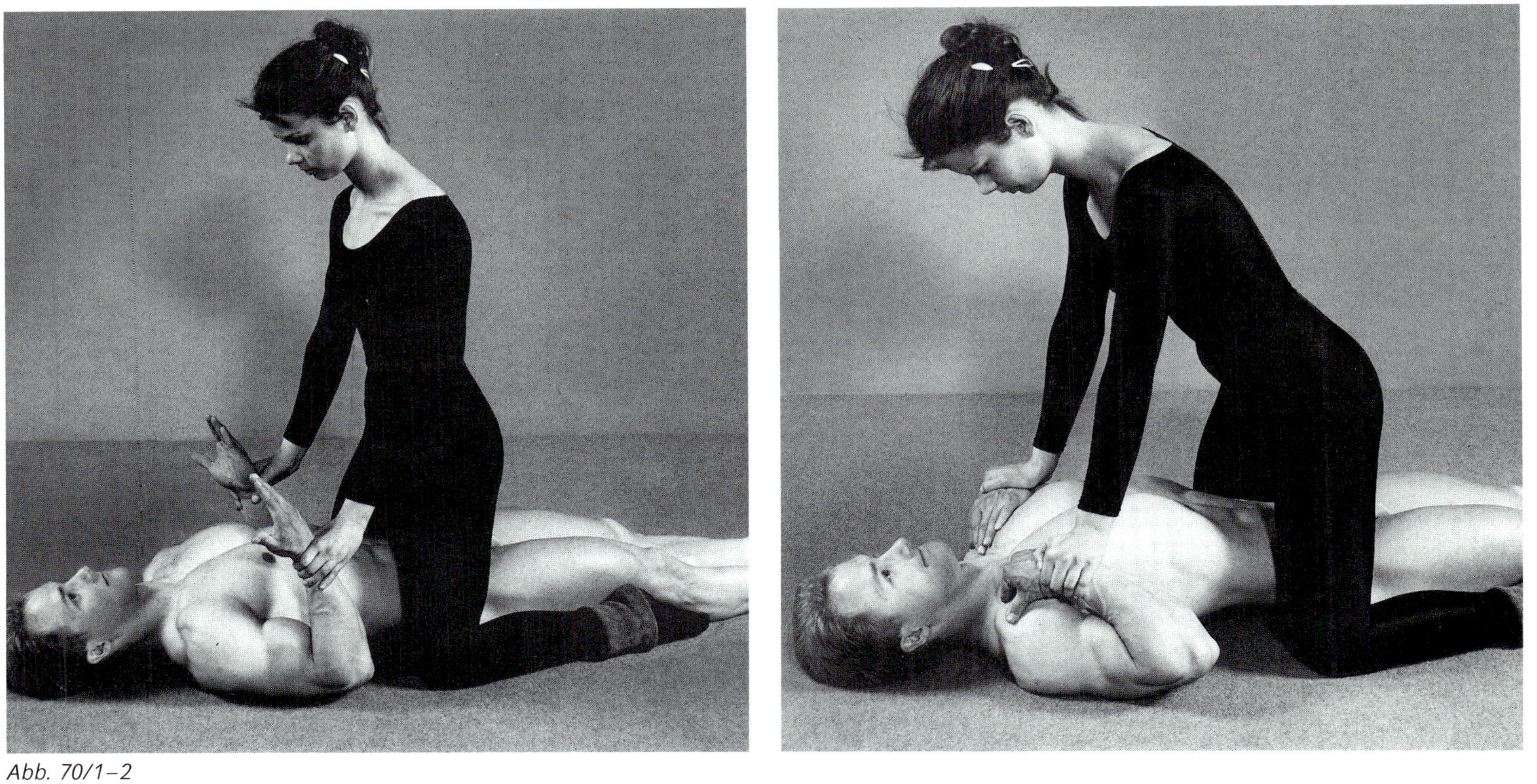

Abb. 70/1–2

SCHULTERGELENKMUSKULATUR

Deltamuskel (m. deltoideus)

ARMHEBEN

Hauptsächlich beteiligte Muskeln:
Das Armheben wird vorwiegend durch die Schultergelenk- und Schultergürtelmuskulatur realisiert. Für die Bewegung im Schultergelenk leistet – unabhängig von der Richtung des Armhebens – immer der Deltamuskel die Hauptarbeit. Die Richtung des Armhebens entscheidet darüber,

ob vorrangig der vordere, mittlere oder hintere Anteil des Deltamuskels in Aktion tritt,
welche Schultergelenkmuskeln die Bewegung unterstützen und
welche Schultergürtelmuskeln für die notwendige Drehung des Schulterblatts verantwortlich zeichnen:

- Beim Heben der Arme aus der Grund- in die Vorhalte (Armvorheben aus aufrechter Position des Rumpfes) bewirken der vordere Anteil des Deltamuskels, der obere Anteil des großen Brustmuskels, der kurze Bizepskopf, der Unter- und Obergrätenmuskel sowie der Unterschulterblattmuskel die Bewegung im Schultergelenk. Beim Heben des Armes über die Waagerechte hinaus übernehmen der vordere Sägemuskel und der Trapezmuskel das notwendige Nach-vorn-Ziehen und das folgende Drehen und Anheben des Schulterblatts (s. Abb. 122).
- Beim Heben der Arme aus der Grund- in die Seithalte (Armseitheben aus aufrechter Position des Rumpfes) werden vorzugsweise der mittlere Kopf des Deltamuskels, der Unter- und Obergrätenmuskel und ein wenig auch der lange Kopf des Bizeps belastet und trainiert. Wird der Arm über die Waagerechte gehoben, so muß sich neben dem Trapez- und dem vorderen Sägemuskel auch der große Brustmuskel intensiver an der Übung beteiligen.

Tabelle 26

Ursprung	vorderer Anteil: Schlüsselbein (äußeres Drittel) mittlerer Anteil: Schulterblatt (Schulterhöhe) hinterer Anteil: Schulterblatt (Schulterblattgräte)
Ansatz	Oberarmbein (Deltarauhigkeit)
Hauptfunktion	vorderer Anteil: Heben (vor-hoch) und Einwärtsdrehen des Armes mittlerer Anteil: Seitheben des Armes hinterer Anteil: Rückheben und Auswärtsdrehen des Armes
Kraftübung	primär: Nr. 29 bis 39, 25, 26, 42 bis 49, 72, 73 sekundär: Nr. 23, 24, 67 bis 71
Dehnungsübung	Nr. 40, 41, 17, 18, 27, 52, 74

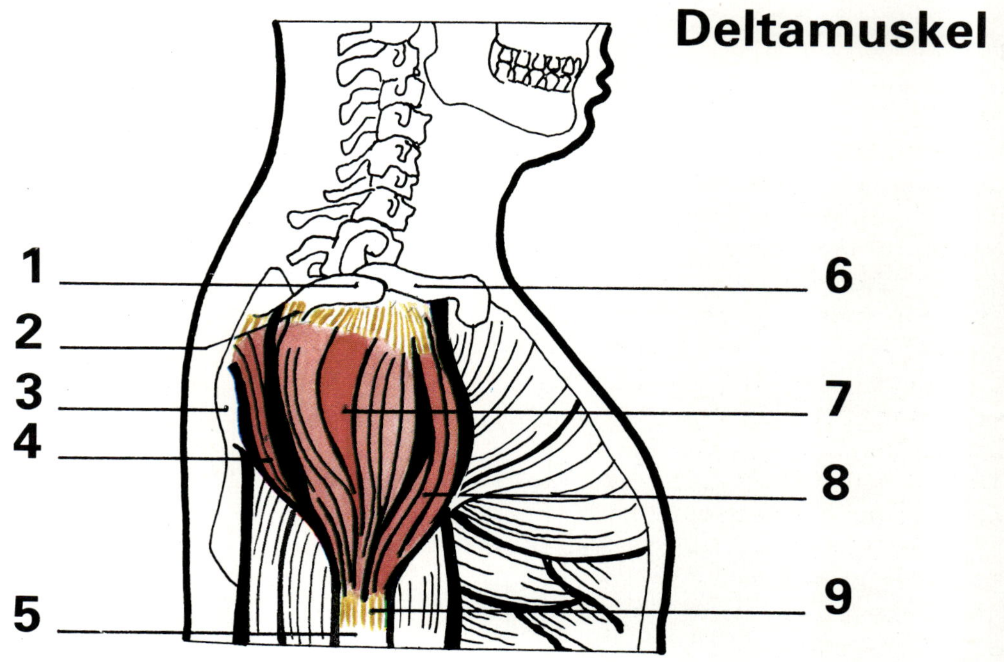

Abb. 71

1 – Schulterhöhe, 2 – Schulterblattgräte, 3 – Schulterblatt, 4 – hinterer Anteil des Deltamuskels, 5 – Oberarmbein, 6 – Schlüsselbein, 7 – mittlerer Anteil des Deltamuskels, 8 – vorderer Anteil des Deltamuskels, 9 – Deltarauhigkeit

- Beim Heben der Arme aus der Vor- in die Seithalte aus einer Position, bei der sich der Rumpf des Sportlers parallel zum Boden befindet (Armseitheben aus waagerechter Position des Rumpfes), werden im Schultergelenk vor allem der hintere Anteil des Deltamuskels, der obere Teil des Untergrätenmuskels und der teilweise mit ihm verwachsene kleine Rundmuskel beansprucht. Im Schultergürtel übernimmt der mittlere Anteil des Trapezmuskels – unterstützt durch den kleinen und großen Rautenmuskel – das für eine weite Bewegungsamplitude notwendige Heranführen des Schulterblatts an die Wirbelsäule.

DURCHFÜHRUNG DES ARMHEBENS ZUR VORRANGIGEN ENTWICKLUNG DES VORDEREN ANTEILS DES DELTAMUSKELS

Übg. 29
Armvorheben
(Abb. 72)

Der Sportler befindet sich mit etwa schulterbreit gegrätschten Beinen im Stand. Die im Ellbogengelenk nahezu gestreckten Arme hängen nach unten. Die Hände halten vor den Oberschenkeln eine Langhantel im Obergriff oder seitlich der Oberschenkel je eine Kurzhantel im neutralen Griff. Der Handabstand an der Langhantel richtet sich nach der Schulterbreite; die Distanz zwischen den mit Kurzhanteln belasteten Händen ist abhängig von der Beckenbreite.

Aus der Startposition hebt der Sportler die gestreckten Arme geringfügig über Schulterhöhe, ohne dabei eine Hohlrückenhaltung einzunehmen. Finden Kurzhanteln Verwendung, dann dreht er die Hände während des Bewegungsvollzugs nach innen zum Obergriff. In der Waagerechten fixiert der Sportler die Last für ein bis zwei Sekunden, um sie anschließend langsam und kontrolliert in die Ausgangsposition zu senken.

Das Armvorheben mit Kurzhanteln wird zuweilen auch aus dem Sitz am Ende einer schmalen Trainingsbank aus-

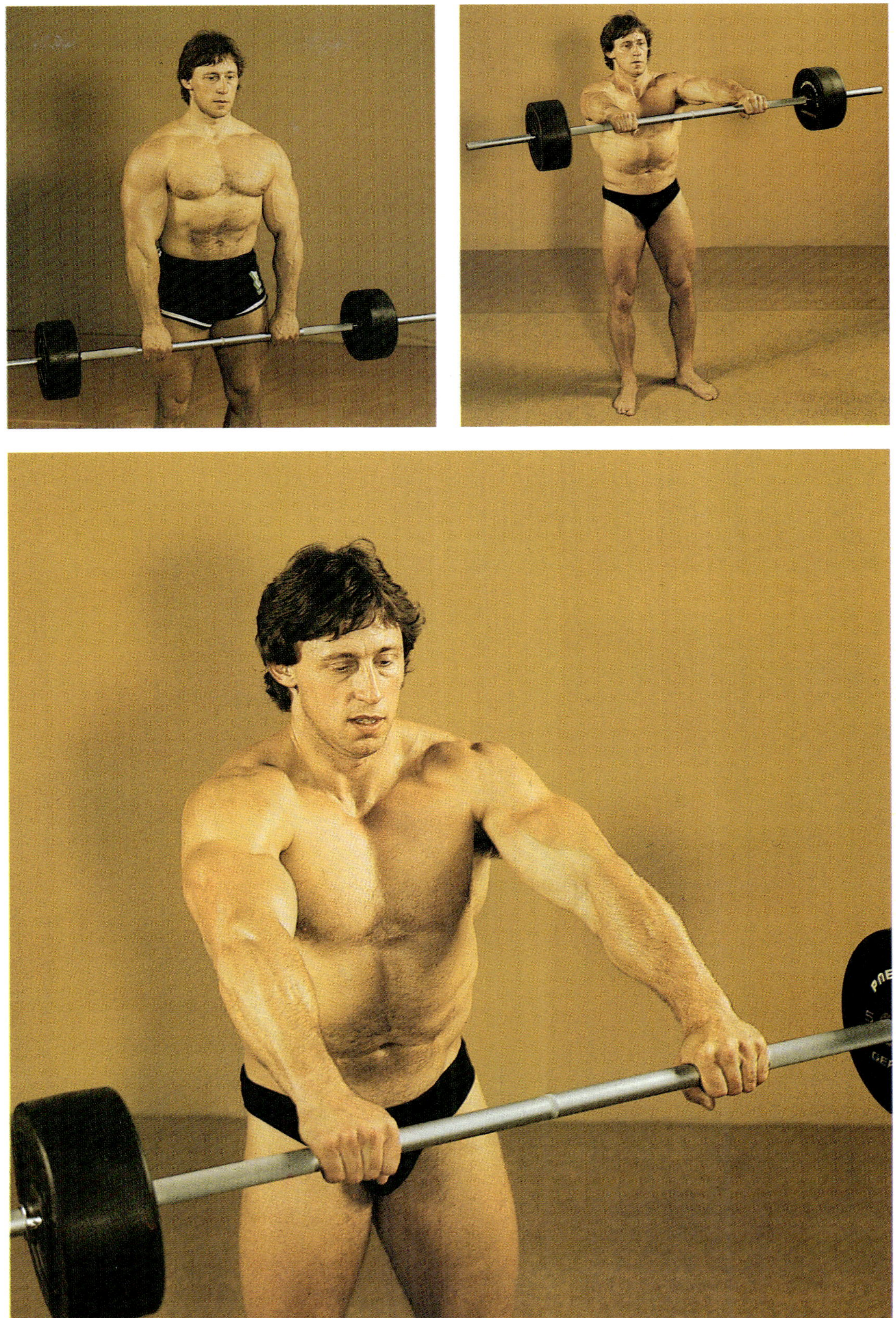

Abb. 72/1–3

geführt. Diese Übungsform ist aber umstritten, da die Wirbelsäule einer hohen Belastung ausgesetzt wird.

Es besteht weiterhin die Möglichkeit, die Kurzhanteln im Wechsel zu heben.

In der Startposition und im Verlauf des ersten Drittels der Hubbewegung wird ein-, während des Absenkens wird ausgeatmet.

Variante:

Übg. 30
Armvorheben gegen Partnerwiderstand (Abb. 73)
Der Ausführende befindet sich in der Rückenlage und hat beide Arme dicht an den Körper gelegt. Der Partner kniet in Kopfhöhe über dem Ausführenden und erfaßt dessen Handgelenke. Der Ausführende hebt nun die gestreckten Arme gegen gut dosierten Partnerwiderstand in die Vorhalte.

Die Übung kann auch so absolviert werden, daß der Partner versucht, die in die Vorhalte gehobenen Arme des Untermanns langsam in die Grundhalte zu drücken.

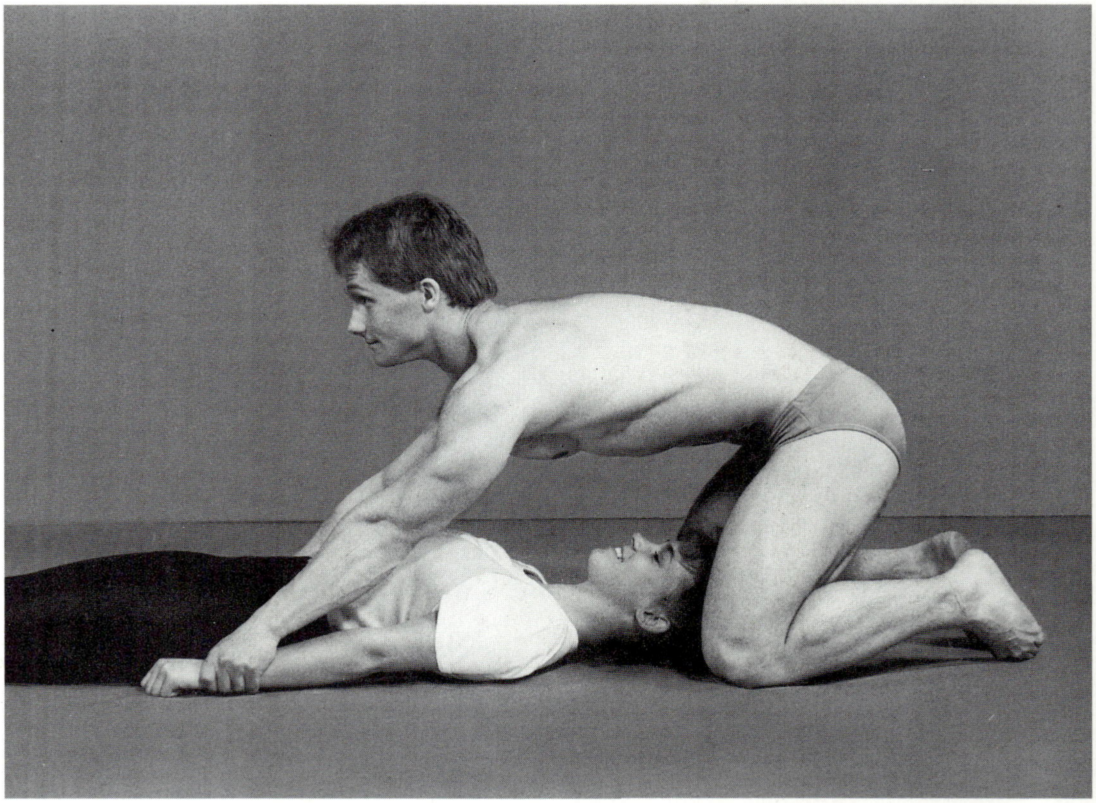

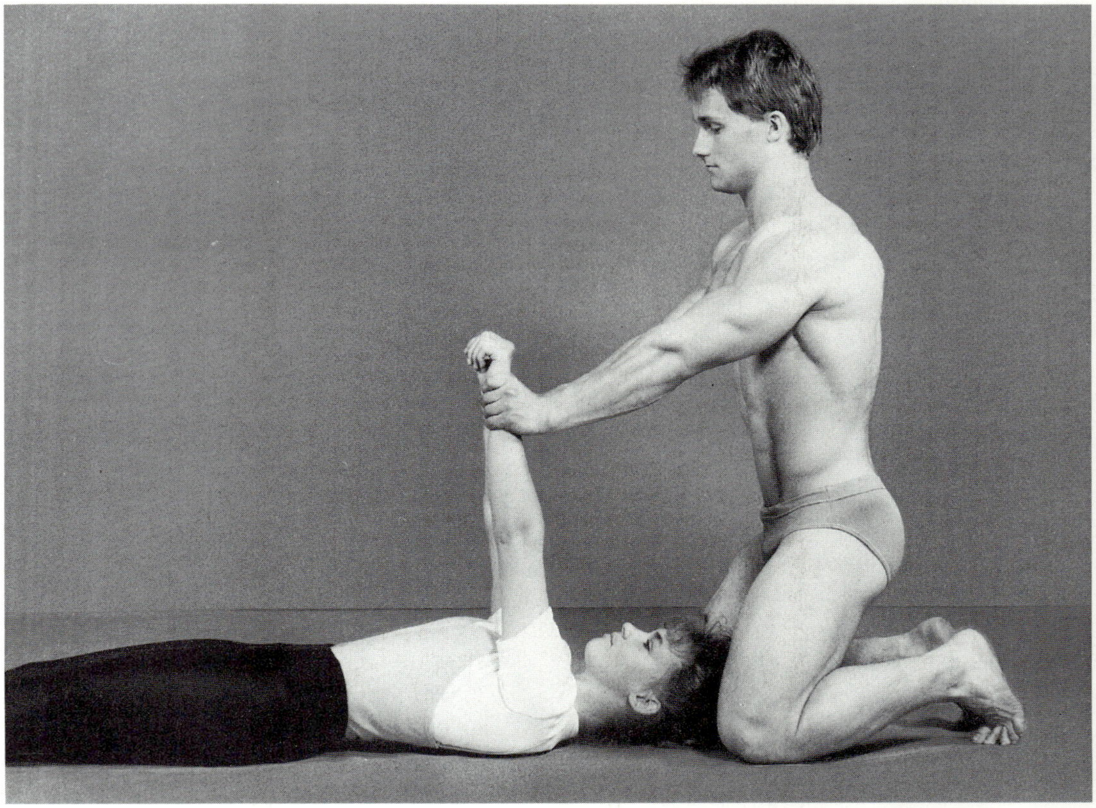

Abb. 73/1–2

DURCHFÜHRUNG DES ARMHEBENS ZUR VORRANGIGEN ENTWICKLUNG DES MITTLEREN ANTEILS DES DELTAMUSKELS

Übg. 31
Armseitheben aus aufrechter Rumpfhaltung
(Abb. 74)

Der Sportler befindet sich mit etwa schulterbreit gegrätschten Beinen und leicht nach außen gerichteten Zehen im Stand. Der Rumpf wird aufrecht gehalten. Die im Ellbogengelenk nahezu gestreckten Arme hängen nach unten. Die Hände halten seitlich der Oberschenkel je eine Kurzhantel im neutralen Griff, d. h., die Handflächen zeigen nach innen und die Daumen nach vorn.

Aus dieser Startposition hebt der Sportler die Kurzhanteln ein wenig über Schulterhöhe seitlich nach oben, fixiert sie im höchsten Punkt des Bewegungsablaufs für einen Moment und führt sie dann in die Ausgangsposition zurück. Die Hände dürfen dabei nicht aus der neutralen Griffassung gedreht werden.

Werden die Handflächen z. B. nach vorn (Untergriff) oder sogar nach außen gerichtet, dann werden in zunehmendem Maße die vorderen Köpfe der Deltamuskeln und die oberen Anteile des Trapezmuskels belastet; weisen die Handflächen hingegen nach hinten (Obergriff), so beteiligen sich auch die hinteren Köpfe am Bewegungsvollzug. Die Handflächen müssen also immer zum Körper bzw. zum Boden zeigen, damit die mittleren Köpfe der Deltamuskeln die Hauptarbeit leisten.

In der Startposition und im ersten Drittel des Bewegungsvollzugs wird ein-, im Verlaufe des kontrollierten Absenkens wird ausgeatmet.

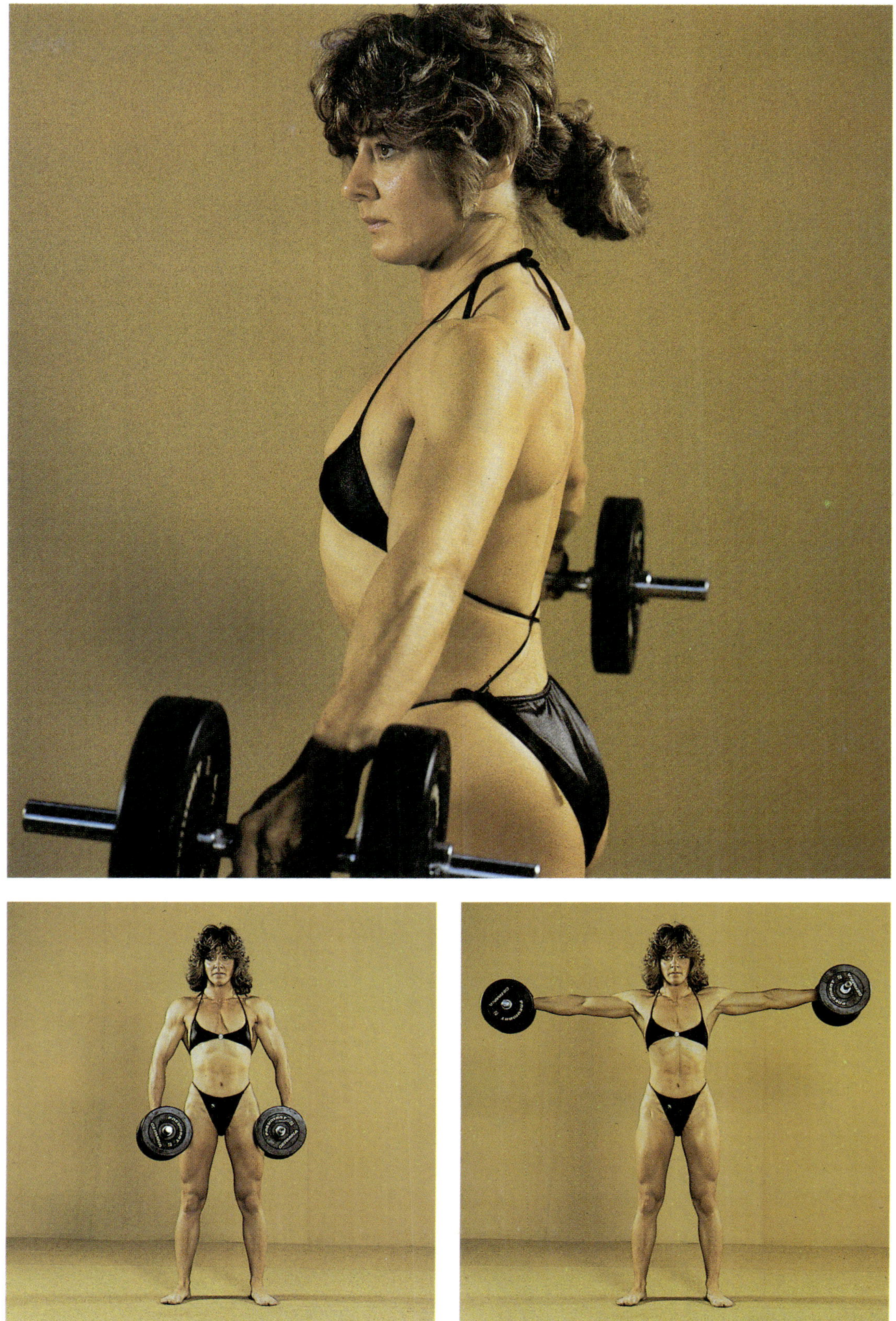

Abb. 74/1–3

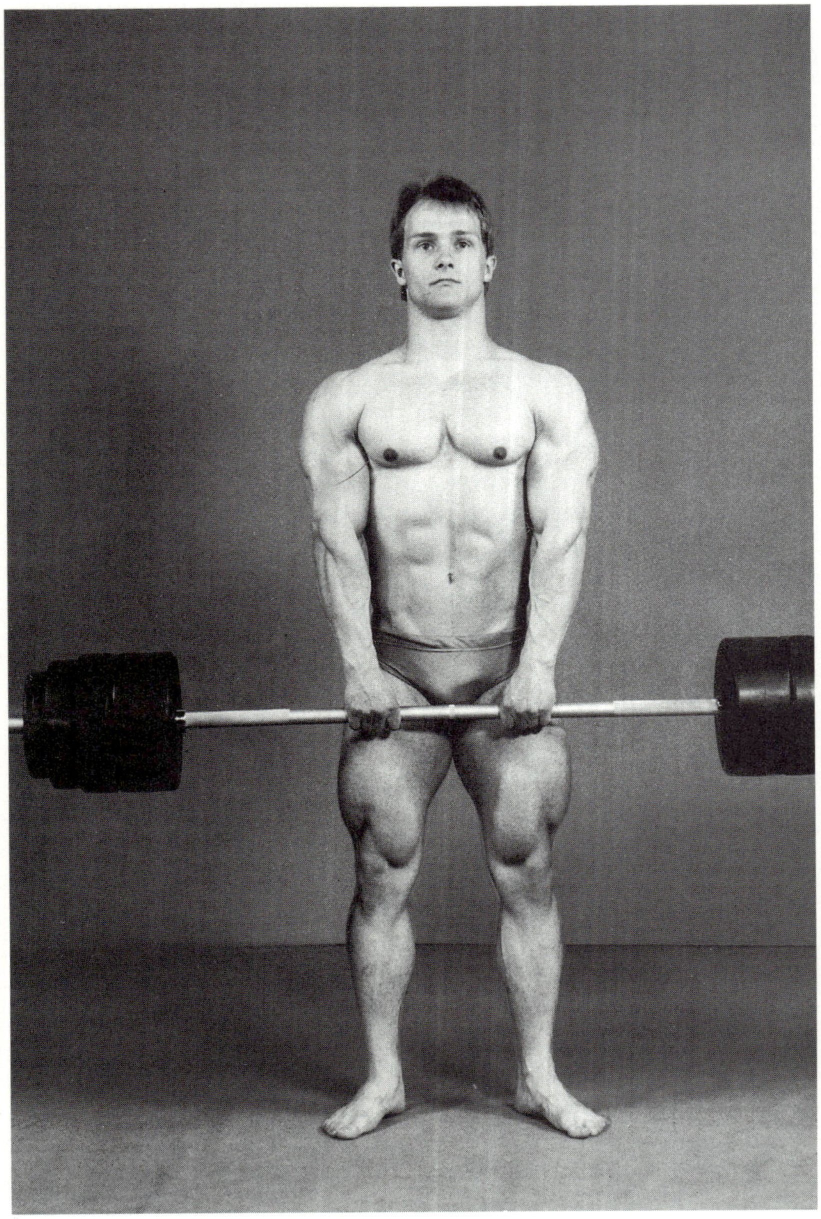

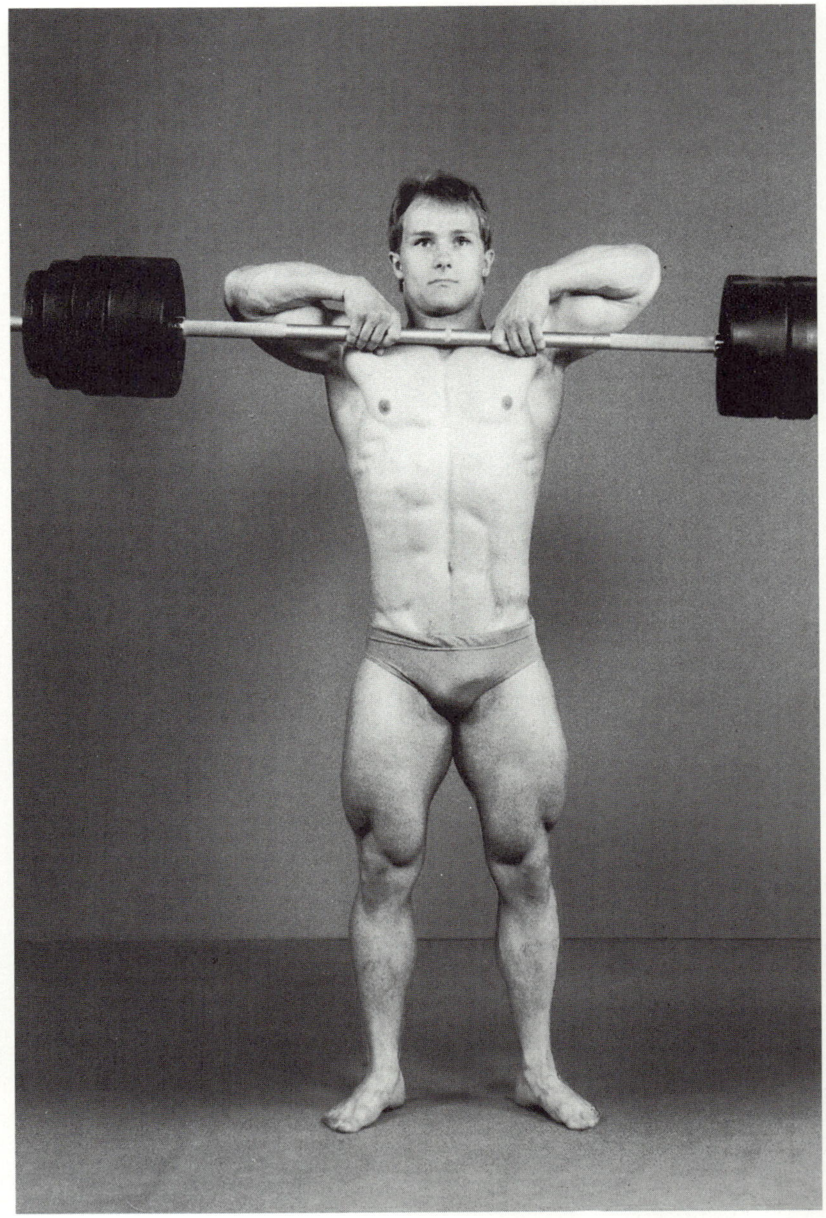

Abb. 75/1–2

Varianten:

Übg. 32
Rudern aufrecht
(Abb. 75)

Im Vergleich zum Armseitheben mit nahezu gestreckten Armen werden bei der Übung „Rudern aufrecht", die ein Beugen der Arme im Ellbogengelenk einschließt, auch Bizeps, Armbeuger und Oberarmspeichenmuskel belastet. Das Heben der Schultern wird vor allem durch Kontraktion des oberen Anteils des Trapezmuskels und des Schulterblatthebers ermöglicht. Je weiter allerdings die Griffassung ist, desto geringer ist die Beteiligung des Trapezmuskels.

Der Sportler befindet sich mit etwa schulterbreit gegrätschten Beinen im Stand und hält seinen Rumpf aufrecht. Die im Ellbogengelenk völlig gestreckten Arme hängen nach unten. Die Hände halten vor den Oberschenkeln eine Langhantel im Obergriff. Der Abstand der Daumen beträgt 10 bis 25 cm.

Aus dieser Startposition zieht der Sportler die Langhantel dicht am Körper so weit nach oben, bis die Hantelstange unmittelbar unter dem Kinn zum Stillstand gelangt. Dort sollte sie nach Möglichkeit kurzzeitig fixiert werden. Die nach oben-außen zu hebenden Ellbogen befinden sich im Verlauf der gesamten

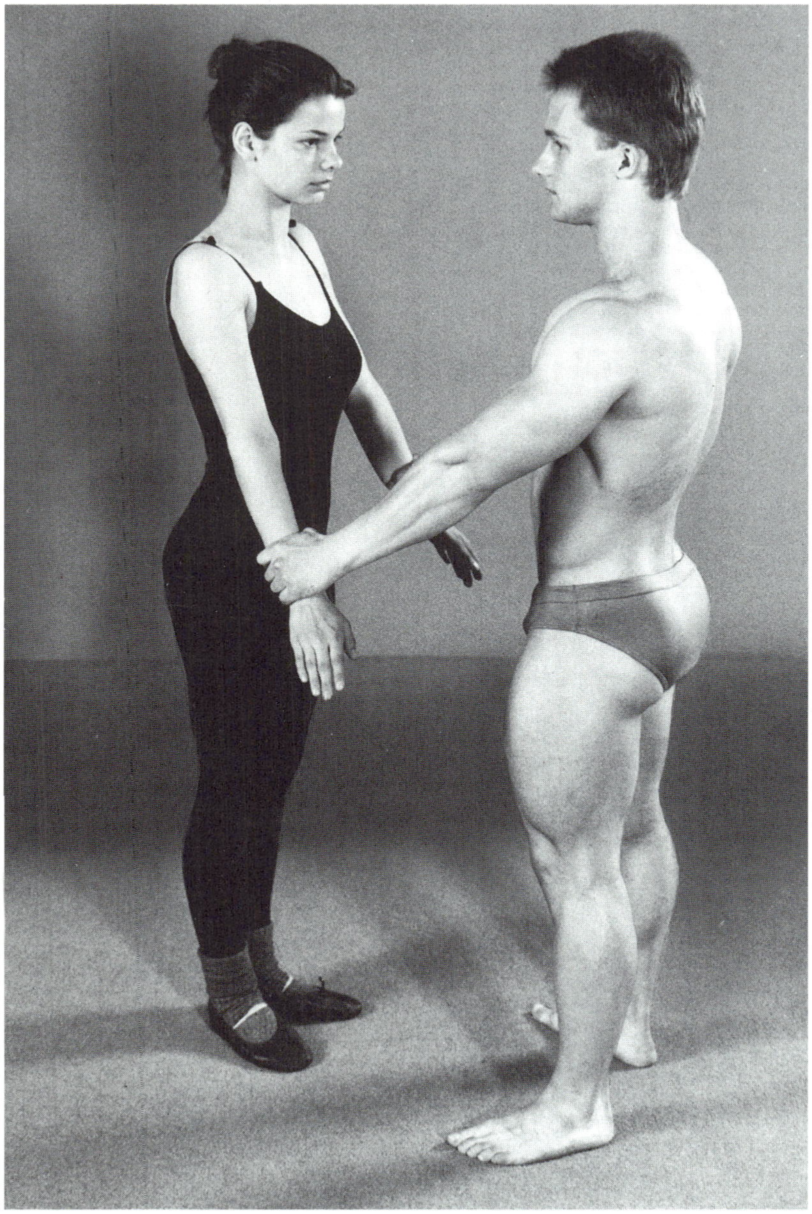

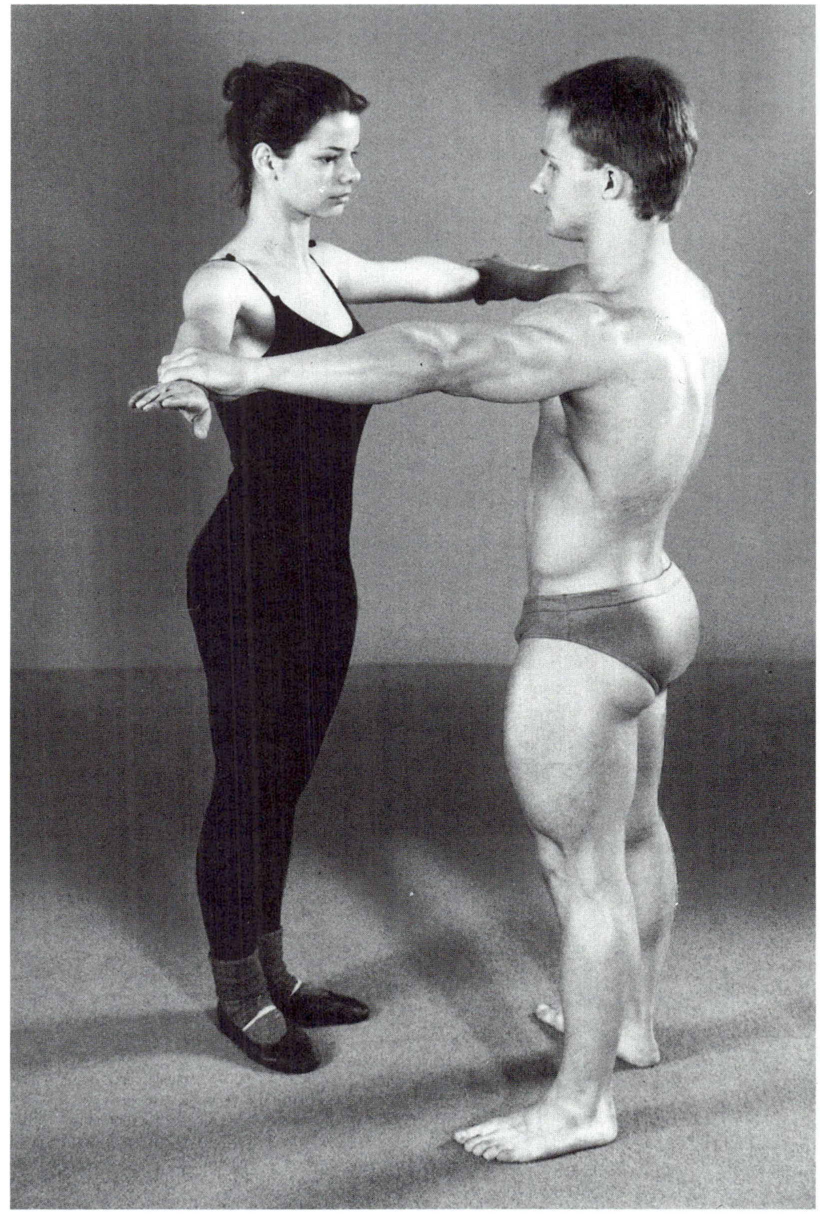

Abb. 76/1–2

Bewegungsphase über der Höhe der Hände. Der Rumpf wird ständig aufrecht gehalten. Aus Kinnhöhe senkt der Sportler die Langhantel dann langsam und kontrolliert in die Ausgangsposition.

Beim Heben wird ein-, beim Senken wird ausgeatmet.

Übg. 33
Armseitheben aus aufrechter Rumpfhaltung gegen Partnerwiderstand (Abb. 76)

Der Ausführende befindet sich im Stand und hat die Arme in die Grundhaltung gesenkt. Der Partner steht vor ihm, faßt seine Handgelenke von oben und setzt dem Seitheben der Arme dosierten Widerstand entgegen.

Die Übung kann auch so durchgeführt werden, daß der Partner versucht. die in die Seithalte gehobenen Arme des Ausführenden langsam und gleichmäßig in die Grundhalte zu drücken.

DURCHFÜHRUNG DES ARMHEBENS ZUR VORRANGIGEN ENTWICKLUNG DES HINTEREN ANTEILS DES DELTAMUSKELS

Übg. 34
Armseitheben aus vorgebeugter Rumpfhaltung (Abb. 77)
Der Sportler steht mit etwa schulterbreit gegrätschten Beinen auf dem Boden oder sitzt auf einer hohen Trainingsbank. Der Rumpf ist so weit nach vorn geneigt, daß er sich parallel zum Boden befindet. Wird die Übung im Stand absolviert, so sind die Beine in den Kniegelenken etwas gebeugt, um die flache Haltung des Rükkens zu erleichtern und die Wirbelsäule zu entlasten. Die leicht gebeugten Arme hängen im rechten Winkel zur Längsachse des Körpers senkrecht nach unten. Die Hände halten je eine Kurzhantel in neutralem Griff. Aus dieser Position hebt der Sportler die Kurzhantel ein wenig über Schulterhöhe seitwärts nach oben. Die neutrale Griffassung verläßt er dabei nicht, d. h., seine Handflächen zeigen am Ende der Hubbewegung nach unten. Weiterhin muß der Sportler beachten, daß er die Arme nur seitwärts, d. h. im rechten Winkel zur Längsachse des Körpers, hebt. Bringt er seine Arme zu weit nach vorn, dann wird der hintere Anteil des Deltamuskels entlastet und sein vorderer Anteil belastet. Schwingt er seine Arme zu weit nach hinten, so unterstützen Trapez- und breiter Rückenmuskel den Bewegungsvollzug und mindern so die Wirksamkeit der Übung für die Ausprägung des hinteren Anteils des Deltamuskels. Auch das Heben des Rumpfes erleichtert dem Deltamuskel die Arbeit und hemmt damit seine Entwicklung.

Die Übungsausführung aus dem Sitzen sollte bevorzugt werden, wenn eine hohe Trainingsbank die volle Bewegungsampli-

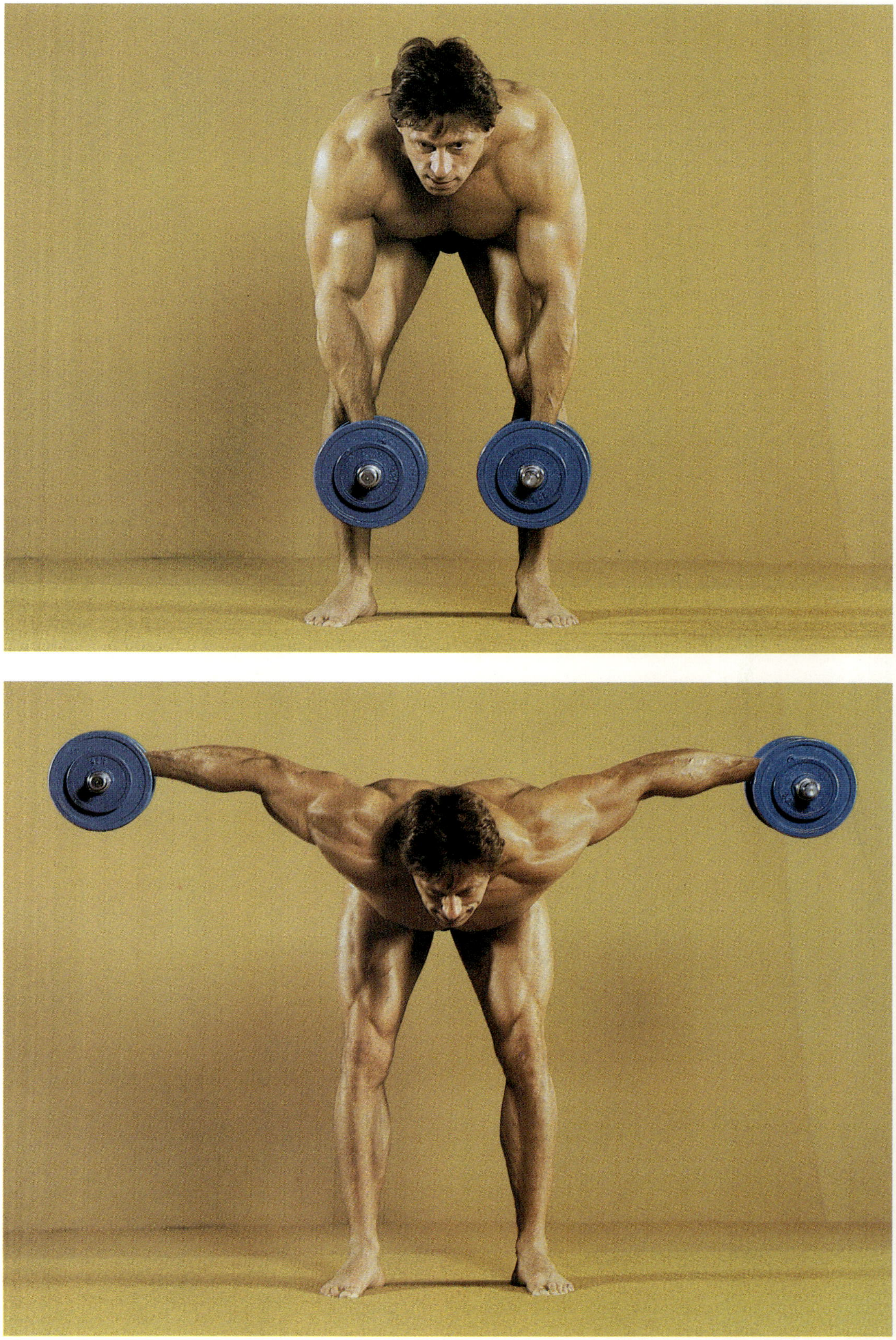

Abb. 77/1–3

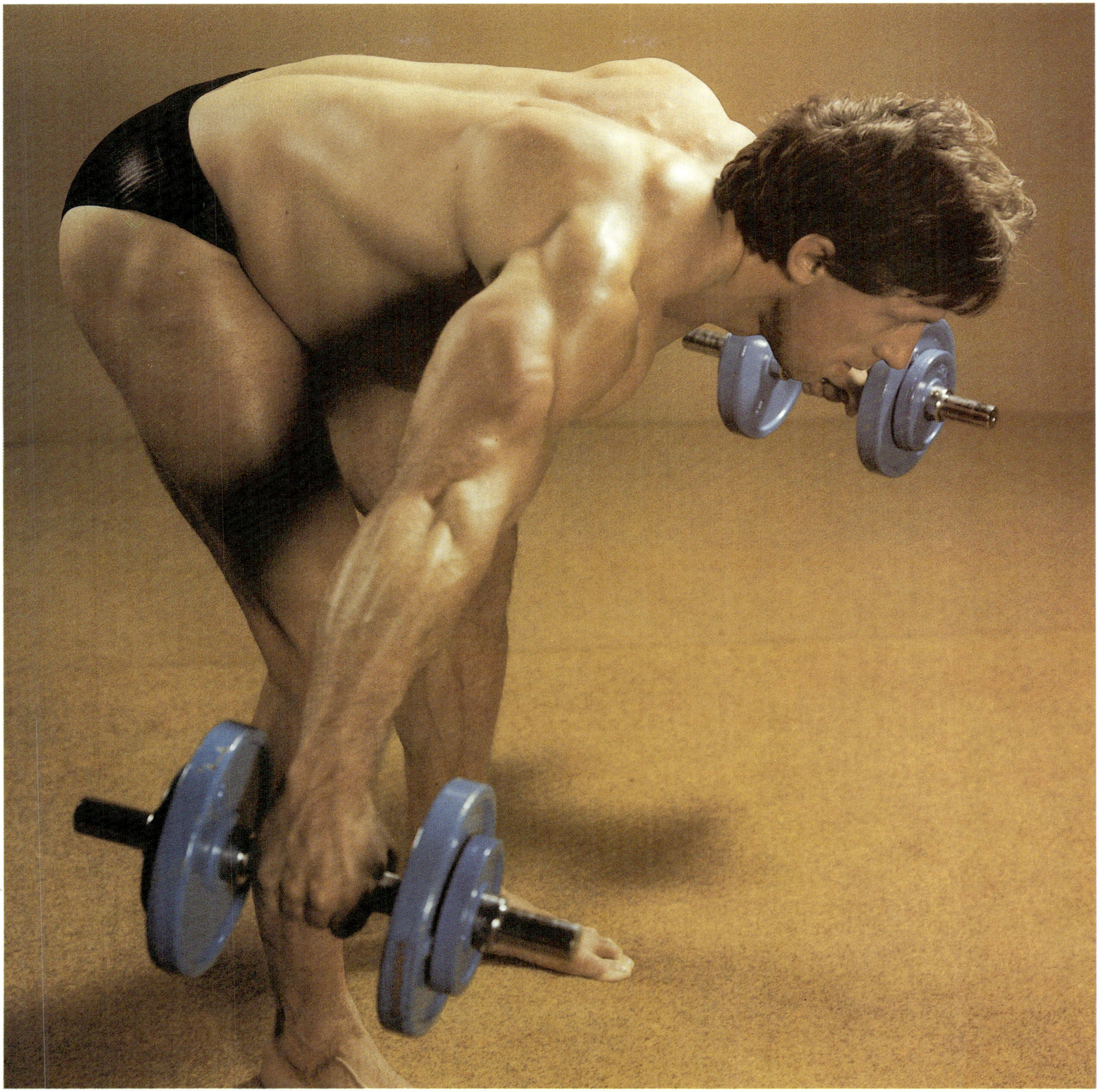

tude ermöglicht. Diese Übungsabwandlung erleichtert die Erhaltung des Gleichgewichts und gestattet dem Sportler, sich auf das korrekte Heben und Senken der Kurzhanteln zu konzentrieren.

Varianten:

Übg. 35
Armseitheben aus der Bauchlage (Abb. 78)

Die Parallellage des Rumpfes zum Boden kann natürlich auch erreicht werden, wenn sich der Sportler bäuchlings auf die Trainingsbank legt. Die Trainingsbank muß jedoch so hoch und gleichzeitig so schmal sein, daß die nahezu gestreckten Arme mit den Kurzhanteln in der Ausgangsposition frei nach unten hängen können. Damit werden Voraussetzungen für den uneingeschränkten Bewegungsvollzug über den vollen Aktionsradius geschaffen.

Aus der Ausgangsposition führt der Sportler die im Ellbogengelenk leicht gebeugten Arme so weit wie möglich nach oben. Dabei muß er beachten, daß sich die Arme immer im rechten Winkel zur Längsachse des Körpers bewegen, also weder nach vorn- noch nach hinten-oben schwingen. Auch die neutrale Griffassung sollte er beibehalten, d. h., seine Handflächen weisen im höchsten Punkt des Bewegungsablaufs nach unten.

Diese Variante hat folgende Vorzüge:

– Die Wirbelsäule wird entlastet; Verschleißerscheinungen der Bandscheiben im Bereich der Lendenwirbelsäule sind somit nicht zu befürchten.
– Es bereitet wenig Mühe, das Gleichgewicht auf der Trainingsbank zu erhalten; der Sportler kann sich deshalb völlig auf den korrekten Bewegungsvollzug konzentrieren.
– Die Unterstützung der Schultergelenkmuskulatur durch die Rumpfstrecker (Heben des Rumpfes) wird weitgehend ausgeschlossen. Dadurch ist die beabsichtigte Reizwirksamkeit für den Deltamuskel gewährleistet.

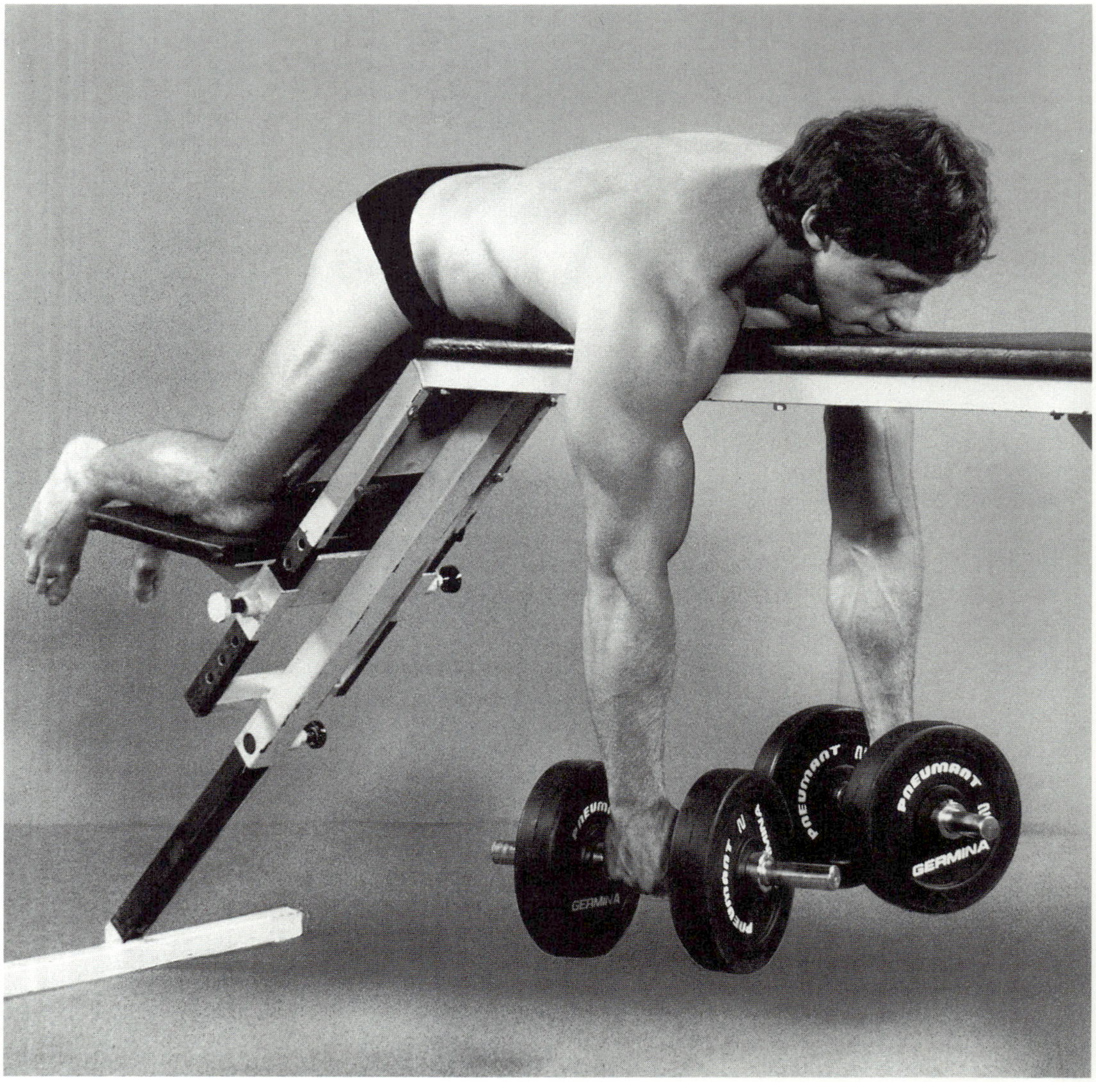

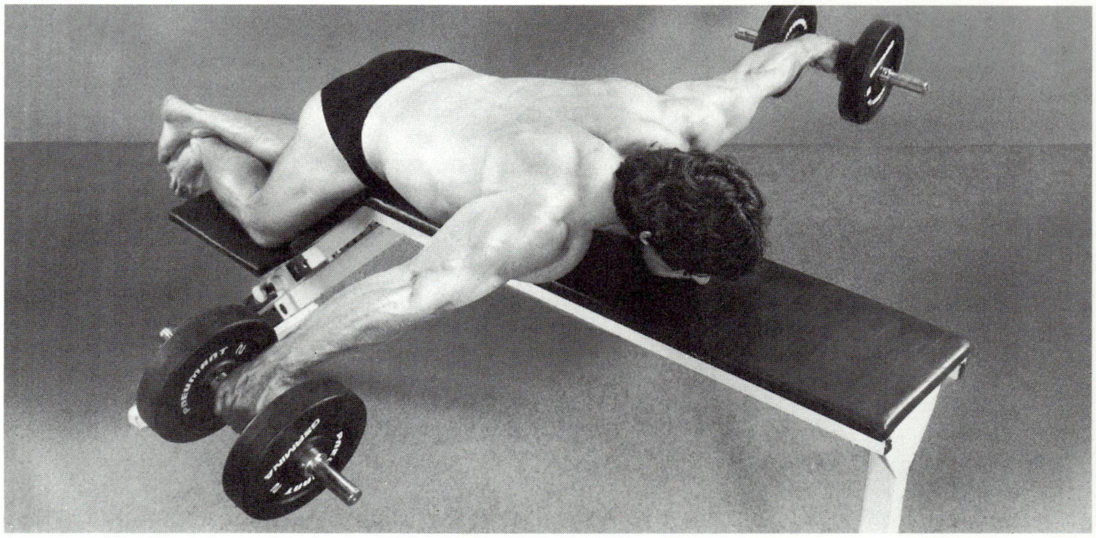

Abb. 78/1–2

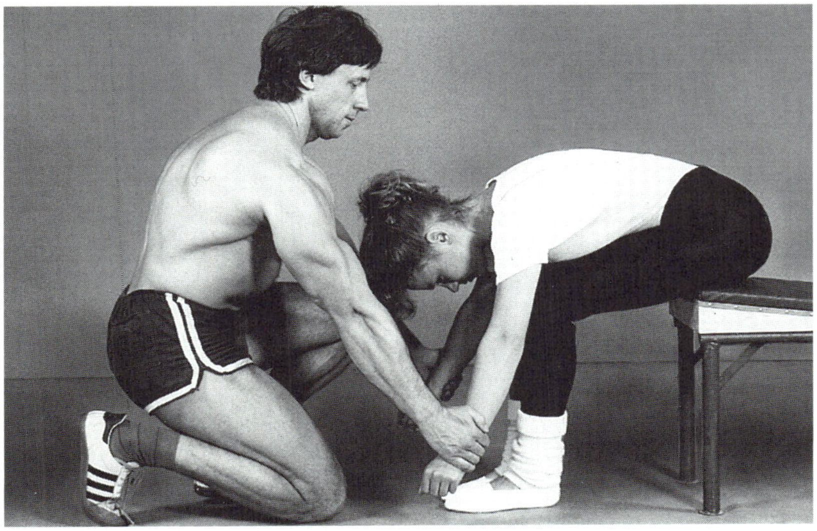

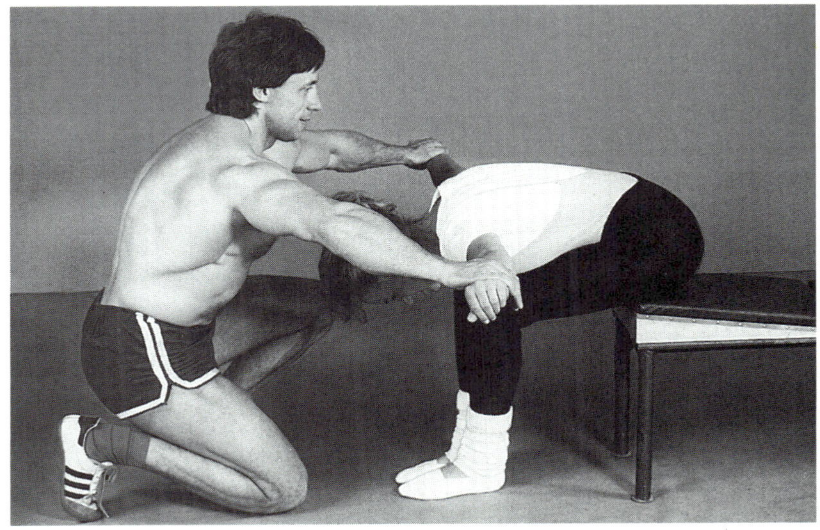

Abb. 79/1–2

Übg. 36

Armseitheben aus abgebeugter Rumpfhaltung gegen Partnerwiderstand (Abb. 79)

Der Ausführende sitzt auf der Trainings bank und hat den Rumpf so weit nach vorn geneigt, daß er sich parallel zum Boden befindet. Die leicht gebeugten Arme hängen frei nach unten. Der Partner hockt vor dem Ausführenden, ergreift dessen Handgelenke und setzt dem Seitheben dosierten Widerstand entgegen.

Die Übung kann auch so durchgeführt werden, daß der Partner versucht, die in die Seithalte gehobenen Arme des Ausführenden langsam und gleichmäßig nach unten zu drücken.

Verletzungsprophylaxe:

Der Deltamuskel ist an allen Bewegungen des Oberarms beteiligt. So wird sein

- vorderer Anteil bei den meisten Übungen zur Ausprägung der Brustmuskulatur,
- mittlerer Anteil bei vielen Bewegungen zur Entwicklung der Brust-, Rücken- und Armmuskulatur,
- hinterer Anteil häufig beim Training der Rückenmuskulatur

beansprucht.

Außerdem verstärkt die Kontraktion des Deltamuskels – besonders beim Armheben mit hohen Lasten – das Zusammenpressen

- der Gelenkmanschette (Rotatorenmanschette), die aus muskulären und sehnigen Anteilen des kleinen Rund-, des Unterschulterblatt- sowie des Unter- und Obergrätenmuskels gebildet wird und die u. a. die Gelenkkapsel spannt und den Oberarmbeinkopf in der Gelenkpfanne stabilisiert,
- der Bizepssehne und
- des Schleimbeutels.

Die Sehnen der genannten Muskeln werden bei zu häufiger und zu intensiver Beanspruchung zwischen Schulterhöhe und Oberarmbeinkopf förmlich „entsaftet". Ihre Versorgung wird empfindlich gestört. Das hat wiederum zur Folge, daß die Sehnen in diesem Bereich zur Ausfaserung und Rißanfälligkeit neigen. Man muß das Training des Deltamuskels deshalb sorgfältig planen, um die permanente Überbelastung der Schultergelenkmuskulatur in ihrer Gesamtheit zu verhindern. Überbelastungen führen zunächst zu Schmerzen, die meist beim Abspreizen und Drehen des Armes im Schultergelenk auftreten und sich im Bereich des großen Oberarmbeinhöckers ertasten lassen (Druckschmerz). Diese Schmerzen dürfen nicht übergangen werden. Das Schultergelenk muß ärztlich versorgt und schonend behandelt werden, um chronische Schäden zu vermeiden.

Als weitere Ursache für Schäden oder Verletzungen hat sich eine zu große Zusatzlast erwiesen. Wird mit zu hohem Hantelgewicht trainiert, dann ist die Schultergelenkmuskulatur – insbesondere der Deltamuskel – nicht mehr in der Lage, den Vollzug der Bewegung allein zu realisieren. Die Rückenstreckmuskeln müssen die Tätigkeit der Schultergelenkmuskulatur durch Heben bzw. Überstrekken des Rumpfes unterstützen. Das wiederum kann z. B. beim Armvorheben (Übg. 29) – besonders aus dem Sitz – oder Rudern aufrecht (Übg. 32) eine gesundheitsschädigende Druckbelastung der Zwischenwirbelscheiben im Bereich der Lendenwirbelsäule verschulden. Aus diesem Grund ist stets mit angemessenen Zusatzlasten zu trainieren. Das Überstrecken des Rumpfes kann bei Standübungen vermieden werden, wenn sich der Sportler mit dem Rücken gegen eine Wand lehnt.

DRÜCKEN

Hauptsächlich beteiligte Muskeln:
Das Drücken, das bis 1972 eine Disziplin des Gewichthebens war, wird im Ellbogengelenk (Strecken des Armes), Schultergelenk (Heben des Armes) und Schultergürtel (Nach-vorn-oben-Drehen des Schulterblatts und Heben des Schultergürtels) vollzogen:

Im Ellbogengelenk streckt in erster Linie der Trizeps (m. triceps brachii) den Arm.

Die Beteiligung der einzelnen Schultergelenkmuskeln richtet sich vornehmlich nach der Armhaltung:
- Werden die Oberarme bei enger Grifffassung dicht am Rumpf gehalten (Ellbogen weisen nach vorn), so werden im Verlaufe des Armvorhebens vorrangig der vordere Anteil des Deltamuskels, der kurze Bizepskopf und der obere Anteil des großen Brustmuskels belastet.
- Werden hingegen die Oberarme bei breiter Griffassung – z. B. beim Nakkendrücken – vom Rumpf abgespreizt (Ellbogen zeigen nach außen), dann werden während des Armseithebens vor allem der vordere und seitliche Anteil des Deltamuskels, der lange Bizepskopf sowie der Unter- und Obergrätenmuskel beansprucht.

Im Schultergürtel bewirken insbesondere der vordere Sägemuskel und der obere und untere Anteil des Trapezmuskels das Nach-vorn-Ziehen, Drehen und Anheben des Schulterblatts. (s. Abb. 122)

Weiterhin werden Muskeln des Bauches und der Wirbelsäule isometrisch angespannt, um die Taillenpartie zu stabilisieren.

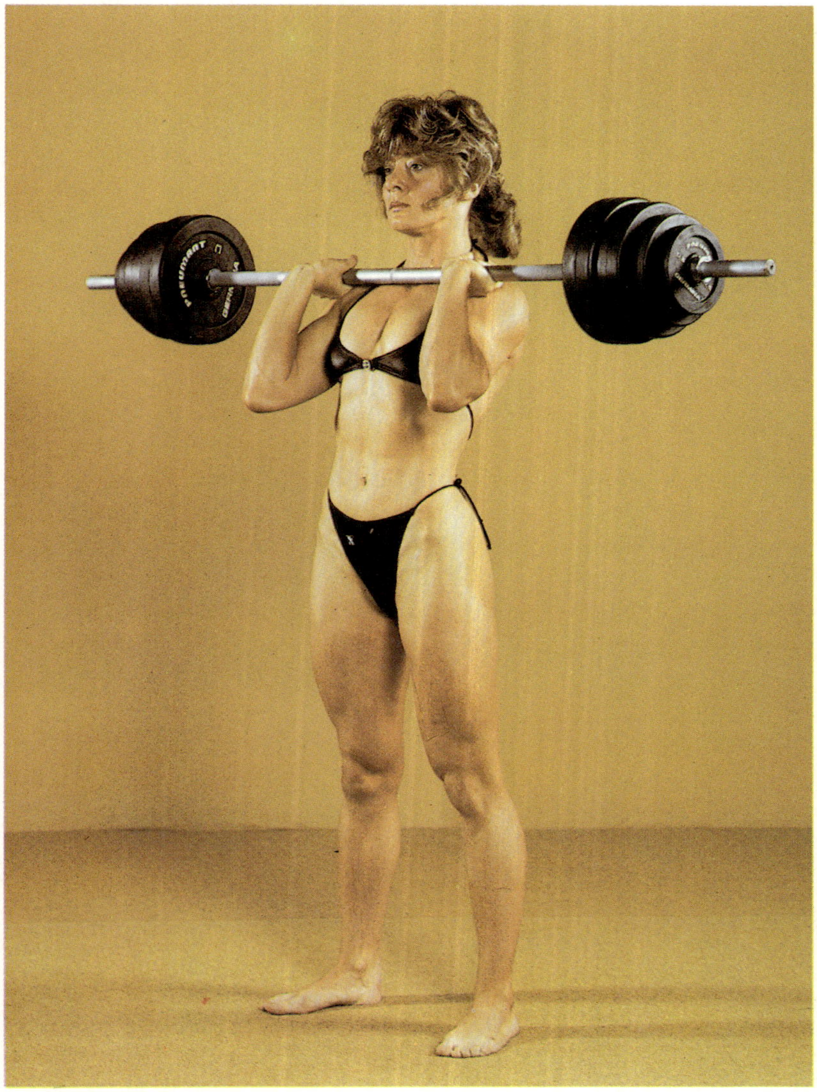

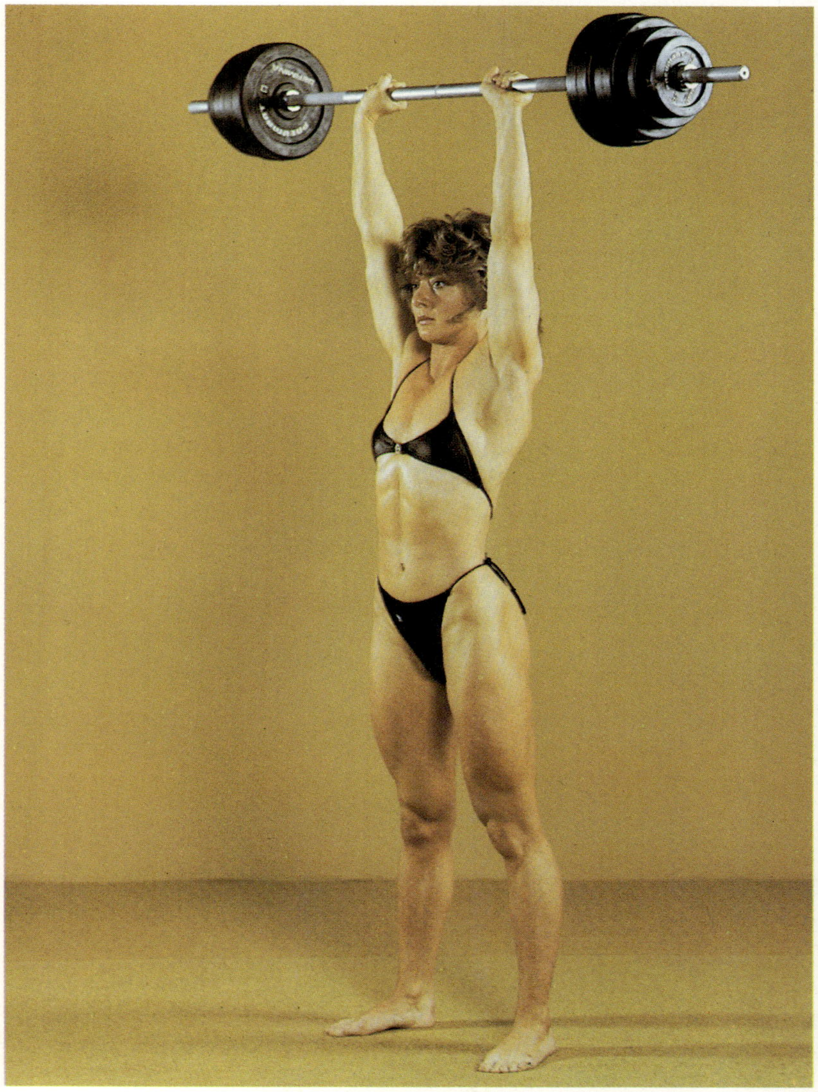

Abb. 80/1–2

Übg. 37
Übungsdurchführung (Abb. 80)

Der Sportler befindet sich entweder mit in Hüft- bis Schulterbreite gespreizten Beinen im Stand, oder er sitzt auf einer stabilen Unterlage. Kopf und Rumpf hält er aufrecht. Die Hände überstreckt er so weit in den Handgelenken, daß die Handflächen nach oben zeigen. Durch das Ausrichten seiner Ellbogen nach vorn liegt die Hantelstange vorteilhaft auf den etwas über Schulterbreite voneinander entfernten Handflächen, auf den oberen Anteilen des großen Brustmuskels und auf den Deltamuskeln.

Aus dieser Startposition drückt der Sportler die Hantel auf Armlänge über den Kopf, wobei er die Hüfte ganz leicht nach vorn und den Rumpf minimal nach hinten führt. Die übermäßige, gesundheitsschädigende Hohlrückenhaltung wird verhindert, wenn man der Aufwärtsbewegung der Hantel nicht mit dem Blick folgt, den Kopf ein klein wenig nach vorn neigt und die Hantel – sobald sie die Kopfhöhe überschritten hat – geringfügig nach hinten schiebt. Im höchsten Punkt des Bewegungsablaufs wird die Hantel kurzzeitig fixiert und darauf kontrolliert in die Ausgangsposition gesenkt.

Statt einer Langhantel können auch zwei Kurzhanteln Verwendung finden. Sie werden zugleich oder im Wechsel über den Kopf gedrückt (s. a. Übg. 43).

Da hohe Muskelanspannungen nur durch Pressatmung nach vorangegangenem Einatmen möglich sind, werden die Lungen schon vor dem Drücken zu etwa drei Viertel ihres Maximalvolumens mit Luft gefüllt. Während der ersten und zweiten Bewegungsphase wird die Atmung angehalten (Pressung). Erst im letzten Bewegungsdrittel und nach Beendigung des Ellbogenstreckens wird ausgeatmet. Durch die Pressatmung steigt der Druck im Brust- und Bauchraum auf 150 bis 200 Torr. Brust-, Rücken- und Bauchmuskulatur spannen sich. Dadurch erlangt der Rumpf Stabilität.

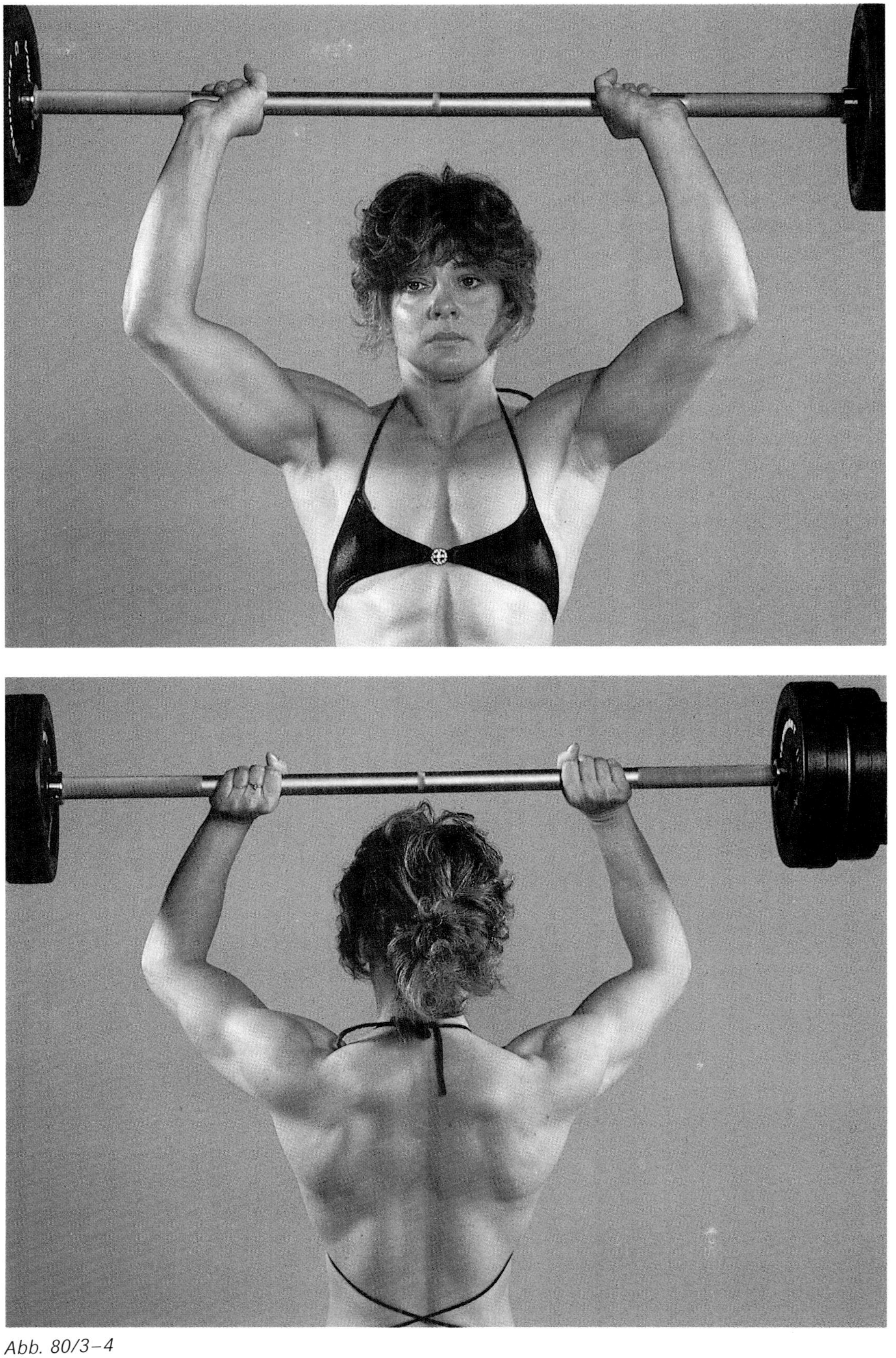

Abb. 80/3–4

Varianten:

Übg. 38
Nackendrücken
(Abb. 81)

In der Startposition des Nackendrückens, in der die Hantel unterhalb des Nackens auf dem Trapezmuskel aufliegt, die Oberarme seitlich abgespreizt sind und die Schulterblätter einander fast berühren, ist die Griffweite in entscheidendem Maße von der Beweglichkeit der Schultergelenke und des Schultergürtels abhängig. Sie liegt gewöhnlich 20 bis 40 cm über Schulterbreite. Der vordere und mittlere Anteil des Deltamuskels sowie der vordere Sägemuskel sind in dieser Stellung einer starken Dehnung unterworfen. Die Übungsdurchführung erfordert somit die Kontraktion dieser Muskeln über den vollen Aktionsradius und stimuliert dadurch ihre umfassende Entwicklung.

Der Bewegungsablauf des Nackendrückens gleicht im wesentlichen dem des Drückens von der Brust. Die Hantel wird über Kopfhöhe gedrückt, dort kurzzeitig fixiert und darauf langsam und kontrolliert in die Ausgangsposition gesenkt. Im Gegensatz zum Drücken von der Brust

- befinden sich die Ellbogen immer unter der Hantelstange,
- wird der Kopf schon zu Beginn der Bewegung etwas nach vorn geneigt, um die Hantel ohne Berührung des Hinterkopfes senkrecht nach oben drücken zu können. Dadurch wird gleichzeitig der Hohlrückenhaltung entgegengewirkt (s. Steuerfunktion des Kopfes, Übg. Kniebeugen).

Auch das Nackendrücken kann aus stehender oder sitzender Position absolviert werden. Beim Nackendrücken aus sitzender Position kann die Bewegungsdurchführung nicht durch einen zusätzlichen Schwung aus den Beinen unterstützt werden. Die beteiligten Muskeln werden deshalb in optimaler Weise gefordert und in ihrer Entwicklung gefördert.

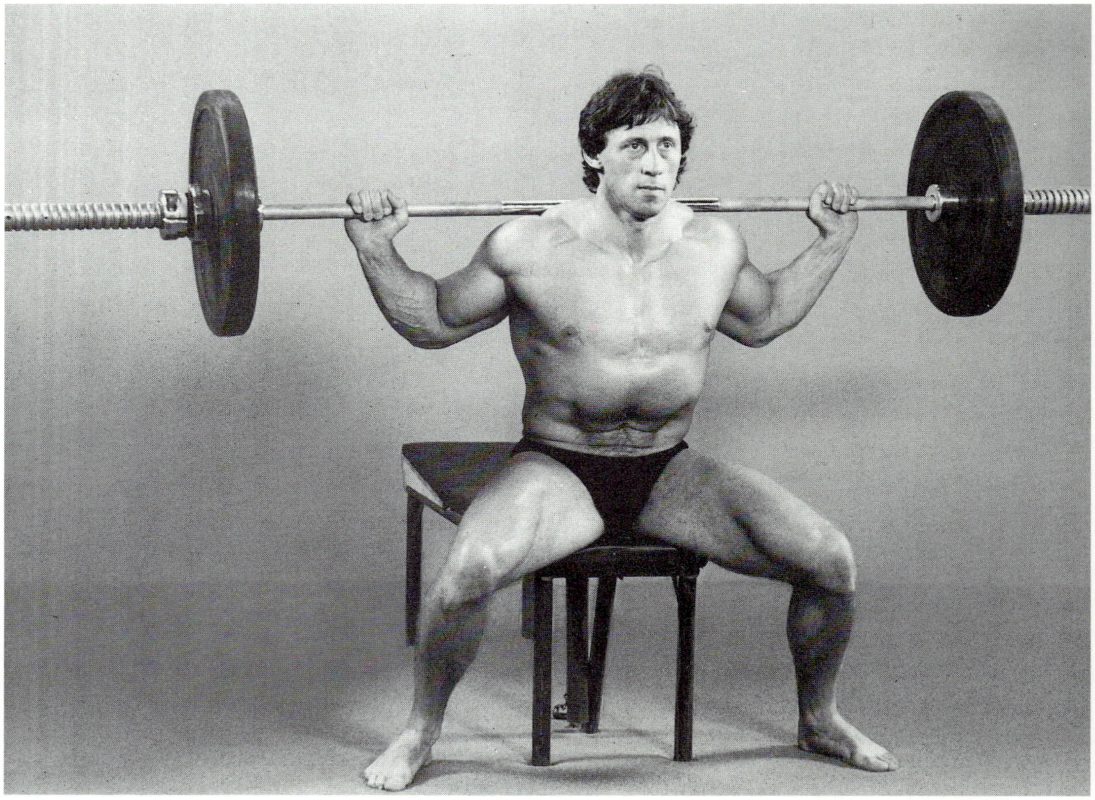

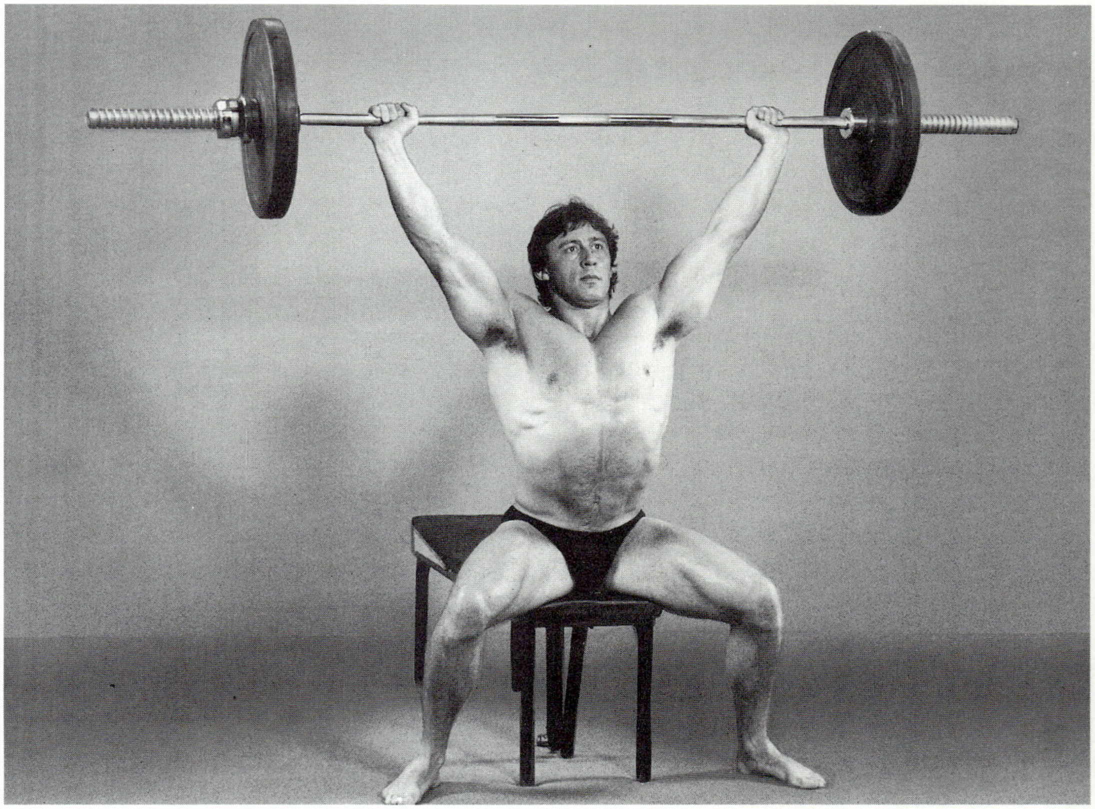

Abb. 81/1–2

Übg. 39
Drücken gegen Partnerwiderstand (Abb. 82)

Der Ausführende befindet sich im Strecksitz und hat die Hände auf die Schultern oder hinter den Nacken gelegt. Der Partner steht unmittelbar hinter ihm, drückt auf seine Hände und leistet so dosierten Widerstand gegen das Strecken der Arme nach oben.

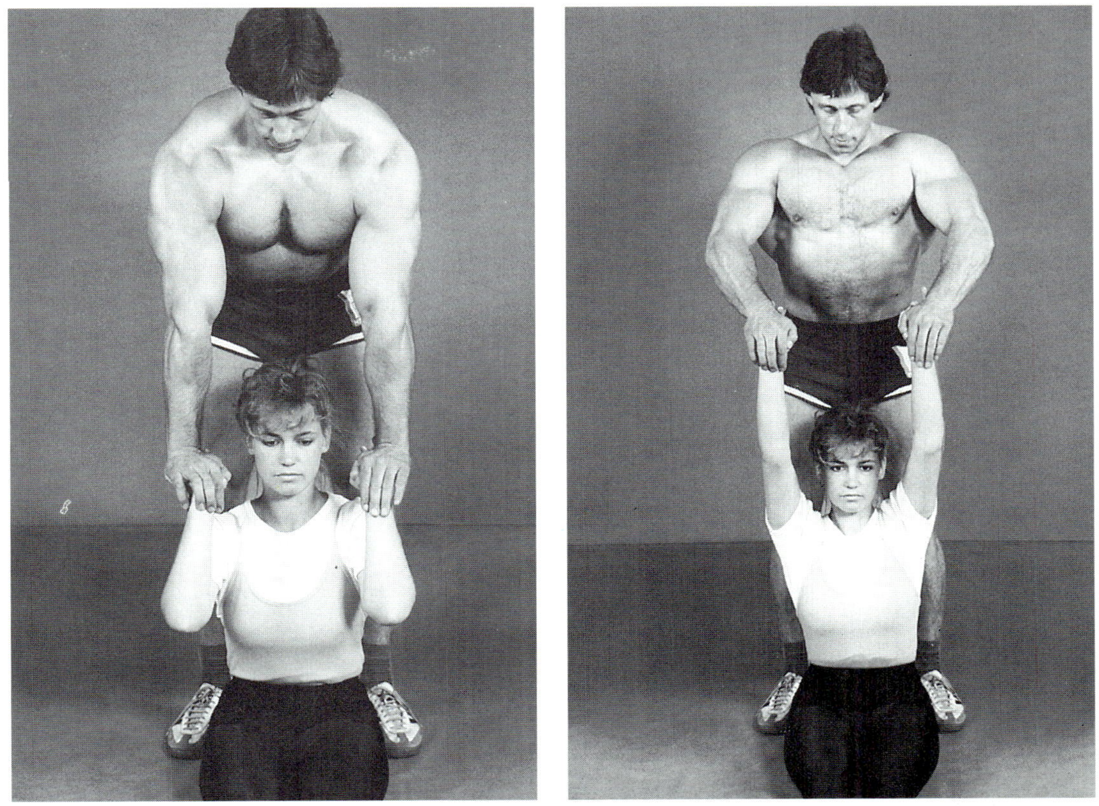

Abb. 82/1–2

Verletzungsprohhylaxe:

Eine übermäßige Hohlrückenhaltung schafft zwar einerseits günstige biomechanische Voraussetzungen für das „Drücken" hoher Zusatzlasten, sie gefährdet aber andererseits durch starke Kompression der Zwischenwirbelscheiben im Lendenbereich die Gesundheit des Sportlers. Dem Überstrecken der Wirbelsäule kann durch die aufrechte Haltung des Kopfes sowie durch die isometrische Anspannung einer leistungsfähigen Rückenstreck- und Bauchmuskulatur vorgebeugt werden (s. a. Verletzungsprophylaxe der Übung „Kniebeuge").

Das „Drücken" submaximaler oder maximaler Zusatzlasten führt in Ausnahmefällen zur Bewußtlosigkeit. Sie hat folgende Ursachen:

– Durch zu lange Preßatmung wird die Versorgung des Gehirns mit Blut und damit mit Sauerstoff gestört. Diese Erscheinung wird durch schnelles und tiefes Atmen (Hyperventilation) vor dem „Drücken" begünstigt.
– Die Hantel wird zu hoch auf dem Brustkorb abgelegt, so daß sie die Arterien des Halses abdrückt und dadurch den Blutfluß zum Gehirn unterbindet.

Der Bewußtlosigkeit kann durch folgende Maßnahmen vorgebeugt werden:

– Schnelles und tiefes Atmen vor dem „Drücken" ist unbedingt zu unterlassen.
– Vor dem „Drücken" ist auszuatmen, und darauf sind etwa drei Viertel des Maximalvolumens der Lunge mit Luft zu füllen. Erst dann sind die notwendigen Voraussetzungen für ein unproblematisches „Drücken" und für die damit verbundene Preßatmung gegeben.
– Die Langhantel darf nicht zu hoch auf dem Brustkorb abgesetzt werden. Durch das „Drücken" der Langhantel von brusthohen Hantelablagen kann das Risiko der Blockierung der Halsarterien generell umgangen werden.

Das Drücken mit angemessenen Zusatzlasten wird von erfahrenen und körperlich gut vorbereiteten Sportlern ohne gesundheitliche Gefährdung bewältigt. Für den Anfänger ist es aufgrund der beschriebenen Risikofaktoren ungeeignet.

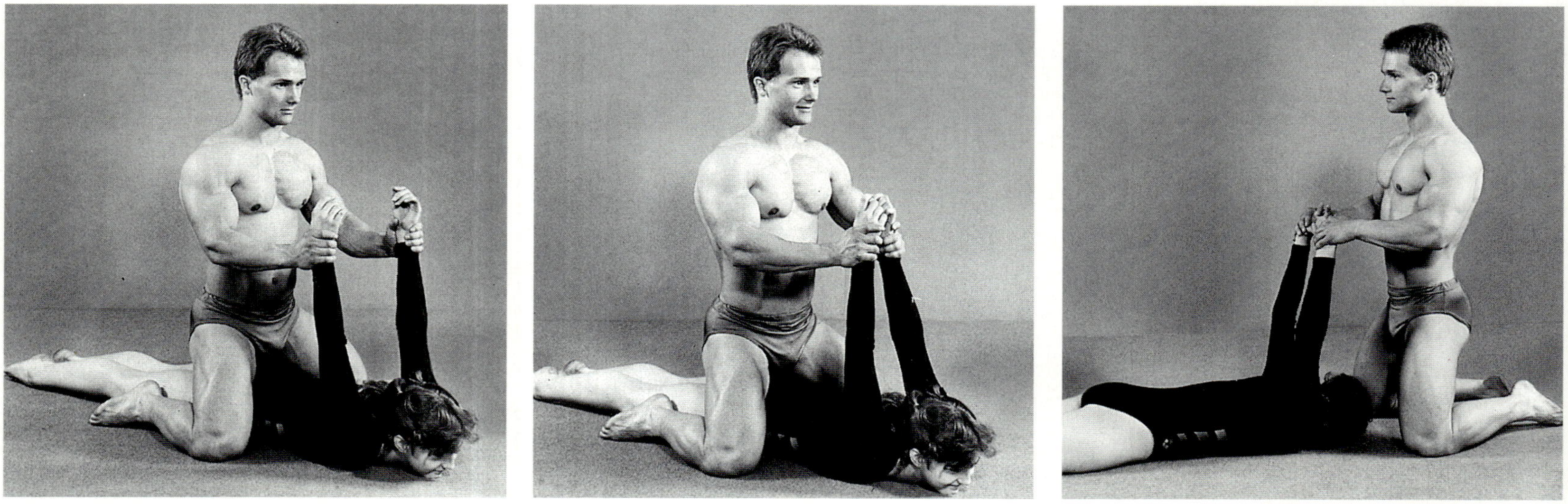

Abb. 83/1–3

Dehnungsübungen:

Übung 40
(Abb. 83)

Übung 41
(Abb. 84)

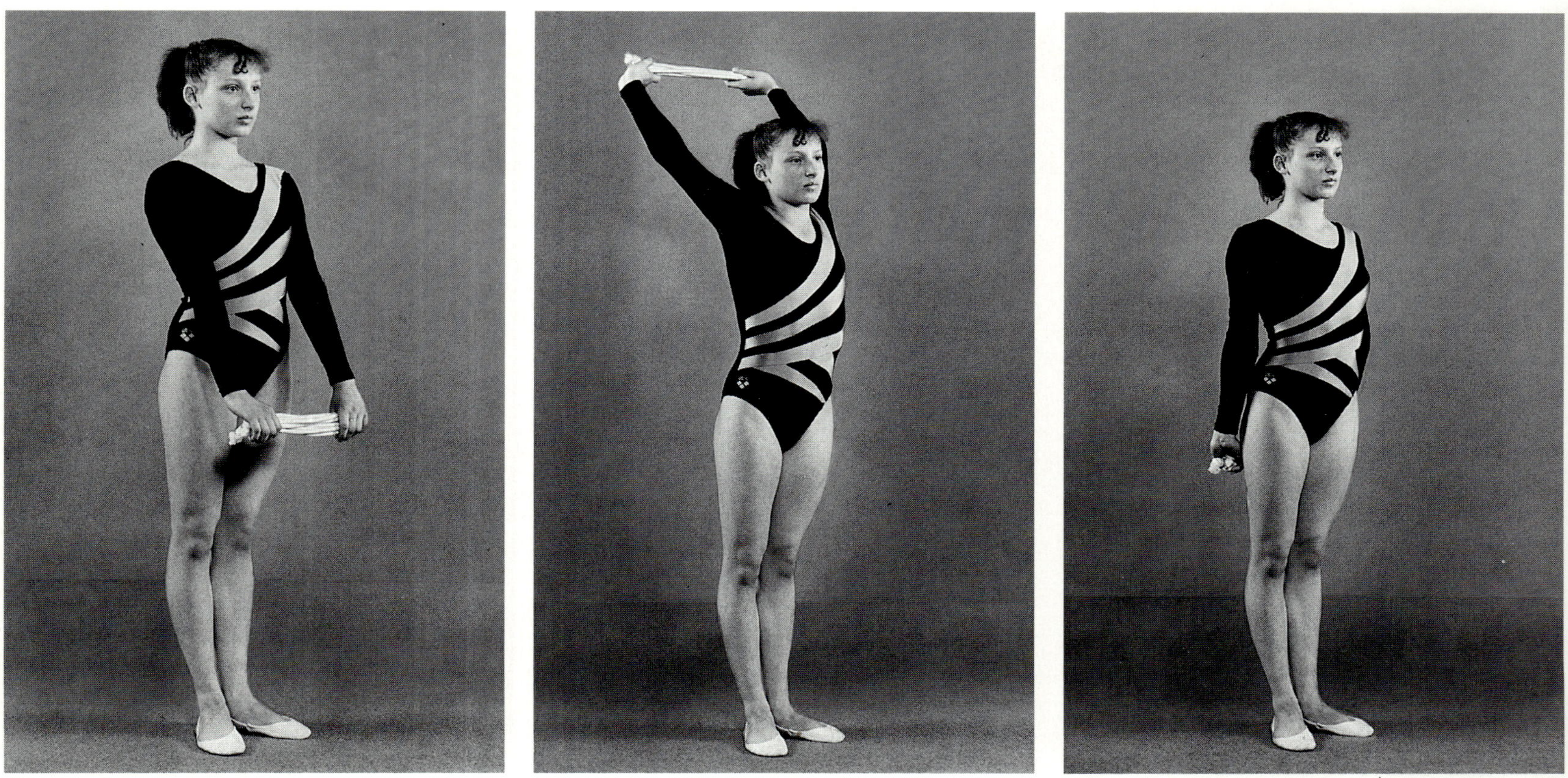

Abb. 84/1–3

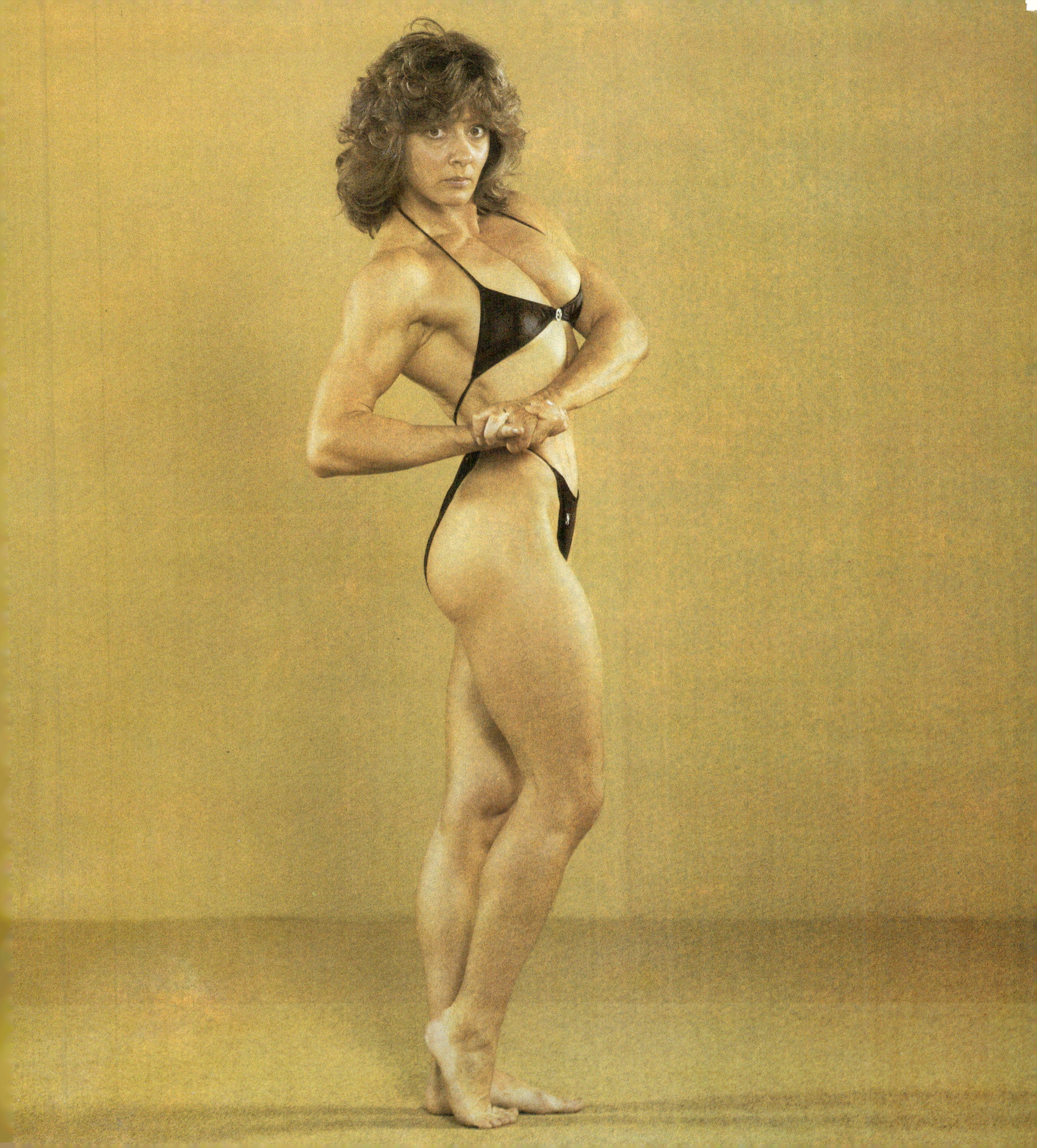

SCHULTERGELENKMUSKULATUR

Großer Brustmuskel (m. pectoralis major)

Tabelle 27

Ursprung	oberer Anteil: Schlüsselbein (inneres Drittel) mittlerer Anteil: Brustbein (Außenfläche) und 2. bis 7. Rippenknorpel unterer Anteil: Rektusscheide
Ansatz	Oberarmbein (Großhöckerleiste)
Hauptfunktion	alle Anteile: Führen des Armes nach vorn-innen oberer Anteil: Bringen des (rückgeführten) Armes nach vorn-oben bzw. Unterstützung beim Heben des hängenden Armes unterer Anteil: Ziehen des erhobenen Armes zum Körper
Kraftübung	primär: Nr. 42 bis 51, 25, 26, 56 bis 59, 67 bis 73 sekundär: Nr. 23, 24, 29, 30, 37 bis 39
Dehnungsübung	Nr. 52 bis 55, 17, 18, 27, 40, 41,74, 94, 96, 98

Abb. 85

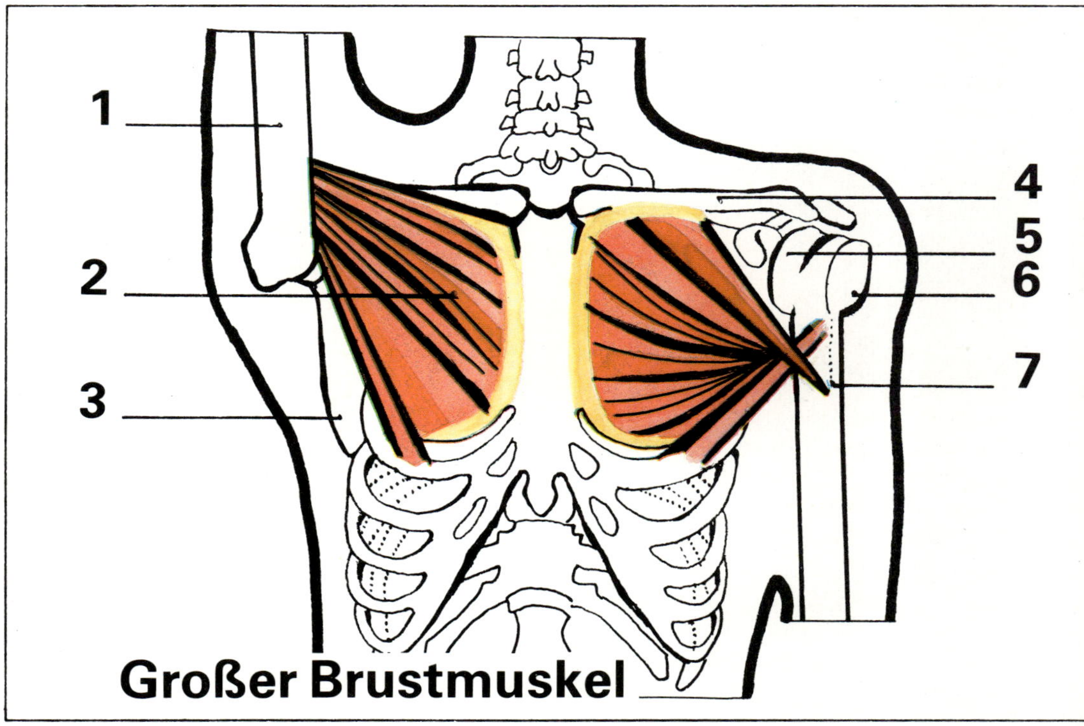

1 – Oberarmbein, **2** – großer Brustmuskel, **3** – Schulterblatt, **4** – Schlüsselbein, **5** – Gelenkkopf, **6** – Großhöcker, **7** – Großhöckerleiste

BANKDRÜCKEN

Hauptsächlich beteiligte Muskeln:
Die Bewegung des Bankdrückens findet im Ellbogengelenk (Streckung), im Schultergelenk (Anheben bzw. Heranführen des Armes) und im Schultergürtel (Nachaußen-Führen und Stabilisieren des Schulterblatts) statt. Sie wird vor allem durch die Kontraktion des Trizeps, des großen Brustmuskels, des Deltamuskels, des kleinen Brustmuskels sowie des vorderen Sägemuskels ermöglicht. Zunächst werden vorrangig der große Brust- und der Deltamuskel aktiv. Sie bringen den Arm in eine vorteilhafte Winkelstellung für die Streckung des Ellbogengelenks durch den Trizeps.

Welchen Beitrag die genannten Muskeln bzw. ihre einzelnen Anteile für den Bewegungsvollzug leisten, hängt hauptsächlich von der Griffweite und der Körperlage ab:

- Beim Drücken auf der Flachbank mit schulterbreiter oder engerer Griffassung liegen die Oberarme in der Startposition dicht am Rumpf an; die Arme sind im Ellbogengelenk weitgehend gebeugt. Im Verlaufe des Bewegungsvollzugs werden die Oberarme nahezu senkrecht nach oben geführt und die Ellbogengelenke über ihren vollen Aktionsradius gestreckt. Das erfordert den intensiven Einsatz des oberen Anteils des großen Brustmuskels, des vorderen Anteils des Deltamuskels und des Trizeps. Je enger die Griffassung erfolgt (bis 10 cm Daumenabstand), desto stärker werden die Bereiche des großen Brustmuskels belastet, die sich in der Körpermitte, also in Nähe des Brustbeins befinden.
- Beim Drücken auf der Flachbank mit weiter Griffassung sind die Oberarme in der Startposition vom Rumpf abgespreizt. Die Arme sind im Ellbogengelenk – in Abhängigkeit von der Griffweite – bereits zu einem gewissen Grad gestreckt. Im Verlauf des Bewe-

gungsvollzugs werden die Oberarme in Richtung der Körpermitte nach oben geführt und die Ellbogengelenke über den noch möglichen Teil des Aktionsradius gestreckt. Das verlangt die vorrangige Beteiligung aller Anteile des großen Brustmuskels und des vorderen Anteils des Deltamuskels. Je weiter die Griffassung gewählt wird, desto stärker wird der Trizeps entlastet und der äußere Bereich des großen Brustmuskels belastet.

- Beim Drücken auf der positiv geneigten Schrägbank (Abb. 87) mit schulterbreiter oder engerer Griffassung werden insbesondere der obere Anteil des großen Brustmuskels, der vordere Anteil des Deltamuskels und der Trizeps angesprochen. Bei einem Anstellwinkel der Rückenlehne der Schrägbank zwischen 30° und 35° muß der obere Anteil des großen Brustmuskels am intensivsten arbeiten. Je steiler die Rükkenlehne angestellt wird, desto größer wird der Arbeitsanteil der Deltamuskulatur sein. Wird der Handabstand vergrößert, so wird auch der untere Anteil des großen Brustmuskels an der Übungsausführung beteiligt und der Trizeps entlastet.
- Beim Drücken auf der negativ geneigten Schrägbank (Abb. 89) werden vor allem der untere Anteil des großen Brustmuskels, der vordere Anteil des Deltamuskels und der Trizeps aktiv.

Der vordere Sägemuskel – vor allem sein mittlerer und unterer Anteil – und der kleine Brustmuskel halten das Schulterblatt am Rumpf und ziehen es gleichzeitig von der Wirbelsäule in Richtung der seitlichen Rippenabschnitte.

Übg. 42
Übungsdurchführung
(Abb. 86)

Der Sportler befindet sich in waagerechter Lage rücklings auf der Trainingsbank und streckt die Arme leicht über Schulterbreite nach oben. Der Kopf, der flach

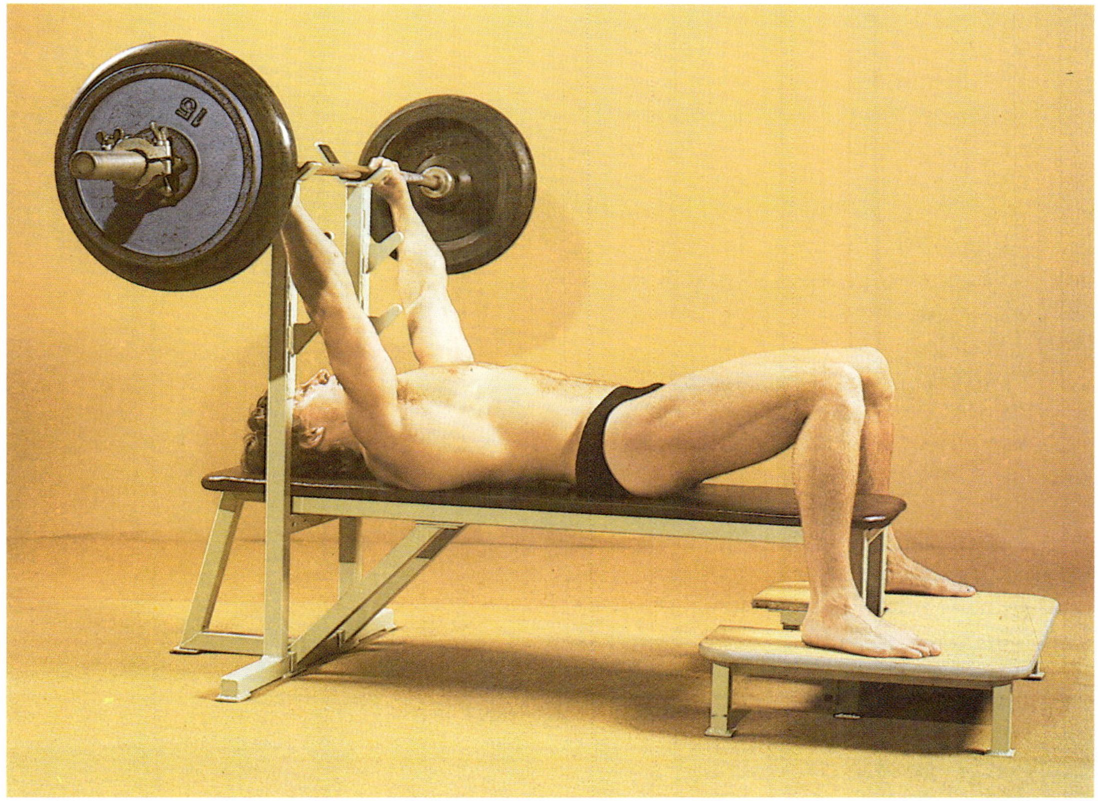

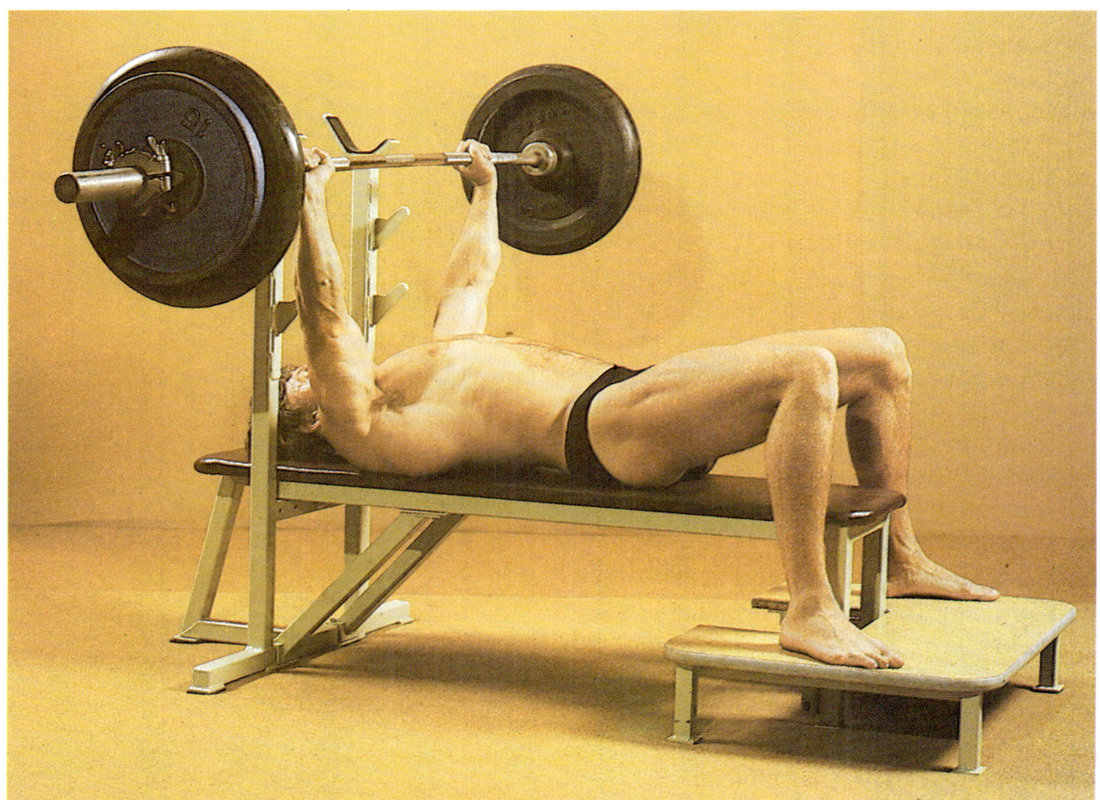

Abb. 86/1–2

gehaltene Rücken und das Gesäß ruhen auf der Polsterung der Bank. Die Füße sind zur Erhaltung des Gleichgewichts mit der ganzen Sohle auf dem Boden aufgesetzt. Die Stange der Langhantel lagert in Augenhöhe auf der Hantelablage. Liegt der Körper zu weit unter der Hantel, so stößt der Sportler beim folgenden Heben der Last gegen die Hantelablage und beeinträchtigt dadurch den Übungsablauf.

Aus dieser Startposition faßt der Sportler die Hantel im Obergriff, hebt sie aus der Ablage und führt sie mit gestreckten Armen leicht nach vorn, bis sich die Hantelstange über den Schultergelenken befindet. Darauf beugt er die Arme im Ellbogengelenk und senkt die Hantel im leichten Bogen nach vorn zur Brust. Im tiefsten Punkt des Bewegungsablaufs berührt die Hantelstange flüchtig den unteren Anteil des großen Brustmuskels oder das Brustbein in Höhe des Schwertfortsatzes. Keinesfalls darf der Sportler die Hantel auf den Rumpf prallen lassen, um aus der Elastizität des Brustkorbs Vorteil für das Strecken der Arme zu ziehen. Das Heben der Hantel wird vielmehr durch die Vorspannung der Muskulatur unterstützt, die aus dem kontrollierten Senken und dem Abbremsen der Last resultiert. Während des Hebens beschreibt die Hantel einen leichten Bogen nach hinten-oben und gelangt auf diese Weise wieder in die Ausgangsposition. Dabei wird das Gesäß nicht von der Bank gelöst.

Das Bankdrücken kann auch mit zwei Kurzhanteln durchgeführt werden. Das ist insofern von Vorteil, da der Aktionsradius nicht – wie beim Langhanteldrükken – durch den Kontakt zwischen Hantelstange und Brust begrenzt wird. Beim Bankdrücken mit Kurzhanteln können die Arme wesentlich tiefer gesenkt und die Beweglichkeit und Kraft wirksamer entwickelt werden.

Während des Absenkens wird ein-, im Verlaufe des letzten Drittels der Hubbewegung wird ausgeatmet.

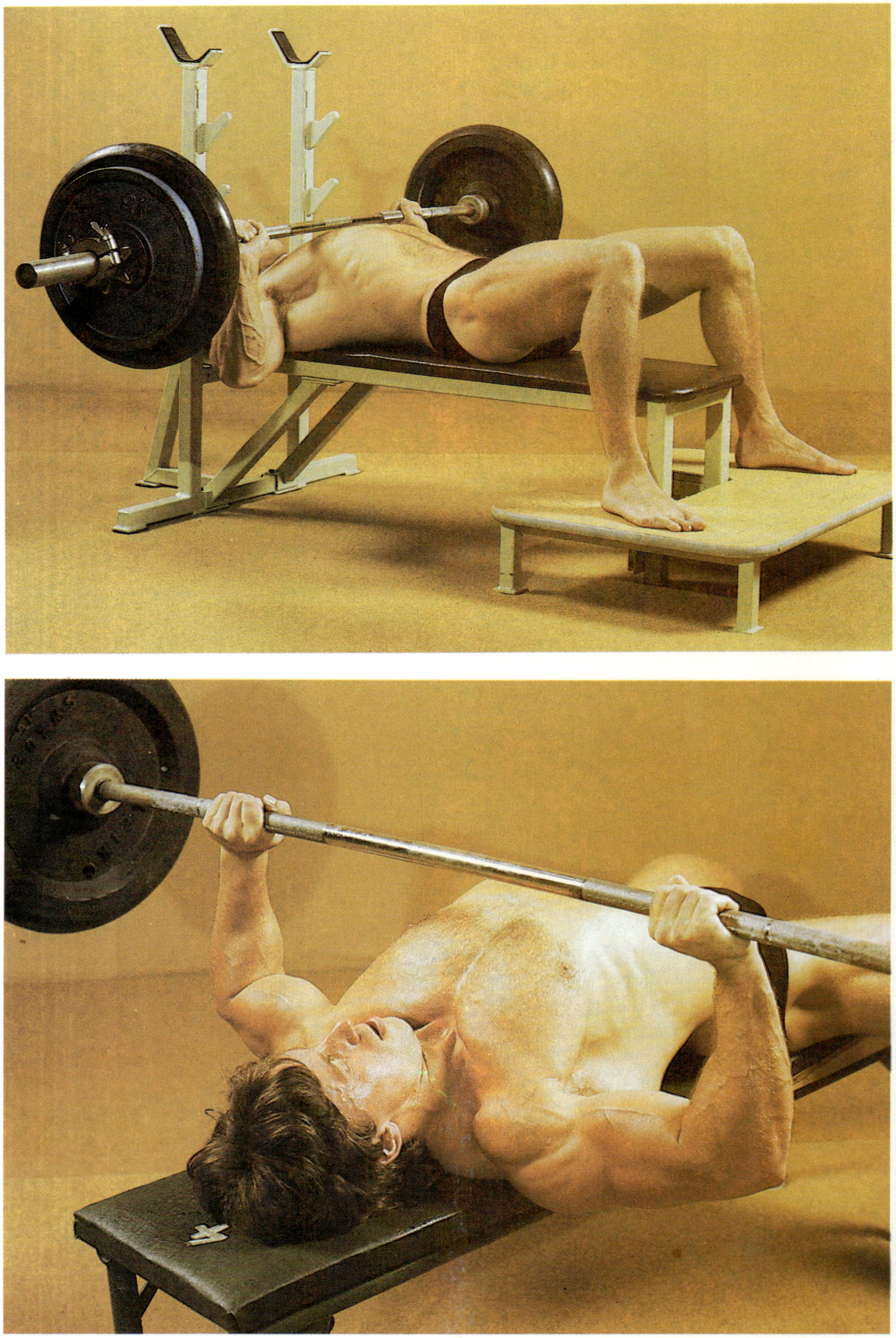

Abb. 86/3–4

Varianten:

Übg. 43
Schrägbankdrücken positiv (Abb. 87)

Der Sportler sitzt auf der Trainingsbank und lehnt Kopf und Rücken gegen das im Winkel von 35° (±10°) nach hinten geneigte Schrägbrett. Seine Arme sind etwas über Schulterbreite senkrecht nach oben gestreckt und halten eine Langhantel im Obergriff. Die Füße sind zur Erhaltung des Gleichgewichts mit der ganzen Sohle auf dem Boden aufgesetzt. Aus dieser Position senkt der Sportler die Hantel so weit, daß sie 1 bis 2 cm vor dem oberen Anteil des großen Brustmuskels zum Stillstand gelangt oder diesen flüchtig berührt. Darauf führt er die Hantel unter Ausnutzung der durch das Senken und Abbremsen entstandenen Vorspannung der Muskulatur wieder nach oben. Beim Absenken ist darauf zu achten, daß die Hantelstange nicht auf dem Brustkorb aufschlägt. Diese Fehlermöglichkeit kann durch das Schrägbankdrücken mit Kurzhanteln von vornherein ausgeschlossen werden. Kurzhanteldrücken von der Schrägbank erlaubt gleichzeitig das Variieren der Handhaltung. So können die Handflächen beispielsweise einander zugekehrt werden (neutraler Griff). Die vorrangige Ausprägung der äußeren Anteile der oberen Brustmuskulatur wird das Resultat dieser Übungsvariante sein. Das Benutzen von Kurzhanteln gestattet außerdem eine größere Bewegungsamplitude und damit eine wirksamere Entwicklung der Dehnfähigkeit (Abb. 88).

Die Übung kann ebenso aus stehender Position, mit dem Rücken an ein Schrägbrett gelehnt, durchgeführt werden. Statt der Langhantel können auch hier zwei Kurzhanteln Verwendung finden. Grundsätzlich sollten bei dieser Übungsvariante Trainingspartner zugegen sein, die bei Bedarf Hilfe leisten können.

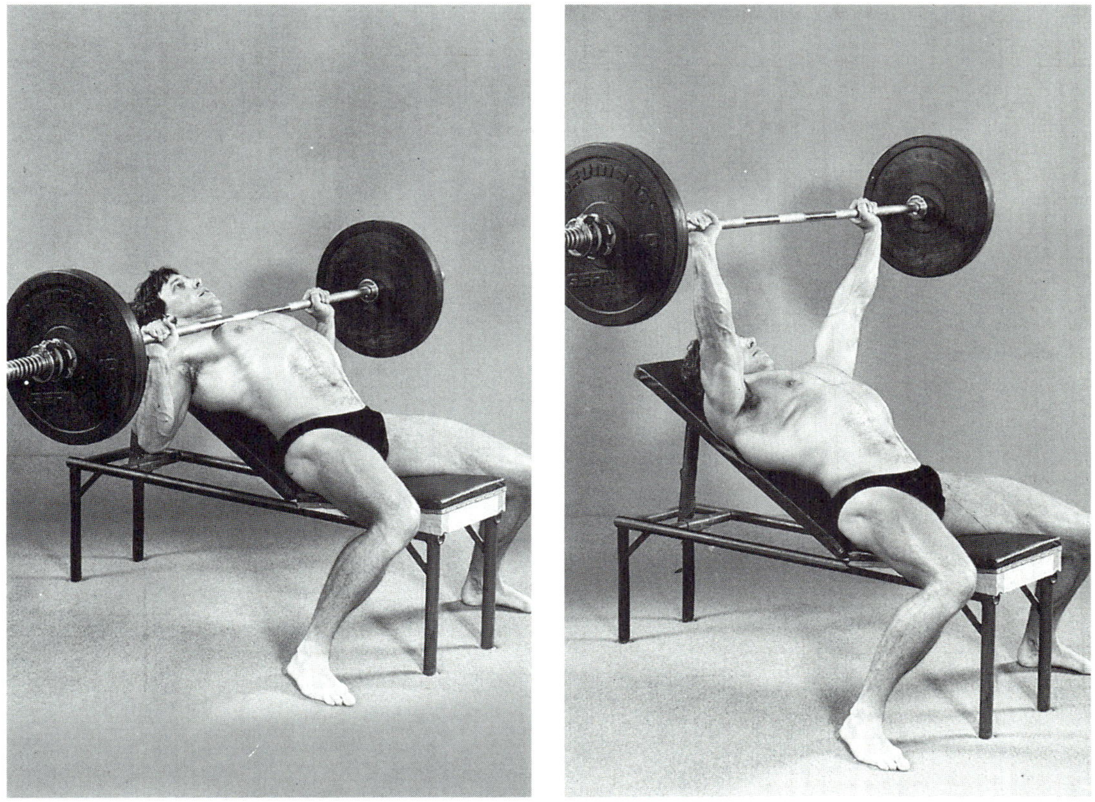

Abb. 87/1–2

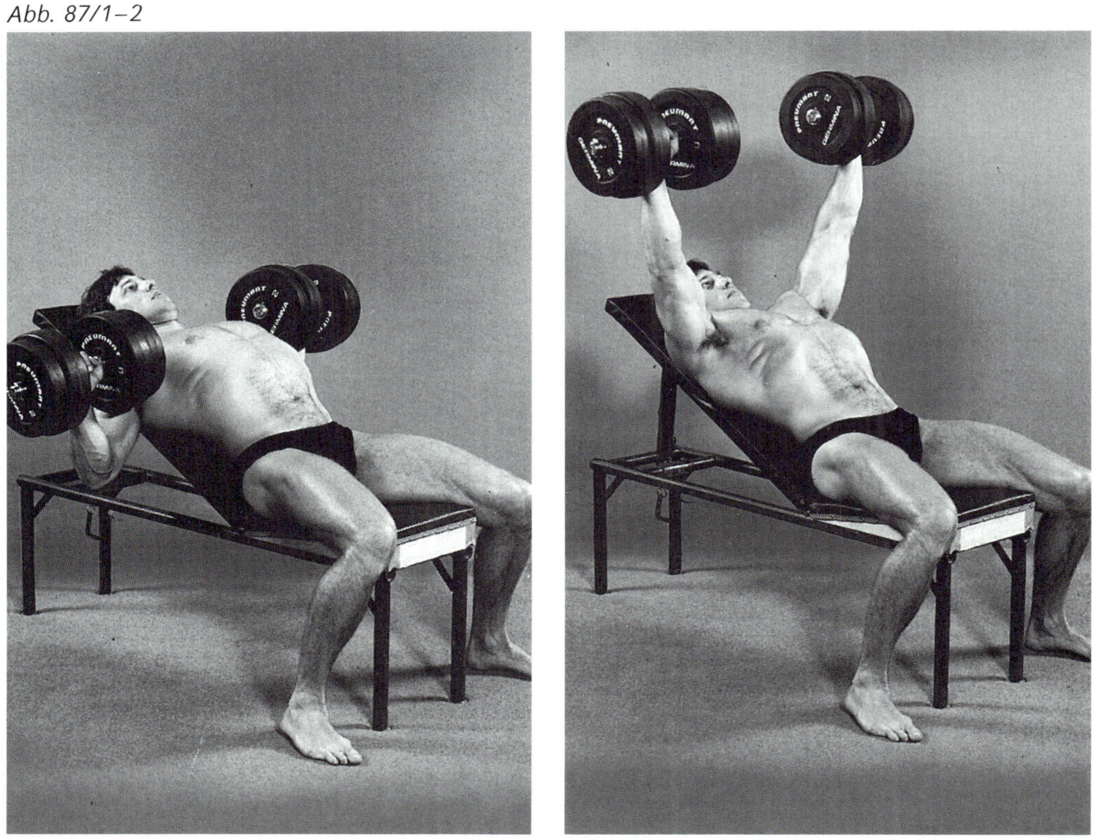

Abb. 88/1–2

Übg. 44
Schrägbankdrücken negativ
(Abb. 89)

Der Sportler liegt rücklings auf der Trainingsbank und hat die Kniekehlen über das obere Ende des um etwa 35° nach hinten geneigten Schrägbrettes gelegt. Die Oberschenkel und der Rücken liegen auf der Polsterung auf. Der Kopf hängt nach unten. Die Arme sind nach oben gestreckt. Die Hände halten eine Langhantel oder je eine Kurzhantel im Obergriff, d. h., die Handflächen zeigen nach vorn.

Aus dieser Position senkt der Sportler das Gewicht, bis die Stange der Langhantel unterhalb der Brustwarzen den Rumpf flüchtig berührt bzw. bis die Ellbogengelenke der mit Kurzhanteln belasteten Arme vollständig gebeugt sind. Unter Inanspruchnahme der durch das Senken und Abbremsen entstandenen Vorspannung der Muskulatur drückt der Sportler die Last wieder in die Ausgangsposition zurück.

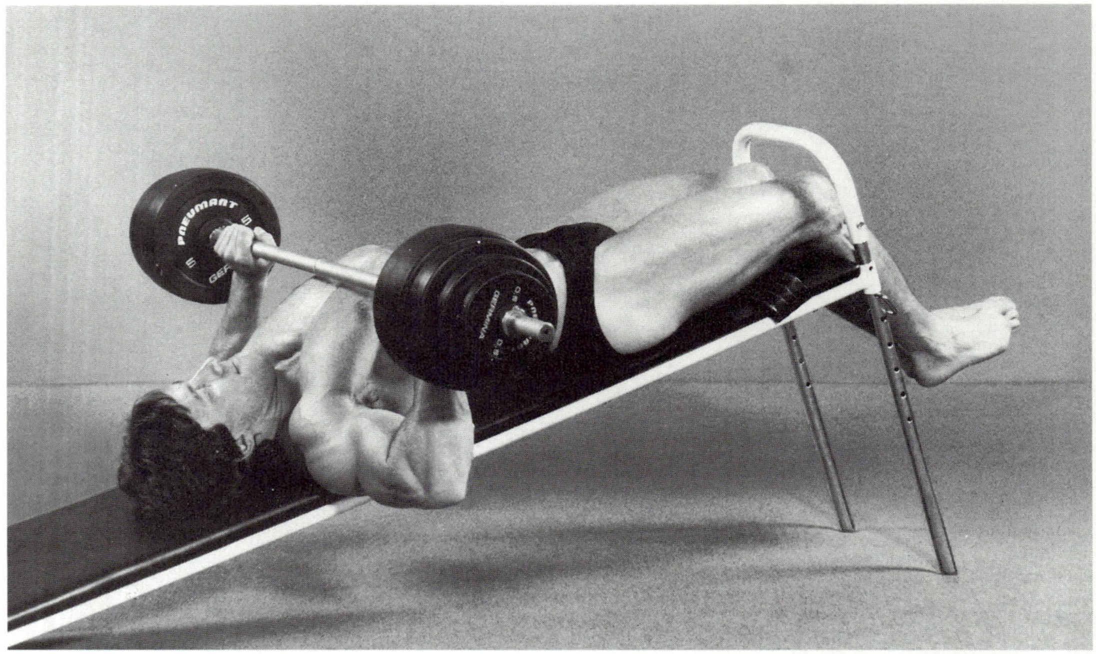

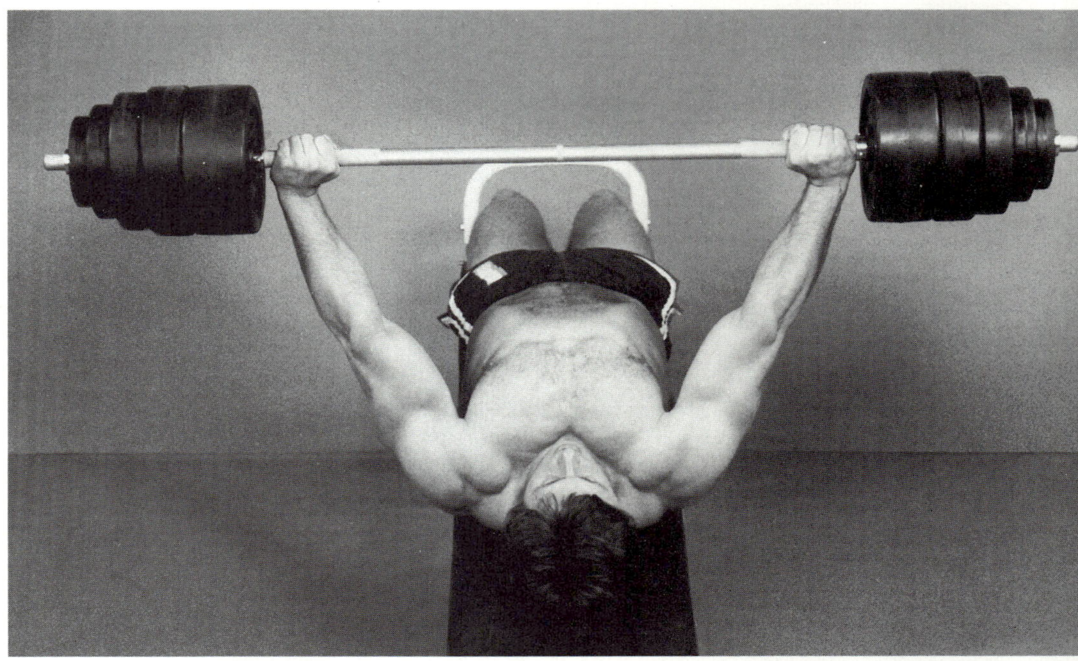

Abb. 89/1–2

Übg. 45
Drücken des Partners aus der Rückenlage
(Abb. 90)

Der Ausführende befindet sich in der Rückenlage und hat beide Arme nach oben gestreckt. Der Partner legt sich mit den Schulterblättern auf die Hände des Ausführenden, der jetzt beide Arme in den Ellbogengelenken beugt und streckt.

Verletzungsprophylaxe:

Zur Erhaltung des Gleichgewichts sollte man – wie bei allen Hantelübungen – darauf achten, daß die Last gleichmäßig auf beide Seiten verteilt ist. Das bedeutet nicht nur, daß beide Hantelseiten mit der gleichen Masse belastet sind, sondern auch, daß die Scheiben in der gleichen Reihenfolge eng aneinandergeschoben und durch Verschlüsse gesichert sind. Trotz dieser Maßnahme kann es – besonders bei der Bewältigung submaximaler oder maximaler Widerstände – vorkommen, daß ein Arm schneller nach oben geführt wird als der andere. Die Hantel gelangt dadurch aus dem Gleichgewicht; die Verletzungsgefahr erhöht sich. Ursachen für diese häufig auftretende Erscheinung können der ungleichmäßige Abstand der Hände vom Mittelpunkt der Hantelstange oder aber unterschiedliche Kraftfähigkeit sein. Ist eine Körperseite

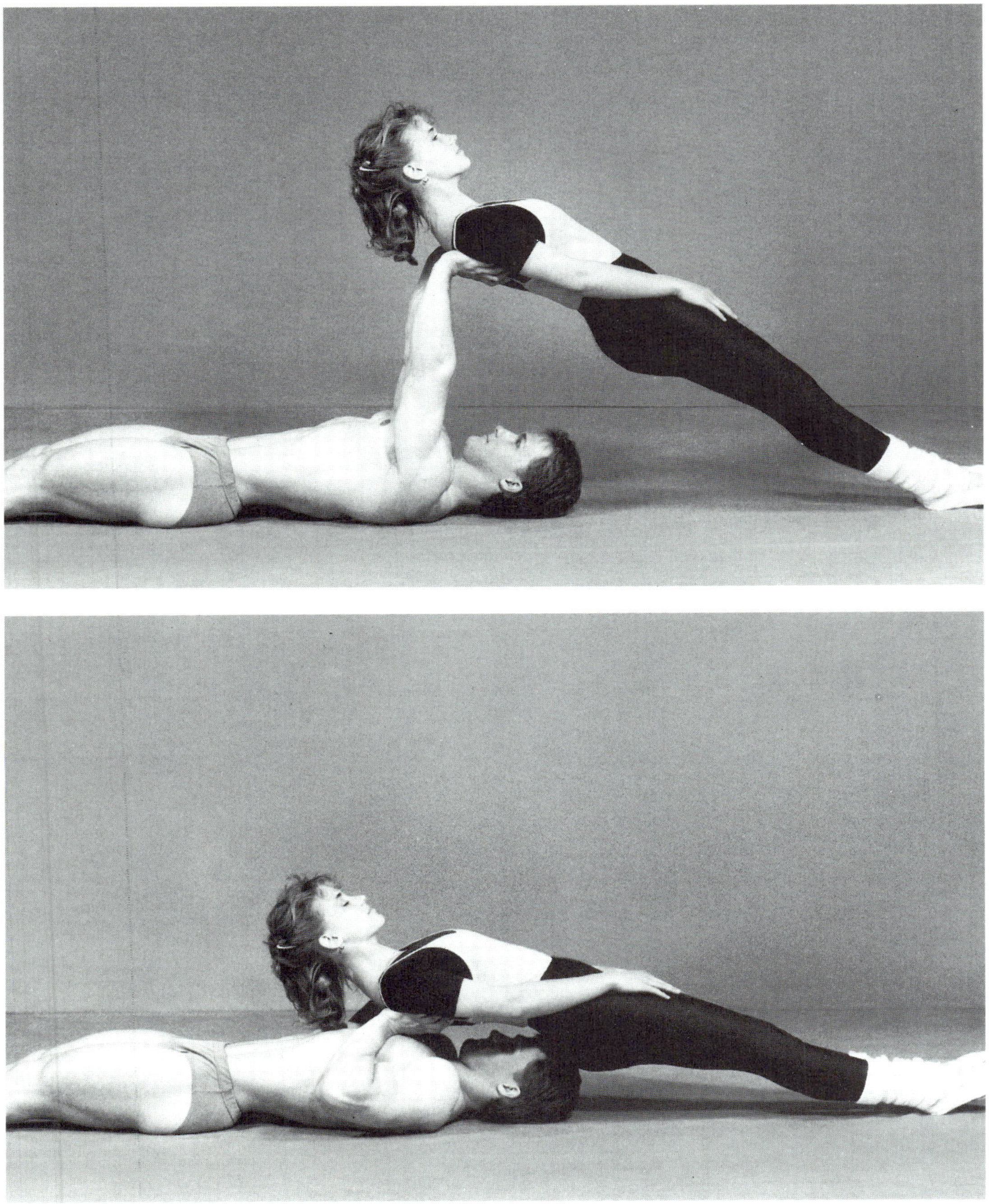

Abb. 90/1–2

stärker als die andere, dann muß der Widerstand immer nach der schwächeren Seite ausgerichtet werden. Während der Übungsdurchführung treten häufig zwei typische Fehler auf, die das Verletzungsrisiko unnötig erhöhen:

Erstens wird das Heben der Last durch einen zusätzlichen Kraftimpuls aus den Beinen und aus dem Rumpf unterstützt. Das heißt, das Gesäß wird von der Trainingsbank gehoben. Dadurch entsteht zwar eine günstigere Arbeitsposition für die Arme, aber auch eine gesundheitsgefährdende Hohlrückenhaltung. Die Hohlrückenhaltung bewirkt eine übermäßig hohe Druckbelastung der Zwischenwirbelscheiben im Bereich der Lendenwirbelsäule. Wird die Wirbelsäule wiederholt dieser Fehlbelastung ausgesetzt, so sind Verschleißerscheinungen nicht auszuschließen. Beim Flachbankdrücken – wie auch bei anderen Übungen aus liegender Position – steht die Lendenwirbelsäule durch den Zug des gedehnten Lenden-Darmbeinmuskels grundsätzlich unter Spannung, wenn die Oberschenkel im Verhältnis zum waagerecht gehaltenen Rumpf nach unten geneigt sind. Die weitgehende Entspannung des Lenden-Darmbeinmuskels und damit der Wirbelsäule wird dagegen erreicht, wenn die Trainingsbank so flach ist, daß die Füße mit der ganzen Sohle auf dem Boden aufgesetzt und gleichzeitig die Oberschenkel durch das Beugen im Hüftgelenk nach oben gerichtet werden können. Ist die Bank für diese die Wirbelsäule schonende Körperhaltung zu hoch, müssen die Füße auf einer entsprechenden Unterlage erhöht gelagert werden (s. Abb. 86).

Zweitens wird die Elastizität des Brustkorbes – insbesondere des Brustbeines – für das Strecken der Arme genutzt. Der Sportler bremst die sich senkende Last in nur unzureichendem Maße ab. Die Hantel prallt auf die Brust. Die Elastizität des Brustkorbes läßt die Hantel federnd zurückschnellen. Dadurch wird die Armstreckung und damit das Bewältigen einer höheren Last begünstigt. Es versteht sich von selbst, daß diese permanent gewaltsame Einwirkung auf den Brustkorb, der ja lebenswichtige Organe wie Herz und Lunge umschließt und schützt, zur Schädigung führt.

Beide Fehler sind sowohl unnötig als auch unsinnig, da die Entlastung der auszubildenden Muskulatur durch Hilfsbewegungen bzw. Hilfsmuskeln die beabsichtigte Kraftentwicklung hemmt und gesundheitliche Schäden die Folge sein können.

ARMSEITHEBEN ÜBER DEM RUMPF

Hauptsächlich beteiligte Muskeln:
Das Armseitheben über dem Rumpf findet im Schultergelenk und Schultergürtel statt. Die Bewegung im Schultergelenk (Heranführen und Heben des Armes aus der Seithalte in die Vorhalte) wird vorrangig durch die Kraftentfaltung des großen Brustmuskels, des vorderen Anteils des Deltamuskels und des kurzen Bizepskopfes realisiert. Die Bewegung im Schultergürtel (Nach-außen-Führen und Stabilisieren des Schulterblatts) wird vor allem durch die Kontraktion des vorderen Säge- und des kleinen Brustmuskels vollzogen. Beim Armseitheben über dem Rumpf von der

- Flachbank aus liegender Position werden alle Anteile,
- Schrägbank aus sitzender Position wird vorrangig der obere Anteil,
- Schrägbank aus der Position mit nach unten hängendem Kopf

wird besonders der untere Anteil des großen Brustmuskels trainiert.

Je umfassender die mögliche Bewegungsamplitude genutzt wird, d. h., je tiefer die Arme gesenkt werden, desto stärker werden die äußeren Bereiche des großen Brustmuskels belastet und entwickelt und desto intensivere Dehnungsreize werden gesetzt.

Übg. 46
Übungsdurchführung
(Abb. 91)
Der Sportler liegt in waagerechter Lage rücklings auf der Trainingsbank und streckt die Arme in Schulterbreite senkrecht nach oben. Jede Hand hält eine Kurzhantel im neutralen Griff, d. h., der Handrücken zeigt nach außen und der Daumen nach hinten. Der Kopf, der flach gehaltene Rücken und das Gesäß ruhen auf der Polsterung der Bank. Die Füße

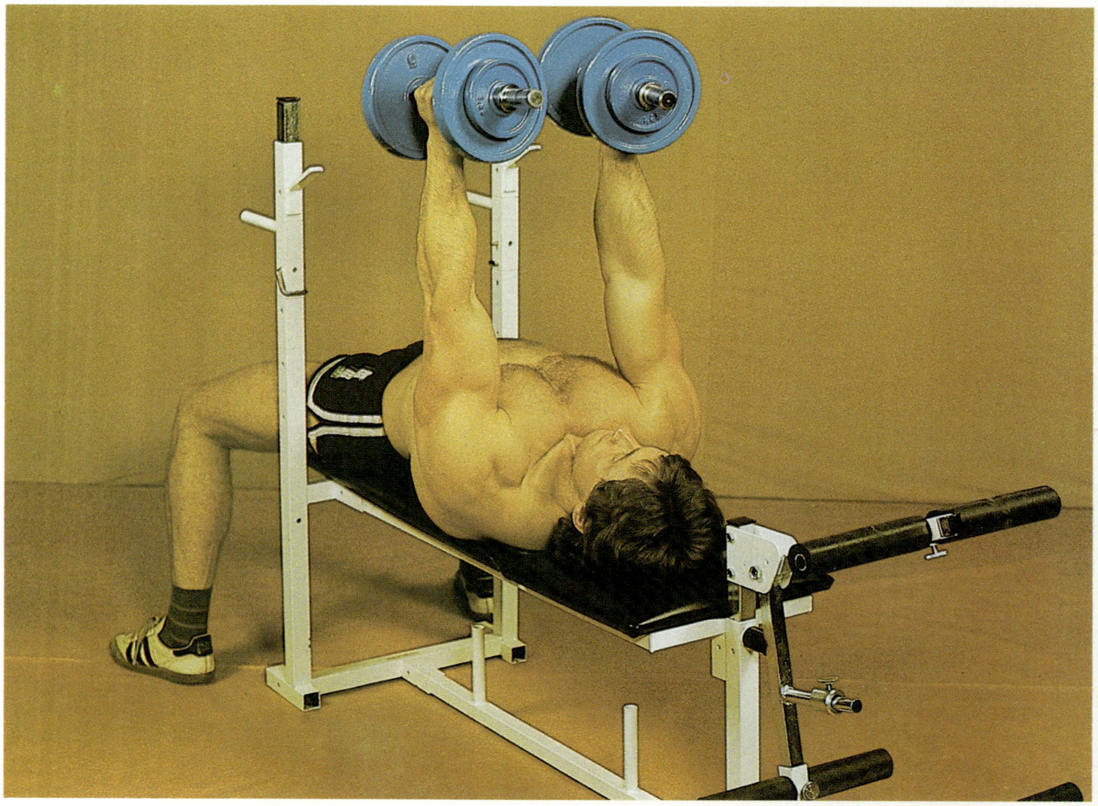

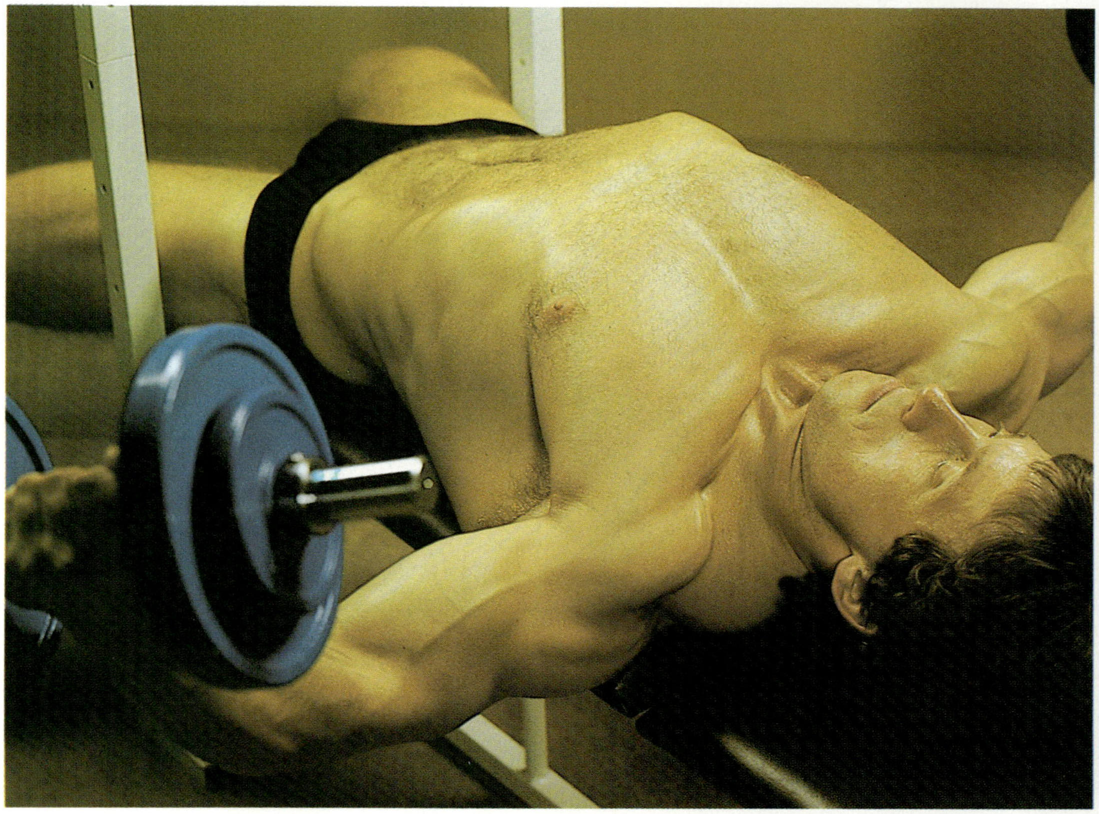

Abb. 91/1–2

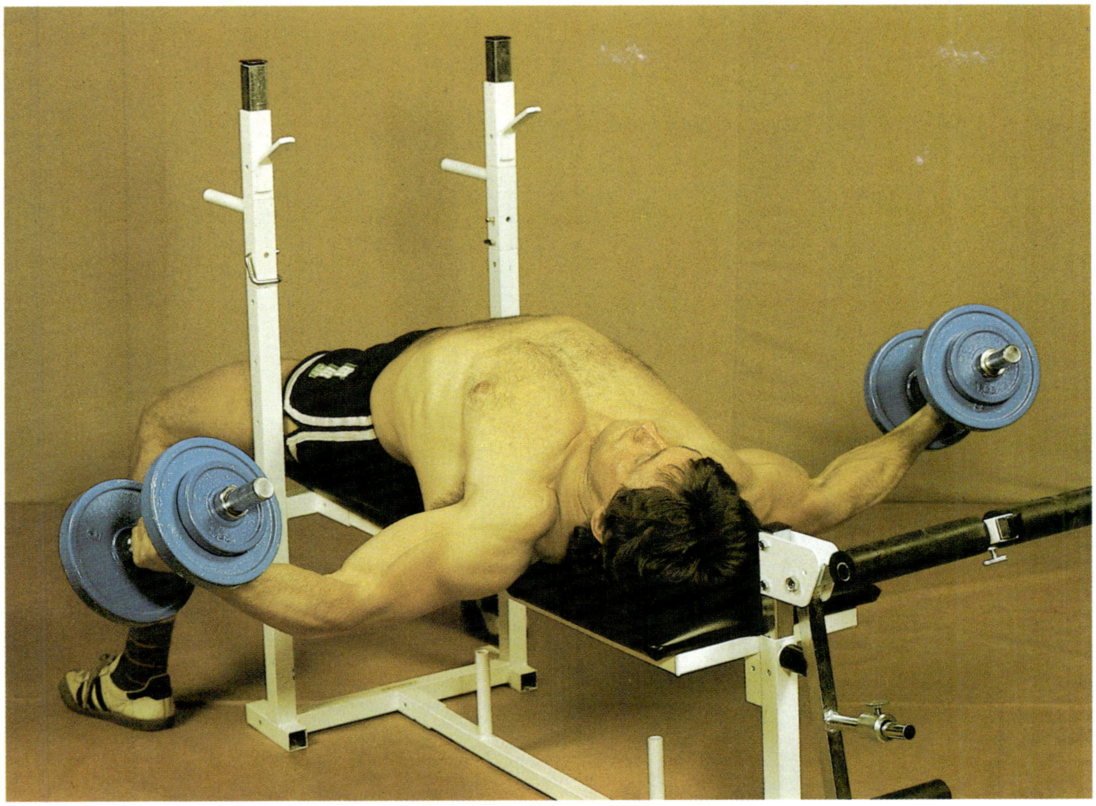

Abb. 91/3

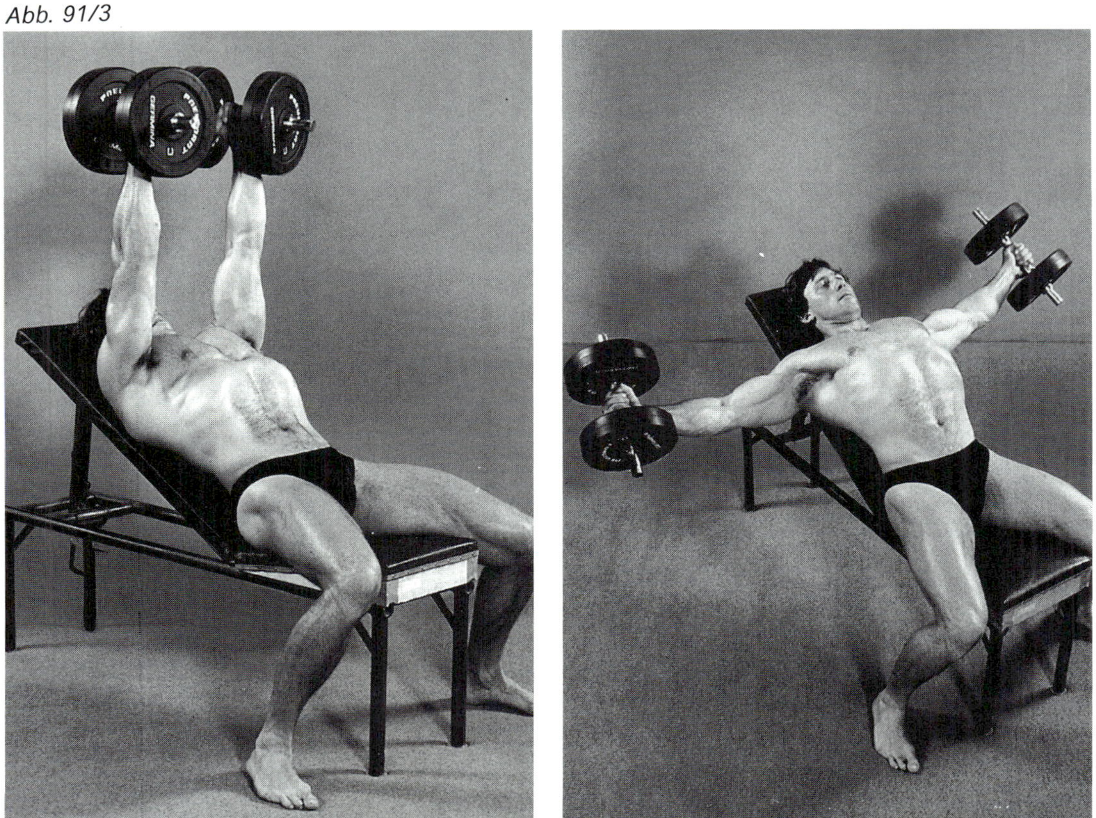

Abb. 92/1–2

sind zur Erhaltung des Gleichgewichts mit der ganzen Sohle auf dem Boden aufgesetzt.

Aus dieser Startposition beugt der Sportler zunächst die Arme ganz leicht im Ellbogengelenk, um sie dann langsam und kontrolliert soweit wie möglich seitlich abzusenken. Ist ein zusätzlicher Dehnungseffekt erwünscht, sollten die Kurzhanteln im tiefsten Punkt des Bewegungsablaufs für ein bis zwei Sekunden fixiert werden. Darauf werden die im Ellbogengelenk noch immer leicht gebeugten Arme halbkreisförmig so weit nach oben gehoben, bis sich die Kurzhanteln über der Brust berühren. Während des Bewegungsablaufs sollten die Arme mit den Kurzhanteln nicht gedreht werden.

Der Sportler kann die Belastung durch stärkeres bzw. schwächeres Beugen der Arme im Ellbogengelenk dosieren.

Beim Absenken wird ein-, beim Heben wird ausgeatmet.

Varianten:

Übg. 47
Armseitheben über dem Rumpf aus dem Schrägsitz
(Abb. 92)

Der Sportler sitzt auf der Trainingsbank und lehnt den Kopf und Rücken gegen das im Winkel von 30° bis 45° nach hinten geneigte Schrägbrett. Die im Ellbogengelenk leicht gebeugten Arme sind senkrecht nach oben gehoben. Die Hände halten je eine Kurzhantel im neutralen Griff.

Aus dieser Startposition senkt der Sportler die Arme seitlich vom Körper so tief wie möglich. Danach hebt er sie halbkreisförmig so weit nach oben, daß sich die Kurzhanteln über der Brust berühren.

Übg. 48
Armseitheben über dem Rumpf aus dem Schräghang
(Abb. 93)

Der Sportler liegt rücklings auf der Trainingsbank und hat die Kniekehlen über das obere Ende des um 30° bis 45° nach hinten geneigten Schrägbretts gelegt. Die im Ellbogengelenk leicht gebeugten Arme sind senkrecht nach oben gehoben. Die Hände halten je eine Kurzhantel in neutralem Griff. Aus dieser Vorhalte senkt der Sportler die im Ellbogengelenk leicht gebeugten Arme in die Seithalte. Aus der Seithalte hebt er dann die Arme wieder in die Vorhalte, bis sich die Kurzhanteln im höchsten Punkt des Bewegungsablaufs berühren.

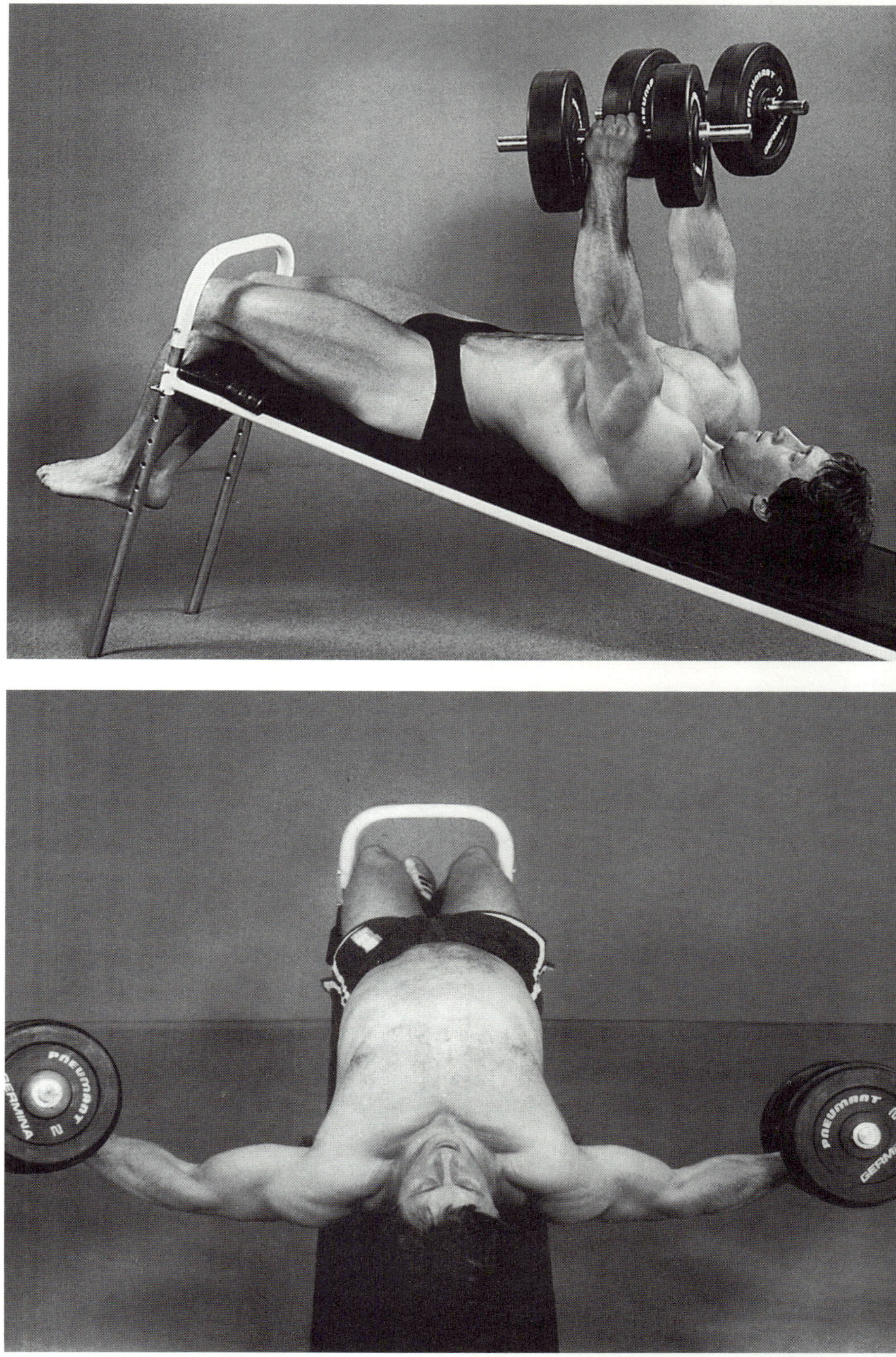

Abb. 93/1–2

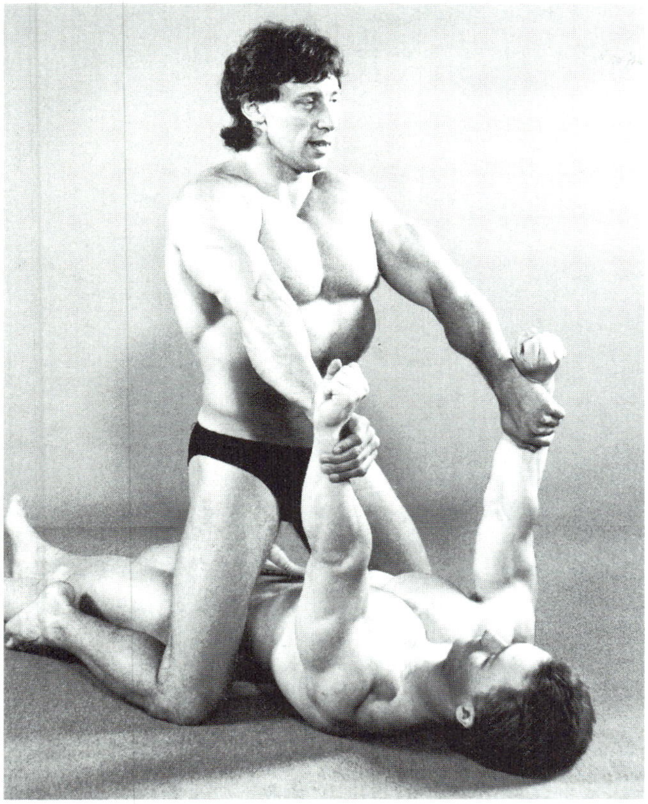

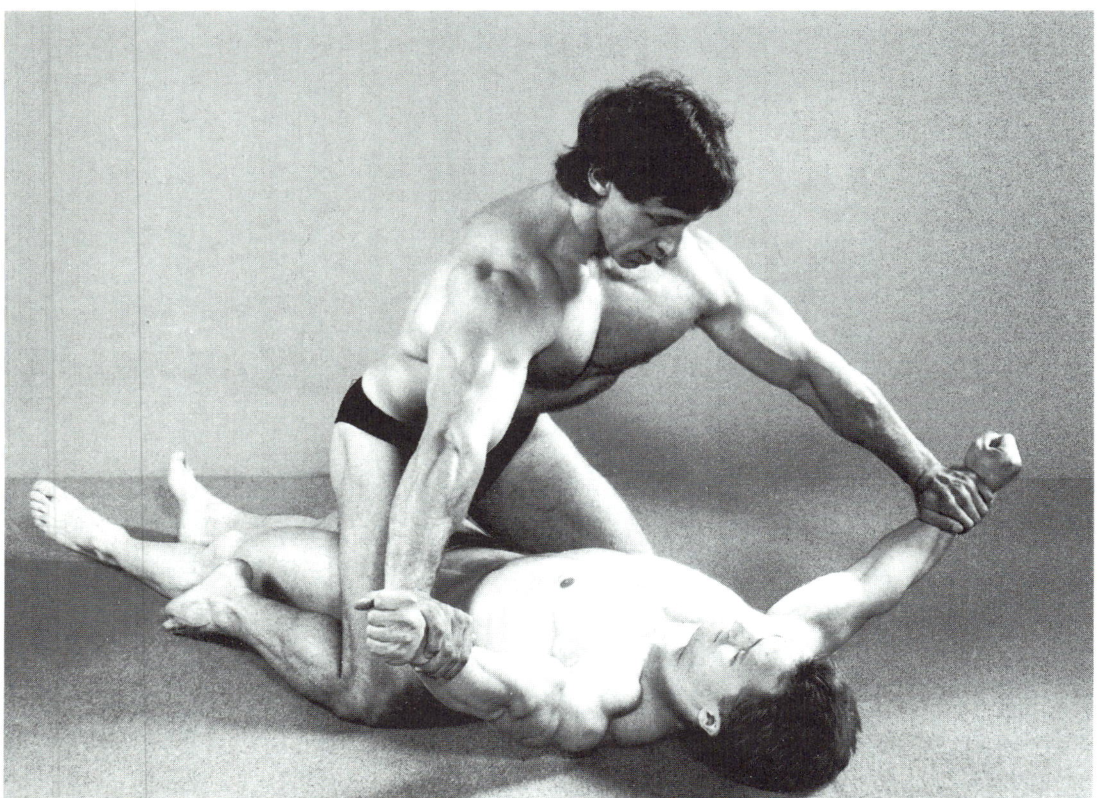

Übg. 49
Armseitheben über dem Rumpf gegen Partnerwiderstand (Abb. 94)

Der Ausführende befindet sich in der Rückenlage und hat beide Arme senkrecht nach oben in die Vorhalte gehoben. Der Partner kniet über dem Ausführenden, erfaßt dessen Handgelenke und drückt die nahezu gestreckten Arme des Untermanns in die Seithalte. Die Übung kann auch so variiert werden, daß der Untermann versucht, die zur Seithalte geführten Arme unter gut dosiertem Widerstand des Partners in die Vorhalte zu heben.

Verletzungsprophylaxe:

Das Armseitheben mit gestreckten Armen führt mitunter zur schmerzhaften Überbelastung des Ellbogengelenks. Um dieser Erscheinung vorzubeugen, sollte die Übung stets mit im Ellbogengelenk leicht gebeugten Armen absolviert werden.

Abb. 94/1–2

ÜBERZUG

Hauptsächlich beteiligte Muskeln:
Die Übung „Überzug" wird im Schultergelenk und Schultergürtel vollzogen. Vor allem der untere Anteil des großen Brustmuskels, der breite Rückenmuskel, der große Rundmuskel und der lange Kopf des Trizeps bewirken das Heben des Armes aus der waagerechten in die senkrechte Position.

Der kleine und große Rautenmuskel ziehen – unterstützt vom kleinen Brustmuskel – den unteren Schulterblattwinkel und den inneren Schulterblattrand nach unten in Richtung der Wirbelsäule. Sie bringen damit die Schultergelenkpfanne in eine Stellung, die das Heben des Armes in die Vorhalte überhaupt erst ermöglicht. In diesem Zusammenhang senken die genannten Muskeln auch den Schultergürtel, der beim Absenken der Hantel angehoben wurde. Das starke Heben und Senken des Schultergürtels stellt einen wirksamen Dehnungsreiz für den gesamten Rumpf dar und kann – besonders bei jüngeren Sportlern – zur erwünschten Weitung des Brustkorbes führen.

Die Armhaltung entscheidet vor allem über die Beteiligung des langen Kopfes des Trizeps. Werden die Arme im Ellbogengelenk stärker gebeugt, so kann dieser Muskelkopf die Übungsausführung kaum noch unterstützen.

Übg. 50
Übungsdurchführung
(Abb. 95)
Der Anfänger liegt rücklings auf einer längsgestellten Trainingsbank. Der flach gehaltene Rücken und das Gesäß ruhen auf der Polsterung. Die Füße sind zur Erhaltung des Gleichgewichts zu beiden Seiten der Bank mit der ganzen Sohle auf dem Boden aufgesetzt. (Abb. 96)

Der Fortgeschrittene bevorzugt meist eine quergestellte Trainingsbank, auf der

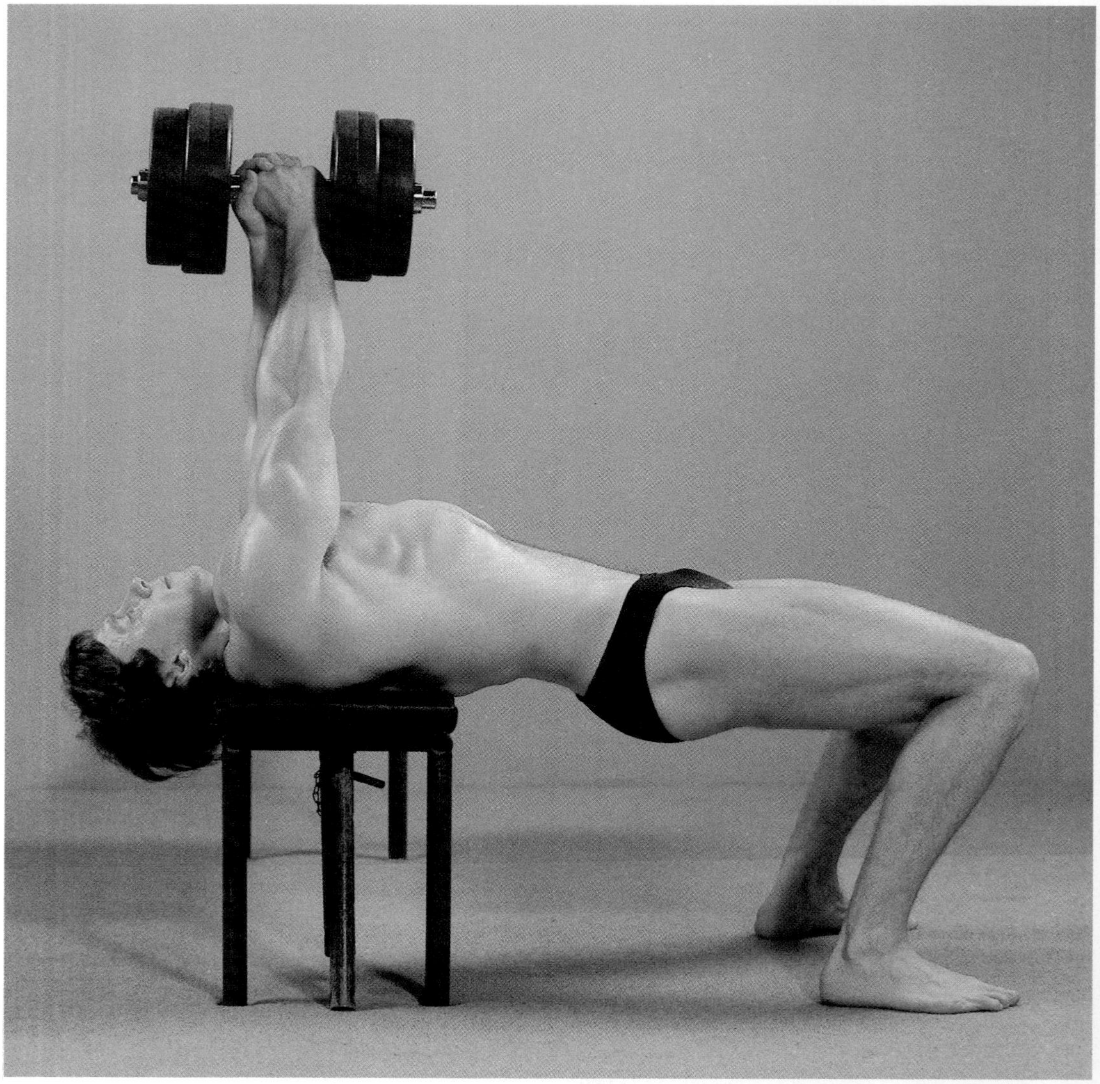

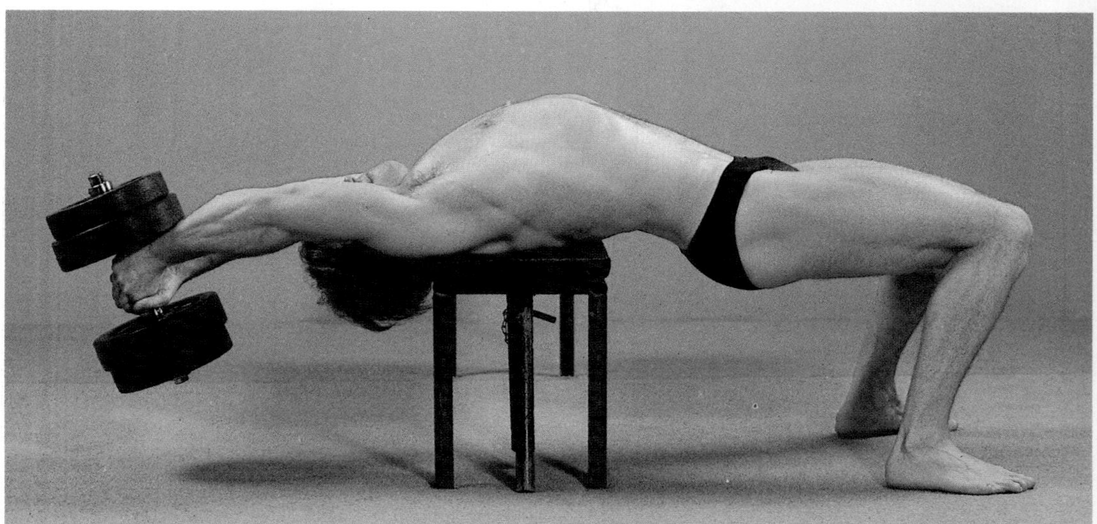

Abb. 95/1–2

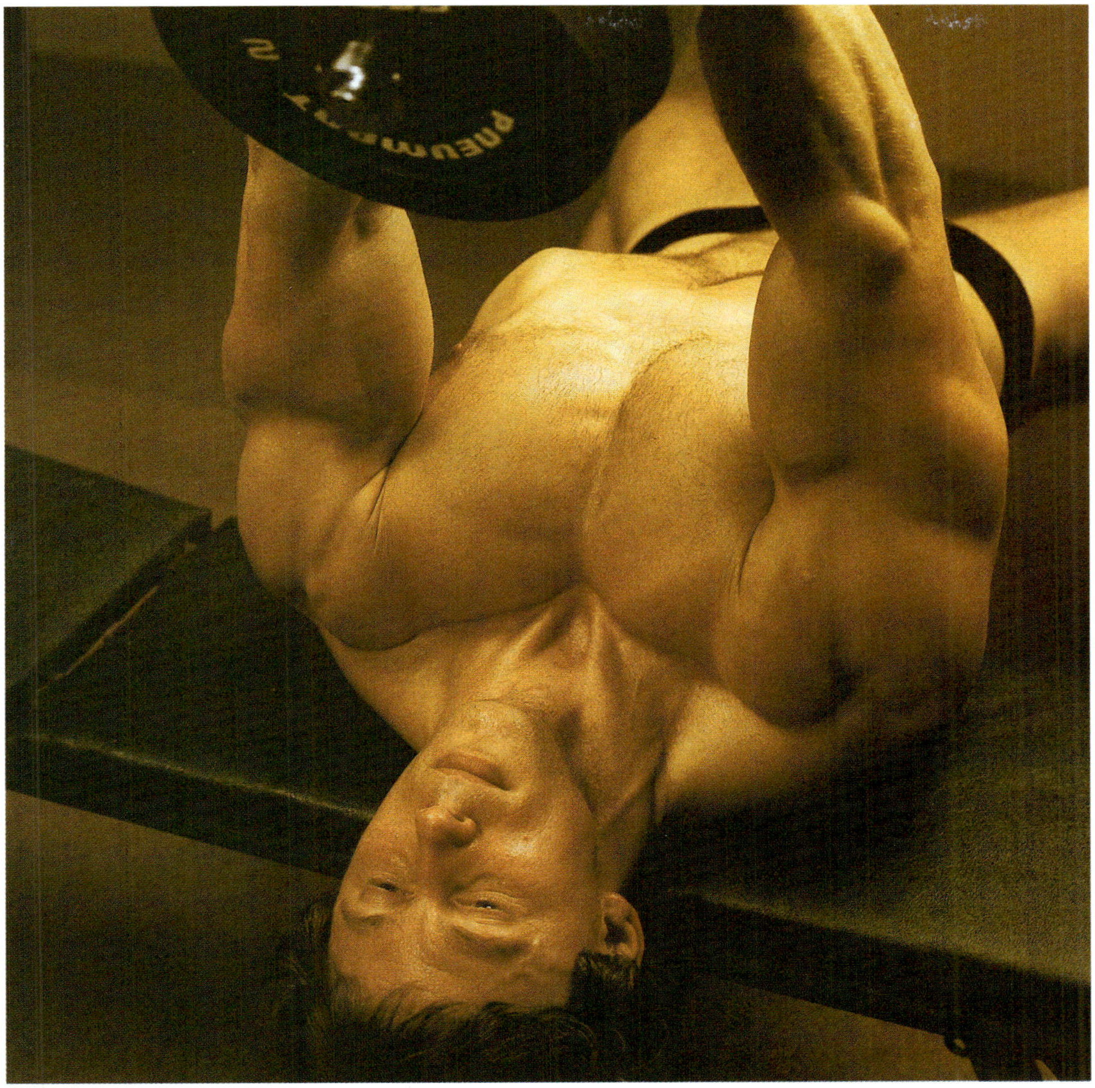

Abb. 95/3

er mit dem Nacken und dem oberen Teil seines Rückens ruht. Das Gesäß bleibt ohne Auflage. Der Beckengürtel liegt tiefer als der Schultergürtel. Die Beine sind im Kniegelenk zum rechten Winkel gebeugt und die Füße in Schulterbreite mit der ganzen Sohle fest auf dem Boden aufgesetzt. Diese Position gestattet zwar eine größere Dehnung und Weitung des Brustkorbes, sie verleitet jedoch – besonders bei Anfängern – zu einer oft extremen Hohlrückenhaltung, die die Gefahr der Überbelastung der Lendenwirbelsäule birgt.

Die Oberarme zeigen senkrecht nach oben, die Ellbogen können gebeugt sein. Beide Hände halten im schulterbreiten oder engeren Obergriff eine Langhantel bzw. im neutralen Griff eine Kurzhantel.

Aus dieser Startposition werden die Arme im Schultergelenk so weit wie möglich nach hinten-unten gestreckt. Die Größe der Bewegungsamplitude hängt wesentlich von der Dehnfähigkeit der das Schultergelenk umgebenden Muskeln, Sehnen und Bänder ab. Aus dem tiefsten Punkt des Übungsablaufs werden die Arme dann durch die Kontraktion der genannten Schultergelenk- und Schultergürtelmuskulatur wieder in die Ausgangsposition gehoben. Bewegungen im Ellbogengelenk sollten vermieden werden, um die beabsichtigte Entwicklung der Schultergelenkmuskulatur nicht durch den vorrangigen Einsatz des Trizeps als Hilfsmuskel zu beeinträchtigen.

Beim Absenken wird ein-, im Verlauf des letzten Drittels der Hubbewegung wird ausgeatmet.

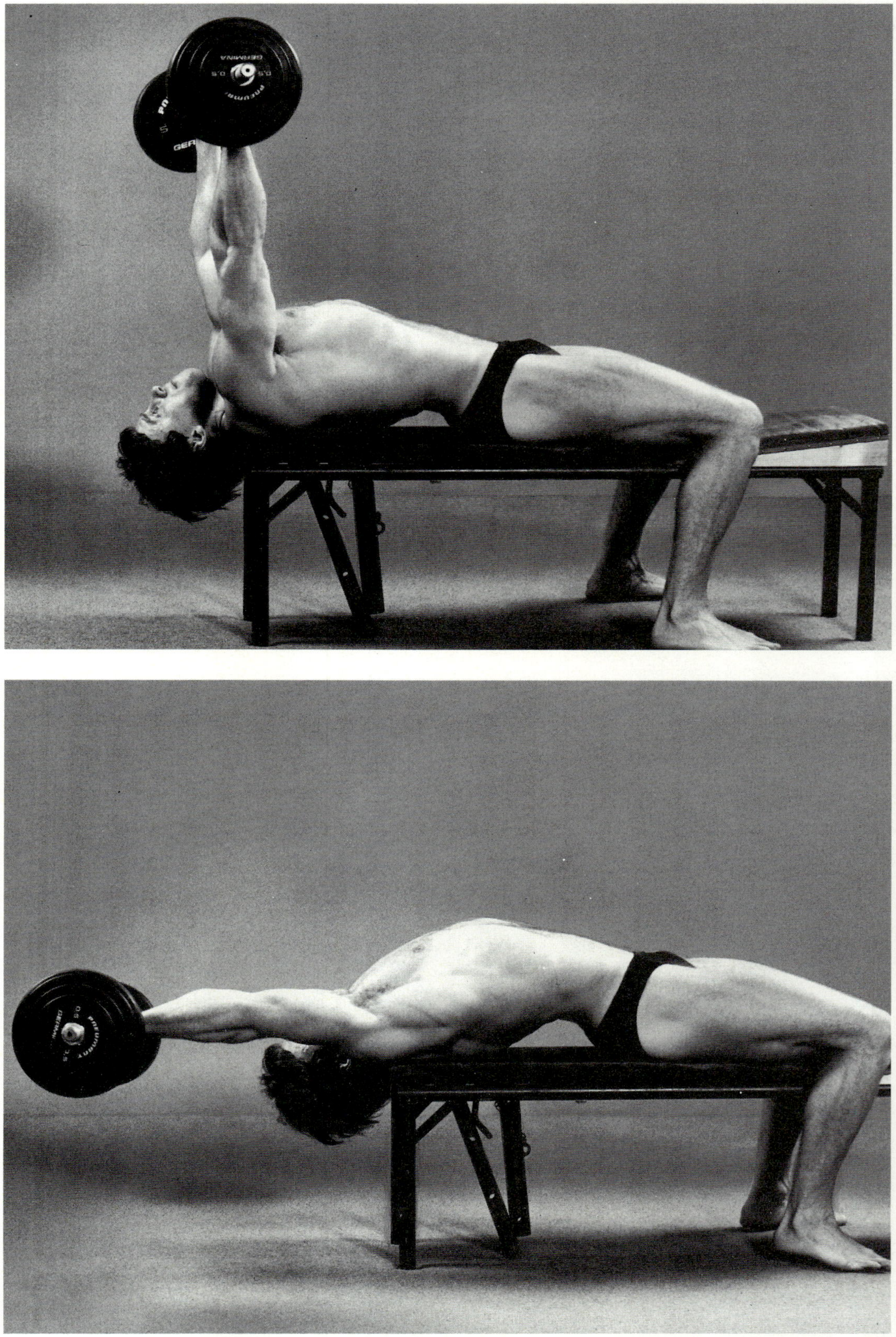

Abb. 96/1–2

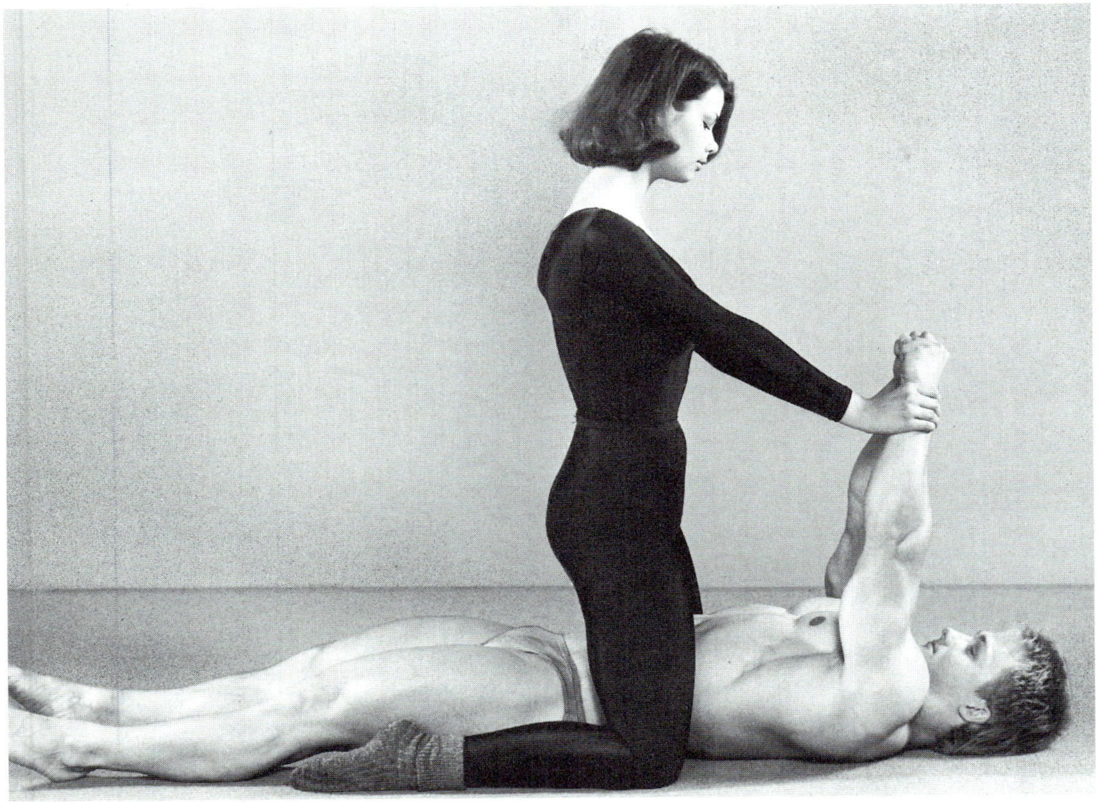

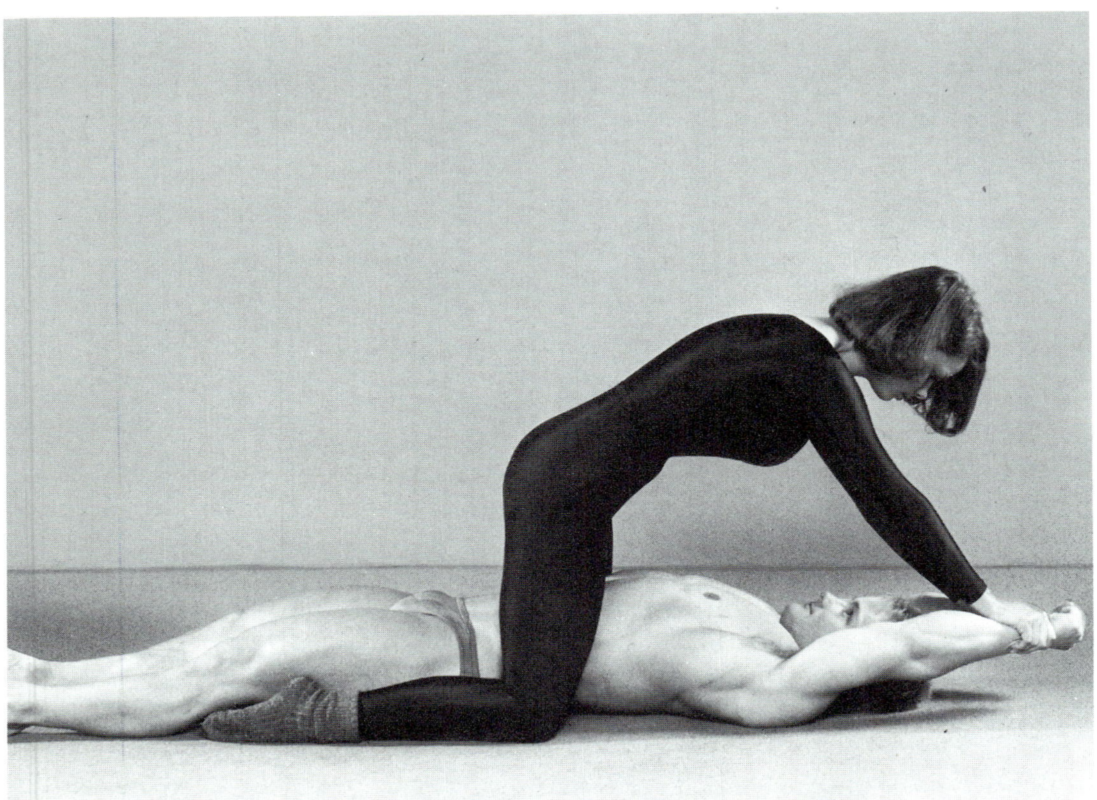

Abb. 97/1–2

Variante:

Übg. 51
Überzug mit Partnerwiderstand (Abb. 97)

Der Ausführende befindet sich in der Rückenlage und hat beide Arme senkrecht nach oben in die Vorhalte gehoben. Der Partner kniet über dem Ausführenden, erfaßt dessen Handgelenke und drückt die nahezu gestreckten Arme des Untermanns nach hinten-unten in die Hochhalte.

Die Übung kann auch so absolviert werden, daß der Untermann versucht, die zur Hochhalte geführten Arme unter gut dosiertem Widerstand des Partners in die Vorhalte zu heben.

Verletzungsprophylaxe:

Die Übungsdurchführung über die volle Bewegungsamplitude ist mit der oft extremen Dehnung der beteiligten Muskulatur verbunden. Um Muskelzerrungen und -rissen vorzubeugen, ist eine besonders sorgfältige Erwärmung erforderlich.

Die für die Entwicklung der Beweglichkeit vorteilhafte weite Bewegungsamplitude, d. h. das tiefe Senken der Arme, verleitet – vor allem bei ungenügend vorbereiteter Muskulatur – zur Hohlrückenhaltung. Die Hohlrückenhaltung hat eine starke Druckbelastung der Zwischenwirbelscheiben im Bereich der Lendenwirbelsäule zur Folge. Wiederholte Fehlbelastungen dieser Art können unter ungünstigen Umständen zu entsprechenden Verschleißerscheinungen führen. Starke Hohlrückenhaltungen sind aus den genannten Gründen – auch durch bewußte Duldung eines eingeschränkten Aktionsradius – zu vermeiden.

Hohe Zusatzlasten sollten stets mit gebeugten Armen gehoben werden, um die

Überlastung der Ellbogengelenke auszuschließen. Dabei kann der Winkel zwischen Ober- und Unterarm bis zu 90° betragen.

Das Fassen der Langhantel mit sehr weitem Griff (über Schulterbreite) führt zur unerwünschten Beteiligung kleiner, rißanfälliger Muskeln des Schultergelenks. Wird die Langhantel hingegen mit sehr engem Griff erfaßt (Daumen berühren sich), so neigt sie sich bei ungleichmäßigem Zug zur Seite des schwächeren Armes. Der Versuch, das Gleichgewicht wiederherzustellen, kann unter ungünstigen Umständen Verletzungen im Bereich der Ellbogen- und Schultergelenke mit sich bringen.

Dehnungsübungen:

Übung 52
(Abb. 98)

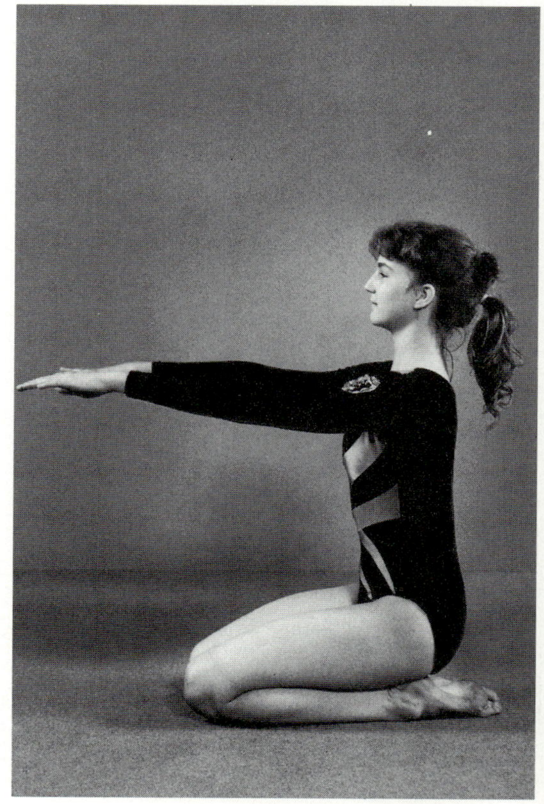

Abb. 98/1–4

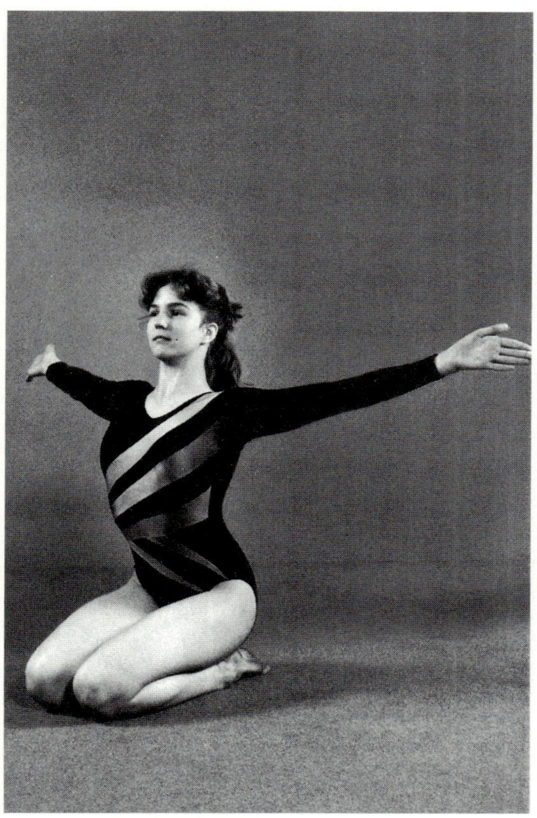

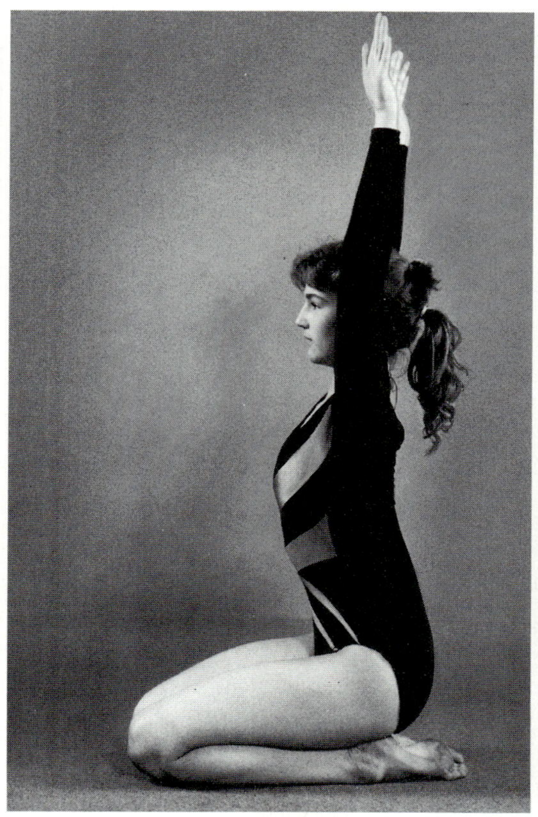

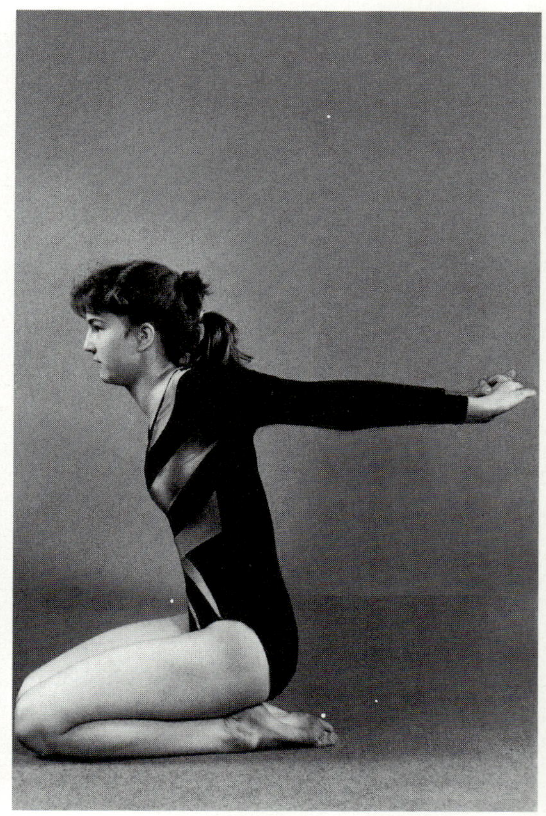

Übung 53 (Abb. 99)

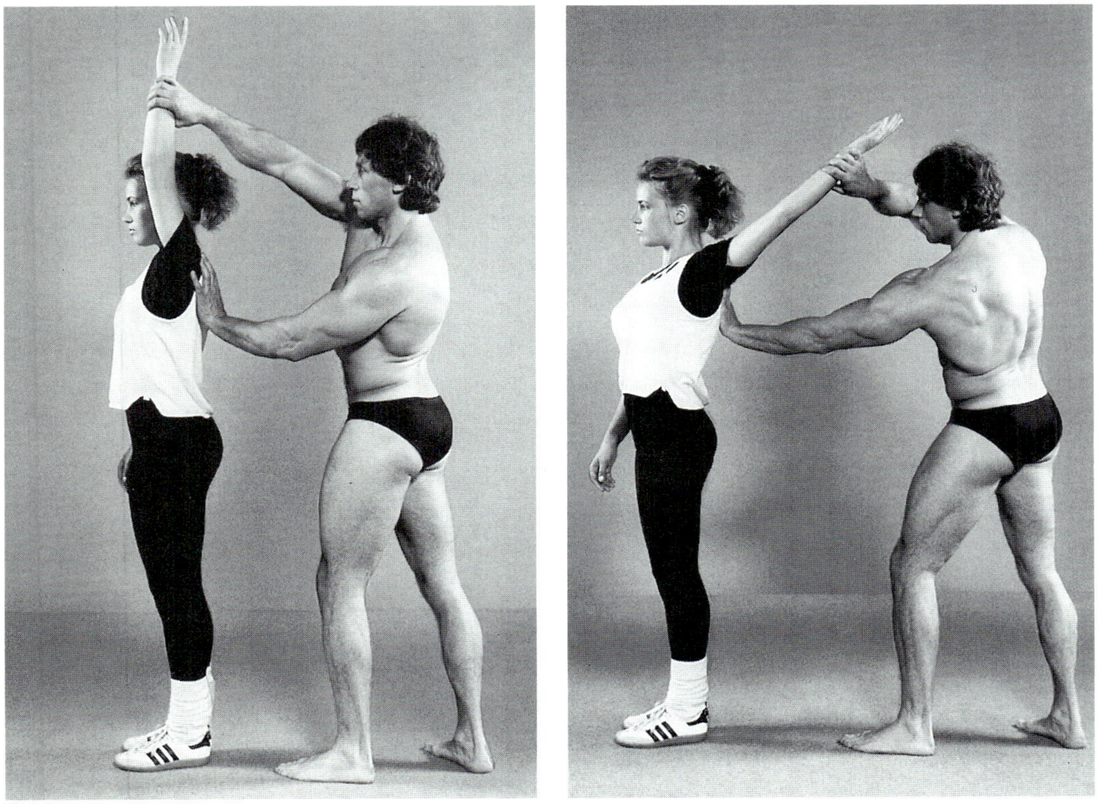

Abb. 99/1–2

Übung 54 (Abb. 100)

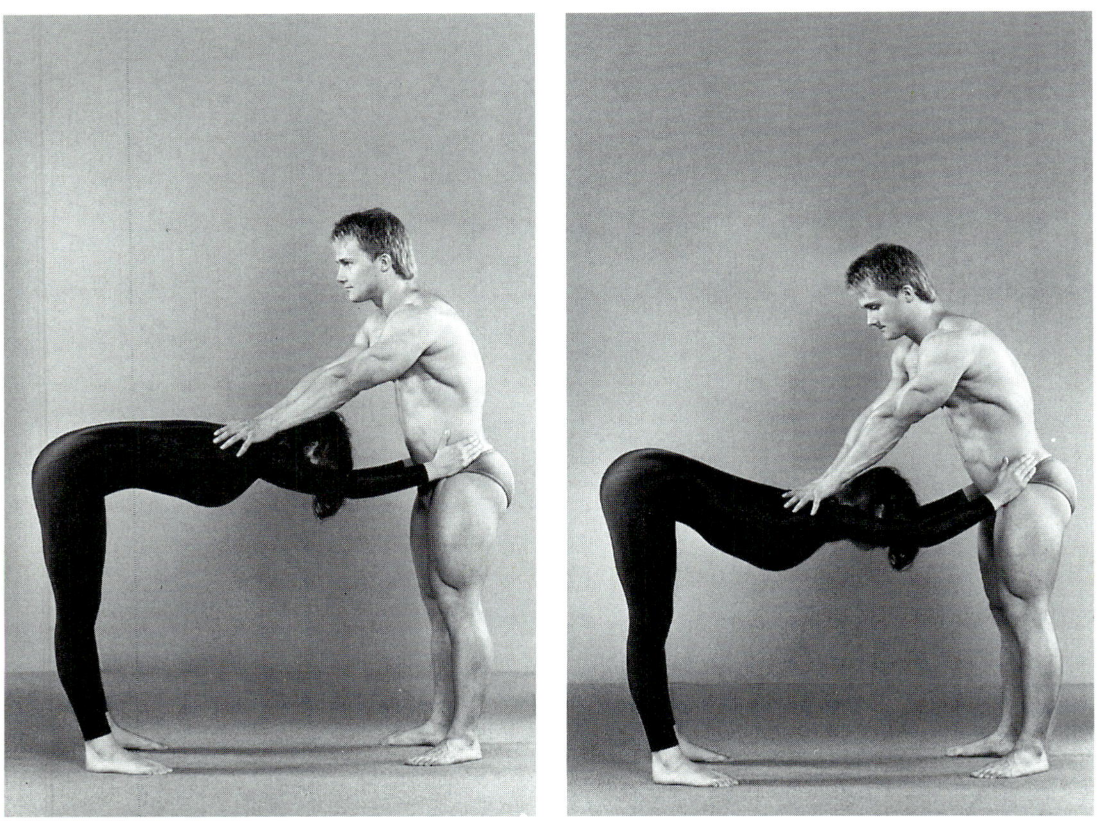

Abb. 100/1–2

Übung 55
(Abb. 101)

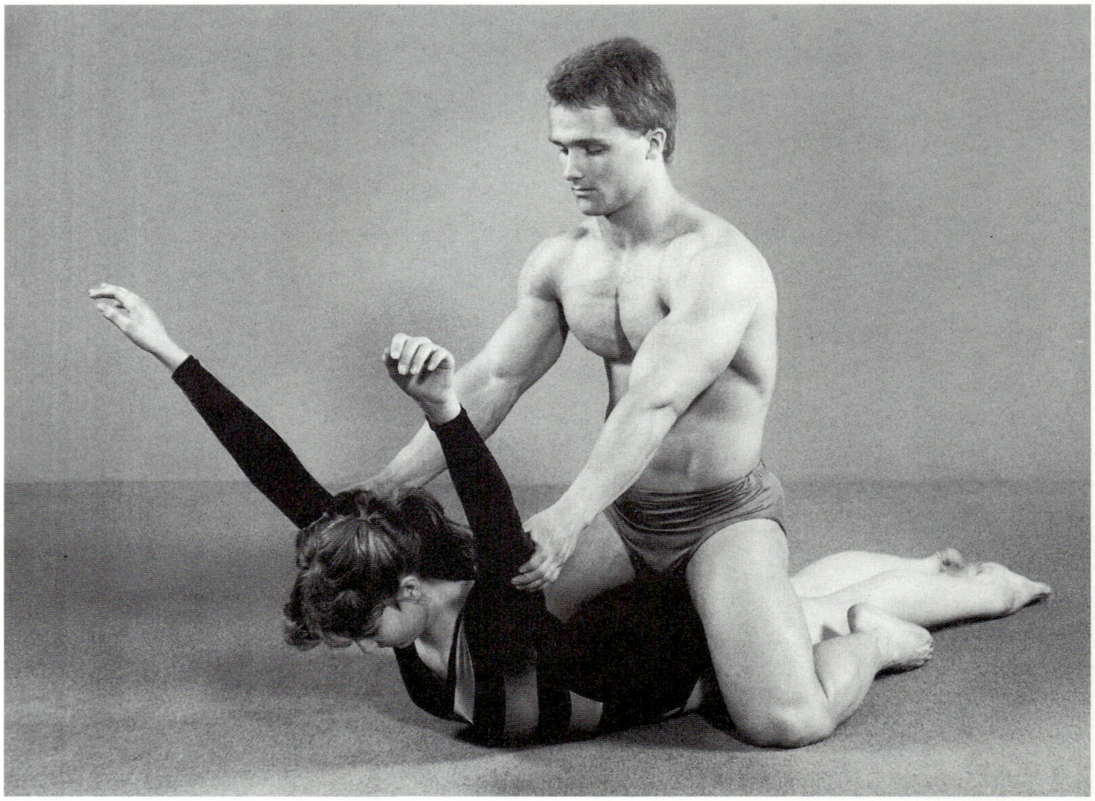

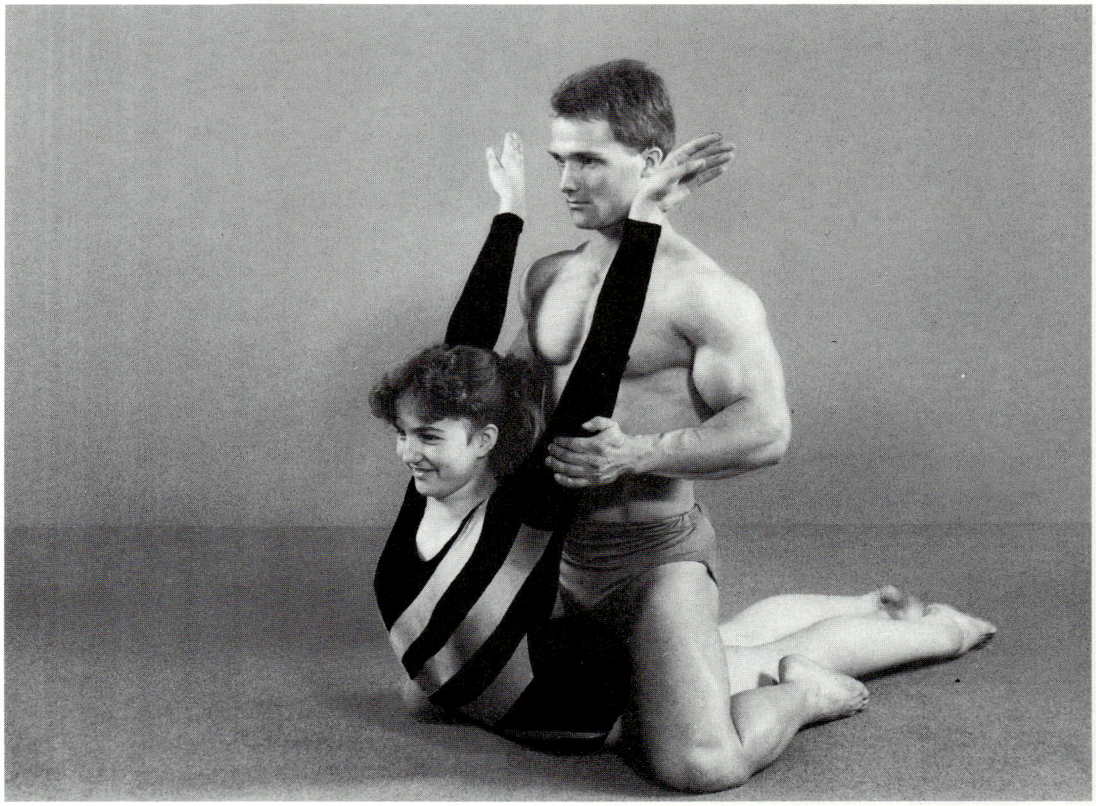

Abb. 101/1–2

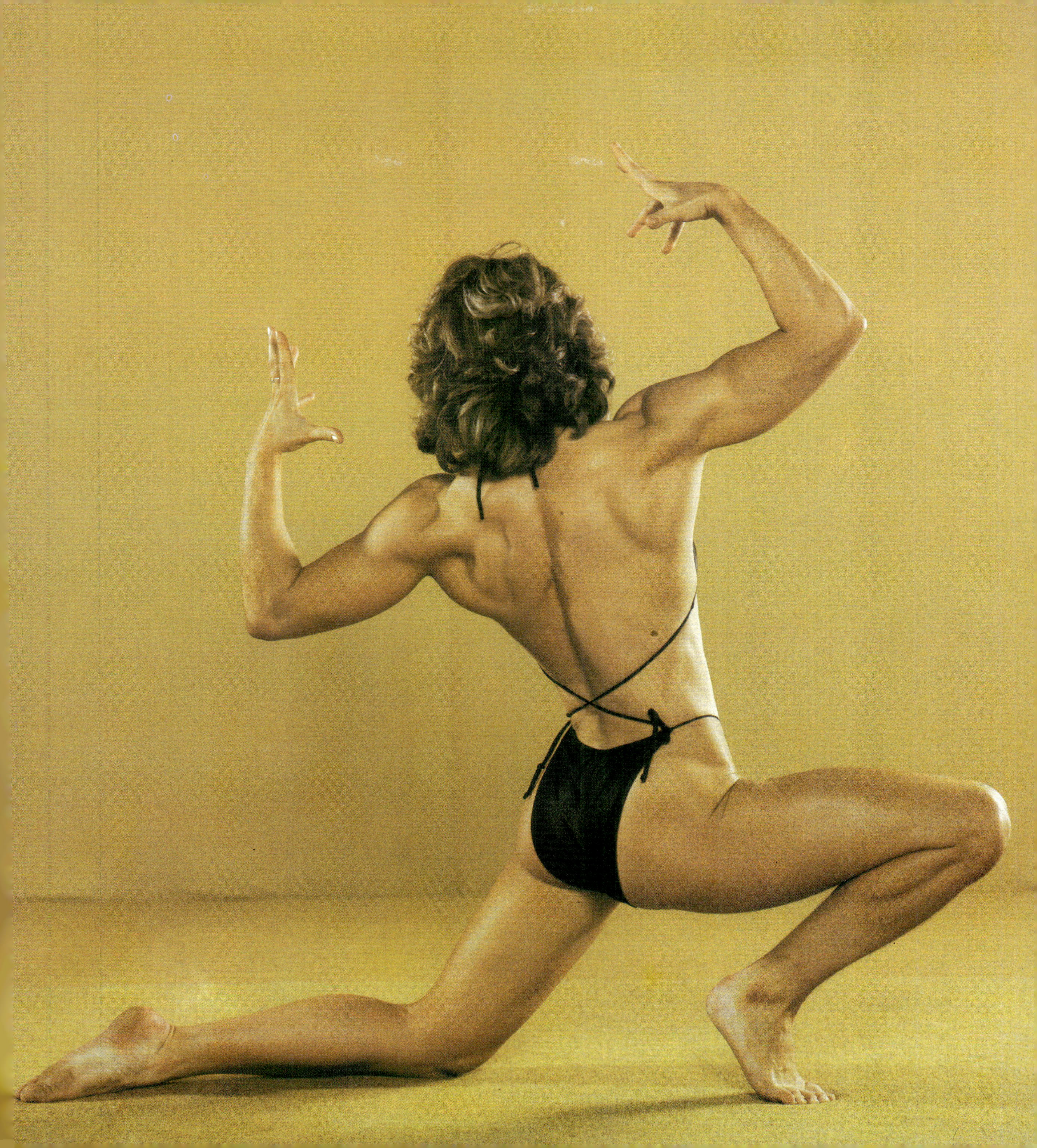

SCHULTERGELENKMUSKULATUR

Breiter Rückenmuskel
(m. latissimus dorsi)

Tabelle 28

Ursprung	Brustwirbelsäule (Dornfortsätze des 6.–12. Brustwirbels) Lendenwirbelsäule und Kreuzbein Hüftbein (Darmbeinkamm)
Ansatz	Oberarmbein (Kleinhöckerleiste)
Hauptfunktion	Zurückführen des Armes Heranführen des erhobenen Armes Einwärtsdrehen des Armes
Kraftübung	primär: Nr. 56 bis 63, 25, 26 sekundär: Nr. 23, 24, 50, 51, 79
Dehnungsübung	Nr. 64 bis 66, 80

KLIMMZUG

Hauptsächlich beteiligte Muskeln:
In der Ausgangsstellung hängt der Körper gleichsam in einem großen, elastischen Muskelgurt, der im wesentlichen vom breiten Rücken- und großen Brustmuskel gebildet wird.

Die Hauptbewegungen des Klimmziehens finden im Ellbogengelenk, im Schultergelenk und im Schultergürtel statt.

Der Bizeps, der Armbeuger und der Oberarmspeichenmuskel beugen den Arm im Ellbogengelenk. Die gewählte Griffassung (Obergriff, Untergriff, neutraler Griff) beeinflußt in entscheidendem Maße den differenzierten Einsatz und die spezielle Entwicklung der genannten Ellbogengelenkmuskeln (s. Übg. „Armbeugen").

Der breite Rücken-, der große Rund- sowie der mittlere und untere Anteil des großen Brustmuskels (Brustbein-Rippen- und Bauchfascienanteil) ziehen den Körper gegen die Arme nach oben. Unterschiedliche Griffbreiten bewirken die detaillierte Beanspruchung und Ausbildung der einzelnen Bereiche des breiten Rükkenmuskels:

– Bei schmaler Griffassung dehnt und kontrahiert sich der breite Rückenmuskel über seine gesamte Aktionslänge. Der Oberarm wird mit intensiver Unterstützung des unteren Anteils des breiten Rückenmuskels frontal gegen den Rumpf gezogen. Das heißt, daß „schmale Klimmzüge" die untere Partie des breiten Rückenmuskels besonders nachdrücklich kräftigen und ausformen.
– Bei weiter Griffassung dehnt und kontrahiert sich der breite Rückenmuskel, der der flächenmäßig größte Muskel unseres Körpers ist, über seine gesamte Aktionsbreite. Am seitlichen

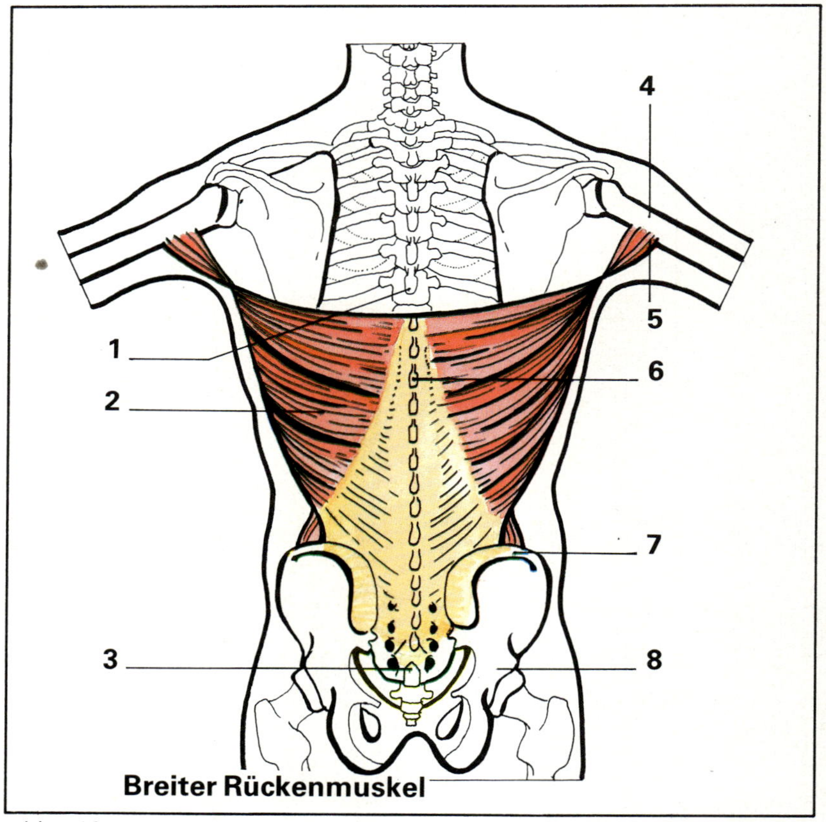

Abb. 102

1 – Brustwirbel,
2 – breiter Rückenmuskel,
3 – Kreuzbein,
4 – Oberarmbein,
5 – Kleinhöckerleiste,
6 – Dornfortsätze der Wirbel,
7 – Darmbeinkann,
8 – Hüftbein

Heranführen des Oberarmes gegen den Rumpf ist in erster Linie der obere äußere Bereich des breiten Rückenmuskels beteiligt. Das bedeutet, daß „weite Klimmzüge" vorrangig die V-Form des breiten Rückenmuskels und damit des gesamten Rückens ausprägen.

Der kleine und große Rautenmuskel sowie der kleine Brustmuskel führen die un-

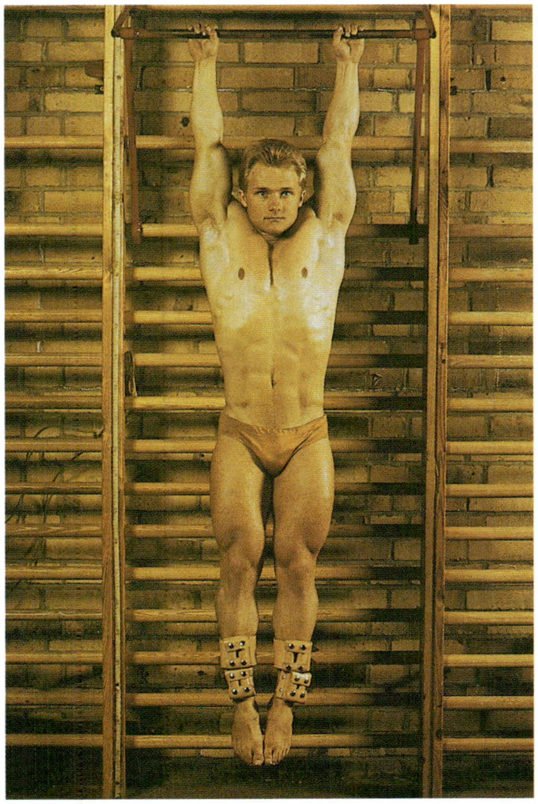
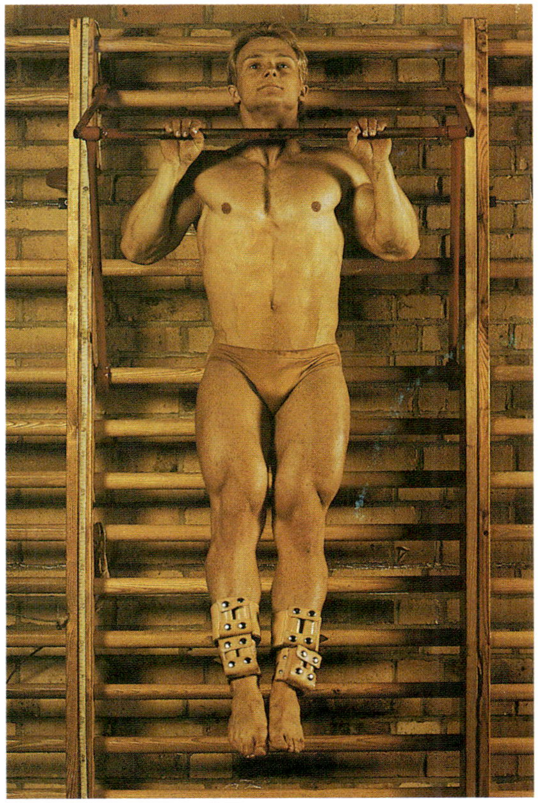
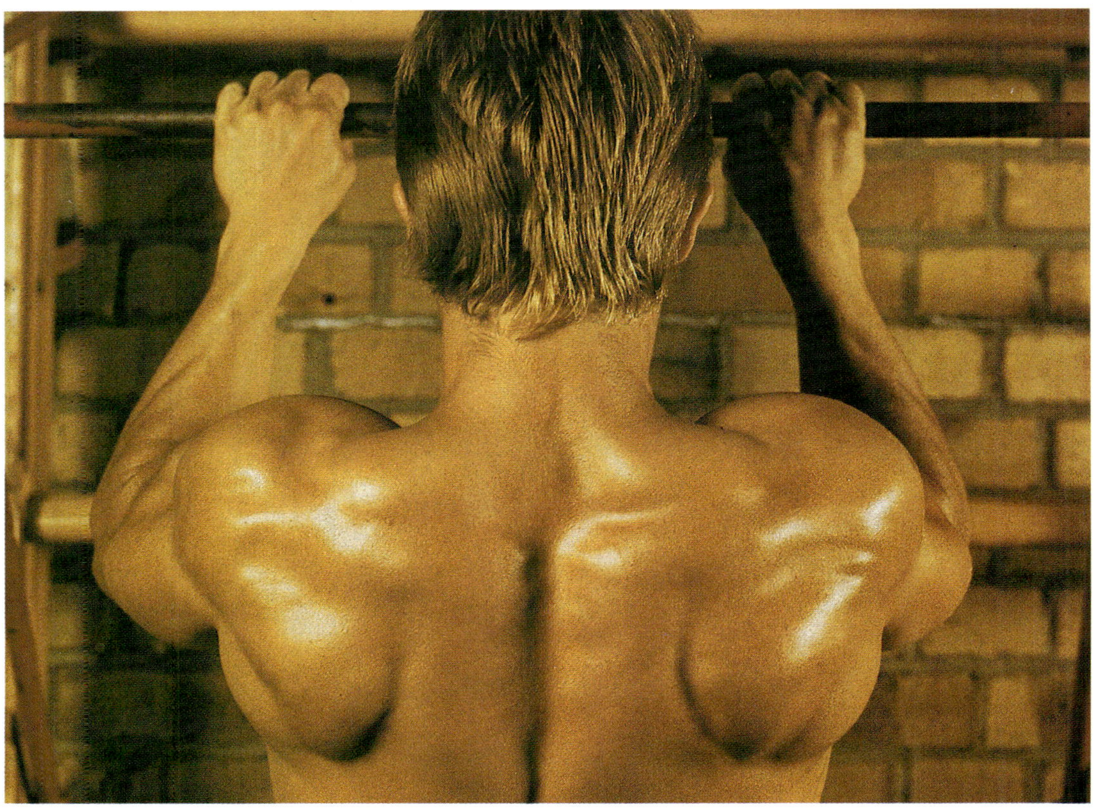

tere Schulterblattspitze, die beim Heben des Armes durch den Trapez- und vorderen Sägemuskel seitlich-aufwärts gedreht werden mußte (s. Übg. Armseitheben über den Kopf und Abb. 122), wieder abwärts in Richtung der Wirbelsäule.

Übg. 56
Übungsdurchführung
(Abb. 103)

Der Sportler hängt mit völlig gestrecktem Körper an der Klimmzugstange. Die Hände umschließen die Stange im schulterbreiten oder engeren Ober- oder Untergriff. Ein sehr enger Griff wird erreicht, wenn die Hände die Klimmzugstange unmittelbar hintereinander von rechts bzw. links in neutralem Griff erfassen. (Abb. 104) Aus einer dieser Positionen zieht der Sportler seinen Rumpf gegen die sich beugenden Arme so weit nach oben, bis das Kinn sichtbar über Stangenhöhe geführt ist. Dabei ist darauf zu achten, daß sich die Ellbogen stets frontal vor dem Körper bewegen. Danach wird der Körper durch nachgebende Arbeitsweise der beteiligten Muskulatur langsam in die Ausgangslage gesenkt.

Im Verlauf der Zugbewegung wird aus-, während des Absenkens wird eingeatmet.

Verfügt der Sportler bereits über ein hohes Kraftniveau, dann kann das Klimmziehen mit am Hals oder an der Taille befestigten Zusatzlasten ausgeführt werden. (Abb. 105)

Abb. 103/1–3

Abb. 104/1–2

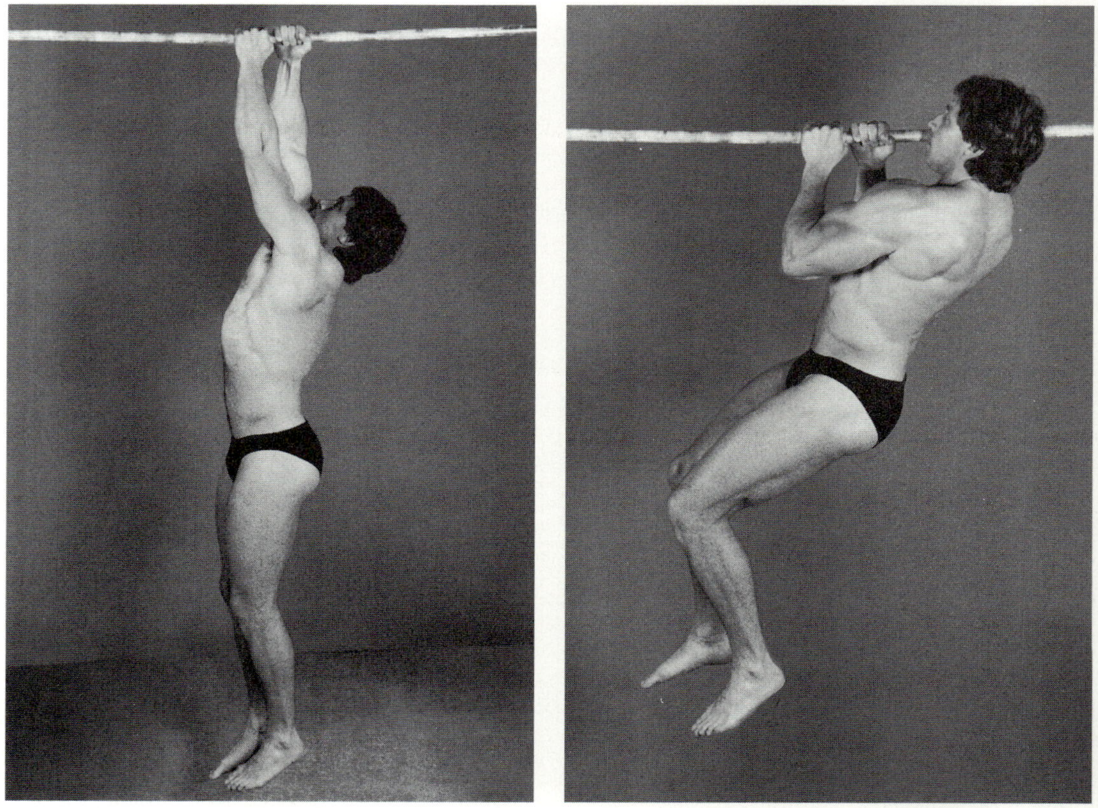

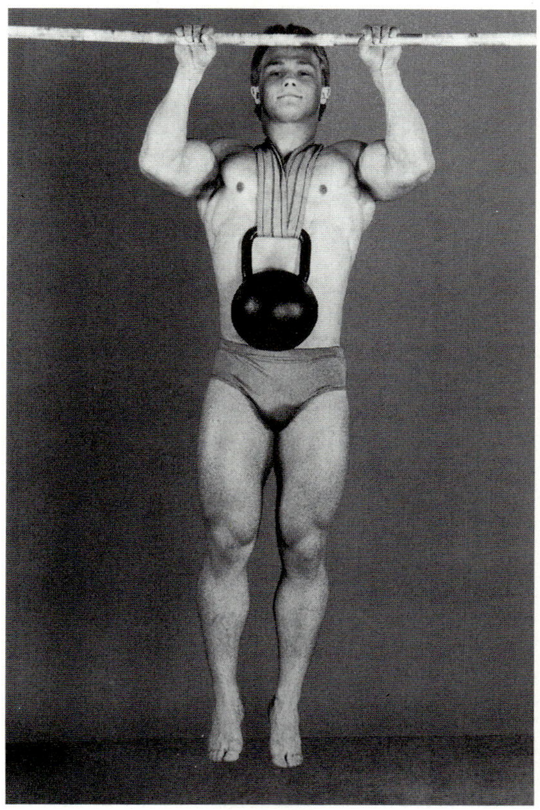

Abb. 105

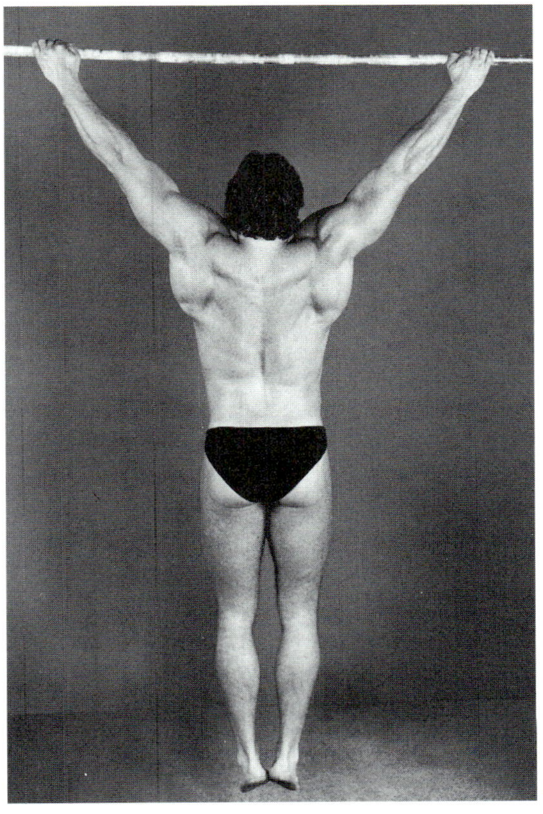

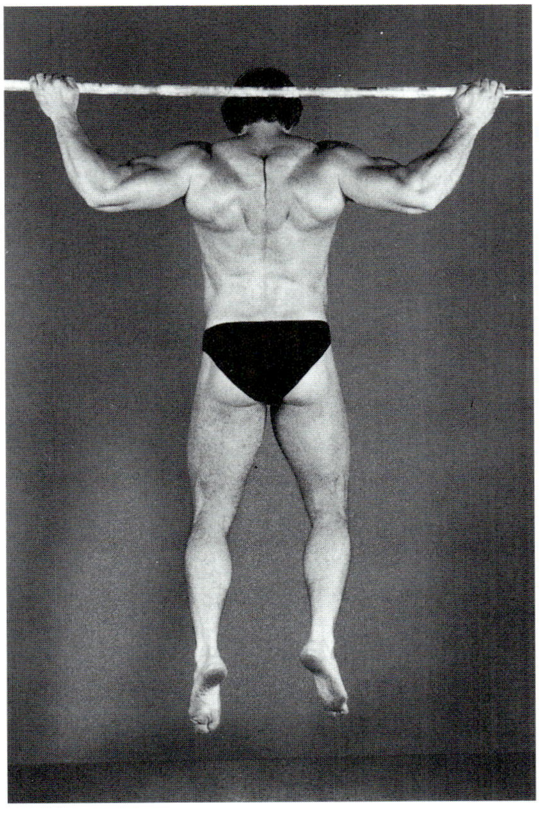

Abb. 106a/1–2

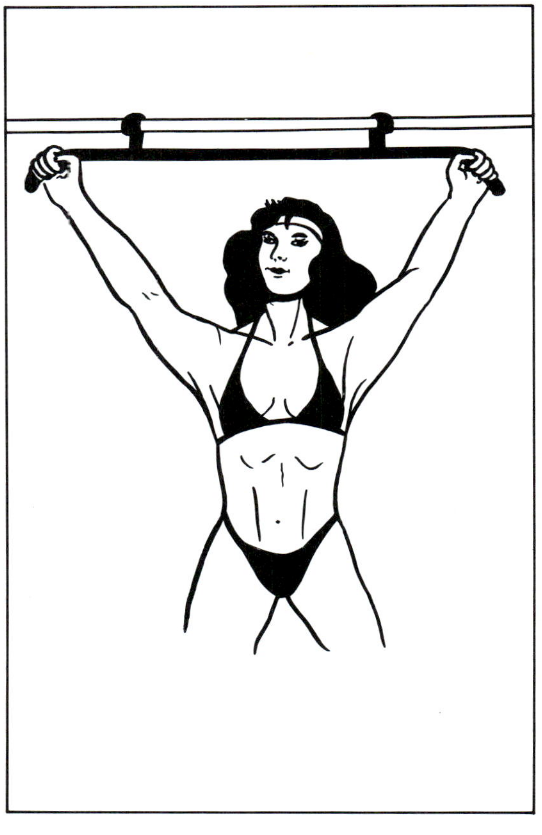

Abb. 106b

Varianten:

Übg. 57
Breiter Klimmzug
(Abb. 106 a)
Der Sportler hängt mit völlig gestrecktem Körper an der Klimmzugstange. Seine Hände umfassen die Stange mit weit über schulterbreitem Griff, so daß Arme, Rumpf und Beine ein „Y“ bilden. Für diese Übung ist es vorteilhaft, wenn die Klimmzugstange an den Enden nach unten abgewinkelt ist, so daß die Hände die Stange in direkter Verlängerung der Arme erfassen können. Dadurch werden die Handgelenke bei hoher Leistungsanforderung vor Überbelastung geschützt. (Abb. 106 b)

Aus dieser Position wird der Körper gegen die sich beugenden Arme nach oben gezogen, bis das Kinn über der Stange liegt oder bis der Nacken die Stange berührt. Dabei ist darauf zu achten, daß die Ellbogen immer seitwärts in Richtung des Rumpfes geführt werden. Dieser Forderung kann relativ mühelos entsprochen werden, wenn der Nacken gegen die Stange gezogen wird.

Übg. 58
Klimmzug aus dem Schräghang (Abb. 107)

Der Sportler hängt mit völlig gestrecktem Körper in Schräglage an der Klimmzugstange oder an einem Barrenholm. Die Arme sind senkrecht nach oben geführt, die Hände fassen die Stange im Ober- oder Untergriff. Die Füße berühren den Boden.

Aus dieser Position zieht der Sportler den Rumpf gegen die Klimmzugstange. Dabei sollten der gesamte Körper unter Spannung und die Wirbelsäule sowie die Hüft- und Kniegelenke gestreckt gehalten werden.

Diese Übungsvariante wird gewöhnlich von Personen bevorzugt, die den Klimmzug aufgrund geringer Kraftfähigkeiten noch nicht in Normalausführung bewältigen können.

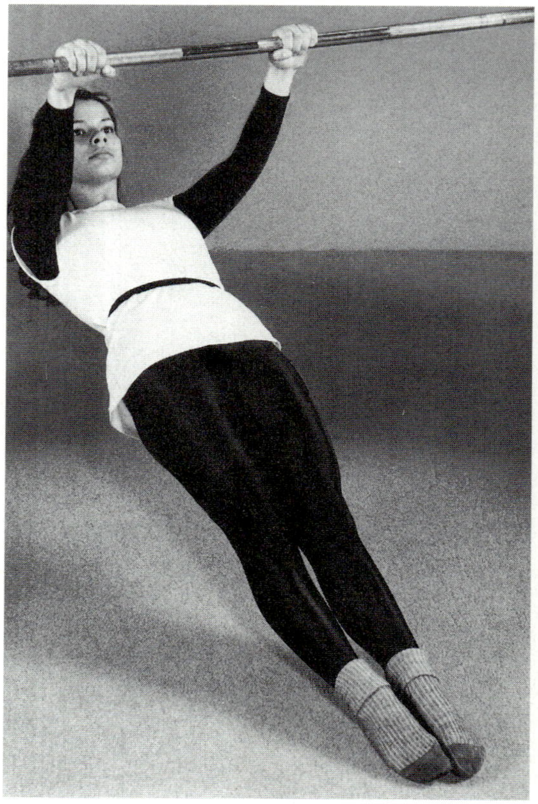

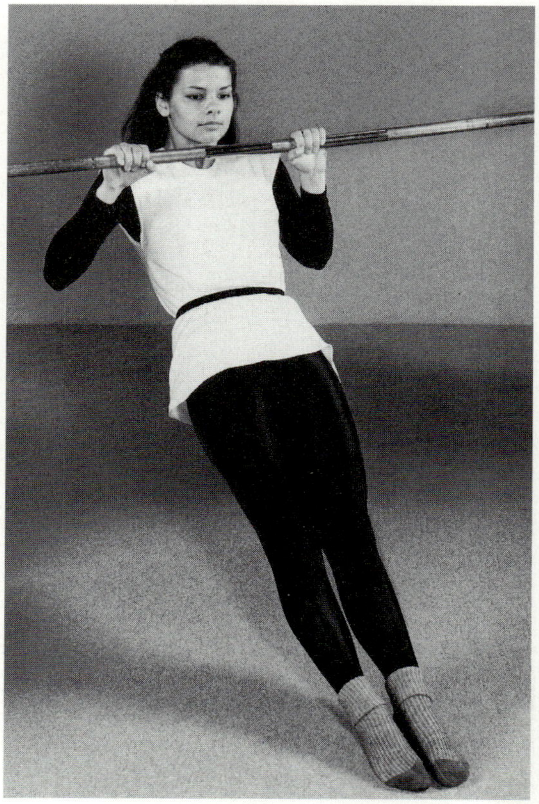

Abb. 107/1–2

Übg. 59
Klimmzug am Nacken des Partners (Abb. 108)

Der Ausführende hängt mit völlig gestrecktem Körper in Schräglage am Nacken des Partners. Die Arme sind senkrecht nach oben geführt; die Hände umfassen den Nacken. Die Füße berühren den Boden.

Aus dieser Position zieht der Ausführende seinen Rumpf so weit nach oben, bis sich sein Kopf in Höhe des Kopfes des Partners befindet. Der Körper bleibt dabei gestreckt. Je höher der Ausführende zum Kopf des Partners faßt, desto stärker wird dessen Halsmuskulatur belastet.

Um einer Überlastung seiner Lendenwirbelsäule vorzubeugen, sollte sich der Partner mit beiden Händen auf den eigenen Knien abstützen.

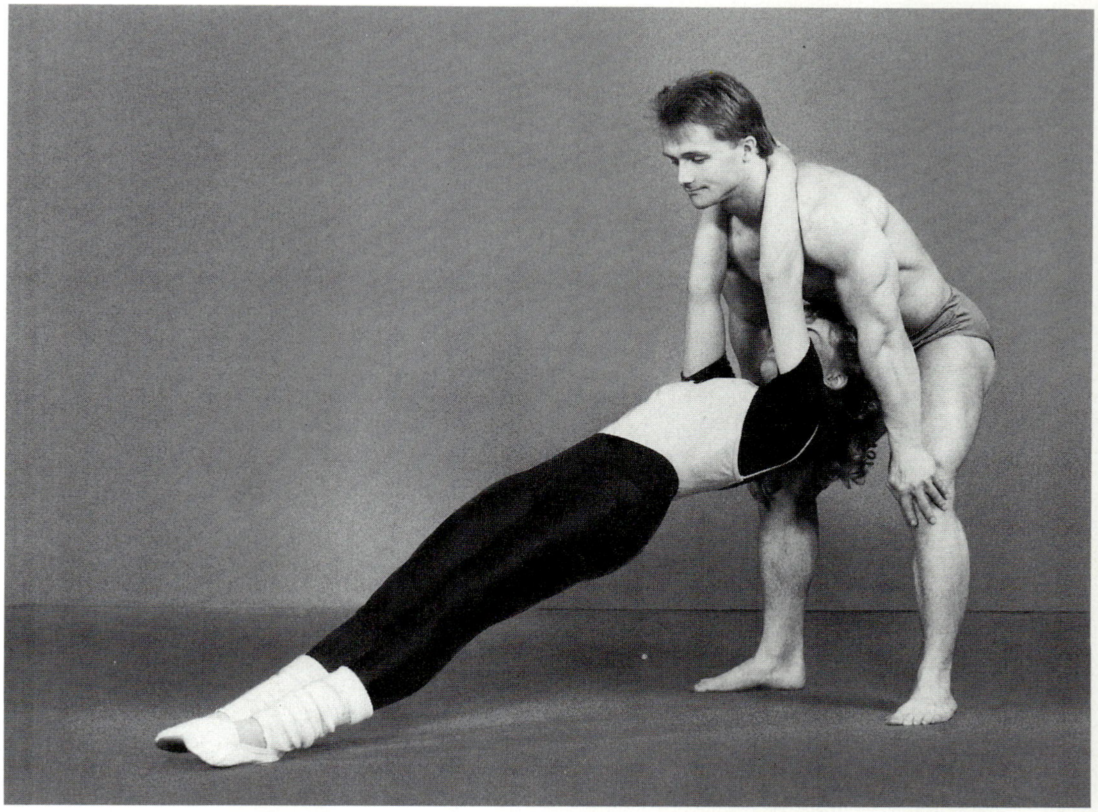

Abb. 108/1

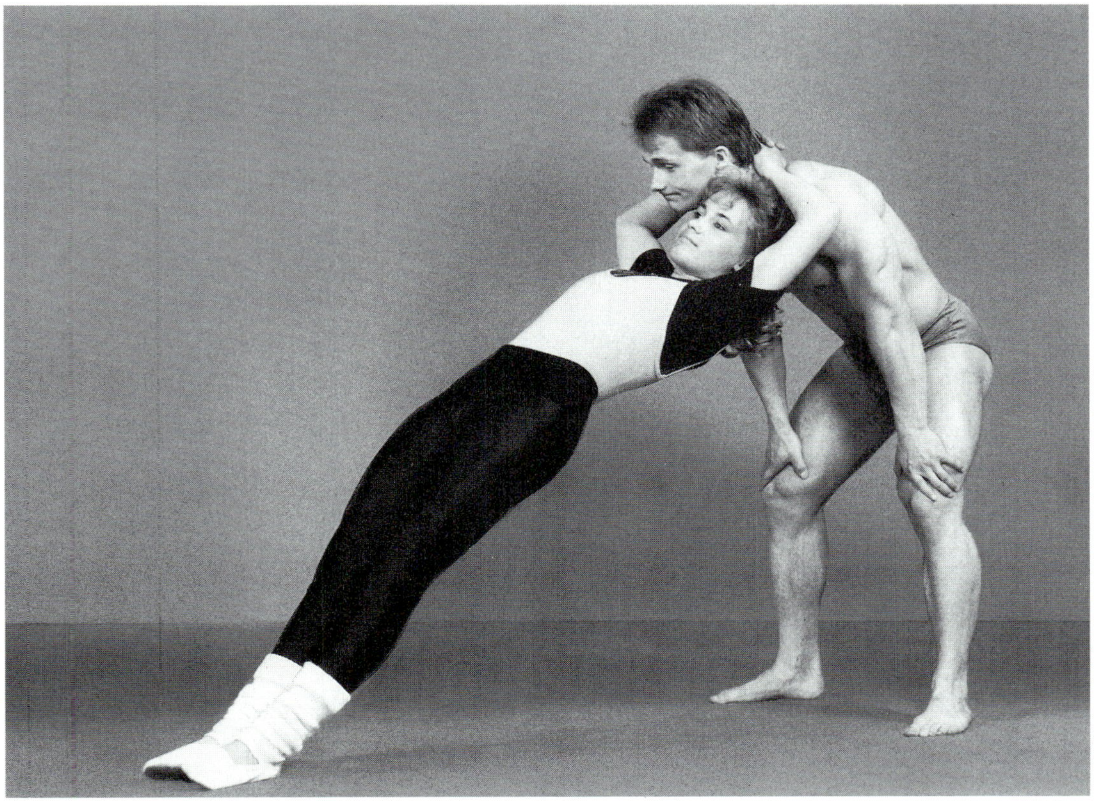

Abb. 108/2

Verletzungsprophylaxe:

Die Faserzüge des breiten Rückenmuskels – wie auch des großen Brustmuskels – überkreuzen sich kurz vor ihrem Ansatz am Oberarmknochen. Diese Überkreuzung stellt beim herabhängenden oder nicht vollständig gehobenen Arm im allgemeinen einen wirksamen Schutz gegen Zerrungen dar, da auch abrupte Krafteinwirkungen nicht zur Überdehnung dieser Muskeln führen können. Beim Streckhang an der Klimmzugstange sind – insbesondere bei enger Griffassung – die Faserzüge völlig aufgerollt, so daß der breite Rücken- wie auch der große Brustmuskel weitgehend gedehnt sind. Plötzliche und unvorbereitete Belastungen können deshalb bei erhobenem Arm leicht zur Überdehnung und dadurch zu Muskelfaserrissen führen. Das Unterdrücken der natürlichen Dämpfung der Abwärtsbewegung, d. h., ein Sich-fallen-Lassen ist aus diesem Grund unbedingt zu vermeiden. Neben der Gefahr der Zerrung des breiten Rücken- und großen Brustmuskels kann dieser Fehler auch Ursache für Schäden im Bereich der Ellbogengelenke sein.

Der Anfänger sollte zunächst Klimmzüge aus dem Schräghang durchführen, um die Muskulatur, die das Schulterblatt am Rumpf fixiert, allmählich zu kräftigen und so Überbelastungen und damit verbundene Schädigungsmöglichkeiten der Schultergelenke auszuschließen.

RUDERN VORGEBEUGT

Hauptsächlich beteiligte Muskeln:
Das Rudern vorgebeugt wird im Ellbogengelenk, im Schultergelenk und im Schultergürtel vollzogen.

Bizeps, Armbeuger und Oberarmspeichenmuskel beugen den Arm im Ellbogengelenk.

Der breite Rückenmuskel – insbesondere seine obere Partie –, der große Rundmuskel, der lange Kopf des Trizeps, aber auch der hintere Anteil des Deltamuskels heben den herabhängenden Oberarm über einen Aktionsradius von etwa 90° rückenwärts.

Der untere Anteil des Trapezmuskels, die Rautenmuskeln und der kleine Brustmuskel bewegen das Schulterblatt und halten es an der Rückwand des Brustkorbs. Die kurzen tiefen und langen Rükkenmuskeln werden während des gesamten Bewegungsablaufs einer hohen statischen Belastung ausgesetzt. Verschiedenartige Zugbewegungen bewirken eine differenzierte Beanspruchung der genannten Muskulatur:

- Werden die Ellbogen dicht am Körper gehoben und wird die Hantel in Richtung des Bauches gezogen, so wird – wie beabsichtigt – vorrangig der breite Rückenmuskel trainiert.
- Werden die Ellbogen seitlich vom Körper abgespreizt und wird die Hantel gegen die Brust geführt, dann wird der breite Rückenmuskel entlastet, und der mittlere und hintere Anteil des Deltamuskels, der kleine Rundmuskel, der Untergrätenmuskel sowie die Rautenmuskeln und der mittlere Anteil des Trapezmuskels werden verstärkt beansprucht (s. Übg. „Bankziehen").
- Wird die Kurzhantel – besonders beim einarmigen Rudern vorgebeugt – tief abgesenkt, dann entfernt sich das Schulterblatt weit von der Wirbelsäule. Der Trapezmuskel und die Rautenmuskeln werden auf diese Weise wirksam vorgedehnt. Das anschließende Heben der Kurzhantel und die

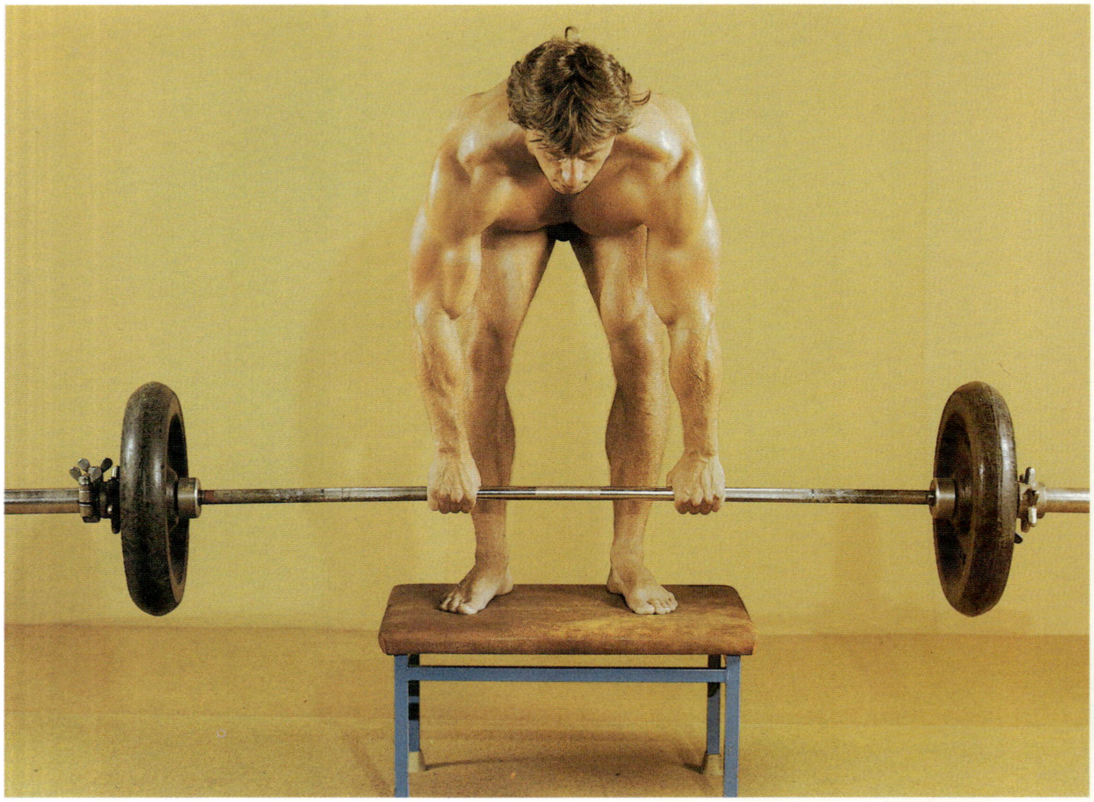

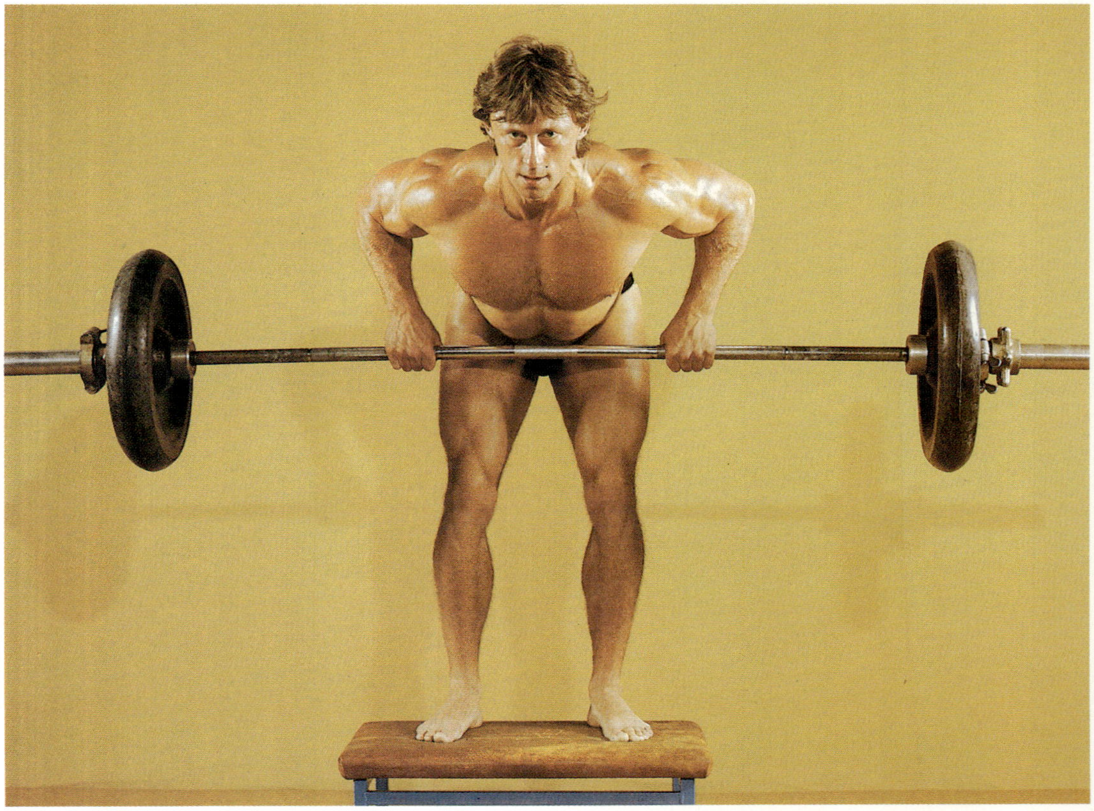

Abb. 109/1–2

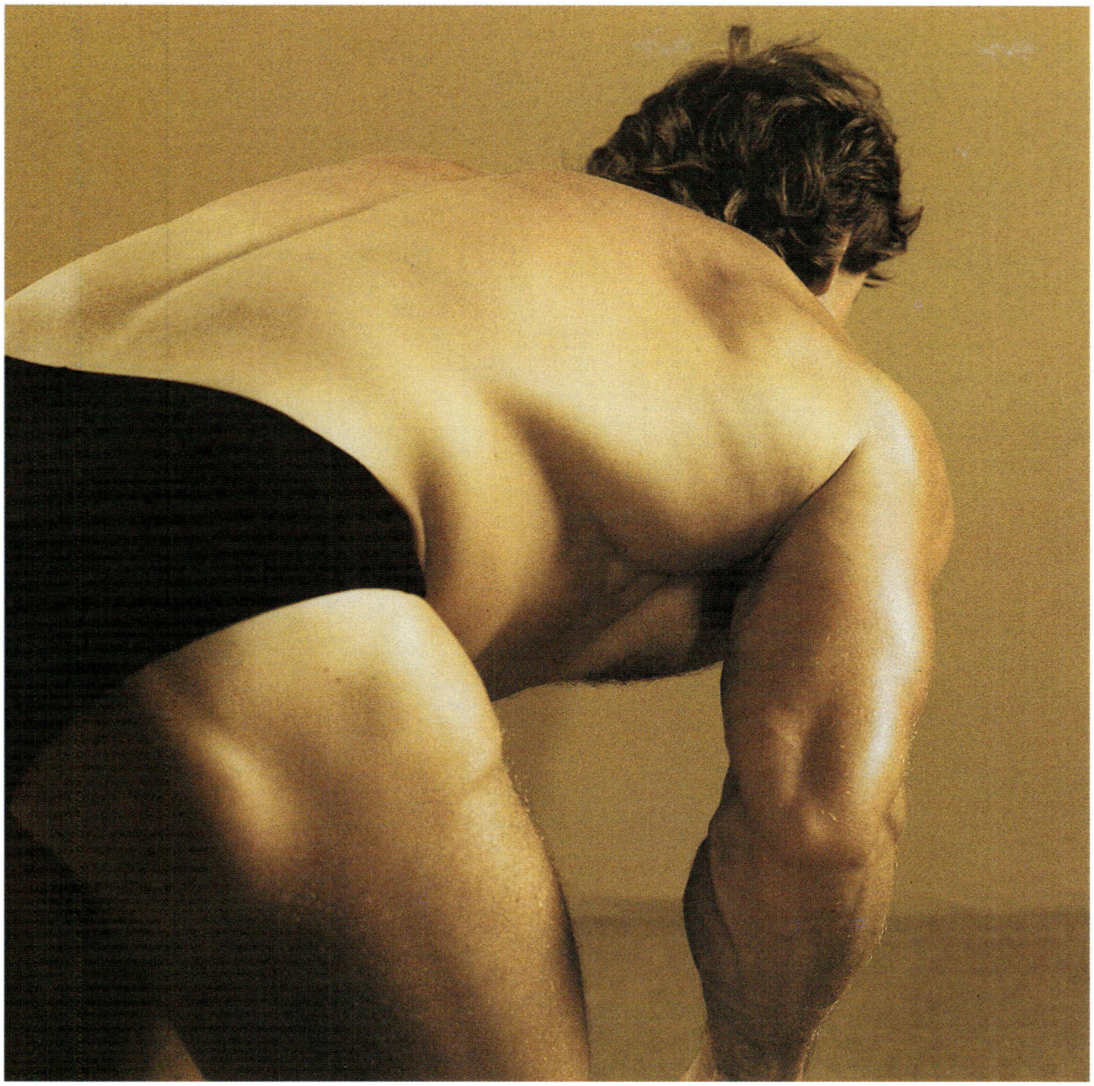

Abb. 109/3

damit verbundene Annäherung des Schulterblatts an die Wirbelsäule verlangen eine kraftvolle Kontraktion der genannten Schultergürtelmuskeln. Das fördert ihre Entwicklung.

– Wird der Oberkörper während der Zugbewegung gehoben, so werden in erster Linie die Hüftstrecker sowie die kurzen tiefen und langen Rückenmuskeln gefordert und ausgebildet; der breite Rückenmuskel wird hingegen in seiner Entwicklung beeinträchtigt.

Übg. 60
Übungsdurchführung (Abb. 109)

Der Sportler befindet sich im schulterbreiten Grätschstand und hat sich mit geradem Rücken so weit nach vorn gebeugt, daß sein Rumpf parallel zum Boden zeigt. Der Kopf ist leicht in den Nacken gehoben; der Blick ist nach vorn gerichtet. Die Arme hängen senkrecht nach unten; die Hände haben in etwa schulterbreitem Obergriff eine Langhantel erfaßt. Die Beine sind in den Kniegelenken leicht gebeugt, um die Muskulatur an der Rückseite der Oberschenkel (ischiocrurale Muskulatur) zu entspannen und die Belastung der Lendenwirbelsäule zu verringern. Günstige Voraussetzungen für die volle Nutzung der Bewegungsamplitude werden geschaffen, wenn die Füße auf einem Holzblock oder einer kippfesten Bank stehen.

Aus dieser Position zieht der Sportler die Langhantel zum unteren Rippenbogen (nicht zur Brust!), ohne dabei die Haltung des Rumpfes zu verändern. Das heißt, der Rumpf wird weder gesenkt noch gehoben. Die Oberarme bleiben dicht am Körper; sie werden also nicht seitlich ausgestellt. Hat die Hantel den Bauch berührt, werden die Ellbogen kräftig nach oben gedrückt. Darauf wird die Hantel ohne Rumpfbewegung langsam und kontrolliert in die Ausgangsposition gesenkt.

Im Verlauf der Zugbewegung wird ein-, während des Absenkens wird ausgeatmet.

Varianten:

Übg. 61
Einarmiges Rudern vorgebeugt (Abb. 110)

Der Sportler hat ein Knie und die gleichnamige Hand auf die längsgestellte Trainingsbank aufgelegt. Der Arm ist gestreckt. Der Rumpf befindet sich in paralleler Lage zur Bank. Das andere Bein steht auf dem Boden. Der gleichnamige Arm hängt frei nach unten; die Hand hält eine Kurzhantel in neutralem Griff. Durch das Abstützen wird die Wirbelsäule entlastet.

Aus dieser Position wird die Kurzhantel dicht am Körper so weit nach oben gezogen, daß Ober- und Unterarm etwa einen rechten Winkel bilden und sich die Hand in Höhe des unteren Rippenbogens befindet.

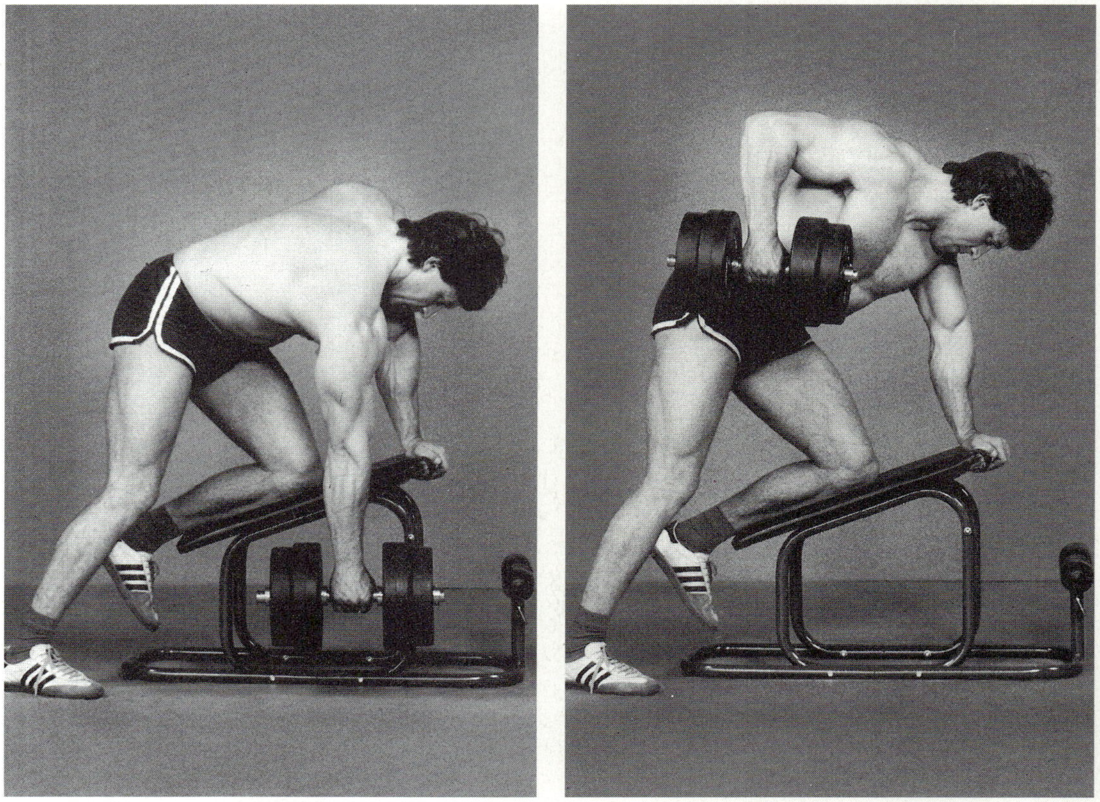

Abb. 110/1–2

Übg. 62
T-Hantel-Rudern vorgebeugt (Abb. 111)

Die Ausgangsstellung und die Übungsdurchführung gleichen der des Ruderns vorgebeugt. Statt mit einer quergestellten Langhantel trainiert der Sportler mit einer Langhantel, die in Längsrichtung zwischen seinen Beinen liegt. Der Sportler erfaßt ein Ende der Hantelstange unmittelbar hinter den Scheiben und zieht die Hantel so weit nach oben, bis die Hantelscheiben die Brust berühren.

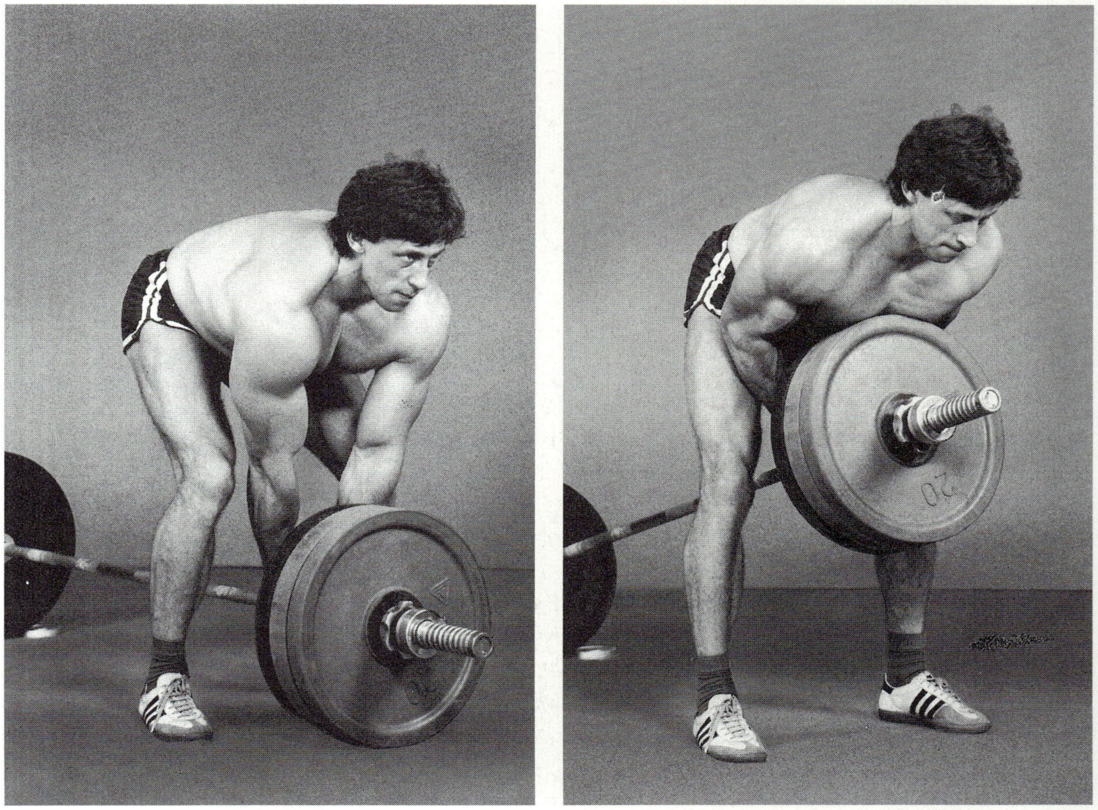

Abb. 111/1–2

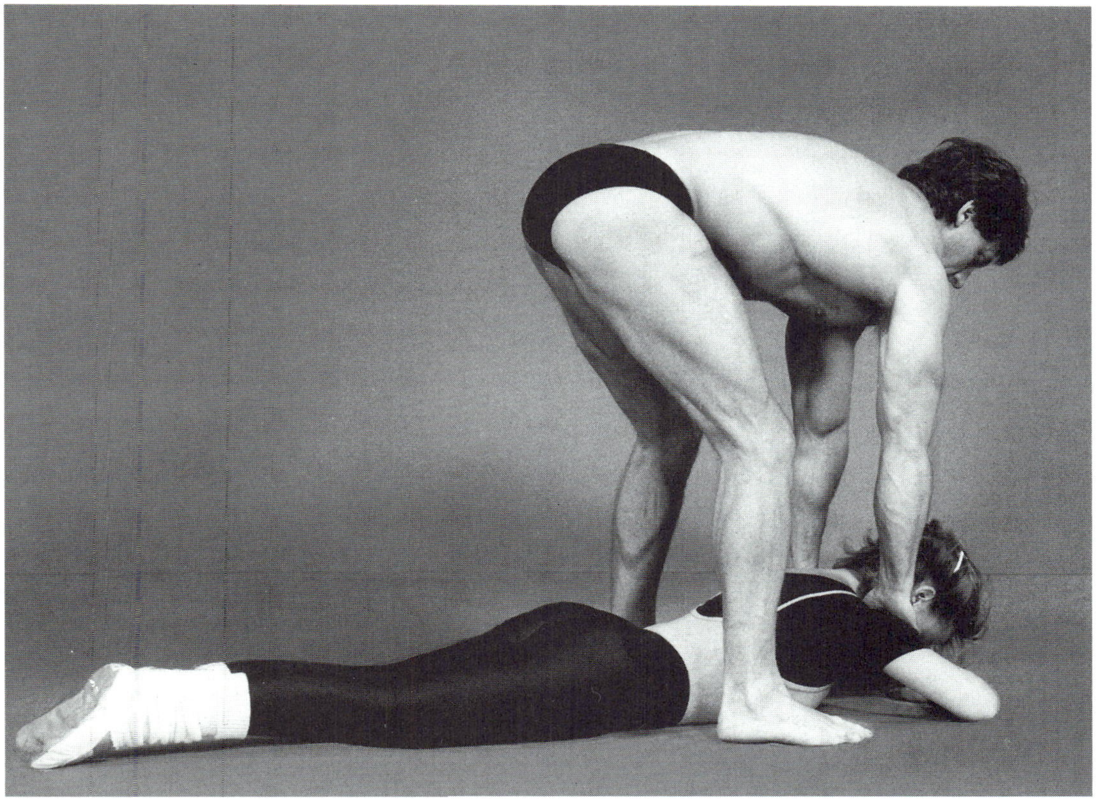

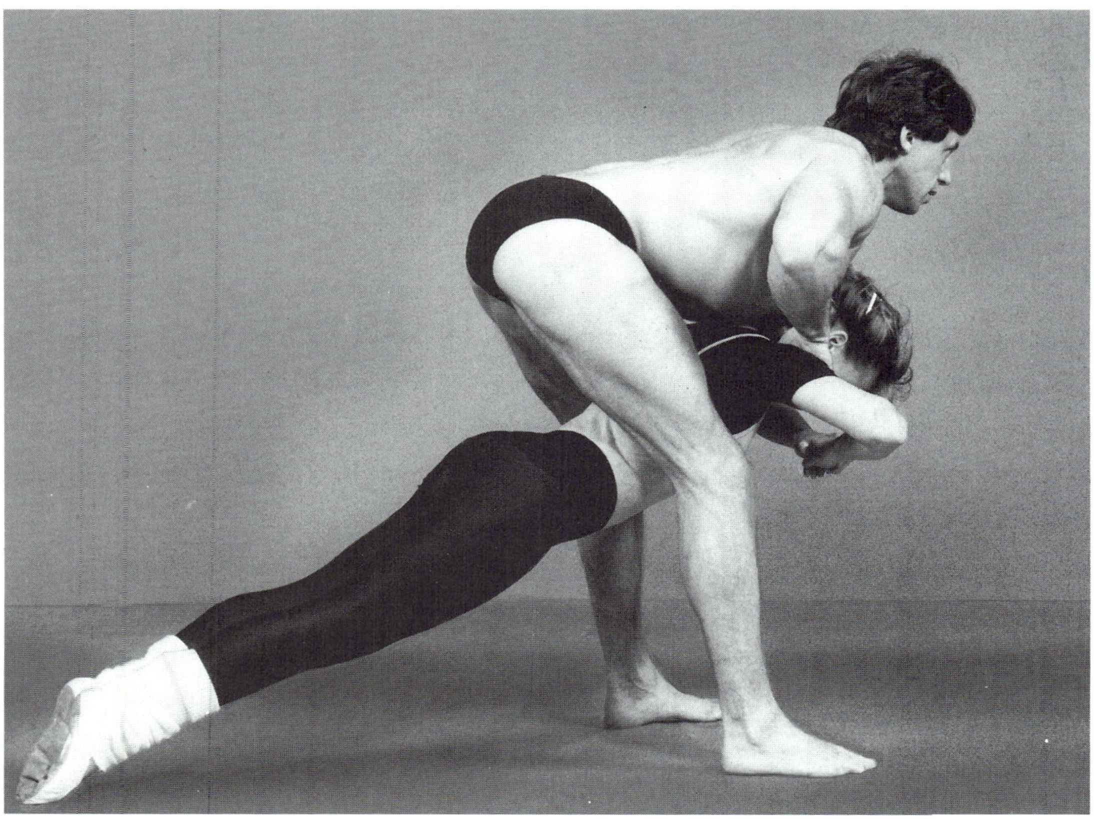

Übg. 63
Rudern vorgebeugt mit Partner (Abb. 112)

Der Partner befindet sich in der Bauchlage. Der Ausführende steht in abgebeugter Grätschstellung über dem Partner, erfaßt dessen Oberarme und zieht ihn nach oben. Der Partner hält seinen Körper während des gesamten Bewegungsablaufs gestreckt.

Abb. 112/1–2

Verletzungsprophylaxe:

Beim Rudern vorgebeugt ist die Lendenwirbelsäule besonders gefährdet. Das Verletzungsrisiko kann durch folgende Maßnahmen auf ein Minimum reduziert werden:

- Rudern vorgebeugt darf grundsätzlich nur dann mit hohen Zusatzlasten durchgeführt werden, wenn die Übungstechnik exakt beherrscht wird.
- Die Beine werden in den Kniegelenken leicht gebeugt. Dadurch wird die Muskulatur an der Rückseite der Oberschenkel entspannt und die Belastung der Lendenwirbelsäule verringert.
- Die die Lendenwirbelsäule stabilisierenden tiefen kurzen und langen Rükkenmuskeln sowie die Bauchmuskeln kontrahieren sich mit aller Kraft isometrisch. Das auf diese Weise wirksam werdende Muskelkorsett entlastet die Wirbelsäule beträchtlich.
- Die Lasten sollten immer der Kraft der Wirbelsäulen- und Bauchmuskulatur angepaßt sein. Die Muskulatur muß in der Lage sein, den Rumpf in seiner Parallellage zum Boden zu fixieren, d. h. auch, den Rücken gerade zu halten. Ist ihre Kraft zu gering, so drückt sich die Wirbelsäule durch, und Bänder und Zwischenwirbelscheiben werden einer außerordentlich hohen Belastung ausgesetzt. Soll aber trotzdem mit hohen Gewichten trainiert werden, so muß dem „einarmigen Rudern vorgebeugt" oder dem „Bankziehen mit eng am Körper geführten Oberarmen" (s. Übg. 77) der Vorzug gegeben werden. Bei diesen Übungen wird der Rumpf abgestützt und die Wirbelsäulenmuskulatur folglich nur wenig beansprucht.
- Die Bewegungen sollten kontinuierlich, nicht aber ruckartig ausgeführt werden. Das gilt besonders für das Absenken.
- Die Übung ist für Sportler mit Rückenbeschwerden und für Anfänger aus genannten Gründen wenig geeignet.
- Das Beugen der Beine im Kniegelenk und das damit verbundene Entspannen der hinteren Oberschenkelmuskulatur ist besonders dann zu empfehlen, wenn diese Muskeln verkürzt sind. Bleiben die Beine beim Abbeugen des Oberkörpers gestreckt, dann setzt die verkürzte ischiocrurale Muskulatur (s. Abb. 244) dem notwendigen Nach-vorn-Kippen des Beckens beträchtlichen Widerstand entgegen. Die Beckenkippung bleibt unzureichend. Diesen Mangel versucht der Sportler mit zusätzlicher Beugung der Lendenwirbelsäule auszugleichen. Das wiederum kann zu deren Überbelastung und Schädigung führen.

Dehnungsübungen:

Übung 64
(Abb. 113)

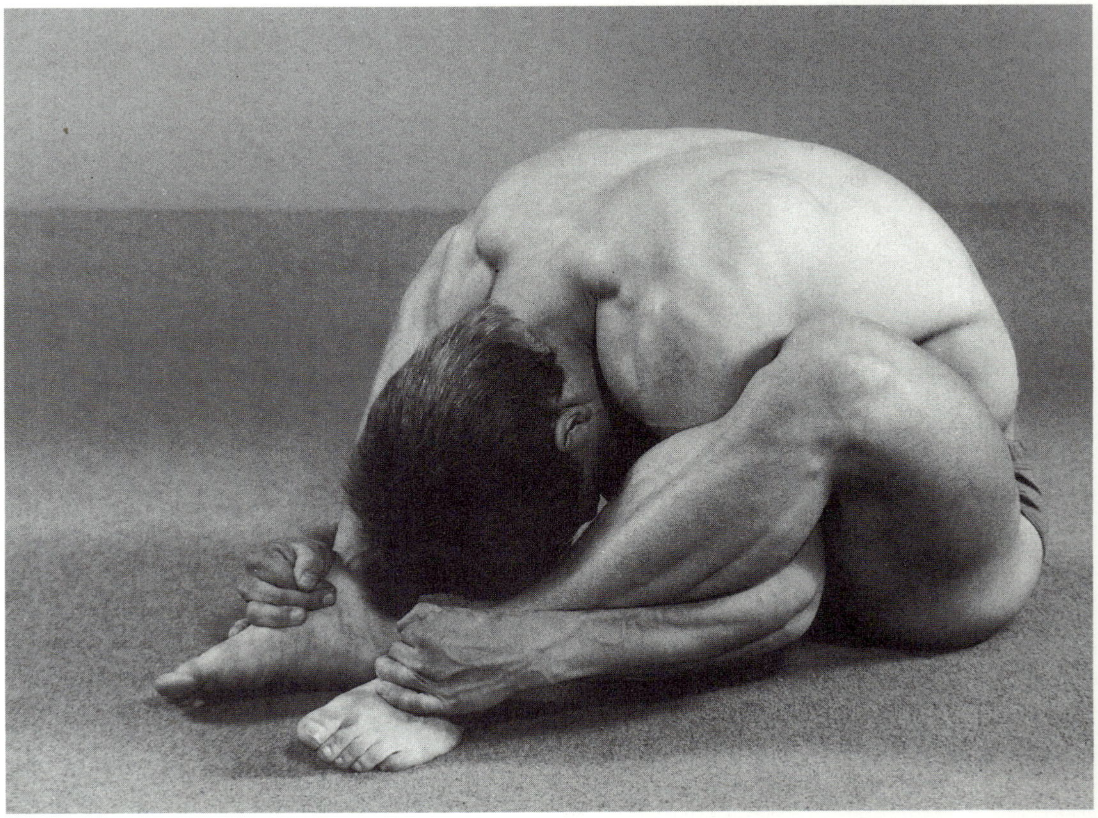

Abb. 113

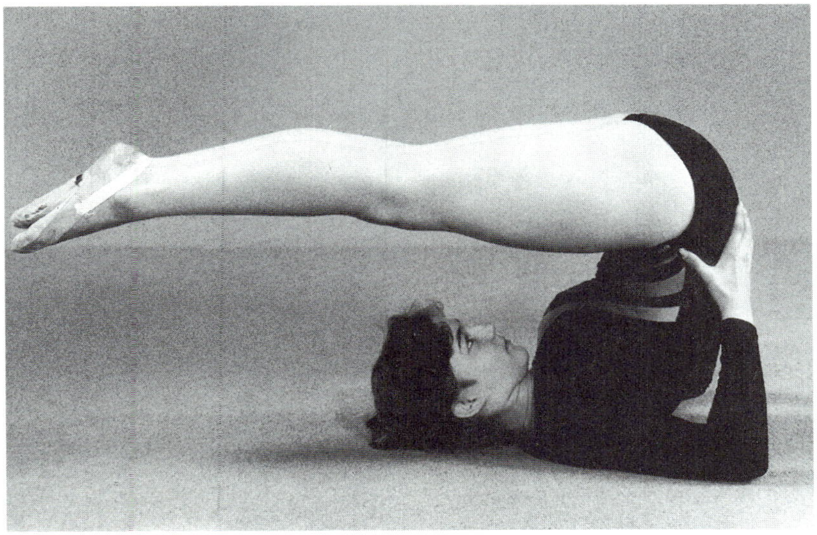

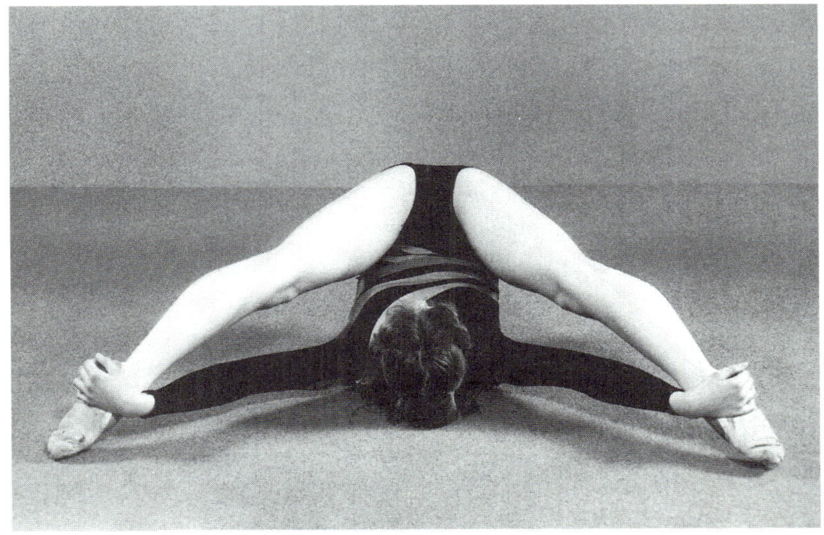

Übung 65 (Abb. 114)

Abb. 114/1–2

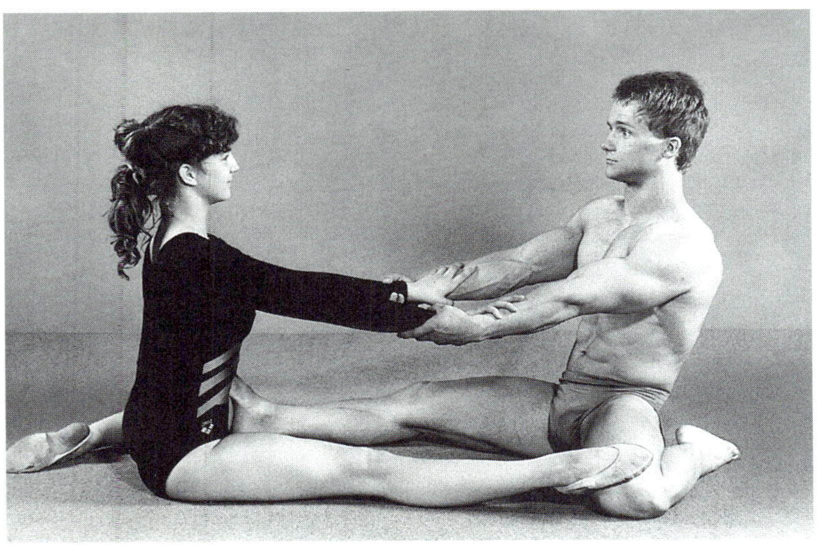

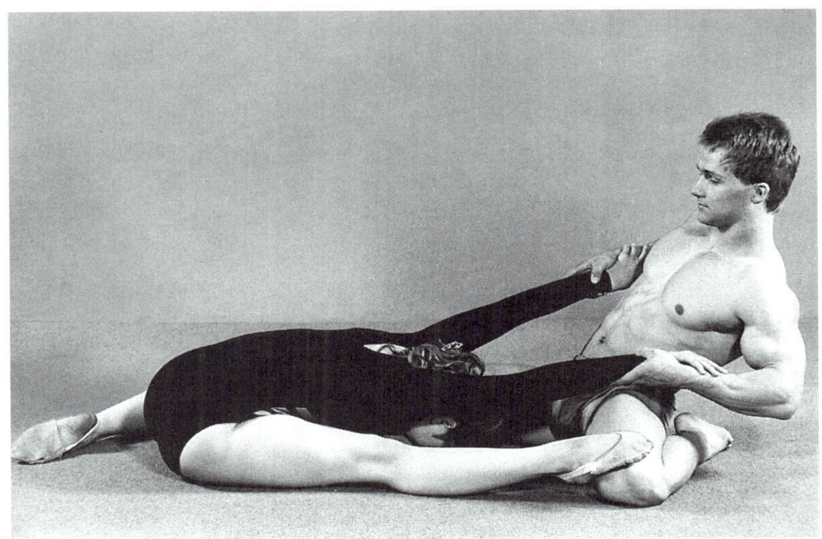

Übung 66 (Abb. 115)

Abb. 115/1–2

SCHULTERGÜRTELMUSKULATUR

Vorderer Sägemuskel (m. serratus anterior)

Tabelle 29

Ursprung	oberer Anteil: 1. und 2. Rippe mittlerer Anteil: 2. und 3. Rippe unterer Anteil: 4. bis 9. Rippe
Ansatz	Schulterblatt (innerer Rand)
Hauptfunktion	Gesamtheit: Fixieren des Schulterblatts an den Rumpf oberer Anteil: Heben des Schulterblatts mittlerer Anteil: Entfernen des Schulterblatts von der Wirbelsäule, d. h. Ziehen des Schulterblatts nach vorn unterer Anteil: Heben des Schultergelenks durch Ziehen des unteren Schulterblattwinkels nach vorn
Kraftübung	primär: Nr. 67 bis 73, 100 sekundär: Nr. 25, 26, 37 bis 39, 42 bis 49
Dehnungsübung	Nr. 74, 40, 41, 52

LIEGESTÜTZ

Hauptsächlich beteiligte Muskeln:
Während des Liegestützes fixiert der vordere Sägemuskel in Zusammenarbeit mit dem kleinen Brustmuskel das Schulterblatt am Brustkorb. Beide Muskeln verhindern damit, daß das Schulterblatt nach oben gedrückt wird und der Rumpf zwischen den Armen hindurchsinkt. An der Stabilisierung des Körpers sind weiterhin die kurzen tiefen und langen Rükkenmuskeln und die Bauchmuskeln beteiligt.

Die Auf- und Abwärtsbewegung des Körpers wird im Ellbogengelenk, Schultergelenk und Schultergürtel vollzogen:

- Das Strecken der Arme im Ellbogengelenk wird durch die Kraft des Trizeps bewirkt.
- Für die Bewegung im Schultergelenk sind in erster Linie der vordere und – in beschränktem Maße – auch der mittlere Anteil des Deltamuskels sowie der große Brustmuskel verantwortlich.
- Das Ziehen des Schulterblatts von der Wirbelsäule in Richtung des Brustbeines wird vor allem vom mittleren und unteren Anteil des vorderen Sägemuskels realisiert.

Die Breite des Stützes beeinflußt entscheidend die Art und Weise des Muskeleinsatzes:

- Ein breiter Stütz belastet den Delta- und großen Brustmuskel relativ stark, den Trizeps aber verhältnismäßig schwach.
- Ein schmaler Stütz entlastet insbesondere den großen Brustmuskel. Die notwendige Arbeit im Schultergelenk wird im wesentlichen vom vorderen Anteil des Deltamuskels und vom oberen Anteil des großen Brustmuskels geleistet. Der Trizeps wird – im Vergleich zum breiten Stütz – intensiv beansprucht (s. a. Übg. Bankdrücken).

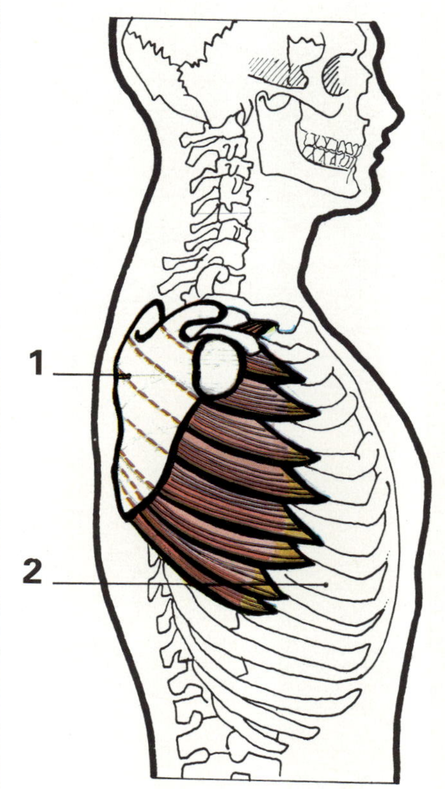

1 – innerer Rand des Schulterblattes, **2** – Rippen
Abb. 116

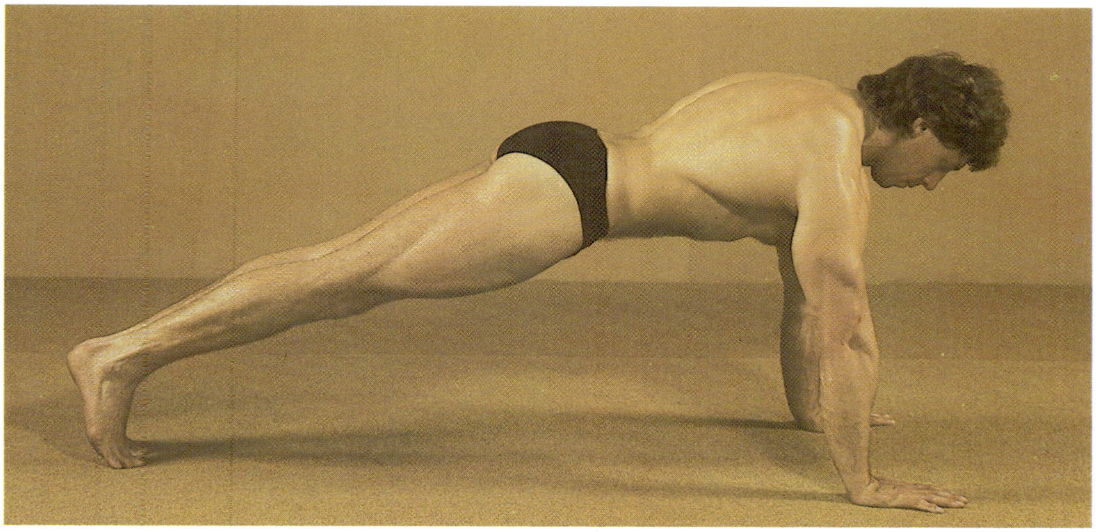

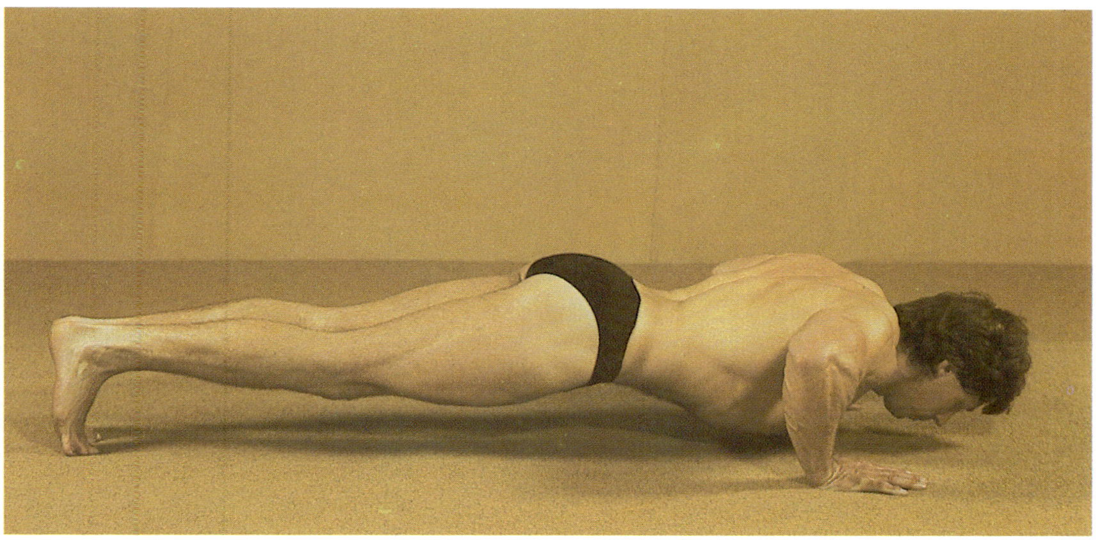

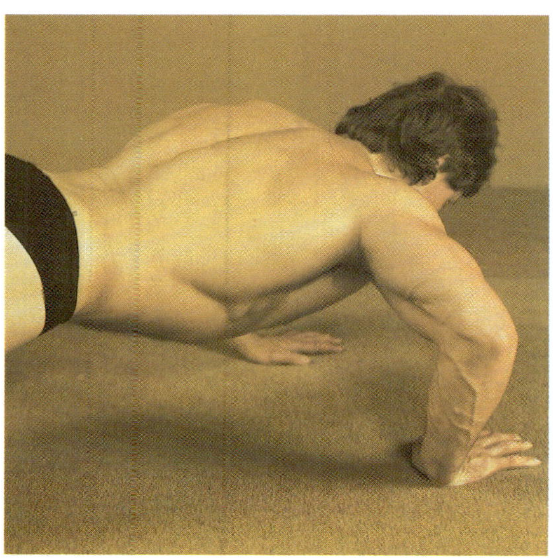

Übg. 67
Übungsdurchführung (Abb. 117)

Der Sportler befindet sich im Liegestütz vorlings. Der Körper ist völlig gestreckt. Nur Handflächen und Fußzehen berühren den Boden.

Aus dieser Position beugt der Sportler die Arme, bis die Brust flüchtig den Boden berührt. Darauf werden die Arme kraftvoll gestreckt.

Beim Absenken des Körpers wird aus-, beim Heben wird eingeatmet.

Die Belastung kann erhöht werden, wenn eine Hantelscheibe oder ein Partner auf dem Rücken des Sportlers plaziert wird.

Abb. 117/1–3

Varianten:

Übg. 68
Knieliegestütz
(Abb. 118)

Der Sportler befindet sich in der Bankstellung, d. h., Handflächen, Knie und Füße berühren den Boden; Knie und Hüfte sind etwa im rechten Winkel gebeugt. Aus dieser Position beugt und streckt der Sportler die Arme.

Diese Übungsvariante sollte besonders von Personen bevorzugt werden, die den Liegestütz aufgrund geringer Kraftfähigkeiten noch nicht in Normalausführung bewältigen können.

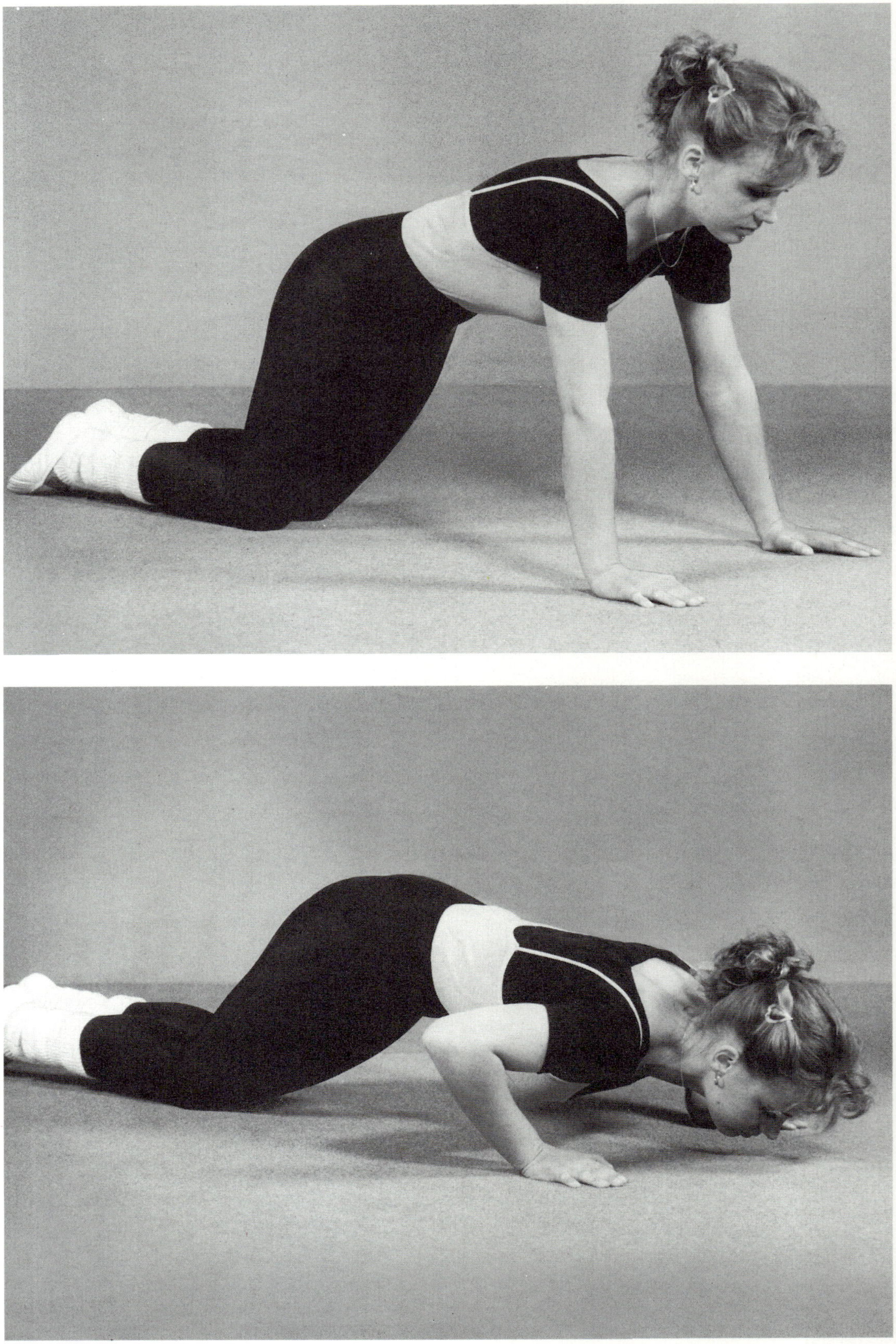

Abb. 118/1–2

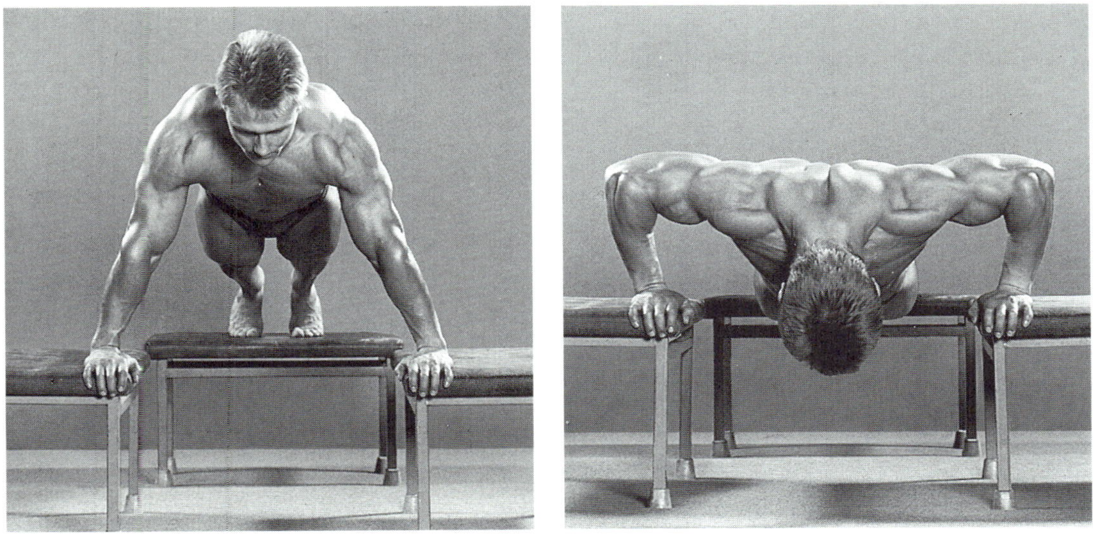

Übg. 69
Tiefer Liegestütz
(Abb. 119)

Der Sportler befindet sich im Liegestütz vorlings. Die Arme stützen auf zwei stabilen Gegenständen (z. B. Trainingsbänken, Hockern, Stühlen).

Aus dieser Position beugt der Sportler die Arme und senkt dabei den Rumpf so tief wie möglich zwischen die Gegenstände. Die beteiligte Muskulatur wird bei dieser Übungsvariante über ihren vollen Aktionsradius belastet und entwikkelt.

Abb. 119/1–2

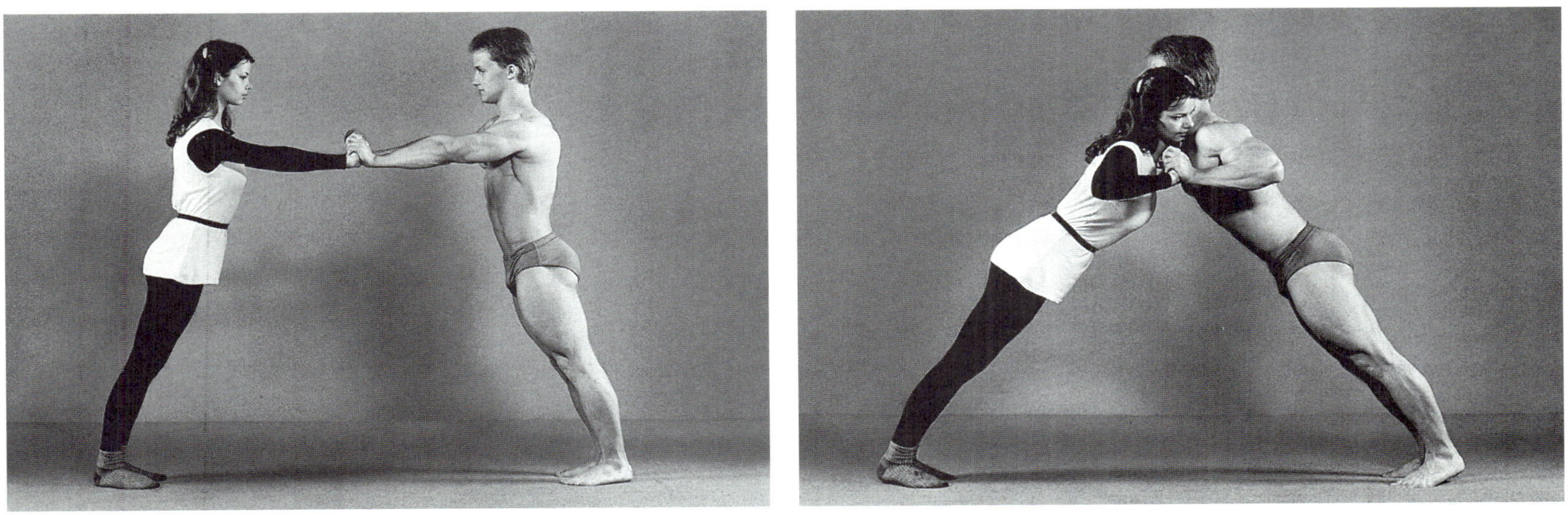

Abb. 120/1–2

Übg. 70
Strecken und Beugen mit Partner
(Abb. 120)

Die Ausführenden befinden sich im Stand so weit voneinander entfernt, daß sich ihre Handflächen bei leichter Vorlage und völlig gestreckten Armen berühren. Danach werden die Arme gleichzeitig gebeugt und gestreckt. Im tiefsten Punkt der Bewegung werden die Köpfe seitlich aneinander vorbeigeführt, so daß sich die Brustkörbe flüchtig berühren können. Rumpf und Beine bleiben gestreckt, um die optimale Kraftentwicklung zu gewährleisten.

Die Übung kann auch mit nur einem Arm durchgeführt werden.

Übg. 71
Doppelliegestütz
(Abb. 121)

Der Untermann befindet sich in der Rükkenlage und hat beide Arme nach oben gestreckt. Der Obermann tritt ungefähr einen Schritt vor den Kopf des Untermanns und faßt dessen Hände.

Aus dieser Position beugen und strekken beide Partner gleichzeitig die Arme. Im tiefsten Punkt der Bewegung berührt der Brustkorb des Obermanns flüchtig den des Untermanns.

Verletzungsprophylaxe:

Ist die Schultergürtelmuskulatur zu schwach, d. h., kann die Muskelschlinge, die aus dem kleinen Brustmuskel, dem vorderen Sägemuskel, den Rautenmuskeln und dem Trapezmuskel besteht, das Schulterblatt nicht am Rumpf fixieren, dann drücken die Arme das Schulterblatt nach oben, und der Rumpf sinkt zwischen den Armen hindurch. Um auf diese Weise verursachte Überbelastungsschäden zu vermeiden, sollte der Anfänger die Anforderungen allmählich erhöhen. Es wird folgende methodische Reihung vorgeschlagen:

– Knieliegestütz (Übg. 68)
– Liegestütz mit erhöhter Position der Hände (Hände auf einem Stuhl)
– Liegestütz (Übg. 67)
– Liegestütz mit erhöhter Position der Füße (Füße auf einem Stuhl)
– Tiefer Liegestütz (Übg. 69).

Um eine Überlastung der Wirbelsäule auszuschließen, muß der gesamte Körper unter Spannung und der Rücken gerade gehalten werden.

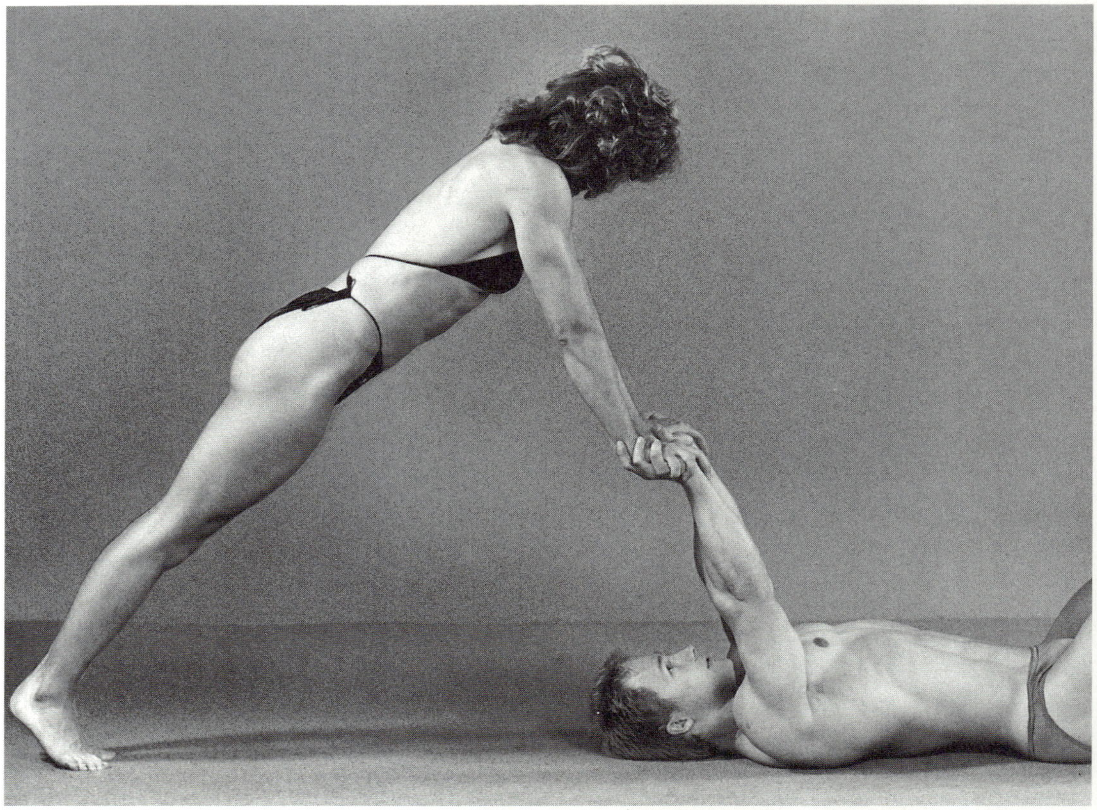

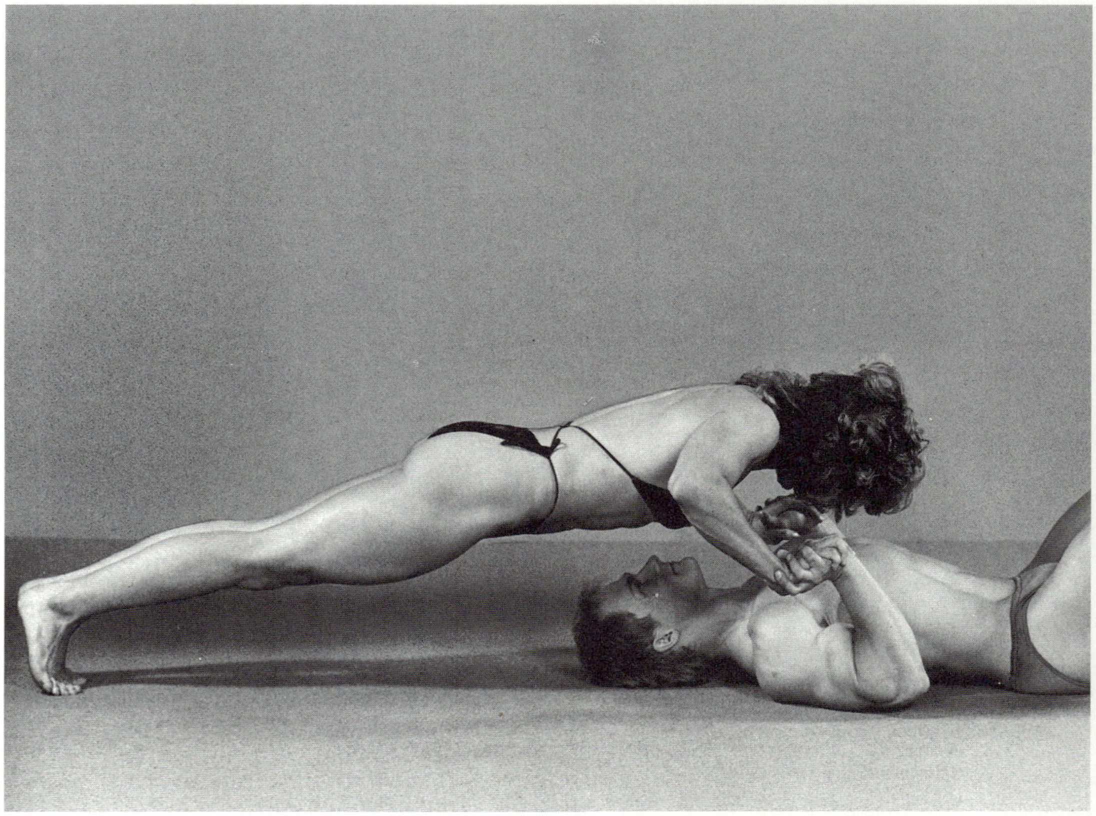

Abb. 121/1–2

ARMSEITHEBEN ÜBER KOPF

Hauptsächlich beteiligte Muskeln:
Das Armseitheben über Kopf wird im Schultergelenk und Schultergürtel realisiert.

Zunächst führen der mittlere Anteil des Deltamuskels, der Unter- und Obergrätenmuskel sowie der lange Kopf des Bizeps den Arm im Schultergelenk bis zur Horizontalen. Ein weiteres Heben des Armes ist ohne eine Veränderung der Lage des Schulterblatts nicht ausführbar, da u. a. der Oberarmknochen mit dem Schulterdach kollidieren würde. Das Heben des Armes in die Vertikale, das unter massiver Beteiligung des oberen Bereichs des großen Brustmuskels realisiert wird, ist deshalb nur möglich, wenn das Schulterblatt gedreht wird, d. h., wenn die Gelenkpfanne mit dem Oberarmkopf seitlich-aufwärts geführt wird. Für diese Drehung des Schulterblatts sind insbesondere der untere Anteil des vorderen Sägemuskels sowie der obere und untere Anteil des Trapezmuskels verantwortlich. Sie heben die untere Schulterblattspitze – auf die in Abbildung 122 dargestellte Weise – um etwa 8 bis 10 cm nach vorn-oben in Richtung der Achselhöhle.

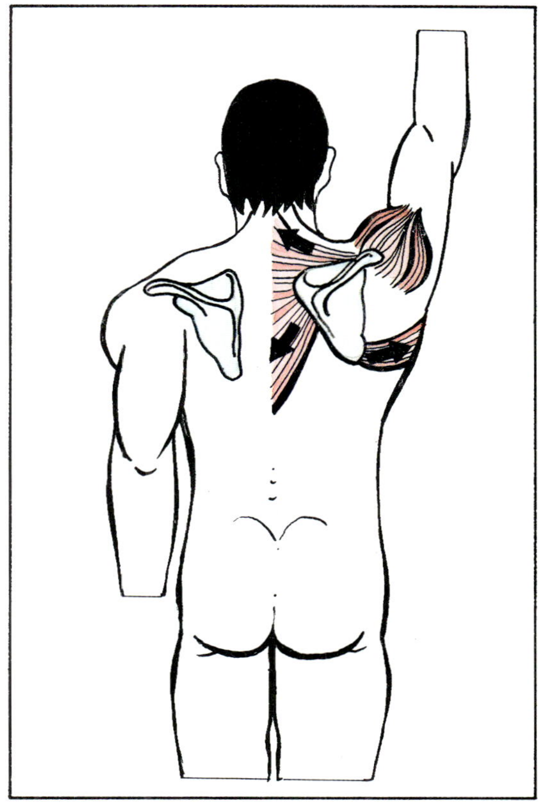

Abb. 122

Übg. 72
Übungsdurchführung (Abb. 123)
Der Sportler befindet sich im Stand und hält in jeder Hand eine Kurzhantel oder ein Rundgewicht in neutralem Griff. Die Arme sind im Ellbogengelenk nahezu gestreckt.

Aus dieser Position hebt der Sportler die Arme seitwärts über die horizontale in die vertikale Lage. Bis zur Horizontalen bleibt der neutrale Griff unverändert, d. h., die Handflächen weisen in der Ausgangsstellung zum Körper und in der Horizontalen zum Boden. In der zweiten Phase des Bewegungsablaufs werden dann die Arme so gedreht, daß die Handflächen zueinander und die Daumen nach hinten zeigen.

Die Kurzhanteln oder Rundgewichte dürfen nur so schwer sein, daß die Bewegung ohne zusätzlichen Schwung und ohne stärkeres Beugen der Ellbogengelenke allein durch die Kraft der Schultermuskulatur durchgeführt werden kann.

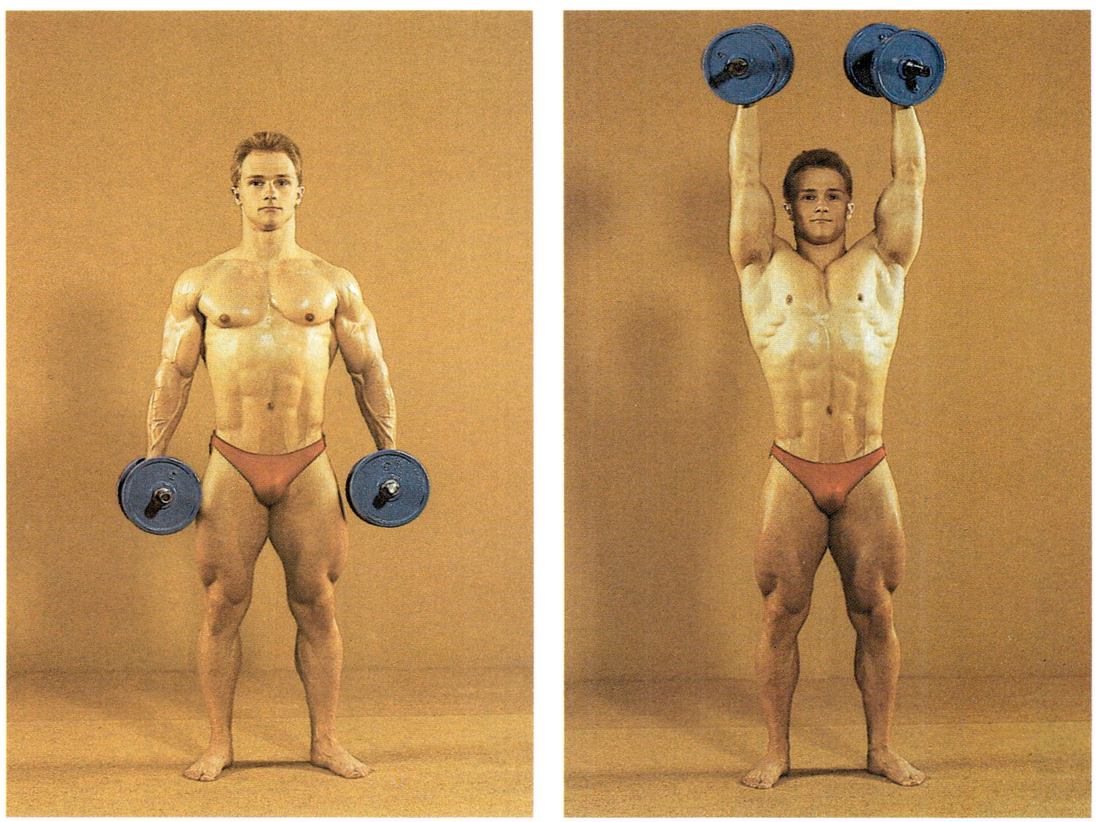

Abb. 123/1–2

Beim Heben der Arme wird ein-, beim Senken wird ausgeatmet (s. a. Übg. 31).

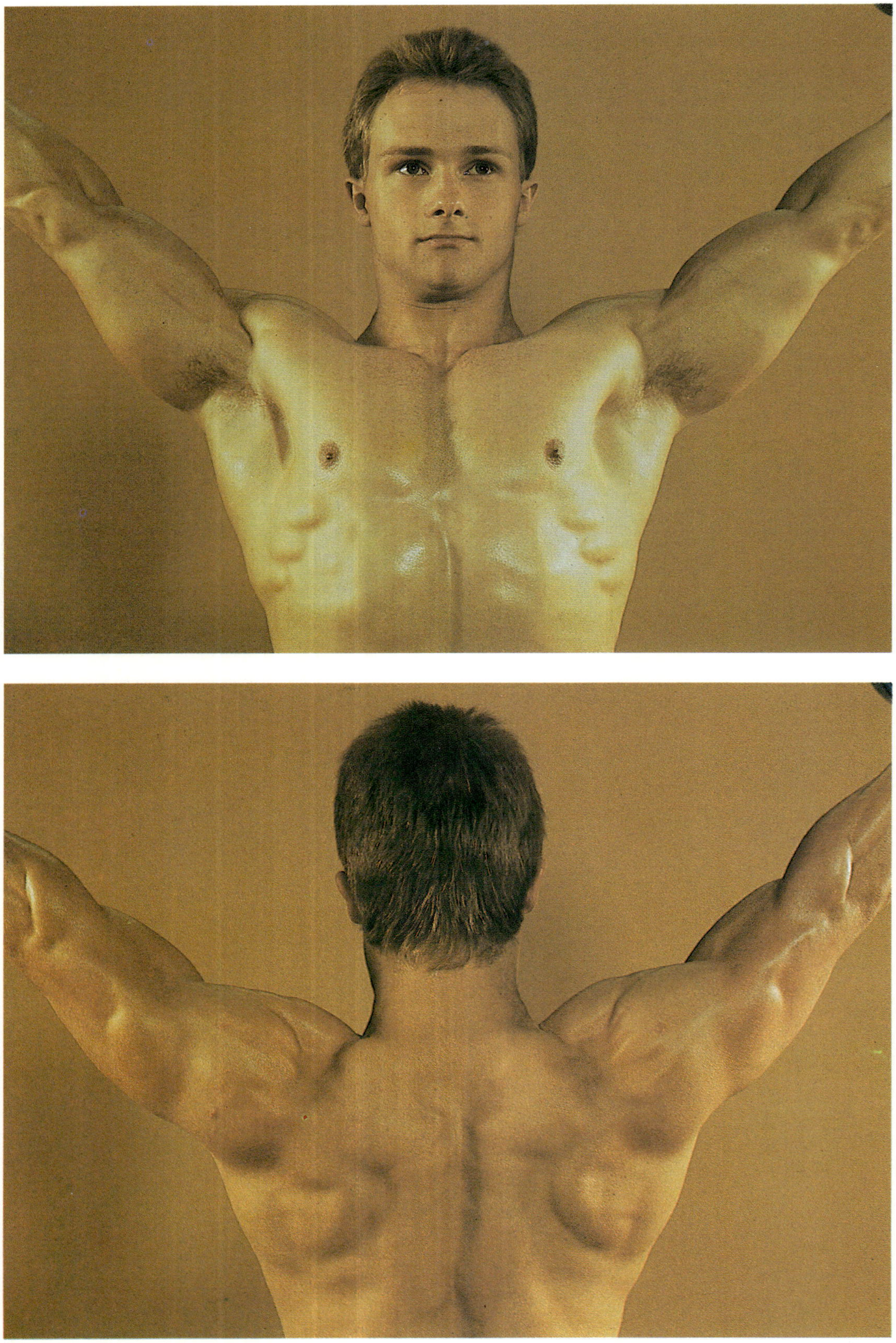

Abb. 123/3–4

Variante:

Übg. 73
Armseitheben über Kopf gegen Partnerwiderstand
(Abb. 124)
Der Ausführende sitzt auf einem Stuhl, drückt den Rücken fest gegen die Lehne und läßt die Arme frei nach unten hängen.

Aus dieser Position hebt er die Arme gegen dosierten Partnerwiderstand in die Vertikale.

Verletzungsprophylaxe:

s. Armheben (Übg. 29)

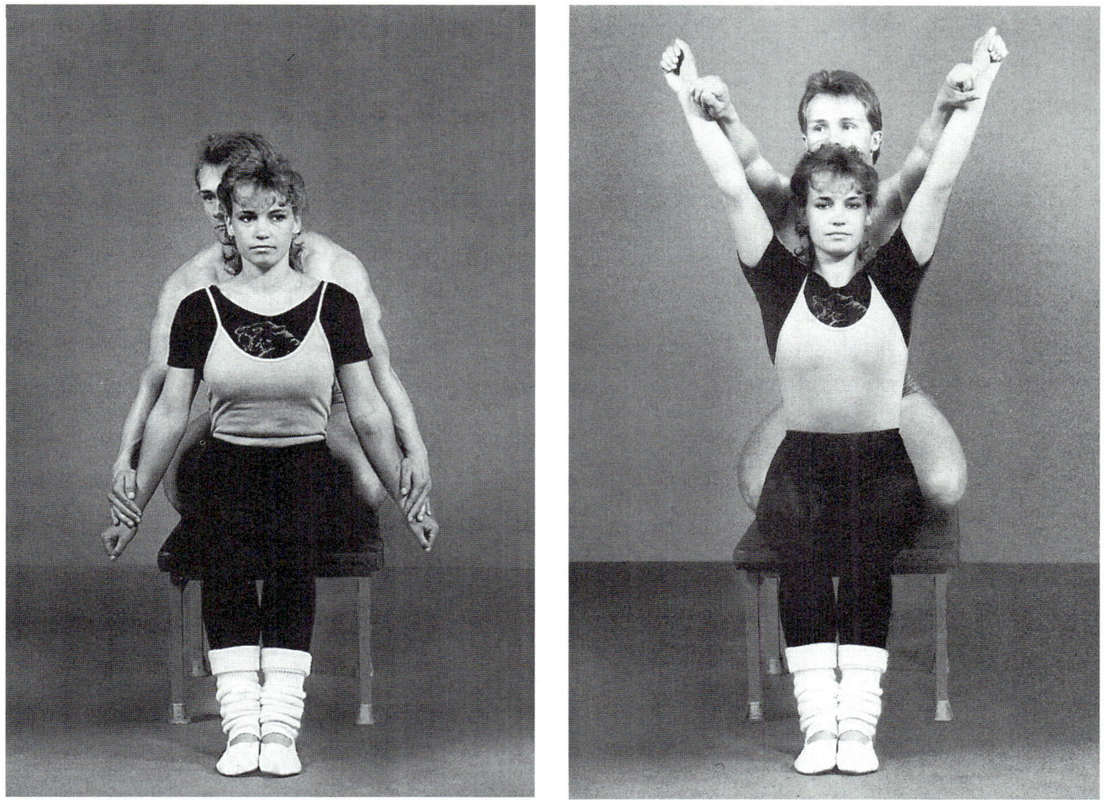

Abb. 124/1–2

Dehnungsübungen:

Übung 74
(Abb. 125)

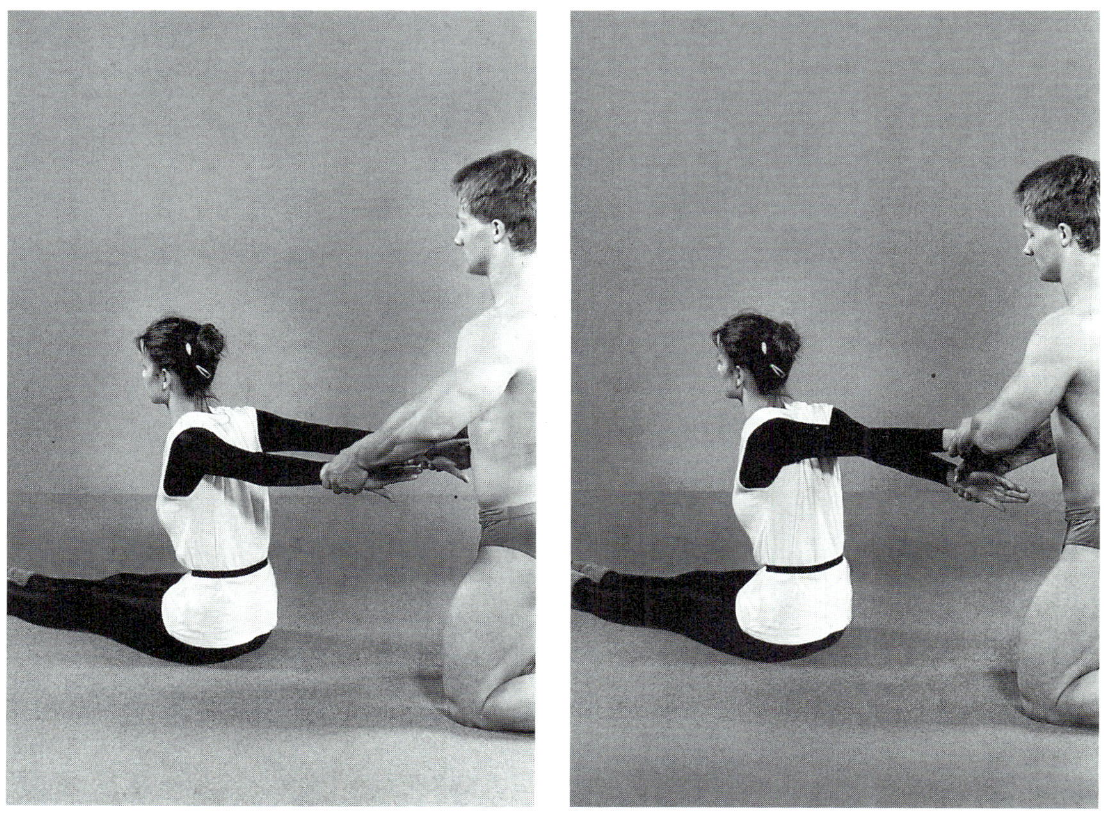

Abb. 125/1–2

SCHULTERGÜRTELMUSKULATUR

Trapezmuskel
(m. trapezius),
auch unter dem Namen
Kapuzen- oder Kappenmuskel
bekannt

SCHULTERHEBEN

Hauptsächlich beteiligte Muskeln:
Die Bewegung des Schulterhebens findet im Schultergürtel statt.

Die vereinte Kontraktionskraft des Trapezmuskels (oberer Anteil), des kleinen und großen Rautenmuskels sowie des Schulterblatthebers zieht das Schulterblatt senkrecht nach oben.

Tabelle 30

Ursprung	oberer Anteil: Hinterhauptsbein, Halswirbelsäule (Dornfortsätze) mittlerer Anteil: Brustwirbelsäule (Dornfortsätze der oberen Brustwirbel unterer Anteil: Brustwirbelsäule (Dornfortsätze der unteren Brustwirbel)
Ansatz	oberer Anteil: Schlüsselbein (äußeres Drittel) mittlerer Anteil: Schulterblatt (Schulterhöhe) unterer Anteil: Schulterblatt (Schulterblattgräte)
Hauptfunktion	oberer Anteil: Heben der Schultern Drehen des Kopfes, Heben des gesenkten Kopfes und Überstrecken des Kopfes nach hinten mittlerer Anteil: Ziehen der Schultern nach hinten unterer Anteil: Senken der gehobenen Schultern bzw. Heben des Rumpfes gegen die fixierten Arme
Kraftübung	primär: Nr. 75 bis 79, 32, 34 bis 36 sekundär: Nr. 25, 26, 37 bis 39, 60 bis 63, 72, 73, 109, 110, 126 bis 129
Dehnungsübung	Nr. 80 bis 82, 65, 118

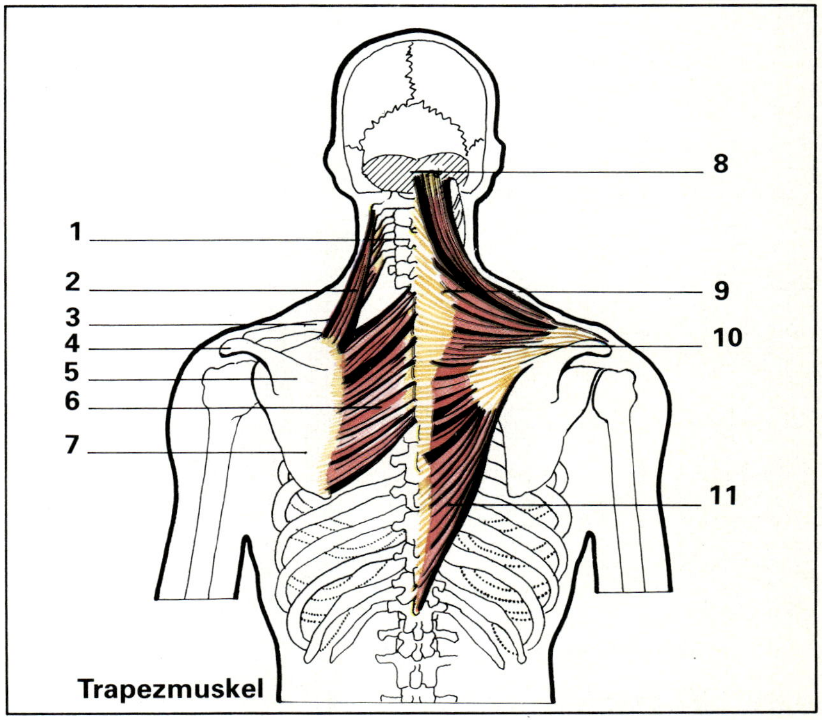

Abb. 126

1 – Dornfortsätze der Halswirbel,
2 – Schulterblattheber,
3 – Schlüsselbein,
4 – Schulterhöhe,
5 – Schulterblattgräte,
6 – Rautenmuskeln,
7 – Schulterblatt,
8 – Hinterhauptsbein,
9 – oberer Anteil des Trapezmuskels,
10 – mittlerer Anteil des Trapezmuskels,
11 – unterer Anteil des Trapezmuskels

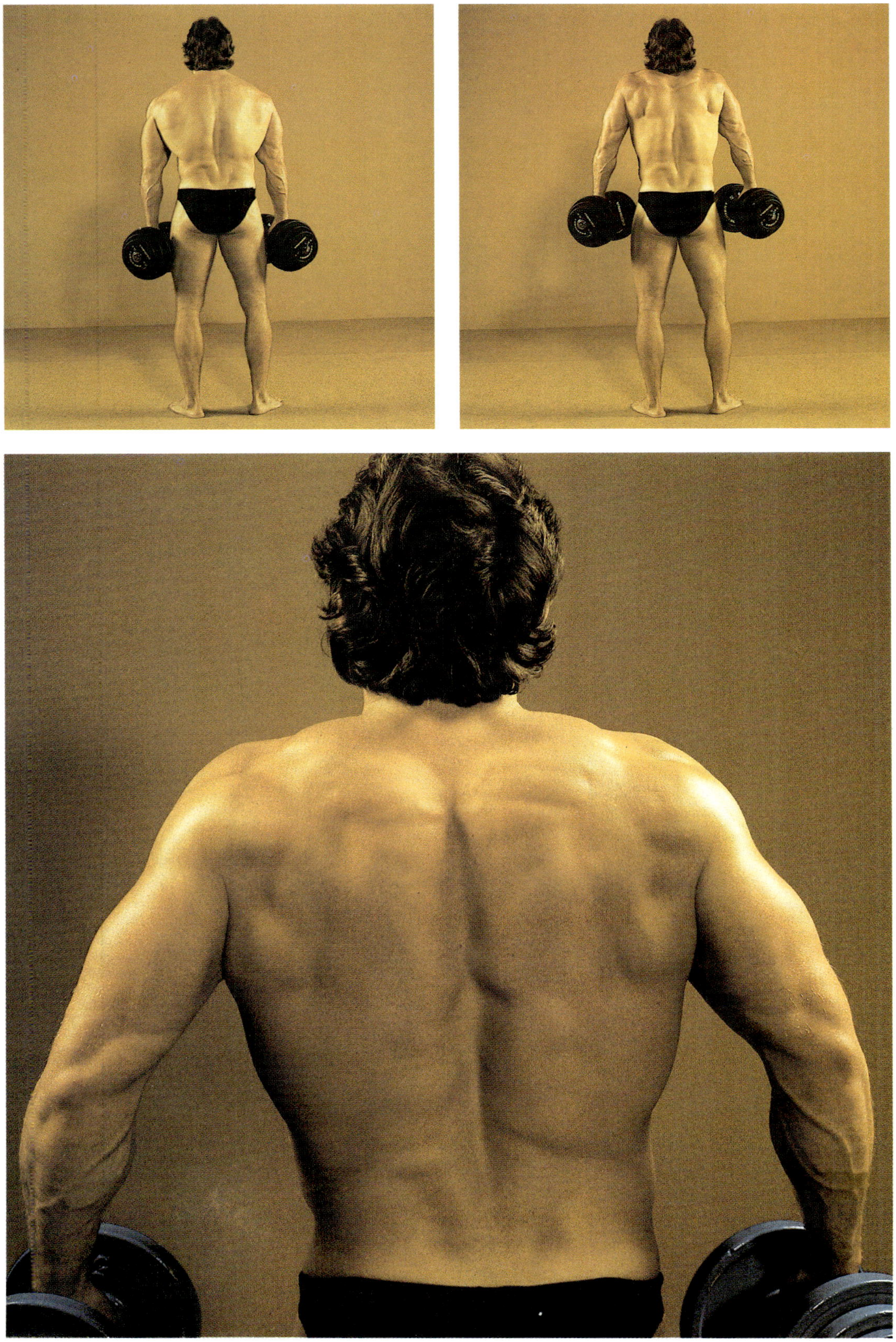

Übg. 75
Übungsdurchführung
(Abb. 127)

Der Sportler befindet sich mit leicht gegrätschten Beinen im Stand. Der Oberkörper wird aufrecht gehalten, der Blick ist nach vorn gerichtet. Die Arme hängen frei nach unten. Die Hände halten im schulterbreiten Obergriff eine Langhantel, die leicht an den Oberschenkeln anliegt.

Aus dieser Position hebt der Sportler – ohne die Arme zu beugen – die Schultern so weit wie möglich nach oben. Im höchsten Punkt des Bewegungsablaufs wird die Hantel für ein bis zwei Sekunden fixiert und darauf – unter Beibehaltung der aufrechten Rumpfhaltung – so tief wie möglich abgesenkt. Das Rückführen der Schultern in die Ausgangsposition wird langsam und kontinuierlich durch nachgebende Arbeitsweise der beteiligten Muskulatur vollzogen.

Statt der Langhantel können auch Kurzhanteln, Rundgewichte usw. verwendet werden. Die Zusatzlast sollte nur so hoch sein, daß die Übung über die volle Bewegungsamplitude durchgeführt werden kann.

Beim Schulterheben wird ein-, beim Schultersenken wird ausgeatmet.

Abb. 127/1–3

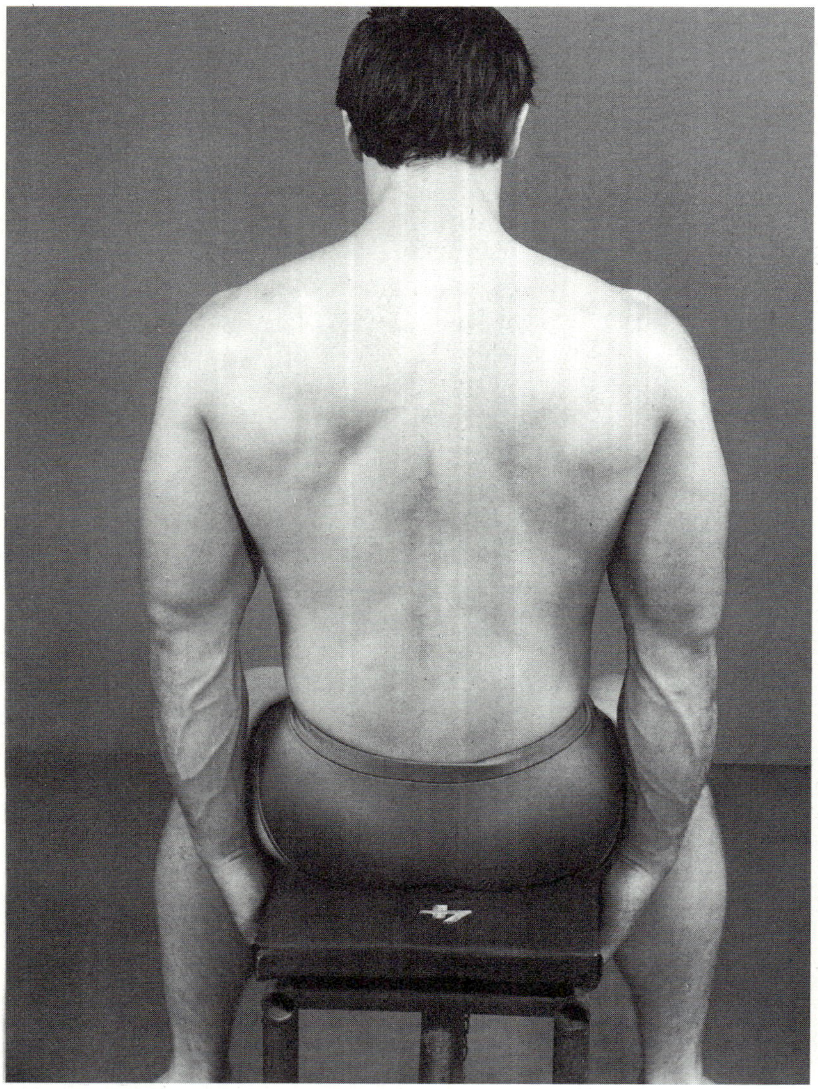

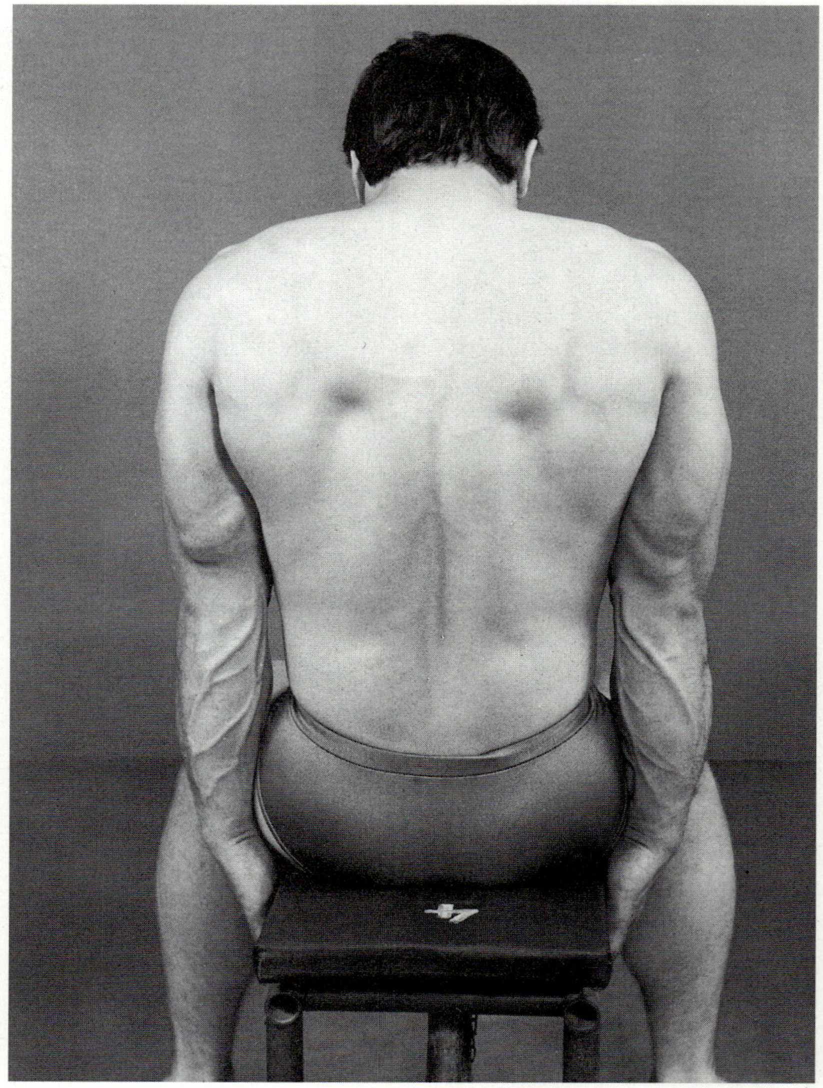

Abb. 128/1–2

Variante:

Übg. 76
Statisches Schulterziehen
(Abb. 128)

Der Sportler sitzt auf einem Stuhl oder Hocker, läßt die Arme gestreckt nach unten hängen und faßt mit beiden Händen unter den Sitz.

Aus dieser Position versucht er, die Schultern zu heben. Nach 5 bis 10 Sekunden Haltearbeit wird die isometrische Spannung der Muskulatur gelöst.

Verletzungsprophylaxe:

Werden die allgemein verbindlichen Maßnahmen zur Verletzungsprophylaxe beachtet, dann kann das Schulterheben ohne gesundheitliches Risiko durchgeführt werden.

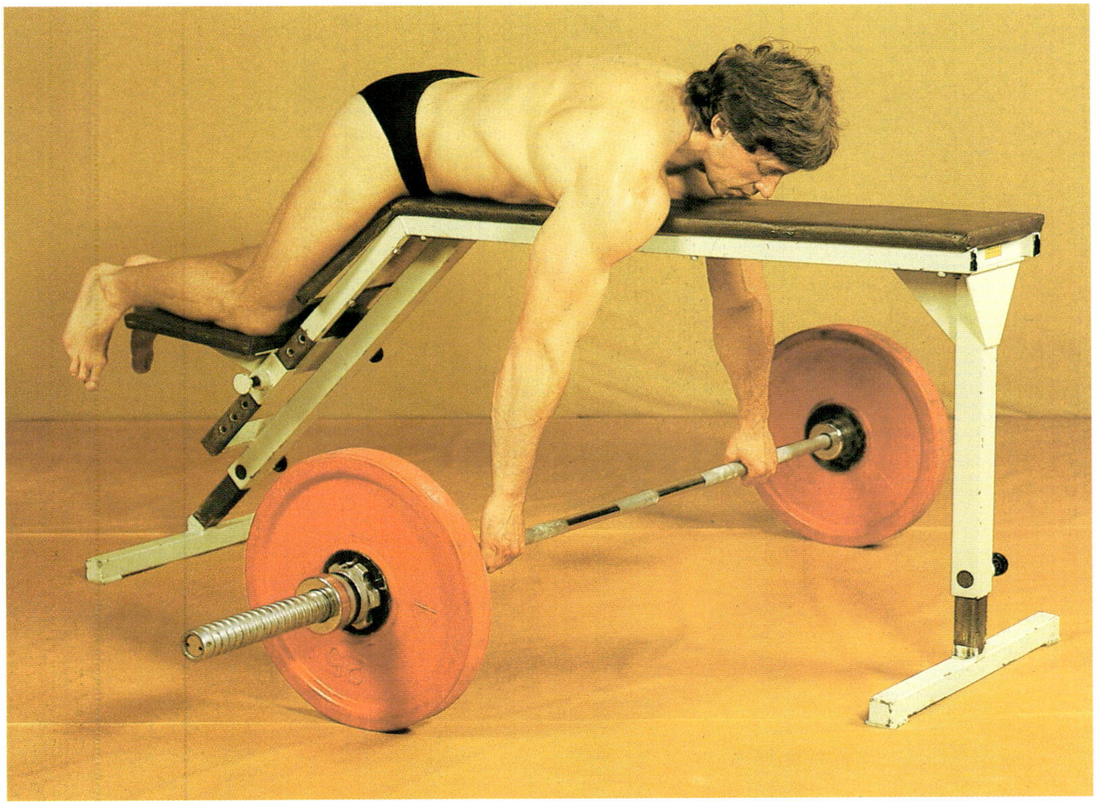

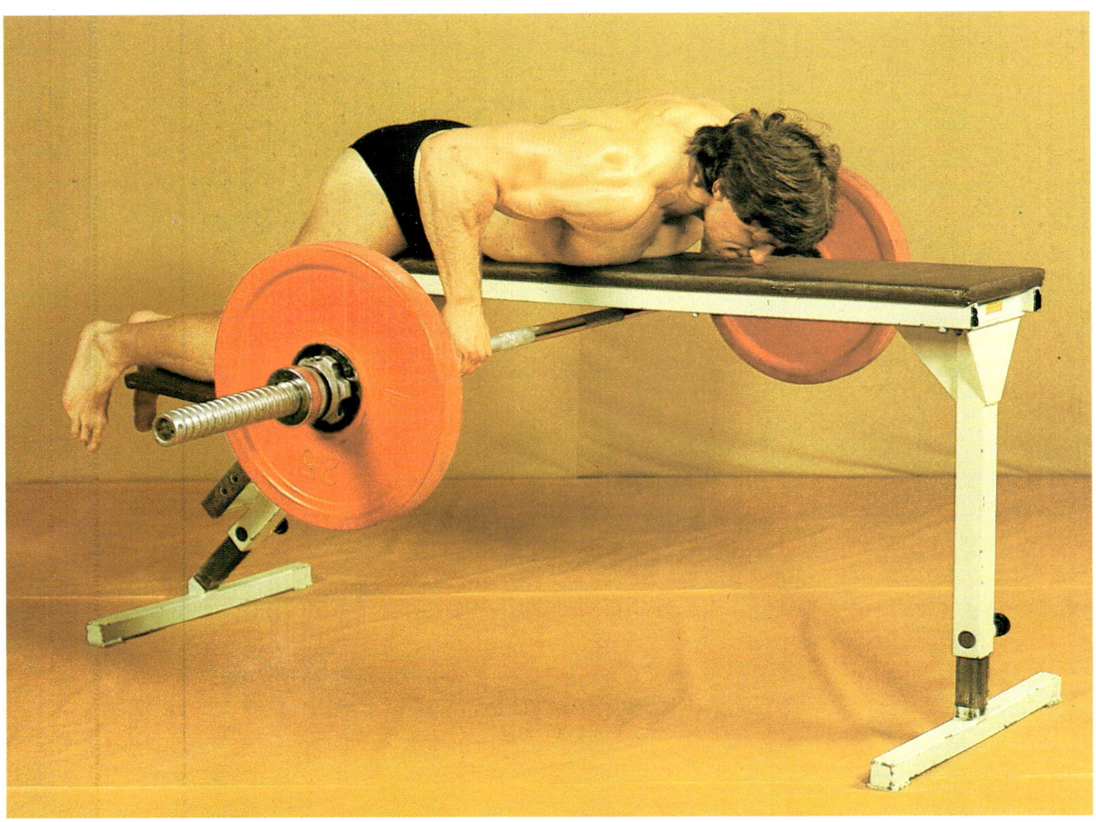

Abb. 129/1–2

BANKZIEHEN

Hauptsächlich beteiligte Muskeln:
Das Ziehen der Hantel zur Brust aus liegender Position wird durch Bewegungen im Ellbogengelenk, im Schultergelenk und im Schultergürtel ermöglicht.

- Im Ellbogengelenk wird vor allem die Armbeugemuskulatur angesprochen (vorwiegend isometrische Kontraktion des Bizeps, Armbeugers und Oberarmspeichenmuskels).
- Im Schultergelenk bewirken vorrangig der mittlere und hintere Anteil des Deltamuskels das Heben des Oberarmes in die Horizontale (horizontale Abduktion). Diese Teilbewegung wird durch den Untergräten- und den kleinen Rundmuskel unterstützt.
- Im Schultergürtel wird das Schulterblatt zur Wirbelsäule gezogen. Diese Teilbewegung erfolgt in erster Linie durch die Kontraktion des mittleren Anteils des Trapezmuskels. Ihm assistieren der kleine und große Rautenmuskel.

Übg. 77
Übungsdurchführung
(Abb. 129)
Der Sportler liegt bäuchlings auf einer in Hüfthöhe abklappbaren Spezialbank. Die Beine sind entsprechend der Neigung des abgeklappten Schrägteils im Hüft- und Kniegelenk gebeugt. Die Arme sind im Ellbogengelenk gestreckt. Die Hände haben mit weit über schulterbreitem Obergriff die Langhantel erfaßt.

Sollte keine Spezialbank zur Verfügung stehen, so kann das Bankziehen auch auf der üblichen Flachbank durchgeführt werden. Die Hüfte sollte dann aber mit einem Kissen, Sandsack oder Schaumgummistück unterlagert werden. Die Beine dürfen nicht fixiert werden. Aus dieser Position zieht der Sportler die Hantel – ohne den Oberkörper zu heben – so weit nach oben, bis sie die Liegefläche berührt. Wird mit schweren Lasten trainiert, dann sollte die Hantel bereits in der Anfangsphase der Zugbewegung durch einen explosiven Krafteinsatz maximal beschleunigt werden. Nur so ist es möglich, die Hantel über die ungünstigen Winkelbereiche am Ende der Bewegungsamplitude zu führen.

Im Verlaufe der Zugbewegung wird ein-, während des Absenkens wird ausgeatmet.

Grundlage für die fehlerfreie und zweckdienliche Übungsausführung ist immer die korrekte Ausgangsstellung:

- Der breite Obergriff verhindert zum einen die unerwünschte starke Beugung der Arme im Ellbogengelenk und erlaubt zum anderen das Heben der Oberarme im rechten Winkel zum Rumpf. Diese Griffassung bildet folglich die Voraussetzung für den beabsichtigten Einsatz des mittleren und hinteren Anteils des Deltamuskels sowie des mittleren Abschnitts des Trapezmuskels.
  Wird dagegen eng gefaßt, dann werden die dicht am Rumpf anliegenden Oberarme vor allem durch die Kraft des langen Trizepskopfes, des hinteren Anteils des Deltamuskels, des breiten Rücken- und großen Rundmuskels (Schultergelenk) sowie des unteren Anteils des Trapezmuskels und des kleinen Brustmuskels (Schultergürtel) nach hinten-oben geführt (s. Übg. Rudern vorgebeugt).
- Durch die stabile Lage des Oberkörpers werden die Armbeugemuskeln, der Deltamuskel, der mittlere Anteil des Trapezmuskels und ihre Synergisten gezwungen, das Bankziehen weitgehend aus eigener Kraft zu bewerkstelligen.
  Wird hingegen der Rumpf gehoben, so werden diese Muskeln durch die Mitarbeit der kurzen tiefen und langen Rückenmuskeln entlastet und damit in ihrer Entwicklung beeinträchtigt.

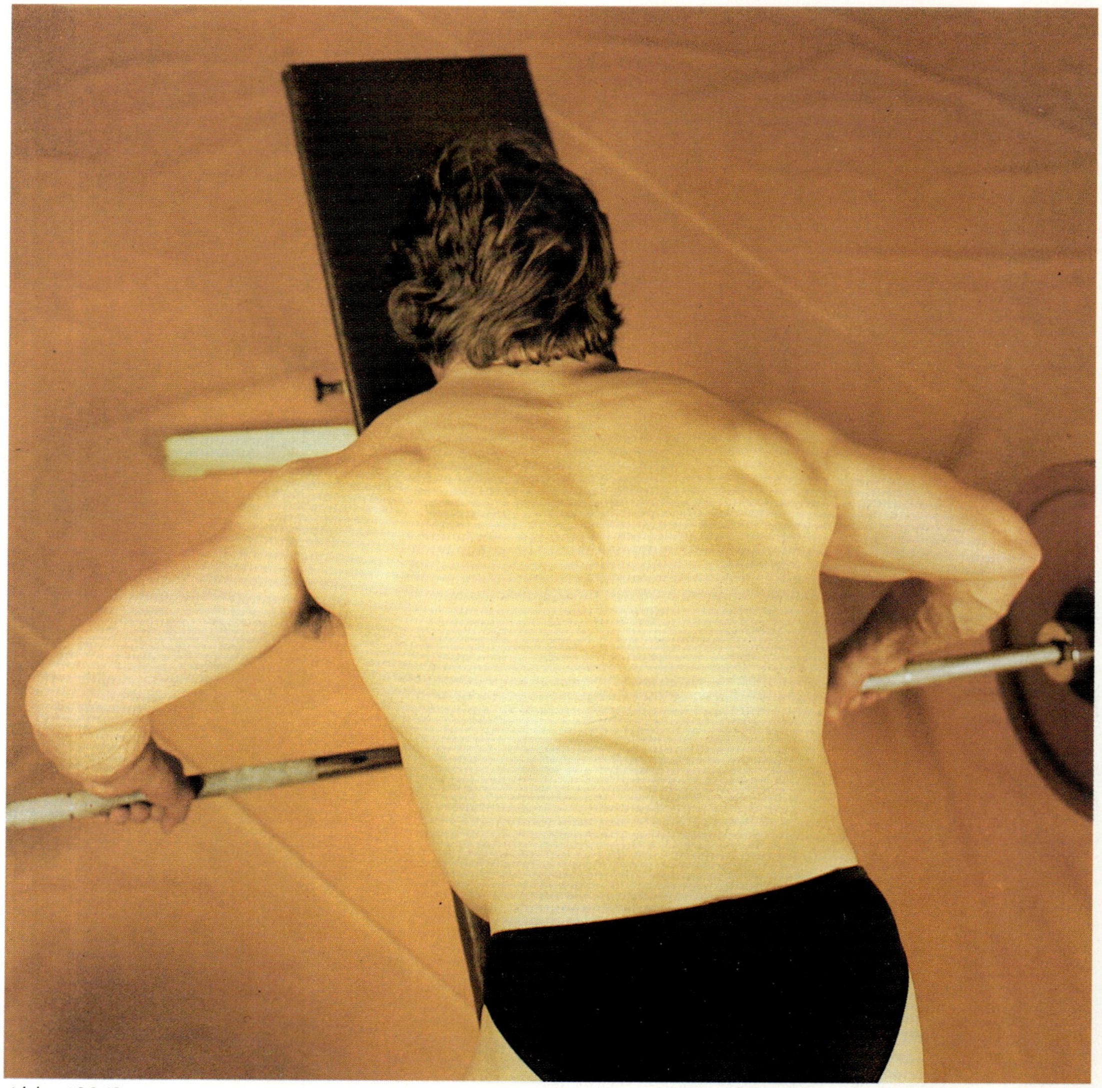

Abb. 129/3

Variante:

Übg. 78
Bankziehen mit Kurzhanteln (Abb. 130)

Die Lage des Körpers in der Ausgangsposition unterscheidet sich nicht von der des Bankziehens mit der Langhantel. In bezug auf die Griffassung, die Armhaltung und den Bewegungsspielraum gilt es, folgende Hinweise zu beachten:

- Die Kurzhanteln oder Rundgewichte sollten stets im neutralen Griff gehalten werden, d. h., die Handflächen zeigen während des gesamten Bewegungsablaufs zueinander.
- Die Arme müssen sich immer im rechten Winkel zum Rumpf befinden.
- Beim Bankziehen mit Kurzhanteln oder Rundgewichten wird die Bewegungsamplitude nicht durch die Liegefläche der Trainingsbank limitiert. Dieser Umstand erlaubt es, die Ellbogen – im Vergleich zum Bankziehen mit der Langhantel – etwas weiter seitwärts nach oben zu ziehen und somit die beteiligte Muskulatur – insbesondere den mittleren Anteil des Trapezmuskels – über ihren vollen Aktionsradius zu kräftigen. Die Ellbogen sollten also

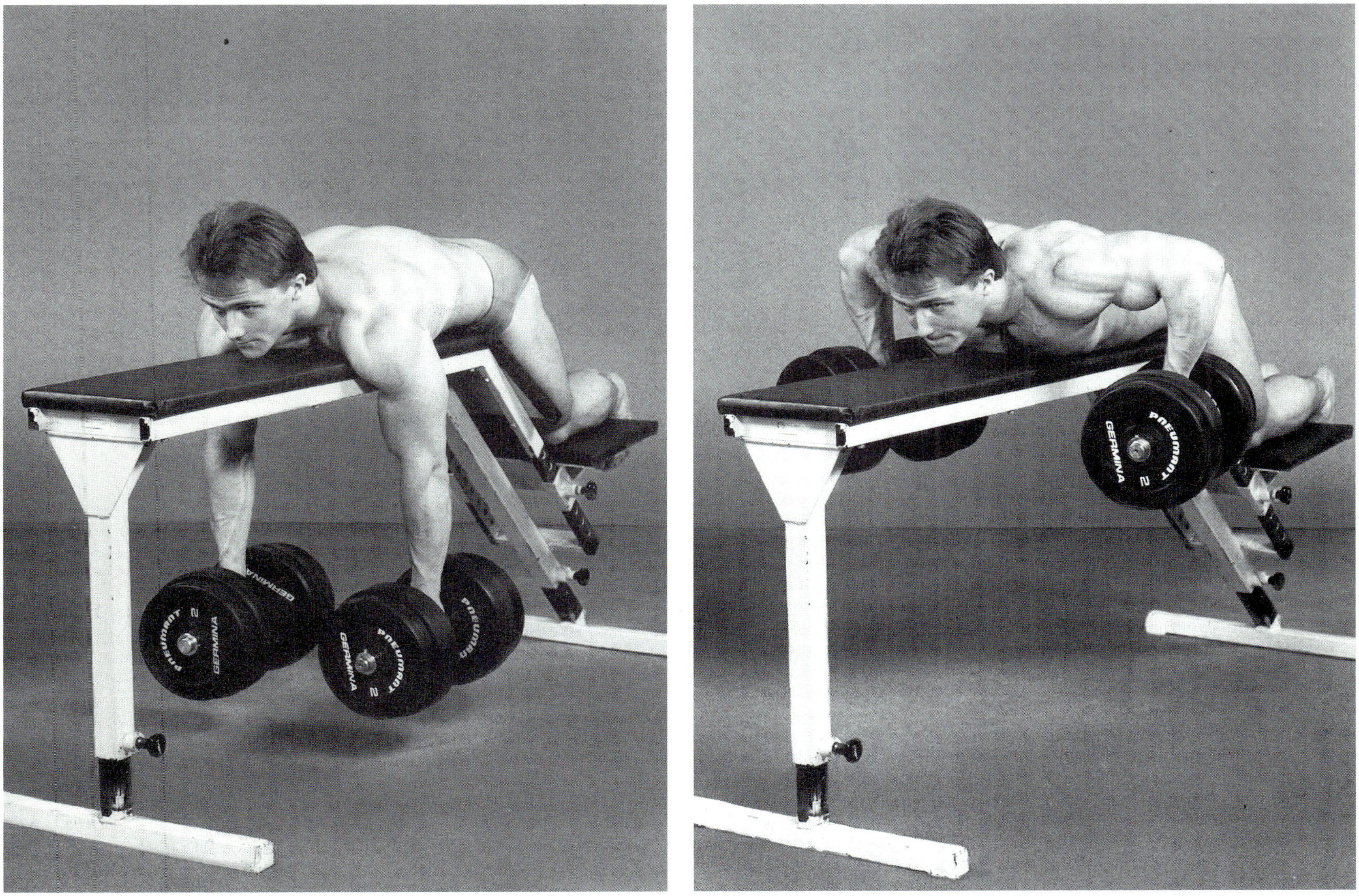

Abb. 130/1–2

am Ende der Zugbewegung über Rückenhöhe liegen.

Verletzungsprophylaxe:

Das Einnehmen der Hohlrückenhaltung während des Übungsablaufs bewirkt nicht nur die Entlastung der zu kräftigenden Muskulatur, sondern es verschuldet auch die einseitige Überlastung der Zwischenwirbelscheiben. Wiederholte Einwirkungen dieser Art können kurzfristig zu Schmerzen, langfristig jedoch zu ernsthaften Schäden im Bereich der Lendenwirbelsäule führen. Die Hohlrückenhaltung kann unterbunden werden durch

- den Einsatz einer Spezialbank mit einer in Hüfthöhe abklappbaren Liegefläche (s. Abb. 130) oder
- das Unterlagern des Beckens.

Keinesfalls sollten die Beine fixiert werden.

STÜTZHEBEN

Hauptsächlich beteiligte Muskeln:
Die Muskelschlinge, die vom kleinen und großen Rautenmuskel, vom mittleren und unteren Anteil des Trapezmuskels und vom vorderen Sägemuskel gebildet wird, fixiert den Schultergürtel im Stütz. Das Heben und Senken des Rumpfes gegen die durch den Stütz fixierten Arme wird vor allem durch den unteren Anteil des Trapezmuskels und den kleinen Brustmuskel realisiert. Sie arbeiten in enger Verbindung mit dem großen Brust- und dem breiten Rückenmuskel.

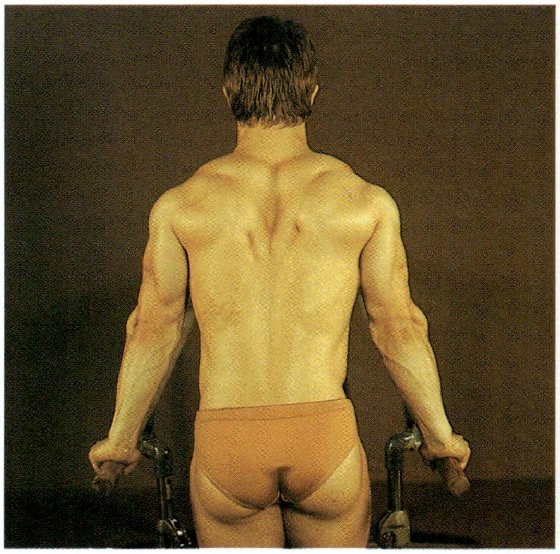

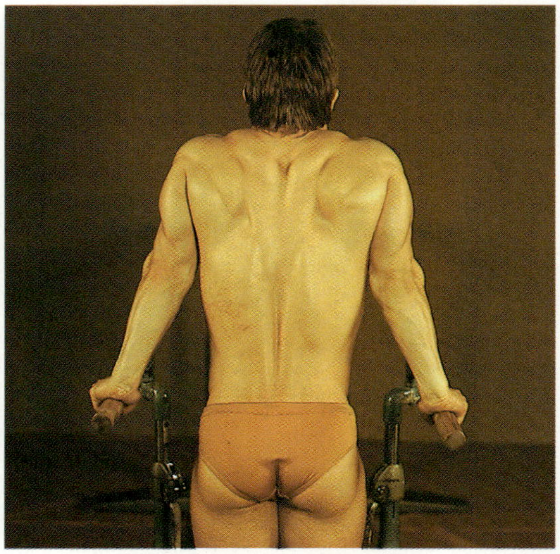

Abb. 131/1–2

Übg. 79
Übungsdurchführung
(Abb. 131)
Der Sportler stützt mit gestreckten Armen in Schulterbreite auf den Barrenholmen, auf zwei gleich hohen stabilen Möbelstücken, auf zwei Sprungkästen oder auf ähnlichen Gegenständen. Die Füße berühren nicht den Boden. Sind die benutzten Gegenstände zu niedrig, werden die Beine in den Kniegelenken gebeugt. Aus dieser Position hebt und senkt der Sportler den Rumpf gegen die gestreckten Arme.

Beim Heben des Rumpfes wird ein-, beim Absenken wird ausgeatmet. Die Belastung kann durch ein Zusatzgewicht erhöht werden, das mit einem Riemen am Hals oder mit einem Gürtel an der Taille befestigt wird.

Verletzungsprophylaxe:
Das Stützheben ist nicht mit speziellen Verletzungsgefahren verbunden.

Dehnungsübungen:

Übung 80
(Abb. 132)

Abb. 132/1–2

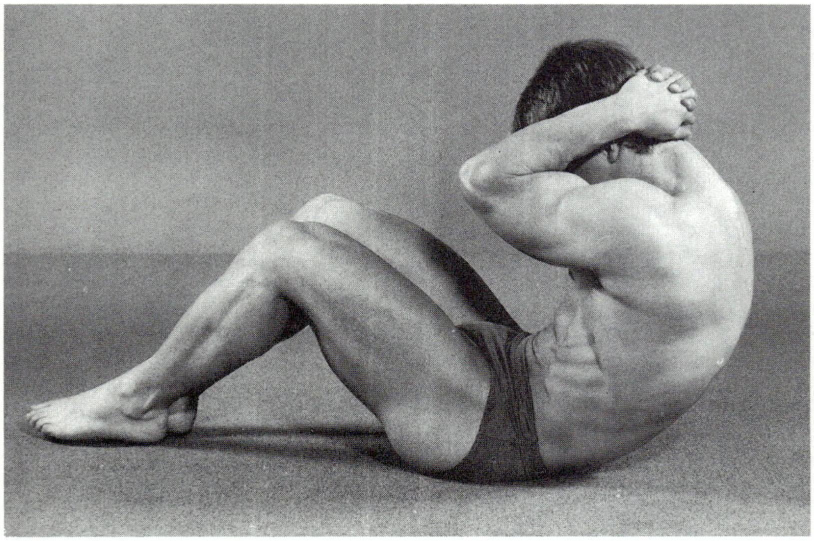

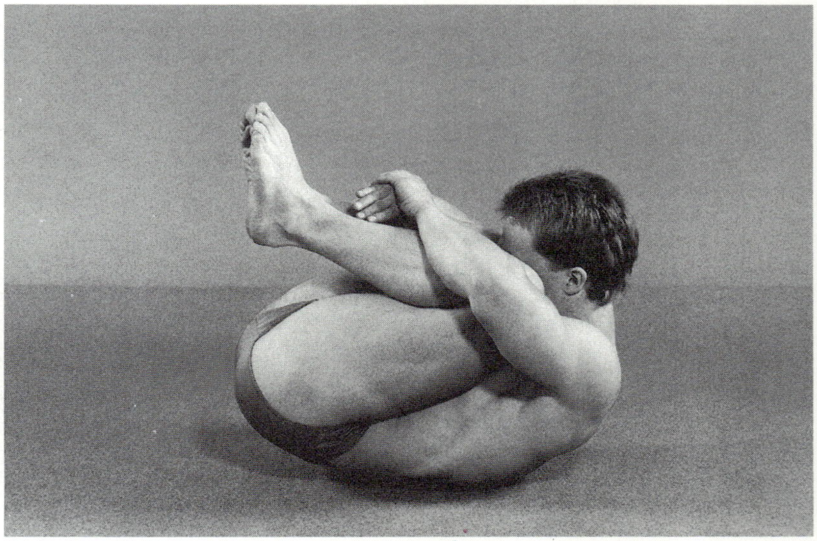

Übung 81
(Abb. 133)

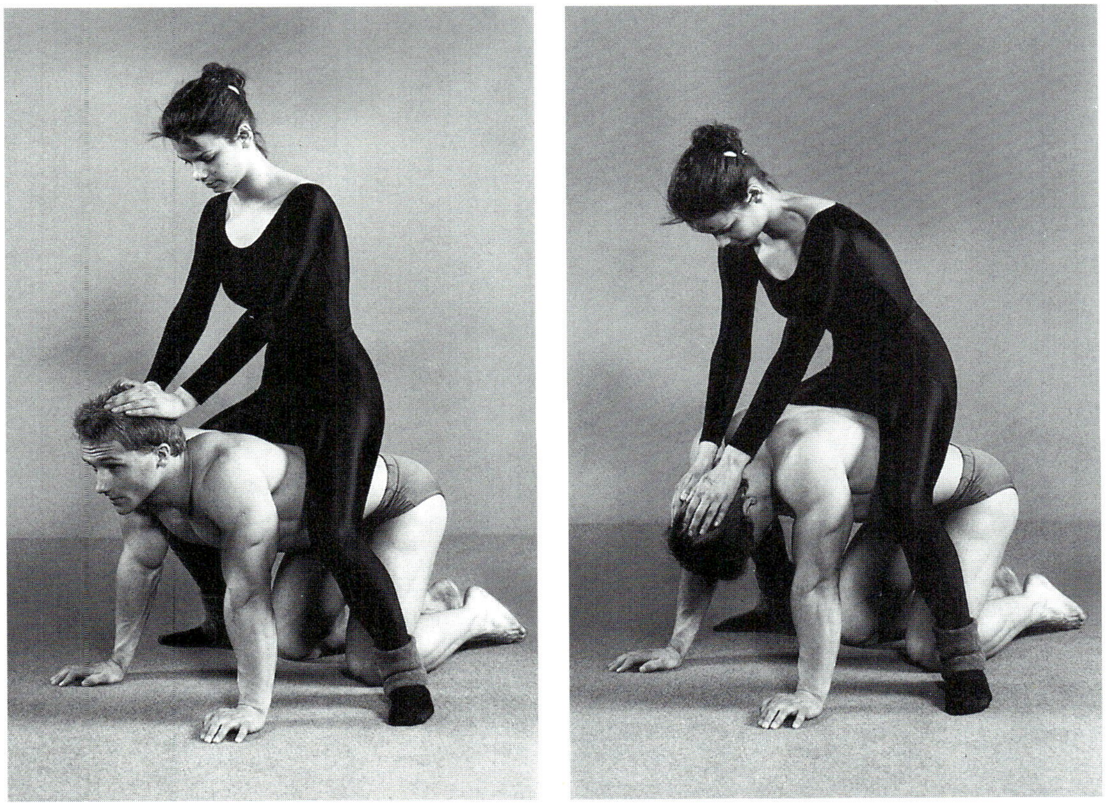

Abb. 133/1–2

Übung 82
(Abb. 134)

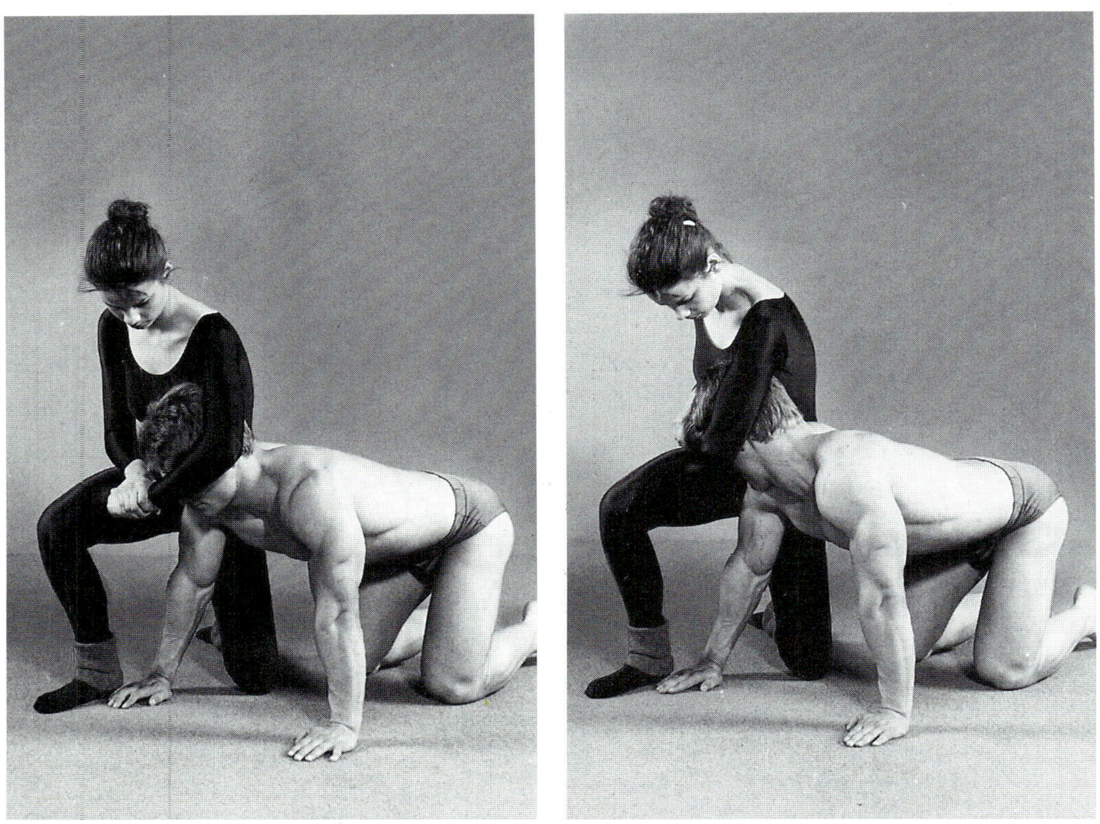

Abb. 134/1–2

BAUCHMUSKULATUR

Gerader Bauchmuskel
(m. rectus abdominis)

Tabelle 31

Ursprung	5. bis 7. Rippe (Rippenknorpel) Brustbein (Schwertfortsatz)
Ansatz	Hüftbein (oberer Rand des Schambeines)
Hauptfunktion	Heben des Beckens (bei nicht fixiertem Becken) Beugen des Rumpfes (bei fixiertem Becken)
Kraftübung	primär: Nr. 83 bis 92 sekundär: Nr. 99 bis 104, 137 bis 148, 154, 155, 173, 180
Dehnungsübung	Nr. 93 bis 98, 55, 134

RUMPFAUFRICHTEN AUS DER RÜCKENLAGE

Hauptsächlich beteiligte Muskeln:
Die Bewegung des Rumpfaufrichtens aus der Rückenlage – auch als sit-up bezeichnet – findet in der Wirbelsäule und im Hüftgelenk statt.

Für das Beugen in der Wirbelsäule zeichnet der gerade Bauchmuskel – unterstützt vom äußeren schrägen und inneren schrägen Bauchmuskel – verantwortlich. Für das Beugen im Hüftgelenk ist vor allem der Lenden-Darmbeinmuskel zuständig. Ihm stehen der gerade Anteil des vierköpfigen Schenkelstreckers (gerader Schenkelmuskel), der Schenkelbindenspanner und der Schneidermuskel zur Seite.

Der Beitrag der einzelnen Muskeln am Bewegungsvollzug ist in erster Linie abhängig von
der Position der Beine,
der Art und Weise des Abhebens des Rumpfes und
der Größe der Bewegungsamplitude.

– Liegt der Sportler in der Startposition mit gestreckten Beinen auf der Unterlage und hat die Füße unter der Sprossenwand, der Hantelstange oder dem Halteriemen des Schrägbretts fixiert, dann ist der Lenden-Darmbeinmuskel so stark vorgespannt, daß er die Lendenwirbelsäule gewöhnlich in die

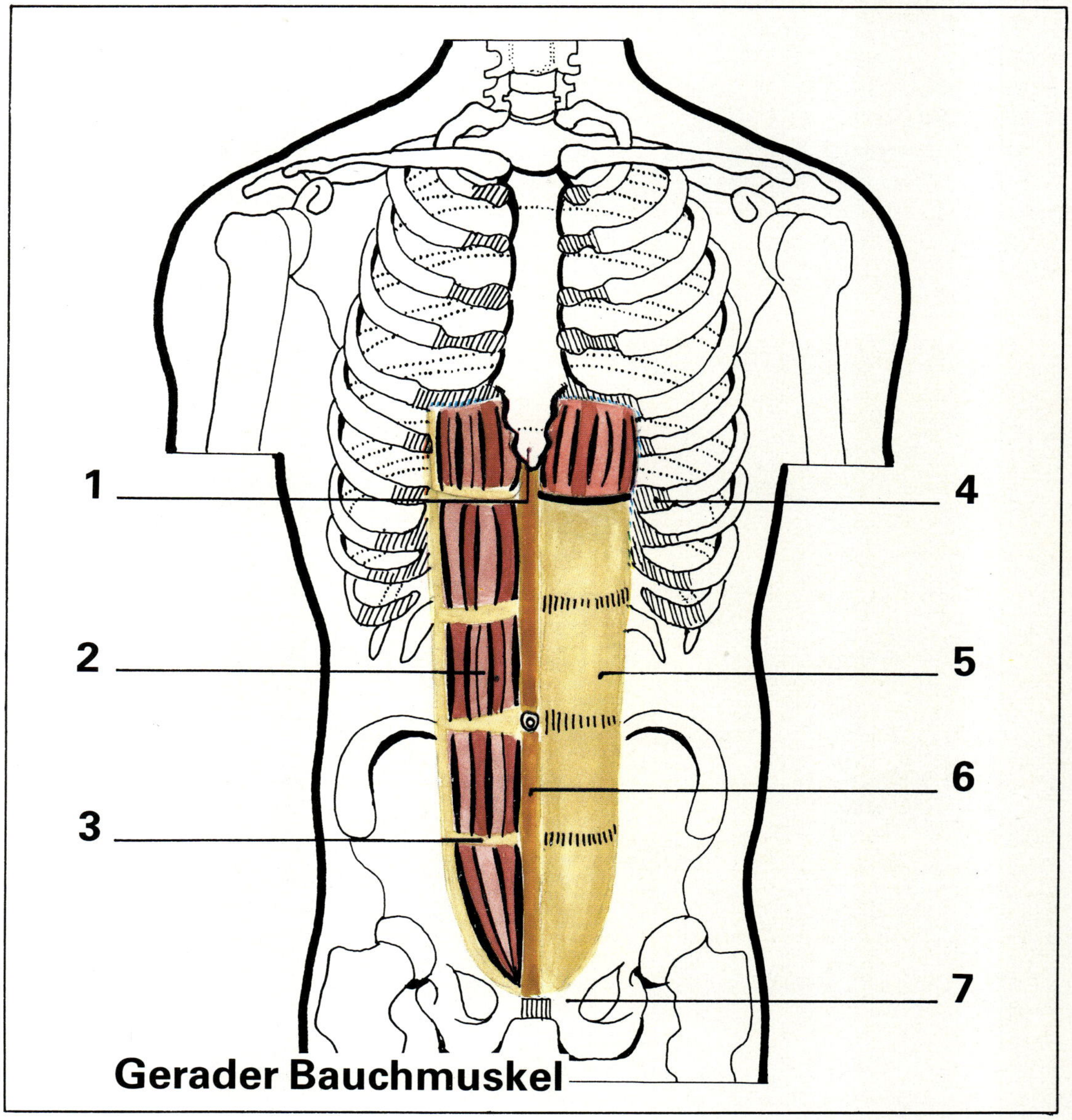

1 – Schwertfortsatz des Brustbeins, **2** – gerader Bauchmuskel, **3** – sehnige Einschreibungen, **4** – Rippenknorpel, **5** – Rektusscheide, **6** – weiße Linie, **7** – Schambein

Abb. 135

Hohlrückenlage zieht. Verkürzte und daher wenig dehnfähige Wirbelsäulen- und Hüftgelenkmuskeln können die gesundheitsgefährdende Hohlrückenlage noch erheblich verstärken. Auch der gerade Schenkelmuskel befindet sich bei gestreckten Beinen in einer vorteilhaften Arbeitsposition für das Beugen im Hüftgelenk. Gestreckte Beine und eine mehr oder minder ausgeprägte Hohlrückenhaltung begünstigen somit in allen Phasen des Rumpfaufrichtens die Arbeits- und Entwicklungsmöglichkeiten sowohl des Lenden-Darmbein- als auch des geraden Schenkelmuskels.

– Liegt der Sportler hingegen mit im Knie- und Hüftgelenk gebeugten Beinen auf der Unterlage und hat die Füße fixiert, dann sind gerader Schenkelmuskel und besonders der Lenden-Darmbeinmuskel entspannt. Das bedeutet, daß die Gefahr der Einnahme der Hohlrückenhaltung verringert und die Arbeitsmöglichkeit des geraden Schenkelmuskels und des Lenden-Darmbeinmuskels zumindest für den Beginn der Bewegung erheblich eingeschränkt ist.

Im Hüft- und Kniegelenk gebeugte Beine hemmen also die Belastung der Hüftbeuger und fördern gleichzeitig die Beanspruchung der Bauchmuskulatur. Der Arbeitsanteil der Bauchmuskeln wird besonders dann erhöht, wenn man in der Anfangsphase der Übung zunächst den Kopf und danach Brustwirbel für Brustwirbel von der Unterlage hebt. Die Belastungen zum Vollzug dieser Startbewegung werden aber nicht im gleichen Maße von den verschiedenen Bauchmuskeln bzw. von ihren einzelnen Anteilen getragen. Es werden vor allem der obere und in abgeschwächter Form auch der mittlere Anteil des geraden Bauchmuskels sowie die oberen Anteile des inneren und äußeren schrägen Bauchmuskels beansprucht und ausgeprägt.

Da sich der gerade Bauchmuskel nur um wenige Zentimeter verkürzen kann und keinen direkten Einfluß auf das Beugen im Hüftgelenk hat, muß der Lenden-Darmbeinmuskel nach dem Abheben des oberen Teils des Rückens (etwa nach 30°) die Initiative übernehmen. Die Mittelphase des Rumpfaufrichtens (etwa 30° bis 60°) wird folglich hauptsächlich durch dynamische Arbeit des Lenden-Darmbeinmuskels sowie durch statische Arbeit des geraden Bauchmuskels bewältigt. Die Endphase (etwa 60° bis 90°) wird durch fortlaufend abnehmende dynamische Arbeit des Lenden-Darmbeinmuskels realisiert.

– Liegt der Sportler in der Startposition mit im Knie- und Hüftgelenk gebeugten Beinen auf der Unterlage und hat die Füße nicht verankert, dann ist der Lenden-Darmbeinmuskel weitgehend von der Mitarbeit ausgeschlossen. Die Bauchmuskeln – besonders der obere Anteil des geraden Bauchmuskels – müssen jetzt das Rumpfaufrichten, das allerdings nur noch über einen begrenzten Winkelbereich (30° bis 45°) ausgeführt werden kann, größtenteils aus eigener Kraft bewirken.

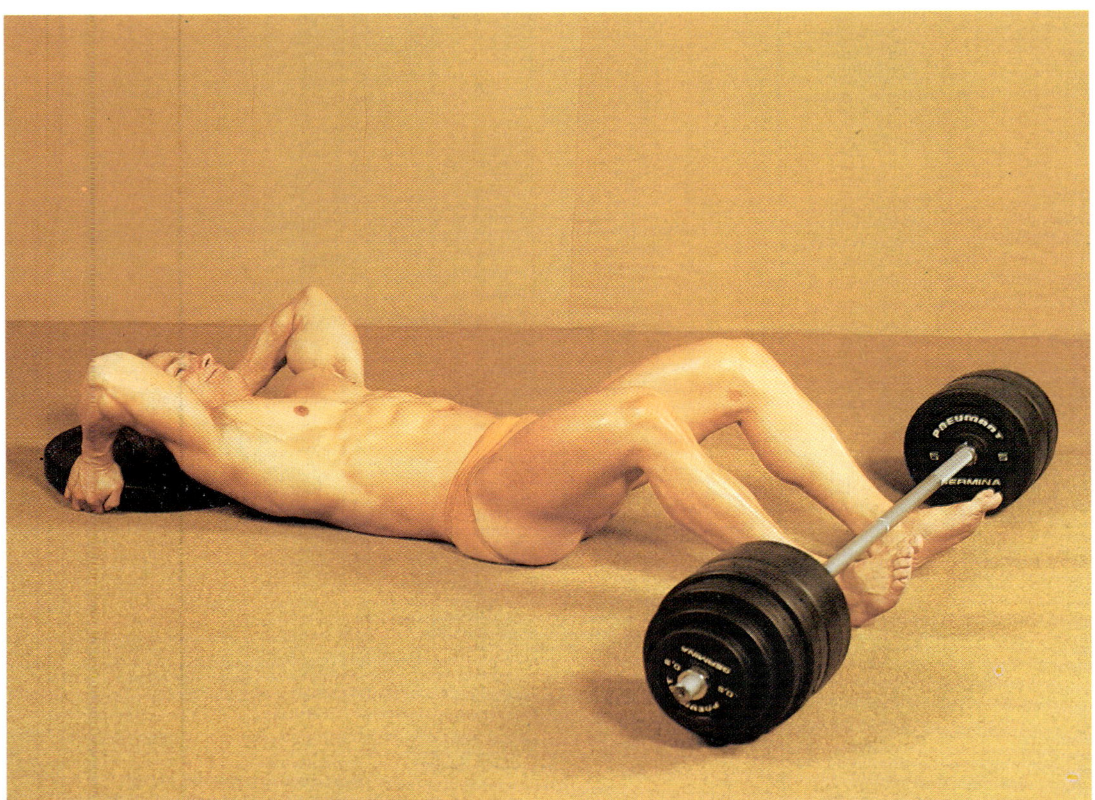

Abb. 135/1

Übg. 83
Übungsdurchführung
(Abb. 136)

Der Sportler liegt mit gebeugten Beinen rücklings auf einer waagerechten Unterlage. Die Füße hat er unter einen unbeweglichen Gegenstand (z. B. schweres Möbelstück, Sprossenwand, Verankerung oder Halteriemen des Schrägbretts) geklemmt. Die Hände hält er entsprechend der beabsichtigten Belastungshöhe vor der Brust, neben den Ohren oder hinter dem Nacken. Sollen Bauch-

und Hüftmuskulatur noch intensiver trainiert werden, dann verwendet er eine Zulast (z. B. Buch, Hantelscheibe, Sandsack, Kurzhantel).

Aus der Startposition führt der Sportler den Rumpf so weit nach oben, bis Kopf oder Ellbogenspitzen die gebeugten Beine berühren. Das geschieht in nachstehender Reihenfolge:

– isometrische Kontraktion der Bauchmuskulatur zur Verhinderung der Hohlrückenlage
– Anheben des Kopfes
– Aufrollen der Brustwirbelsäule, d. h., es wird Wirbel für Wirbel von der Unterlage gelöst. Wenn Schulterblätter und oberer Rücken abgehoben sind, ist auch die Möglichkeit der Bauchmuskulatur zur dynamischen Arbeit ausgeschöpft. Die Bauchmuskeln können sich in der anschließenden Bewegungsphase nur noch isometrisch kontrahieren.
– Abheben der unteren Brust- und der Lendenwirbel durch die Kontraktion der Hüftbeuger (Lenden-Darmbeinmuskel, gerader Schenkelmuskel, Schenkelbindenspanner, Schneidermuskel), bis sich die Wirbelsäule in senkrechter Position befindet.

Aus dem Sitz senkt der Sportler dann den Rumpf langsam und kontrolliert in die Ausgangsposition. Dabei gleichen sich die räumlichen Verläufe der Hub- und Senkbewegung in umgekehrter Reihenfolge. Beim Aufrichten wird aus-, beim Absenken wird eingeatmet.

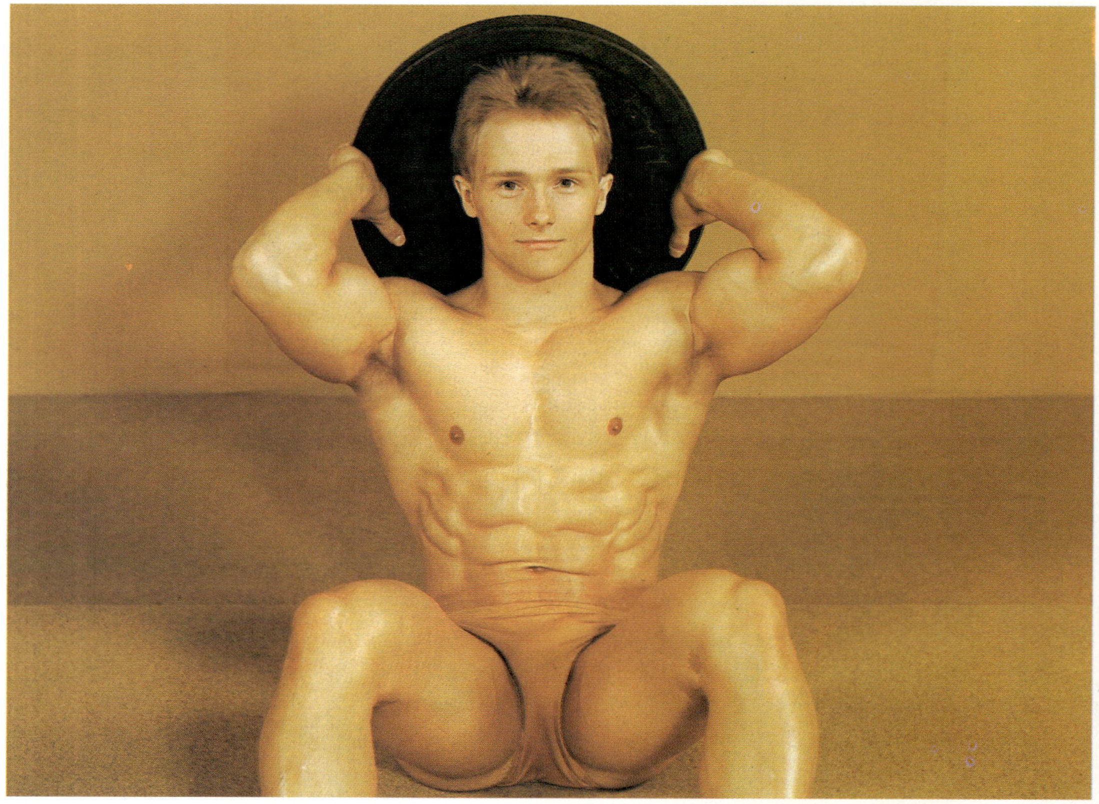

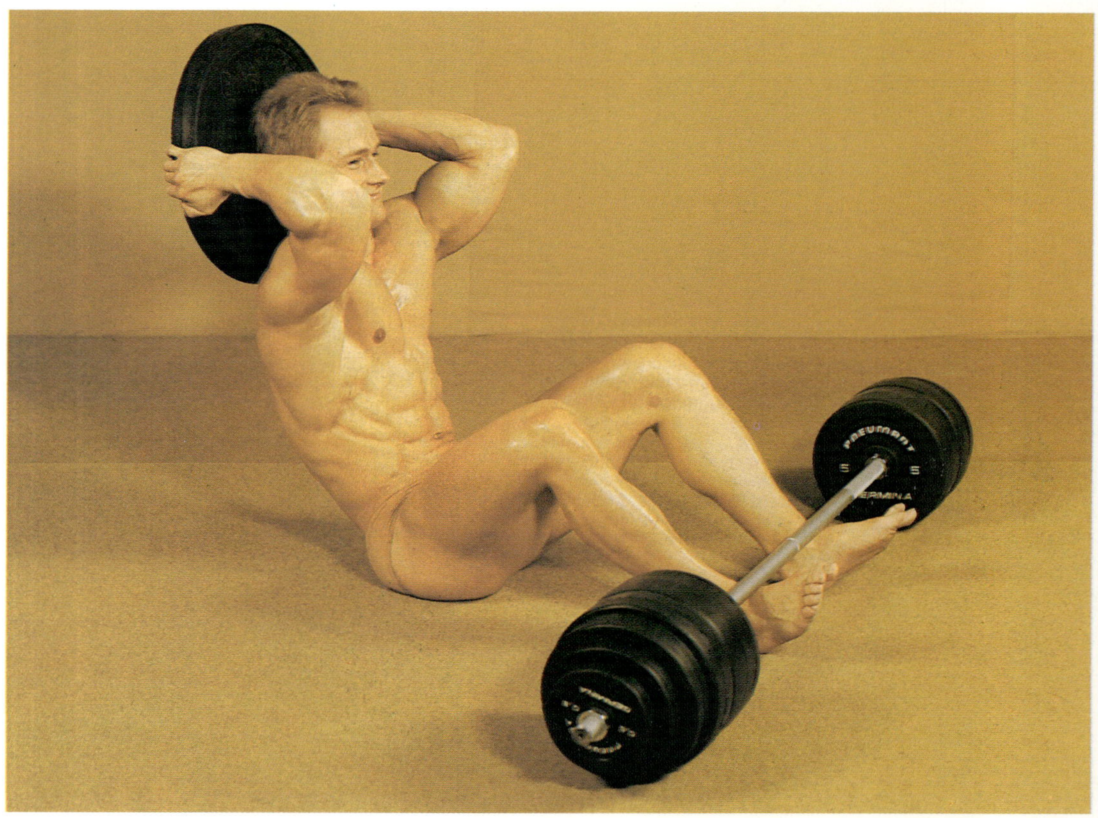

Abb. 136/2–3

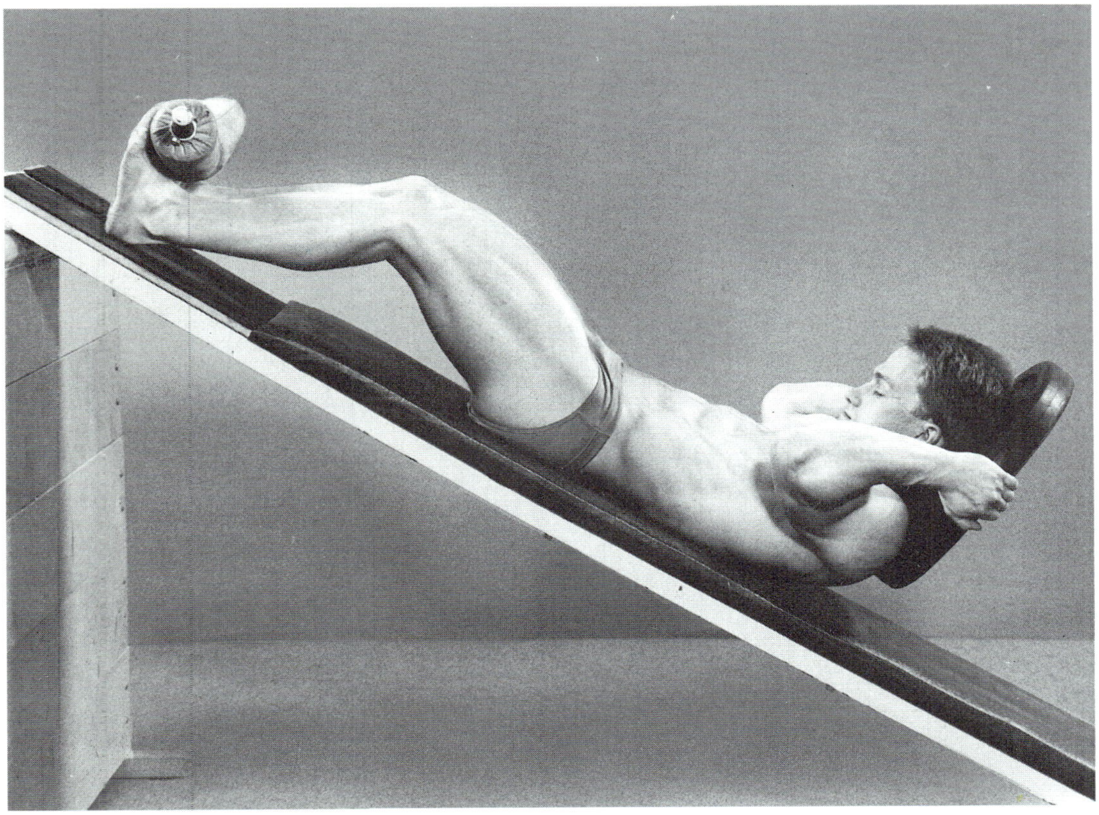

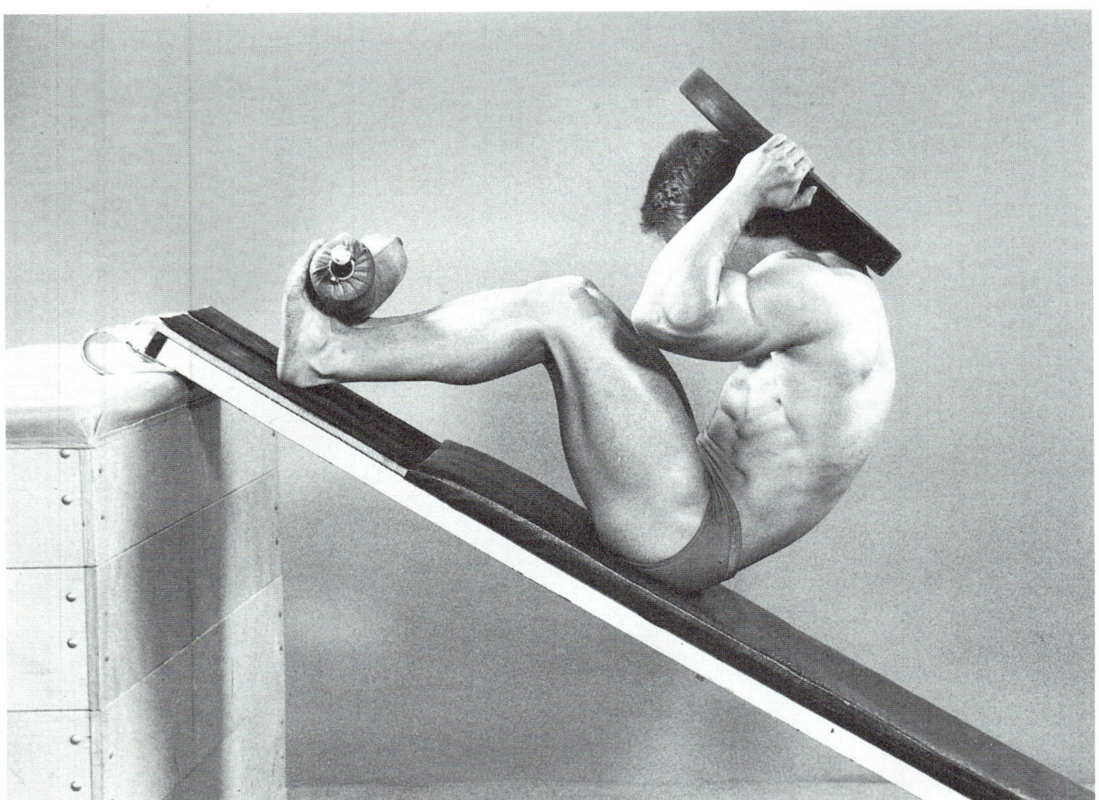

Abb. 137/1–2

Varianten:

Übg. 84
Rumpfaufrichten vom Schrägbrett (Abb. 137)

Führt der Sportler das Rumpfaufrichten aus der Waagerechten aus, so beträgt der Aktionsbereich für die Entwicklung der Bauch- und Hüftmuskulatur 90°. Wird die Übung hingegen auf einem Schrägbrett mit einer Neigung von 45° zur Waagerechten absolviert, so vergrößert sich der Winkelbereich um 45° auf 135°. Der größere Aktionsradius gestattet eine umfassendere Entwicklung der beteiligten Bauchmuskeln. So verändert sich mit Verlagerung der Bewegungsebene nicht nur die Größe der Bewegungsamplitude, sondern auch die Belastungsanforderung für die verschiedenen Abschnitte des geraden Bauchmuskels. Während beim Rumpfaufrichten aus der Waagerechten vor allem der obere Abschnitt des geraden Bauchmuskels belastet und ausgeprägt wird, wird beim Rumpfaufrichten vom Schrägbrett auch der mittlere Abschnitt intensiv trainiert.

Der Sportler liegt mit gebeugten Beinen rücklings auf dem Schrägbrett. Das Beugen der Beine im Hüft- und Kniegelenk, das dem Schutz der Lendenwirbelsäule dient, sollte durch ein abgewinkeltes Schrägbrett regelrecht erzwungen werden. Die Füße müssen am oberen Ende des Schrägbretts (an Fußstützen oder Halteriemen) verankert werden, um ein Abrutschen zu verhindern. In der Startphase ist das Drehmoment noch relativ klein, d. h., die Muskelbeanspruchung ist verhältnismäßig gering. Das anfängliche „Aufrollen" der Hals- und Brustwirbelsäule bereitet deshalb meist wenig Schwierigkeiten. Je weiter man sich jedoch aufrichtet, desto größer wird das Drehmoment und damit die für den Bewegungsvollzug erforderliche Kraftentfaltung. Befindet sich der Rumpf schließlich parallel zum Boden, ist das größte Drehmoment erreicht. In dieser Phase der höchsten Kraftanforderung ist die beteiligte Muskulatur jedoch schon weitgehend verkürzt. Das bedeutet u. a. auch, daß ihre Möglichkeit zur Kraftabgabe bereits erheblich eingeschränkt ist. Die Muskulatur muß also aus ungünstiger Arbeitsposition hohe Leistungsanforderungen bewältigen. Das Rumpfheben vom Schrägbrett – auch ohne Zusatzlast ausgeführt – verlangt deshalb eine gut entwickelte Kraftfähigkeit. Die Übung ist daher für Anfänger wenig geeignet.

Im letzten Drittel der Aufwärtsbewegung nehmen Drehmoment und Muskelbelastung wieder ab. Berühren Kopf oder Ellbogen die gebeugten Beine, ist das Aufrichten beendet.

Übg. 85
Rumpfaufrichten von der Bank (Abb. 138)

Der Sportler sitzt mit aufrechtem Rumpf auf einer quergestellten Trainingsbank, auf einem Hocker, einem Turnbock oder einem ähnlichen Gegenstand. Hüft- und Kniegelenke sind nahezu rechtwinklig gebeugt. Die Füße sind unter einem fest stehenden Sportgerät (z. B. Sprossenwand, Hantelstange) oder Möbelstück fixiert. Die Hände werden mit oder ohne Zusatzlast vor der Brust oder hinter dem Nacken gehalten.

Aus der Startstellung senkt der Sportler den Rumpf langsam und kontinuierlich, bis sich Kopf und Schultern geringfügig unter Sitzhöhe befinden. Die oberen und mittleren Anteile der beteiligten Bauchmuskeln werden dadurch gut vorgedehnt. Aus diesem Spannungszustand ist das Rumpfheben besonders reizwirksam.

Die Dauerkontraktion der Bauchmuskulatur verhindert, daß der an der Bewegung ebenfalls beteiligte Lenden-Darmbeinmuskel die Lendenwirbelsäule in die gesundheitsgefährdende Hohlrückenlage zieht.

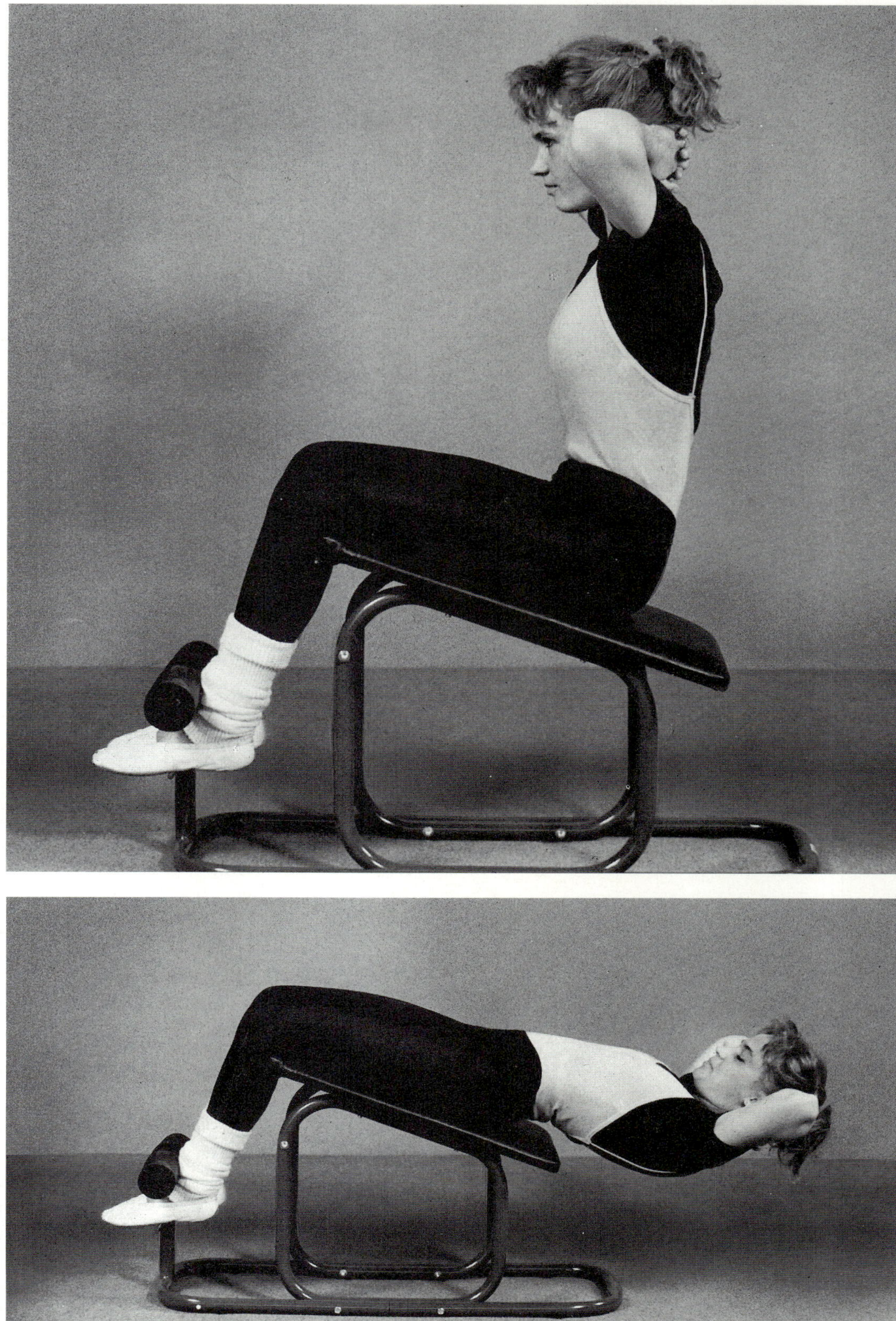

Abb. 138/1–2

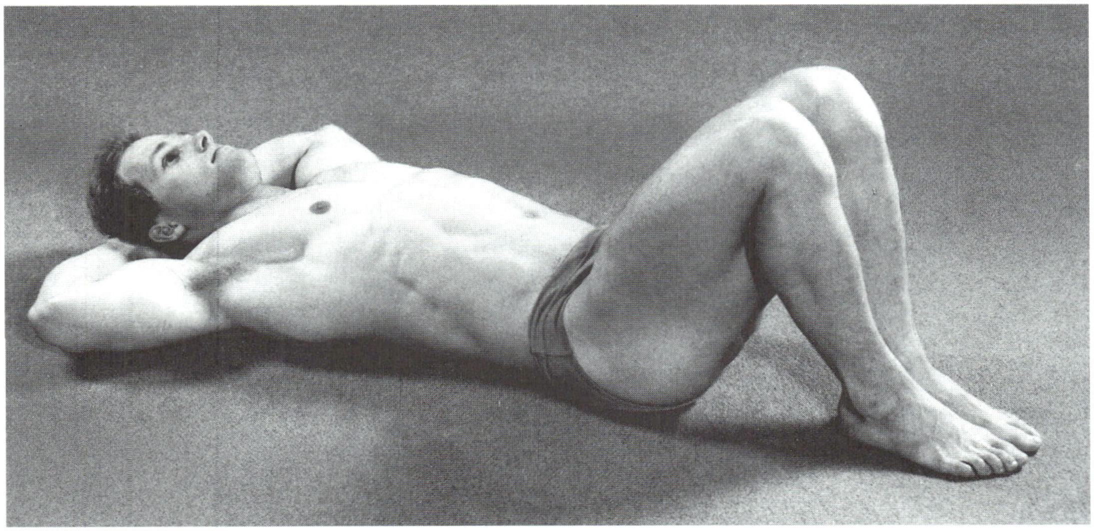

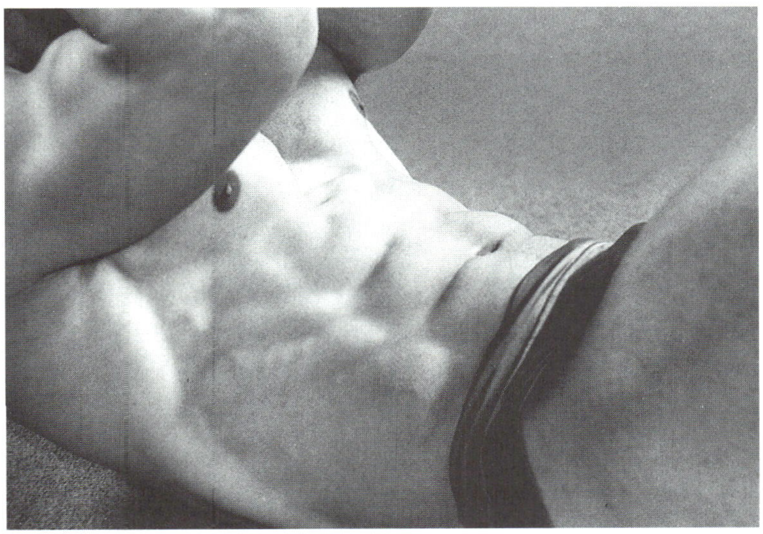

Abb. 139/1–3

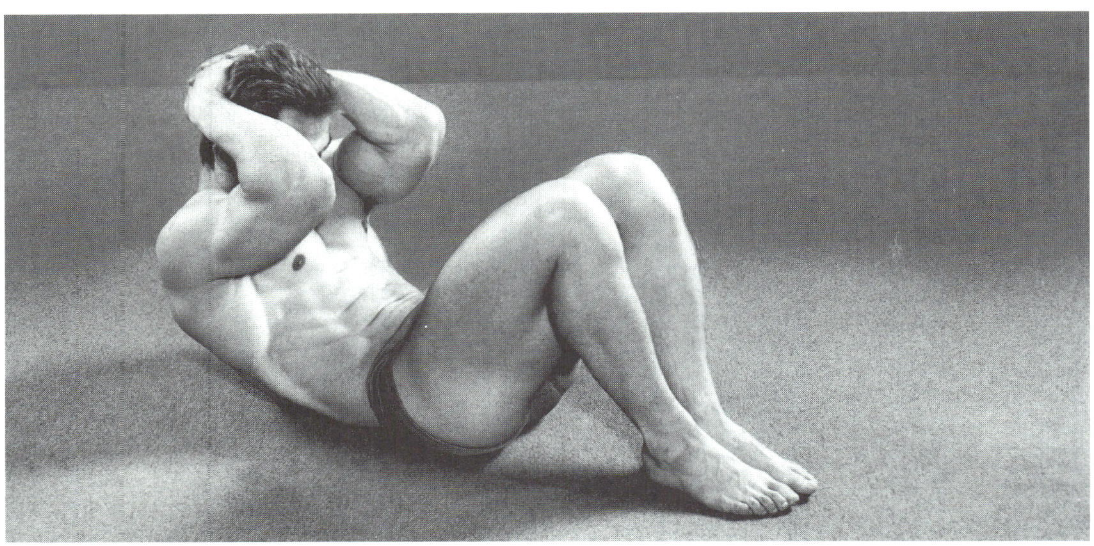

Übg. 86
Aufrollen
(Abb. 139 bis 141)

Beabsichtigt man, die oberen Bereiche der Bauchmuskeln relativ isoliert, d. h. unter weitgehendem Ausschluß der Hüftbeuger zu trainieren, dann muß man auf die Verankerung der Füße und auf die volle Bewegungsamplitude verzichten.

Der Sportler liegt auf dem Rücken und hat die Beine im Knie- und Hüftgelenk

- gebeugt und die Fußsohlen fest auf dem Boden aufgesetzt (Abb. 139),
- nahezu rechtwinklig gebeugt und die Fußsohlen leicht gegen eine Wand gedrückt (Abb. 140) oder
- nahezu rechtwinklig gebeugt und die Fersen oder Unterschenkel auf eine Trainingsbank, einen Stuhl oder Hokker bzw. auf die Hände des vor ihm knienden Partners gelegt (Abb. 141 u. 163/3–4).

Die Hände hält der Sportler – entsprechend der beabsichtigten Belastungshöhe – vor der Brust, neben den Ohren oder hinter dem Nacken.

Aus dieser Startposition werden die Hals- und Brustwirbel nacheinander „aufgerollt", bis nach einem Aktionswinkel von etwa 30° bis 40° Kopf, Schulterblätter und oberer Rücken vom Boden gehoben sind und sich untere Rippen und Bauchnabel gleichsam berühren. Damit ist die Verkürzungsmöglichkeit des geraden Bauchmuskels weitgehend ausgeschöpft. Die Bewegung kann jedoch noch über einen kleinen Winkelbereich fortgesetzt werden, wenn der Lenden-Darmbeinmuskel das Gewicht der Beine als Gegenhalt nutzt. Je schwerer die Beine im Vergleich zum Oberkörper sind und je geringer die Beugung der Beine im Knie- und Hüftgelenk ist, desto besser sind die Arbeitsbedingungen für den Lenden-Darmbeinmuskel. Nach Abschluß des Aufrollens wird die Bauchmuskulatur etwa 2 s isometrisch maximal angespannt. Die Übung kann nur wirkungsvoll ausgeführt werden, wenn während des Aufrichtens vollständig ausgeatmet wird.

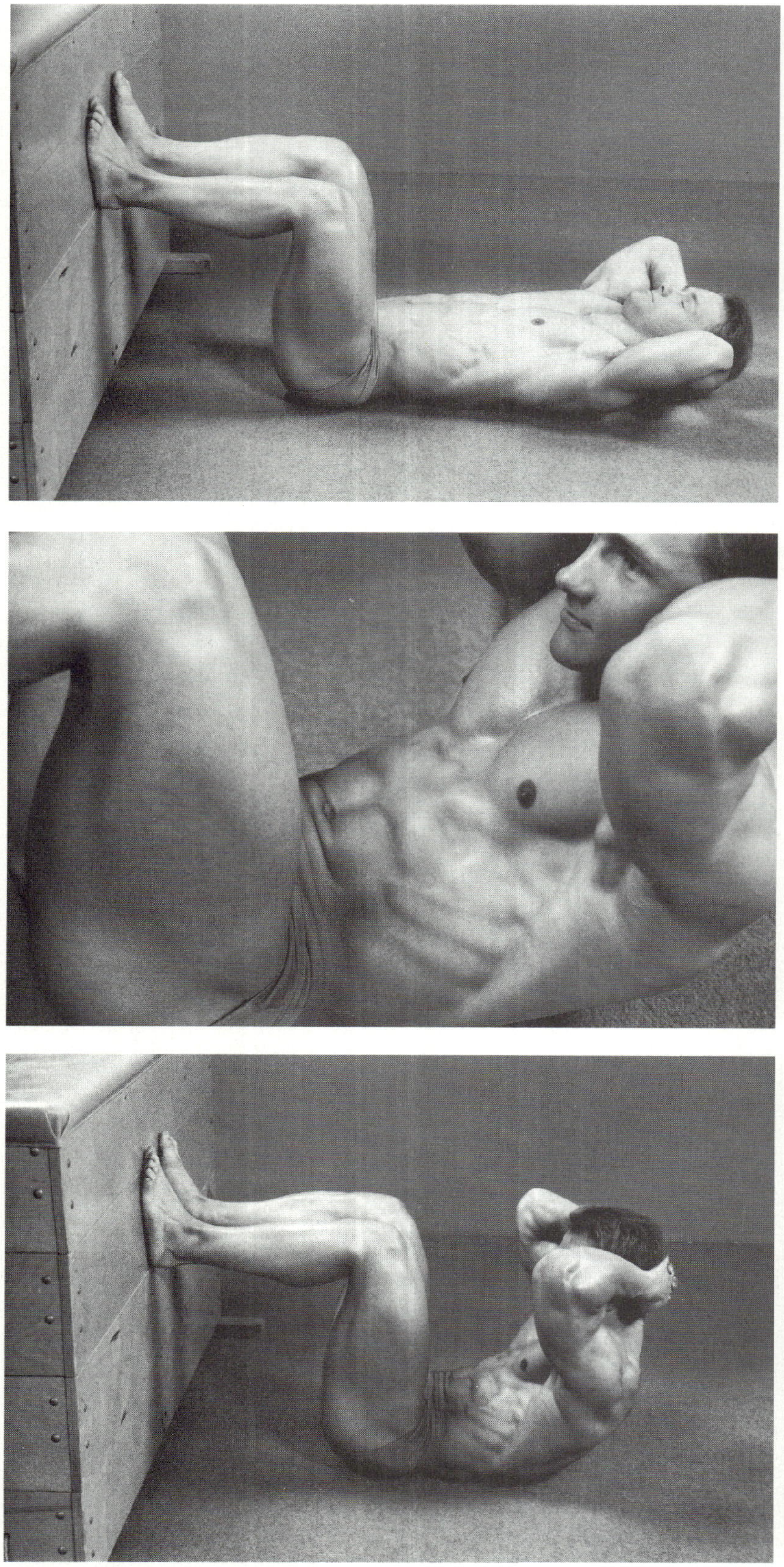

Abb. 140/1–3

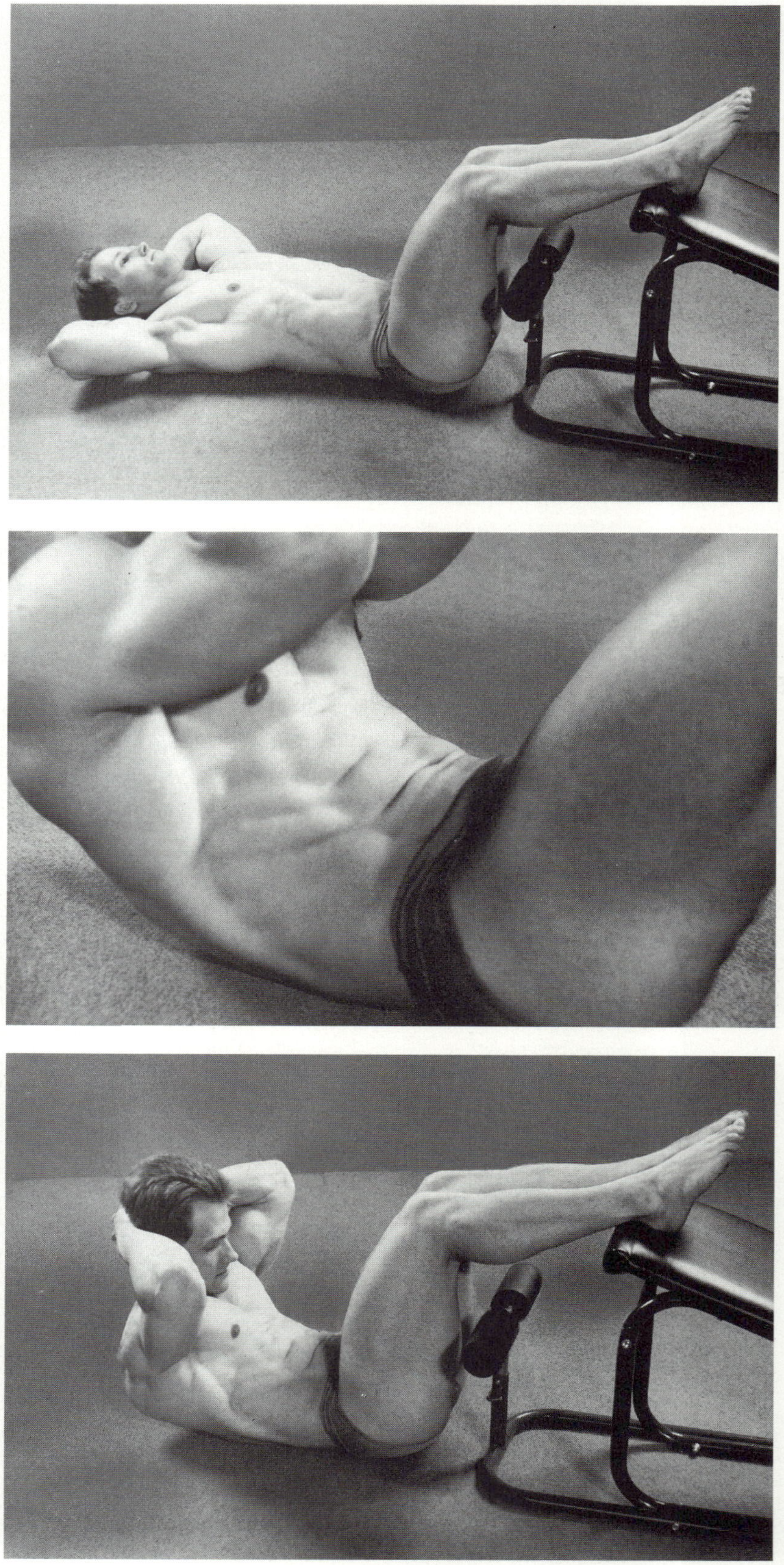

Abb. 141/1–3

Übg. 87
Rumpfaufrichten mit gestreckten Beinen
(Abb. 142)

Der Sportler liegt mit gestreckten Beinen rücklings auf dem Boden und hat die Füße unter einem fest stehenden Gegenstand verankert. In dieser Position übt der weit gedehnte Lenden-Darmbeinmuskel einen starken Zug auf den unteren Bereich der Wirbelsäule aus. Die Zugkraft führt besonders bei Personen mit schwacher Bauchmuskulatur zur Hohlrückenhaltung. Fortgeschrittene verhindern die gesundheitsgefährdende „Hohlkreuzlage", indem sie ihre gut entwickelten Bauchmuskeln bereits vor Beginn der Bewegungsphase kräftig anspannen.

Aus der Ausgangsposition hebt der Sportler den Rumpf unter vorrangiger Beteiligung des Lenden-Darmbeinmuskels bis zur Senkrechten nach oben.

Diese Übung sollte von Anfängern nicht und von Fortgeschrittenen nur in eng begrenztem Umfang durchgeführt werden, da die Summation der auf die Lendenwirbelsäule einwirkenden Zugkräfte zu Verschleißerscheinungen und Rückenschmerzen führen kann.

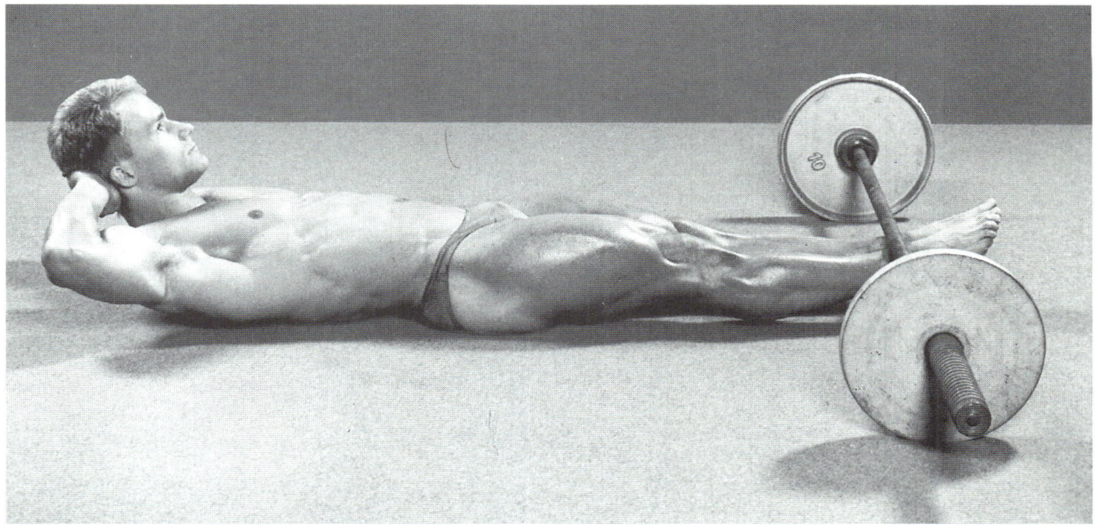

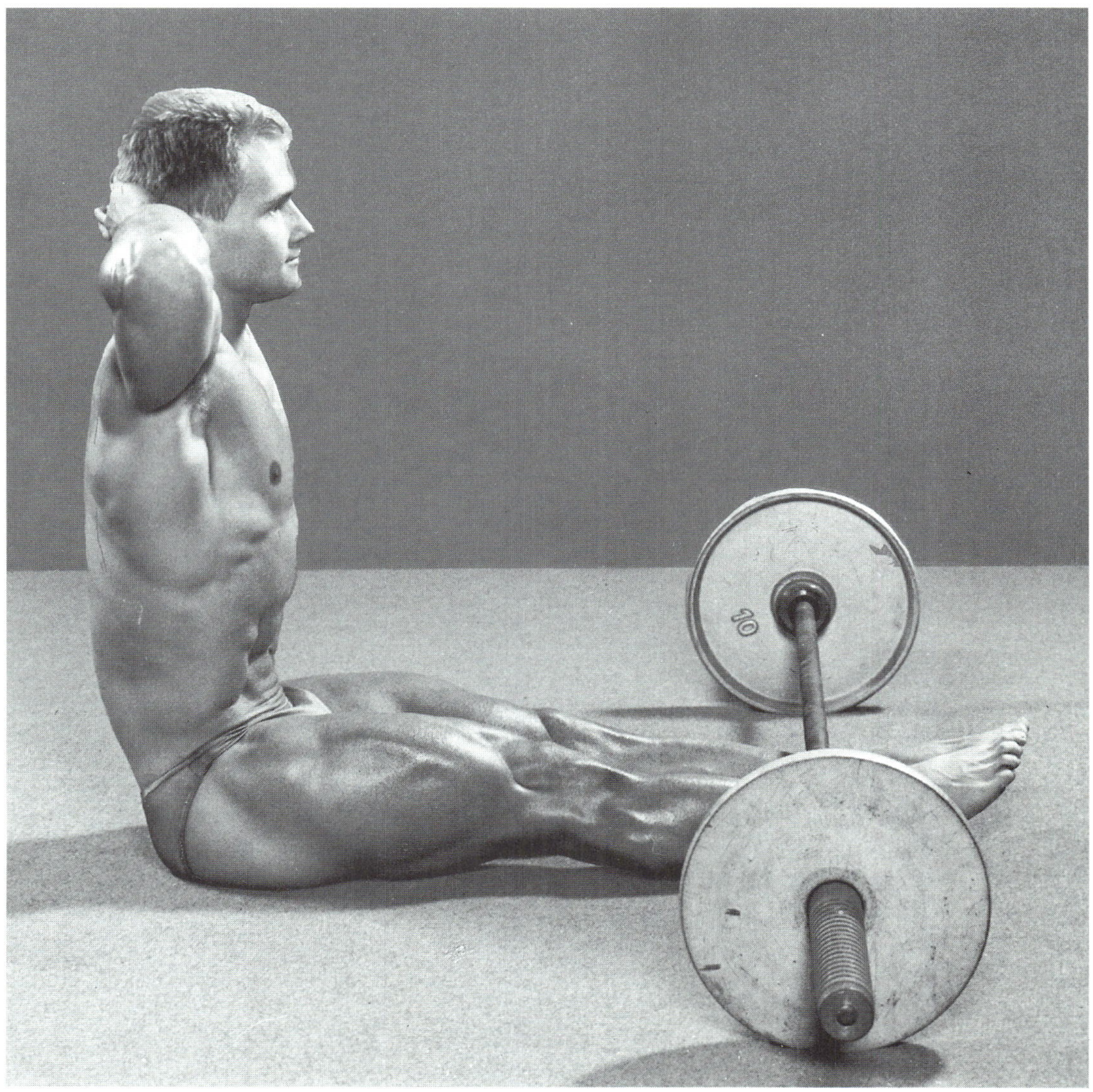

Abb. 142/1–2

Übg. 88
Rumpfaufrichten vom Rücken des Partners (Abb. 143)

Der Partner befindet sich in der Bankstellung. Der Ausführende sitzt rittlings auf dem oberen Teil des Rückens des Partners mit Blickrichtung zu dessen Füßen. Er klemmt beide Fußriste unter die Oberschenkel des Partners und legt beide Hände hinter den Nacken. Darauf führt er ein Rückbeugen des Rumpfes aus, bis die Wirbelsäule geringfügig überstreckt ist. Der Partner stemmt dabei die gestreckten Arme kräftig gegen den Boden. Er kann das Rumpfaufrichten des Ausführenden durch das Heben des Kopfes unterstützen. Abbildung 144 zeigt eine Variante, bei der der Ausführende in Kopfrichtung des Partners blickt.

Verletzungsprophylaxe:

Durch isometrische Kontraktion der Bauchmuskulatur (Bauchpresse) wird der Körperinnendruck gesteigert. Muskelkontraktion und erhöhter Körperinnendruck reduzieren die Druckbelastung der Lendenwirbelsäule. Je leistungsfähiger also die Bauchmuskulatur ist, desto wirksamer ist die Bauchpresse und damit die Entlastung der Wirbelsäule. Trainierte Sportler können die Beanspruchung der Lendenwirbelsäule durch Anspannen der Bauchmuskeln um etwa 70 % verringern. Deshalb wird das Bauchmuskeltraining insbesondere von Personen, deren berufliche oder sportliche Tätigkeit eine starke Belastung der Lendenwirbelsäule bedingt, zur Verletzungsvorbeugung genutzt.

Da Rückenbeschwerden zumeist auf eine zu schwache Bauchmuskulatur zurückzuführen sind, findet das Bauchmuskeltraining auch in der Heilbehandlung Anwendung. Das setzt jedoch voraus, daß die Bauchmuskelübungen die Wirbelsäule nicht zusätzlich strapazieren. Um geeignete Übungen auswählen zu können, muß die Funktionsweise der be-

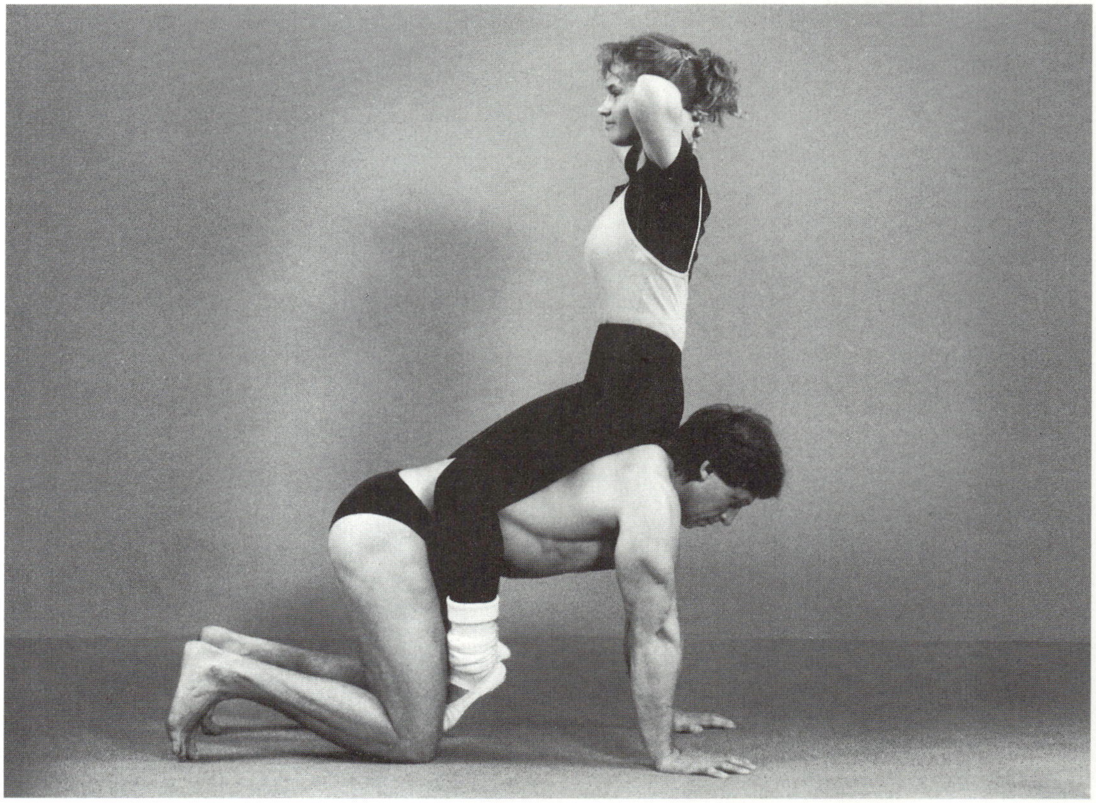

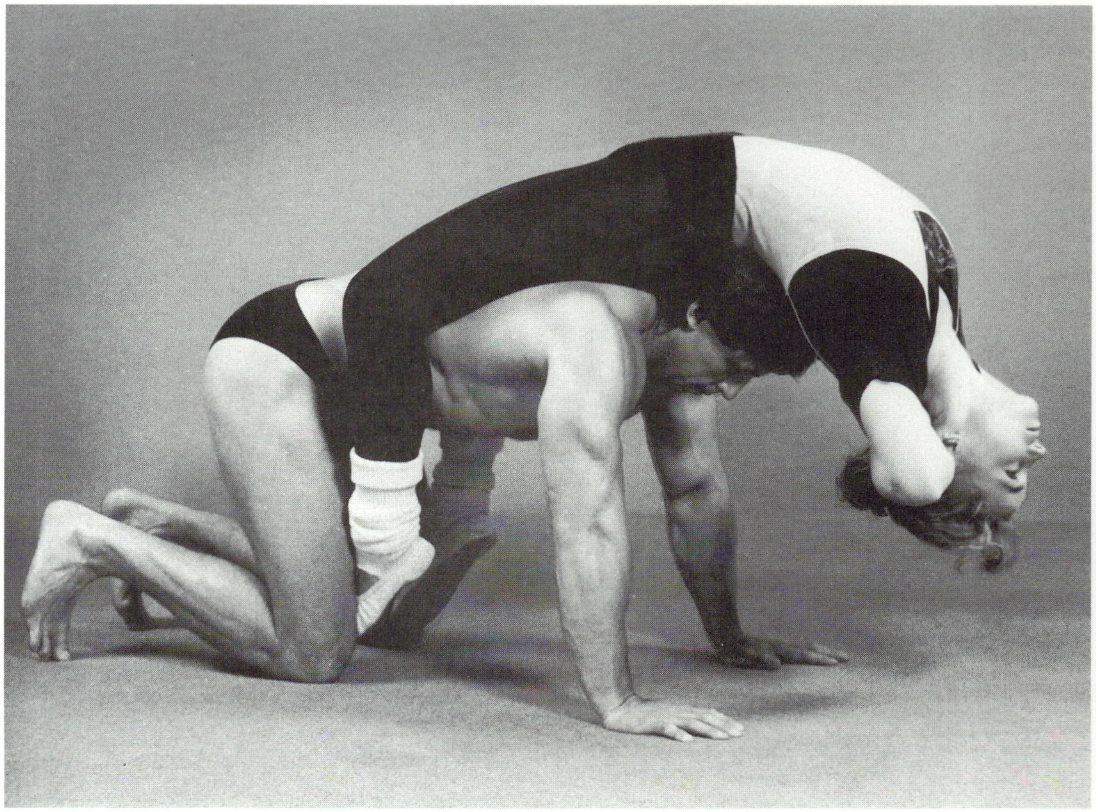

Abb. 143/1–2

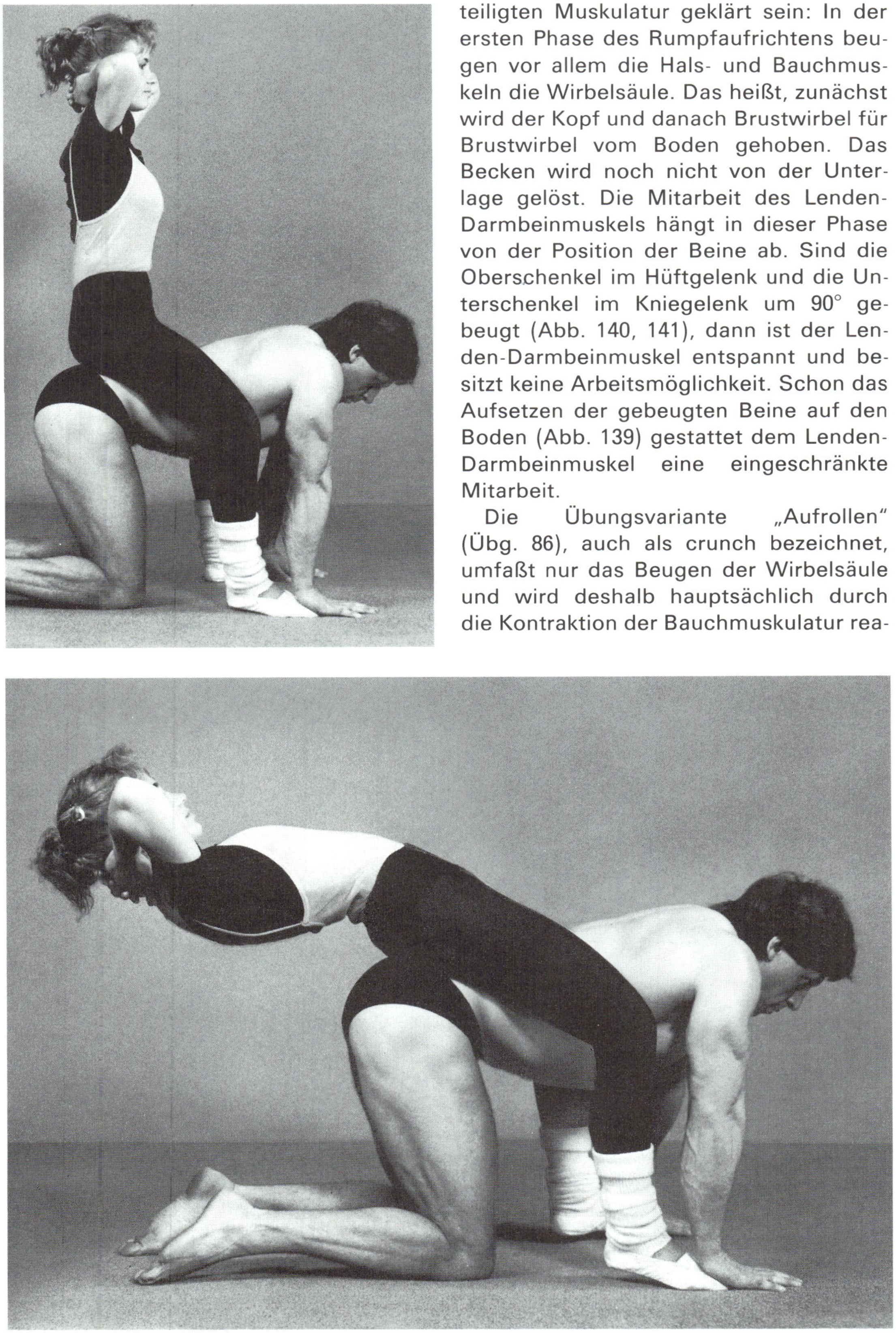

teiligten Muskulatur geklärt sein: In der ersten Phase des Rumpfaufrichtens beugen vor allem die Hals- und Bauchmuskeln die Wirbelsäule. Das heißt, zunächst wird der Kopf und danach Brustwirbel für Brustwirbel vom Boden gehoben. Das Becken wird noch nicht von der Unterlage gelöst. Die Mitarbeit des Lenden-Darmbeinmuskels hängt in dieser Phase von der Position der Beine ab. Sind die Oberschenkel im Hüftgelenk und die Unterschenkel im Kniegelenk um 90° gebeugt (Abb. 140, 141), dann ist der Lenden-Darmbeinmuskel entspannt und besitzt keine Arbeitsmöglichkeit. Schon das Aufsetzen der gebeugten Beine auf den Boden (Abb. 139) gestattet dem Lenden-Darmbeinmuskel eine eingeschränkte Mitarbeit.

Die Übungsvariante „Aufrollen" (Übg. 86), auch als crunch bezeichnet, umfaßt nur das Beugen der Wirbelsäule und wird deshalb hauptsächlich durch die Kontraktion der Bauchmuskulatur realisiert. Der Lenden-Darmbeinmuskel und damit die Lendenwirbelsäule werden bei hochgestellten Beinen nicht belastet bzw. nicht überlastet. Durch das „Aufrollen", mit oder ohne Zusatzlast betrieben, werden die oberen Anteile des geraden Bauchmuskels risikolos gekräftigt. Es ist deshalb die ideale Bauchmuskelübung für den Freizeitsportler.

Da die Bauchmuskulatur nicht über die Hüftgelenke zieht, kann sie die Hüfte auch nicht beugen. Sie fixiert jedoch in den folgenden Bewegungsphasen die Wirbelsäule durch statische Arbeit in der Beugestellung. Die Hüftbeuger übernehmen nach dem Aufrollen das weitere Aufrichten des Rumpfes. Dabei zieht der sich kontrahierende Lenden-Darmbeinmuskel, der am 12. Brust- und 1. bis 4. Lendenwirbel entspringt und am kleinen Rollhügel (oberes Viertel des Oberschenkelknochens) ansetzt, kräftig an seinen Ursprungstellen. Das bedeutet, daß alle Übungen, bei denen die Füße verankert sind und der Rumpf über einen Winkel von mehr als 30° von der Unterlage gehoben wird, die Wirbelsäule mehr oder minder stark belasten. Extremen Belastungen wird der untere Rücken ausgesetzt, wenn das Rumpfaufrichten mit gestreckten Beinen erfolgt (Übg. 87). Liegt der Sportler mit gestreckten Beinen auf dem Rücken, dann ist der Lenden-Darmbeinmuskel schon in der Ausgangsposition stark vorgespannt. Er übt demzufolge einen so kräftigen Zug auf die Lendenwirbelsäule aus, daß eine Hohlrückenhaltung entstehen kann. Die Hohlrückenhaltung bewirkt eine übermäßige Druckbelastung der Zwischenwirbelscheiben im Bereich der Lendenwirbelsäule, die beim Training mit Zusatzlasten über 850 kp betragen kann. Aber auch das Beugen der Beine (Übg. 83, 84, 85, 88) entlastet die Wirbelsäule nur in der Anfangsphase des Rumpfaufrichtens. Finden Zusatzlasten Verwendung, so können in der Mittelphase der Bewegung (30–60°) Druckspitzen von über 750 kp auftreten. Das ist besonders dann der

Abb. 144/1–2

Fall, wenn das Rumpfaufrichten explosiv ausgeführt wird.

Wenige Übungswiederholungen aus diesen für Anfänger gesundheitsschädigenden Körperhaltungen lösen im allgemeinen noch keine Rückenbeschwerden aus. Die Summation zahlreicher Wiederholungen kann jedoch den Verschleiß der Zwischenwirbelscheiben zur Folge haben. Abgenutzte Zwischenwirbelscheiben sind wiederum die Ursache für ernsthafte Rückenbeschwerden und – da unter diesen Umständen häufig ein Druck auf die austretenden Nerven erfolgt – auch für Schmerzen in der Hüfte und den Beinen (Ischiasbeschwerden).

Vollständiges Rumpfaufrichten bzw. Beinheben wird gewöhnlich von fortgeschrittenen Sportlern ausgeführt, deren Wettkampfübungen den gleichzeitigen statischen bzw. dynamischen Einsatz der Rumpf- und Hüftbeuger erfordern. Das ist z. B. bei einigen Grifftechniken (Würfe nach vorn) im Judo und Ringen oder während der Landephase des Weitsprungs der Fall. Die Sportler dieser Sportarten bzw. Disziplinen verhindern oder mindern die Hohlrückenlage, indem sie ihre kräftige Bauchmuskulatur schon vor Beginn der Bewegungsphase anspannen. Anfängern gelingt dieses Manöver vor allem aufgrund der schwach ausgeprägten Bauchmuskulatur kaum. Für sie ist das vollständige Rumpfaufrichten – besonders wenn es mit gestreckten Beinen ausgeführt wird – schädlich. Sie sollten den geraden Bauchmuskel durch das Aufrollen isoliert trainieren und so Hohlrückenlage und gesundheitliches Risiko vermeiden.

Die Bauchmuskulatur neigt – besonders wenn sie im kalten oder ermüdeten Zustand zu Maximal- oder Schnellkraftleistungen gezwungen wird – zu Zerrungen. Aus diesem Grund sollten die allgemeinen Prinzipien der Verletzungsprophylaxe beim Bauchmuskeltraining besonders beachtet werden.

BEINHEBEN

Hauptsächlich beteiligte Muskeln:
Beim Beinheben werden Hüftgelenk und Wirbelsäule gebeugt. Das Beugen im Hüftgelenk wird – bei ortsfestem Becken – vor allem durch die Kontraktionskraft des Lenden-Darmbeinmuskels realisiert. Er wird wirksam vom geraden Schenkelmuskel (gerader Anteil des vierköpfigen Schenkelmuskels) und vom Kammuskel unterstützt. Weiterhin tragen Schneidermuskel und Schenkelbindenspanner zum Bewegungsvollzug bei.

Das Beugen der Lendenwirbelsäule bewirken die Bauchmuskeln. Der untere Anteil des geraden Bauchmuskels wird bei dieser Bewegung besonders aktiviert. Aber auch der untere Anteil des äußeren schrägen und des inneren schrägen Bauchmuskels beteiligt sich jeweils am Beugen der Wirbelsäule und damit am Anheben des Beckens.

Zunächst treten vorrangig die Hüftgelenkbeuger in Aktion. Sie heben die Beine – in Abhängigkeit von der Beweglichkeit des Sportlers – in der Regel um mehr als 45°. Hauptakteur dieser Bewegung ist der Lenden-Darmbeinmuskel. Kontrahiert sich dieser Muskel, wenn man sich in der Rückenlage befindet, dann hebt er zum einen die Beine, zieht zum anderen aber gleichzeitig kräftig am 1. bis 4. Lendenwirbel. Das kann die Überstreckung des Rückens zur Folge haben, wenn nicht eine starke Bauchmuskulatur die Wirbelsäule stabilisiert und damit die gesundheitsschädigende Hohlrückenhaltung verhindert. Das Beinheben aus der Rückenlage – besonders mit gestreckten Beinen (hohe Belastung!) – ist deshalb für Anfänger mit schwach entwickelter Bauchmuskulatur nicht geeignet.

Beinheben aus dem Hang oder Stütz ist in dieser Hinsicht weitaus weniger ge-

Abb. 145/1–2

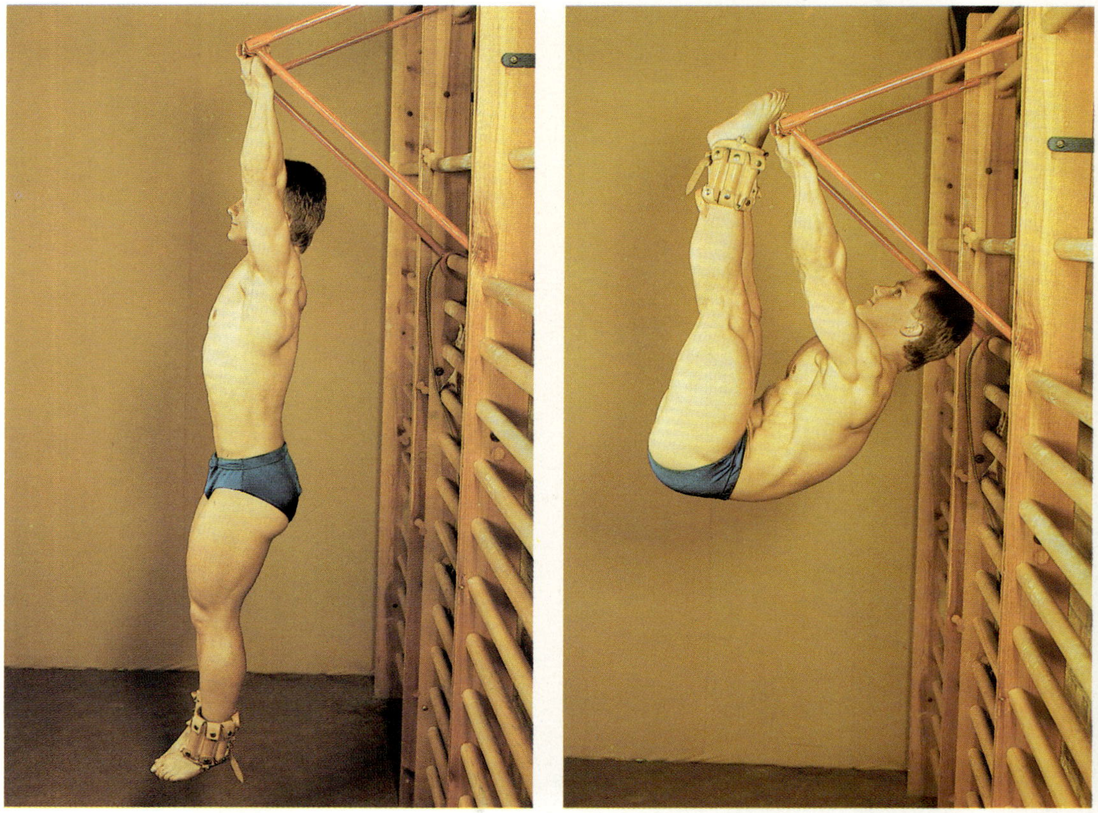

fährlich, weil die Schwerkraft des Körpers die Wirbelsäule gleichzeitig auf Zug belastet und sich die Bauchmuskeln bereits zu Beginn der Übung unwillkürlich isometrisch kontrahieren.

Die unteren Anteile der Bauchmuskulatur, die also im ersten Abschnitt der Bewegung bereits statisch tätig sind, beugen in der zweiten Phase der Übung durch dynamische Arbeit die Lendenwirbelsäule, drehen dadurch das Becken und erlauben so ein weiteres Anheben der Beine. Der Lenden-Darmbeinmuskel, der in der ersten Bewegungsphase dynamisch tätig ist, leistet jetzt statische Arbeit, um die Beugung im Hüftgelenk aufrechtzuerhalten. Erst die zweite Bewegungsphase, die durch das Beugen der Wirbelsäule und das Heben des Beckens gekennzeichnet ist, ist somit für die Entwicklung der unteren Anteile der Bauchmuskulatur – insbesondere des geraden Bauchmuskels – von ausschlaggebender Bedeutung.

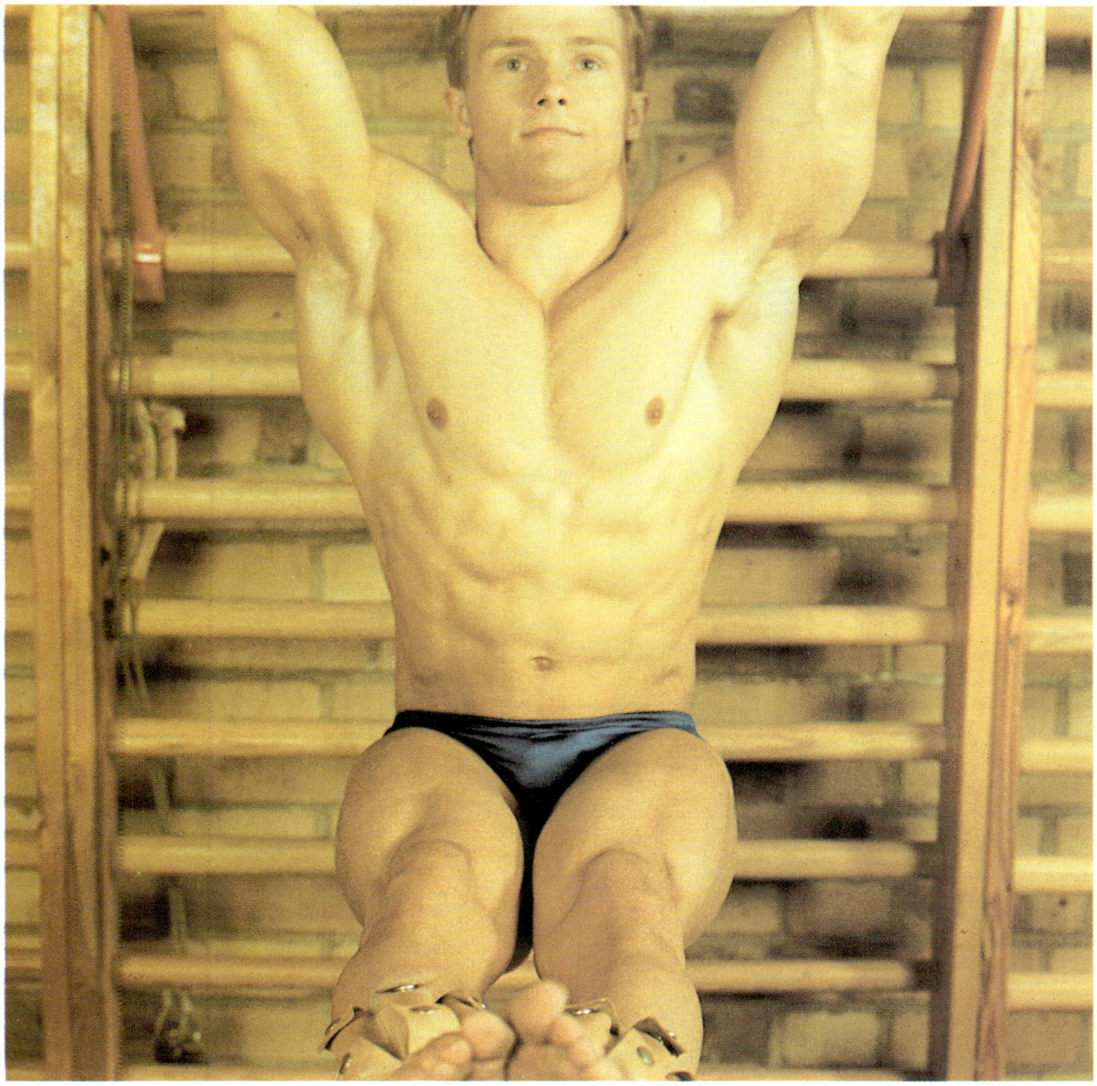

Abb. 145/3

Übg. 89
Übungsdurchführung
(Abb. 145)

Der Sportler hängt mit schulterbreitem Obergriff an der Klimmzugstange oder

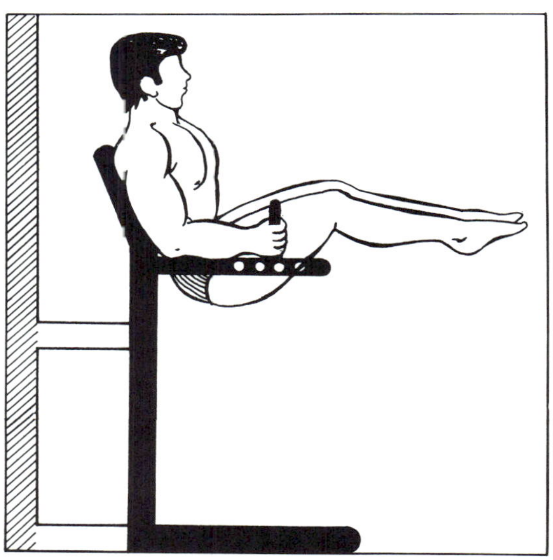

Abb. 146a

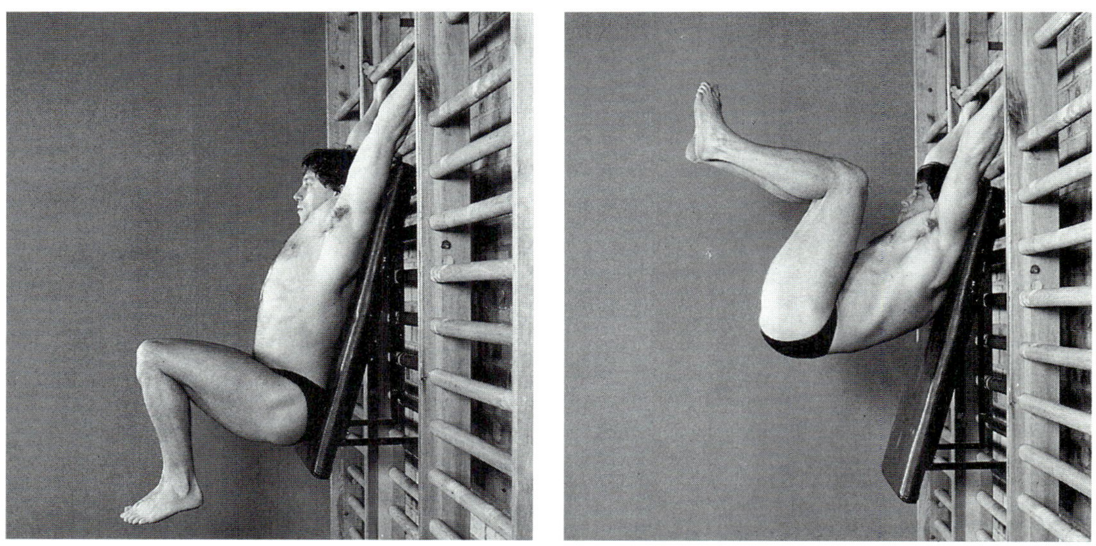

Abb. 146b/1–2

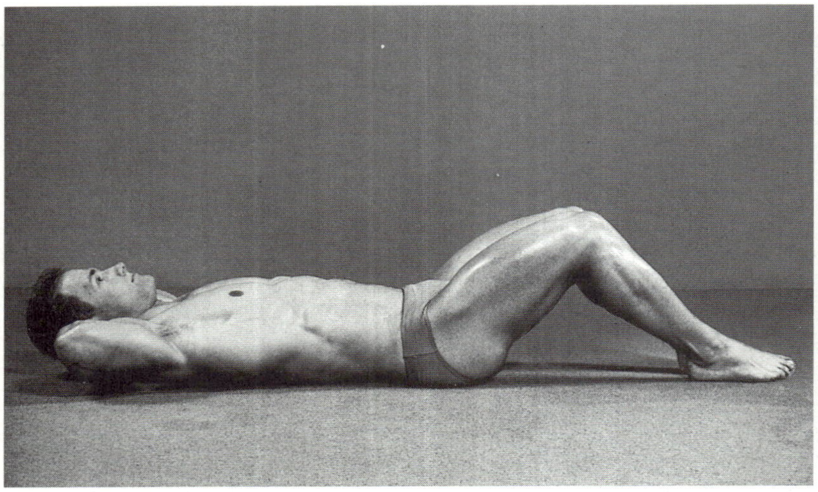

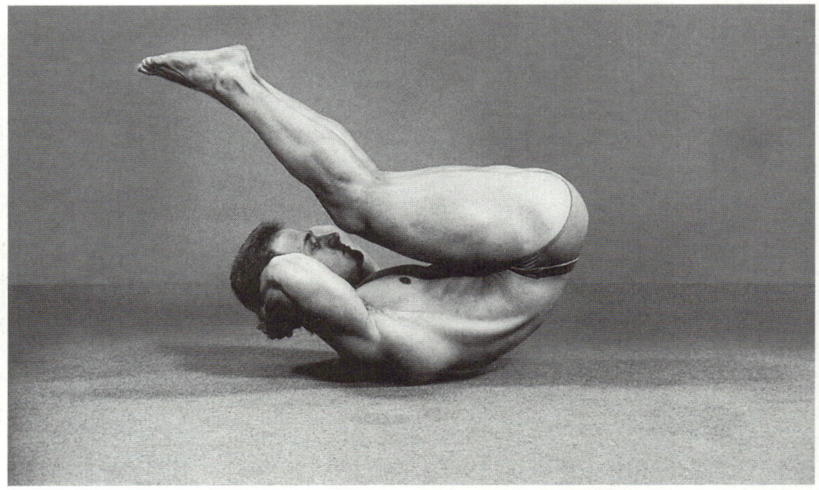

Abb. 147/1–2

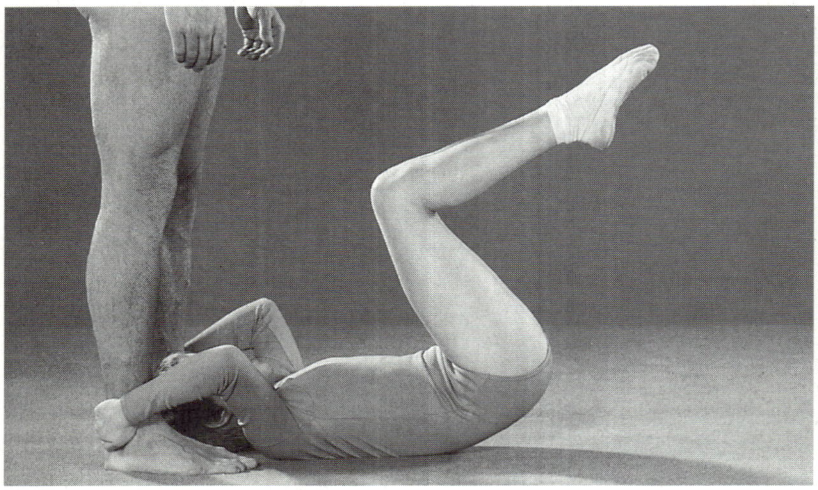

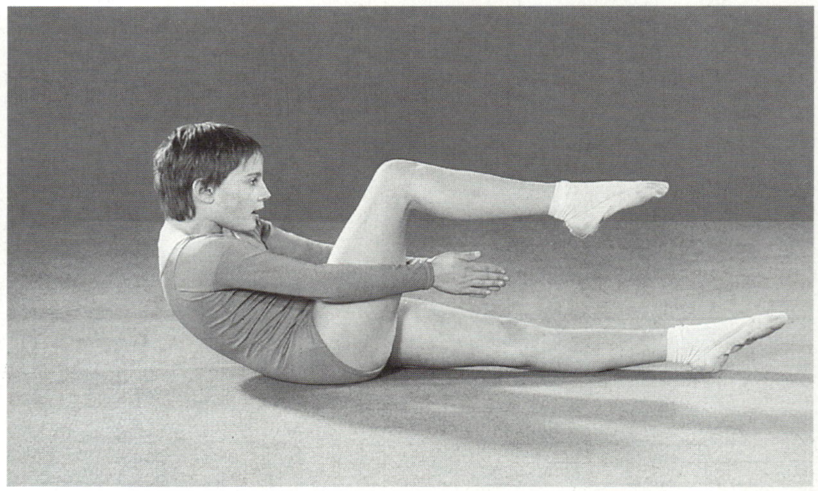

Abb. 147/3–4

stützt die Unterarme auf eine Spezialvorrichtung (s. Abb. 146 a). Der Körper hängt frei nach unten. Um die Arbeit des Lenden-Darmbeinmuskels einzuschränken und damit Hohlrückenhaltung und Gefährdung der Lendenwirbelsäule auszuschließen, kann zwischen Rücken und Sprossenwand ein abgepolsterter Keil eingehängt werden. (Abb. 146 b)

Aus dem Hang bzw. Stütz hebt der Sportler die im Kniegelenk leicht gebeugten Beine so weit wie möglich nach oben. Nur wenn die Beine die Waagerechte beträchtlich überschreiten, wird die effektive Entwicklung der unteren Anteile der Bauchmuskulatur in Aussicht gestellt. Im

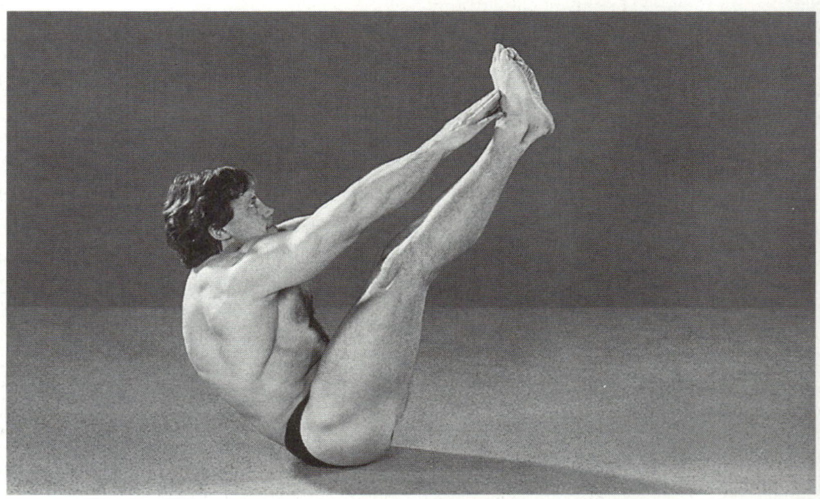

Abb. 147/5

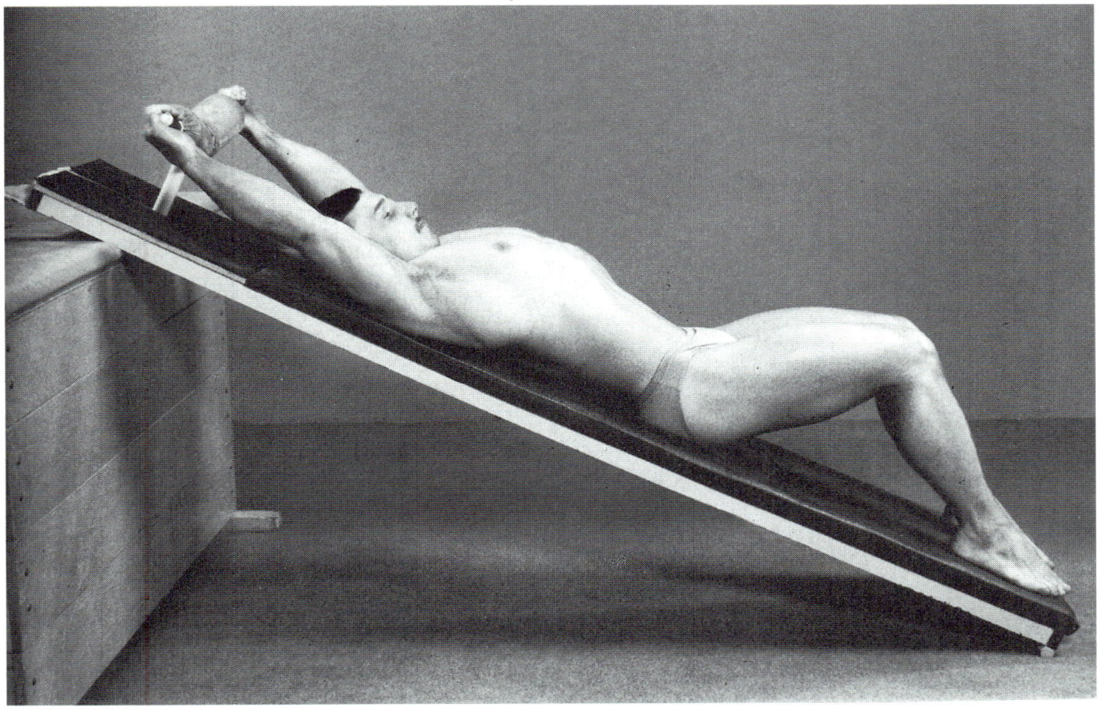

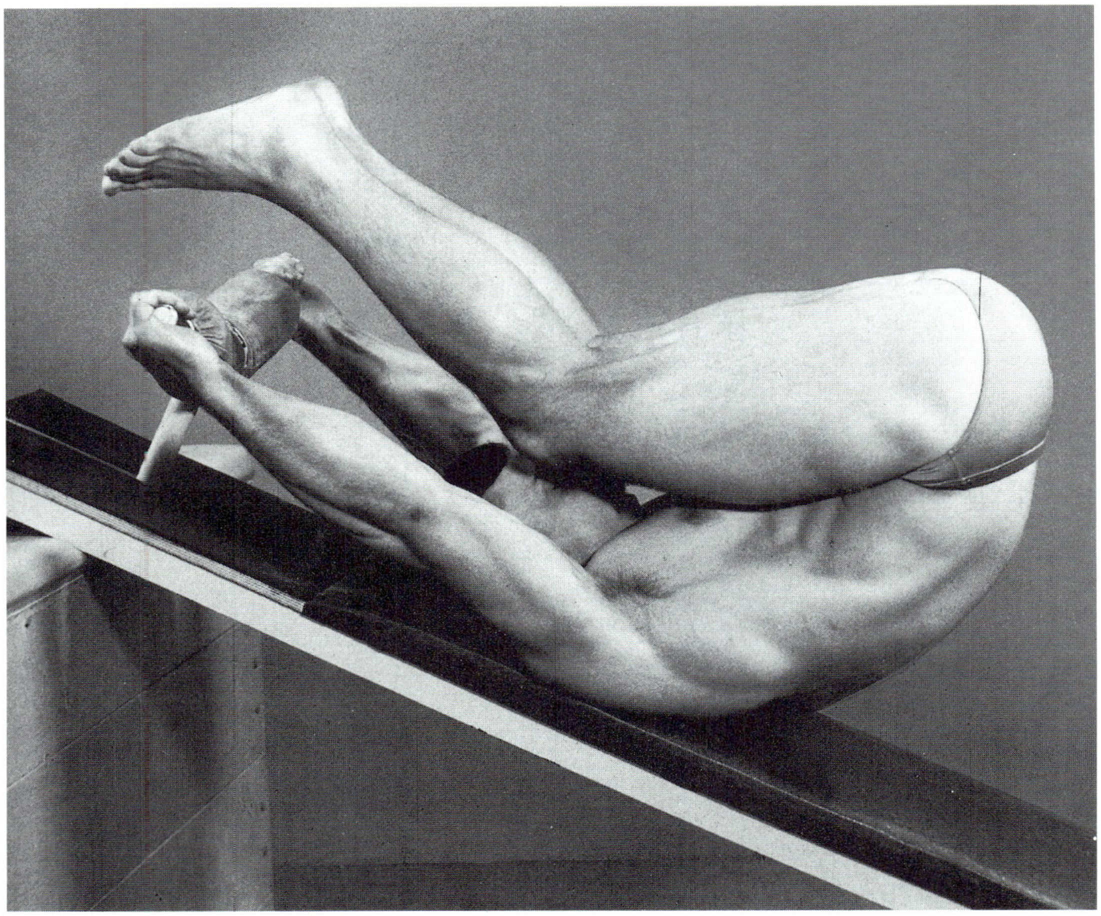

Abb. 148/1–2

höchsten Punkt der Bewegungsamplitude werden die Beine kurzzeitig fixiert und darauf langsam und kontrolliert in die Ausgangsposition zurückgeführt.

Zur Belastungserhöhung können die Füße mit Eisenschuhen, Rundgewichten, Gewichtmanschetten usw. beschwert werden.

Beim Heben wird aus-, beim Absenken wird eingeatmet.

Varianten:

Übg. 90
Beinheben aus der Rückenlage (Abb. 147)

Der Sportler liegt mit im Knie- und Hüftgelenk leicht gebeugten Beinen rücklings auf dem Boden. Aus dieser Ausgangsposition hebt er zunächst die Beine und danach den Beckengürtel so weit von der waagerechten Unterlage ab, bis die Knie schließlich fast den Kopf berühren. Jetzt wird die beteiligte Muskulatur kurzzeitig isometrisch angespannt. Darauf werden Beckengürtel und Beine wieder in die Ausgangsposition gesenkt.

Die in den Bildern 147/3–4 dargestellten Varianten schalten den Lenden-Darmbeinmuskel weitgehend von der Mitarbeit aus und belasten folglich die Wirbelsäule kaum. Die Übung „Klappmesser" (Bild 147/5) führt hingegen zu hohen Druckbelastungen der Zwischenwirbelscheiben und sollte deshalb nur von Spezialisten (z. B. Weitspringer/Landephase) durchgeführt werden.

Übg. 91
Beinheben vom Schrägbrett (Abb. 148)

Das Beinheben vom Schrägbrett nimmt hinsichtlich der Belastungsanforderung eine Mittelstellung zwischen dem Beinheben aus dem Hang und dem Beinheben aus der Rückenlage ein.

Der Sportler liegt rücklings mit im Knie- und Hüftgelenk leicht gebeugten

Beinen auf dem geneigten Schrägbrett. Seine Hände fassen die Verankerung oder den Halteriemen am oberen Ende des Schrägbretts, um eine Abrutschen zu vermeiden.

Aus dieser Position hebt der Sportler zunächst die Beine, später den Beckengürtel so weit wie möglich in Richtung des Kopfes. Da er die Beine während des gesamten Bewegungsablaufs leicht gebeugt hält, wird eine Überbelastung der Lendenwirbelsäule vermieden. Je steiler das Schrägbrett angestellt wird, desto höher ist die Kraftanforderung.

Übg. 92
Abfangen der nach unten geschlagenen Beine
(Abb. 149)

Der Ausführende befindet sich in der Rückenlage und hat die im Kniegelenk leicht gebeugten Beine so weit nach oben gehoben, daß auch der Beckengürtel vom Boden abgehoben ist. Der Partner, der vor dem Ausführenden steht, belastet dessen Hände mit den Füßen. Darauf schlägt er die Beine des Ausführenden mit beiden Händen kräftig nach unten. Der Ausführende läßt sich die Beine zunächst passiv gegen den Boden stoßen, fängt sie – sobald das Becken vollständig auf dem Boden aufliegt – ab und schwingt sie in die Ausgangsstellung zurück. Infolge der intensiven Beteiligung des Lenden-Darmbeinmuskels kann die Druckbelastung der Lendenwirbelsäule 150 kp übersteigen. Die Übung ist deshalb für Jugendliche und Anfänger ungeeignet.

Verletzungsprophylaxe:

Wie bereits aus der Darstellung der beteiligten Muskeln hervorgeht, kann das Beinheben mit gestreckten Beinen aus der Rückenlage eine „Hohlkreuzhaltung" und damit eine Überlastung der Lendenwirbelsäule verursachen, wenn nicht eine kräftige Bauchmuskulatur die Wirbelsäule stabilisiert. Man sollte das Beinheben deshalb

– generell mit im Kniegelenk gebeugten Beinen ausführen und
– Anfänger auf das Beinheben vom Schrägbrett oder aus dem Hang bzw. Stütz orientieren.

Ansonsten sind die Hinweise zur Verletzungsvorbeugung für die Übung „Rumpfaufrichten" zu beachten.

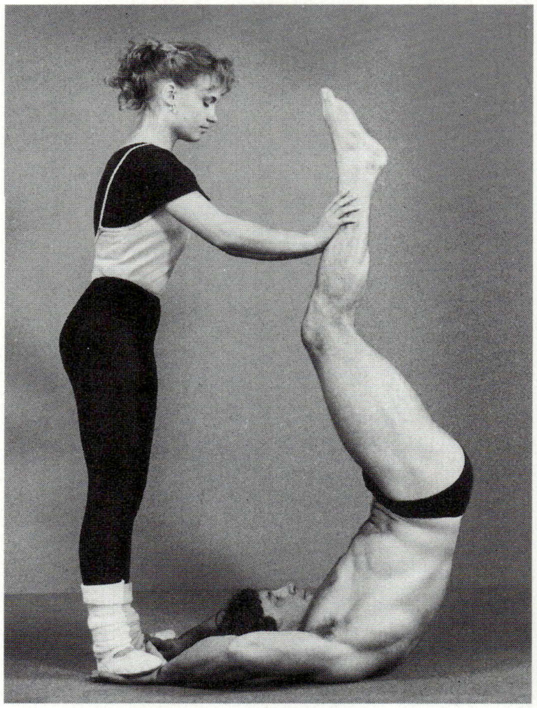

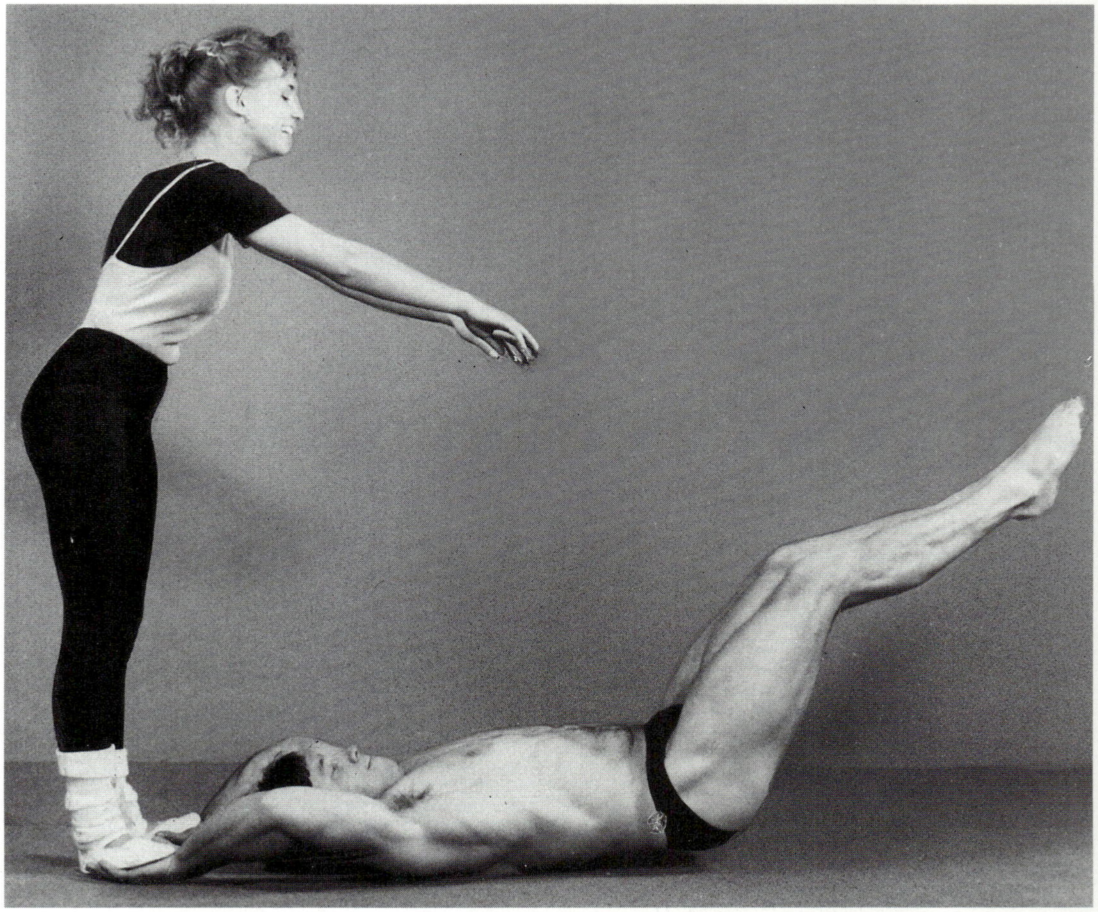

Abb. 149/1–2

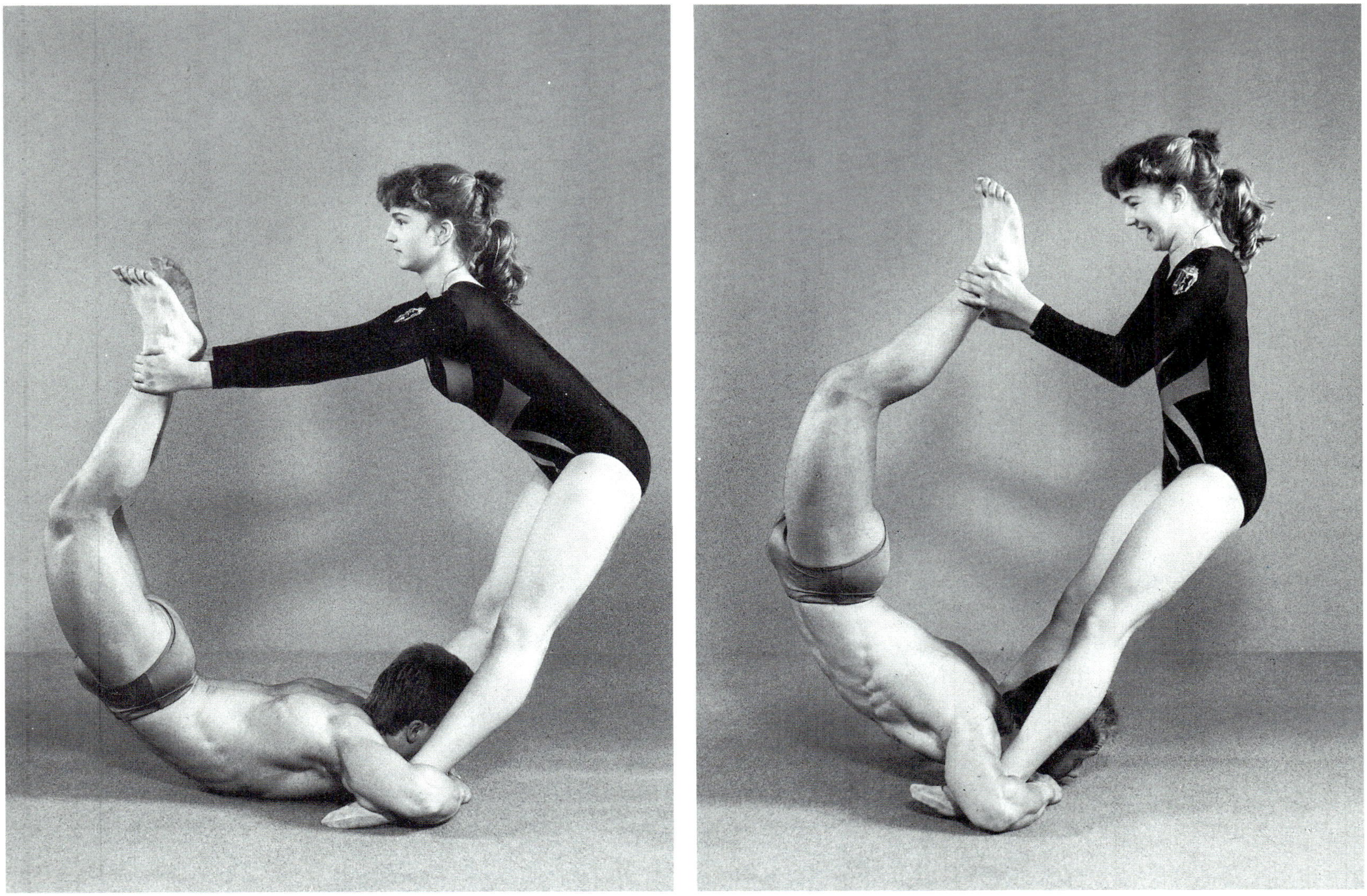

Abb. 155/1–2

Übung 98
(Abb. 155)

BAUCHMUSKULATUR

SCHRÄGE BAUCHMUSKELN

Äußerer schräger Bauchmuskel
(m. obliquus externus abdominis)

Innerer schräger Bauchmuskel
(m. obliquus internus abdominis)

Tabelle 32: Äußerer schräger Bauchmuskel

Ursprung	5. bis 12. Rippe (Außenfläche)
Ansatz	Hüftbein (Darmbeinkamm) Rektusscheide (weiße Linie) Leistenband
Hauptfunktion	beidseitige Kontraktion: Beugen des Rumpfes (Unterstützung des geraden Bauchmuskels) einseitige Kontraktion: Seitwärtsneigen des Rumpfes zur gleichen Seite (in Zusammenarbeit mit den tiefen Rückenstreckmuskeln der gleichen Seite) Drehen des Rumpfes zur entgegengesetzten Seite (in Zusammenarbeit mit dem inneren schrägen Bauchmuskel der entgegengesetzten Seite)
Kraftübung	primär: Nr. 99 bis 104 sekundär: Nr. 83 bis 92, 137 bis 148, 154, 155
Dehnungsübung	Nr. 105 bis 108, 120, 156

SEITHEBEN

Hauptsächlich beteiligte Muskeln:
Die Bewegung des Seithebens findet in der Wirbelsäule statt. Sie wird – unabhängig von der Ausgangsposition – immer durch die intensive Beteiligung des äußeren und inneren schrägen Bauchmuskels realisiert. Außerdem unterstützen der gerade Bauchmuskel und die tiefen kurzen und langen Rückenmuskeln den Übungsvollzug.

Unterschiedliche Ausgangspositionen bewirken einerseits eine differenzierte Belastung der einzelnen Anteile der genannten Muskeln, andererseits erfordern sie aber auch die verstärkte Mitarbeit weiterer Muskeln:

- Sind die Beine fixiert – wie das beim Seitheben aus stehender Position der Fall ist –, so wird der Rumpf vor allem durch die Kraft der oberen Anteile der schrägen Bauchmuskeln seitlich in Richtung der Beine geführt. Darüber hinaus wird der viereckige Lendenmuskel in hohem Maße beansprucht.
- Ist der Rumpf fest gestellt – wie beim Seitheben aus dem Hang –, so werden Becken und Beine vorwiegend durch die Aktivität der unteren Anteile der schrägen Bauchmuskeln seitlich gegen den Rumpf bewegt. Weiterhin wird der vordere Sägemuskel außerordentlich stark gefordert und in seiner Entwicklung gefördert.

Abb. 156

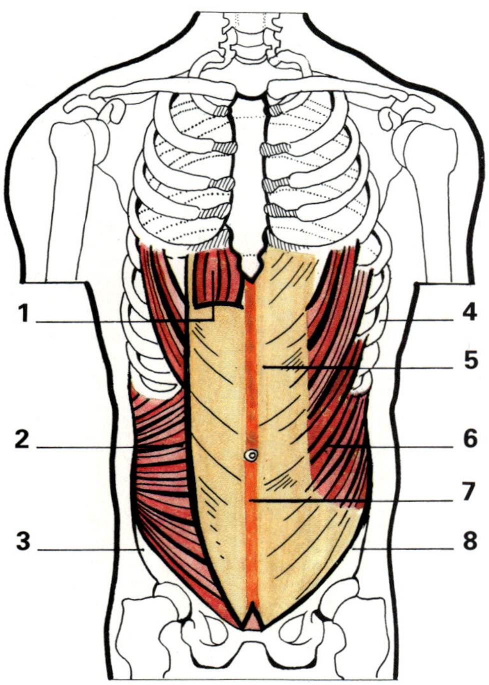

Schräge Bauchmuskeln

1 – gerader Bauchmuskel, **2** – innerer schräger Bauchmuskel, **3** – Darmbeinkamm, **4** – Rippen, **5** – Rektusscheide, **6** – äußerer schräger Bauchmuskel, **7** – weiße Linie, **8** – Leistenband

Tabelle 33: Innerer schräger Bauchmuskel

Ursprung	Hüftbein (Darmbeinkamm) Leistenband Lendenrückenbinde
Ansatz	9. bis 12. Rippe Rektusscheide
Hauptfunktion	beidseitige Kontraktion: Beugen des Rumpfes (Unterstützung des geraden Bauchmuskels) einseitige Kontraktion: Seitwärtsneigen des Rumpfes zur gleichen Seite (in Zusammenarbeit mit den tiefen Rückenstreckmuskeln der gleichen Seite) Drehen des Rumpfes zur gleichen Seite (in Zusammenarbeit mit dem äußeren schrägen Bauchmuskel der entgegengesetzten Seite)
Kraftübung	s. äußerer schräger Bauchmuskel
Dehnungsübung	s. äußerer schräger Bauchmuskel

Übg. 99
Übungsdurchführung
(Abb. 157)

Der Sportler befindet sich im aufrechten Stand. Mit einer Hand hat er eine Kurzhantel oder ein Rundgewicht erfaßt, die andere Hand preßt er seitlich gegen das Ohr. Nun beugt der Sportler den Rumpf – ohne ihn zu verdrehen und ohne die Füße vom Boden zu lösen – so weit wie möglich zur Seite der Zusatzlast. Die andere, gegen das Ohr gepreßte Hand unterstützt das Rumpfseitbeugen durch eine kräftige Druckbewegung. Hat die Zusatzlast den tiefsten Punkt erreicht, werden die nun gut vorgedehnten Muskeln auf der anderen Körperseite aktiv. Sie heben den Rumpf in die Senkrechte und beugen ihn ohne Unterbrechung zur anderen Seite. An diesem Absenken des Rumpfes gegen den Widerstand der Zusatzlast sind auch der große Brustmuskel, der breite Rückenmuskel und der untere Anteil des Trapezmuskels beteiligt. Sie ziehen die Schulter durch einseitige Kontraktion in Richtung Taille.

Während des gesamten Übungsablaufs werden die Füße, auf die das Gewicht relativ gleichmäßig verteilt ist, fest gegen den Boden gedrückt. Das bedeutet u. a. auch, daß die Bewegung vor allem in der Wirbelsäule, weniger aber im Hüftgelenk stattfindet.

Die Übung kann auch mit einer auf den Schultern liegenden, einseitig belasteten Langhantel durchgeführt werden. Im höchsten bzw. tiefsten Punkt des Bewegungsablaufs versucht der Sportler, mit der Ellbogenspitze die Taille zu berühren. Die Hantelscheiben müssen fest verschraubt sein. (Abb. 158)

Es wird rhythmisch geatmet.

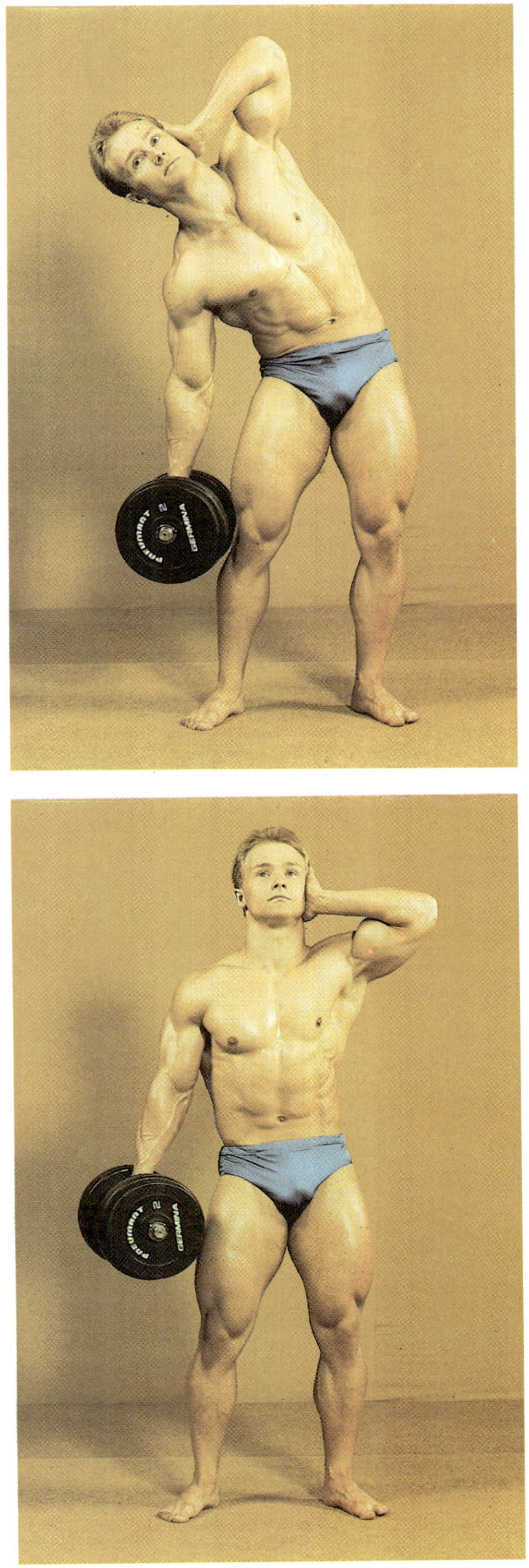

Abb. 157/1–2

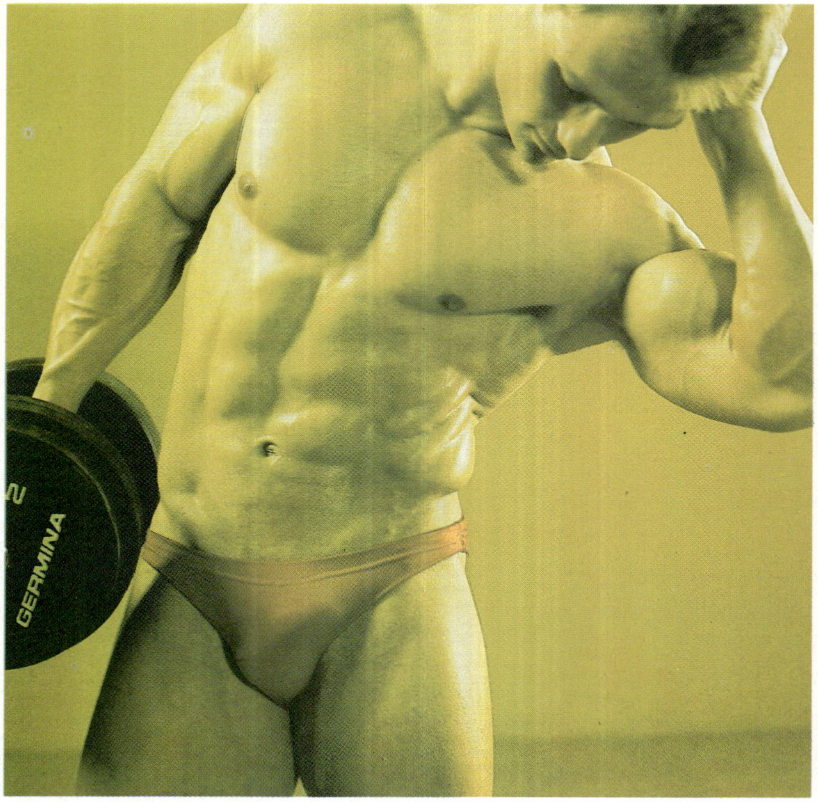

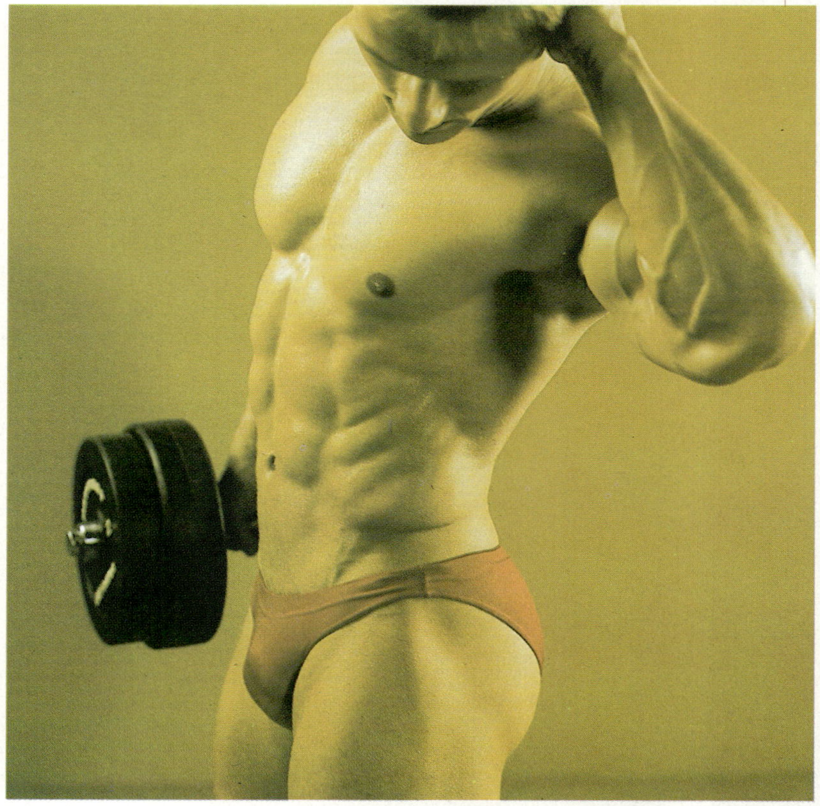

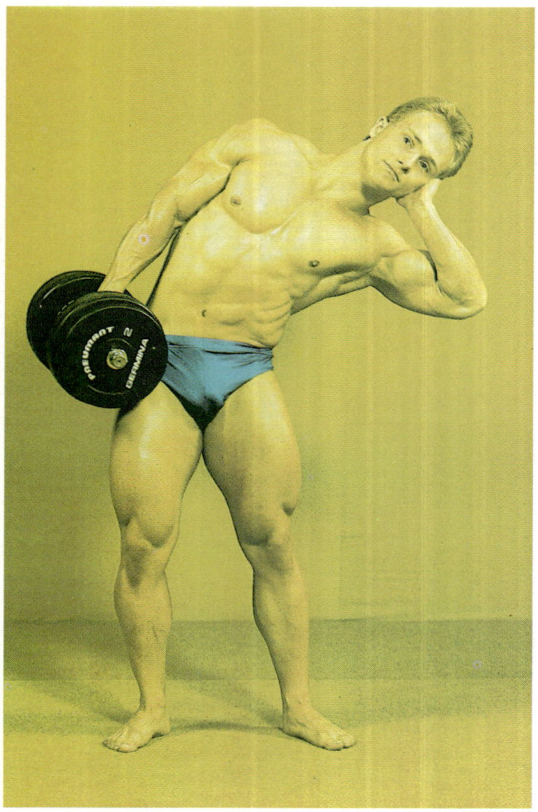

Abb. 157/3–5

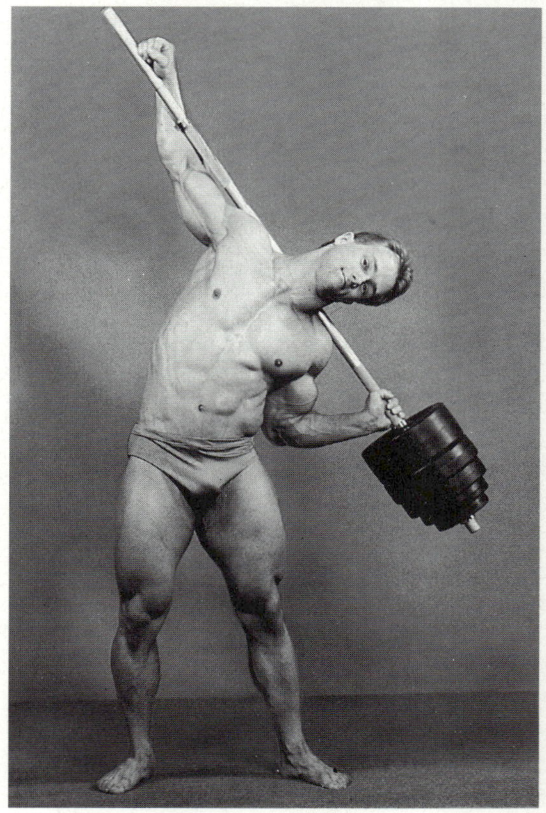

Abb. 158

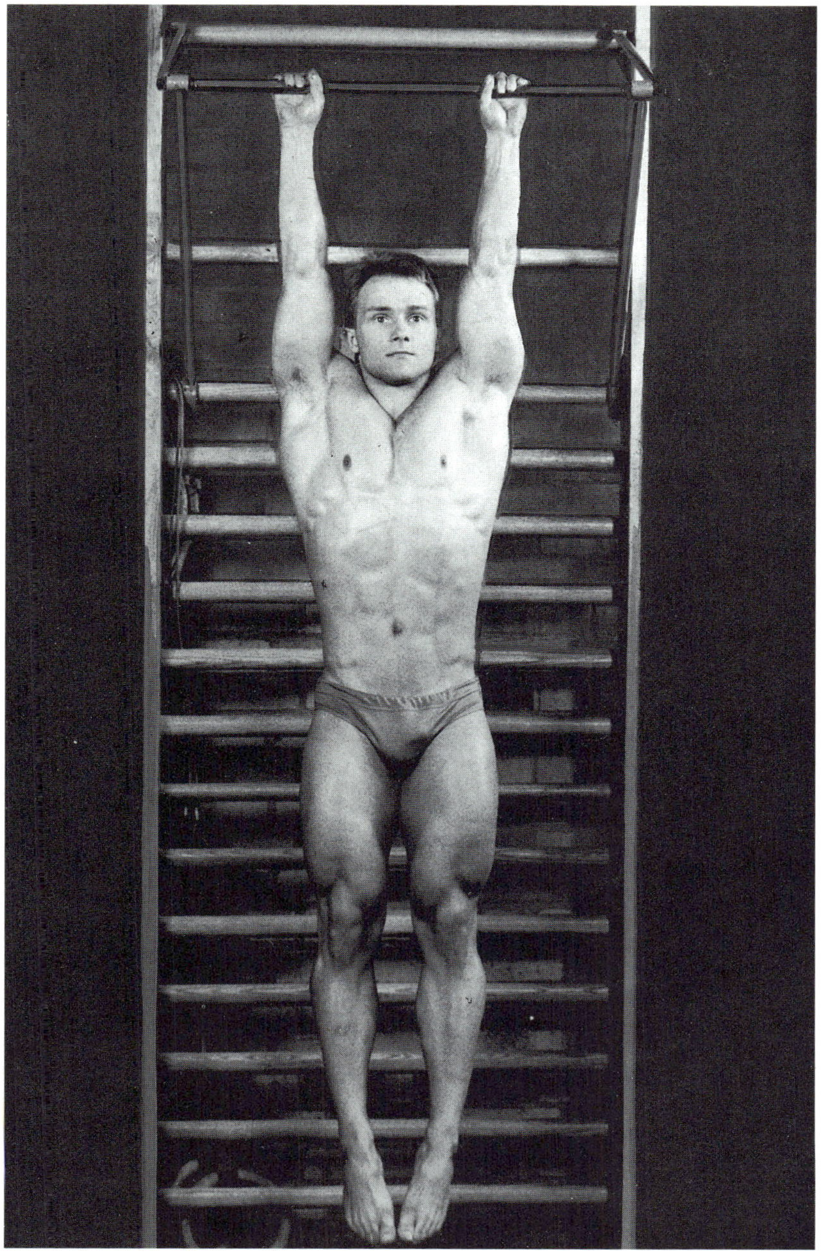

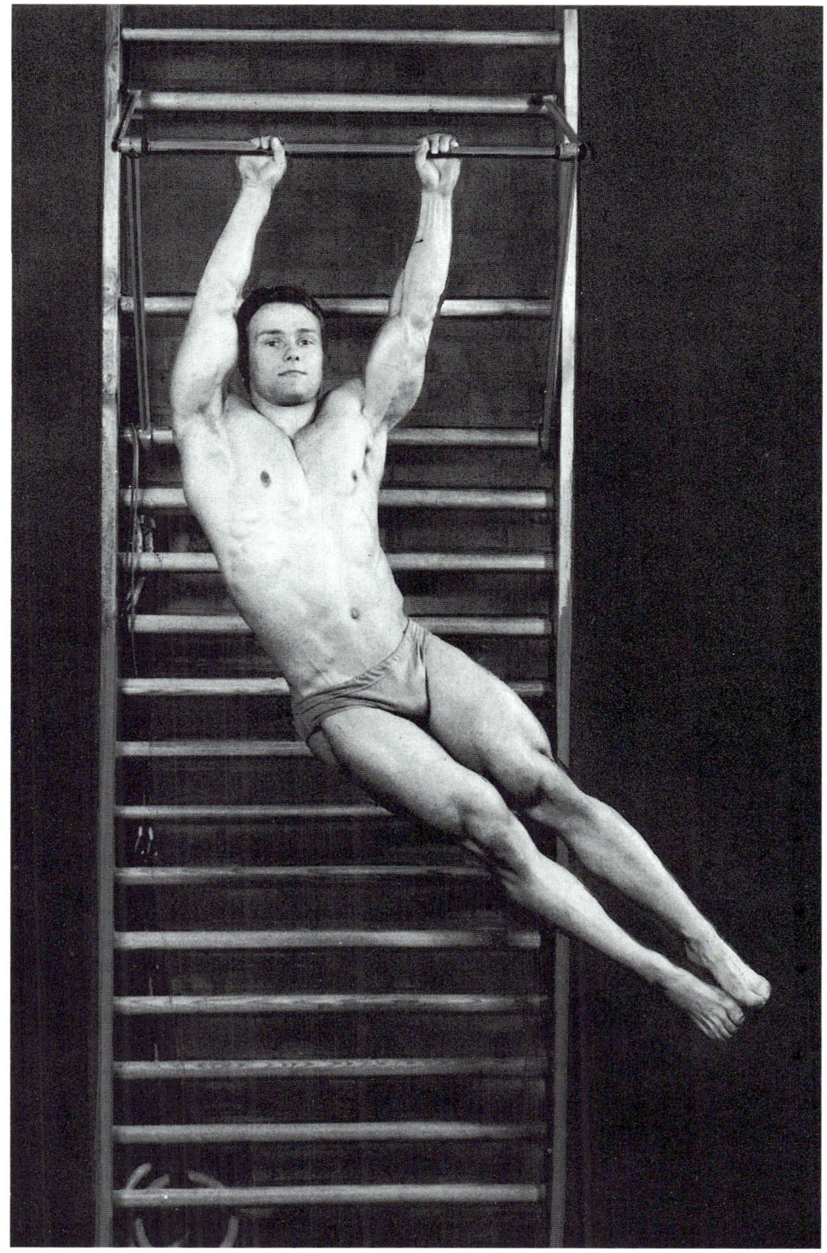

Abb. 159/1–2

Varianten:

Übg. 100
Seitheben aus dem Hang
(Abb. 159)

Der Sportler hängt mit völlig gestrecktem Körper an der Klimmzugstange oder an der Sprossenwand, die er im Obergriff (Handflächen zeigen nach vorn) erfaßt hat. Seine Füße berühren nicht den Boden. Aus dieser Position führt der Sportler Becken und Beine – ohne den Rumpf zu verwringen – durch eine langsame und kontinuierliche Bewegung so weit wie möglich seitlich nach oben. Im höchsten Punkt des Bewegungsablaufs wird die Arbeitsmuskulatur mit aller Kraft isometrisch angespannt. Auf der anderen Körperhälfte werden die gleichen Muskeln stark gedehnt. Nach dieser statischen Arbeitsphase werden Becken und Beine behutsam in die Ausgangslage gesenkt. Danach sollte die Übung zur anderen Seite ausgeführt werden.

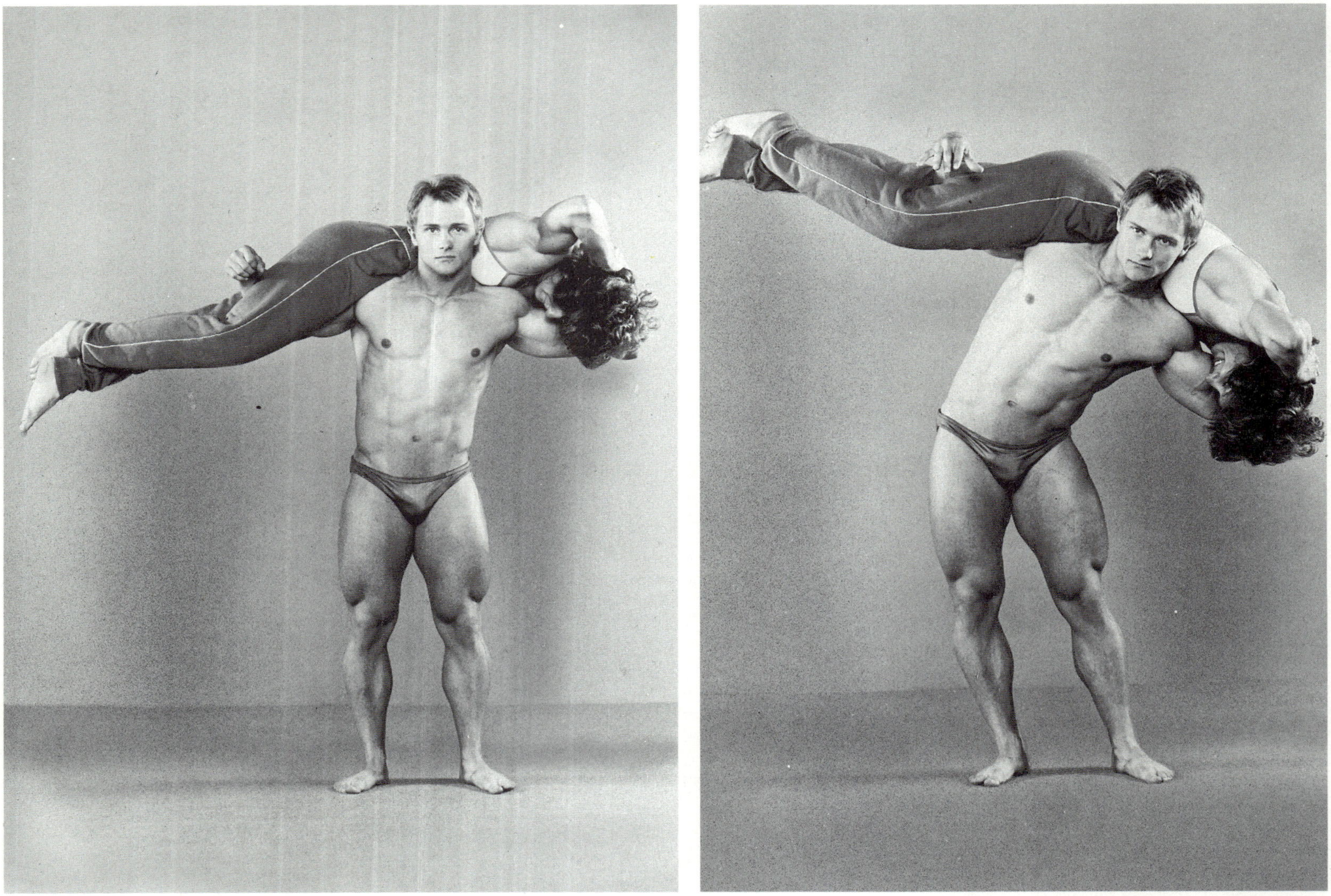

Abb. 160/1–2

Übg. 101
Rumpfseitheben mit Partner
(Abb. 160)

Der Ausführende legt den Partner quer über seine Schultern und beugt den Rumpf nach rechts und links (s. a. Beschreibung der Übg. 99).

Verletzungsprophylaxe:

Das Seitheben aus dem Stand ist eine medizinisch recht umstrittene Übung. Die Vorbehalte resultieren aus der einseitigen Beanspruchung der Wirbelsäule und der damit verbundenen Überlastung der Zwischenwirbelscheiben. Anfänger sollten das Seitheben aus dem Stand deshalb nicht, Fortgeschrittene nur gelegentlich und dann mit geringen Zusatzlasten durchführen.

Beim Seitheben aus dem Hang wird die Wirbelsäule durch die Schwerkraft des Körpers auf Zug beansprucht. Die Druckbelastung der Zwischenwirbelscheiben entfällt also. Die Übung kann deshalb ohne gesundheitliches Risiko auch vom Anfänger bewältigt werden.

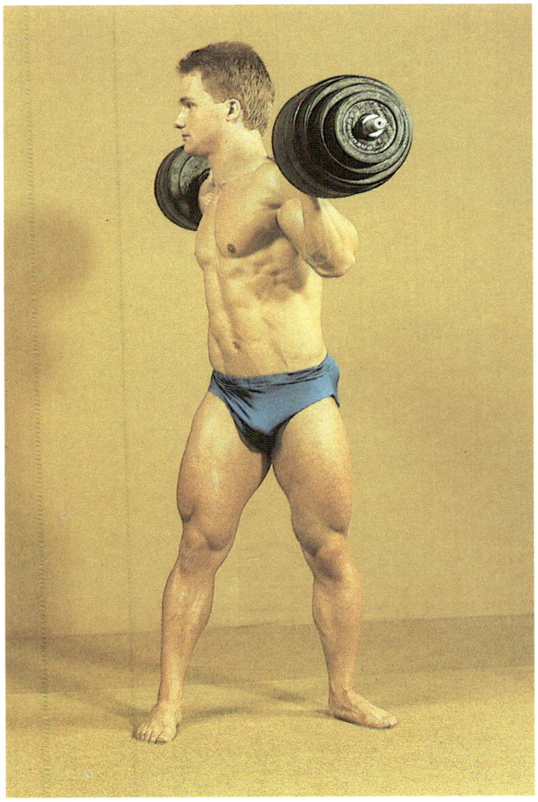

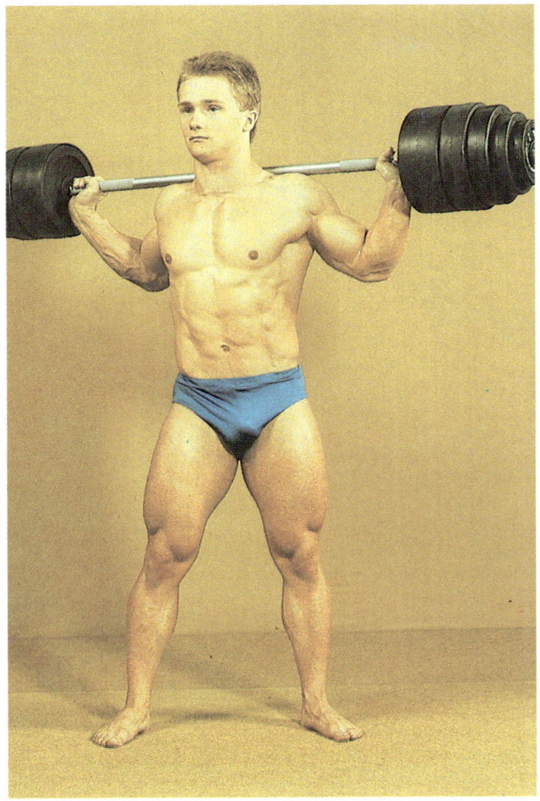

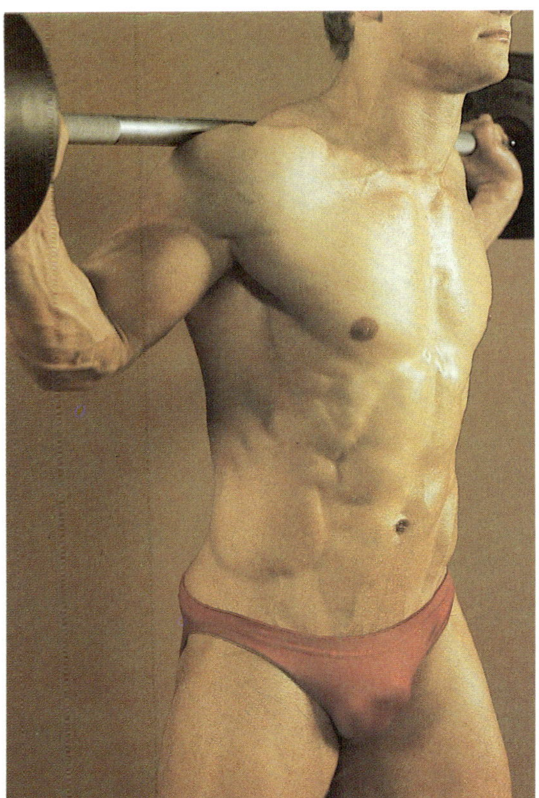

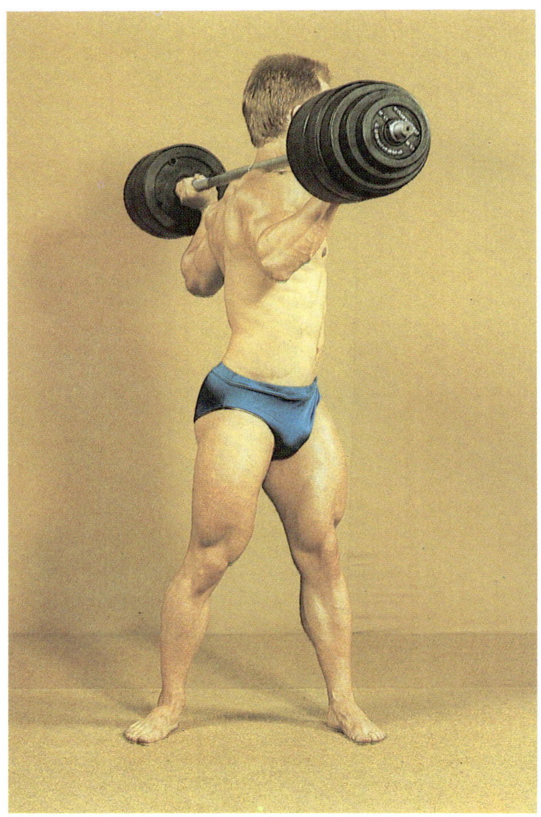

SEITDREHEN

Hauptsächlich beteiligte Muskeln:
Die Bewegung des Seitdrehens findet vorwiegend in der Wirbelsäule statt. Sie wird vor allem durch die Kraft des äußeren schrägen und des inneren schrägen Bauchmuskels sowie – in abgeschwächter Form – des geraden Bauchmuskels bewirkt. Außerdem sind die kurzen tiefen und langen Rückenmuskeln beteiligt.

- Sind Becken und Beine fixiert – wie das beim Seitdrehen aus stehender oder sitzender Position der Fall ist –, so verursacht die Kontraktion der genannten Muskeln das Drehen der Schultern um die Längsachse. An dieser Bewegung können auch großer Brust-, breiter Rücken- und vorderer Sägemuskel beteiligt sein.
- Ist der Schultergürtel fixiert – wie beim Seitdrehen liegend –, so hat die Kontraktion der schrägen Bauchmuskulatur das Drehen des Beckens und der Beine zur Folge.

Übg. 102
Übungsdurchführung
(Abb. 161)
Der Sportler sitzt am Ende der Trainingsbank oder steht mit leicht gespreizten Beinen auf dem Boden. Über seinem Rücken liegt eine Hantel, die er mit beiden Händen sichert. Statt mit der Hantel kann die Übung auch mit Partner durchgeführt werden. Dabei ist darauf zu achten, daß sich der Schwerpunkt des Partners über dem Nacken des Ausführenden befindet. (Abb. 162)

Aus einer der dargestellten Positionen dreht der Sportler seinen aufrecht gehaltenen Rumpf mit der Zusatzlast so weit wie möglich nach rechts und links.

Abb. 161/1–4

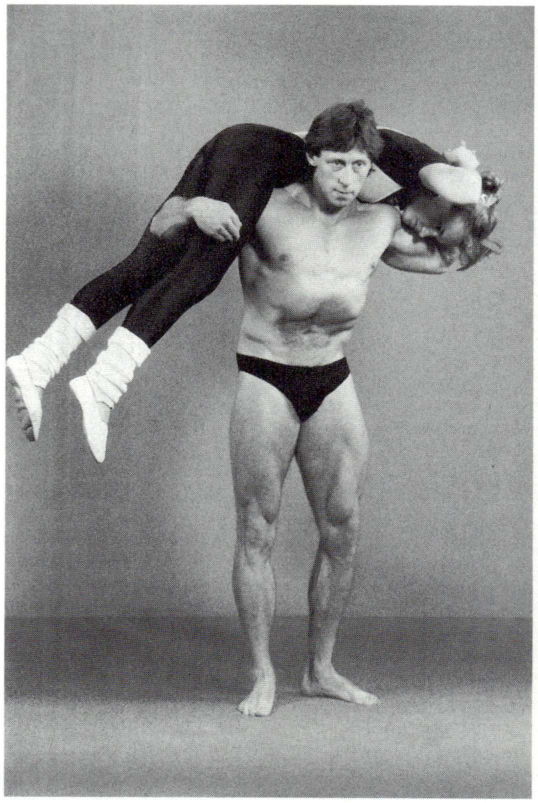

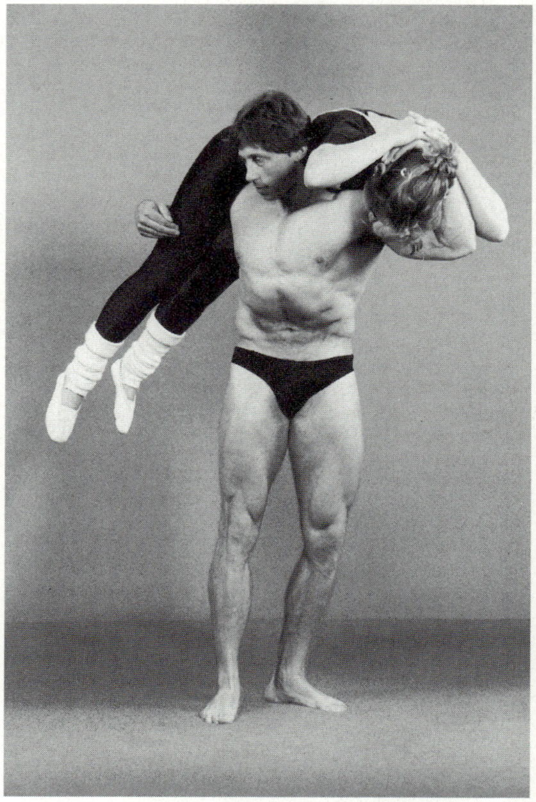

Abb. 162/1–2

Varianten:

Übg. 103
Gedrehtes Rumpfaufrichten aus der Rückenlage
(Abb. 163)

Die Startposition des gedrehten Rumpfaufrichtens unterscheidet sich nicht von der des Rumpfaufrichtens (Übg. 83 u. 84). Abweichungen bestehen in der Übungsdurchführung: Im Verlauf der Hubbewegung werden die Schultern etwa 90 Grad um die Körperlängsachse gedreht; während des folgenden Absenkens erfolgt ihre Rückführung in die Ausgangsposition. Bei der nächsten Übungswiederholung wird der Rumpf zur entgegengesetzten Seite bewegt.

Die in Abb. 163/3–4 dargestellte Variante ist besonders für Anfänger geeignet, da sie den Lenden-Darmbeinmuskel weitgehend von der Mitarbeit ausschließt und damit die Lendenwirbelsäule nur wenig belastet (s. a. Übg. 86).

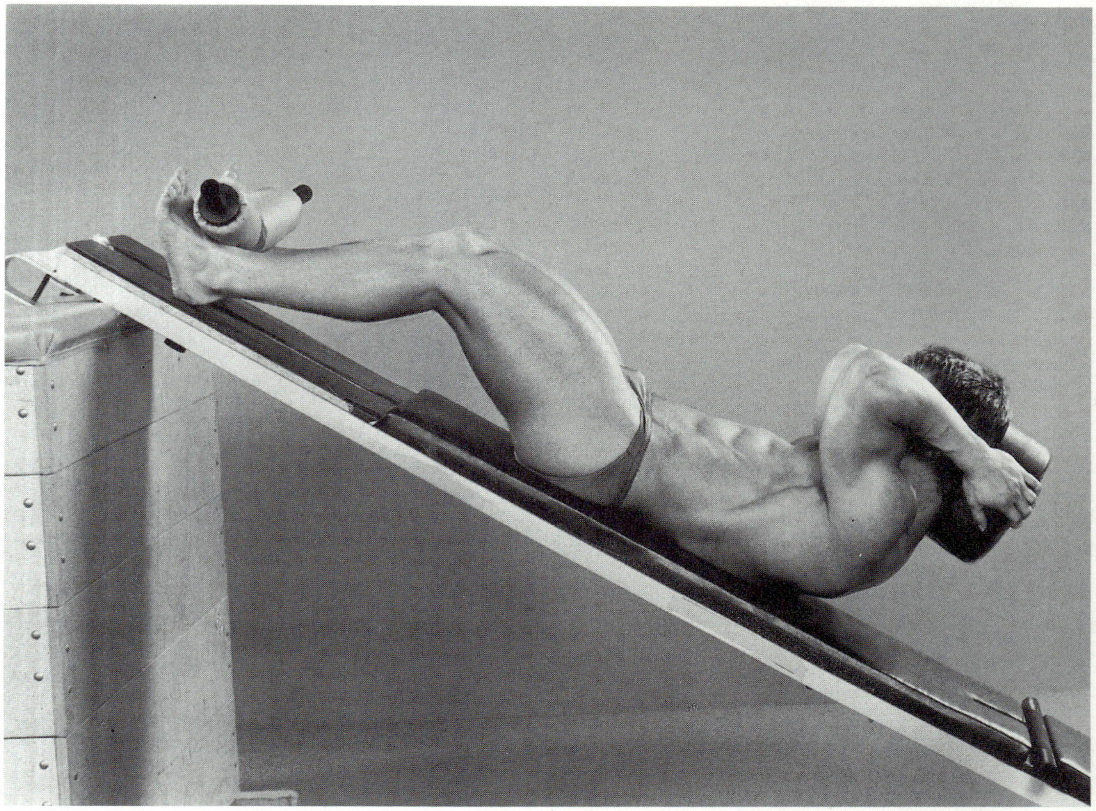

Abb. 163/1

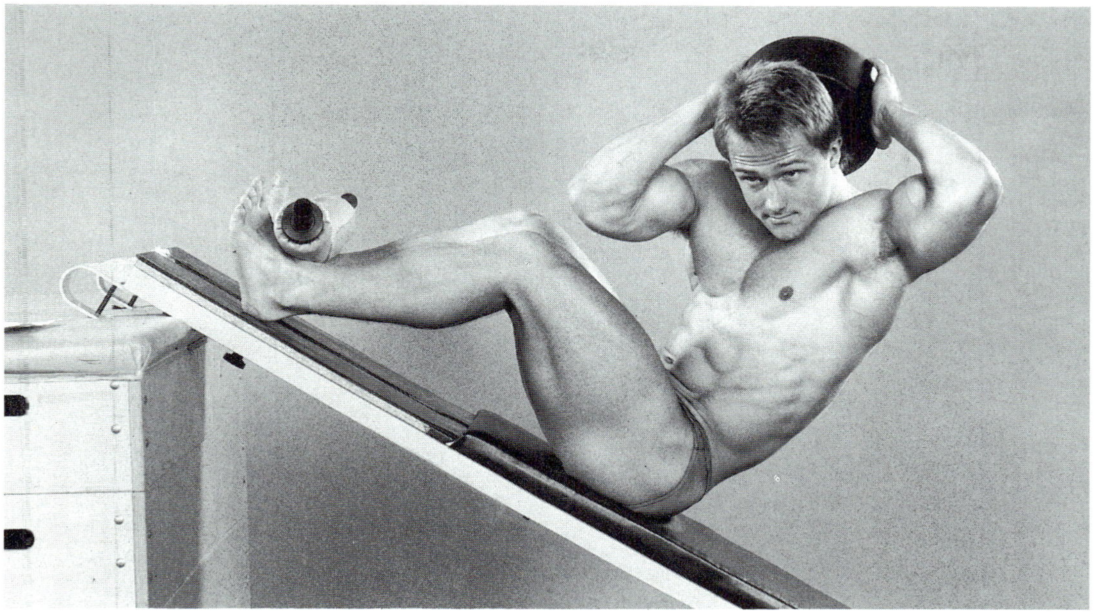

Abb. 163/2

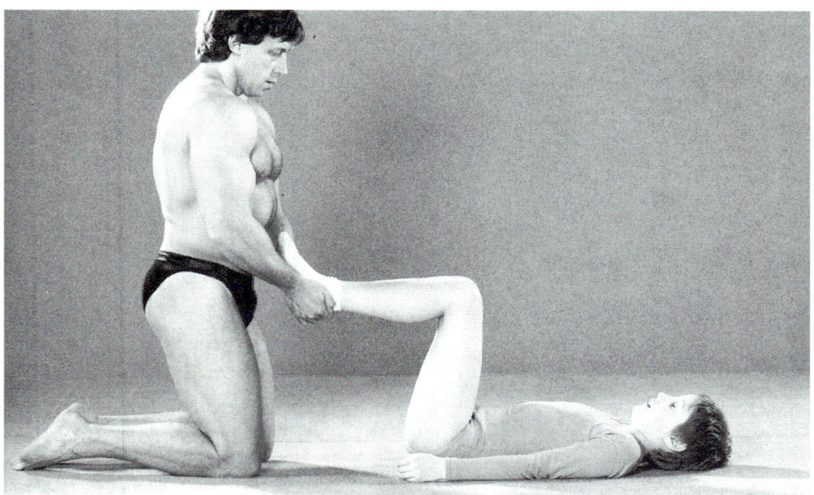

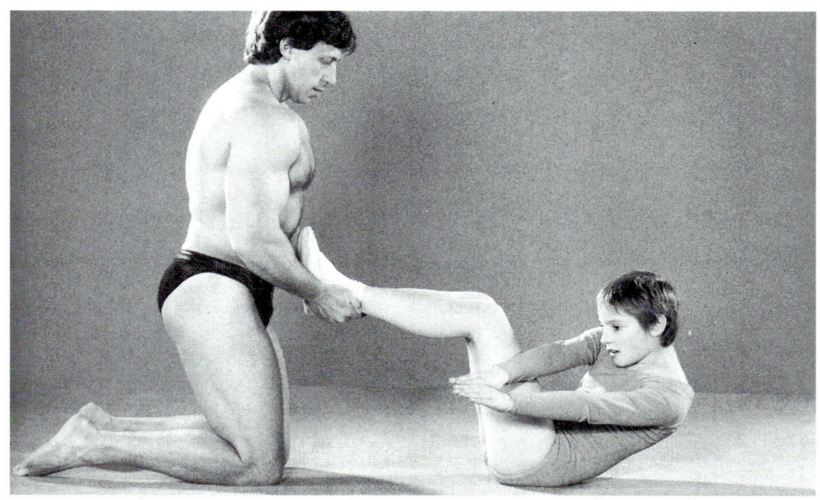

Abb. 163/3–4

Übg. 104
Seitdrehen liegend
(Abb. 164)

Der Sportler liegt auf dem Rücken und hat die geschlossenen und im Kniegelenk möglichst gestreckten Beine senkrecht nach oben gehoben. Die im Ellbogengelenk gestreckten Arme befinden sich im rechten Winkel zum Rumpf. Beide Handflächen sind fest auf den Boden gedrückt. Aus dieser Position senkt der Sportler die Beine seitlich nach unten, bis der Fuß des unteren Beines mit der Außenseite den Boden berührt. Darauf hebt der Sportler die geschlossenen Beine in die Ausgangsposition. Bei der folgenden Übungswiederholung werden die Beine zur entgegengesetzten Seite geführt.

Während des Bewegungsvollzugs dürfen die Schultern und Arme nicht vom Boden gehoben werden. Sollte das aufgrund mangelnder Beweglichkeit des Hüftgelenks nicht möglich sein, muß ein Partner die Schultern des Ausführenden fest auf den Boden drücken.

Auch das Aufrechterhalten der Kniestreckung wird vielen Sportlern infolge

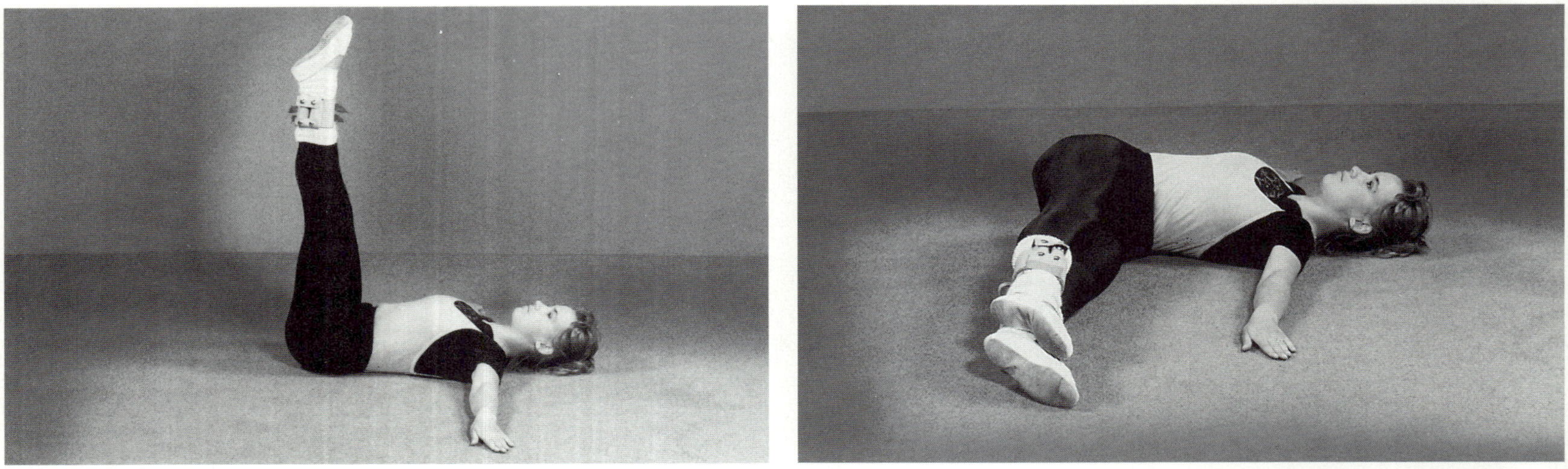

Abb. 164/1–2

mangelnder Dehnfähigkeit der rückwärtigen Oberschenkelmuskulatur Schwierigkeiten bereiten. Das Seitdrehen muß dann oft mit gebeugten Beinen durchgeführt werden. Diese Übungsform bewirkt jedoch einen kleineren Drehmoment und damit eine Belastungsreduzierung. Das wiederum kann durch das Tragen von Eisenschuhen, Gewichtsmanschetten an den Fußgelenken usw. ausgeglichen werden. Das Verwenden von Zusatzlasten empfiehlt sich auch für Fortgeschrittene.

Verletzungsprophylaxe:

Das Seitdrehen aus stehender oder sitzender Position ist unter normalen Umständen nicht mit einer Verletzungs- oder Schädigungsgefahr verbunden. Da das Seitdrehen – insbesondere das Seitdrehen liegend – die Wirbelsäule nur geringfügig belastet und darüber hinaus die Kräftigung eines die Wirbelsäule stützenden und schützenden Muskelkorsetts fördert, sollte diese Bewegung Bestandteil prophylaktischer und therapeutischer Übungsprogramme sein.

Das Seitdrehen aus stehender Position darf – wie leider häufig praktiziert – nicht mit vorgebeugtem Rumpf absolviert werden. Vorgebeugte Rumpfhaltung und Drehbewegung bewirken insbesondere bei Verwendung von Zusatzlasten eine extreme Belastung der Lendenwirbelsäule, die zu ernsthaften Schäden im Bereich der Zwischenwirbelscheiben führen kann.

Für die Übung „gedrehtes Rumpfaufrichten“ haben die Empfehlungen zur Verletzungsvorbeuge für das „Rumpfaufrichten aus der Rückenlage“ (Übg. 83) Gültigkeit.

Dehnungsübungen:

Übg. 105
(Abb. 165)

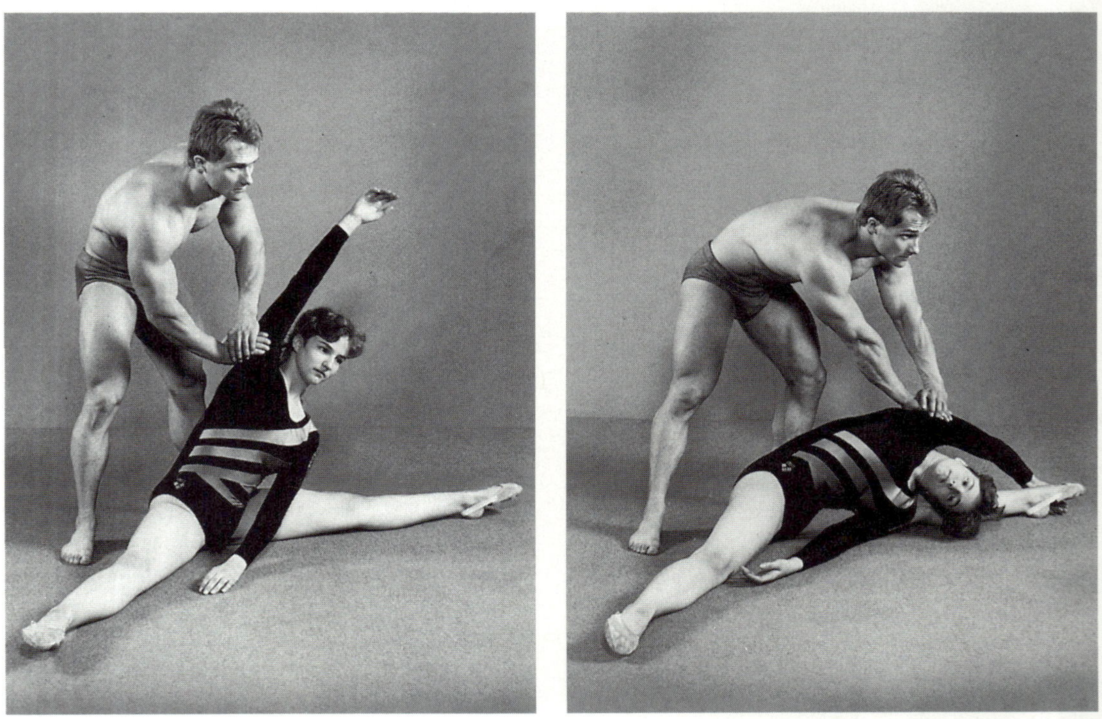

Abb. 165/1–2

Übg. 106 (Abb. 166)

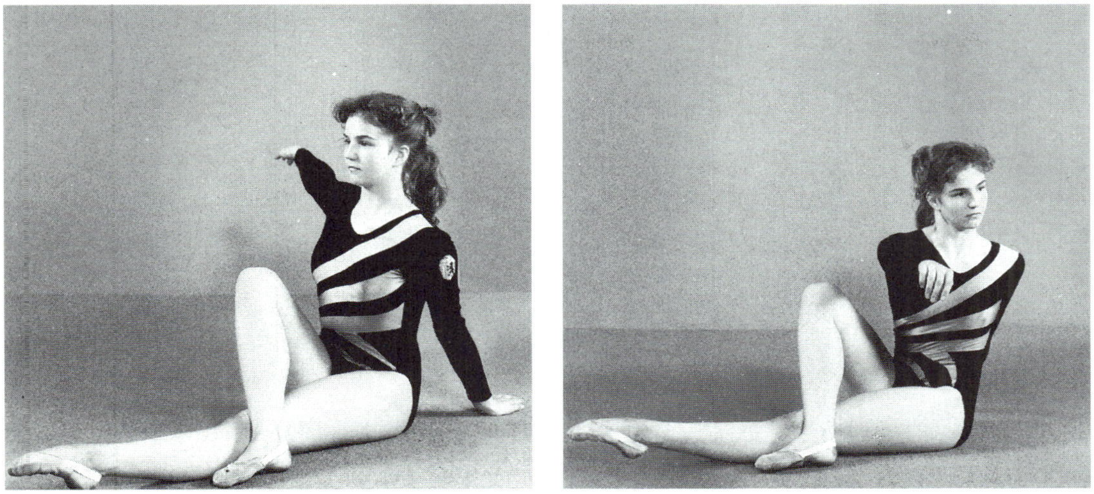

Abb. 166/1–2

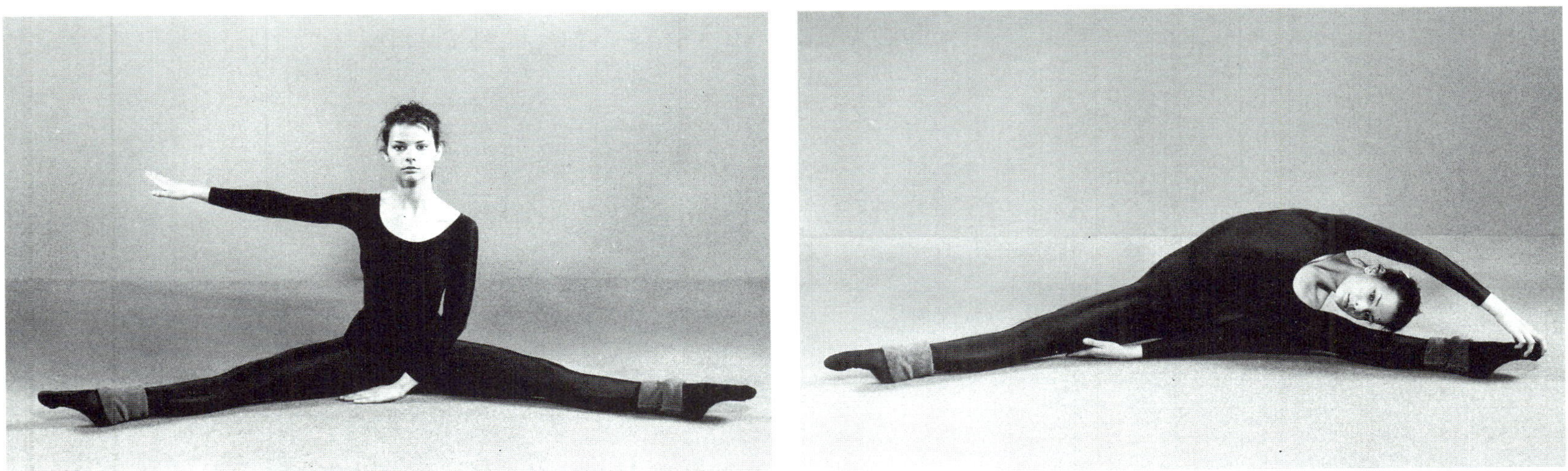

Übg. 107 (Abb. 167)

Abb. 167/1–2

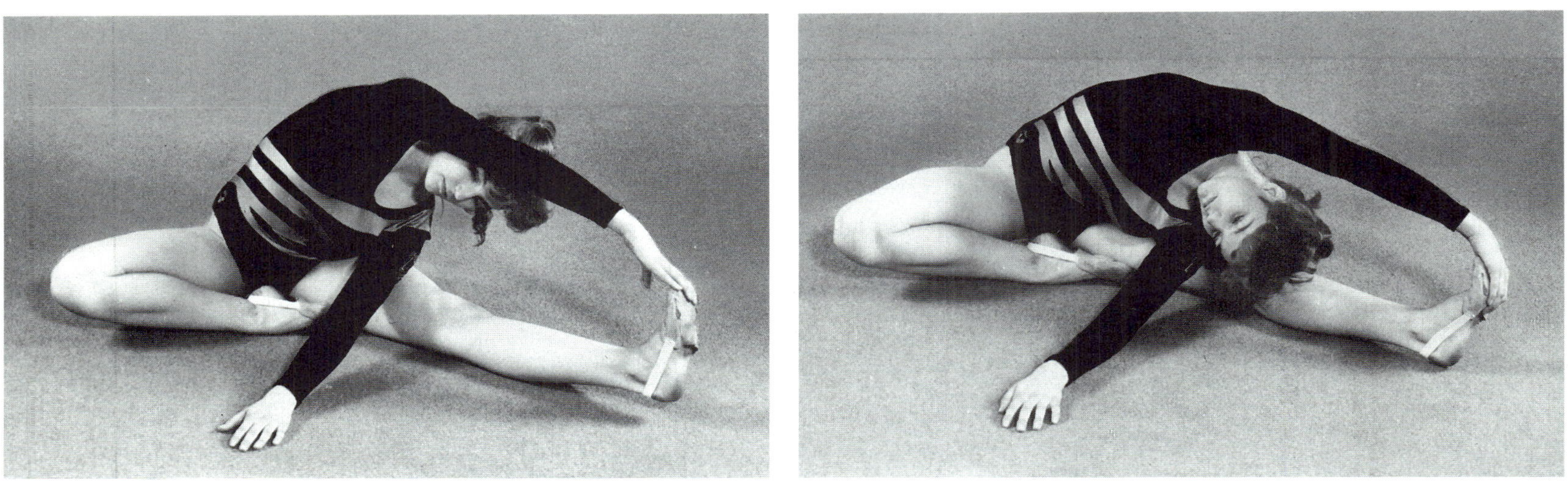

Übg. 108 (Abb. 168)

Abb. 168/1–2

RÜCKENSTRECKMUSKULATUR

TIEFE KURZE UND LANGE RÜCKEN-STRECKMUSKULATUR (AUTOCHTHONE RÜCKENMUSKULATUR)

Tabelle 34

Ursprung	Kreuzbein Hüftbein (Darmbeinkamm) Wirbelsäule (Dorn- u. Querfortsätze)
Ansatz	Wirbelsäule Rippen Hinterhauptsbein
Hauptfunktion	bei beidseitiger Kontraktion: Strecken der Wirbelsäule; Ziehen des Kopfes nach hinten bei einseitiger Kontraktion: Seitwärtsneigen der Wirbelsäule bzw. des Kopfes; Drehen der Wirbelsäule bzw. des Kopfes
Kraftübung	primär: Nr. 109 bis 114 sekundär: Nr. 60, 62, 63, 99 bis 104, 126 bis 129, 137 bis 148, 154, 155
Dehnungsübung	Nr. 115 bis 122, 64, 66, 80, 81, 82, 106, 107, 108, 165, 166, 174, 175

KREUZHEBEN

Hauptsächlich beteiligte Muskeln:
Da nahezu alle Muskelgruppen des Körpers am Kreuzheben beteiligt sind, wird diese Übung auch den Ganzkörperübungen zugeordnet. Durch das Kreuzheben werden vorwiegend die kurzen tiefen und langen Rückenmuskeln, der vierköpfige Schenkelstrecker, die Muskulatur an der Rückseite der Oberschenkel (Halbsehnen-, Plattsehnen- und zweiköpfiger Schenkelmuskel), der große Gesäßmuskel und die Muskeln des Schultergürtels beansprucht.

Die Kniestreckung wird im wesentlichen vom vierköpfigen Schenkelstrecker mit seinen Anteilen gerader, innerer, äußerer und mittlerer Schenkelmuskel, die Hüftstreckung wird vornehmlich vom großen Gesäßmuskel sowie vom Halbsehnen-, Plattsehnen- und zweiköpfigen Schenkelmuskel realisiert. Aber auch die Schenkelanzieher – insbesondere der große Schenkelanzieher – können zur Hüftstreckung beitragen. Hier gilt – wie auch beim Kniebeugen – der Grundsatz: Je weiter der Abstand der Füße (Sumo-Stil), desto intensiver die Mitwirkung der Schenkelanzieher. Ein weiter Fußabstand oder eine breite Griffassung bedingen eine tiefere Hockstellung. Je tiefer die Hockstellung ist, desto stärker muß der große Gesäßmuskel die Anfangsphase der Streckung unterstützen. Der abgestimmte zeitlich-dynamische Einsatz der an der Streckung der Beine im Hüft- und Kniegelenk beteiligten Muskelgruppen – Gesäßmuskulatur ➡ Muskeln an der Rückseite des Oberschenkels ➡ vierköpfiger Schenkelstrecker – ähnelt dem des Kniebeugens (s. Übg. 137).

Die kurzen tiefen und langen Rückenmuskeln werden zunächst statisch angespannt, um die Wirbelsäule zu stabilisieren. Erst in der zweiten Phase der Bewegung, in der der Rumpf völlig aufgerichtet bzw. der Rücken leicht überstreckt wird, arbeiten die Rückenstrecker dynamisch.

Abb. 169

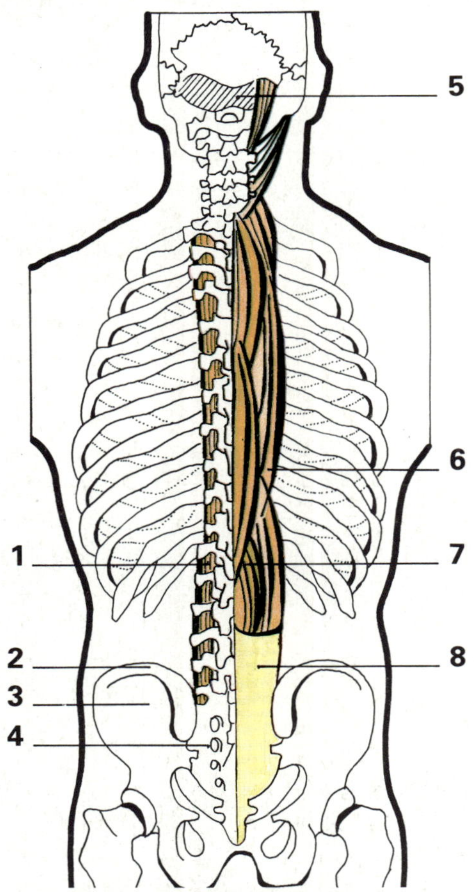

Tiefe Rückenstreckmuskeln

1 – kurze tiefe Rückenmuskeln, **2** – Darmbeinkamm, **3** – Hüftbein, **4** – Kreuzbein, **5** – Hinterhauptsbein, **6** – Darmbeinrippenmuskel, **7** – Langmuskel, **8** – Lendenrückenbinde

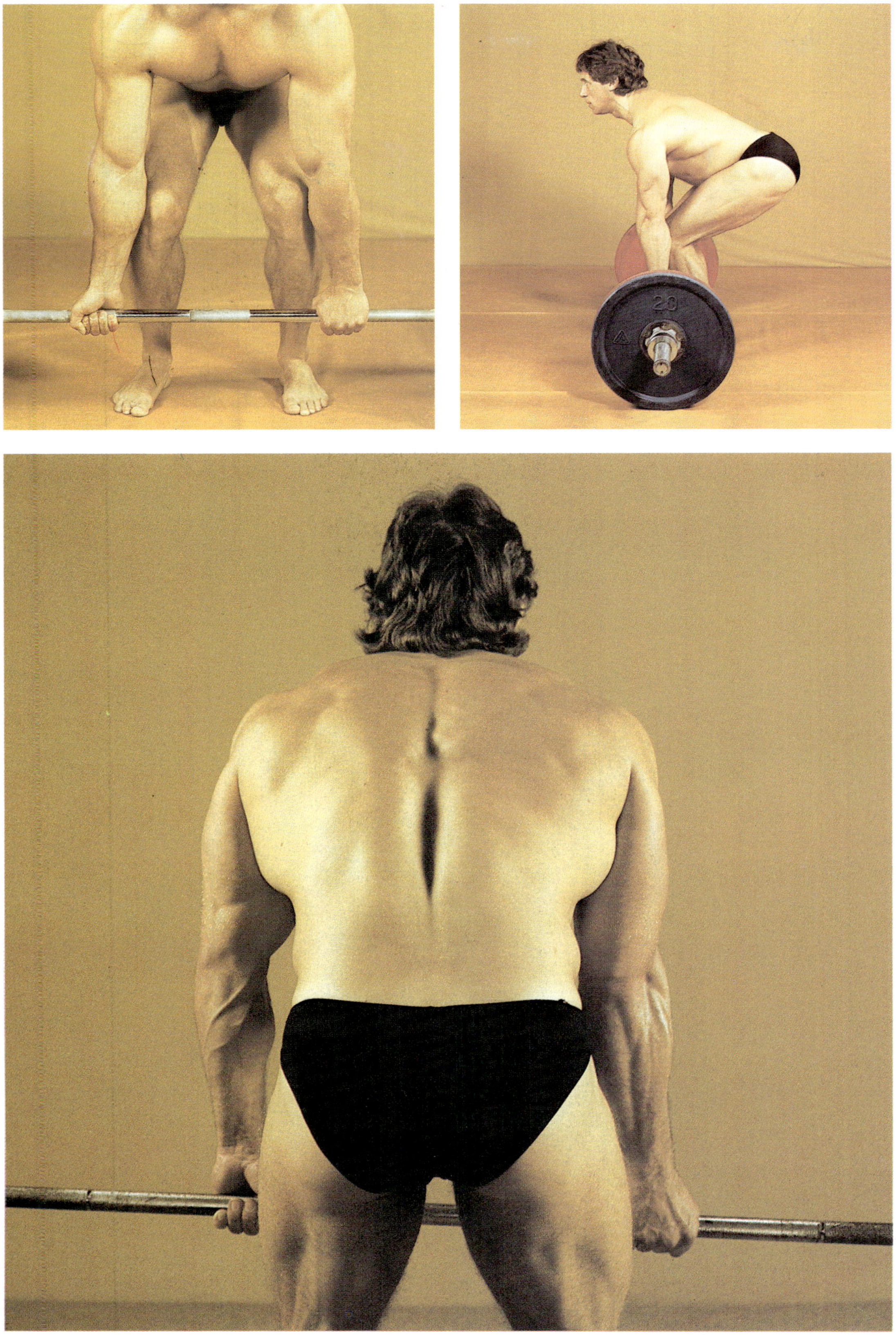

Abb. 170/1–3

Die Muskeln des Schultergürtels – oberer Abschnitt des Kappenmuskels, Schulterblattheber und Rautenmuskeln – werden ebenfalls statisch angespannt, um zu verhindern, daß die Last der Hantel die Schultern herabzieht.

Durch die meist unwillkürliche Kontraktion der Muskeln des Bauches wird der Druck in der Bauchhöhle erhöht. Das bewirkt, daß die Druckbelastung der Zwischenwirbelscheiben der Lendenwirbelsäule bis zu 70 % gemildert wird.

Übg. 109
Übungsdurchführung
(Abb. 170)

In der Startposition hockt der Sportler mit etwa schulterbreit gespreizten Beinen vor der Langhantel. Die Zehen befinden sich unter der Hantelstange; die Fußspitzen sind leicht nach außen gerichtet. Die Knie zeigen entsprechend der Stellung der Fußspitzen ebenfalls leicht nach außen. Der Abstand der Hantelstange zu den Schienbeinen sollte so gering wie möglich gehalten werden. Aufgrund der individuell unterschiedlichen Maßverhältnisse des menschlichen Körpers und seiner Teile können keine genauen Empfehlungen für die Winkelstellungen der Fuß-, Knie- und Hüftgelenke gegeben werden. Folgende Grundregeln sollten jedoch beachtet werden: Die Knie sind gebeugt. Die Hüfte befindet sich in oder etwas über Kniehöhe. Der Oberkörper ist nach vorn geneigt, der Rücken wird jedoch stets geradegehalten. Der Kopf ist leicht angehoben, der Blick nach vorn-oben gerichtet. Dadurch wird unwillkürlich die Streckmuskulatur des Rumpfes und der Beine aktiviert und die geforderte gerade Rückenhaltung ermöglicht. Die Schultern sind etwas gesenkt, die Schultergelenke liegen genau über der Hantelstange. Die Arme sind gestreckt. Die Hände, die die Unterschenkel an den Außenseiten berühren, ergreifen die Hantelstange etwas über Schulterbreite im Zwiegriff, d. h., eine Hand faßt im Ober- (Rist-) und die andere im Untergriff (Kammgriff).

Aus dieser Startposition wird die Hantel unmittelbar vor den Schienbeinen bzw. Oberschenkeln nach oben gezogen. Die erste Zugphase wird durch die dynamische Arbeit der Gesäßmuskeln und der Muskeln an der Rückseite der Oberschenkel eingeleitet. Arme und Rücken bleiben gerade. Das Gewicht ist gleichmäßig auf beide Fußsohlen verteilt. In der zweiten Zugphase werden die Knie vollständig gestreckt. Der Rumpf wird aufgerichtet und dann leicht ins Hohlkreuz geführt. Dabei werden die Hüften nach vorn und die Schultern nach hinten gedrückt.

Das anschließende Senken der Last erfolgt in umgekehrter Bewegungsfolge der Hebetechnik. Das Stoßen der Hantel gegen den Boden, mit dem Ziel, das Federn der Hantel für das nachfolgende Heben zu nutzen, ist zu vermeiden.

In der Startposition wird ein- und während der Zugphase wird langsam ausgeatmet. In der Endposition wird erneut ein- und während des nachfolgenden Senkens wird wiederum ausgeatmet.

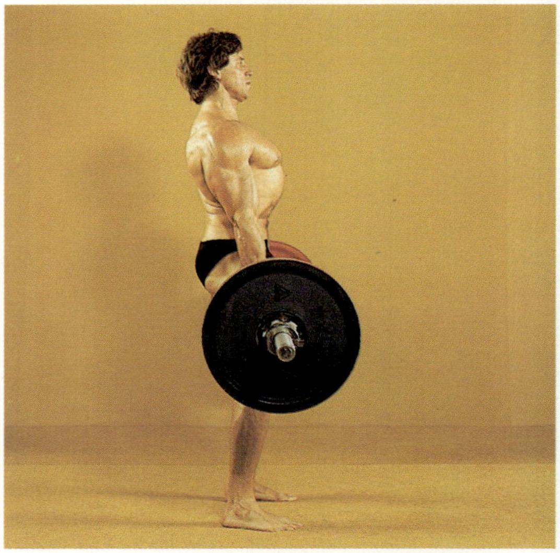

Abb. 170/4–5

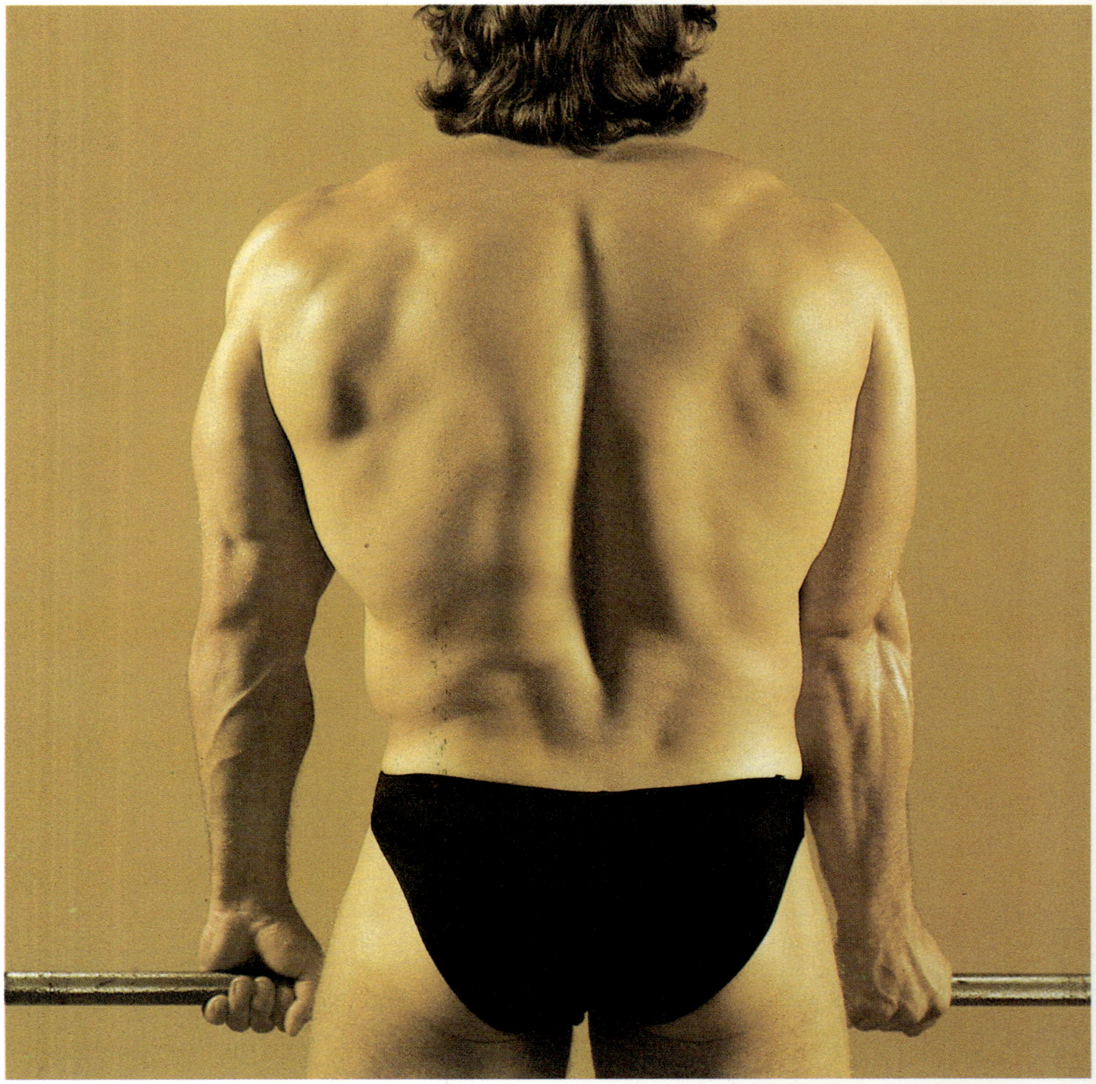

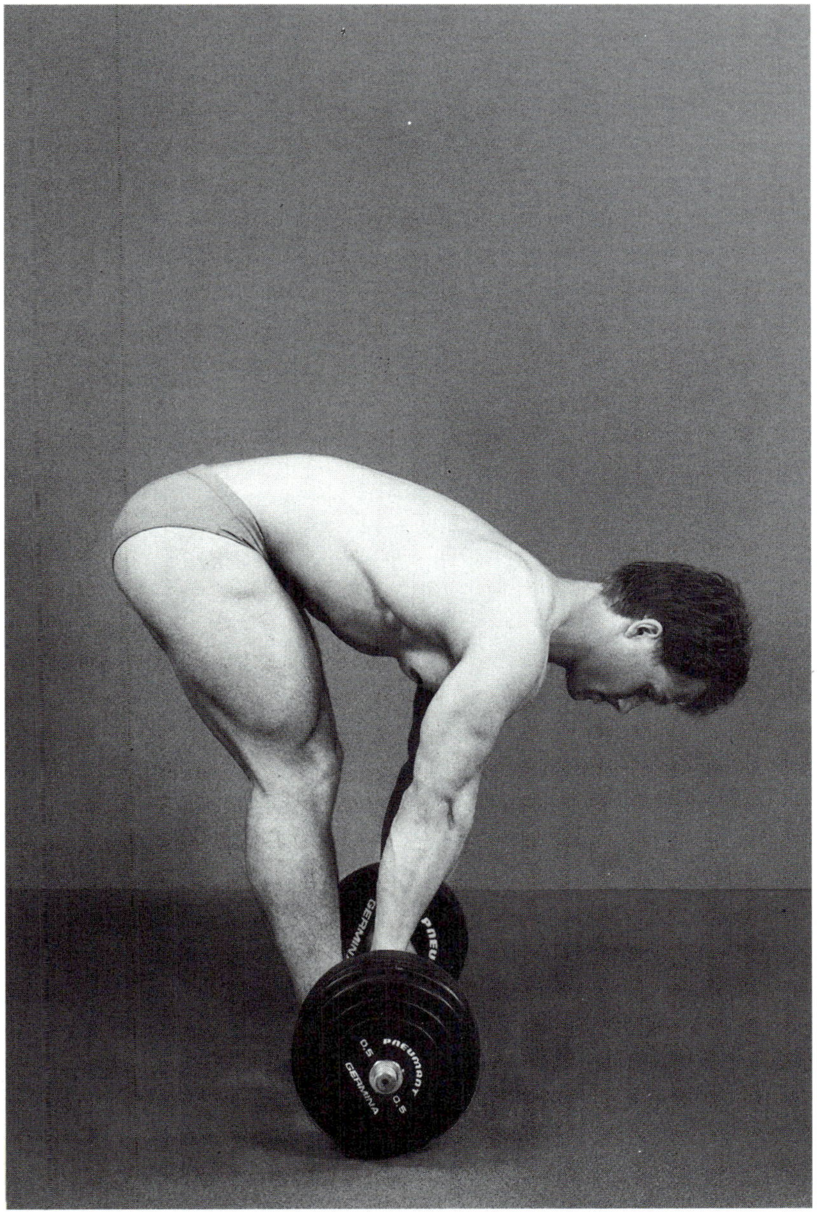

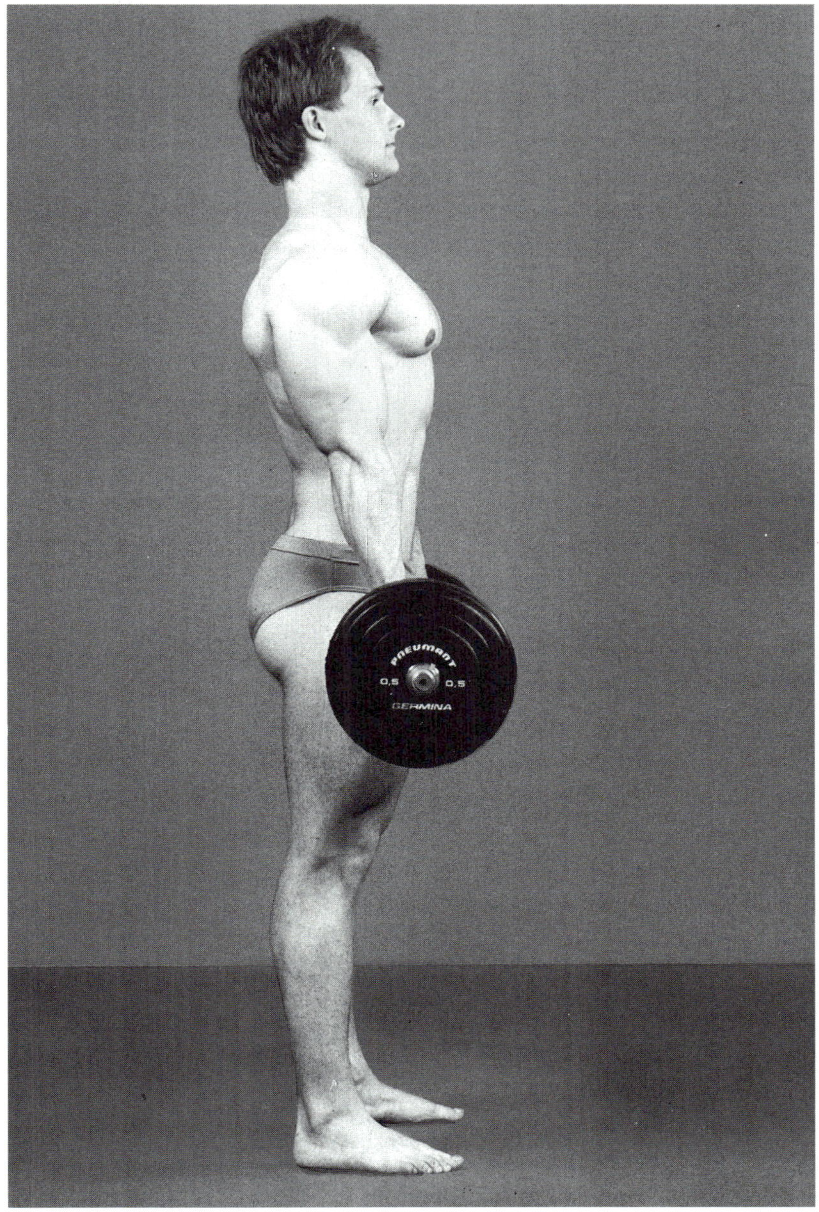

Abb. 171/1–2

Variante:

Übg. 110
Kreuzheben mit im Kniegelenk gestreckten Beinen (Abb. 171)

Der Sportler steht mit im Kniegelenk gestreckten Beinen vor der Langhantel und beugt den Rumpf im Hüftgelenk so weit nach vorn-unten, daß er bei gerader Haltung des Rückens die Hantelstange mit gestreckten Armen im Zwiegriff ergreifen kann. Aus dieser Startposition hebt der Sportler durch dynamische Arbeit seiner kurzen tiefen und langen Rückenstreckmuskulatur den Rumpf und die Hantel nach oben. Der Rücken muß während der Übungsdurchführung stets geradegehalten werden. Eine Rundrückenhaltung – wie sie im Fehlerbild der Abb. 218 dargestellt wird – führt zur Überlastung der Zwischenwirbelscheiben.

Kreuzheben mit im Kniegelenk gestreckten Beinen darf – unter Verwendung von Zusatzlasten – nur von Fortgeschrittenen durchgeführt werden, die eine kräftige, die Wirbelsäule stabilisierende Bauch- und Rückenmuskulatur besitzen und die darüber hinaus so beweglich sind, daß sie die erforderlichen Bewegungen mit geradem Rücken durch das Strecken und Beugen im Hüftgelenk realisieren können. Anfänger sollten generell auf Zusatzlasten verzichten. Da der äußere Hebelarm beim Kreuzheben mit gestreckten Beinen verhältnismäßig lang ist, werden die Zwischenwirbelscheiben der Lendenwirbelsäule wesentlich stärker beansprucht als beim Kreuzheben mit gebeugten Beinen und relativ aufrechtem Oberkörper. Um einer Überlastung der Wirbelsäule vorzubeugen, sollte die Last der Hantel auch bei Fortgeschrittenen 80 % der maximalen Kraftfähigkeit nicht übersteigen. Die Wiederholungszahlen der Serien sind so festzulegen, daß sie nicht zur Erschöpfung führen.

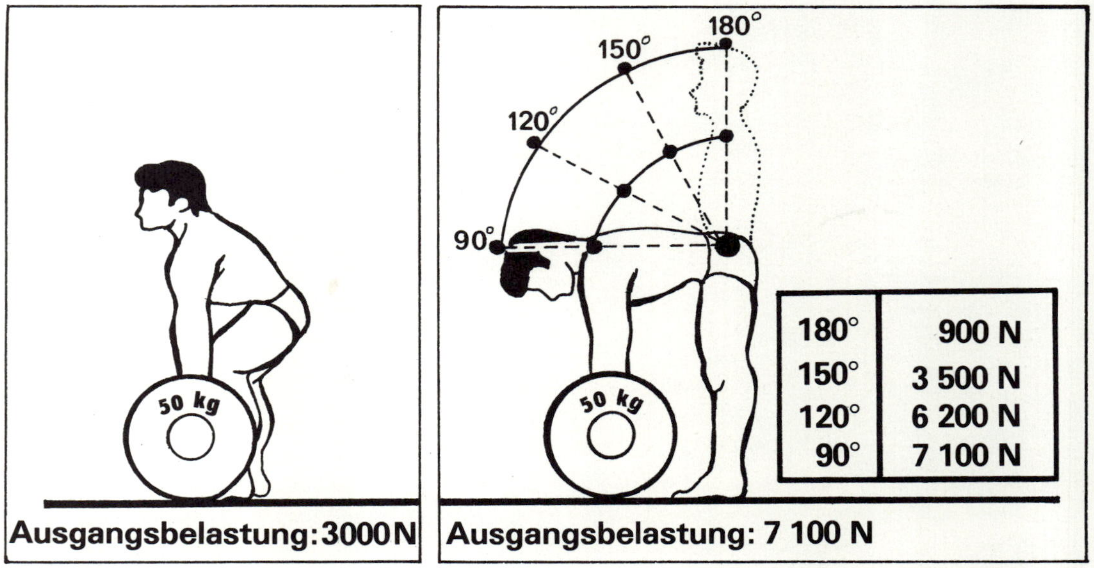

Abb. 172 Belastung der 5. Zwischenwirbelscheibe in Abhängigkeit von der Rumpfhaltung beim wirbelsäulenschonenden (links) und wirbelsäulenbelastenden (rechts) Heben der Hantel. Durch schnelles ruckartiges Beschleunigen der Hantel können sich die Druckbelastungen nahezu verdoppeln (modifiziert nach MÜNCHINGER)

Verletzungsprophylaxe:

Verletzungen beim Kreuzheben wird am wirksamsten vorgebeugt durch eine präzise Übungstechnik, durch das umfassende Kräftigen der die Wirbelsäule stützenden und schützenden Muskulatur sowie durch das Ausprägen einer hohen Beweglichkeit des Hüftgelenks.

Beim Erlernen der Technik ist besonders darauf zu achten, daß

- der Rücken geradegehalten wird (Abb. 172),
- die Hantel unmittelbar vor den Schienbeinen und Oberschenkeln nach oben gezogen wird,
- das Abheben stets flüssig und zügig, niemals aber abrupt und ruckartig erfolgt,
- die Hantel zwischen den einzelnen Wiederholungen kurzzeitig auf den Boden aufgesetzt wird (nicht Senken ➞ Vorspannen ➞ Nach-oben-Federn!).

Um ein straffes Muskelkorsett für die Wirbelsäule zu schaffen, muß der Entwicklung der Rumpfstreck- und Rumpfbeugemuskulatur durch Rumpfheben aus der Bauch- bzw. Rückenlage (Übg. 111, 112 und 83 bis 86) besondere Aufmerksamkeit gewidmet werden. Ein kräftiges Muskelkorsett ist fähig, durch unwillkürliche Kontraktion einen starken Preßdruck in der Brust- und Bauchhöhle zu erzeugen. Dieser Körperinnendruck vermag die Druckbelastung der Brust- und Lendenwirbelsäule bis zu etwa 70 % zu mindern. Fortgeschrittene mit einer leistungsfähigen Rumpfmuskulatur beanspruchen demnach die Wirbelsäule beim Kreuzheben in wesentlich geringerem Maße als Anfänger. Aus diesem Grund sollte die Übung „Kreuzheben" erst dann in das Trainingsprogramm aufgenommen werden, wenn das die Wirbelsäule stützende, entlastende und damit schützende Muskelkorsett die erforderliche Stärke erreicht hat. Das Tragen eines Gewichthebergürtels ist nur zur Bewältigung submaximaler und maximaler Widerstände zu empfehlen, da es die beabsichtigte Ausprägung des Muskelkorsetts hemmt (s. Verletzungsprophylaxe für die Übung „Kniebeuge").

Eine hohe Beweglichkeit des Hüftgelenks ist unabdingbare Voraussetzung für das Heben der Last mit geradem Rücken. Die nachfolgenden Beweglichkeitsübungen können u. a. zur Verbesserung der Dehnfähigkeit der das Hüftgelenk umgebenden Muskeln genutzt werden (Übg. 133 bis 136 und 149, 150).

All diese Maßnahmen zur Verletzungsprophylaxe sind im wesentlichen darauf gerichtet, die hohe Druckbelastung der Zwischenwirbelscheiben beim Kreuzheben zu mildern.

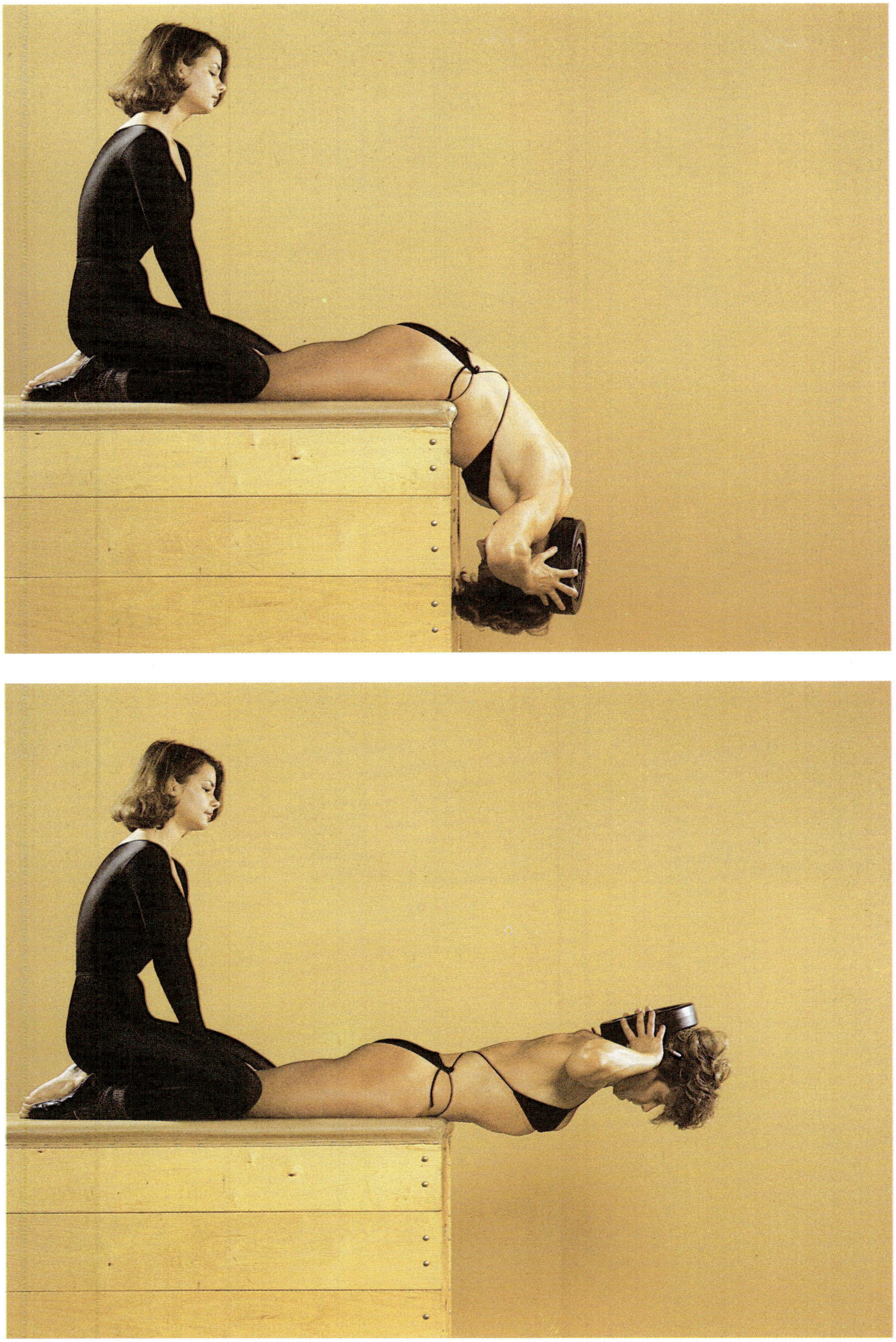

Abb. 173/1–2

RUMPFHEBEN AUS DER BAUCHLAGE

Hauptsächlich beteiligte Muskeln:
Beim Rumpfheben aus der Bauchlage leisten – bei fest gestelltem Beckengürtel – die tiefen kurzen und langen Rückenmuskeln, die bei guter Entwicklung als dicke Muskelstränge zu beiden Seiten der Wirbelsäule hervortreten, dynamische Arbeit konzentrischen bzw. exzentrischen Charakters. Die hüftstreckenden Gesäß- und rückwärtigen Oberschenkelmuskeln – wie großer Gesäß-, Halbsehnen-, Plattsehnen- und zweiköpfiger Schenkelmuskel – kontrahieren sich statisch. Wird der Beckengürtel nicht fixiert, so erfolgt das Rumpfheben vorwiegend im Hüftgelenk. Die Hüftgelenkmuskulatur arbeitet nun dynamisch, die Wirbelsäulenmuskulatur dagegen statisch. Das bedeutet, daß nicht – wie beabsichtigt – vorrangig die Kraft der unteren Rückenstrecker, sondern die der Hüftstrecker über die volle Breite der Bewegungsamplitude ausgeprägt wird.
Breiter Rückenmuskel und Trapezmuskel ziehen die Schulter nach hinten.

Übg. 111
Übungsdurchführung
(Abb. 173)
Steht kein Spezialgerät (Extensionsbank) zur Verfügung, legt man sich mit dem Unterkörper – einschließlich des Beckengürtels – bäuchlings auf einen Sprungkasten oder Tisch. Der Bauchnabel befindet sich in Höhe der Vorderkante der Unterlage. Der Oberkörper hängt frei nach unten. Die Beine werden durch einen Trainingspartner gegen die Liegefläche gedrückt oder durch einen Riemen fest gestellt. Die Arme sind hinter dem Kopf oder vor der Brust verschränkt. Fortgeschrittene halten eine leichte Zusatzlast (Hantelscheibe, Sandsack usw.) im Nacken oder vor der Brust und erhöhen so die Belastungsanforderung.

Aus dieser Position wird die gebeugte Wirbelsäule durch die Kraft der tiefen kurzen und langen Rückenmuskeln gestreckt bzw. leicht überstreckt. Dabei wird die Wirbelsäule kontinuierlich von den Hals- über die Brust- bis zu den Lendenwirbeln nach oben aufgerollt. Das anschließende Absenken sollte stets langsam, unter ständiger Anspannung der Rückenstreckmuskulatur über einen Winkel von 45 bis 75° erfolgen. Wird die Muskulatur beim Absenken jedoch entspannt, so wird das Muskelkorsett gelöst und die Wirbelsäule so starken Belastungen ausgesetzt, daß auf die Dauer Verschleißerscheinungen an Wirbelkörpern und Zwischenwirbelscheiben die Folge sein können.

Beim Heben des Rumpfes wird ein-, beim Absenken ausgeatmet.

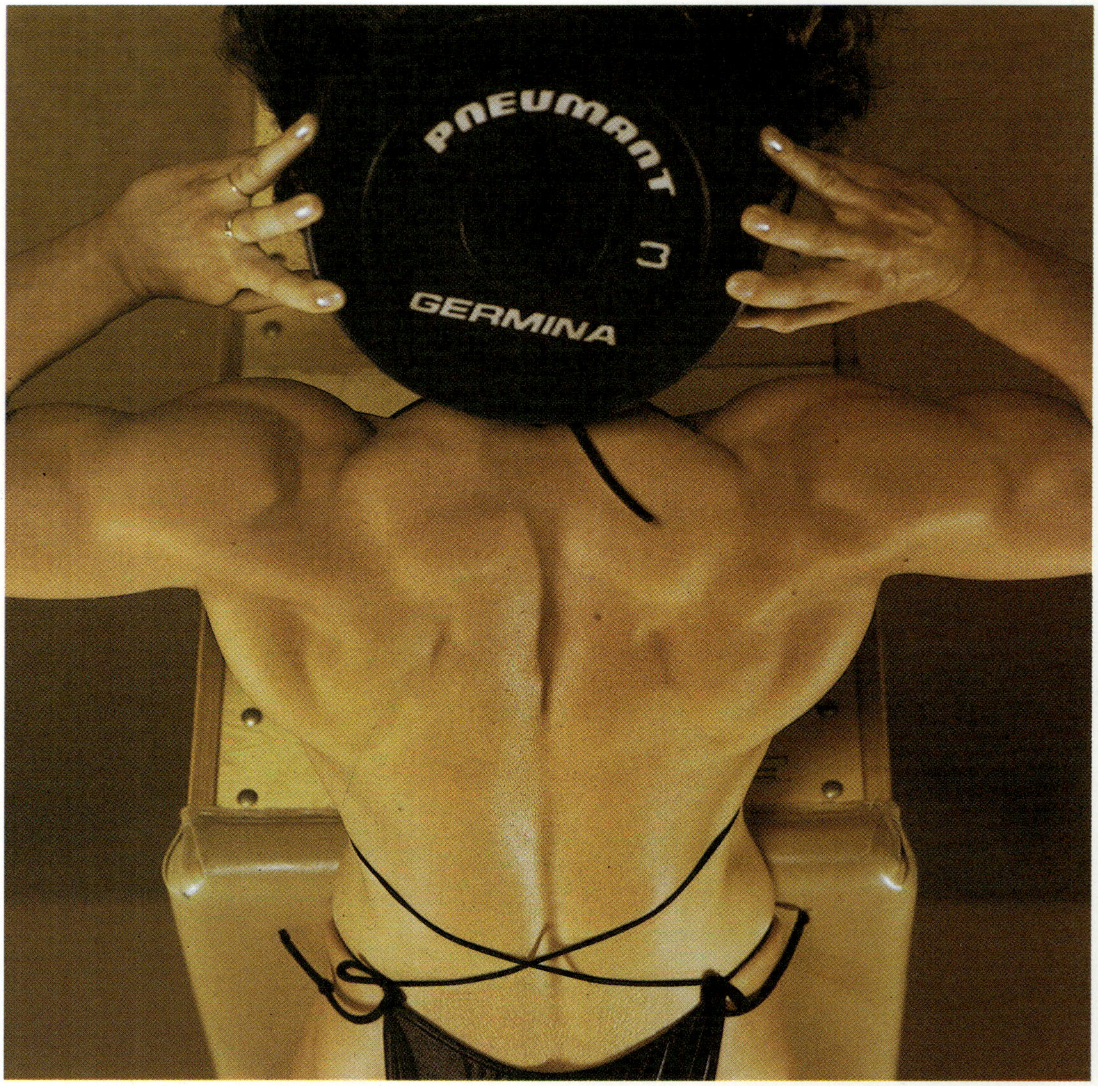

Abb. 173/3

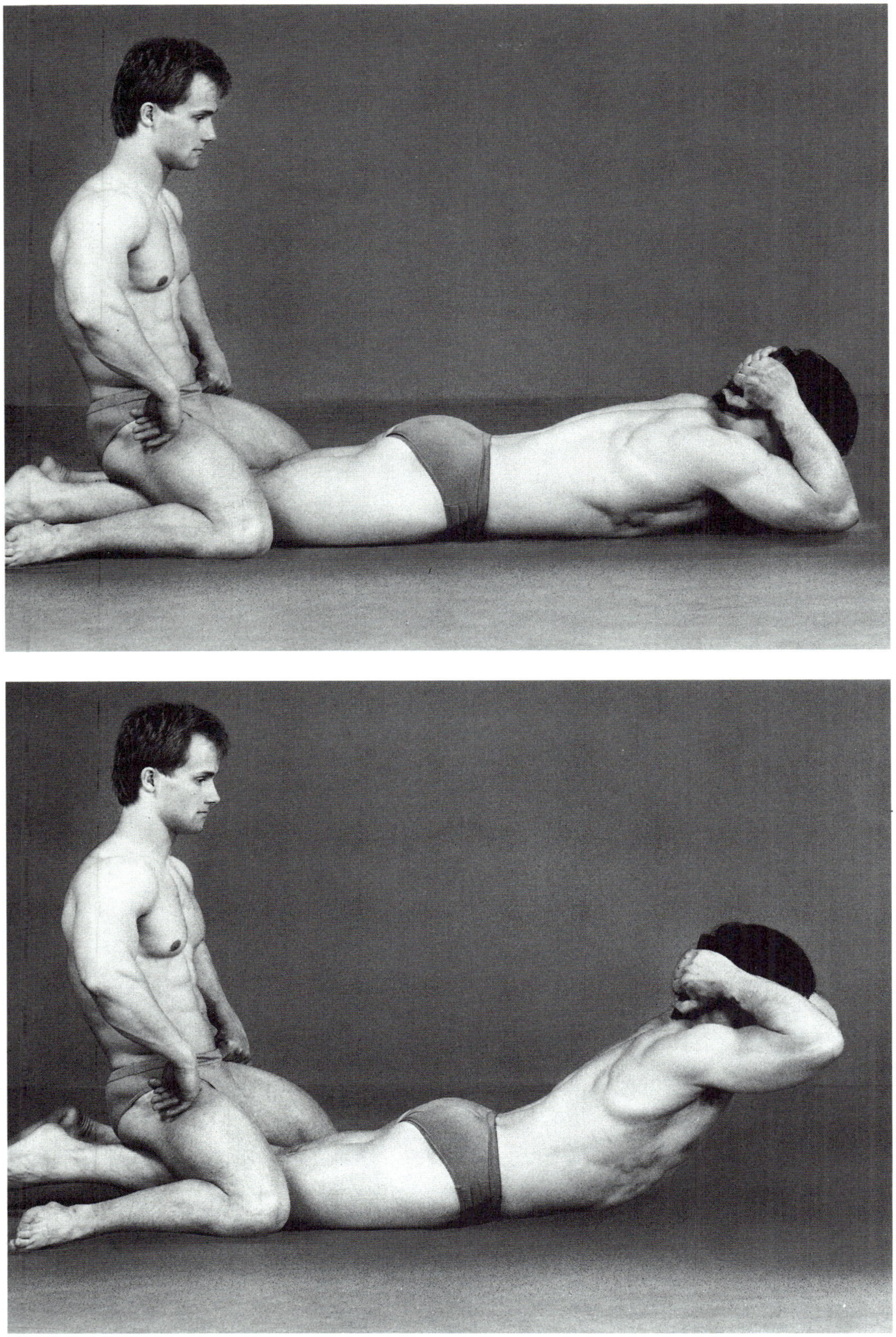

Variante:

Übg. 112
Hyperextension aus der Bauchlage (Abb. 174)

Der Sportler liegt mit dem gesamten Körper bäuchlings auf einer weichen Unterlage. Seine Füße sind unter einem Gegenstand (z. B. einem Möbelstück) fixiert oder werden von einem Partner gegen den Boden gedrückt. Die Hände sind hinter dem Kopf verschränkt. Fortgeschrittene halten eine leichte Zusatzlast im Nacken. Aus dieser Position hebt der Sportler den Rumpf in die „Hohlrückenlage“.

Verletzungsprophylaxe:

Rumpfheben aus der Bauchlage wird zum Aufbau eines kräftigen Muskelkorsetts empfohlen. Das Muskelkorsett soll akuten Rückenverletzungen und Verschleißerscheinungen bei stark belastenden Kraftübungen (Kreuzheben, Kniebeugen usw.) vorbeugen und Rückenschmerzen, die durch berufliche oder unsachgemäße sportliche Tätigkeit in Verbindung mit einer schwachen Wirbelsäulenmuskulatur hervorgerufen wurden, lindern oder beseitigen.

Die Übung selbst birgt kaum Verletzungsgefahren in sich, wenn allgemeine Prinzipien des Krafttrainings wie präzise Bewegungsausführung (Beckengürtel liegt auf der Unterlage auf, langsame und kontinuierliche Übungsdurchführung, Muskelanspannung beim Absenken!), Erwärmung der Muskulatur und leistungsangepaßte Belastungsgestaltung beachtet werden. Die Überstreckung der Wirbelsäule (Hyperextension) sollte 20 bis 25° und damit die normale, konvexe Krümmung der Lendenwirbelsäule nach vorn (Lendenlordose) nicht wesentlich übersteigen.

Abb. 174/1–2

BEINHEBEN AUS DER BAUCHLAGE

Hauptsächlich beteiligte Muskeln:
Um diese Übung ausführen zu können, müssen der große Gesäßmuskel und die Muskeln an der Rückseite des Oberschenkels vorwiegend dynamische und die Streckmuskeln im Bereich der Lendenwirbelsäule vor allem statische Arbeit leisten.

Übg. 113/114
Übungsdurchführung
(Abb. 175)
Der Sportler liegt mit dem Oberkörper bäuchlings auf einem hohen Sprungkasten oder Tisch. Die Beine sind im Hüftgelenk bis zum rechten Winkel gebeugt. Die Hände fassen zum Kasten- bzw. Tischrand und fixieren den Oberkörper auf der Liegefläche. Aus dieser Position werden die im Kniegelenk gestreckten Beine langsam bis zur Waagerechten oder geringfügig darüber hinaus gehoben. Im höchsten Punkt ihres Bewegungsablaufs wird die Übung kurz unterbrochen; die beteiligten Muskeln werden statisch angespannt. Darauf werden die Beine langsam in die Ausgangsstellung gesenkt. Leistungsschwächere Sportler sollten das rechte und linke Bein im Wechsel heben und senken. Trainierte Sportler erhöhen die Wirksamkeit dieser Übung durch das Verwenden von Zusatzlasten. So könnte beispielsweise ein Gürtel, an dem ein Rundgewicht befestigt ist, über beide Fußgelenke gelegt werden. (Abb. 176)

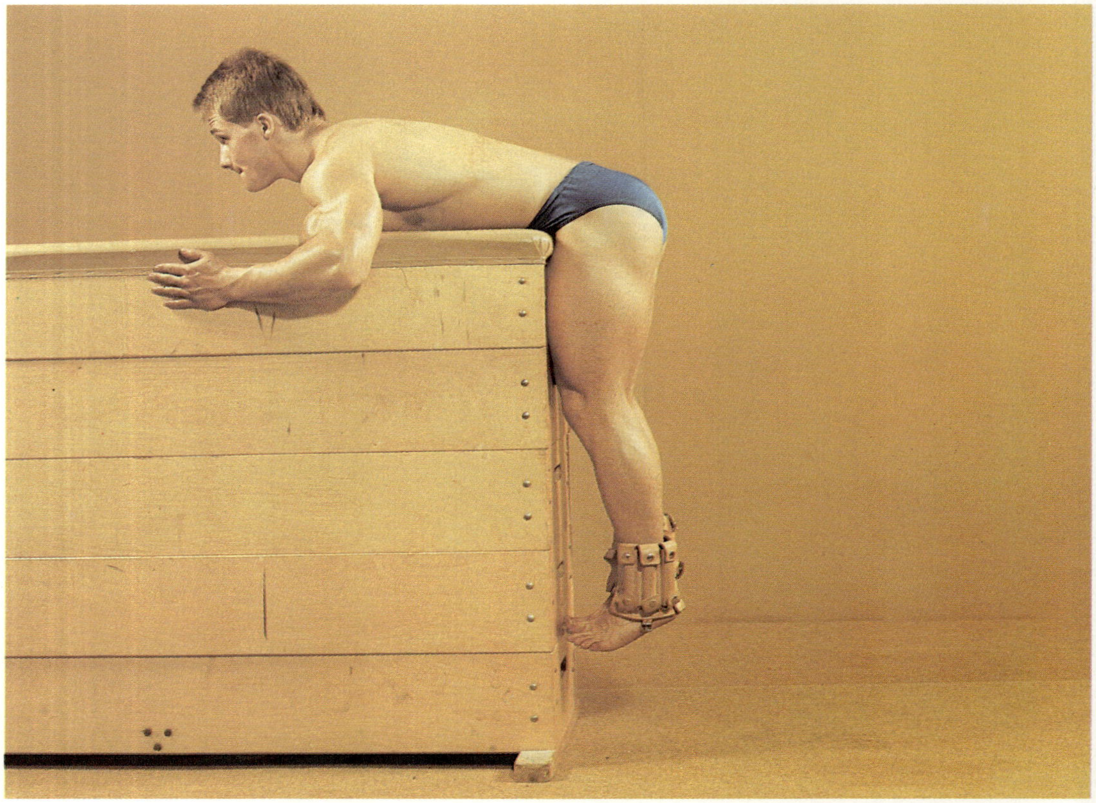

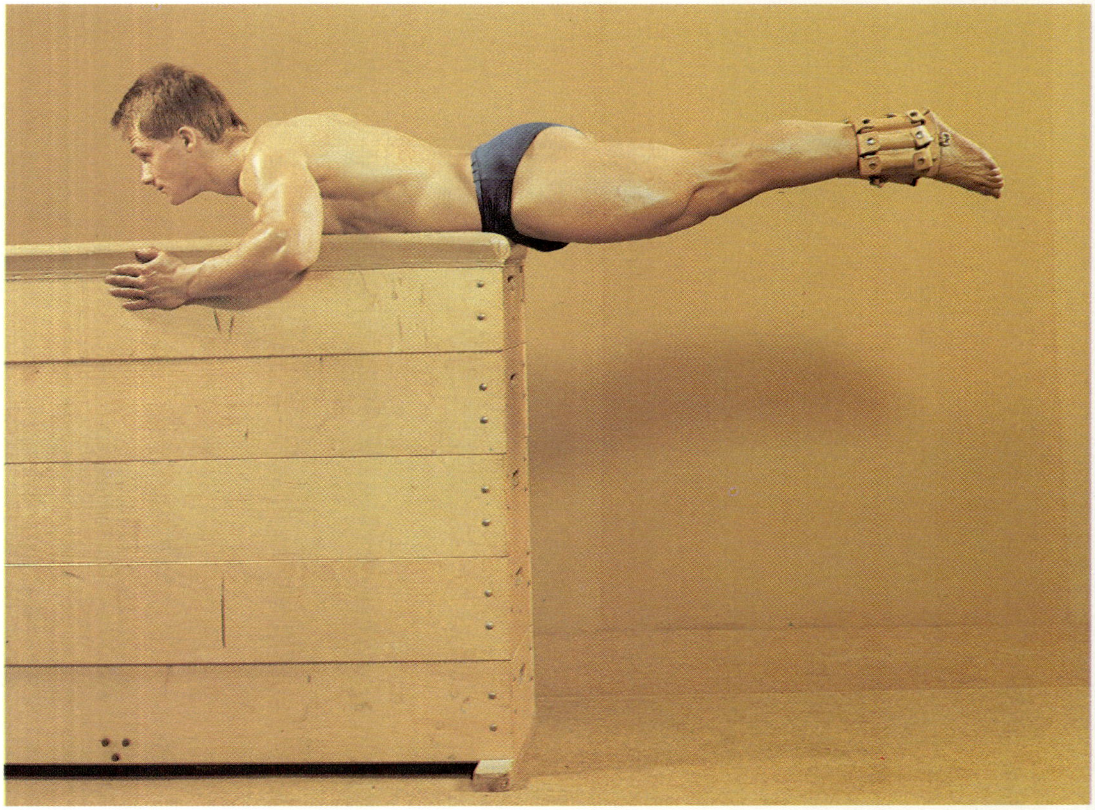

Abb. 175/1–2

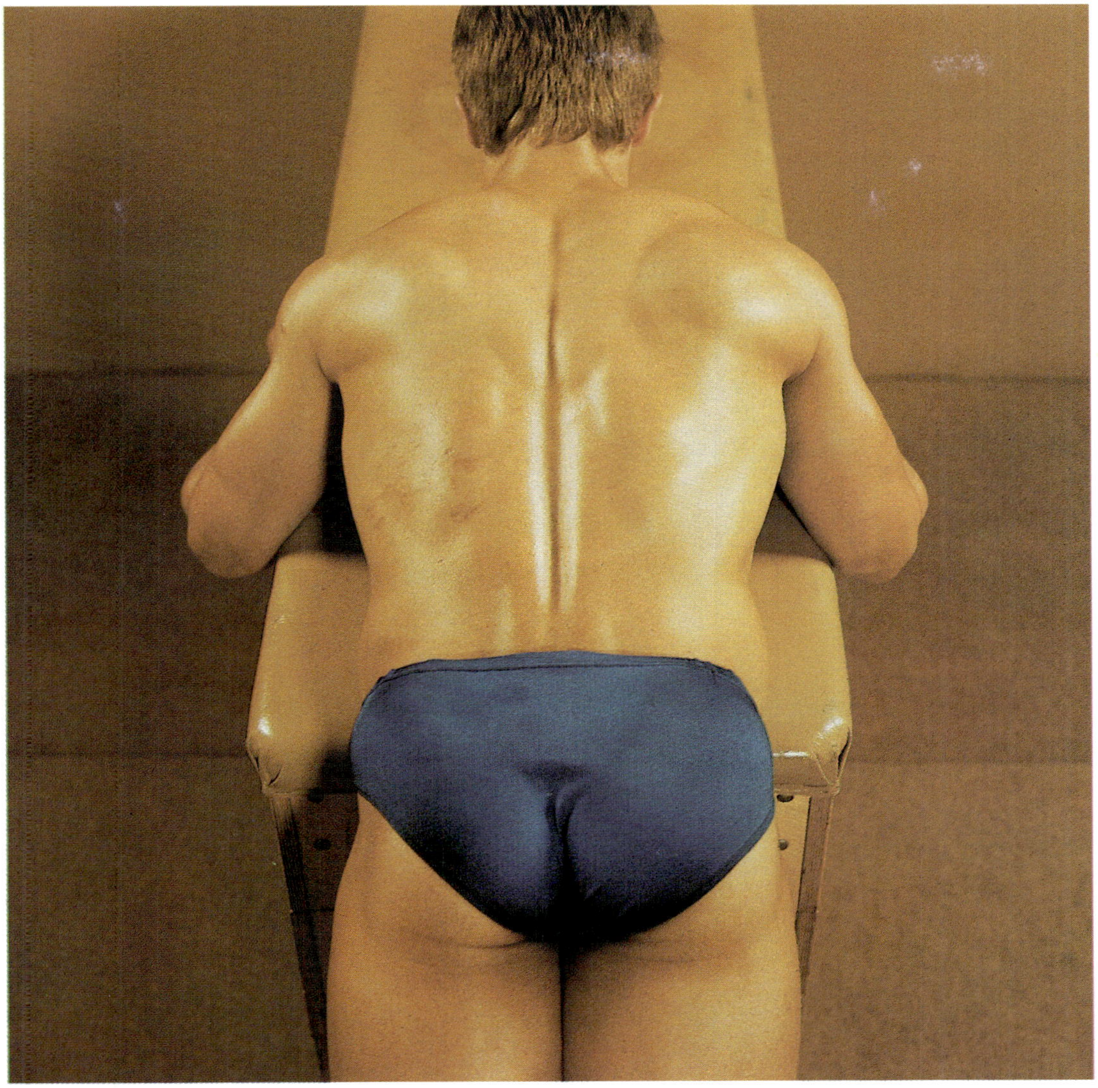

Abb. 175/3

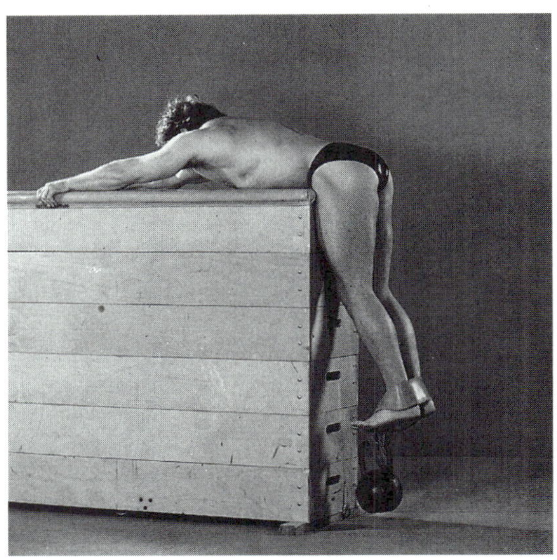

Abb. 176/1

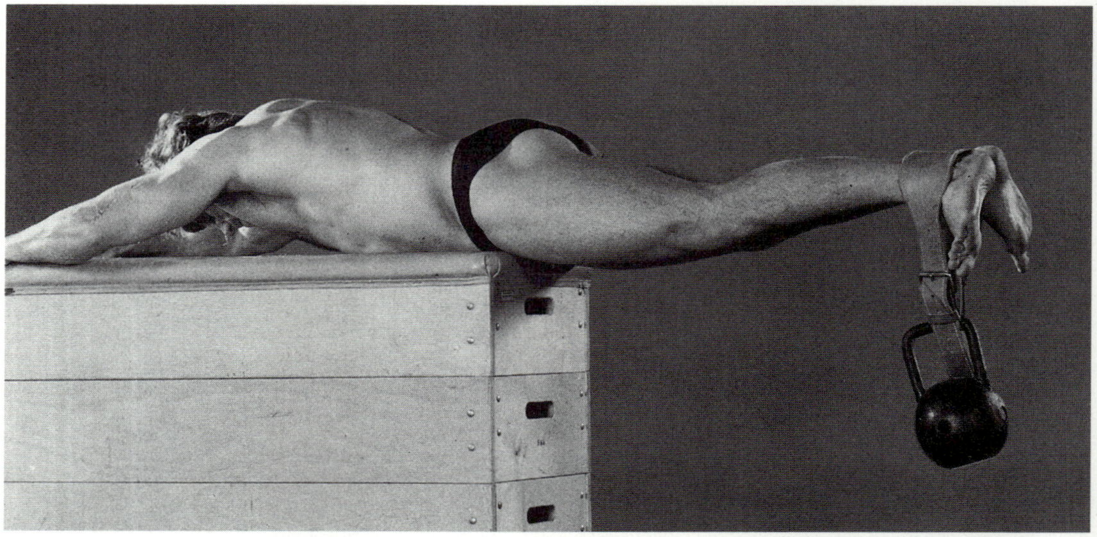

Abb. 176/2

Variante:

Übg. 115
Arm- und Beinheben aus der Bauchlage (Abb. 177)
Der Sportler befindet sich in Bauchlage und hebt im Wechsel den gestreckten rechten Arm und das gestreckte linke Bein bzw. den gestreckten linken Arm und das gestreckte rechte Bein so hoch wie möglich. Im höchsten Punkt der Bewegung werden Arm und Bein kurz fixiert und darauf langsam in die Ausgangsstellung zurückgeführt. Die Übung kann auch aus der Bankstellung durchgeführt werden.

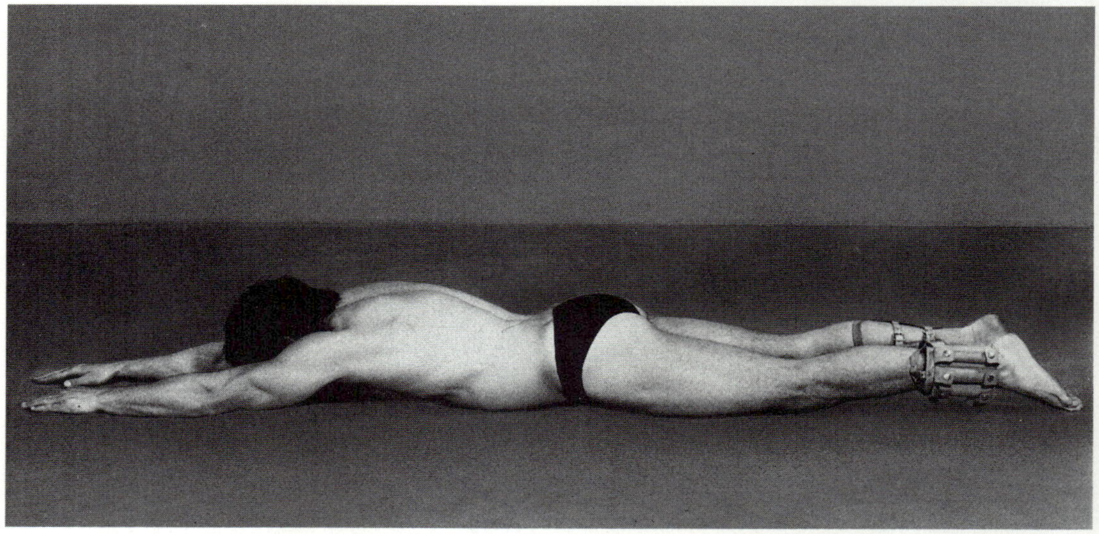

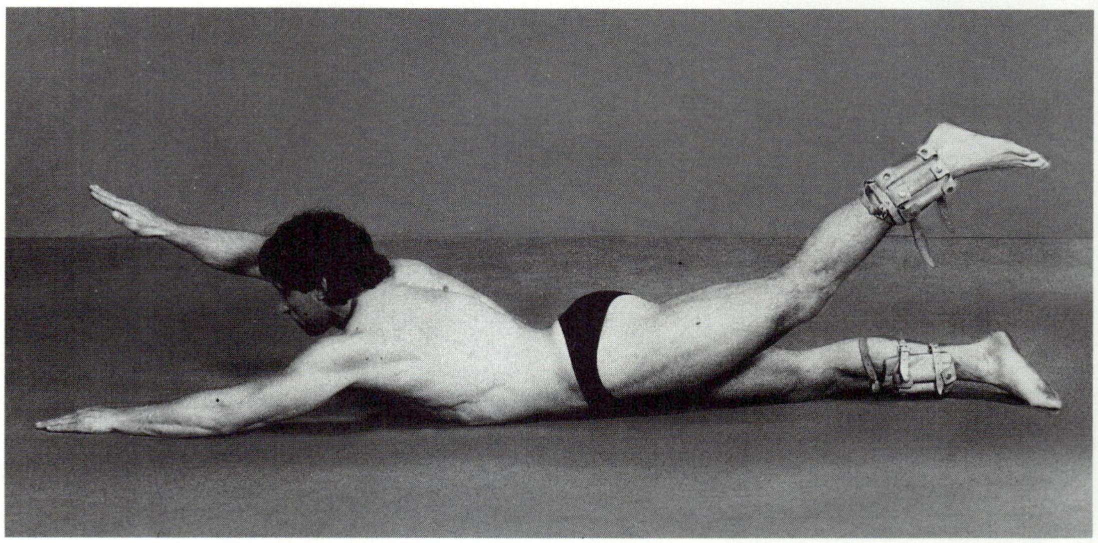

Verletzungsprophylaxe:

Nach gründlicher Vorbelastung der beteiligten Muskulatur werden alle Auf- und Abwärtsbewegungen langsam und kontinuierlich vollzogen.

Abb. 177/1–2

Dehnungsübungen:

Übg. 116
(Abb. 178)

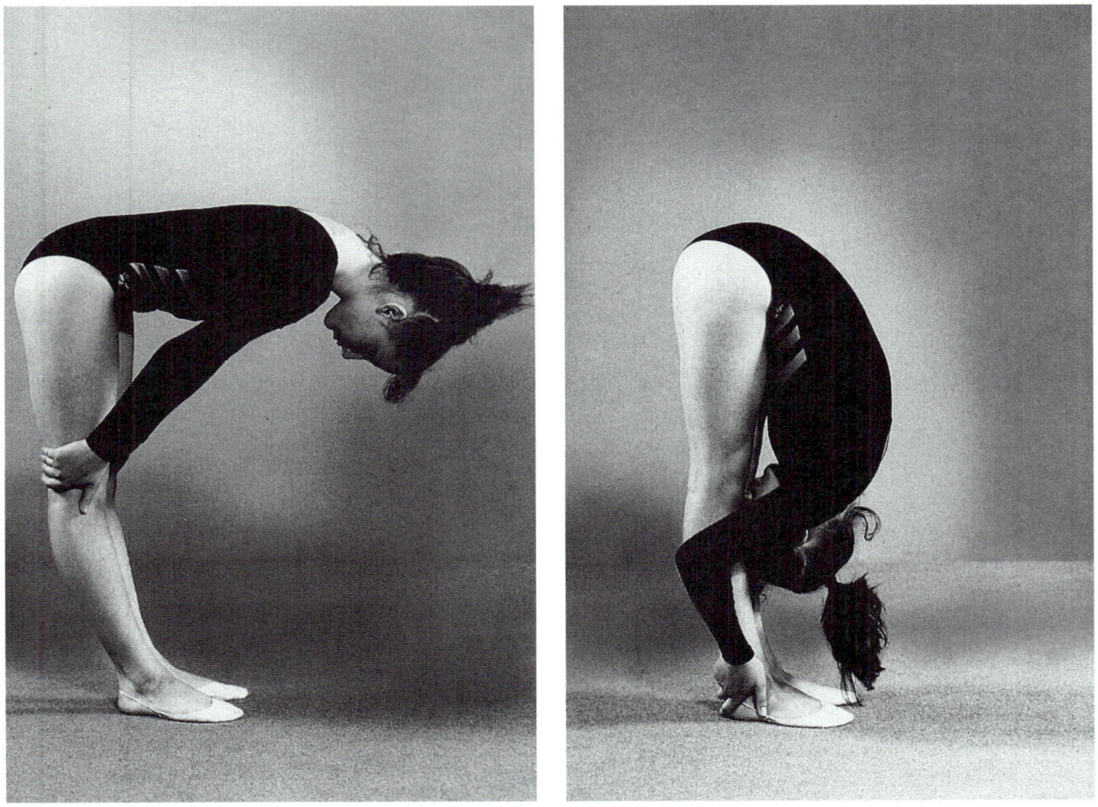

Abb. 178/1–2

Übg. 117
(Abb. 179)

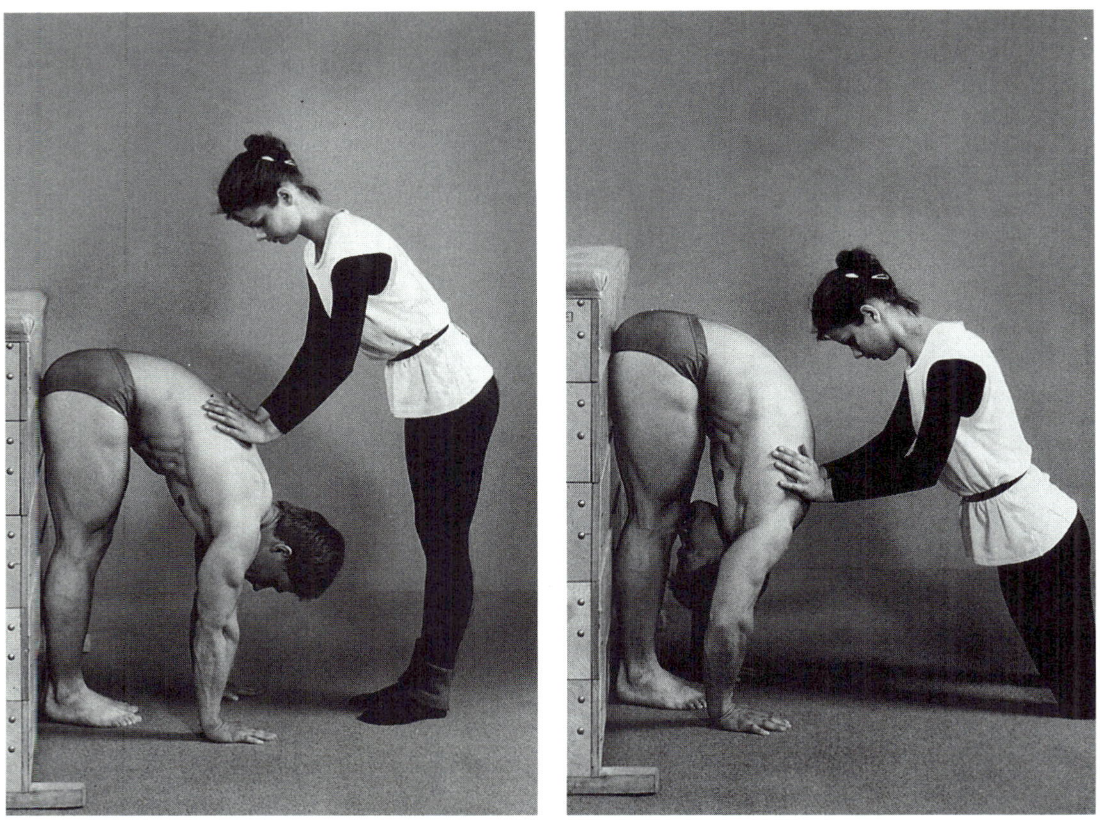

Abb. 179/1–2

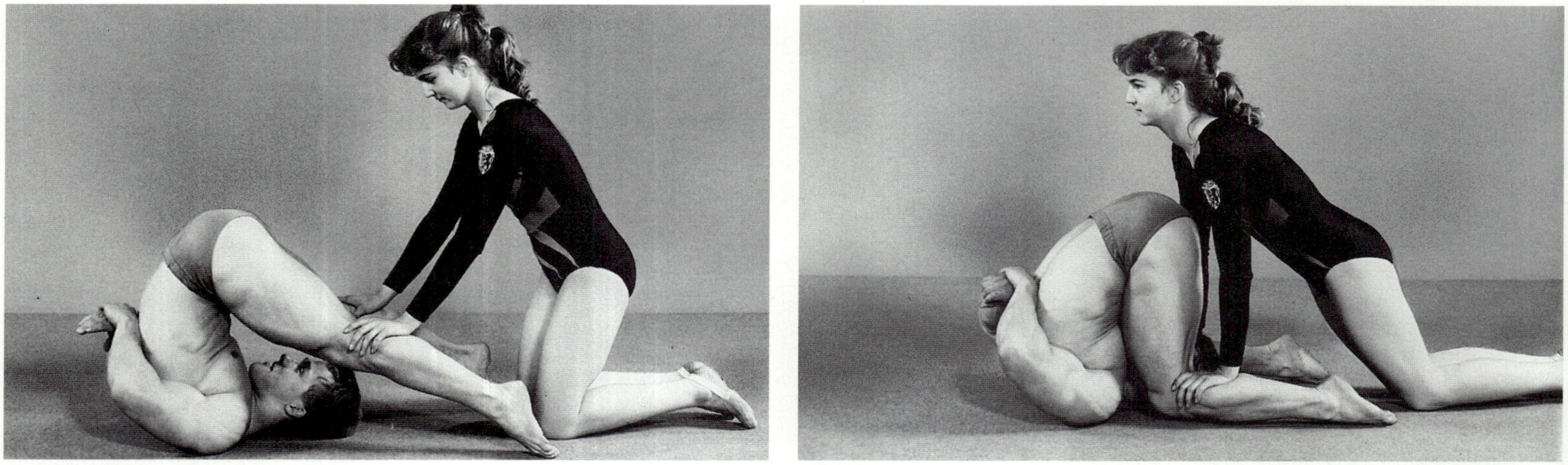

Übg. 118 (Abb. 180)

Abb. 180/1–2

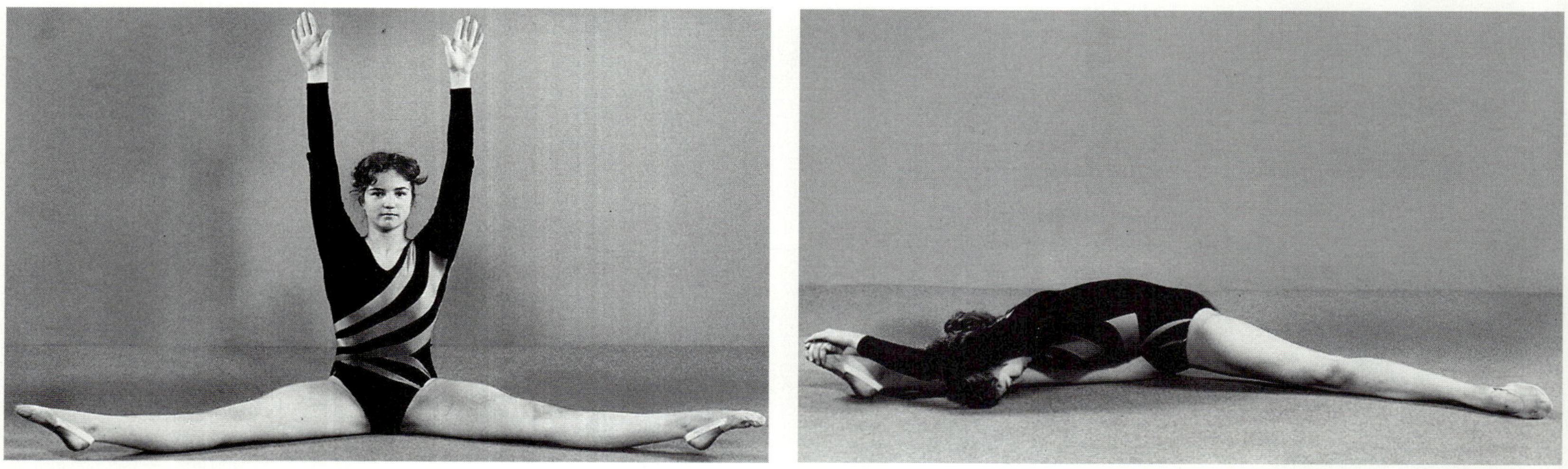

Übg. 119 (Abb. 181)

Abb. 181/1–2

Übg. 120 (Abb. 182)

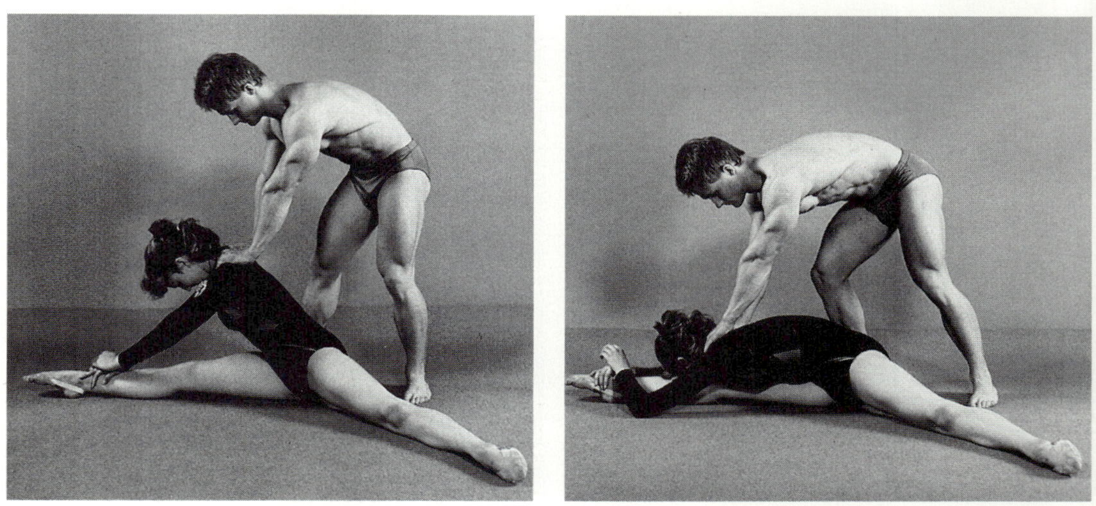

Abb. 182/1–2

Übg. 121
(Abb. 183)

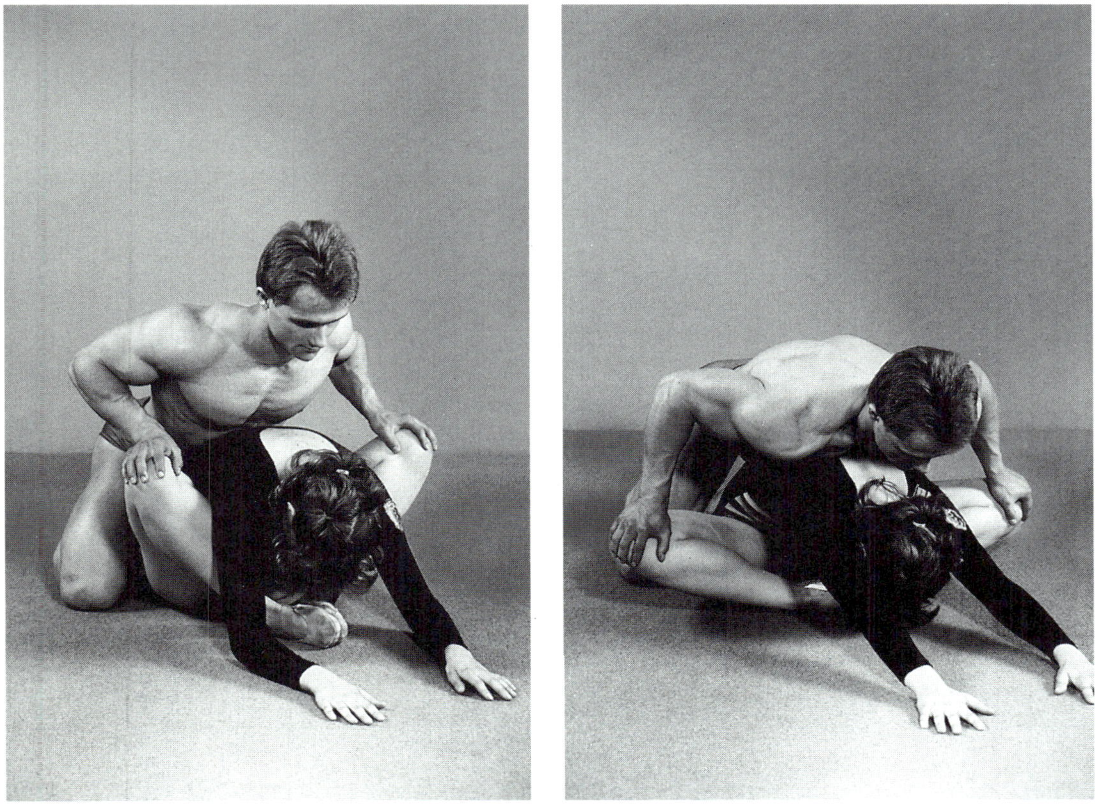

Abb. 183/1–2

Übg. 122
(Abb. 184)

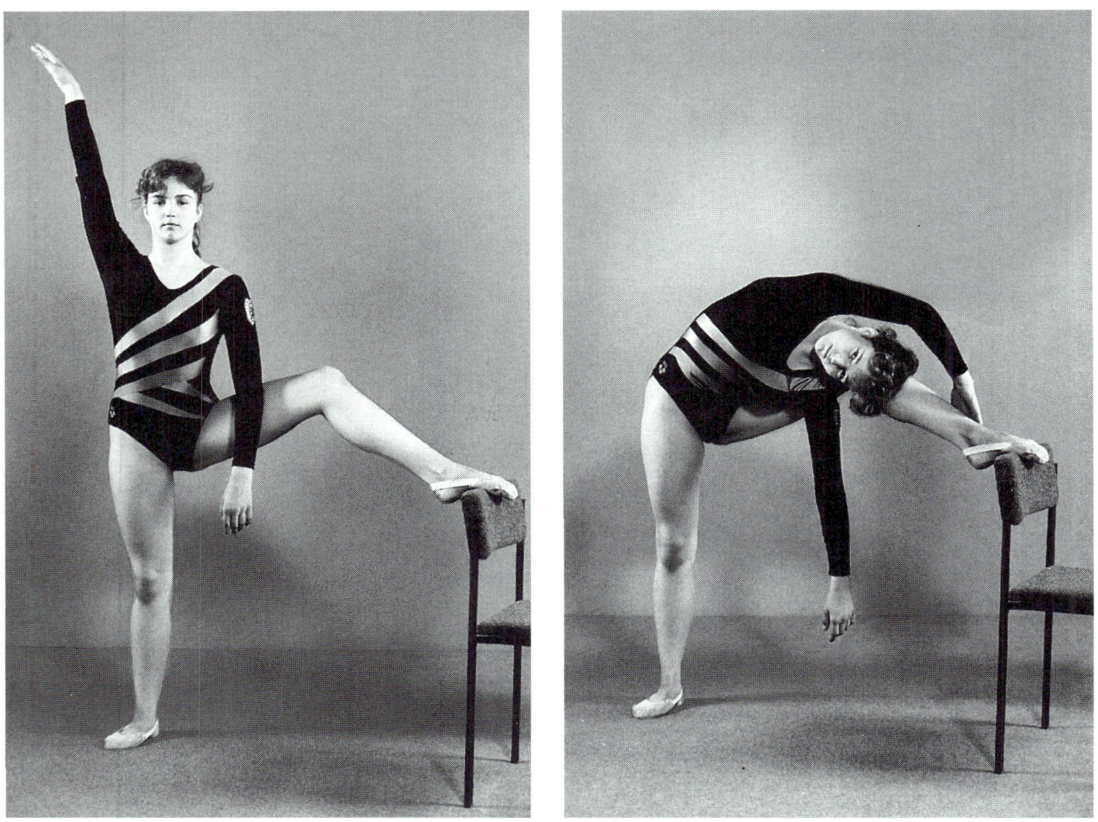

Abb. 184/1–2

HALSMUSKULATUR

KOPFSENKER

Rippenhalter
(m. m. scaleni)

KOPFSENKEN

Hauptsächlich beteiligte Muskeln:
Das Senken des gehobenen Kopfes auf die Brust wird durch das Beugen der Halswirbelsäule realisiert. Diese Bewegung wird vor allem durch die Muskeln an der Vorderseite des Halses vollzogen. Das sind u. a. vorderer, mittlerer und hinterer Rippenhalter, Kopfwender (m. sternocleidomastoideus), langer Hals- bzw. Kopfmuskel (m. langus colli bzw. capitis) und vorderer gerader Kopfmuskel (m. rectus capitis anterior). All diese Muskeln bewirken bei einseitiger Kontraktion die Neigung des Kopfes zur gleichen Seite und bei beidseitiger Kontraktion das Nach-vorn-Beugen des Kopfes. Stellvertretend für die Vielzahl der an der Übung „Kopfsenken" beteiligten Muskeln werden in Tabelle 35 die Rippenhalter näher erläutert.

Die Übungsvarianten „Kopfstand" und „Ringerbrücke" schließen sowohl das Kopfsenken als auch das Kopfheben ein und entwickeln so die Halsmuskulatur in ihrer Gesamtheit.

Tabelle 35

Ursprung	oberer Rippenhalter: Vorderfläche der Querfortsätze des 3.–6. Halswirbels mittlerer Rippenhalter: seitliche Begrenzung der Querfortsätze des 2.–7. Halswirbels hinterer Rippenhalter: Hinterfläche der Querfortsätze des 5.–7. Halswirbels
Ansatz	vorderer Rippenhalter: 1. Rippe mittlerer Rippenhalter: 1. Rippe (einzelne Faserzüge auch 2. Rippe) hinterer Rippenhalter: 2. Rippe (vereinzelt auch 2. und 3. Rippe)
Hauptfunktion	Beugen, Seitwärtsneigen und Drehen der Halswirbelsäule und damit des Kopfes (bei fixiertem Brustkorb) Heben des Brustkorbs (Atemhilfsmuskel)
Kraftübung	Nr. 123 bis 126
Dehnungsübung	Nr. 82, 124 (Abb. 188, von rechts nach links zu lesen), 126

Abb. 185

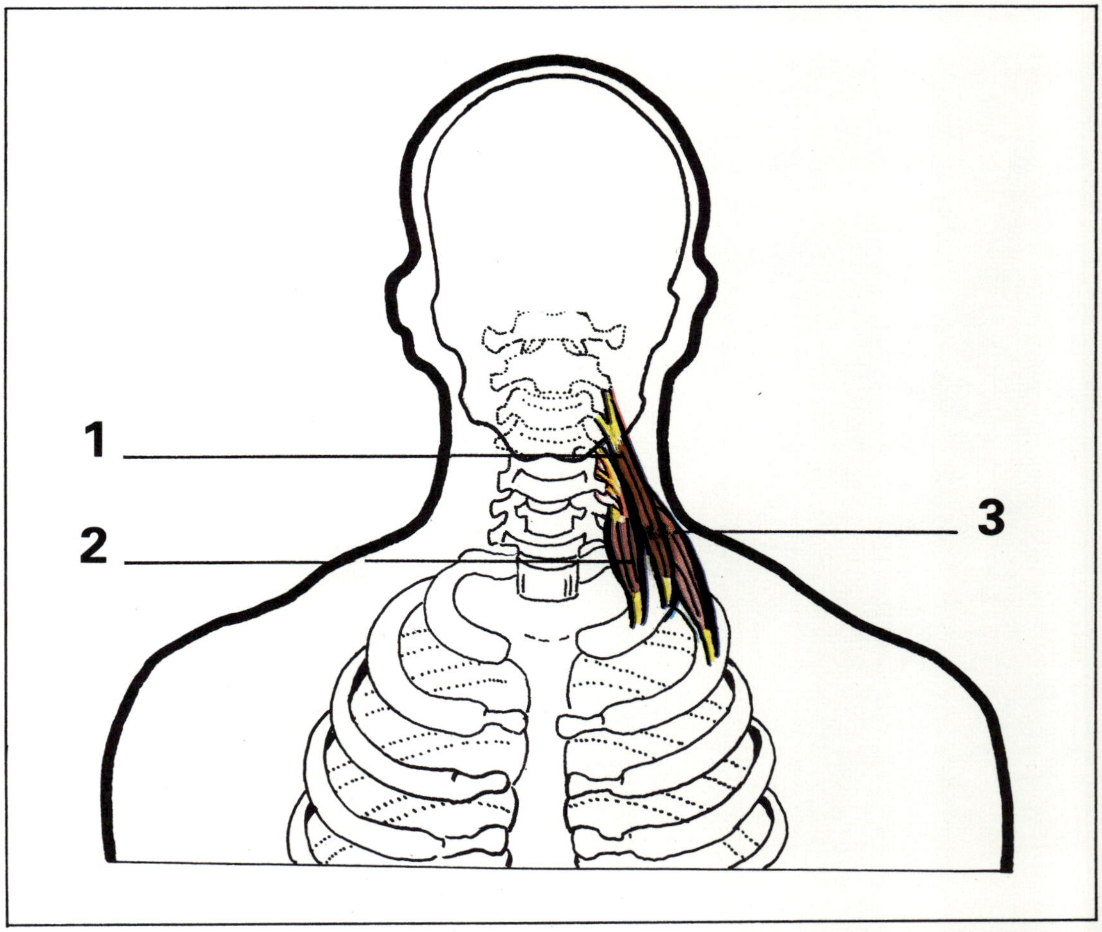

1 – mittlerer Rippenhalter, **2** – vorderer Rippenhalter, **3** – hinterer Rippenhalter

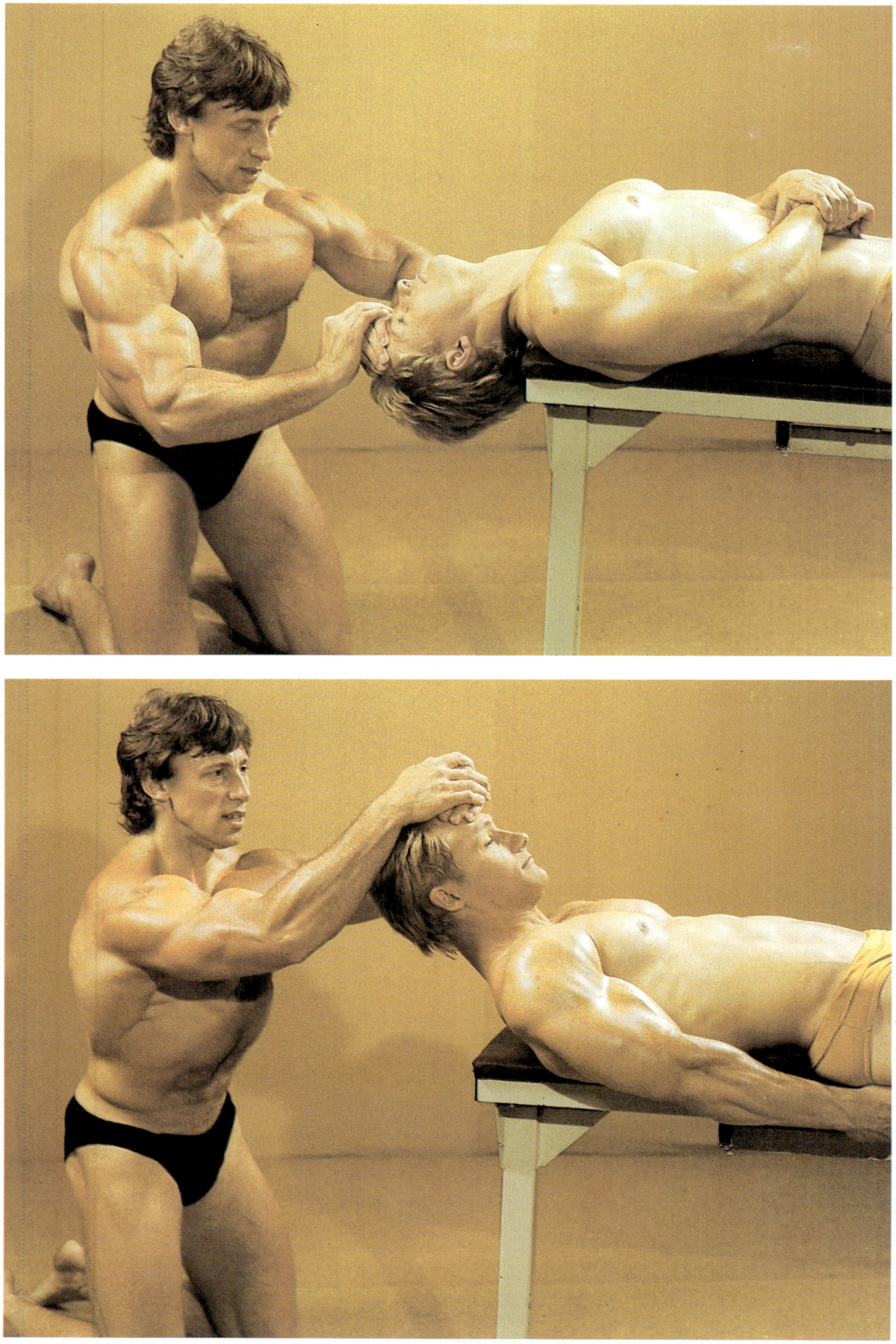

Übg. 123
Übungsdurchführung
(Abb. 186)

Der Ausführende liegt rücklings auf einem Sprungkasten, einer hohen Trainingsbank oder einem Tisch und hat seinen Kopf so weit über die Unterlage hinausgeschoben, daß die Halswirbelsäule frei beweglich ist. Der Partner kniet vor dem Kopf des Ausführenden und legt beide Hände auf dessen Stirn. Der Ausführende hebt und senkt nun seinen Kopf gegen den dosierten Widerstand des Partners langsam und kontinuierlich, so daß im höchsten Punkt des Bewegungsablaufs das Kinn die Brust berührt und im tiefsten Punkt des Bewegungsablaufs der Kopf in den Nacken geführt ist. Mit einer speziellen Kopfhaube (Abb. 187) kann das Kopfsenken auch mit einer angemessenen Zusatzlast absolviert werden.

Für Anfänger empfiehlt es sich, die Übung zunächst ohne Widerstand durchzuführen.

Abb. 186/1–2

Übg. 123
(Abb. 187)

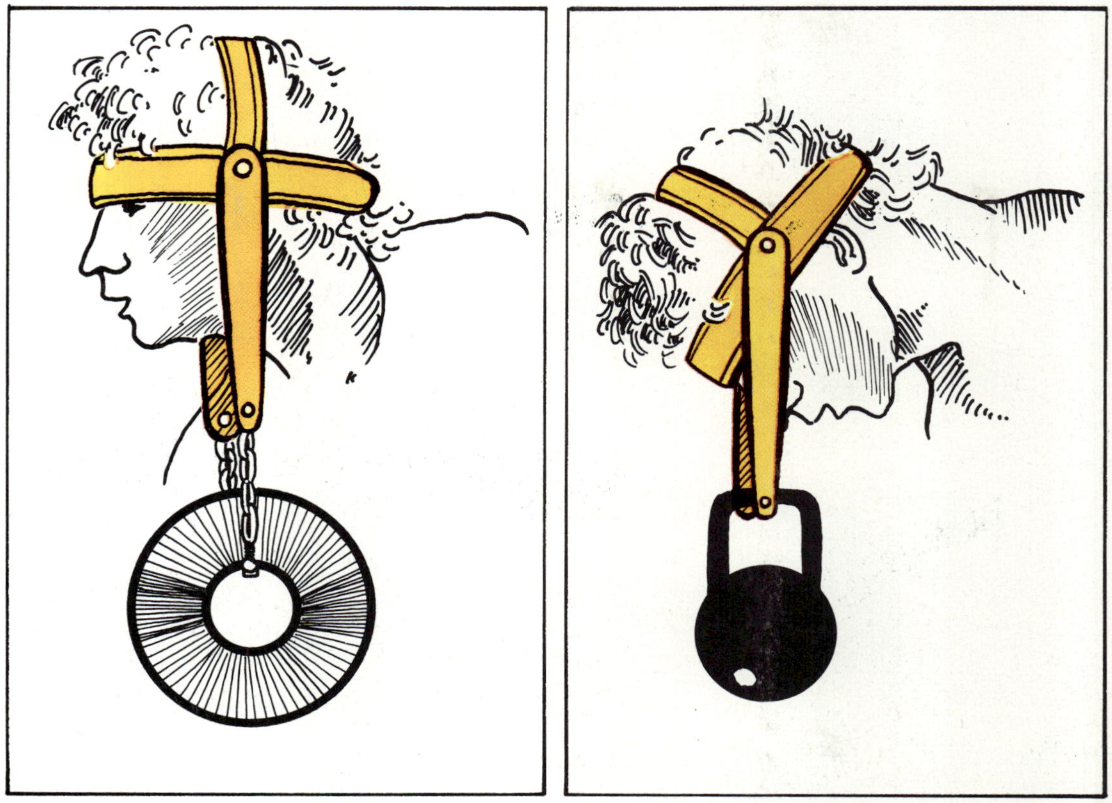

Abb. 187/1–2

Varianten:

Übg. 124
Kopfsenken gegen Partnerwiderstand aus der Bankstellung
(Abb. 188)

Der Ausführende befindet sich in der Bankstellung und hat den Kopf weit in den Nacken gehoben. Der Partner sitzt rittlings auf dem Ausführenden und hält seine Hände vor dessen Stirn gefaltet. Nun senkt der Ausführende seinen Kopf gegen den dosierten Widerstand des Partners.

Die Übung kann auch widergleich durchgeführt werden, d. h., der Partner zieht den gesenkten Kopf des Ausführenden langsam und vorsichtig nach oben. Die vordere Halsmuskulatur des Ausführenden leistet nun dynamische Arbeit nachgebenden Charakters.

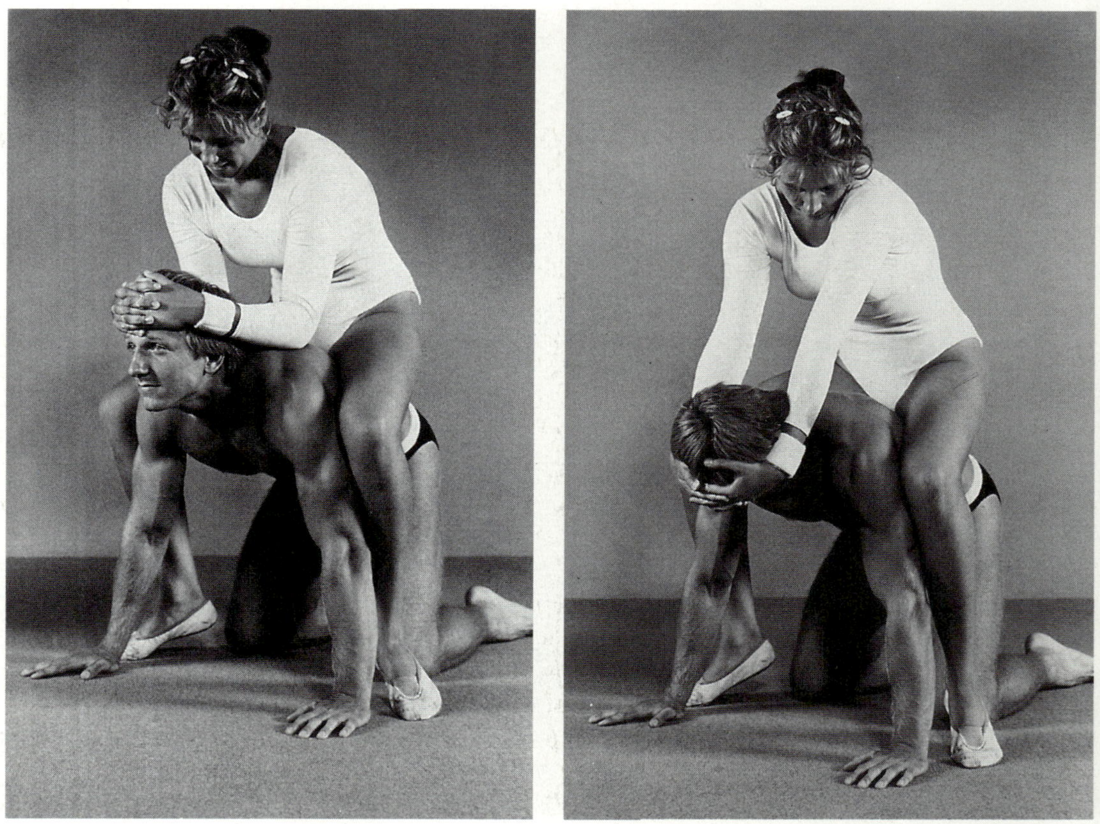

Abb. 188/1–2

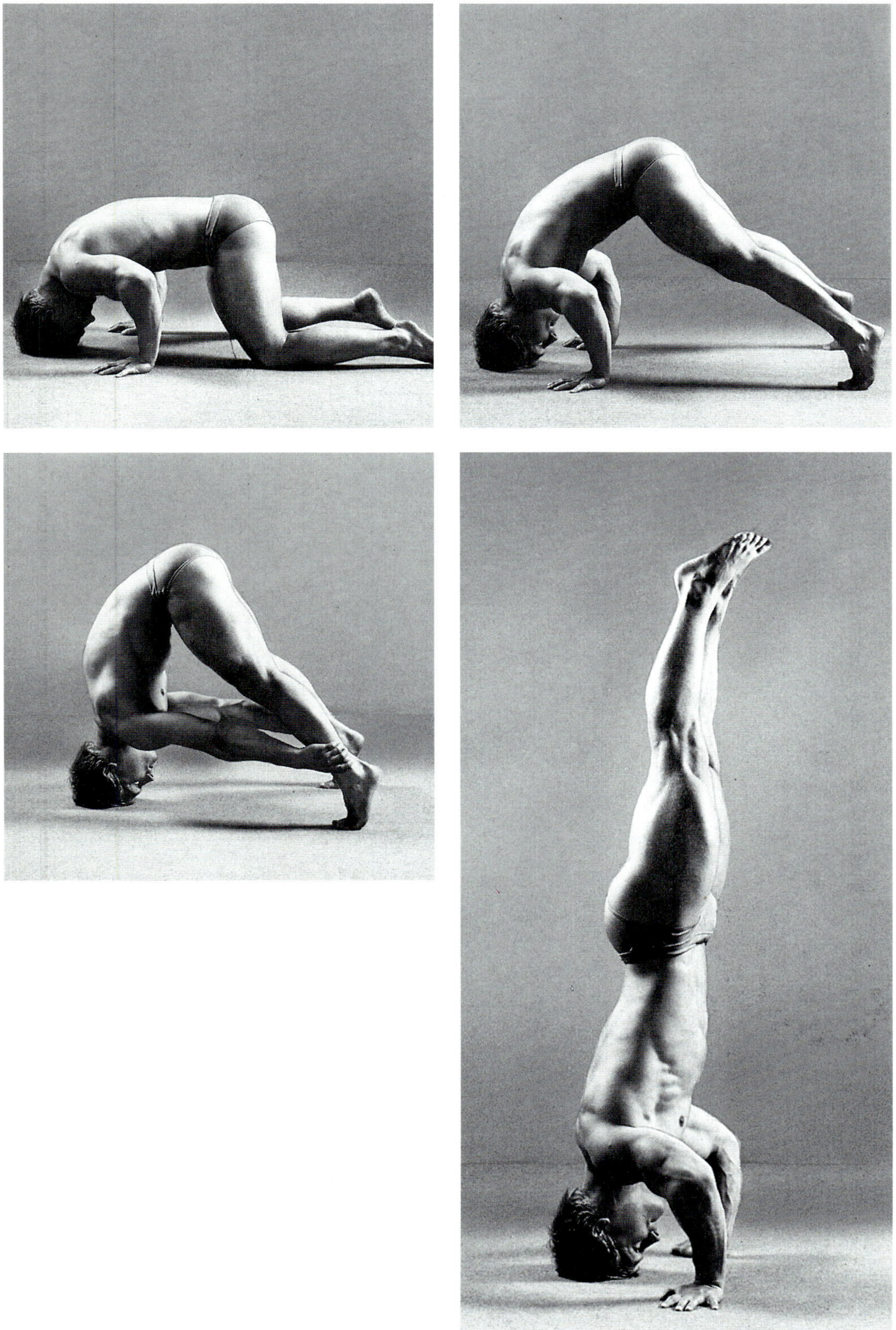

Übg. 125
Kopfstand
(Abb. 189 bis 192)

Der Sportler setzt je nach Leistungsfähigkeit seiner Halsmuskulatur Kopf – Hände – Knie – Füße (Abb. 189), Kopf – Hände – Füße (Abb. 190), Kopf – Füße (Abb. 191) oder Kopf – Hände (Abb. 192) auf eine weiche Unterlage. Aus dieser Position schiebt der Sportler den durch das Körpergewicht belasteten Kopf nach vorn und hinten, nach rechts und links, oder er führt kreisende Bewegungen aus.

Abb. 189–192

Übg. 126
Ringerbrücke
(Abb. 193 u. 194)

Der Sportler befindet sich in der Ringerbrücke, d. h., nur sein Kopf und seine Füße berühren die Unterlage. Aus dieser Position schiebt er sich im Wechsel nach vorn und hinten, so daß das Kinn bzw. der Hinterkopf am jeweiligen Endpunkt der Bewegungsamplitude die Matte berühren. Die Übung kann auch zur Dehnung genutzt werden.

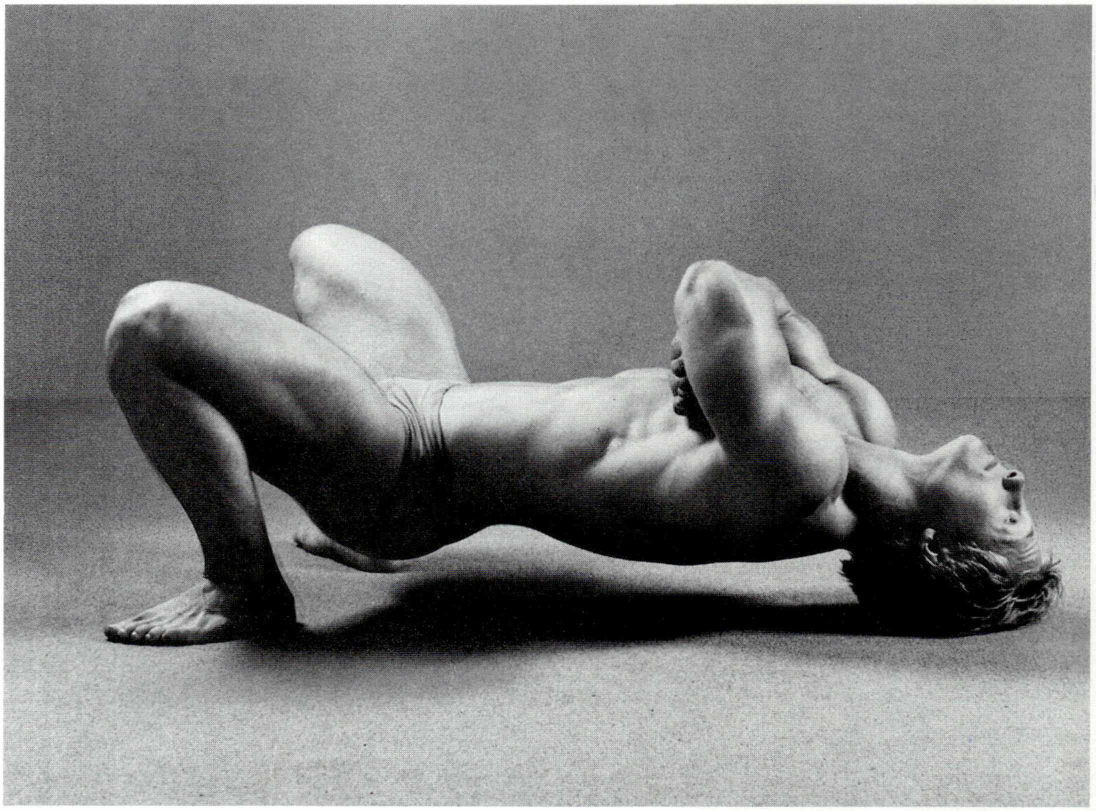

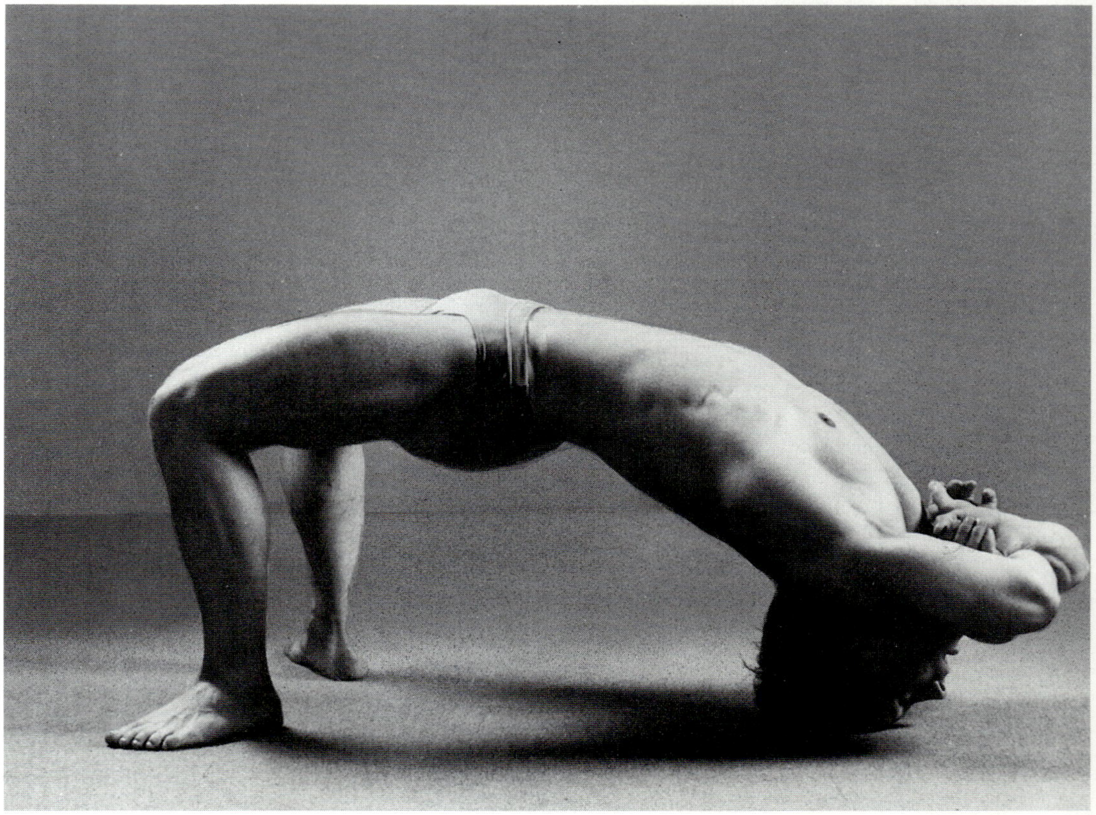

Abb. 193/1–2

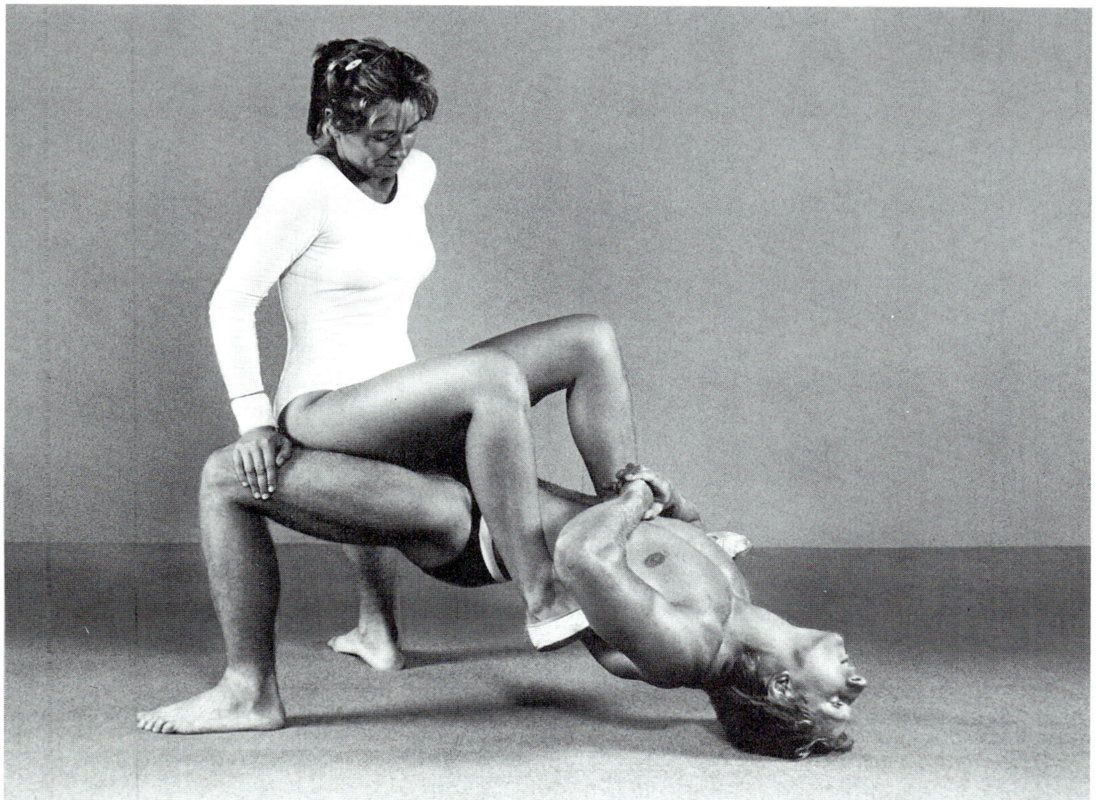

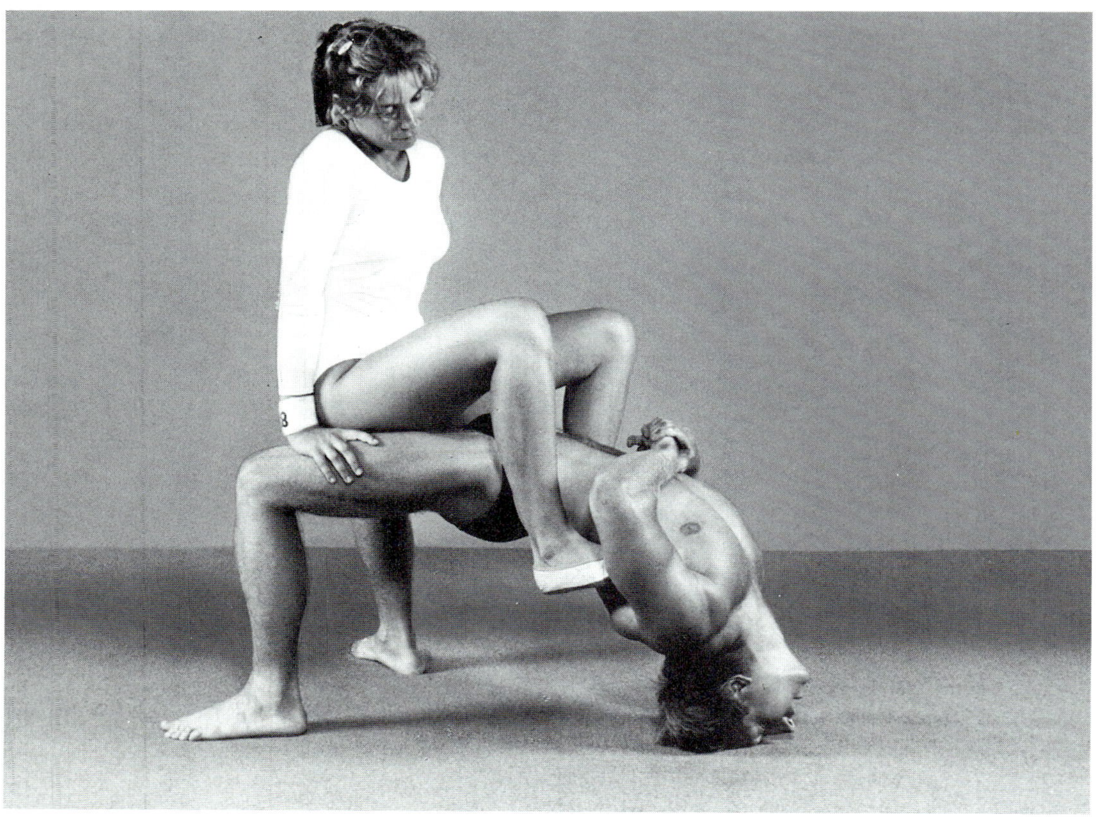

Verletzungsprophylaxe:

Kampfsportler, insbesondere Ringer und Judokas, müssen in der Lage sein, enorme gegnerische Krafteinwirkungen auf Hals und Kopf zu tolerieren. Um Verletzungen vorzubeugen, entwickeln sie ein mächtiges, die Halswirbelsäule stützendes und schützendes Muskelkorsett. Das geschieht gewöhnlich durch die hier und im folgenden dargestellten Übungen des Kopfsenkens und -hebens.

Dabei ist stets zu beachten, daß

- die Halsmuskulatur vor Übungsbeginn durch gymnastische Bewegungen, wie Heben und Senken, Seitwärtsneigen und Kreisen des Kopfes ohne Widerstand, gründlich erwärmt wird,
- Anfänger ohne oder mit geringer Zusatzlast trainieren bzw. weniger belastende Übungen mit dem eigenen Körpergewicht (s. Übungsfolge Kopfstand) oder mit dem Partner ausführen,
- auch Fortgeschrittene mit einem ihrer Leistungsfähigkeit angemessenen Widerstand arbeiten,
- die Selbstkontrolle über den Übungsablauf stets gewahrt wird und
- Partnerübungen immer langsam und kontinuierlich, niemals jedoch ruckartig und für den Ausführenden überraschend vollzogen werden.

Werden diese Erfahrungen der Kampfsportler beachtet, so kann ohne Verletzungsgefahr eine kräftige Halsmuskulatur entwickelt werden, die die Wirbelsäule vor Schädigungen schützt.

Dehnungsübungen:

Kraftübung 124 in nachgebender Arbeitsweise über den gesamten Bewegungsspielraum ausgeführt (s. Abb. 188, von rechts nach links zu lesen), 126 (s. Abb. 193)

Abb. 194/1–2

HALSMUSKULATUR

KOPFHEBER

Dorsaler Kopfwender
(m. semispinalis capitis)

Riemenmuskel
(m. splenius)

KOPFHEBEN

Hauptsächlich beteiligte Muskeln:
Das Heben des gesenkten Kopfes wird durch das Strecken bzw. Überstrecken der Halswirbelsäule realisiert. An dieser Bewegung sind u. a. folgende Muskeln beteiligt: oberer Anteil des Trapezmuskels, Schulterblattheber, Riemenmuskel, dorsaler Kopfwender und zahlreiche tiefe Rückenstreckmuskeln (z. B. Zwischendorn- und Zwischenquerfortsatzmuskeln). Stellvertretend für die Vielzahl der bei der Übung „Kopfheben" beanspruchten Muskeln werden in den Tabellen 36 und 37 der Riemenmuskel und der dorsale Kopfwender näher erläutert, deren Kopf- und Halsabschnitte sich – bei entsprechender Entwicklung – oberhalb des Trapezmuskels deutlich abzeichnen.

Tabelle 36: Dorsaler Kopfwender

Ursprung	1. bis 7. Brust- und 4.–7. Halswirbel
Ansatz	Hinterhauptsbein
Hauptfunktion	einseitige Kontraktion: Drehbewegung beidseitige Kontraktion: Streckung bzw. Überstreckung der Halswirbelsäule
Kraftübung	primär: Nr. 127 bis 129 sekundär: Nr. 125, 126
Dehnungsübung	Nr. 80 bis 82, 118

Tabelle 37: Riemenmuskel

Ursprung	Dornfortsätze des 3. Hals- bis 3. Brustwirbels (oberer Anteil) Dornfortsätze des 3. bis 6. Brustwirbels (unterer Anteil)
Ansatz	Hinterhaupts- und Schläfenbein (oberer Anteil) Querfortsätze des 1. bis 3. Halswirbels (unterer Anteil)
Hauptfunktion	Streckung bzw. Überstreckung der Halswirbelsäule
Kraftübung	s. dorsaler Kopfwender
Dehnungsübung	s. dorsaler Kopfwender

Abb. 195

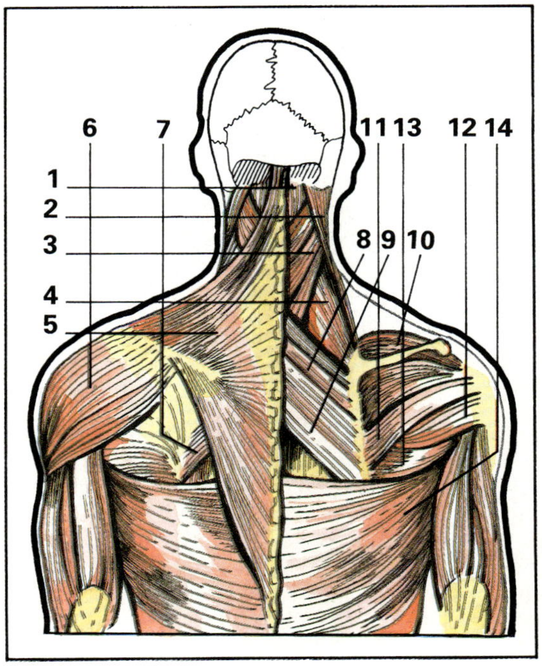

1 – dorsaler Kopfwender, **2** – Kopfwender, **3** – Riemenmuskel, **4** – Schulterblattheber, **5** – Trapezmuskel, **6** – Deltamuskel, **7** – großer Rautenmuskel, **8** – kleiner Rautenmuskel, **9** – großer Rautenmuskel, **10** – Obergrätenmuskel, **11** – Untergrätenmuskel, **12** – kleiner Rundmuskel, **13** – großer Rundmuskel, **14** – breiter Rückenmuskel

Übg. 127
Übungsdurchführung
(Abb. 196)

Der Sportler liegt bäuchlings auf einem Sprungkasten, einer hohen Trainingsbank oder einem Tisch und hat seinen Kopf so weit über die Unterlage hinausgeschoben, daß die Halswirbelsäule frei beweglich ist. Über seinem Hinterkopf liegt ein breiter Gurt, an dem eine angemessene Zusatzlast befestigt ist. Aus dieser Position hebt und senkt der Sportler den Kopf langsam und kontinuierlich. Kreisende Kopfbewegungen nach rechts und links belasten und stärken die genannten Muskeln besonders nachdrücklich. Das Verwenden einer Kopfhaube verhindert das Abrutschen der Zusatzlast (z. B. Hantelscheibe, Rundgewicht, s. Abb. 187).

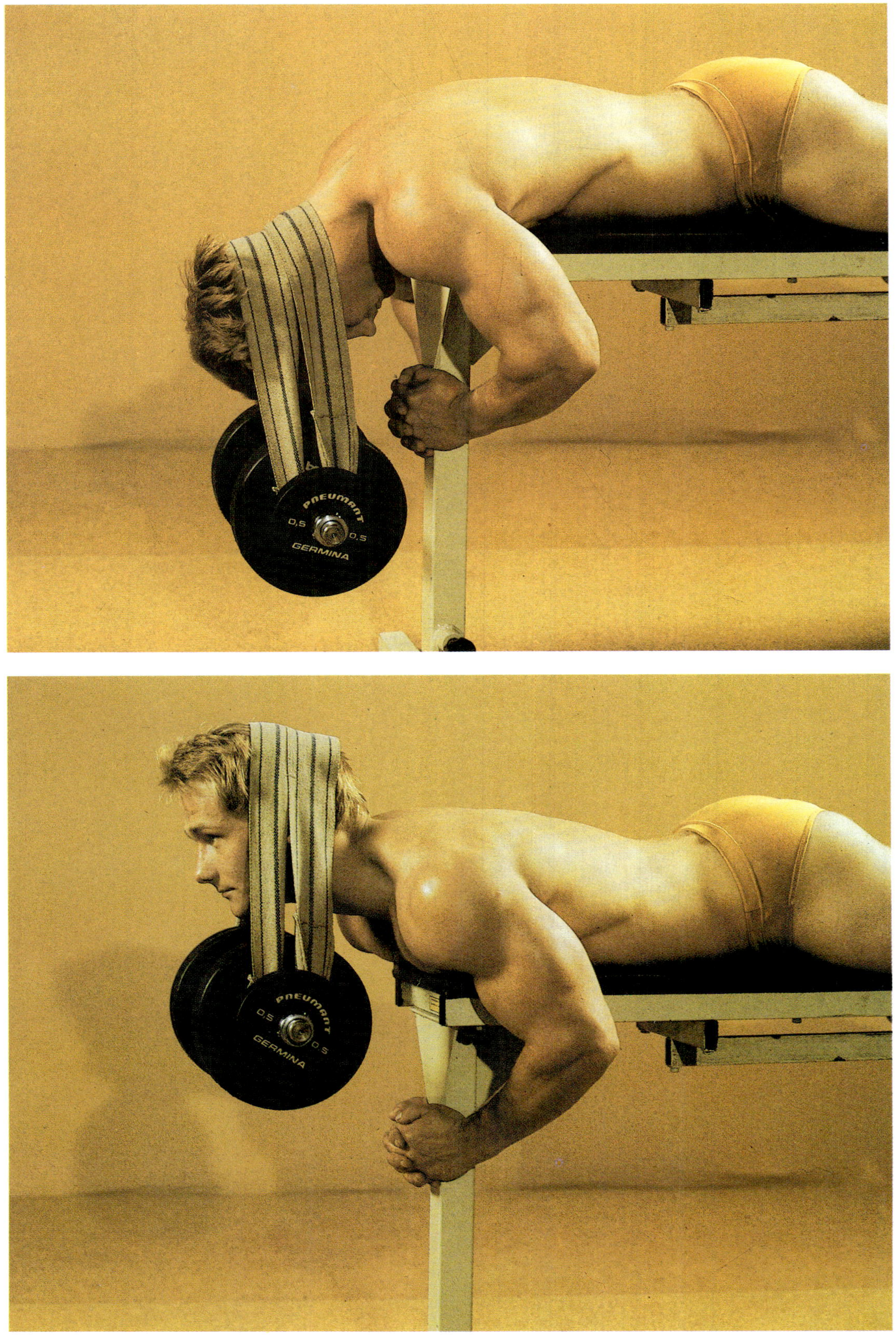

Abb. 196/1–2

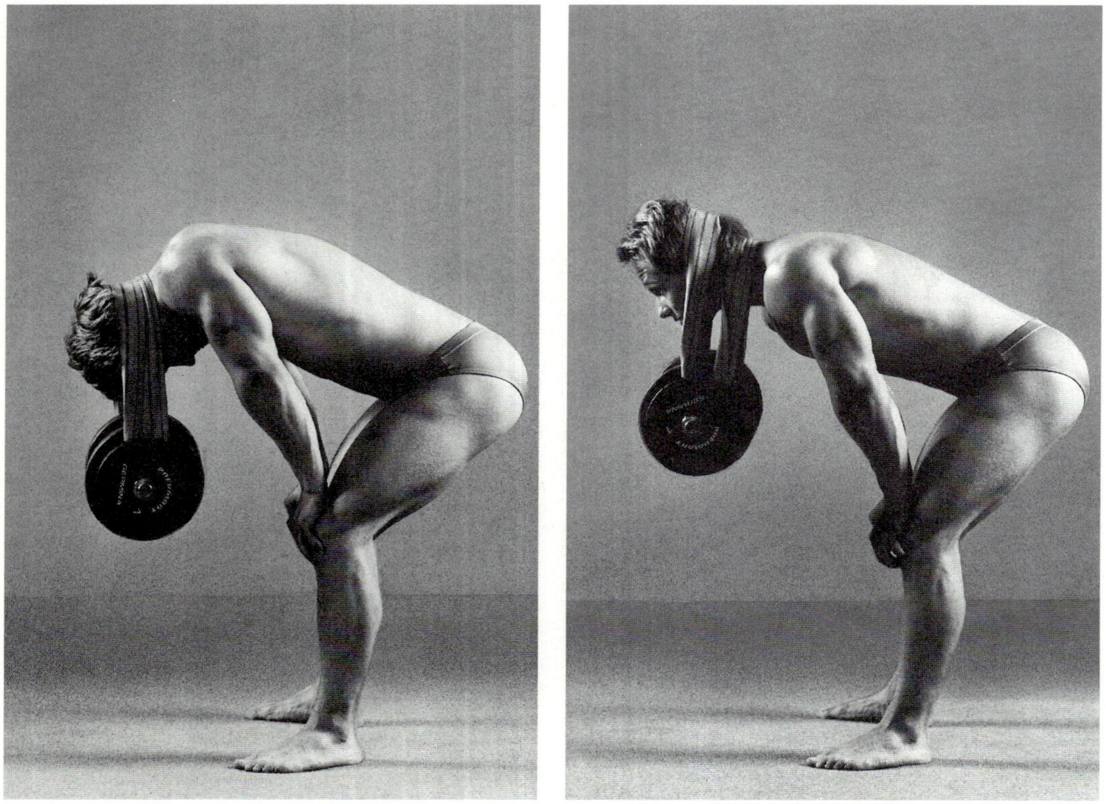

Abb. 197/1–2

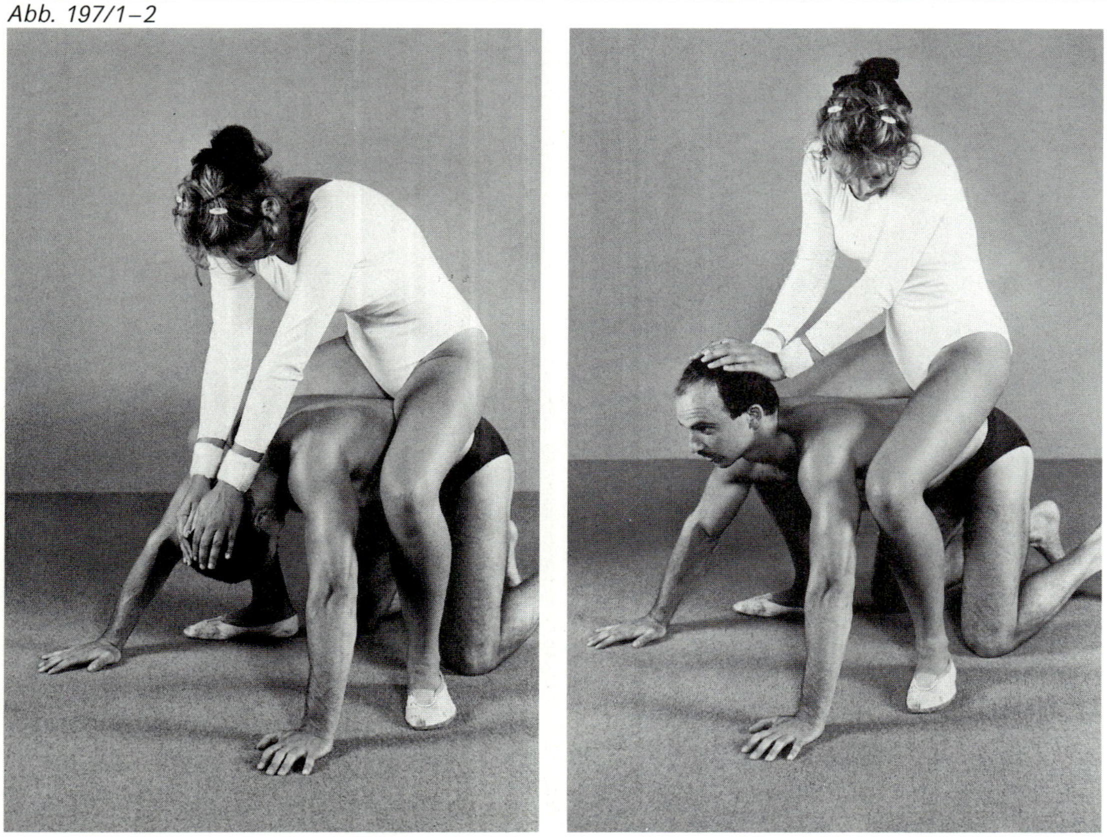

Abb. 198/1–2

Varianten:

Übg. 128
Kopfheben aus dem Stand
(Abb. 197)

Der Sportler befindet sich im Stand, hat Kopf und Rumpf nach vorn geneigt und stützt sich zur Entlastung der Lendenwirbelsäule mit den Händen auf den Knien ab. Über seinem Hinterkopf liegt ein breiter Gurt, an dem eine Zusatzlast befestigt ist. Aus dieser Position hebt der Sportler den Kopf langsam und kontinuierlich. Auch im Rahmen dieser Übungsvariante sind kreisende Bewegungen des Kopfes nach rechts und links zur umfassenden Entwicklung der beteiligten Muskeln zu empfehlen.

Übg. 129
Kopfheben
gegen Partnerwiderstand
(Abb. 198)

Der Ausführende befindet sich in Bankstellung und hat den Kopf tief auf die Brust gesenkt. Der Partner sitzt rittlings auf dem Ausführenden, drückt mit beiden Händen auf dessen Hinterkopf und leistet so gegen das Kopfheben dosierten Widerstand.

Die Übung kann auch widergleich durchgeführt werden, d. h., der Partner drückt den erhobenen Kopf des Ausführenden gegen dessen Widerstand langsam und gleichmäßig nach unten. Der Ausführende leistet jetzt dynamische Arbeit nachgebenden Charakters.

Verletzungsprophylaxe:

s. Kopfsenken

Dehnungsübungen:

s. Dehnungsübungen für Trapezmuskel

HÜFTGELENKMUSKULATUR

INNERE HÜFTMUSKELN

Lenden-Darmbeinmuskel
(m. iliopsoas)

Tabelle 38

Ursprung	12. Brustwirbel Lendenwirbel (Wirbelkörper, Querfortsätze) Hüftbein (Darmbeinschaufel)
Ansatz	Schenkelbein (kleiner Rollhügel)
Hauptfunktion	bei fixierten Beinen: bewegt Becken nach vorn und führt Rumpf zu den Beinen bei fixiertem Rumpf: hebt bei einseitiger Verkürzung ein Bein, bei beidseitiger Verkürzung beide Beine gegen die Brust
Kraftübung	primär: Nr. 130 bis 132, 87 sekundär: Nr. 83 bis 85, 88 bis 92, 103
Dehnungsübung	133 bis 136

BEINVORHEBEN

Hauptsächlich beteiligte Muskeln:
Das Vorheben des Beines wird im Hüftgelenk vollzogen. Im wesentlichen bewirken der Lenden-Darmbeinmuskel, der gerade Schenkelmuskel und der Schenkelbindenspanner die Bewegung. Bei hohen Belastungsanforderungen unterstützen Schneidermuskel, kleiner Gesäßmuskel und Kammuskel das Beinvorheben, indem sie etwa ein Viertel der erforderlichen Kraft erzeugen.

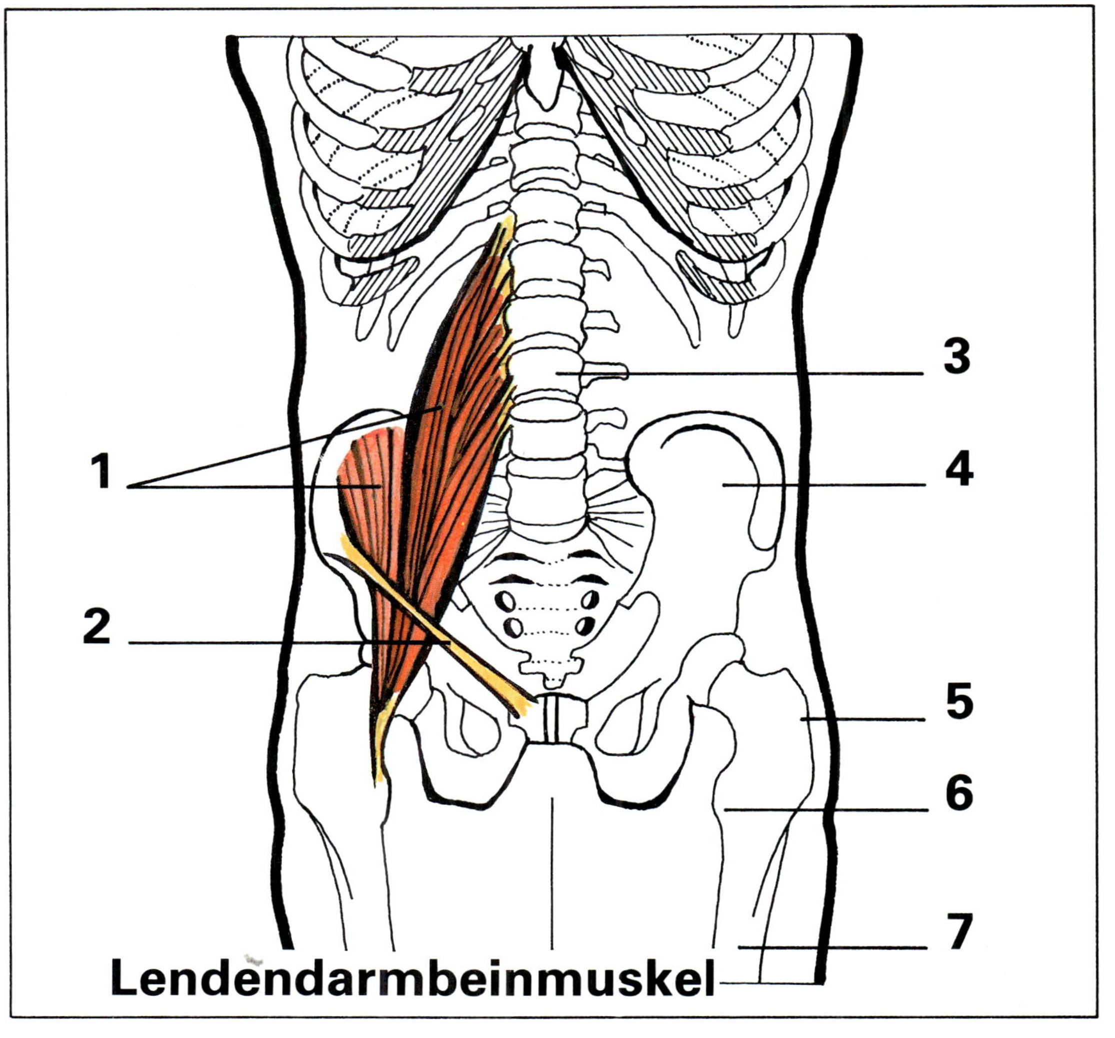

1 – Lendendarmbeinmuskel, 2 – Leistenband, 3 – Lendenwirbel, 4 – Darmbeinschaufel, 5 – großer Rollhügel, 6 – kleiner Rollhügel, 7 – Schenkelbein

Abb. 199

Übg. 130
Übungsdurchführung
(Abb. 200)

Der Sportler steht mit einem Bein auf einer erhöhten Unterlage (Holzklotz, Deckel des Sprungkastens usw.), stützt mit den Händen auf einen festen Gegenstand und hat den Fuß des Spielbeines mit einem Eisenschuh oder Rundgewicht belastet.

Aus dieser Position hebt der Sportler das Spielbein mit der Zusatzlast durch das Beugen im Hüftgelenk so weit nach oben, bis der Oberschenkel die Brust berührt.

Anfänger sollten die Übung zunächst ohne Zusatzlast ausführen.

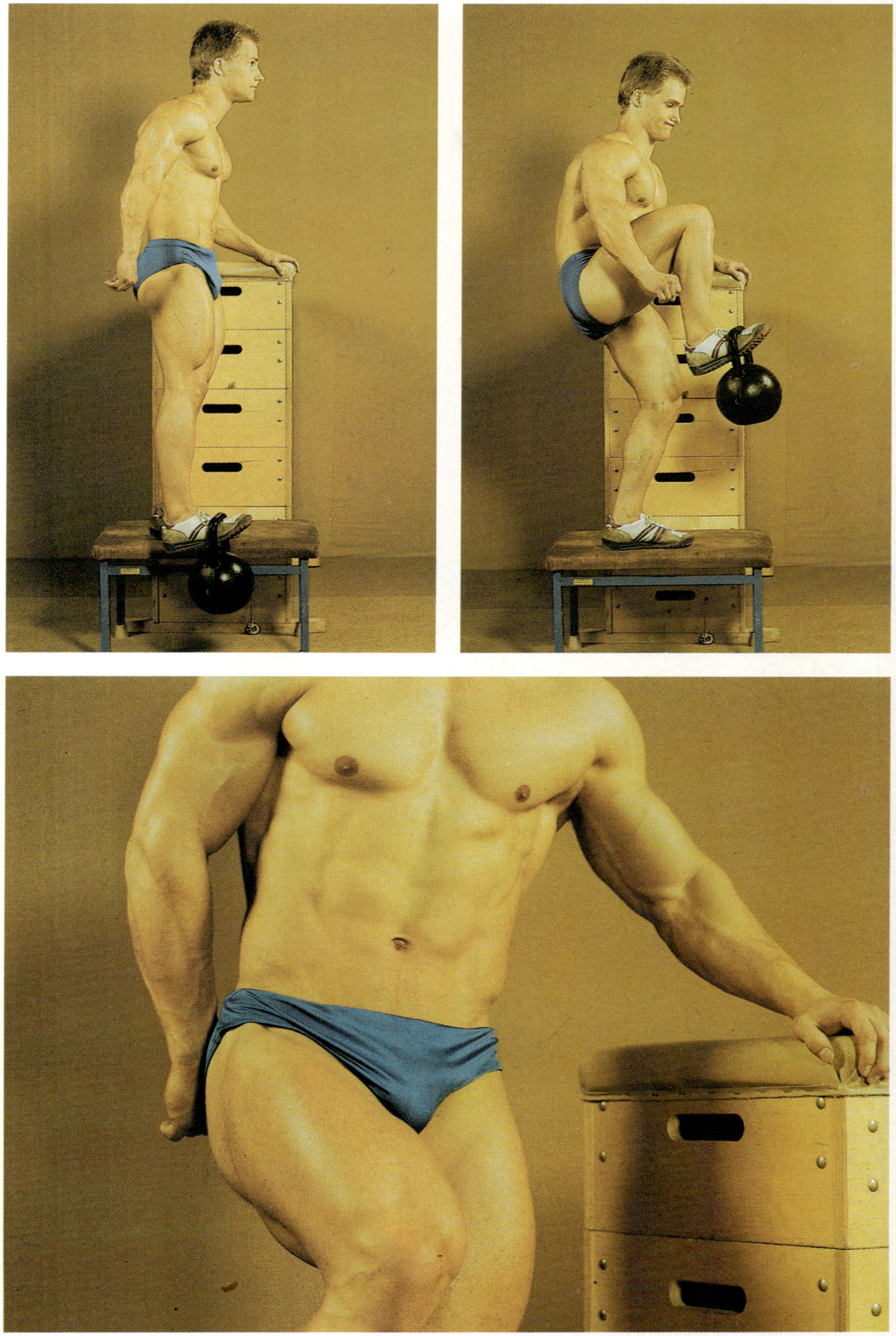

Abb. 200/1–3

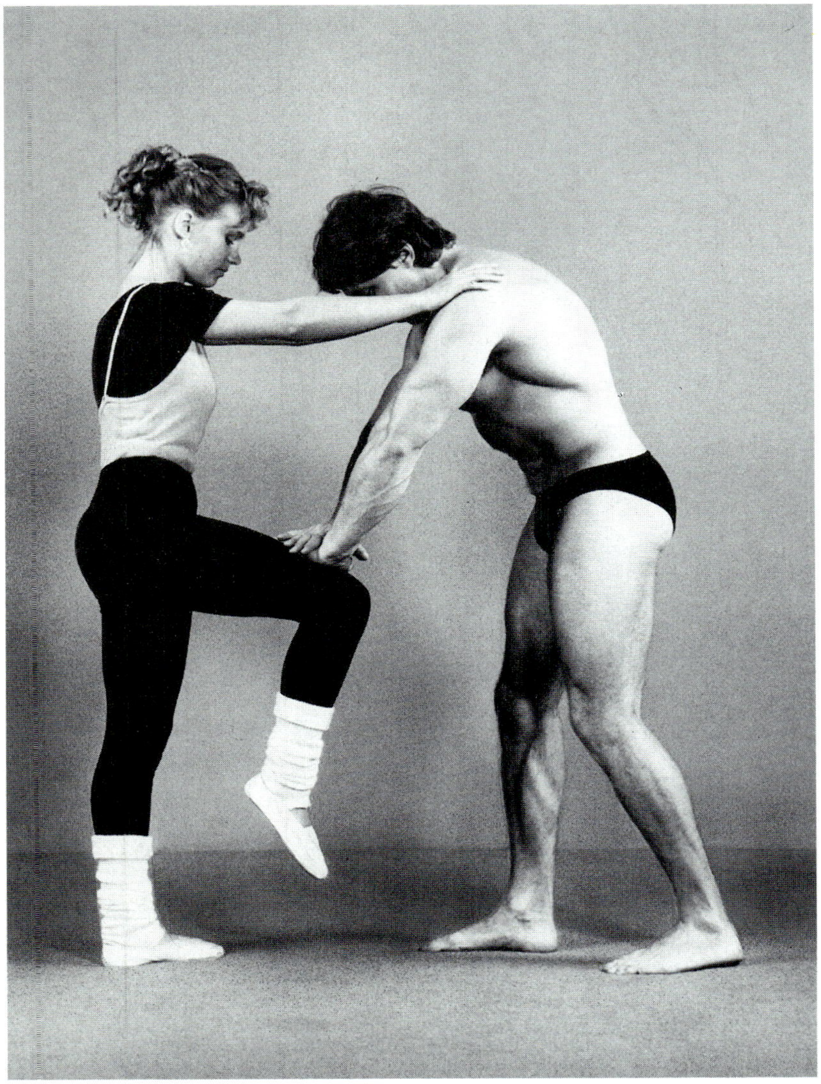

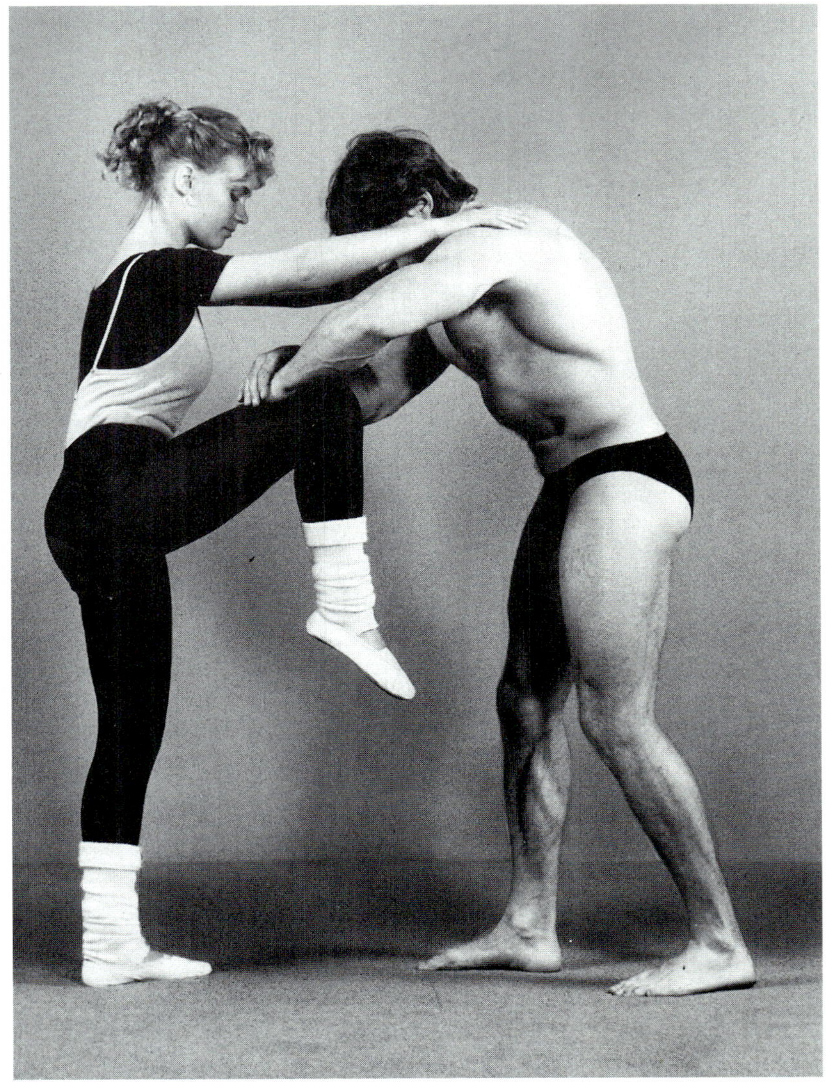

Abb. 201/1–2

Varianten:

Übg. 131
Beinheben gegen Partnerwiderstand (Abb. 201)

Die Sportler stehen sich frontal gegenüber. Der Ausführende hat die Hände auf die Schultern des Partners gelegt. Der Partner drückt mit beiden Händen auf ein Knie des Ausführenden.

Der Ausführende beugt nun den Oberschenkel im Hüftgelenk gegen den dosierten Partnerwiderstand zur Brust.

Übg. 132
Beinziehen gegen Partnerwiderstand (Abb. 202 u. 203)

Der Ausführende befindet sich im Stand (Abb. 202) oder in der Rückenlage (Abb. 203) und hält sich mit beiden Händen an einem unbeweglichen Gegenstand (z. B. Sprossenwand, Kletterstange) fest. Der Partner faßt mit beiden Händen ein Fußgelenk des Ausführenden. Der Ausführende zieht nun den Oberschenkel gegen den dosierten Partnerwiderstand zur Brust.

Verletzungsprophylaxe:

Der Lenden-Darmbeinmuskel wird durch die notwendige tägliche Bewegungstätigkeit – z. B. beim Aufrichten aus der Rükkenlage, beim Gehen, Laufen und Springen – regelmäßig beansprucht. Er ist daher in der Regel ausreichend entwickelt und bedarf gewöhnlich keiner zusätzlichen Kräftigung. In einigen Sportarten – wie im Fußball, im Turnen, in der Leichtathletik (Lauf- und Sprungdisziplinen) und im Ringen – werden dem Lenden-Darmbeinmuskel oft extreme Leistungen abverlangt, die natürlich durch ein intensives Krafttraining vorbereitet werden müssen. Entsprechende Kraftübungen – ganz gleich, ob bei fixierten Beinen der Rumpf gegen die Oberschenkel bewegt wird (z. B. Abb. 136, 137) oder ob bei fest gestelltem Rumpf die Beine zur Brust geführt werden (z. B. Abb. 200, 201) – belasten allerdings nicht nur den Lenden-Darmbeinmuskel, sondern strapazieren gleichzeitig die Lendenwirbelsäule. Der sich intensiv kontrahierende Muskel zieht kräftig an seinen Ursprungsstellen, dem 12. Brustwirbel und den Lendenwirbeln, und kann dadurch eine Hohlrückenhaltung verursachen. Diese wiederum verschuldet starke einseitige Druckbelastungen und damit den allmählichen Verschleiß der Zwischenwirbelscheiben. Starke Bauchmuskeln sind jedoch in der Lage, die Wirbelsäule zu stabilisieren und der Hohlrückenhaltung entgegenzuwir-

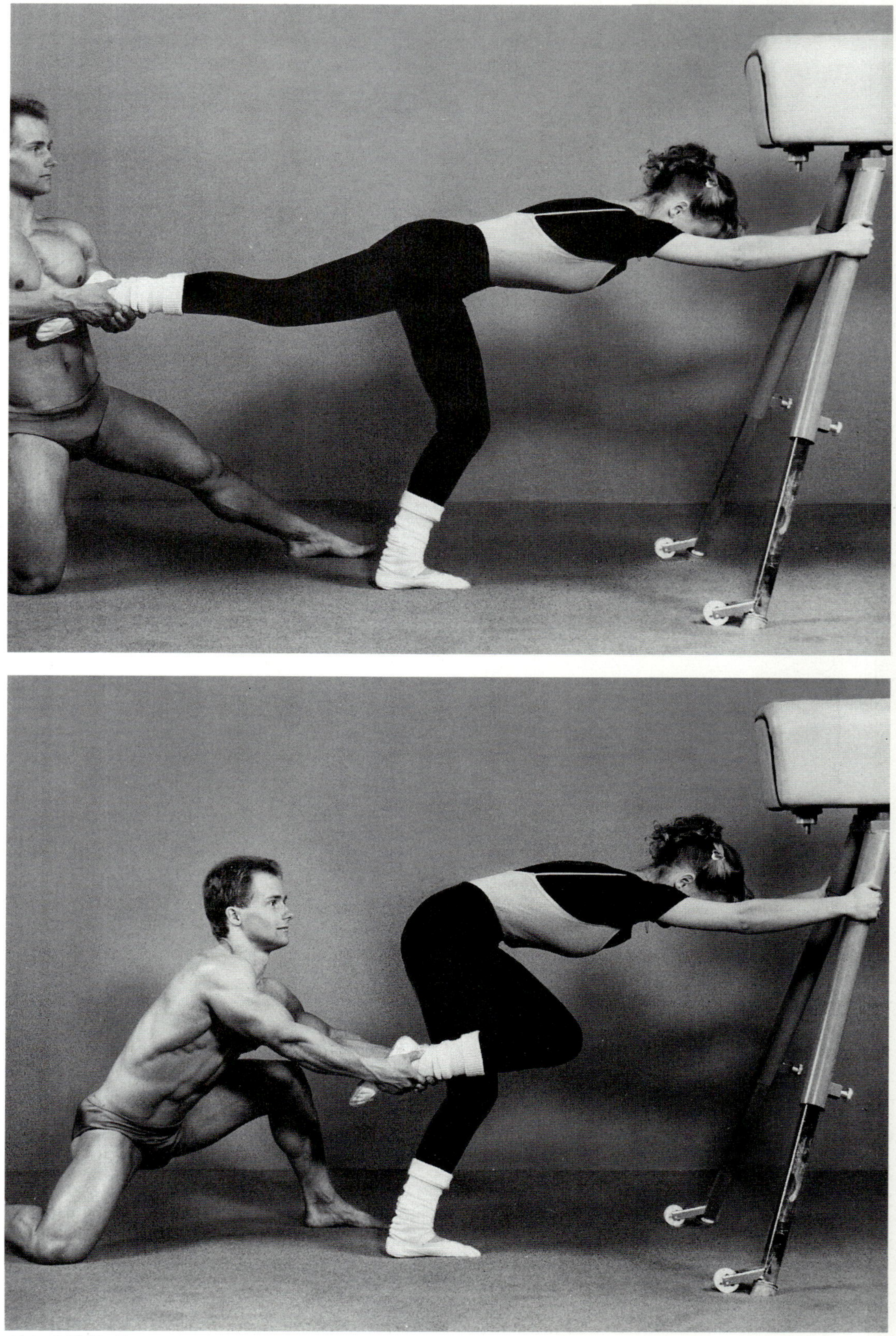

Abb. 202/1–2

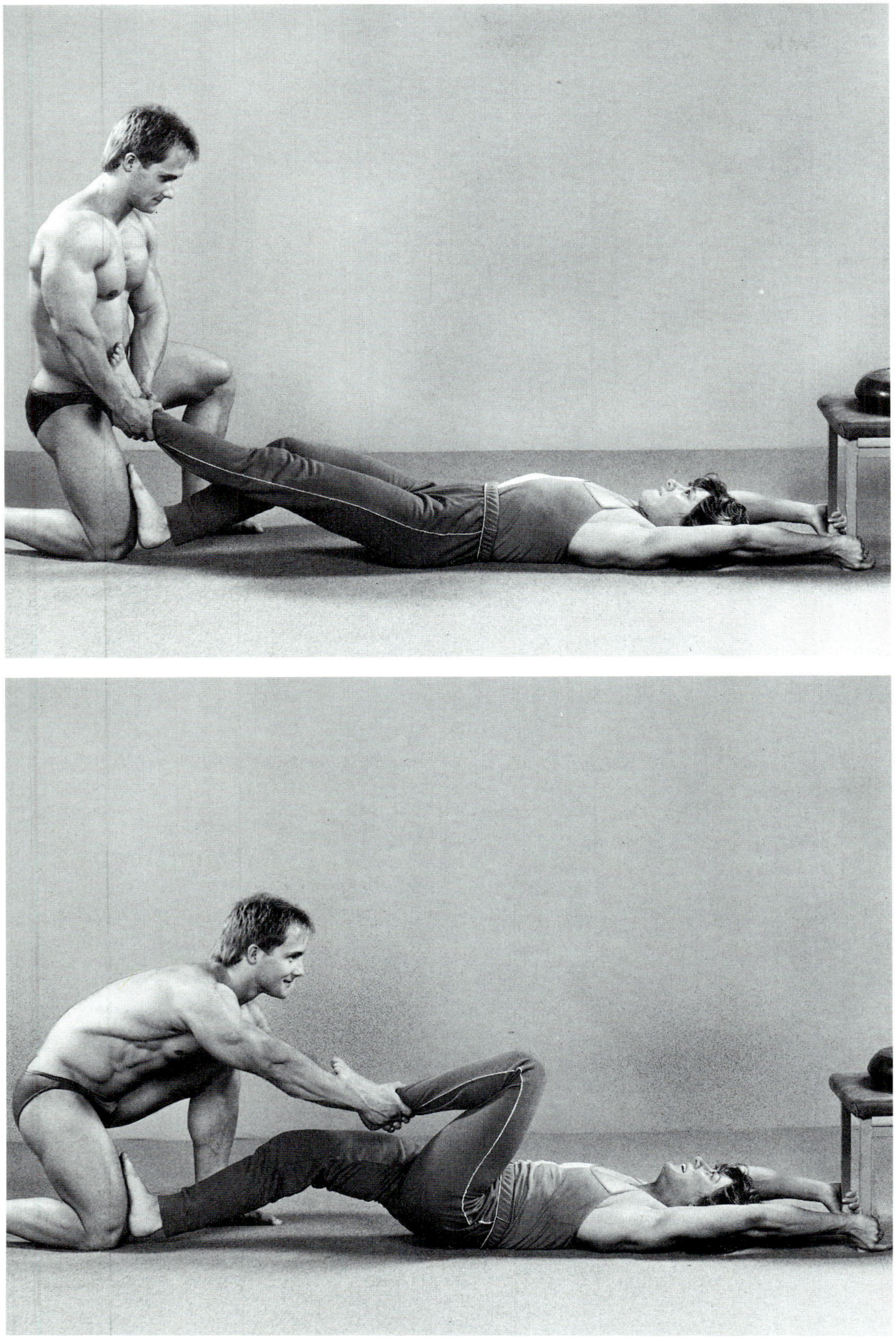

ken. Ein forciertes Training des Lenden-Darmbeinmuskels darf folglich erst dann absolviert werden, wenn zuvor die Bauchmuskeln ausreichend gekräftigt wurden. Das ist aber leichter gesagt als getan, da die meisten Bauchmuskelübungen gleichzeitig den Lenden-Darmbeinmuskel beanspruchen. Deshalb ist es ratsam, zunächst Übungen durchzuführen, die die Bauchmuskulatur relativ isoliert belasten (z. B. Übg. 85, 86). Weiterhin sollten die Hinweise berücksichtigt werden, die zur Verletzungsprophylaxe für die Bauchmuskeln gegeben wurden.

Abb. 203/1–2

Dehnungsübungen:

Übg. 133
(Abb. 204)

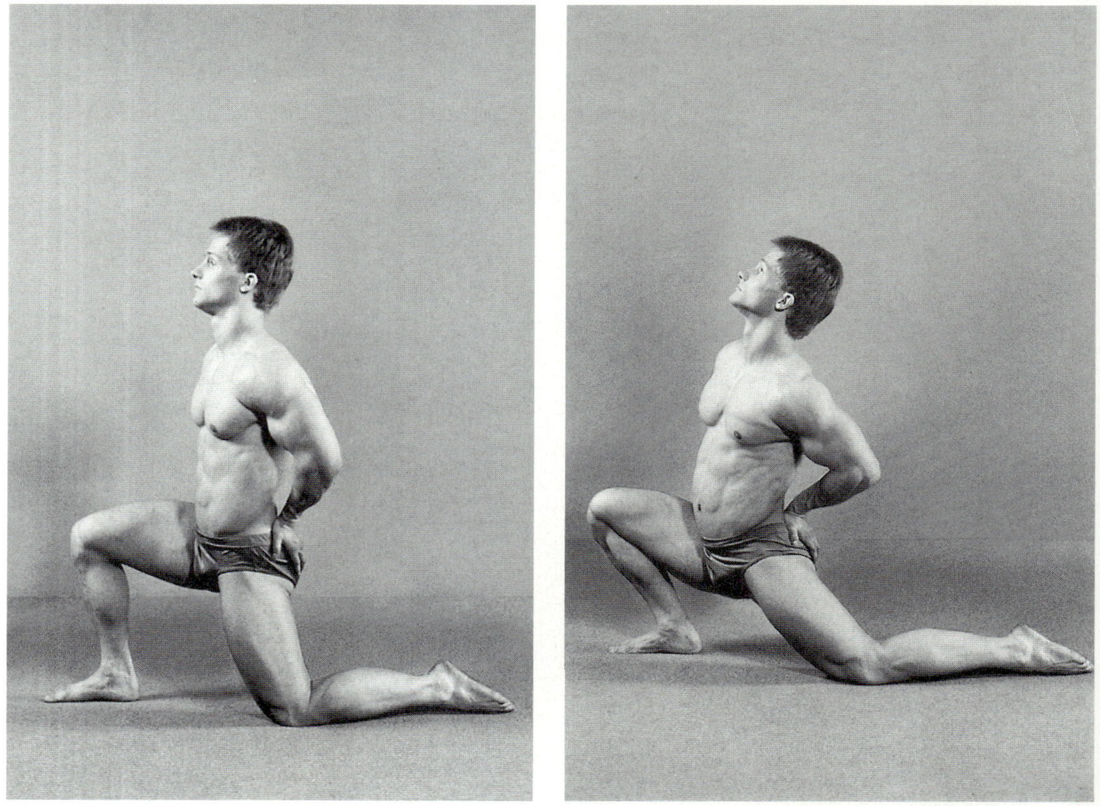

Abb. 204/1–2

Übg. 134
(Abb. 205)

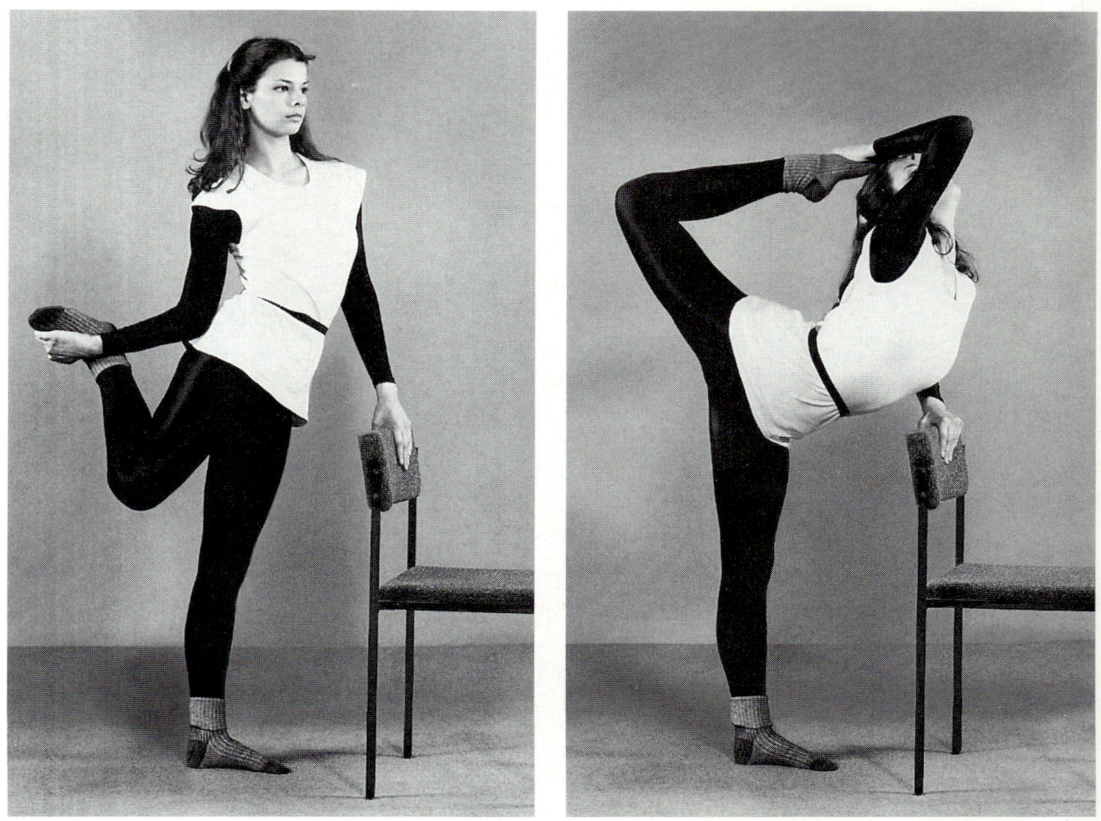

Abb. 205/1–2

Übg. 135
(Abb. 206)

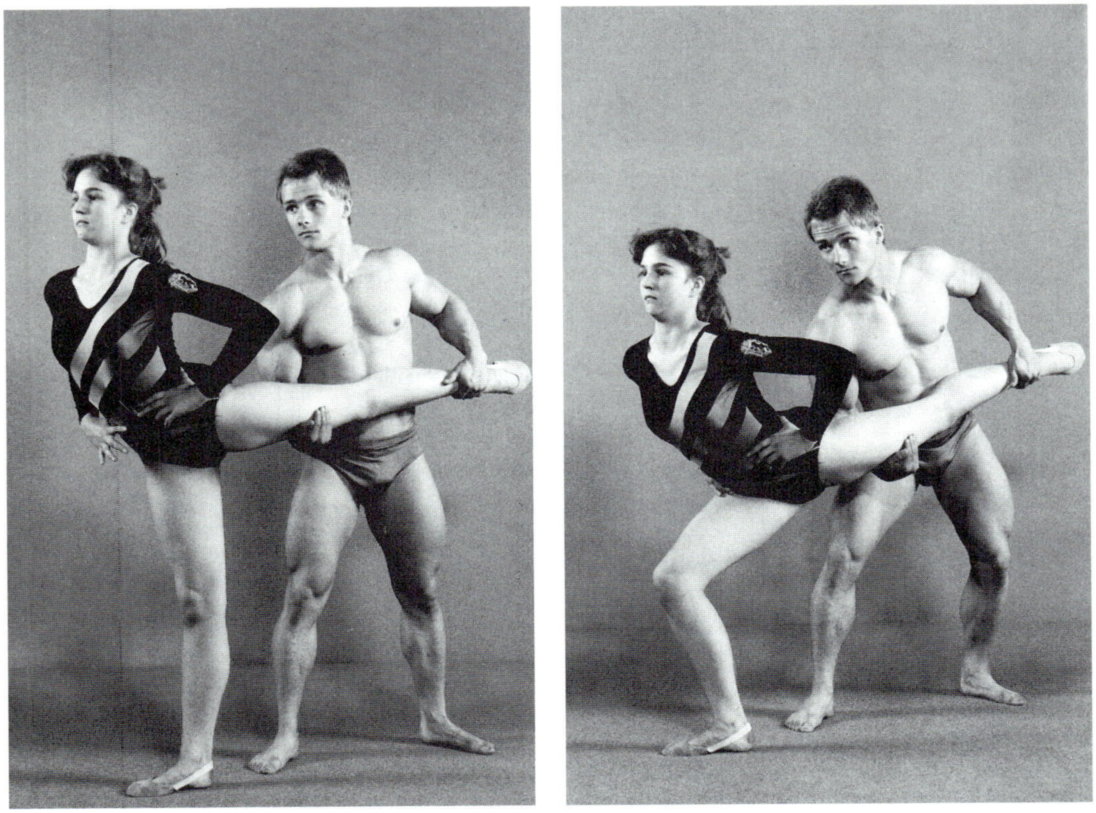

Abb. 206/1–2

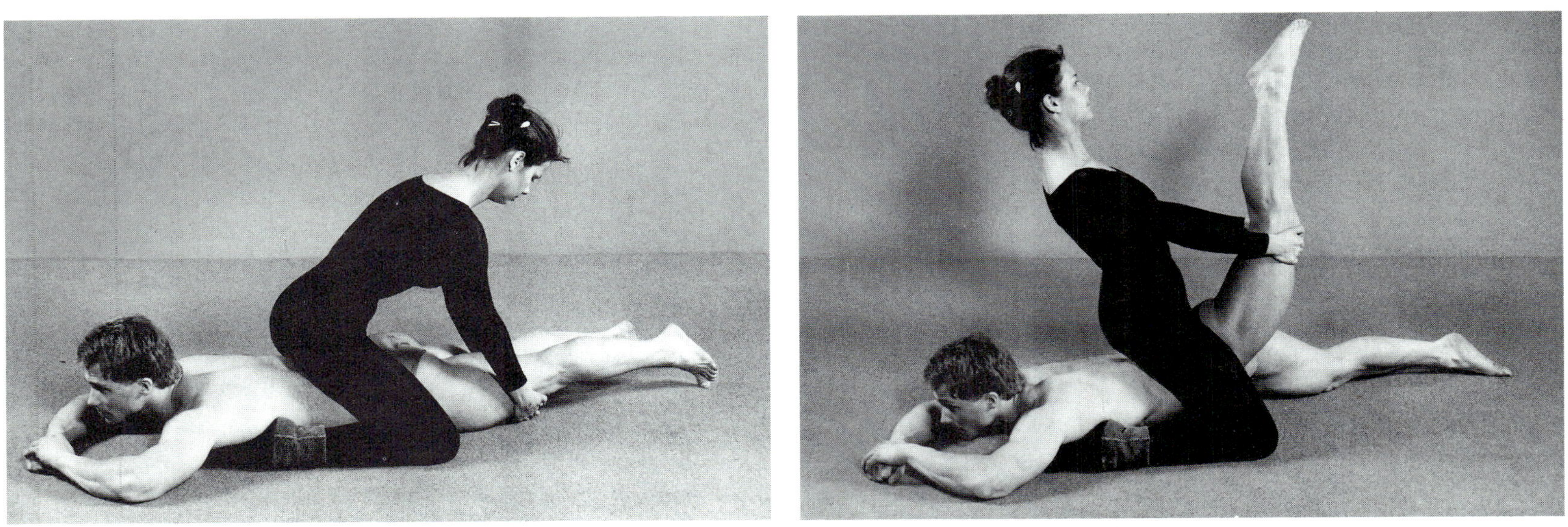

Abb. 207/1–2

Übg. 136
(Abb. 207)

HÜFTGELENKMUSKULATUR

ÄUSSERE HÜFTMUSKELN

Großer Gesäßmuskel (m. glutaeus maximus)

Tabelle 39

Ursprung	Kreuzbein und Steißbein Hüftbein
Ansatz	Schenkelbein (äußere Lippe) Schienbein (über Maissiatschen Streifen)
Hauptfunktion	Strecken des Beines im Hüftgelenk Strecken des Beines im Kniegelenk (über Maissiatschen Streifen) Abspreizen des Beines (oberer Anteil) Heranziehen des Beines (unterer Anteil)
Kraftübung	primär: Nr. 137 bis 148, 109, 181 bis 183 sekundär: Nr. 111 bis 114, 151 bis 155, 158 bis 161
Dehnungsübung	Nr. 149, 150, 66, 115 bis 118, 157, 176

KNIEBEUGE

Hauptsächlich beteiligte Muskeln: Die Bewegung der Kniebeuge erfolgt vorwiegend in den Hüft- und Kniegelenken. Die Bezeichnung Knie-„beuge" ist genaugenommen irreführend, denn die größte Kraftanstrengung ist beim Strecken der Beine vonnöten.

Das Strecken im Hüftgelenk wird vor allem von folgenden Muskeln realisiert: großer Gesäßmuskel (55 %), Muskeln an der Rückseite des Oberschenkels (Halbsehnen-, Plattsehnen- und zweiköpfiger Oberschenkelmuskel steuern zusammen etwa 25 % der zur Streckung der Hüfte erforderlichen Kraft bei), großer Schenkelanzieher (15 %) und mittlerer Gesäßmuskel.

Die Streckung des Beines im Kniegelenk wird in erster Linie durch die Kontraktion des vierköpfigen Schenkelstrekkers mit seinen Anteilen gerader, innerer, äußerer und mittlerer Schenkelmuskel bewirkt. Aber auch der große Gesäßmuskel ist durch seine Verbindung mit der Sehne des Schenkelbindenspanners (Maissiatscher Streifen), die über das Kniegelenk zieht und am Schienbein ansetzt, an der Bewegung beteiligt.

In der tiefen Hocke ist der große Gesäßmuskel ausreichend vorgedehnt. Er befindet sich auch aus diesem Grund in einer günstigen Arbeitsposition und leistet deshalb im ersten Drittel des Bewegungsablaufs die Hauptarbeit. In diesem Abschnitt – bei einer Winkelstellung zwischen Ober- und Unterschenkel von etwa 25 bis 35° – befindet sich auch der sogenannte tote Bereich der Kniebeuge, d. h. der Bereich, der die größte Kraftanstrengung erfordert und in dem bei zu hoher Zusatzlast die Übung abgebrochen werden muß. Im zweiten Drittel der Bewegungsamplitude wird die Übung unter besonders intensiver Beteiligung der Muskeln an der Rückseite des Oberschenkels durchgeführt, und erst wenn Ober- und Unterschenkel einen Winkel von etwa 90° überschreiten, tritt der vierköpfige Schenkelstrecker stärker in Aktion. Er übernimmt im letzten Drittel des Bewegungsablaufs die Hauptarbeit. Da Tiefkniebeugen aufgrund der großen Drehmomente im ersten Drittel ihres Bewegungsablaufs, im Vergleich zur Halbkniebeuge, nur mit geringem Zusatzgewicht durchgeführt werden können, reichen ihre Belastungsmöglichkeiten zwar aus, um die Muskulatur des Gesäßes und der Rückseite der Oberschenkel optimal zu

Abb. 208

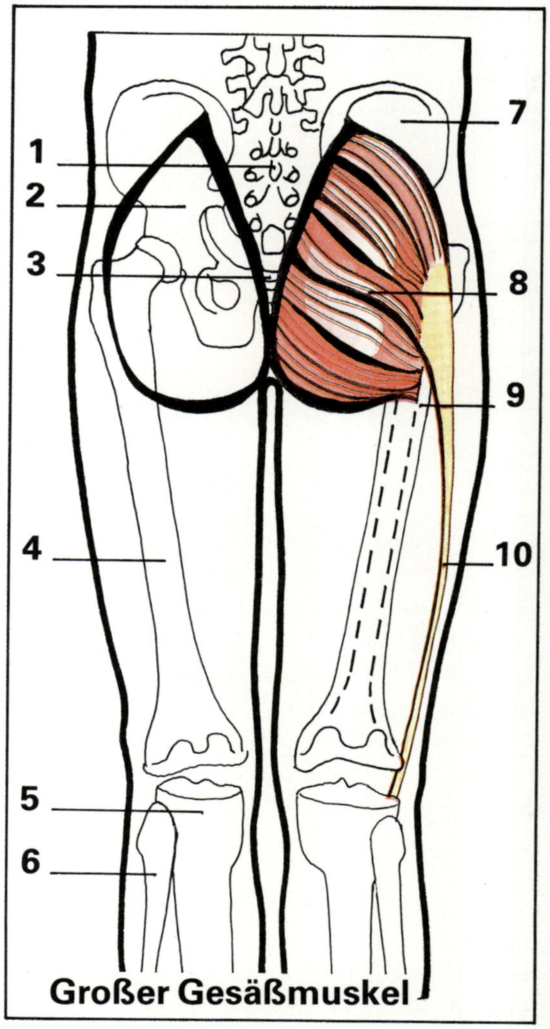

1 – Kreuzbein, 2 – Hüftbein, 3 – Steißbein, 4 – Schenkelbein, 5 – Schienbein, 6 – Wadenbein, 7 – Darmbeinschaufel, 8 – großer Gesäßmuskel, 9 – äußere Lippe, 10 – Maissiatscher Streifen

entwickeln, die Kraftausbildung des vierköpfigen Schenkelstreckers können sie jedoch nicht im erforderlichen Maße stimulieren. Seine Masse und Kraft werden deshalb zweckmäßigerweise durch Halbkniebeugen mit höheren Zusatzlasten ausgeprägt.

Bei einem Kniewinkel zwischen 120 und 140° können die Kniestrecker im allgemeinen ihre höchste Kraft entwickeln. Werden jedoch über lange Zeiträume ausschließlich tiefe Kniebeugen trainiert, so verlängern sich die Muskelfasern infolge der Dehnungswirkung dieser Übungsvariante, und der Bereich der höchsten Kraftentfaltung verlagert sich auf Winkelstellungen zwischen 100 und 110°. Das kann für einige Sportarten von Vorteil, für andere wieder von Nachteil sein.

Die Beteiligung der Muskeln ist aber auch vom Fußabstand und von der Fußstellung abhängig: Bei hüftbreitem Fußabstand und nach vorn oder leicht nach außen gerichteten Zehen werden die beteiligten Muskeln relativ einheitlich angesprochen.

Bei weitem Fußabstand und betont nach außen gerichteten Zehen werden die inneren Oberschenkelmuskeln (Adduktoren) – insbesondere der große Schenkelanzieher – stärker gefordert und in ihrer Entwicklung gefördert.

Stehen die Füße eng zusammen und sind die Fußspitzen nach vorn oder sogar leicht nach innen gerichtet, so verlagert sich die Belastung auf die äußeren Bereiche des vierköpfigen Schenkelstreckers.

Die Lage der Zusatzlast hat ebenfalls Auswirkungen auf den Muskeleinsatz: Befindet sich z. B. die Langhantel – wie bei Kraftsportlern üblich – relativ tief auf dem oberen Rücken (Abb. 212), so wird der große Gesäßmuskel intensiv beansprucht. Je höher die Hantel auf dem Trapezmuskel liegt, desto stärker wird die Belastung vom großen Gesäßmuskel auf den vierköpfigen Schenkelstrecker verlagert. Wird die Hantel vor der Brust gehalten (Abb. 211), wird der vierköpfige Schenkelstrecker besonders nachdrücklich angesprochen.

Um den Körper mit der Zusatzlast im Gleichgewicht zu halten, ist die überwiegend isometrische Anspannung der Brust-, Rücken- und Bauchmuskulatur erforderlich. An der Ausführung der Kniebeuge wirken somit nahezu 75 % der Muskelmasse des Körpers mit. Die Kniebeuge wird deshalb als die ideale Übung zur umfassenden Kräftigung des Körpers, speziell jedoch der unteren Gliedmaßen angesehen.

Zusammenfassend kann man feststellen:

- Kniebeugen mit aufrechter Rumpfhaltung und etwa hüftbreitem Fußabstand, bei denen Hüft- und Kniegelenke bis zur tiefen Hocke gebeugt werden (Tiefkniebeugen), entwickeln vor allem den großen Gesäßmuskel sowie die Muskeln auf der Rückseite der Oberschenkel.
- Kniebeugen mit abgebeugtem Oberkörper, weitem Fußabstand und betont nach außen gerichteten Fußspitzen, bei denen der Körper bis in die tiefe Hocke gesenkt wird, formen starke Gesäßmuskeln und kräftige Schenkelanzieher. Sie belasten aber – wie alle Tiefkniebeugen – den vierköpfigen Schenkelmuskel nicht reizwirksam.
- Kniebeugen mit aufrechter Rumpfhaltung und hüftbreitem Fußabstand, bei denen der Körper höchstens bis zur Parallelstellung der Oberschenkel mit dem Boden gesenkt wird, entwickeln neben den Muskeln auf der Rückseite des Oberschenkels insbesondere den vierköpfigen Schenkelstrecker. Sie haben nur geringen Einfluß auf die Ausprägung der Gesäßmuskeln.
- Kniebeugen, bei denen die Hantel relativ tief auf dem oberen Rücken liegt, prägen vor allem den großen Gesäßmuskel aus; Kniebeugen, bei denen sich die Hantel vor der Brust befindet, schulen verstärkt den vierköpfigen Schenkelstrecker.

Übg. 137
Übungsdurchführung (Abb. 209)

Die Hantel, die aus praktischen Gründen auf einem Ständer etwa 10 cm unter Schulterhöhe lagert, wird durch Handfassung nahe den Hantelscheiben gesichert und mit den Schultern abgehoben. Sie liegt nun auf dem Trapezmuskel auf. Wenn der Sportler nicht mit Gewichtheberschuhen bekleidet ist, begibt er sich zur besseren Erhaltung des Gleichgewichts mit den Füßen auf eine schiefe Ebene (Keilbrett) bzw. mit den Fersen auf ein Brettchen oder auf eine Hantelscheibe von 3 bis 4 cm Höhe. Seine Füße stehen in 20 bis 30 cm Abstand fast parallel oder leicht nach außen gedreht zueinander. Der Kopf ist gehoben, der Blick nach vorn gerichtet. Der Rücken wird flach und gestreckt gehalten, die Brust nach vorn gewölbt. Die Last, die senkrecht über der Hüfte liegt, ist gleichmäßig auf die gesamte Fußsohle verteilt. Jetzt beugt der Sportler die Beine langsam im Hüft- und Kniegelenk, bis die Rückseite der Oberschenkel die Waden erreicht. Dabei werden die Knie nach vorn und das Gesäß nach hinten geschoben. Der Rumpf wird so aufrecht wie möglich gehalten. Die Abwärtsbewegung ist mit einem aktiven Abbremsen verbunden, das gleichzeitig zur Dehnung der tätigen Muskulatur führt. Ein Sich-fallen-Lassen ist zu vermeiden, da sich daraus Schäden im Bereich der Kniegelenke, aber auch der Lendenwirbelsäule ergeben könnten. Im tiefsten Punkt des Beugens unterbricht der Sportler die Bewegung für kurze Zeit, ohne jedoch die Muskulatur zu entspannen. In dieser Position befindet sich die Hüfte in unmittelbarer Nähe der Fußgelenke, sind die Oberschenkel nahezu parallel zum Boden ausgerichtet, zeigen die Knie nach vorn, liegt die Hantelstange fast senkrecht über dem mittleren Teil der Fußsohle, wird der Rücken flach oder im Bereich der Lendenwirbelsäule sogar minimal nach innen gewölbt gehalten und könnten Schultergelenk, Körperschwerpunkt und Fußgelenk durch eine gedachte senkrechte Linie annähernd miteinander verbunden werden.

Aus dieser tiefen Hockposition streckt der Sportler die Beine kraftvoll im Hüft- und Kniegelenk. Während des Aufrichtens wird die Hüfte bewußt nach vorn geschoben und auf diese Weise der Rumpf zur Schonung der Wirbelsäule so aufrecht wie möglich gehalten. Ist das nicht realisierbar, dann ist die Zusatzlast zu verringern.

Beim Senken atmet der Sportler ein, beim Strecken atmet er im letzten Drittel des Bewegungsablaufes aus.

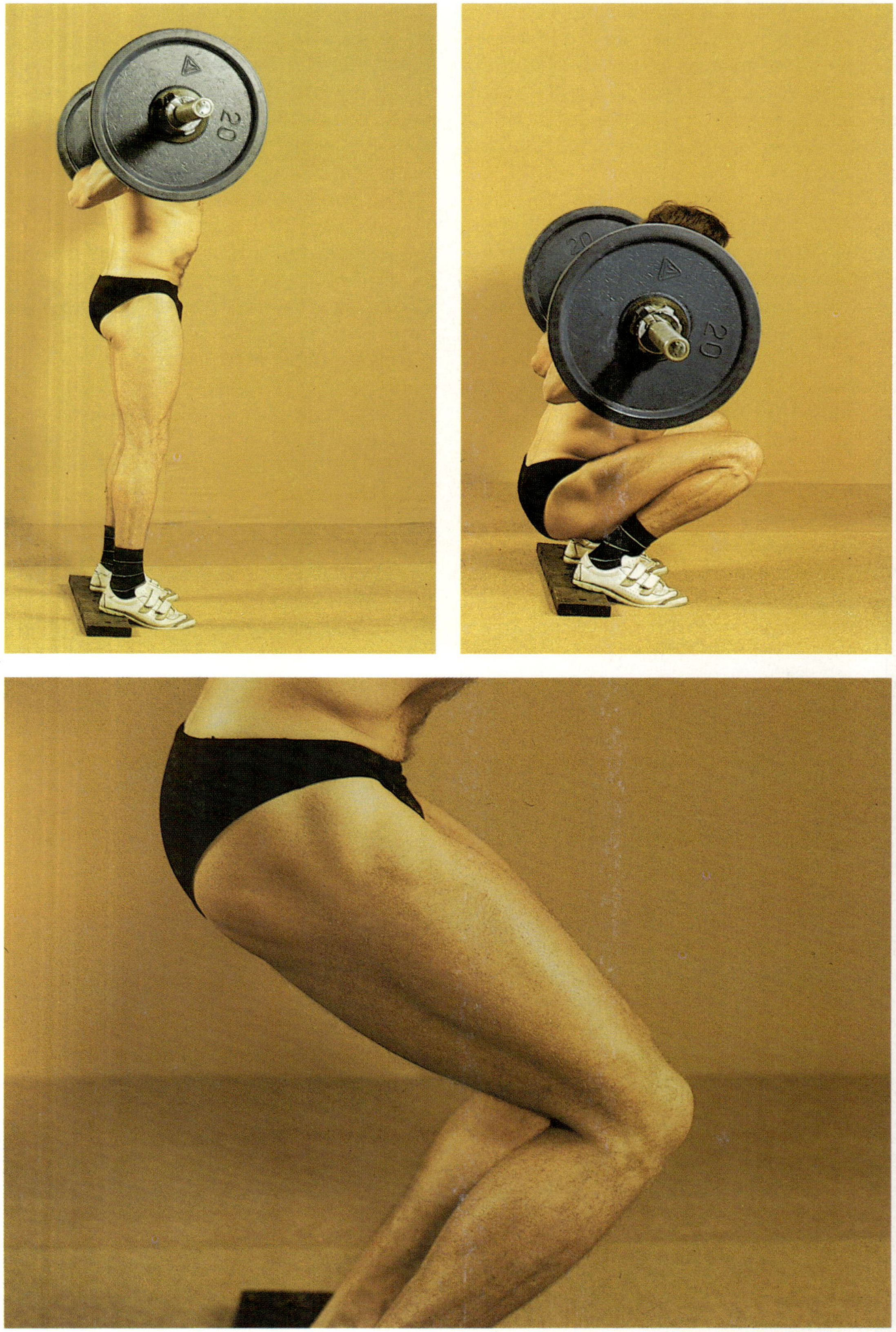

Abb. 209/1–3

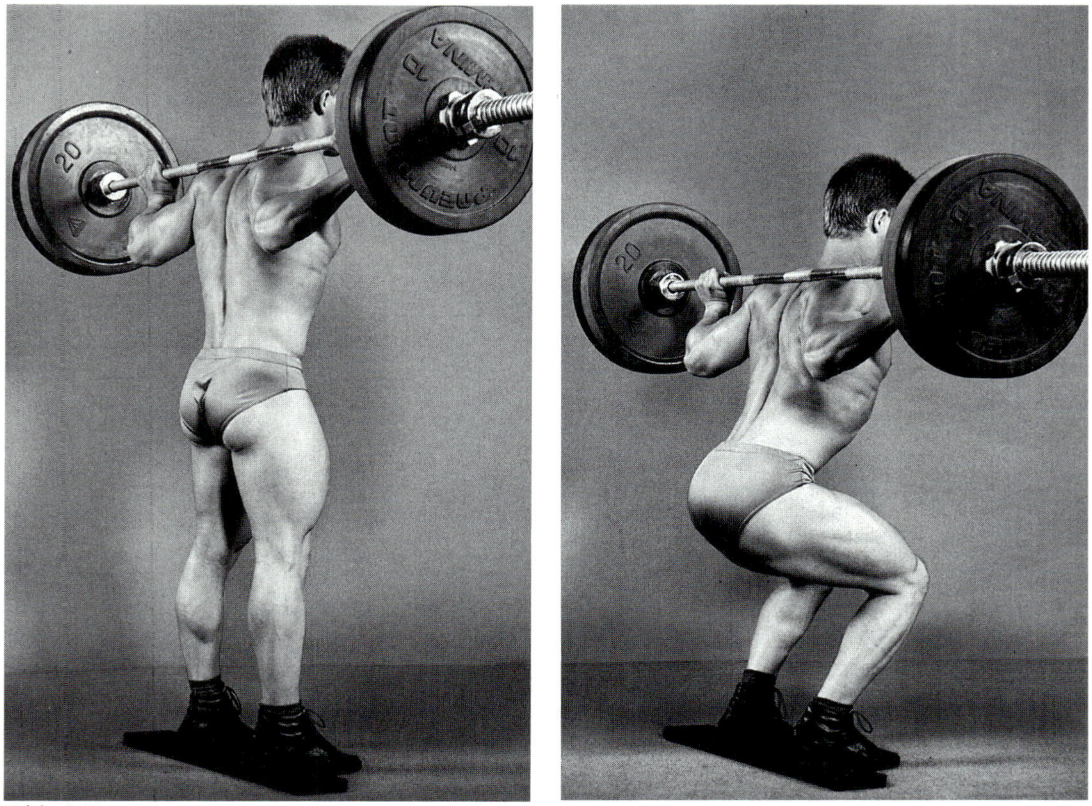

Abb. 210/1–2

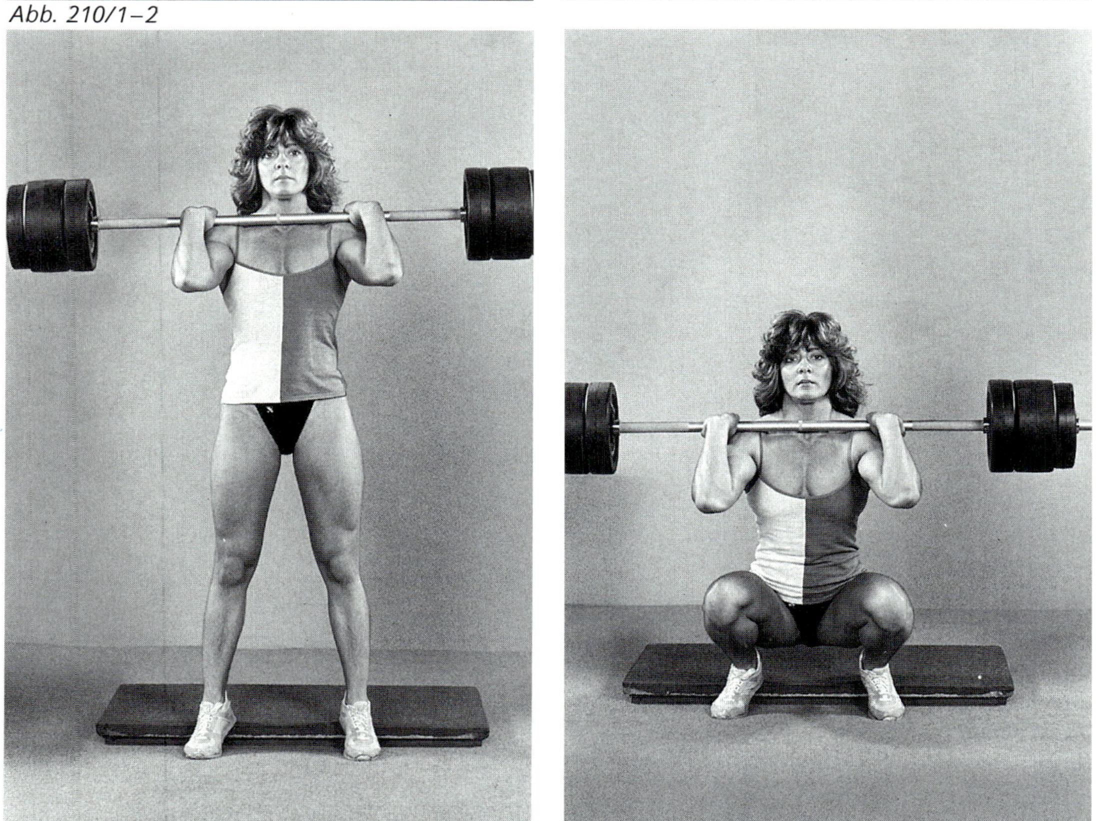

Abb. 211/1–2

Varianten:

Übg. 138
Halbkniebeuge
(Abb. 210)

Während der Durchführung der Halbkniebeuge werden die Beine nur so weit gebeugt, daß Ober- und Unterschenkel einen rechten Winkel bilden. Aus dieser Position erfolgt das Aufrichten vor allem durch die Kraftentfaltung des vierköpfigen Schenkelstreckers sowie des Plattsehnen-, Halbsehnen- und zweiköpfigen Schenkelmuskels. Je tiefer das Kniebeugen ausgeführt wird, desto stärker werden die Gesäßmuskeln belastet. Zur Entwicklung der Kraft des großen Gesäßmuskels ist die Halbkniebeuge demnach nur wenig geeignet.

Aus der Halbkniebeuge ist das Strekken der Hüft- und Kniegelenke mit außerordentlich hohen Zusatzlasten möglich. Hohe Zusatzlasten haben oft das Abwinkeln oder Verwringen des Oberkörpers und damit die Gefahr der Schädigung der Lendenwirbelsäule (Zwischenwirbelscheiben) zur Folge. Halbkniebeugen mit submaximalen oder maximalen Zusatzlasten sollten deshalb nur dann ausgeführt werden, wenn durch ein ausnehmend gutes Entwicklungsniveau der Wirbelsäulen-, Bauch- und Schultergürtelmuskulatur Fehlhaltungen des Rumpfes ausgeschlossen werden.

Da durch die Halbkniebeuge die volle Breite der Bewegungsamplitude nicht genutzt wird und so eine Dehnung der Agonisten während der Beugebewegung weitgehend entfällt, besteht – bei alleiniger Nutzung der Halbkniebeuge zur Entwicklung der Streckmuskulatur der Beine – die Gefahr der Muskelverkürzung insbesondere des vierköpfigen Schenkelstreckers und des großen Gesäßmuskels.

Übg. 139
Kniebeuge mit der Hantel vor der Brust
(Abb. 211)

Bei dieser Variante des Kniebeugens, die

den vierköpfigen Schenkelstrecker wesentlich stärker belastet als das Kniebeugen mit der Hantel auf dem Rücken, liegt die Hantelstange auf den Deltamuskeln und auf dem oberen Anteil der großen Brustmuskeln auf. Dort wird sie mit den Händen gesichert. Die Ellbogen sind dabei so hoch wie möglich nach vorn-oben ausgerichtet. Diese Art und Weise der Ausführung erfordert erhöhte Anstrengungen zur Erhaltung des Gleichgewichts und zwingt den Übenden gleichzeitig zur korrekten Rumpfhaltung. Die Muskeln, die den Körper mit der Hantel im Gleichgewicht halten, werden verstärkt beansprucht und entwickelt. Das gilt vornehmlich für die Rückenstreckmuskulatur. Die Übungsvariante ist besonders für Sportler geeignet, die zum Abbeugen des Rumpfes neigen.

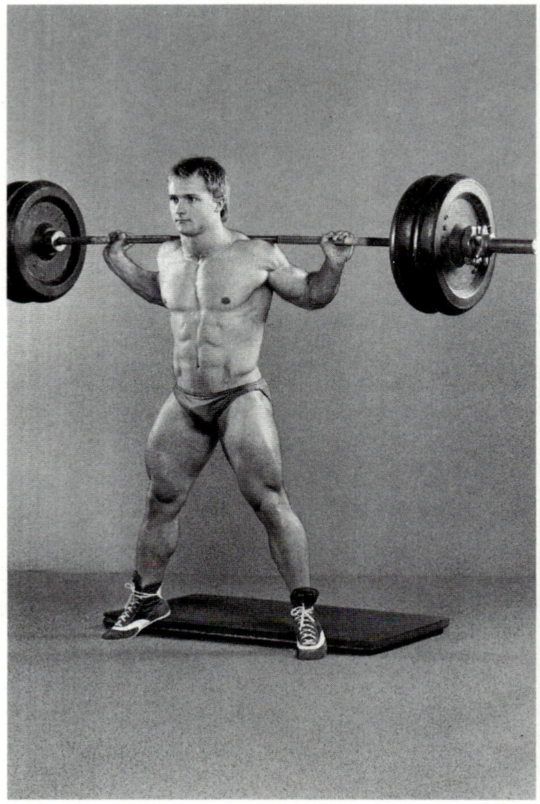

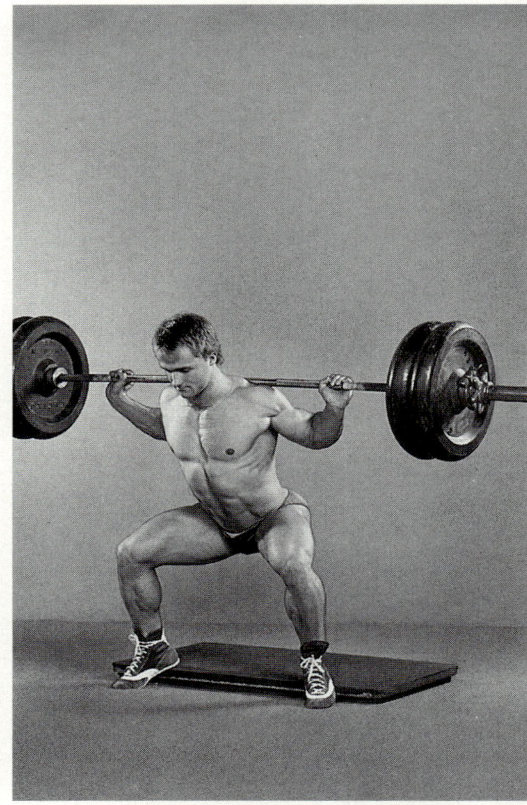

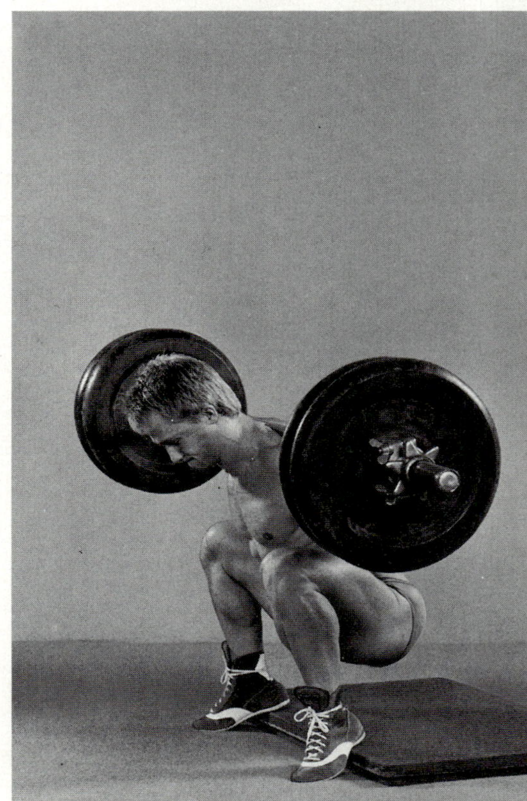

Abb. 212/1–3

Übg. 140
Kniebeuge mit abgebeugtem Rumpf (Abb. 212)

Wenn Hüfte und Rumpf abgebeugt sind, sind Ursprung und Ansatz des großen Gesäßmuskels weiter entfernt, d. h., der Muskel ist optimal vorgedehnt. Das hat zur Folge, daß sich seine Fähigkeit zur Kraftentfaltung für das Strecken des Hüft- und Kniegelenks erhöht.

In vielen Sportarten wird diese Erscheinung genutzt, um bessere Wettkampfleistungen zu erzielen. So beugen Radsportler und Alpinisten an steilen Steigungen den Rumpf nach vorn und erhöhen dadurch die Kraft für die Hüft- und Kniestreckung. Auch Kraftsportler machen sich diese Eigenschaft des großen Gesäßmuskels zunutze, um Kniebeugen mit um 10 bis 20 % höheren Zusatzlasten bewältigen zu können. Ihre Technik unterscheidet sich von der üblichen, „korrekten“ Ausführung folgendermaßen: Die Beine sind über Schulterbreite gespreizt, die Zehen nach außen gerichtet. Beim Absenken werden die Knie in die Richtung gebeugt, in die die Fußspitzen zeigen. Der Rumpf wird nach vorn geneigt, die Brust in Richtung Knie geführt und das Hüftgelenk dadurch im spitzen Winkel gebeugt. Durch diese Art der Ausführung, die auch unter der Bezeichnung „Sumo-Stil“ bekannt ist, wird die tief auf dem oberen Rücken liegende Hantel bogenförmig gesenkt und anschließend in gleicher Weise wieder gehoben. Für die Gesäß- und Rückenmuskeln werden so Voraussetzungen zur höheren Leistungsfähigkeit geschaffen. Der weite Fußabstand und die nach außen gerichteten Zehen ermöglichen eine stärkere Mitwirkung der inneren Oberschenkelmuskeln (Adduktoren), insbesondere der großen Schenkelanzieher.

Kniebeugen mit abgebeugtem Oberkörper bergen in sich Verletzungsgefahren besonders für den Bereich der Lendenwirbelsäule. Sie werden deshalb auch von aktiven und langjährig vorbereiteten Kraftsportlern nur in Ausnahmefällen (unmittelbare Wettkampfvorbereitung) praktiziert.

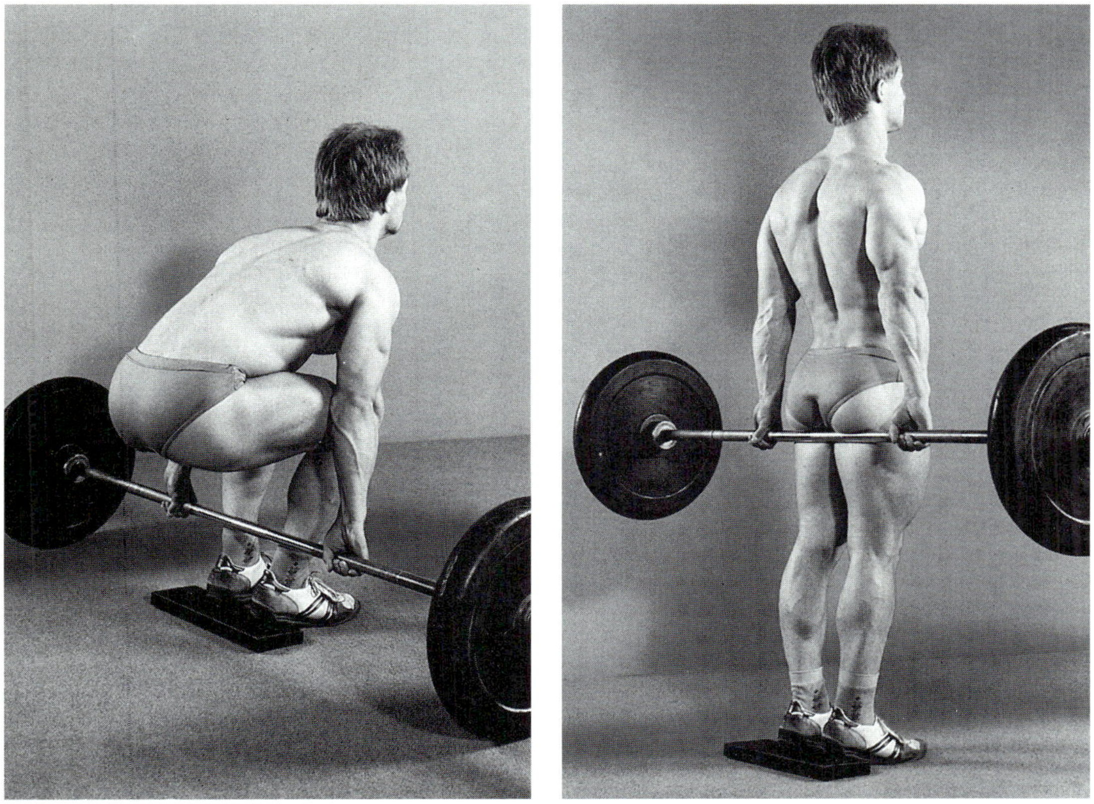

Abb. 213/1–2

Übg. 141
Sitzkniebeuge
(Abb. 213)

Das Heben der Hantel erfolgt bei der sogenannten Sitzkniebeuge hinter den Beinen. Der Sportler „setzt" sich über die Hantelstange, ergreift sie im Obergriff und streckt die Beine, bis die Hantelstange die Oberschenkel berührt. Die Arme und der Rücken bleiben während des gesamten Bewegungsablaufes gestreckt. Die Hüft- und Kniestrecker arbeiten fast isoliert; die Wirbelsäulenmuskulatur ist weitgehend entlastet.

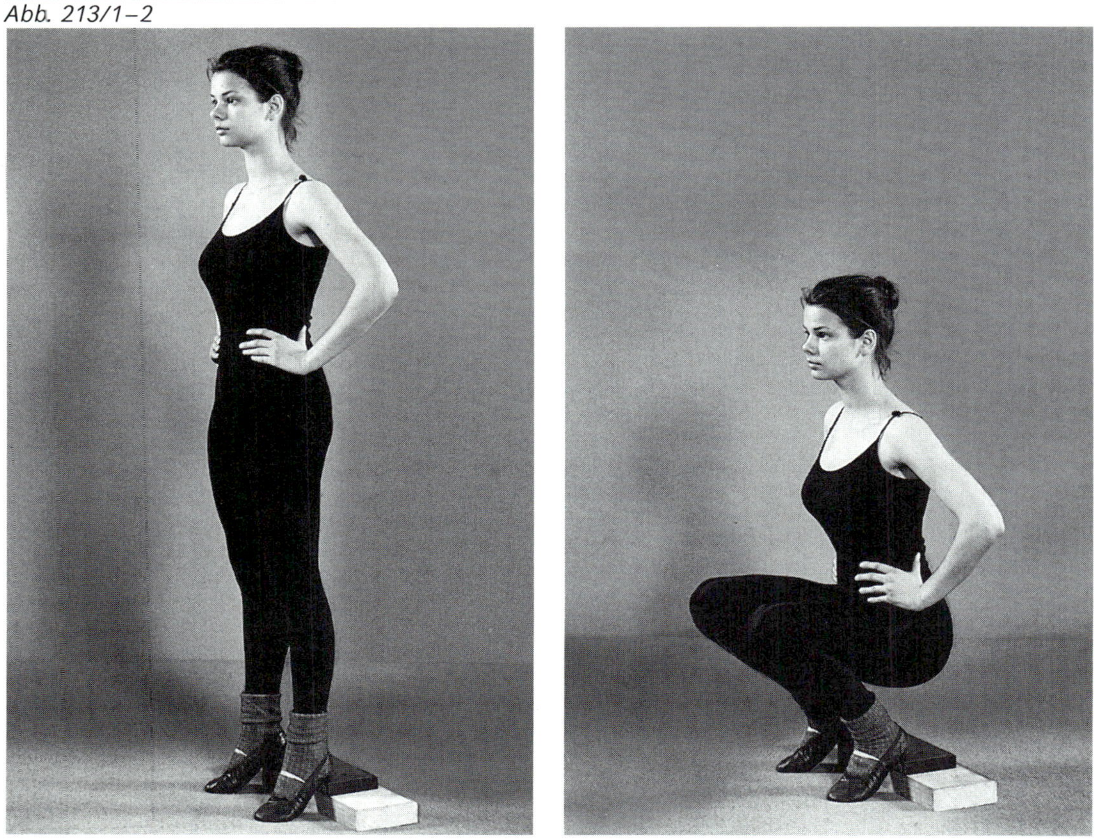

Abb. 214/1–2

Übg. 142
Kniebeuge ohne Zusatzlast
(Abb. 214)

Anfänger sollten Kniebeugen stets ohne Zusatzlast ausführen und dabei dem Erlernen des recht komplizierten Bewegungsablaufs besondere Aufmerksamkeit widmen. Der Sportler steht aufrecht auf einer schiefen Ebene oder mit den Fersen auf einem 3 bis 4 cm hohen Holzbrett. Er stützt die Hände locker auf die Hüften oder auf einen festen Gegenstand. Aus dieser Position beugt er die Beine langsam im Hüft- und Kniegelenk, bis die Rückseite der Oberschenkel die Wade erreicht. Der Rumpf wird aufrecht gehalten. Im tiefsten Punkt des Beugens unterbricht der Sportler die Bewegung, ohne jedoch die Muskeln zu entspannen. Dann streckt er die Beine kraftvoll und explosiv im Hüft- und Kniegelenk, bis die Ausgangsstellung wieder erreicht ist.

Bei bereits gut entwickelter Streckmuskulatur der Beine kann die Kniebeuge auch mit einem Bein ausgeführt werden.

Übg. 143
Treppensteigen
(Abb. 215)

Durch das Treppensteigen werden annähernd die gleichen Muskelgruppen wie beim Kniebeugen beansprucht. Je höher der zu besteigende Gegenstand ist, desto mehr wird die Belastung von den Muskeln des Oberschenkels auf die des Gesäßes übertragen.

Der Sportler steht vor einem Stuhl, einem Hocker oder einer Bank, beugt ein Bein im Hüft- und Kniegelenk, setzt den Fußballen auf die Sitzfläche und gelangt durch das Strecken des Beines auf den Gegenstand. Danach kehrt er in die Ausgangsstellung zurück. Die erneute Steigbewegung wird mit dem zuvor unbelasteten Bein ausgeführt.

Um wirksame Reize zur Entwicklung der Kraft setzen zu können, muß der zu ersteigende Gegenstand zumindest so hoch sein, daß sich der Oberschenkel des aufgesetzten Beines in paralleler Lage zum Boden befindet. Es ist darauf zu achten, daß der benutzte Gegenstand gegen ein Kippen abgesichert wird.

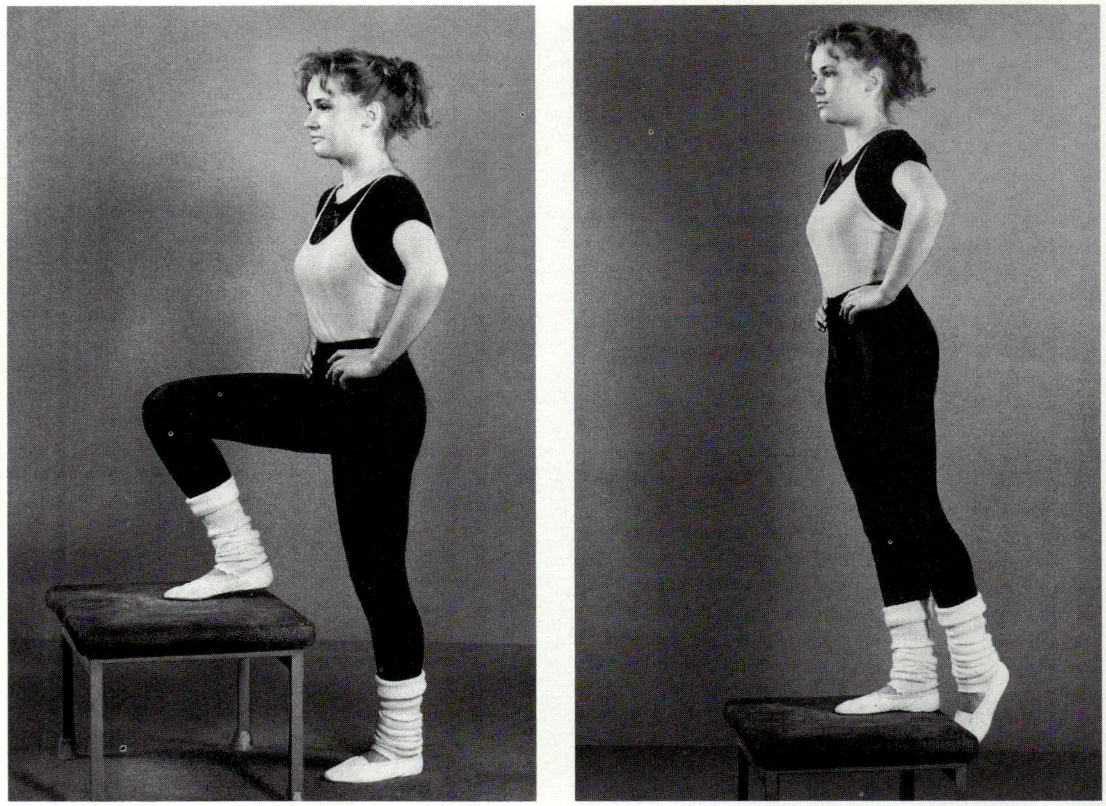

Abb. 215/1–2

Übg. 144
Doppelkniebeuge
(Abb. 216)

Vor der Durchführung der Doppelkniebeuge sitzen die Partner Rücken an Rükken und halten die Arme vor der Brust verschränkt. Dann verlagern sie ihr Gewicht gegeneinander, erheben sich aus dem Sitz in den Stand und gleiten darauf wieder in den Sitz zurück, ohne die Arme von der Brust zu lösen.

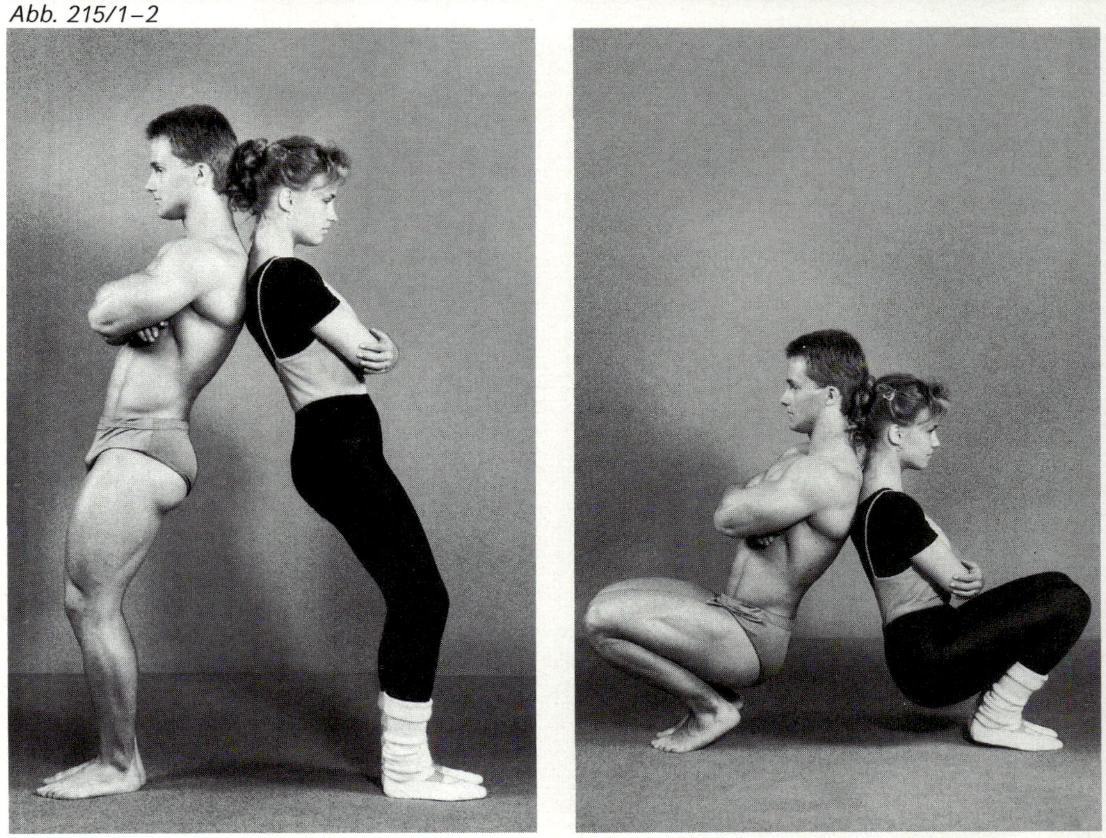

Abb. 216/1–2

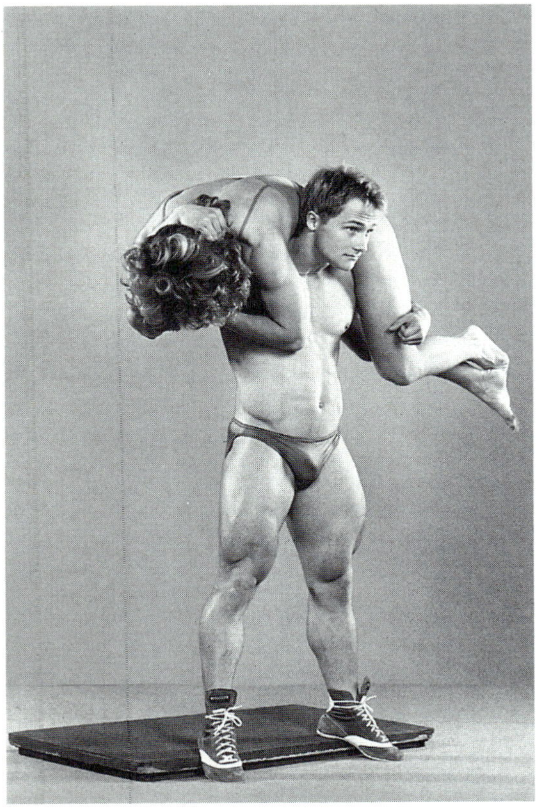

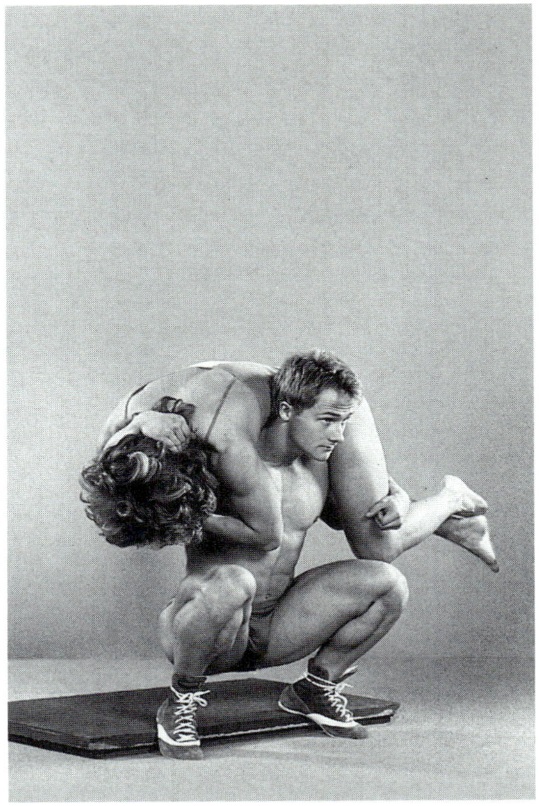

Abb. 217/1–2

Übg. 145
Kniebeuge mit Partnerbelastung (Abb. 217)

Der Ausführende hebt den Partner mit dem sogenannten Transportgriff auf seine Schultern und führt aus dieser Position mit aufrechtem Rumpf Kniebeugen durch.

Verletzungsprophylaxe:

Im Stand liegt die einwirkende Schwerkraft über dem Kniegelenk. Je tiefer man sich in die Kniebeuge begibt, desto weiter werden die Knie nach vorn geschoben, desto mehr entfernt sich die einwirkende Schwerkraft (F) vom Drehpunkt des Kniegelenks, desto größer werden Hebellänge (l) und damit das Drehmoment ($M = F \times l$) und desto höher muß die Muskelkraft sein, die das zu schnelle Beugen verhindert bzw. das anschließende Strecken ermöglicht. Bei der Tiefkniebeuge kann die Kraftanforderung das Vierfache des Körpergewichts des Sportlers übersteigen. Ein etwa 100 kg schwerer Sportler muß demnach in der Lage sein, eine Kraft von über 4 000 Newton zu entfalten, um die Knie aus der Tiefkniebeuge zu strecken. Beträgt die Zusatzlast – in unserem Fall das Gewicht der Hantel – 100 kg, so verdoppelt sich die Kraftanforderung. Der vierköpfige Schenkelstrecker, der ja mit seinem unteren Sehnenanteil über die Kniescheibe zieht bzw. mit ihr verbunden ist und am Schienbein ansetzt (s. Abb. 256), leistet beim Absenken durch nachgebende und beim Strecken durch überwindende Arbeit den entscheidenden Beitrag für die zweckdienliche Kniegelenkbewegung. Er preßt dabei jedoch die Kniescheibe mit so enormer Kraft auf den Oberschenkelknochen, daß die Druckbelastung bei hohen Zusatzlasten bis zu 15 000 Newton (1 530 kp) beträgt. Solch extreme Beanspruchungen – besonders während der Bewegung – können auf die Dauer zu Knorpel- und Bandschäden im Kniegelenk und dort vor allem im Bereich der Kniescheibe (Knorpel an der Rückseite der Kniescheibe) sowie des Kniescheibenbandes führen. Um die Schädigung der Kniegelenke weitgehend auszuschließen, müssen folgende Anforderungen beachtet werden:

- Kniebeugen mit Zusatzlast sollten nur von Sportlern durchgeführt werden, die langfristig auf diese Übung eingestimmt wurden. Die Vorbereitung bezieht sich sowohl auf eine vielseitige körperliche Grundausbildung als auch auf das Erlernen der präzisen und zweckmäßigen Übungstechnik.
- Der Anfänger trainiert nur Halbkniebeugen ohne Zusatzlast. Den Muskeln (mit ihren Sehnen) und den Bändern muß genug Zeit zur Verfügung stehen, um sich allmählich auf höhere Anforderungen einzustellen. Der Körper reagiert auf kontinuierlich steigende Belastungsanforderungen u. a. mit der Kräftigung der Muskeln und Bänder. Starke Kniegelenkmuskeln bilden mit ihren Sehnen eine natürliche Bandage, die das Gelenk stützt und schützt. Erst wenn diese Anpassungsvorgänge das erforderliche Maß erreicht haben, können tiefere Kniebeugen bzw. Kniebeu-

gen mit Zusatzlasten durchgeführt werden.

- Kniebeugen aller Varianten lassen sich nur dann mit der vorgeschriebenen Technik absolvieren, wenn der Sportler über eine dehnfähige Hüft-, Knie- und Fußgelenkmuskulatur verfügt. Ist die Streckmuskulatur der Beine verkürzt, muß das Kniebeugen langfristig durch entsprechende Dehnungsprogramme vorbereitet werden.
- Das Absenken erfolgt stets langsam. Im tiefsten Punkt der Kniebeuge wird die Bewegung kurz unterbrochen. Das „Sich-fallen-Lassen" und das anschließende „Nach-oben-Federn" erhöhen die Druckbelastung und damit die Gefahr der Schädigung der Kniegelenke extrem, andererseits wird der Streckvorgang durch die Federwirkung erleichtert. Letzteres hat wiederum zur Folge, daß die auszubildende Muskulatur entlastet und somit die beabsichtigte Muskelentwicklung gehemmt wird.
- Im tiefsten Punkt des Bewegungsablaufs kontrahiert sich die Muskulatur mit hoher Intensität isometrisch. Das Entspannen der Muskeln würde dagegen zum Lösen der natürlichen „Muskelbandage" führen. Die Bänder, Knorpel und Knochen, die jetzt das Kniegelenk ohne Unterstützung der Muskulatur zusammenhalten müßten, würden überbelastet werden.
- Das ständige Tragen von Kniebandagen hemmt die Anpassungsprozesse der Bänder, Sehnen und Muskeln, die das Gelenk stabilisieren. Kniebandagen werden deshalb in der Regel nur angelegt, wenn gegen submaximale bis maximale Widerstände gearbeitet werden soll.
- Besonders Sportler mit relativ geringer Dehnfähigkeit der das Kniegelenk umgebenden Bänder, Sehnen und Muskeln sollten die Fersen erhöht lagern (Tragen von Gewichtheberschuhen mit hohen und breiten Absätzen, Unterlagerung der Fersen durch Brett oder Hantelscheibe von 3 bis 4 cm Höhe). Werden jedoch die Fersen zu hoch gelagert (zu hohe Absätze bzw. Unterlage), dann steigt der Druck, mit dem die Sehne des vierköpfigen Schenkelstreckers die Kniescheibe an das Schenkelbein drückt. Die Gefahr des Verschleißes der Knorpelfläche an der Rückseite der Kniescheibe nimmt zu.

Je weiter der Rumpf beim Kniebeugen nach vorn geführt wird, desto größer wird die Länge des Hebels (l), mit dem die Kraft (F), die sich aus der Schwerkraft des Oberkörpers und der Zusatzlast ergibt, auf die Lendenwirbelsäule einwirkt. Das Drehmoment erhöht sich also ($M = F \times l$). Die Belastung der Zwischenwirbelscheiben kann sich unter diesen Umständen – im Vergleich zu Kniebeugen mit korrekter aufrechter Oberkörperhaltung – mehr als verdoppeln. Um die Schädigung der Lendenwirbelsäule weitgehend auszuschließen, sind folgende Anforderungen zu berücksichtigen:

- Der Anfänger muß sich auch auf die Beanspruchung der Wirbelsäule langfristig vorbereiten. Das Binde- und Stützgewebe im Bereich der Lendenwirbelsäule kann die hohen Druckbelastungen nur mit Unterstützung einer sich kraftvoll kontrahierenden Rücken-, Bauch- und Brustmuskulatur tolerieren. Die statische Anspannung dieser Muskulatur bewirkt, daß die einwirkenden Kräfte um etwa 70 % reduziert werden. Bevor also Kniebeugen mit Zusatzlasten durchgeführt werden können, muß durch ausreichende Kräftigung der Rumpfmuskulatur ein stabiles Muskelkorsett zum Schutz der Wirbelsäule geschaffen werden. Auch hier ist der Grundsatz zu beachten: Die Kräftigung der Rumpfmuskulatur geht der Stärkung der Extremitätenmuskulatur immer voraus!
- Das ständige Tragen eines stützenden Gewichthebergürtels erschwert die Ausprägung eines natürlichen Muskelkorsetts. Der Gewichthebergürtel sollte deshalb nur bei submaximalen und maximalen Belastungsanforderungen angelegt werden.
- Kniebeugen sollten mit aufrechter Rumpfhaltung und geradem Rücken ausgeführt werden.
  Die aufrechte Rumpfhaltung wird meist aufgegeben, wenn die Zusatzlast zu schwer ist, weil dann die Gesäß- und Oberschenkelmuskeln bei aufrechter Rumpfhaltung nicht mehr in der Lage sind, die Knie zu strecken. Durch Vorbeugen des Oberkörpers werden deshalb oft unwillkürlich die großen Gesäßmuskeln, die Rückenstreckmuskeln u. a. in eine vorteilhafte Arbeitsposition gebracht. Sie können so die Streckbewegung in stärkerem Maße unterstützen. Es wird eine 10 bis 20 % höhere Leistung erzielt. Allerdings geschieht das zu Lasten der Funktionstüchtigkeit der Zwischenwirbelscheiben. Bei diesem Erscheinungsbild ist folglich die Zusatzlast zu senken bzw. die Anzahl der Wiederholungen zu reduzieren.
  Die vorschriftsmäßige Haltung des Rückens ist in entscheidendem Maße von der Position des Kopfes abhängig. Durch die Kopfbewegung bzw. -haltung werden Reize ausgelöst, die einen Spannungszustand in bestimmten, miteinander arbeitenden Muskelgruppen bewirken. Durch starkes Rückbeugen des Kopfes wird z. B. unwillkürlich die Spannung der Rückenstrecker erhöht. Eine Hohlkreuzhaltung ist die unvermeidliche Folge (s. Abb. 218 a). Wird aber der Kopf nach vorn gebeugt, so kontrahiert sich unwillkürlich die Beugemuskulatur. Das führt automatisch zur Rundrückenhaltung (Abb. 218 b). Der Kopf besitzt somit eine Steuerfunktion. Die flache Rückenhaltung während des Krafttrainings setzt deshalb immer eine aufrechte Kopfhaltung voraus (s. Abb. 218 c). Der bei aufrechter Kopfhaltung auf einen entfernt liegenden Gegenstand gerichtete Blick er-

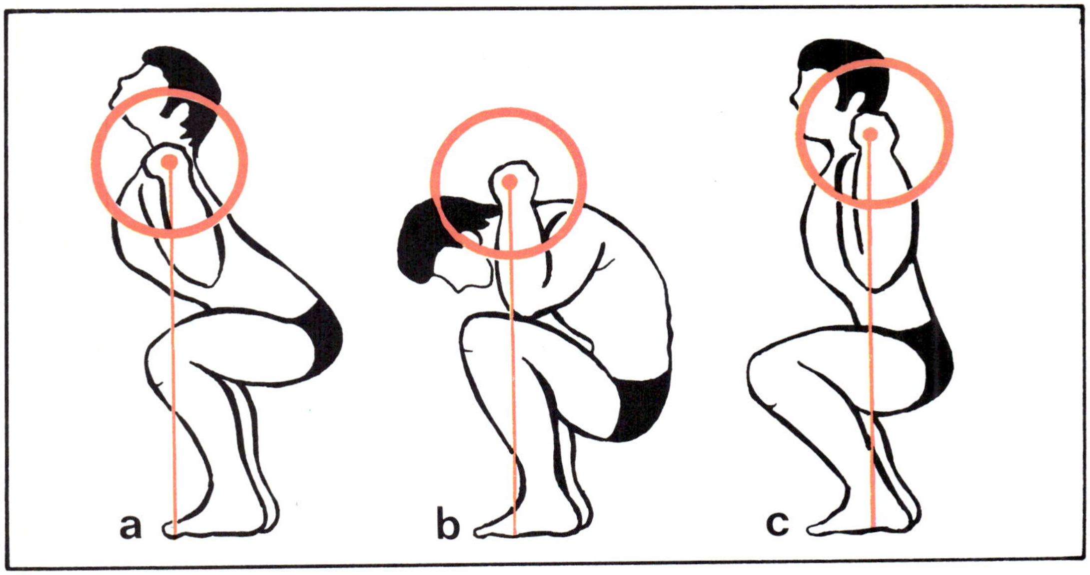

Abb. 218

leichtert das Beibehalten der vorschriftsmäßigen Kopf- und Rückenposition während der Übungsdurchführung.

Kniebeugen, bei denen eine schwere Langhantel auf den Schultern oder der Brust liegt, sollten generell unter Sicherheitsstellung von möglichst zwei Trainingspartnern durchgeführt werden. Die Trainingspartner müssen stets bereit sein, dem Übenden Beistand zu leisten. Nach Beendigung des Kniebeugens sollten sie das Ablegen der Hantel auf die Ständer unterstützen.

Werden die technischen und physischen Voraussetzungen für das Kniebeugen im langjährigen Leistungsaufbau zielgerichtet erarbeitet, dann führt diese Übung weder im Bereich der Lendenwirbelsäule noch im Bereich des Kniegelenks zu Schäden und Verletzungen. Im Gegenteil!

Die die Gelenke umgebenden Muskeln, Sehnen und Bänder passen sich allmählich der Belastung an. Sie werden kräftiger und dicker, stabilisieren das Gelenk und tragen so zur Verhütung von Schäden und Verletzungen bei.

AUSFALLSCHRITT

Hauptsächlich beteiligte Muskeln:
Die Bewegung des Ausfallschritts beansprucht die Muskulatur der Hüft-, Knie- und Fußgelenke.

Die Streckung des Hüftgelenks erfolgt in erster Linie durch die Kontraktion des großen Gesäßmuskels. Der Halbsehnen-, Plattsehnen- und zweiköpfige Schenkelmuskel haben jedoch ebenfalls maßgeblichen Anteil an dieser Bewegung. Der mittlere und kleine Gesäßmuskel unterstützen die Streckbewegung, stabilisieren aber hauptsächlich das Becken.

Für das Strecken des Beines im Kniegelenk zeichnet vor allem der vierköpfige Schenkelstrecker verantwortlich.

Die Bewegung im Fußgelenk wird vorzugsweise vom Zwillingswaden- und Schollenmuskel realisiert.

Die Art und Weise der Muskelbeanspruchung ist vornehmlich von der speziellen Übungstechnik abhängig. Je aufrechter der Rumpf gehalten und je weiter der Ausfallschritt durchgeführt wird, desto stärker wird der große Gesäßmuskel belastet und gedehnt.

Übg. 146
Übungsdurchführung
(Abb. 219)

Die Hantel, die auf Ständern lagert, wird durch Handfassung gesichert und mit den Schultern abgehoben. Sie liegt nun auf dem Trapezmuskel auf. Die Füße stehen in Hüftbreite parallel zueinander. Der Oberkörper wird aufrecht gehalten, die Brust nach vorn gewölbt. Die Hantelstange befindet sich senkrecht über der Hüfte. Aus dieser Position wird ein weiter Schritt nach vorn ausgeführt (50 bis 70 cm). Darauf werden die Knie – unter Beibehaltung der aufrechten Rumpfhaltung – langsam nach vorn geschoben. Auf diese Weise wird das vorn stehende Knie stark, das hinten stehende jedoch nur schwach gebeugt und belastet. Wenn das hinten stehende Knie leicht den Boden berührt, ist das Senken des Körpers abgeschlossen. Die Beine werden jetzt gestreckt und das hinten stehende Bein zum vorn stehenden geführt.

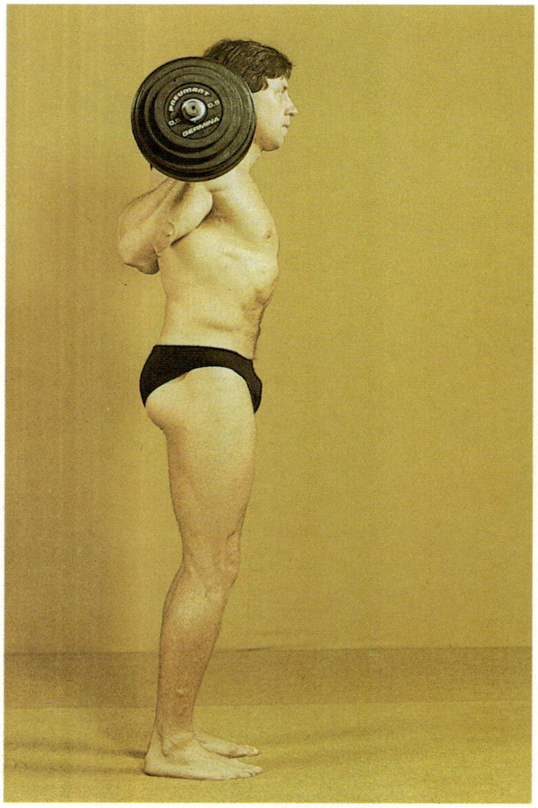

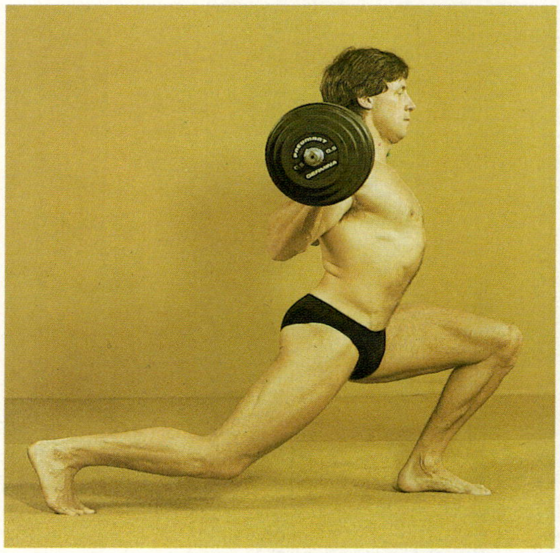

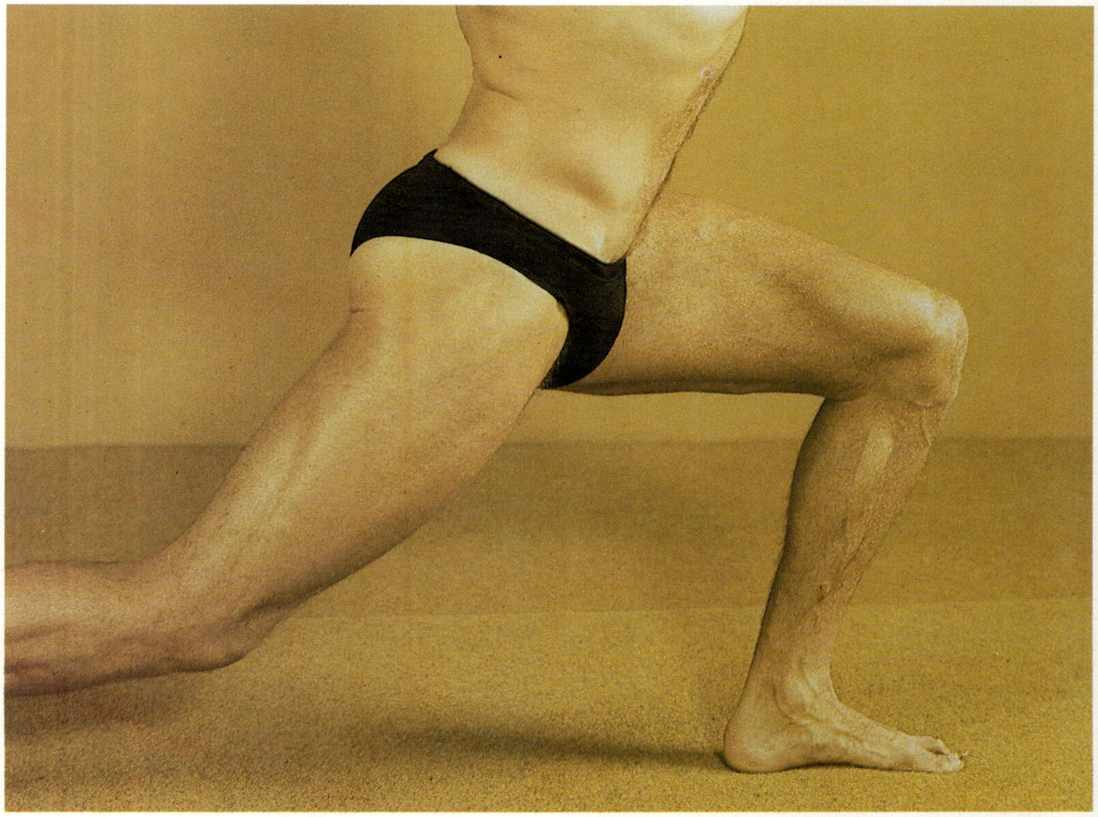

Abb. 219/1–3

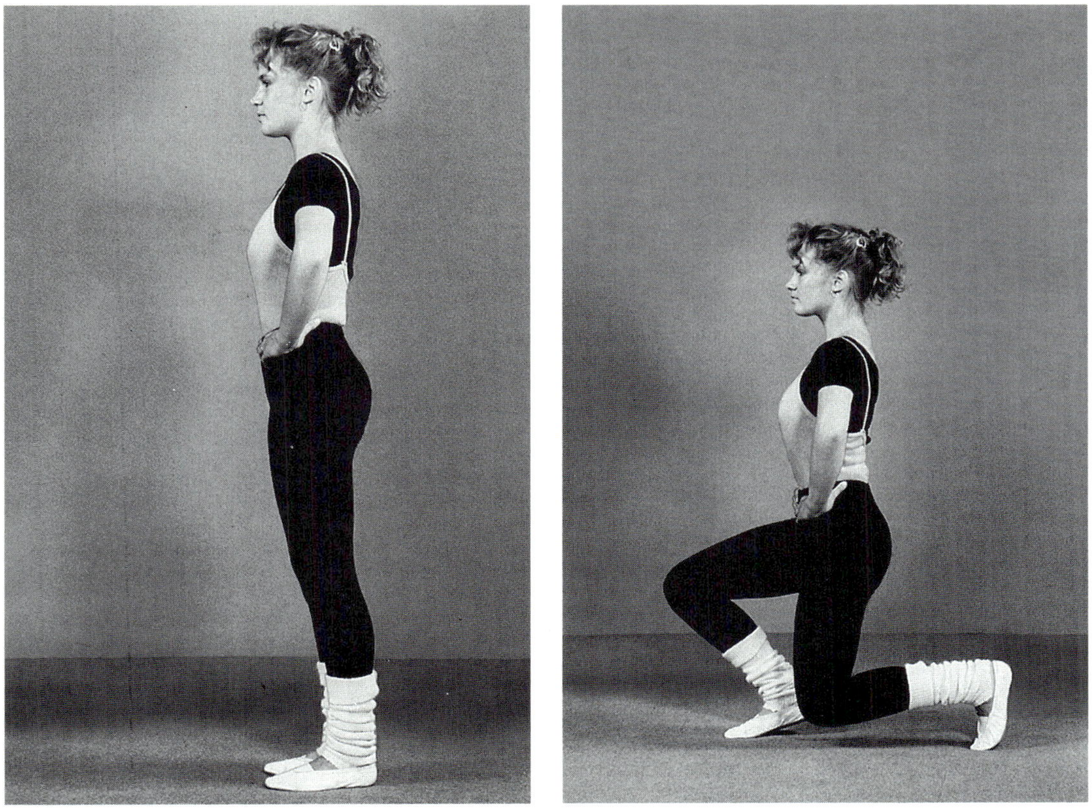

Varianten:

Übg. 147
Kurzer Ausfallschritt
(Abb. 220)
Anfänger führen die Übung mit kurzem Ausfallschritt ohne Zusatzlast durch. Im Vergleich zum „weiten Ausfallschritt“ mit Zusatzlast werden die Hände locker auf die Hüften gestützt und das „hintere“ Knie neben dem vornstehenden Fuß abgesenkt. Diese Übungsvariante stellt relativ geringe Anforderungen an die Kraft der beteiligten Hüft- und Kniegelenkmuskeln. Mit zunehmender Entwicklung der tätigen Muskulatur kann ein immer größerer Ausfallschritt vollzogen und schließlich eine Zusatzlast verwendet werden.

Abb. 220/1–2

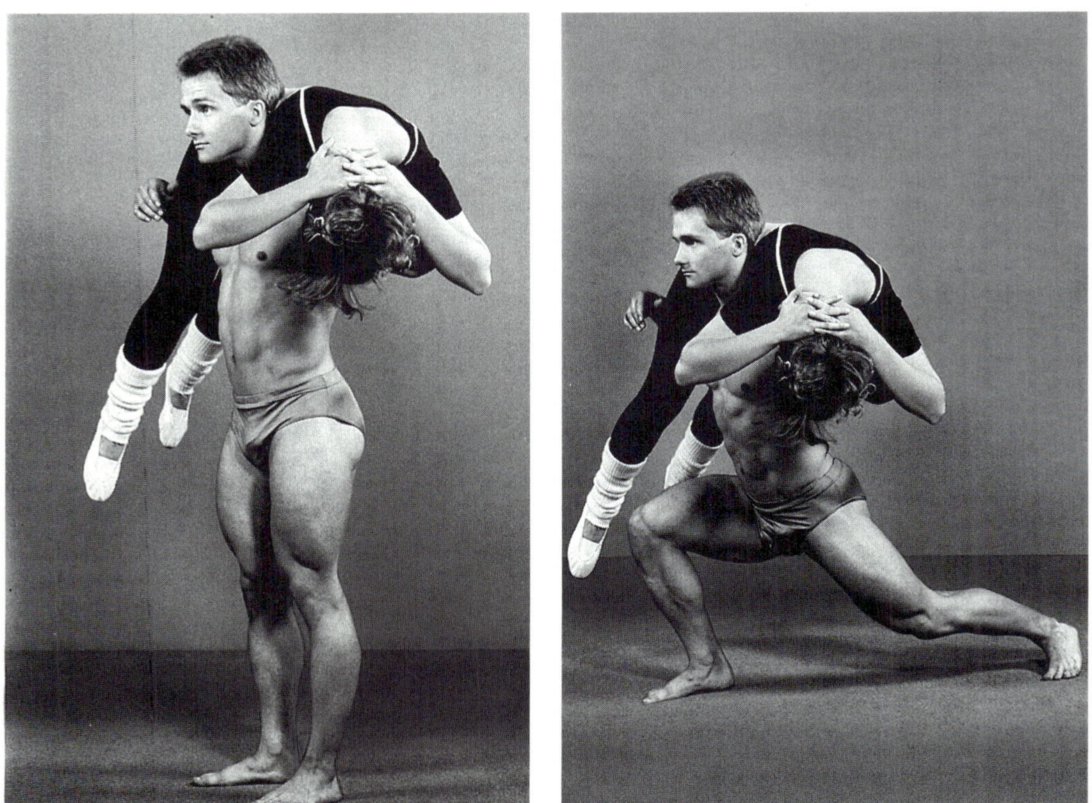

Übg. 148
Ausfallschritt mit Partner
(Abb. 221)
Mit dem sogenannten Transportgriff wird der Partner über die Schultern gelegt. Nun wird ein kurzer oder langer Ausfallschritt durchgeführt.

Verletzungsprophylaxe:

Sinngemäß gelten für die Übung „Ausfallschritt“ die gleichen Empfehlungen zur Verletzungsvorbeugung wie für die Übung „Kniebeuge“.

Abb. 221/1–2

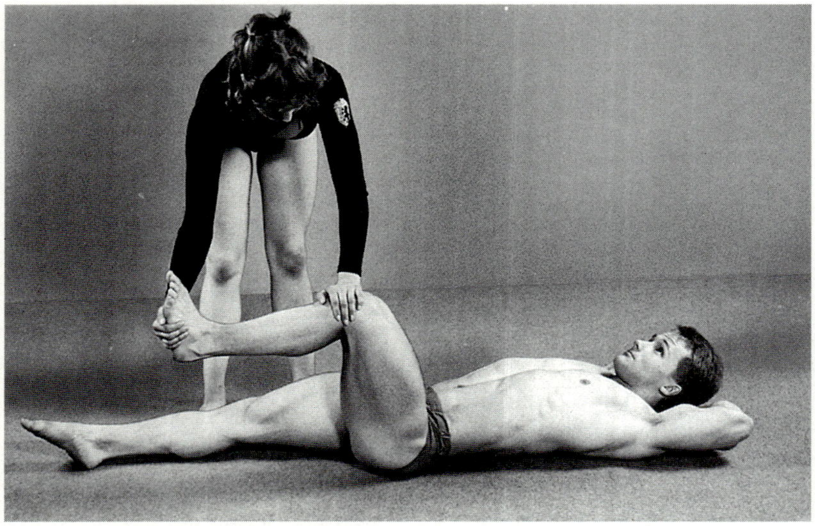

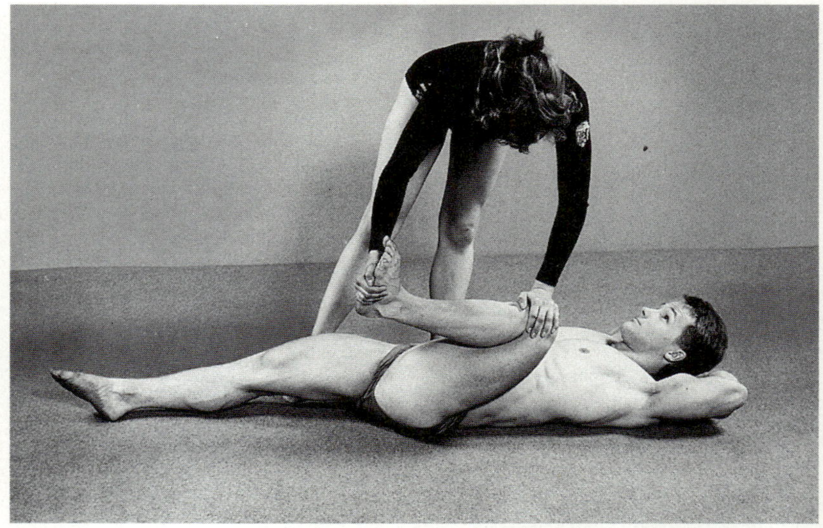

Abb. 222/1–2

Dehnungsübungen:

Übg. 149
(Abb. 222)

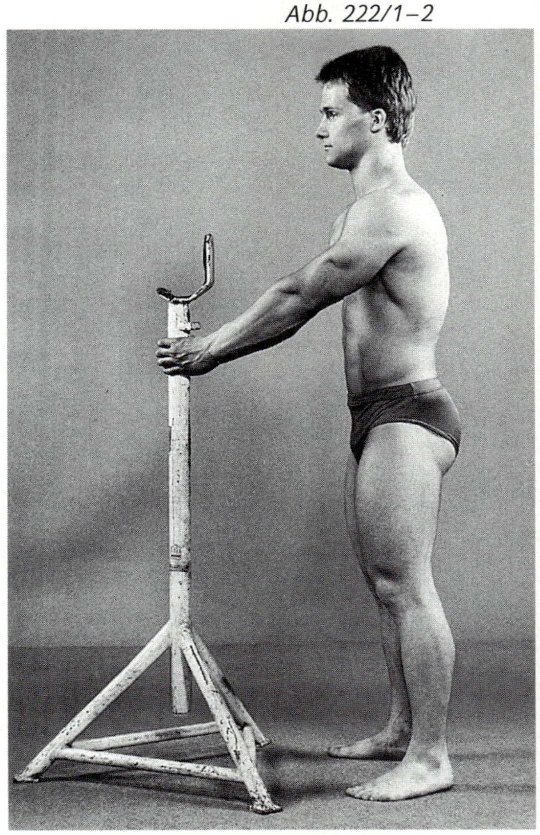

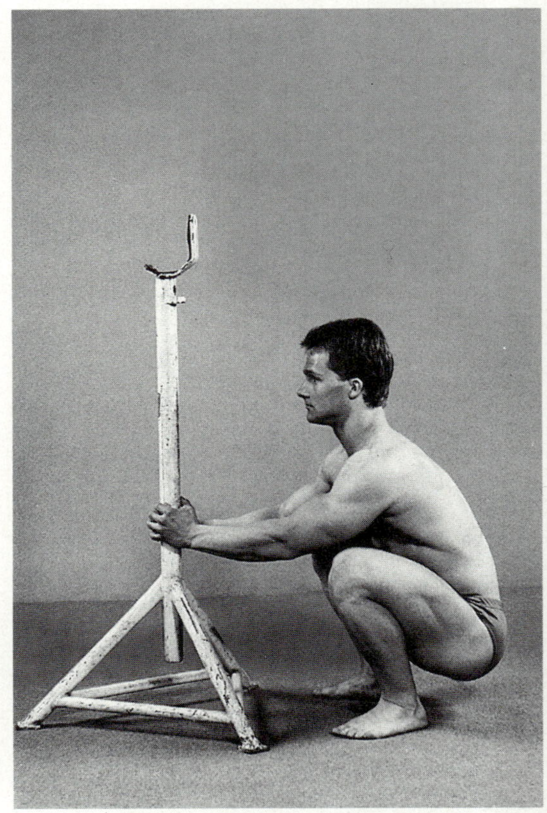

Abb. 223/1–2

Übg. 150
(Abb. 223)

HÜFTGELENKMUSKULATUR

ÄUSSERE HÜFTMUSKELN

Mittlerer und kleiner Gesäßmuskel (m. glutaeus medius et minimus)

Tabelle 40

Ursprung	Hüftbein (Außenfläche des Darmbeines)
Ansatz	Schenkelbein (großer Rollhügel)
Hauptfunktion	bei fixiertem Rumpf: Abspreizen des Beines im Hüftgelenk bei fixierten Beinen: Seitbeugen des Rumpfes (bzw. Seitheben des Rumpfes aus der Seitlage)
Kraftübung	primär: Nr. 151 bis 155 sekundär: Nr. 137 bis 148
Dehnungsübung	Nr. 156, 157

Abb. 224

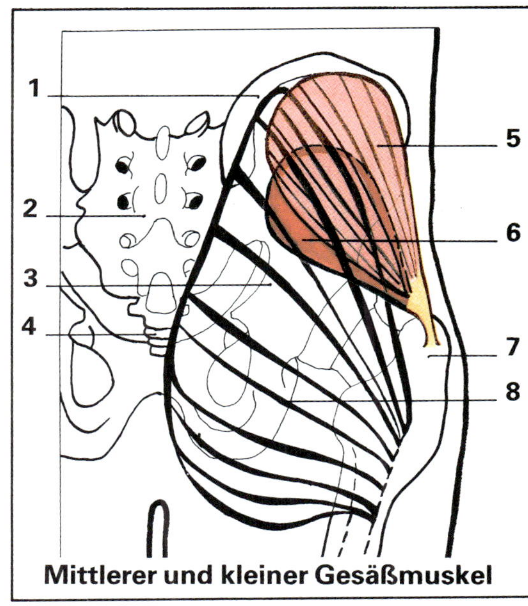

1 – Darmbein, **2** – Kreuzbein, **3** – Hüftbein,, **4** – Steißbein, **5** – mittlerer Gesäßmuskel, **6** – kleiner Gesäßmuskel, **7** – großer Rollhügel, **8** – großer Gesäßmuskel (angedeutet)

BEINSPREIZEN

Hauptsächlich beteiligte Muskeln:
Die Bewegung des Beinspreizens (Abduktion) findet im Hüftgelenk statt. Sie wird im wesentlichen durch die Kontraktionskraft des mittleren und kleinen Gesäßmuskels realisiert. Weiterhin beteiligen sich der obere vordere Anteil des großen Gesäßmuskels, der Schenkelbindenspanner, der gerade Schenkelmuskel und der Schneidermuskel recht intensiv am Abspreizen des Beines. In der Regel sind die „Schenkelspreizer“ wesentlich schwächer als ihre Gegenspieler, die „Schenkelanzieher“ (Adduktoren). Die „Schenkelspreizer“ können gewöhnlich nur etwa 50 % der Kraft der „Schenkelanzieher“ entfalten.

Übg. 151
Übungsdurchführung (Abb. 225)
Der Sportler befindet sich mit gestreckten Beinen in Seitlage. Der oben liegende Fuß ist mit einem Eisenschuh, einem Rundgewicht oder einer anderen Zusatzlast beschwert.

Aus dieser Position spreizt der Sportler – ohne die Seitlage zu verlassen – das belastete Bein so weit wie möglich nach oben. Dabei wird das Bein nicht nach außen gedreht. Das anschließende Absenken erfolgt langsam und kontrolliert.

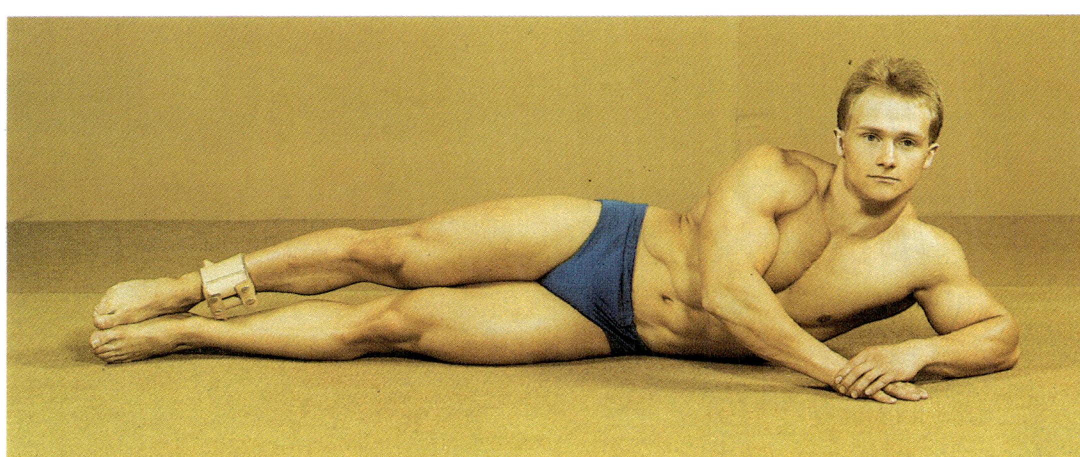

Abb. 225/1

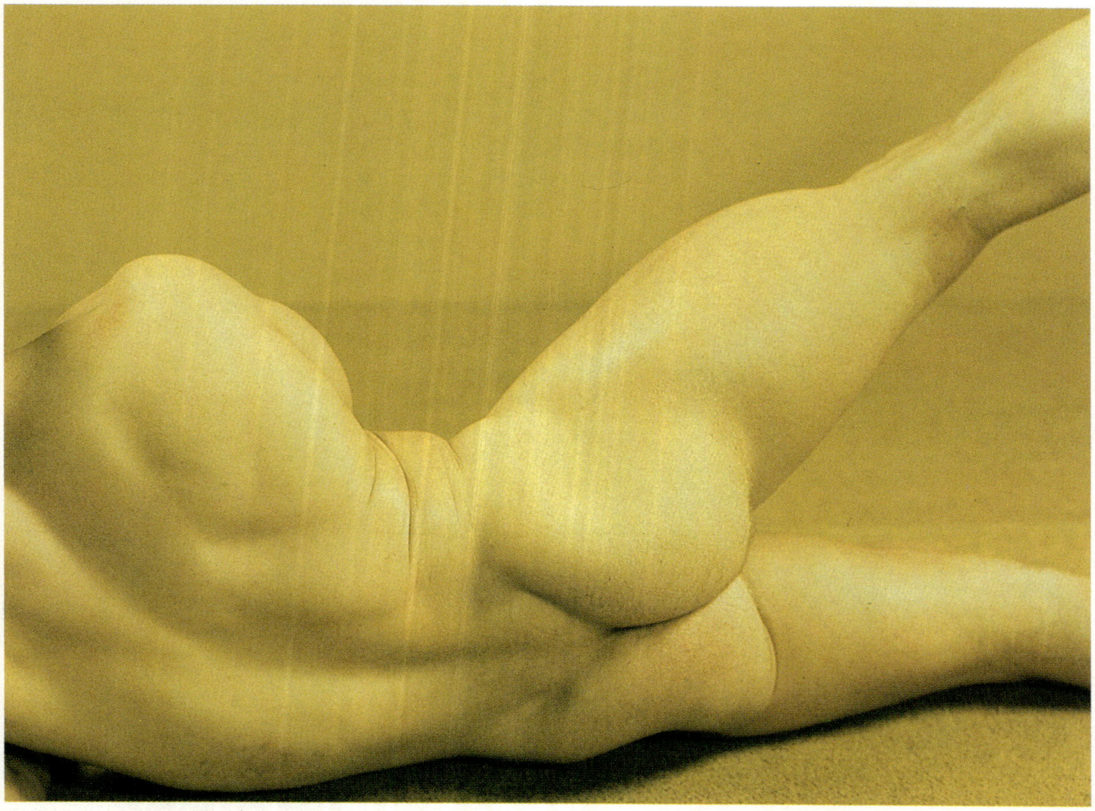

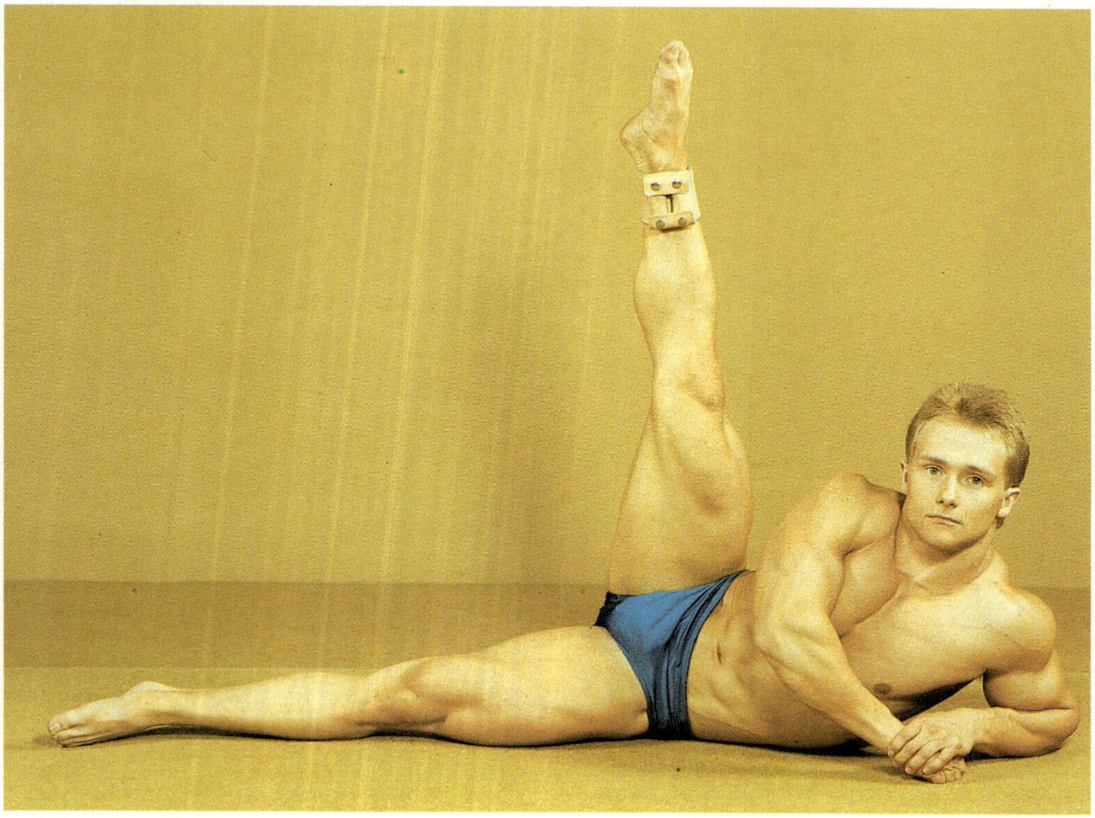

Abb. 225/2–3

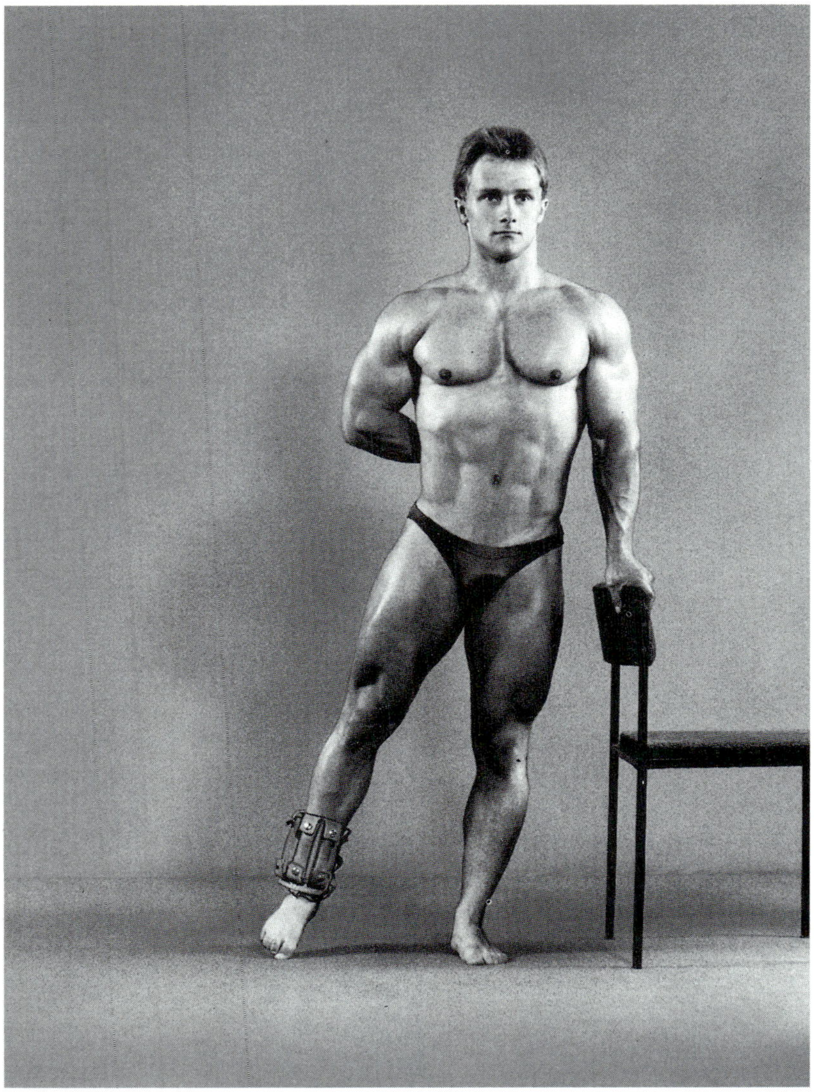

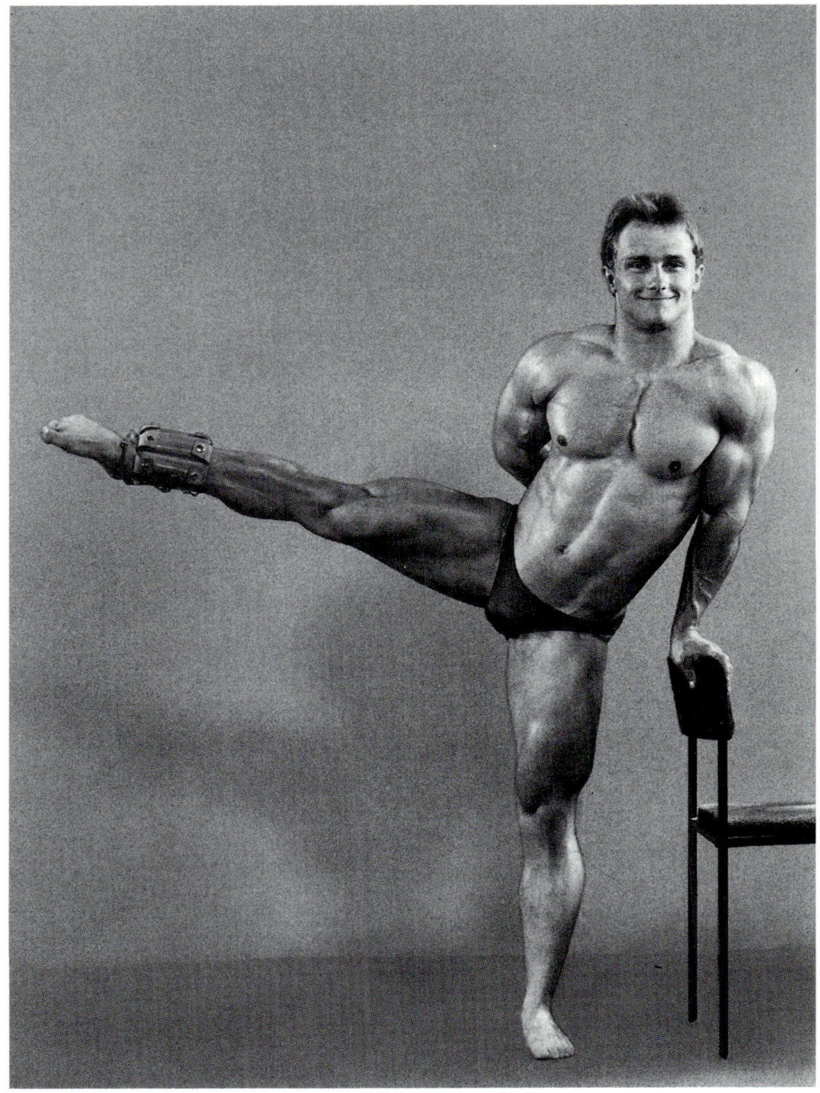

Abb. 226/1–2

Varianten:

Übg. 152
Beinspreizen im Stand
(Abb. 226)

Der Sportler stützt sich im Stand mit einer Hand auf einen mehr als hüfthohen Gegenstand (z. B. Stuhllehne, Sprungkasten, Turnbock). Ein Fuß ist mit einem Eisenschuh, einem Rundgewicht oder einer anderen Zusatzlast beschwert.

Aus dieser Position spreizt er das belastete Bein seitlich so weit nach oben, bis es sich etwa im rechten Winkel zum Standbein befindet. Kann diese Stellung nicht erreicht werden, so ist entweder die Beweglichkeit des Hüftgelenks (Spreizfähigkeit) unzureichend ausgeprägt, oder es wurde eine zu hohe Zusatzlast gewählt. Im höchsten Punkt des Bewegungsablaufs wird die Zusatzlast etwa eine Sekunde fixiert, um darauf langsam und kontrolliert in die Ausgangsposition gesenkt zu werden.

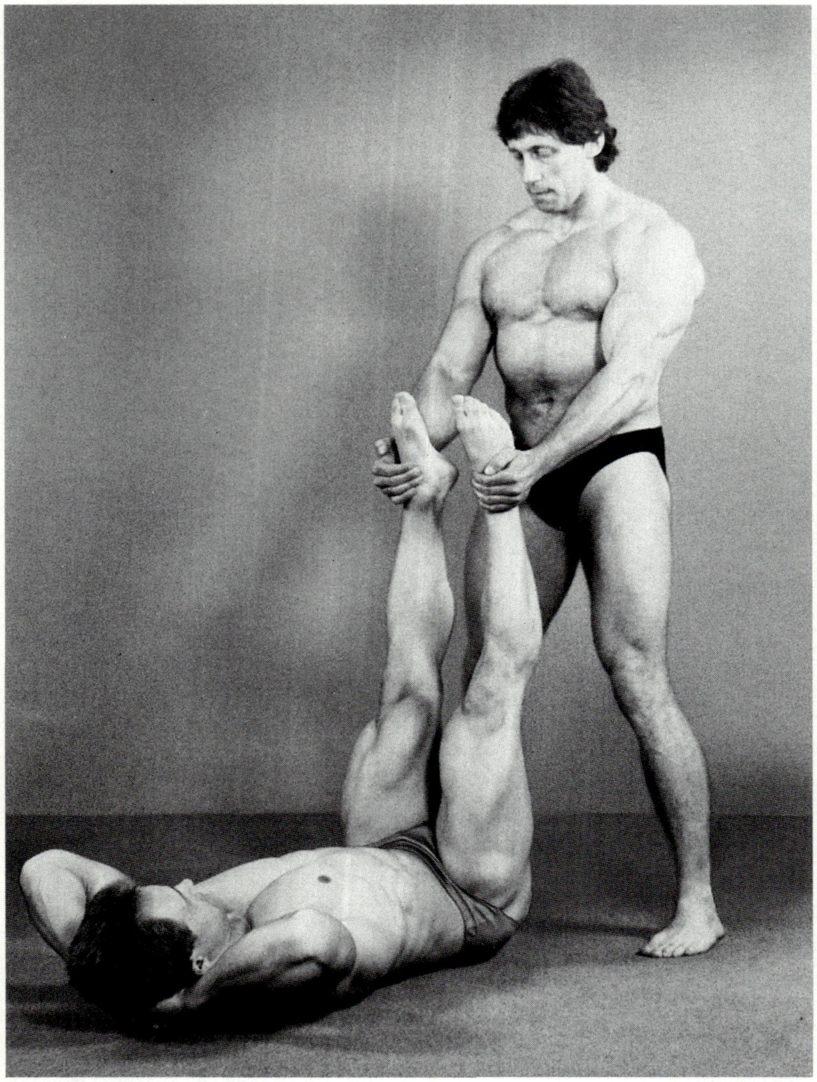

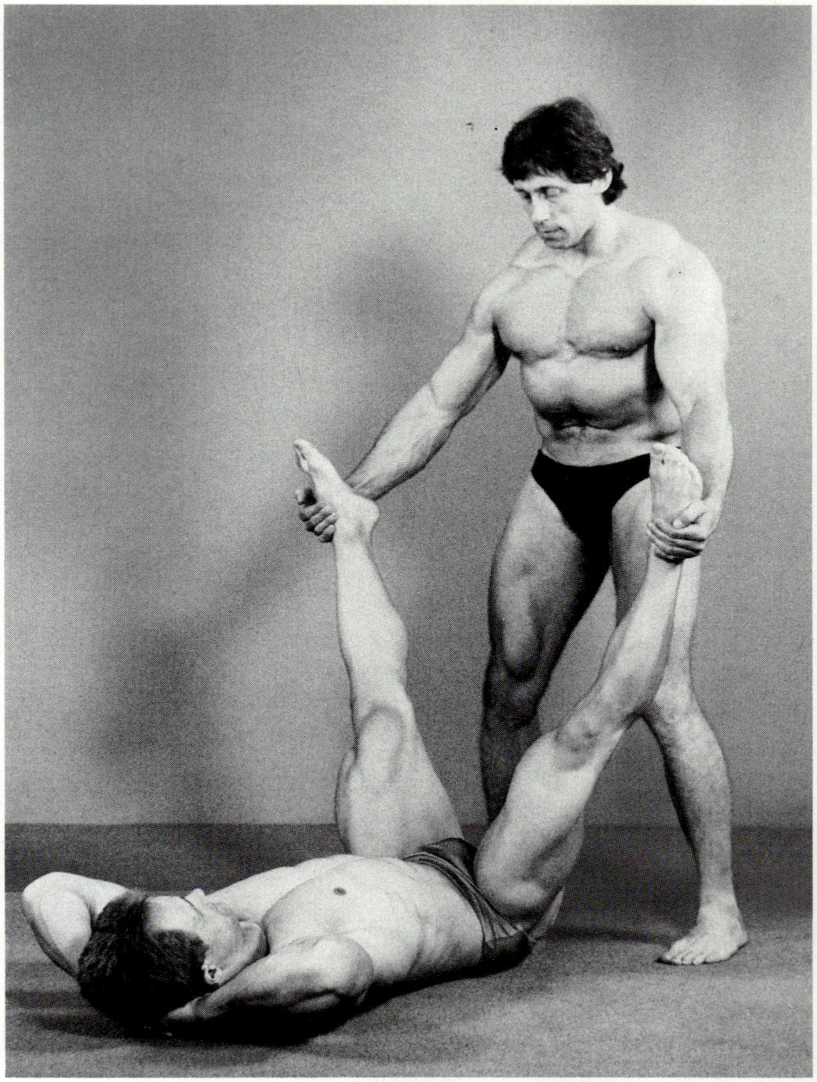

Abb. 227/1–2

Übg. 153
Beinspreizen gegen Partnerwiderstand (Abb. 227)
Der Ausführende befindet sich in der Rückenlage und hebt die Beine gestreckt und geschlossen vom Boden. Der Partner steht zu Füßen des Ausführenden, erfaßt dessen Füße an den Außenseiten und setzt dem Spreizen der Beine dosierten Widerstand entgegen.

Die Übung kann auch widergleich durchgeführt werden. Der Ausführende hat in der Rückenlage die gespreizten Beine vom Boden gehoben. Der Partner steht zu Füßen des Ausführenden, erfaßt dessen Füße an den Außenseiten und versucht, die gespreizten Beine zusammenzuführen. Der Ausführende setzt dem erzwungenen Schließen seiner Beine vollen Widerstand entgegen.

Bei beiden Übungsformen sollten Rumpf und Becken des Ausführenden nicht vom Boden gehoben werden.

Verletzungsprophylaxe:

Beim Abspreizen des Beines werden die zu Muskelzerrungen neigenden Schenkelanzieher stark gedehnt; beim Heranführen des abgespreizten Beines besteht die Gefahr, daß die Fußgelenke miteinander kollidieren. Um Zerrungen der Schenkelanzieher bzw. Stoßverletzungen der Fußgelenke auszuschließen, sollte sowohl das Abspreizen als auch das Heranführen des Beines langsam und kontrolliert erfolgen.

RUMPFSEITHEBEN

Hauptsächlich beteiligte Muskeln:
Die Bewegung des Rumpfhebens aus der Seitlage wird vorrangig in der Wirbelsäule und im Hüftgelenk vollzogen. Beteiligte Muskeln des Rumpfes sind: gerader, äußerer schräger und innerer schräger Bauchmuskel sowie die kurzen tiefen und langen Rückenmuskeln. Das Heben des Beckens übernehmen Muskeln, die von der Darmbeinschaufel zum Ober- bzw. Unterschenkel ziehen. Das sind vor allem kleiner, mittlerer und großer Gesäßmuskel, gerader Schenkelmuskel, Schenkelbindenspanner sowie Lenden-Darmbeinmuskel.

Übg. 154
Übungsdurchführung
(Abb. 228)
Der Sportler befindet sich in Seitlage auf einer Trainingsbank oder einem Sprungkasten. Sein gesamter Oberkörper – einschließlich des Beckens – ragt über das Bankende hinaus. Die Beine, nicht aber das Becken, werden durch einen Halteriemen oder einen Partner fest auf der Unterlage fixiert; die Hände hinter dem Nacken gehalten.

Aus dieser Position hebt der Sportler Rumpf und Becken so weit wie möglich seitlich nach oben, ohne dabei den Körper zu verdrehen. Im höchsten Punkt des Bewegungsablaufs wird der Oberkörper für etwa eine Sekunde fixiert. Darauf werden Becken und Rumpf so weit gesenkt, bis sich der Kopf unterhalb der Liegefläche befindet und die Arbeitsmuskulatur angemessen vorgedehnt ist.

Die Belastung kann erhöht werden, wenn eine Zusatzlast hinter dem Nacken oder vor der Brust gehalten wird.

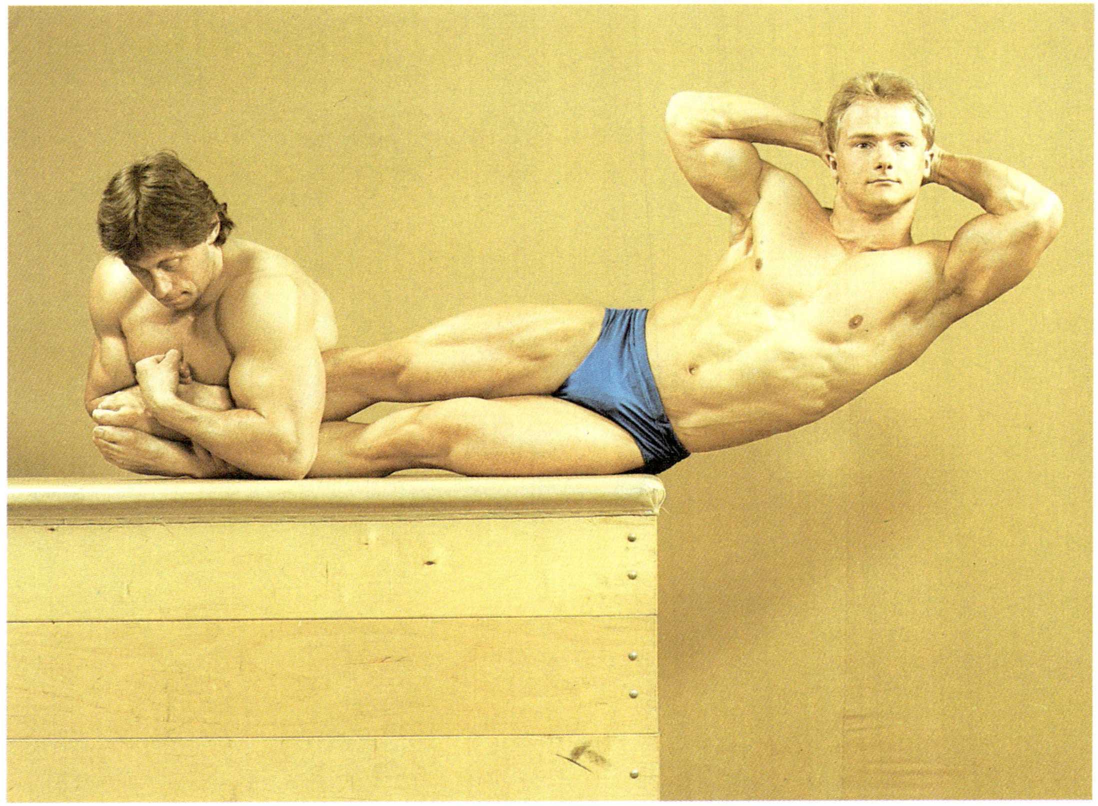

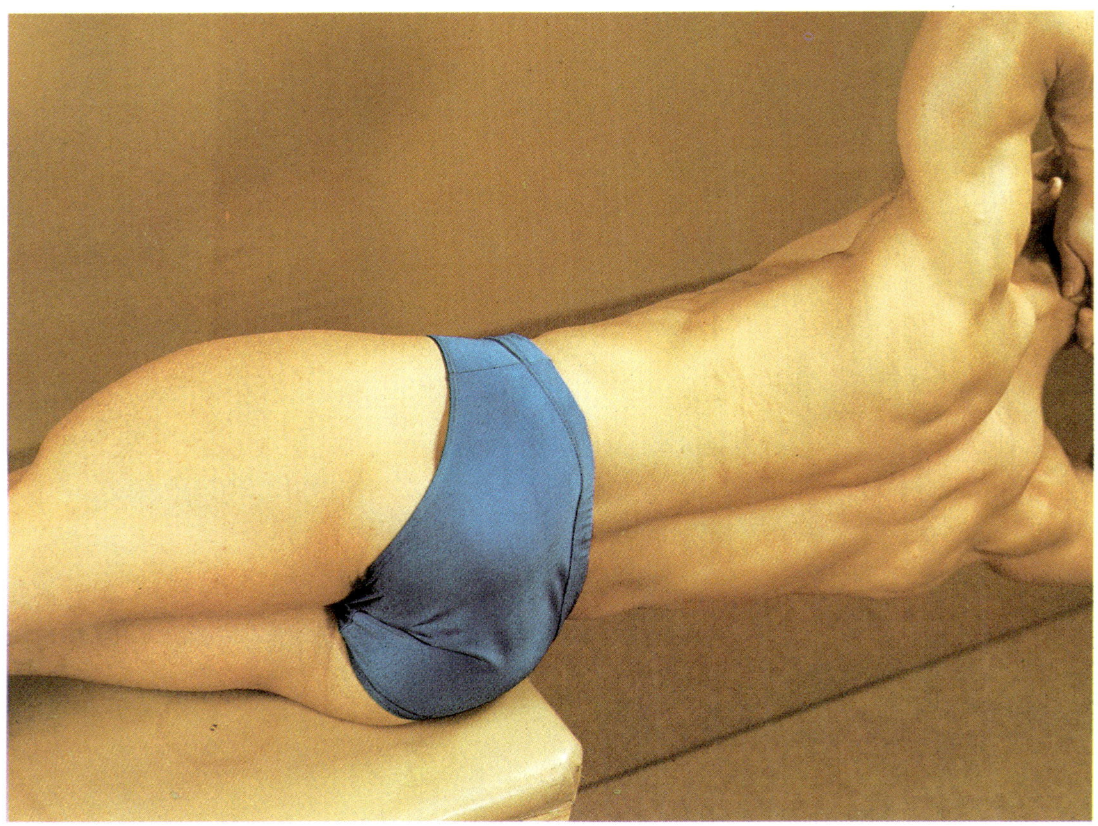

Abb. 228/1–2

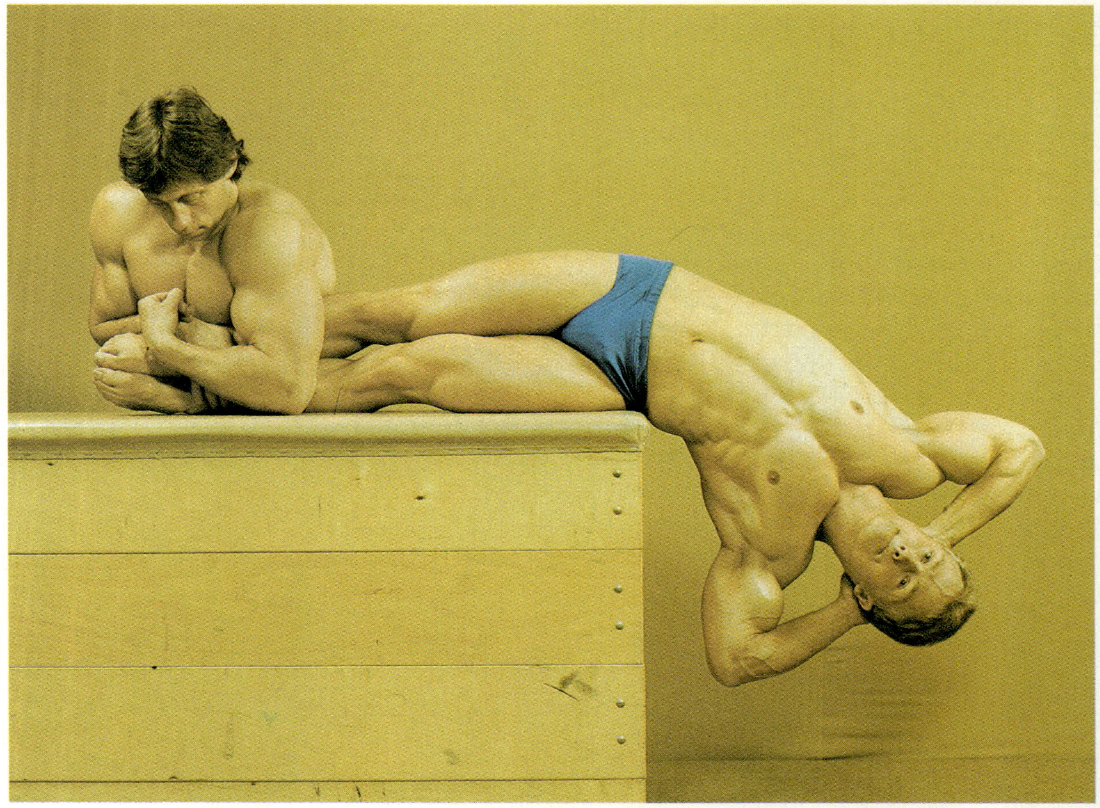

Abb. 228/3

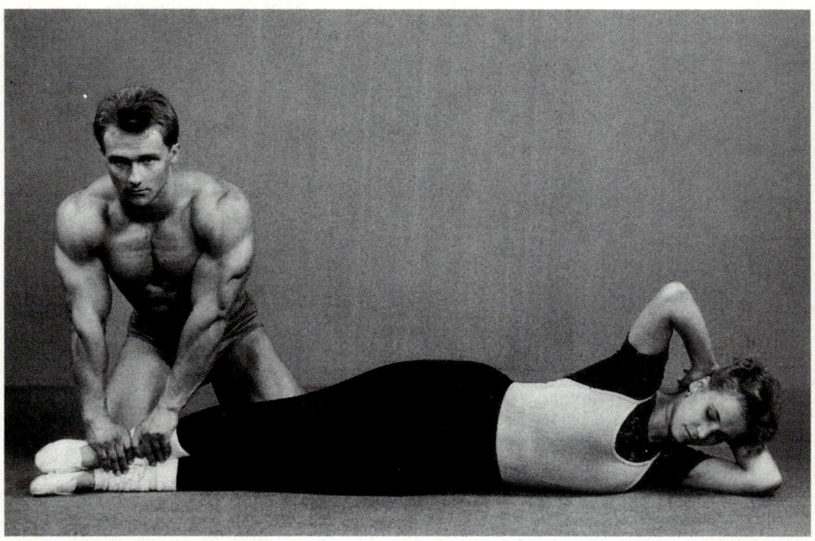

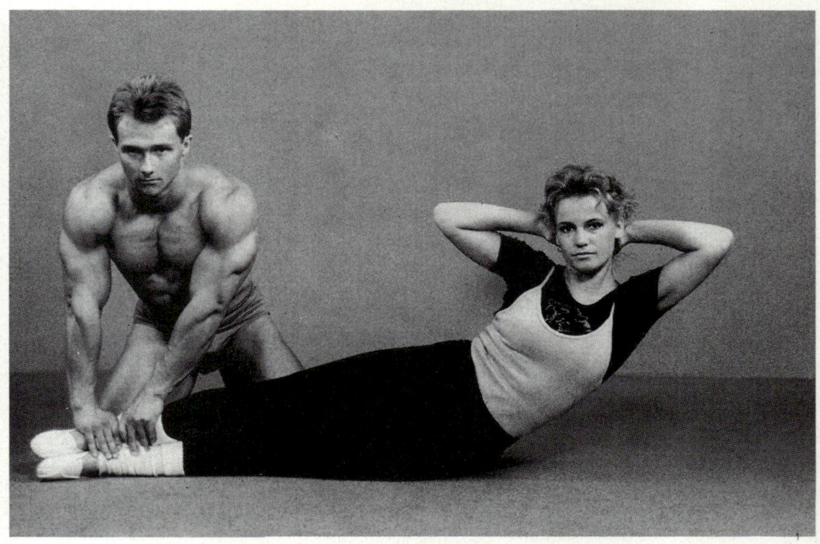

Abb. 229/1–2

Variante:

Übg. 155
Rumpfseitheben vom Boden
(Abb. 229)

Das Rumpfseitheben kann in der oben beschriebenen Form auch vom Boden durchgeführt werden. Diese Übungsvariante schränkt jedoch die Bewegungsamplitude erheblich ein und hat deshalb geringeren Einfluß auf die Entwicklung der Beweglichkeit.

Verletzungsprophylaxe:
Beim Rumpfseitheben wird die Wirbelsäule einer starken einseitigen Druckbelastung ausgesetzt. Um der Überlastung der Wirbelsäule vorzubeugen, sollte die Übung stets langsam und kontinuierlich durchgeführt werden.

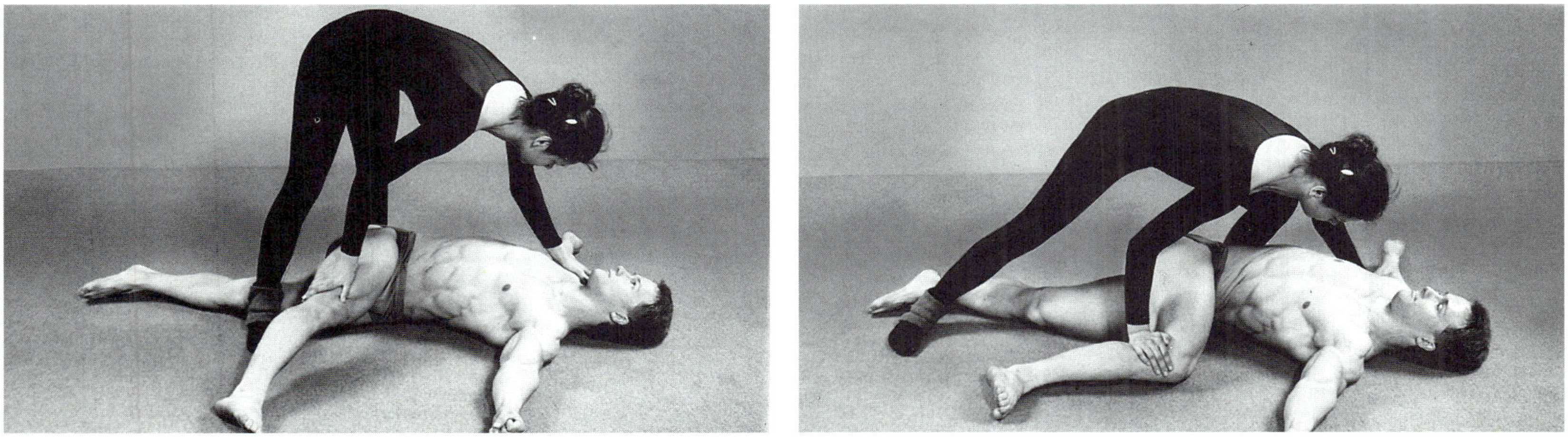

Abb. 230/1–2

Übg. 156 (Abb. 230)

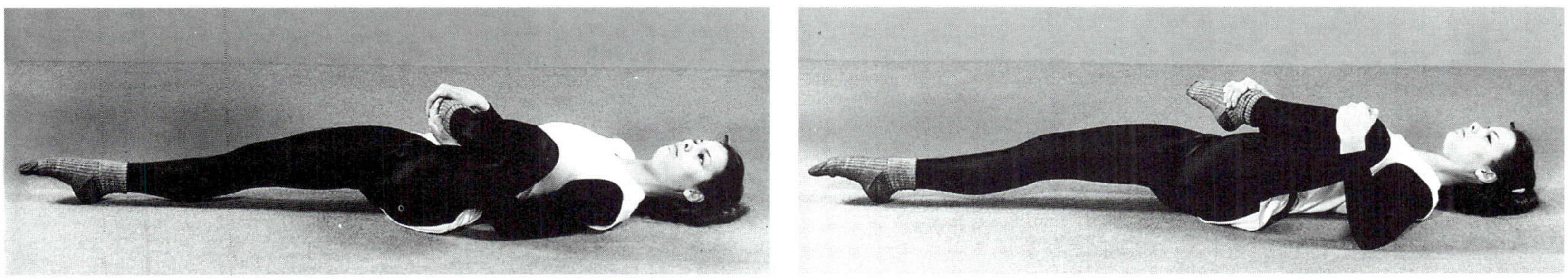

Abb. 231 a/1–2

Dehnungsübungen:

Übg. 157
(Abb. 231 a)
(Abb. 231 b)

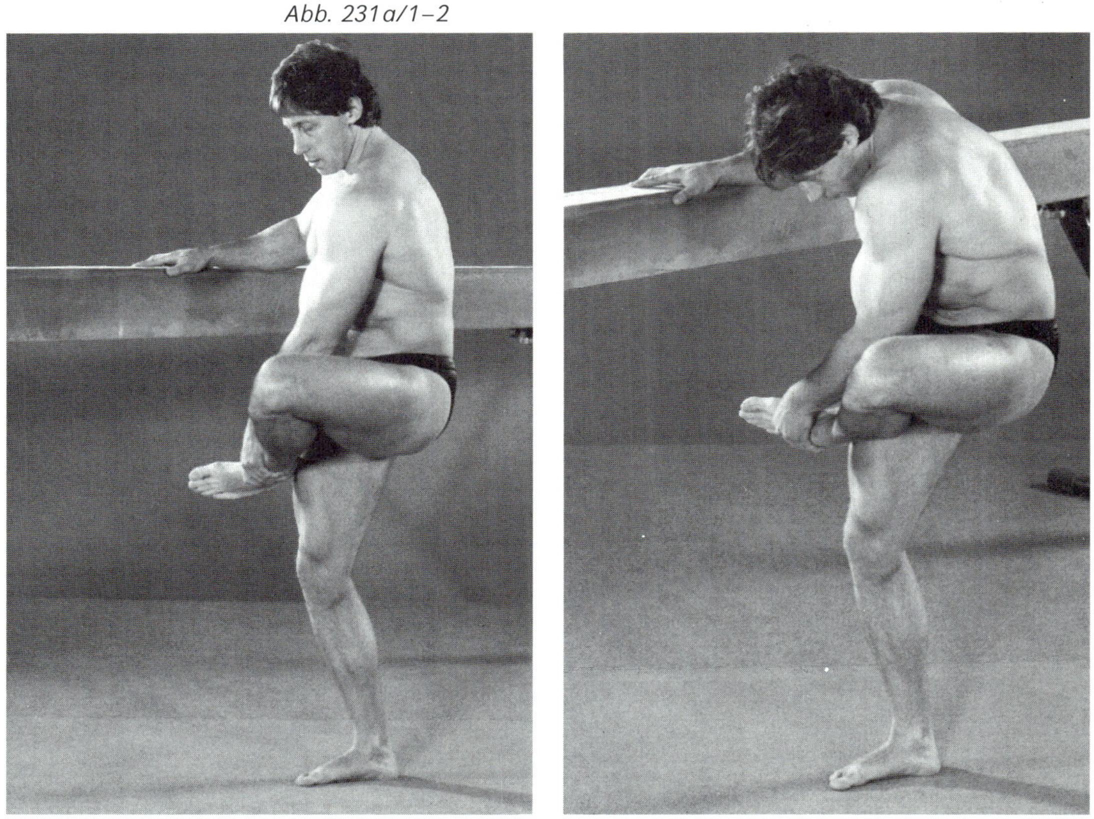

Abb. 231 b/1–2

OBERSCHENKELMUSKULATUR

SCHENKELANZIEHER

Kammuskel
(m. pectineus)
Langer Schenkelanzieher
(m. adductor longus)
Kurzer Schenkelanzieher
(m. adductor brevis)
Großer Schenkelanzieher
(m. adductor magnus)
Schlanker Muskel
(m. gracilis)

Tabelle 41

Ursprung	Hüftbein (Schambein und Sitzbein)
Ansatz	Schenkelbein, Schienbein
Hauptfunktion	Heranführen des abgespreizten Beines zur Körpermitte Unterstützung der Beugung im Hüftgelenk (Kammmuskel, langer Schenkelanzieher) Unterstützung der Streckung im Hüftgelenk (großer Schenkelanzieher) Unterstützung der Beugung im Kniegelenk (schlanker Muskel) Drehbewegung des Beines im Hüftgelenk
Kraftübung	primär: Nr. 158 bis 161 sekundär: Nr. 109, 137 bis 148, 181 bis 183
Dehnungsübung	Nr. 162 bis 168, 106, 107, 108, 119, 121, 122, 174, 175

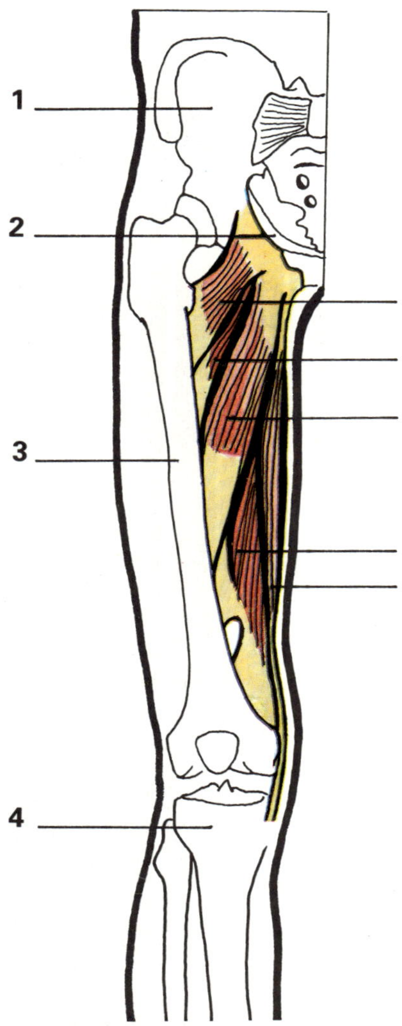

Abb. 232

1 – Hüftbein, **2** – Schambein, **3** – Schenkelbein, **4** – Schienbein, **5** – Kammuskel, **6** – kurzer Schenkelanzieher, **7** – langer Schenkelanzieher, **8** – großer Schenkelanzieher, **9** – schlanker Muskel

BEINSCHLIESSEN

Hauptsächlich beteiligte Muskeln:
Die Bewegung des Beinschließens findet im Hüftgelenk statt. Dabei führen vor allem die Schenkelanzieher und der untere Anteil des großen Gesäßmuskels das abgespreizte Bein zur Körpermittellinie. Unterstützung geben u. a. der Lenden-Darmbeinmuskel, der Halb- und Plattsehnenmuskel sowie der lange Kopf des zweiköpfigen Schenkelmuskels.

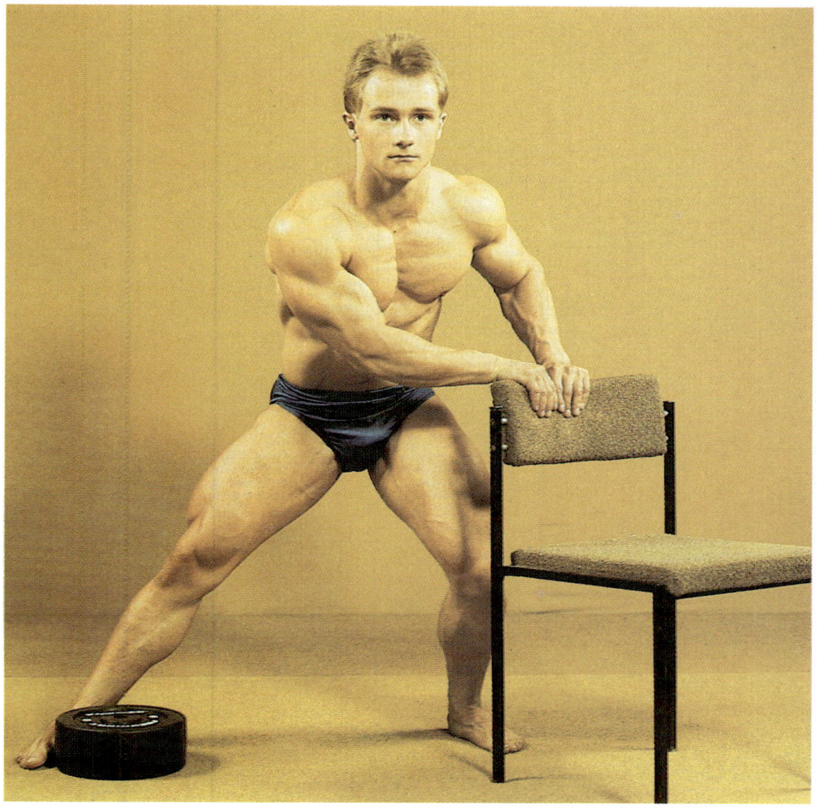

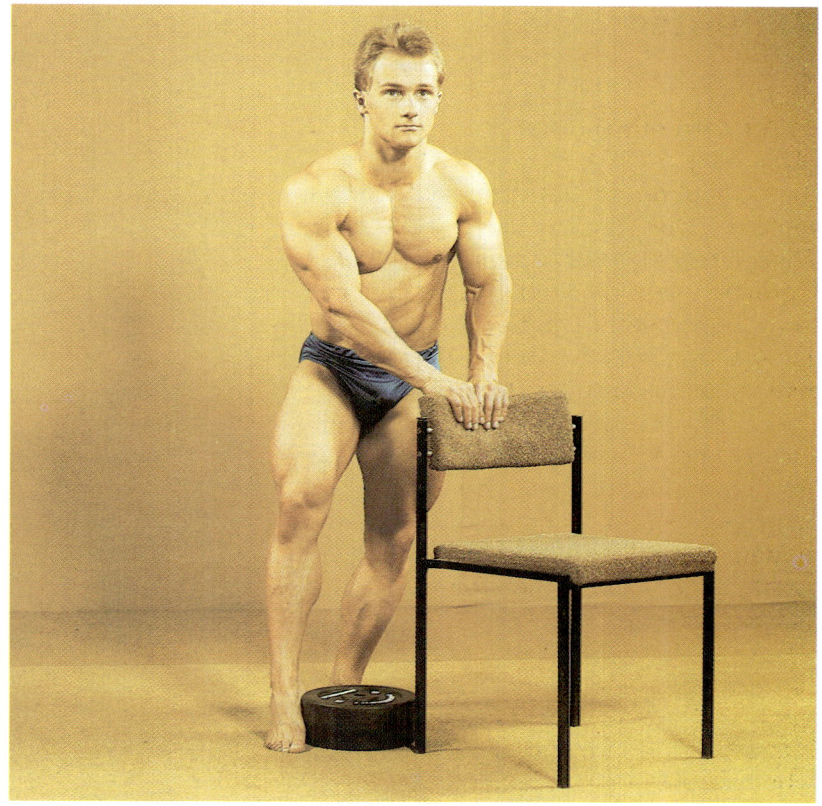

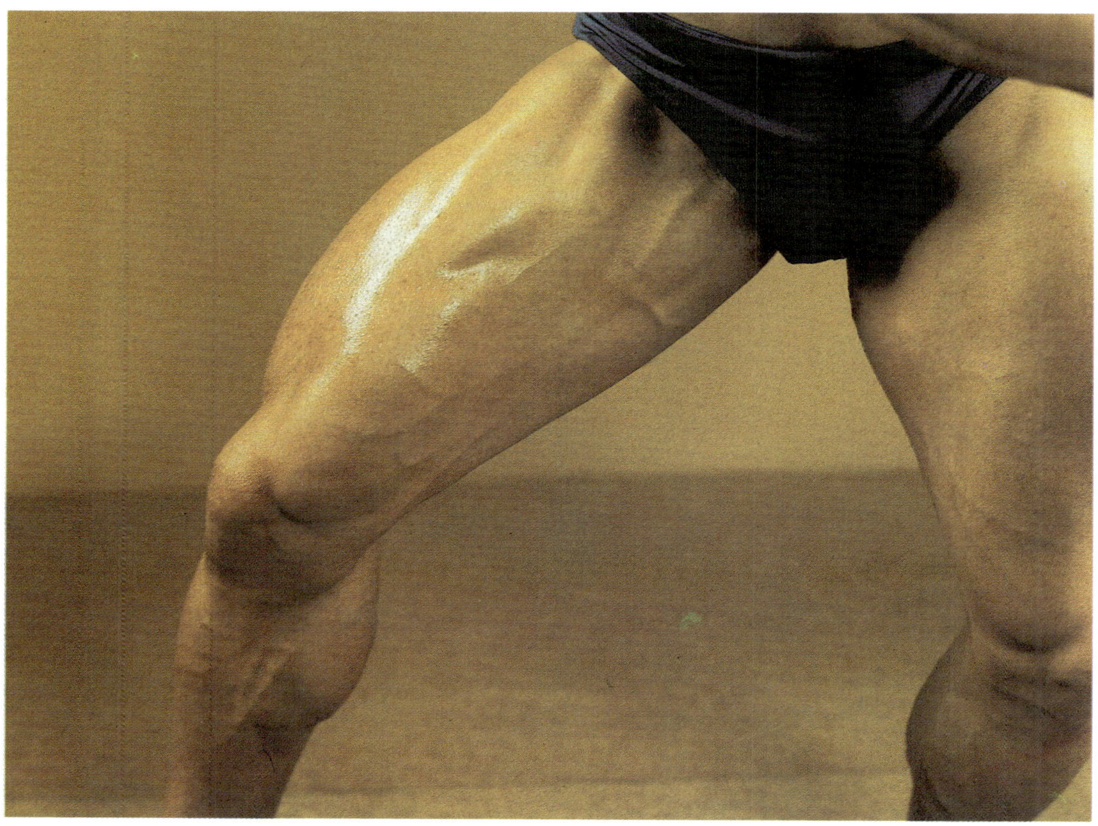

Übg. 158
Übungsdurchführung
(Abb. 233)

Der Sportler steht auf einem Bein hinter einem Stuhl, stützt den Oberkörper mit beiden Armen auf die Stuhllehne und hat die Innenseite des Fußes des abgespreizten Spielbeines an eine Hantelscheibe, einen Sandsack oder einen ähnlichen Gegenstand gelegt.

Aus dieser Position schiebt der Sportler die Last gegen den Reibungswiderstand langsam und kontinuierlich zum Standbein.

Abb. 233/1–3

Varianten:

Übg. 159
Beinrudern mit Partner
(Abb. 234)

Der Ausführende befindet sich in Rükkenlage. Der Partner sitzt im rechten Winkel zu den Unterschenkeln des Ausführenden, legt die Fußsohlen gegen dessen abgewandten Unterschenkel, hebt das ihm zugewandte Bein auf seine Fußgelenke und erfaßt das Bein im Obergriff.

Aus dieser Position begibt sich der Partner in die Rückenlage und führt dabei mit dem gefaßten Bein eine Ruderbewegung gegen den Widerstand des Ausführenden durch. Der Ausführende leistet so dynamische Arbeit nachgebenden Charakters.

Der Ausführende kann das anschließende Rumpfaufrichten des Partners durch das aktive Schließen seiner Beine unterstützen. Er leistet dann dynamische Arbeit überwindenden Charakters.

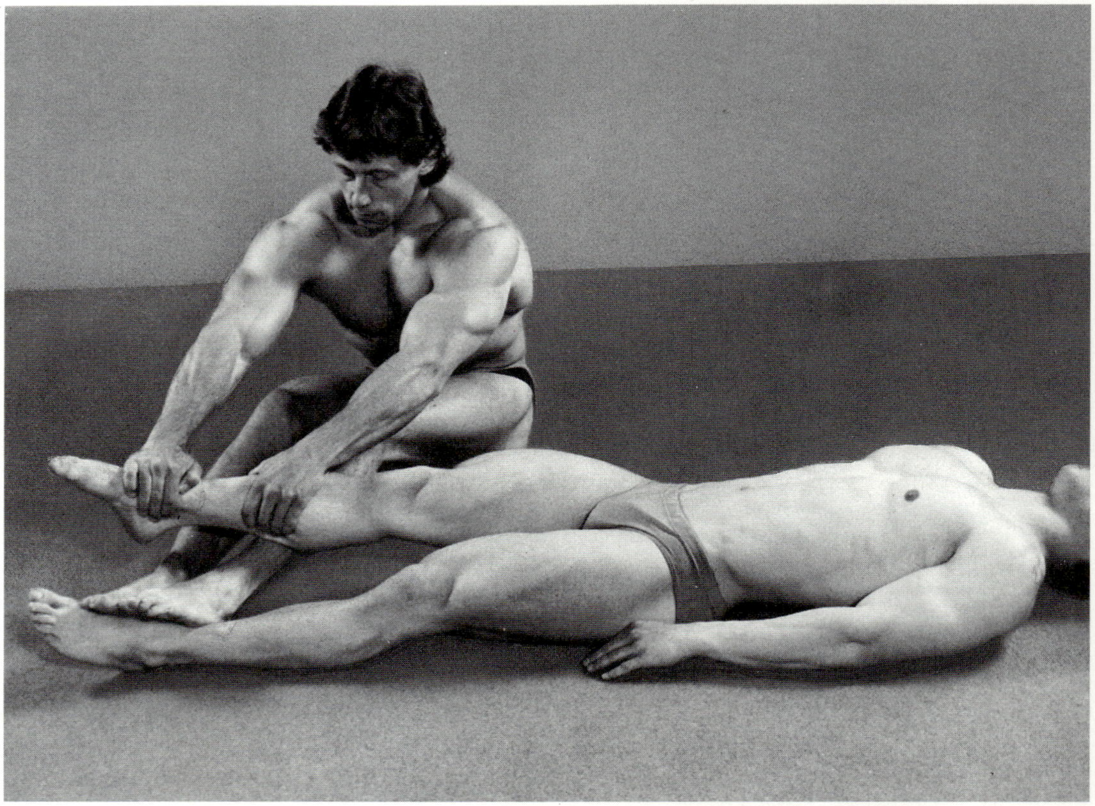

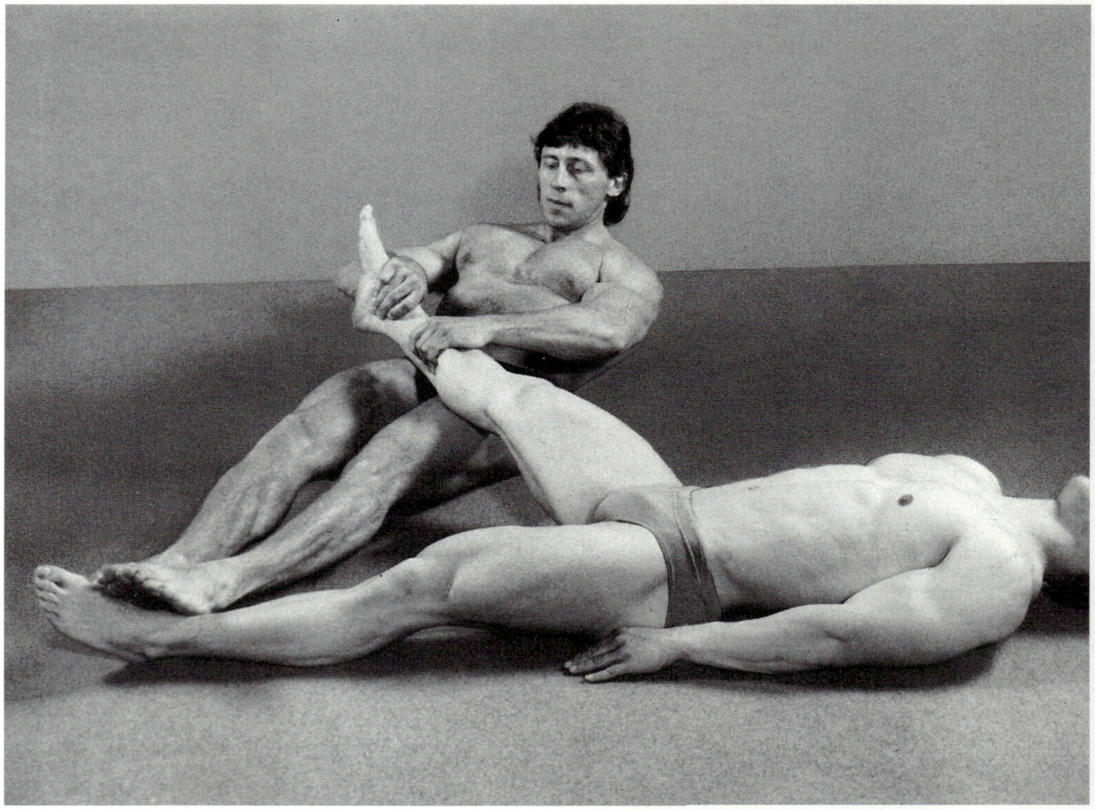

Abb. 234/1–2

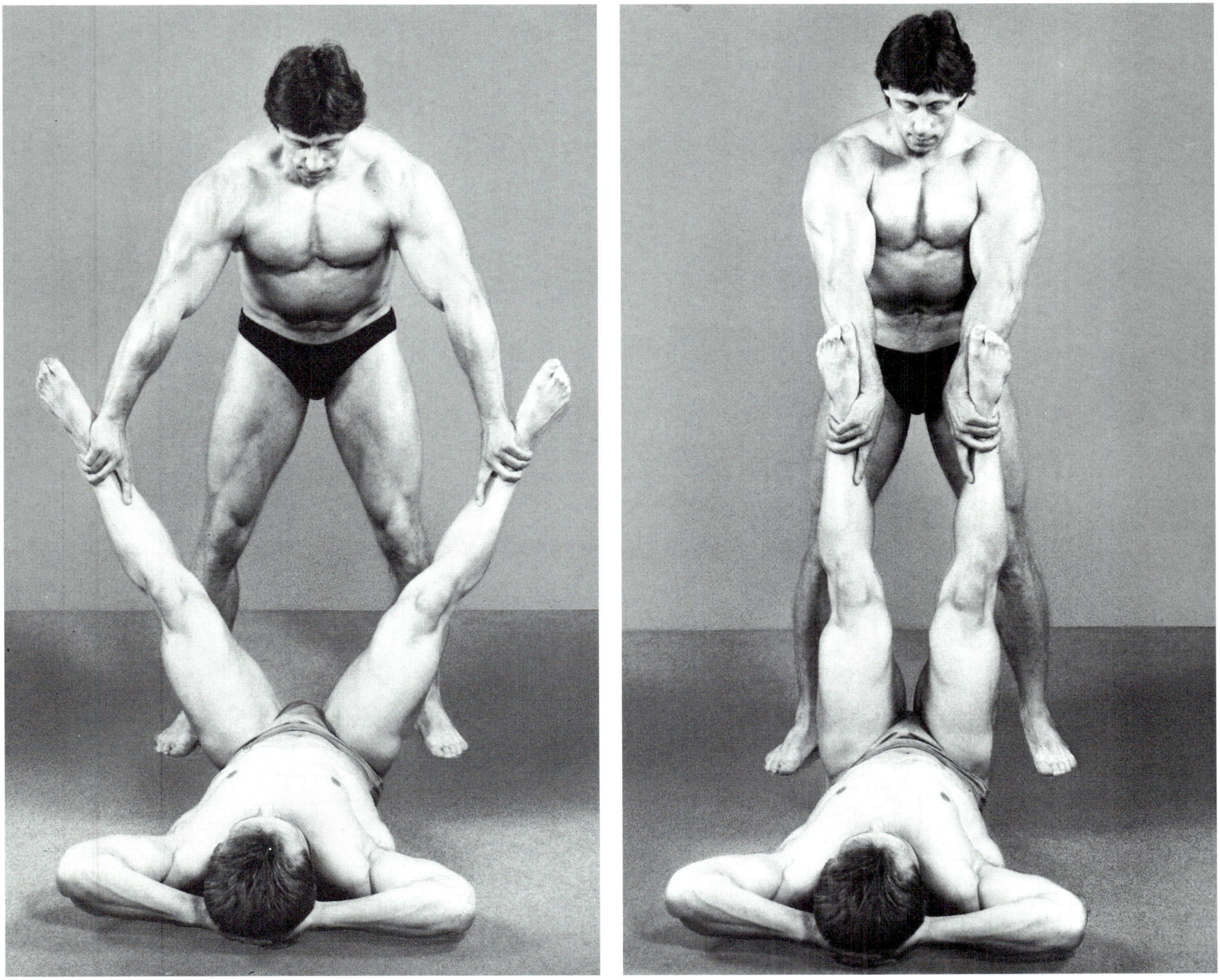

Übg. 160
Beinschließen gegen Partnerwiderstand (Abb. 235)

Der Ausführende hebt in Rückenlage die gegrätschten Beine vom Boden. Der Partner steht zu Füßen des Ausführenden, erfaßt dessen Füße an den Innenseiten und setzt dem Schließen der gegrätschten Beine dosierten Widerstand entgegen. Wird die Übung widergleich absolviert, so faßt der Partner die geschlossenen Füße des Ausführenden an den Innenseiten und zwingt sie gegen dessen Widerstand in die weite Grätschstellung.

Abb. 235/1–2

Übg. 161
Kniedrücken
(Abb. 236)

Die Sportler sitzen sich mit abgespreizten Beinen gegenüber. Der Ausführende hat die Innenseite seiner Knie an die Außenseite der Knie des Partners gelegt. Der Ausführende schließt nun seine Beine gegen den Widerstand des Partners. Dabei beansprucht der Ausführende die Schenkelanzieher und den unteren Anteil des großen Gesäßmuskels in überwindender Tätigkeit; der Partner belastet den kleinen und mittleren Gesäßmuskel sowie den oberen Anteil des großen Gesäßmuskels in nachgebender Arbeitsweise.

Die Übung kann auch widergleich durchgeführt werden, d. h., die Sportler sitzen sich mit geschlossenen Beinen gegenüber. Der Ausführende hat wiederum die Innenseite seiner Knie an die Außenseite der Knie des Partners gelegt. Der Partner öffnet nun seine Knie gegen den Widerstand des Ausführenden. Dabei trainiert der Ausführende die genannten Muskeln in nachgebender Arbeitsweise, der Partner hingegen in überwindender Tätigkeit.

Verletzungsprophylaxe:
Die Muskelgruppe der Schenkelanzieher neigt zu Rißverletzungen. Deshalb sollten die allgemeinen Empfehlungen zur Verletzungsprophylaxe sorgfältig beachtet werden.

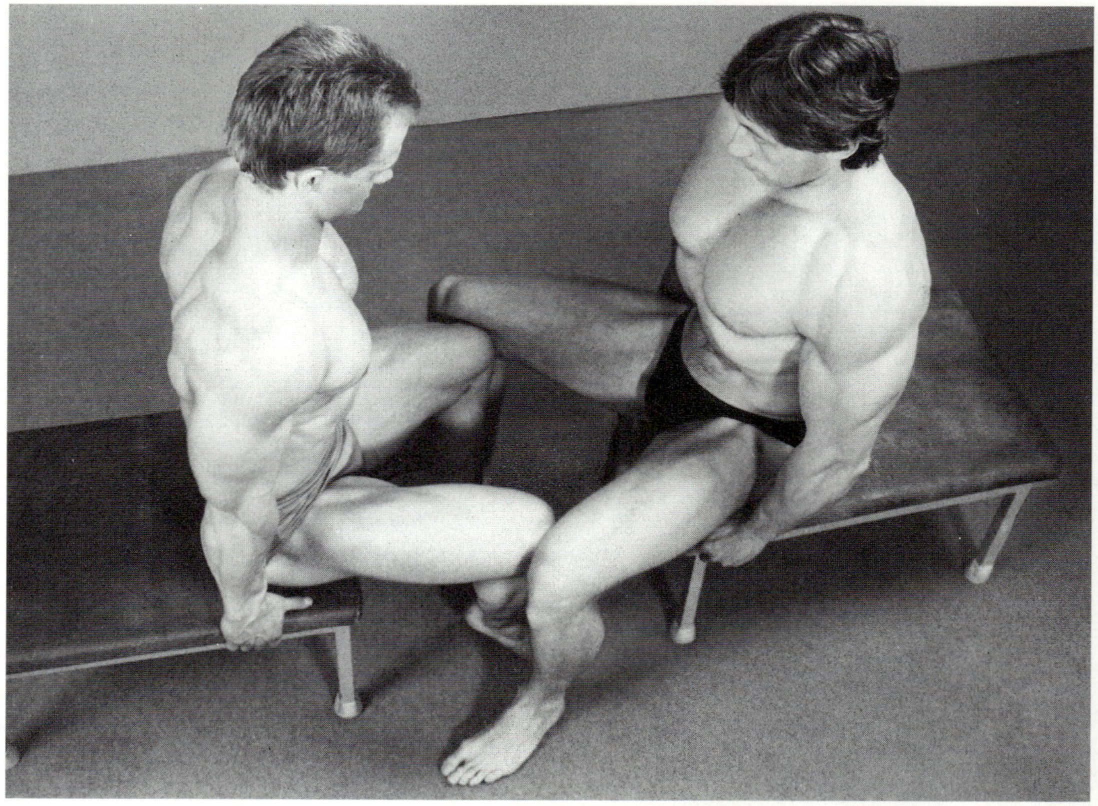

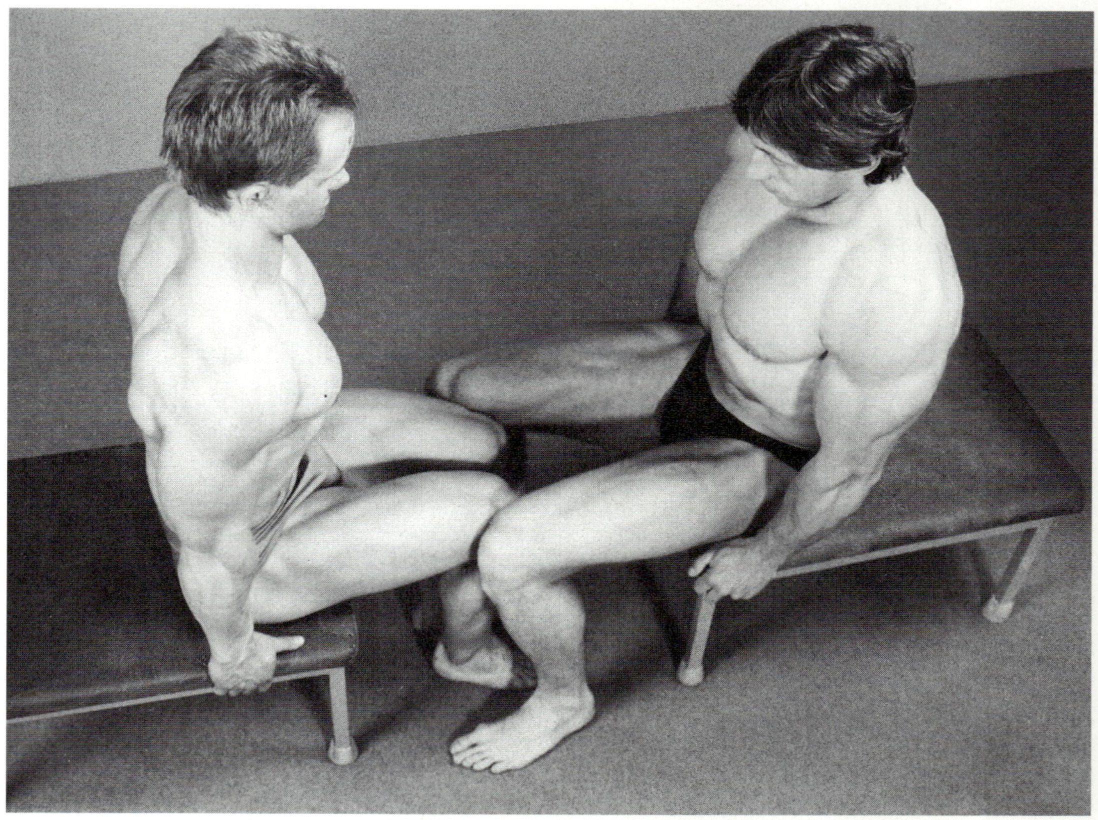

Abb. 236/1–2

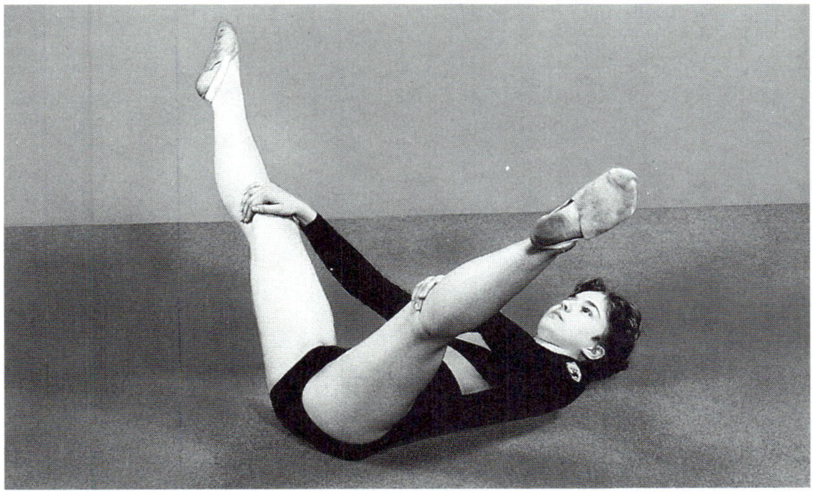

Übg. 162 (Abb. 237)

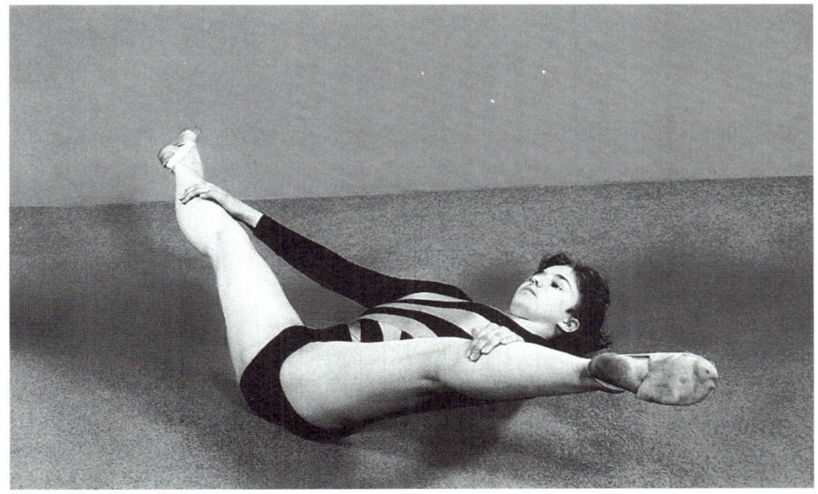

Abb. 237/1–2

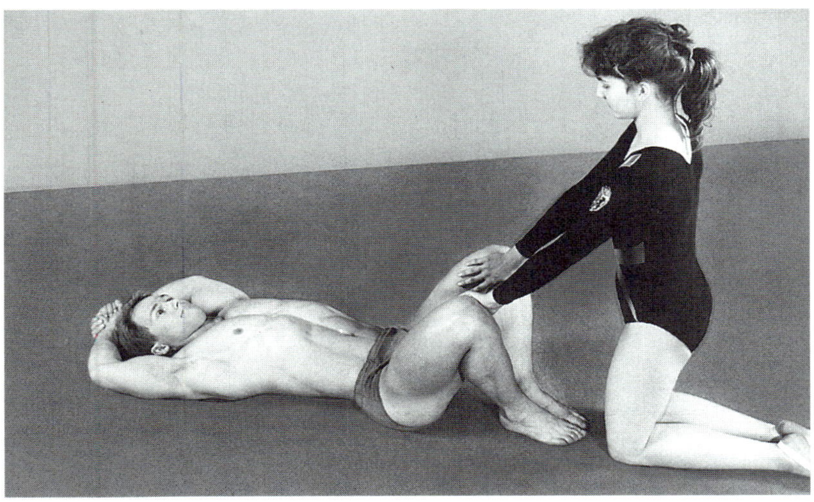

Übg. 163 (Abb. 238)

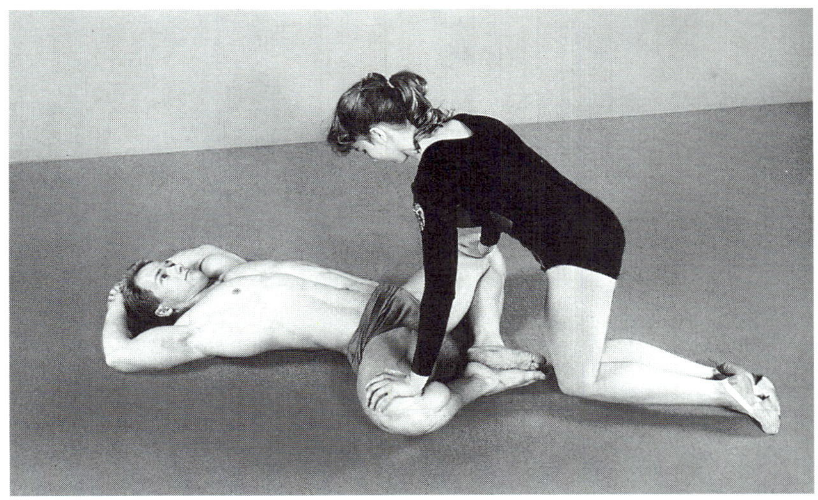

Abb. 238/1–2

Dehnungs übungen:

Übg. 164 (Abb. 239)

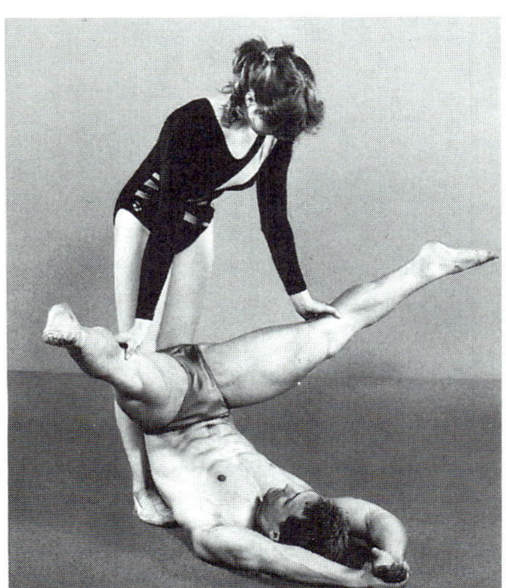

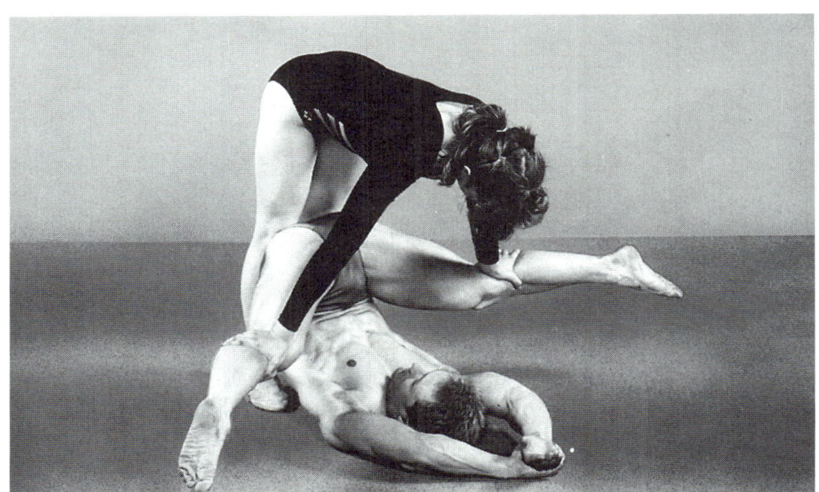

Abb. 239/1–2

Übg. 165
(Abb. 240)

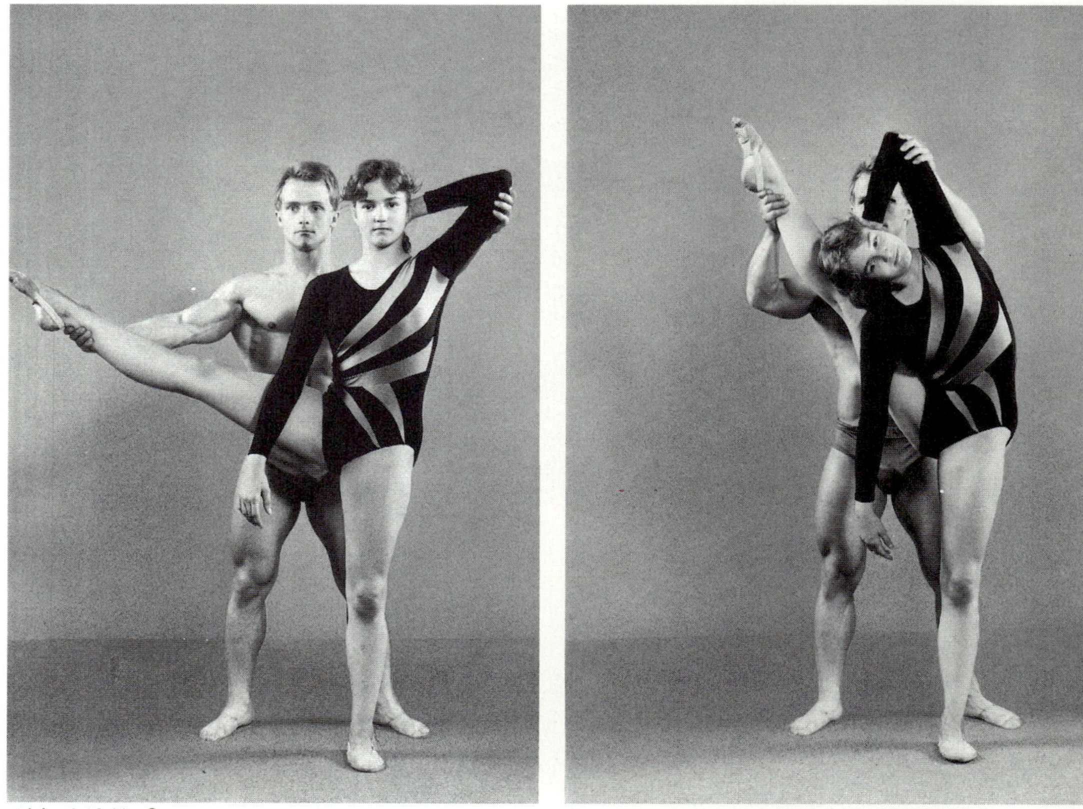

Abb. 240/1–2

Übg. 166
(Abb. 241)

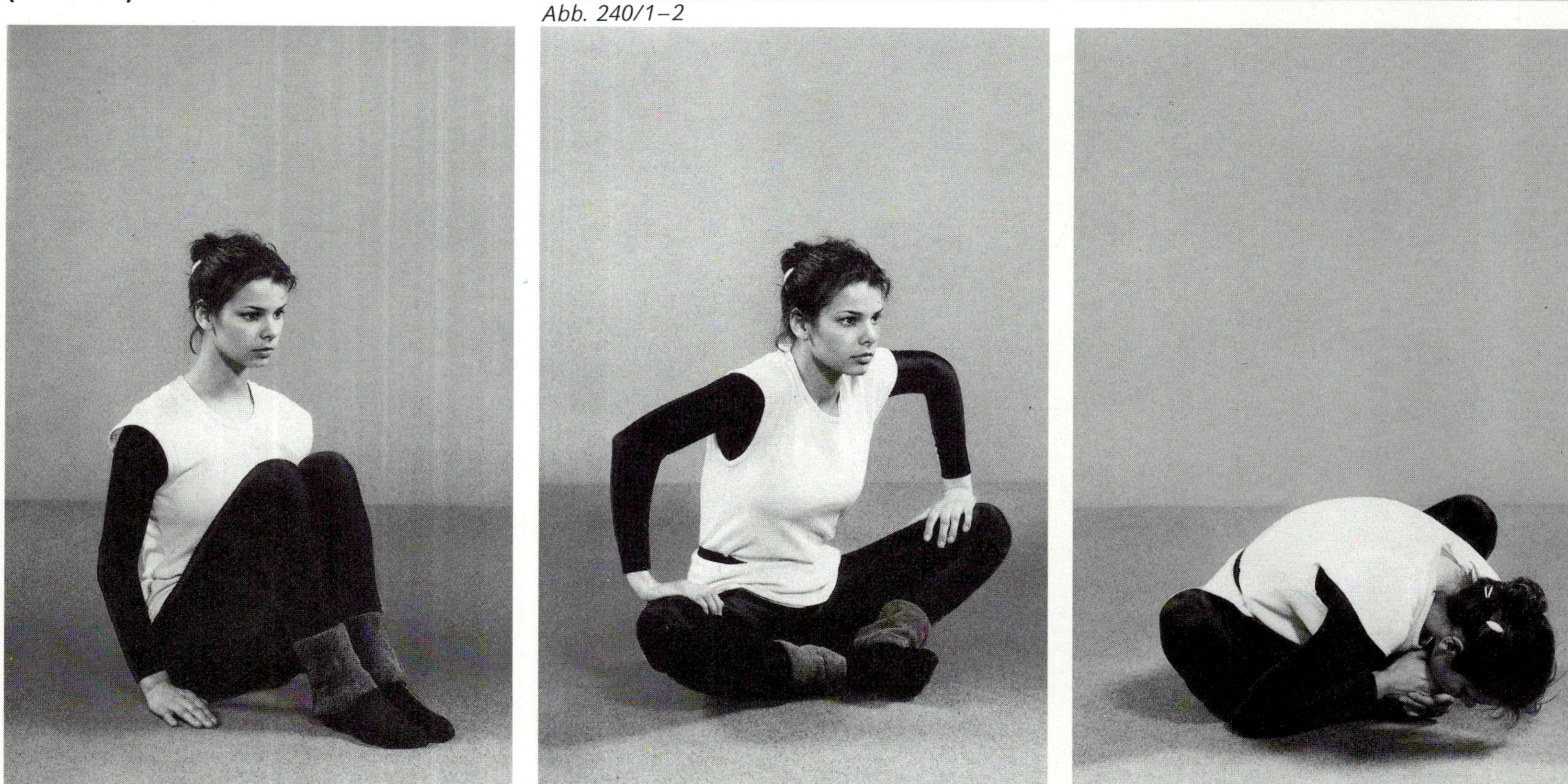

Abb. 241/1–3

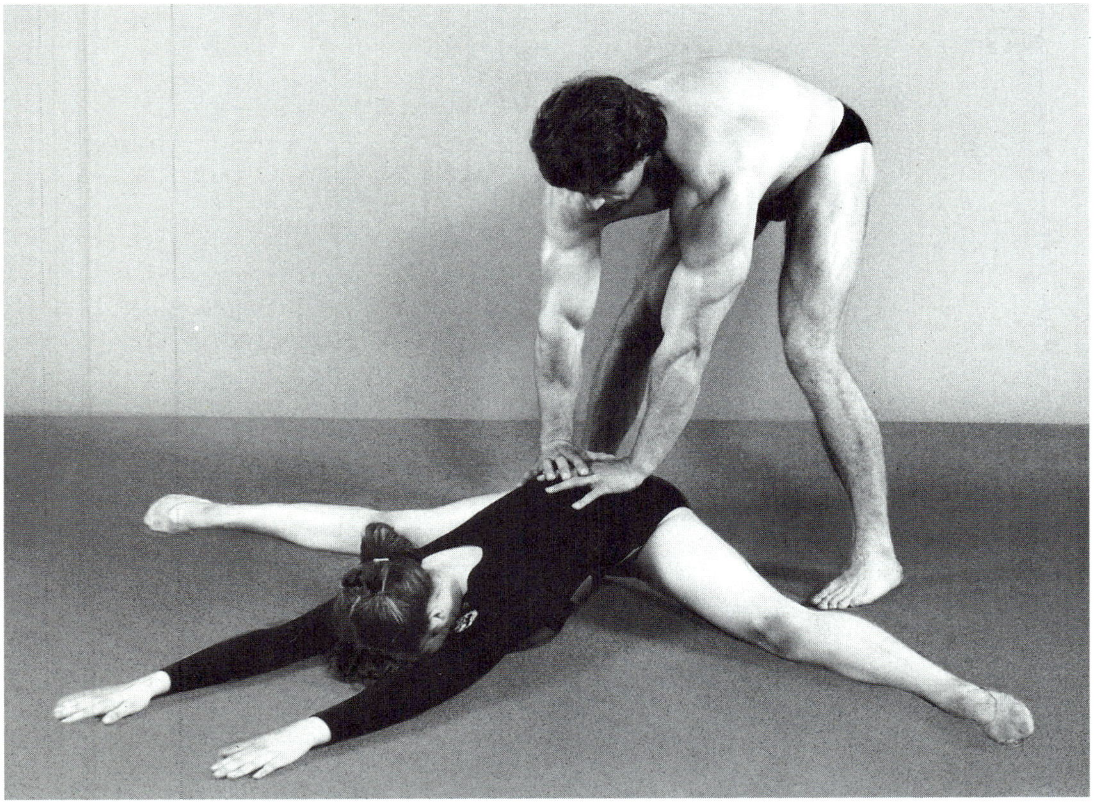

Übg. 167
(Abb. 242)

Abb. 242

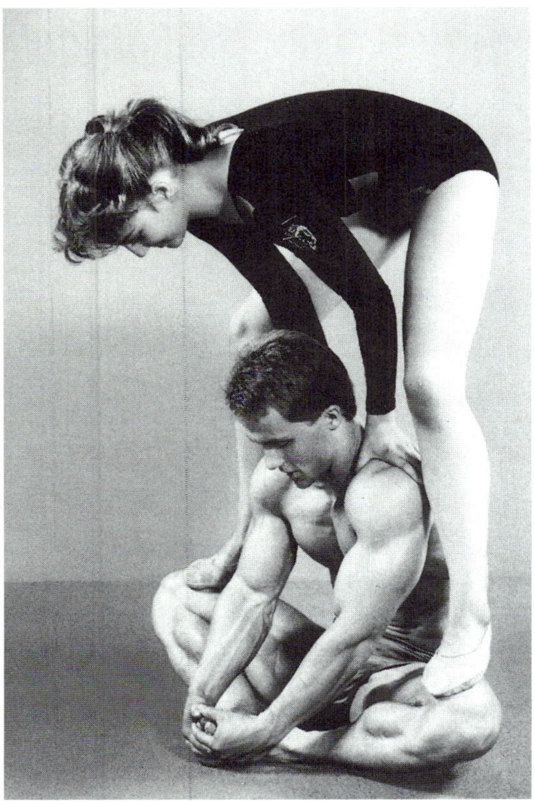

Übg. 168
(Abb. 243)

Abb. 243

KNIEGELENKMUSKULATUR

SCHENKELBEUGER (M. M. Ischiocrurales)

Zweiköpfiger Schenkelmuskel (m. biceps femoris)

Halbsehnen- und Plattsehnenmuskel (m. semitendinosus et m. semimembranosus)

BEINBEUGEN

Haupsächlich beteiligte Muskeln:
Das Beugen des Beines im Kniegelenk wird vor allem durch die Kontraktion der *ischiocruralen Muskulatur* realisiert. Zu den ischiocruralen Muskeln – auch als „hamstrings" (engl.: Schinkenstränge) bezeichnet – werden der Plattsehnenmuskel, der Halbsehnenmuskel und der zweiköpfige Schenkelmuskel gezählt. Je nach Beinhaltung ist jeder von ihnen mit etwa 20 bis 35 % an der notwendigen Kraftentfaltung beteiligt. Werden die Unterschenkel nach innen gerichtet, so werden Halb- und Plattsehnenmuskel stärker beansprucht; werden sie nach außen gedreht, so verlagert sich die Belastung auf den zweiköpfigen Schenkelmuskel.

Das Beinbeugen spricht bei vorschriftsmäßiger Übungsausführung vor allem die unteren Anteile der ischiocruralen Muskulatur an. So wird der kurze Kopf des zweiköpfigen Schenkelmuskels, der als einziger ischiocruraler Muskelanteil nicht über das Hüftgelenk zieht, besonders intensiv belastet. Die unmittelbar unter dem großen Gesäßmuskel sichtbar werdenden oberen Anteile dieser Muskelgruppe bildet man zweckmäßiger in ihrer Funktion als Hüftstrecker durch die Übungen „Kniebeugen", „Beinpressen" und „Kreuzheben" aus.

Die Beugearbeit der ischiocruralen Muskulatur wird durch den Schneidermuskel (Abb. 24) und den schlanken Muskel (Abb. 24) unterstützt. Beide übernehmen zusammen etwa 10 % der erforderlichen Arbeitsleistung.

Auch der Zwillingswadenmuskel, der über den rückwärtigen Teil des Kniegelenks zieht, kann an der Beugung beteiligt werden. Er muß zuvor durch das Führen der Zehen in Richtung des Schienbeines in eine günstige Arbeitsposition gebracht werden. Werden die Zehen jedoch fußsohlenwärts geneigt, so nimmt er kaum an der Beugung des Kniegelenks teil.

Tabelle 42: Zweiköpfiger Schenkelmuskel

Ursprung	langer Kopf: Hüftbein (Sitzbeinhöcker) kurzer Kopf: Schenkelbein (äußere Lippe)
Ansatz	Wadenbein (Wadenbeinköpfchen)
Hauptfunktion	Beugen des Kniegelenks Strecken des Hüftgelenks (in Zusammenarbeit mit dem großen Gesäßmuskel) Auswärtsdrehen des Unterschenkels (bei im Kniegelenk gebeugtem Bein)
Kraftübung	primär: Nr. 169 bis 173, 109, 137 bis 148, 181 bis 183 sekundär: Nr. 111 bis 114
Dehnungsübung	Nr. 174 bis 177, 66,106, 107, 108, 116, 117, 121, 122, 163, 166, 201

Tabelle 43: Halb- und Plattsehnenmuskel

Ursprung	Hüftbein (Sitzbeinhöcker)
Ansatz	Schienbein (Schienbeinrauhigkeit)
Hauptfunktion	Beugen des Kniegelenks Strecken des Hüftgelenks (in Zusammenarbeit mit großem Gesäßmuskel) Einwärtsdrehen des Unterschenkels (bei im Kniegelenk gebeugtem Bein)
Kraftübung	s. zweiköpfiger Schenkelmuskel
Dehnungsübung	s. zweiköpfiger Schenkelmuskel

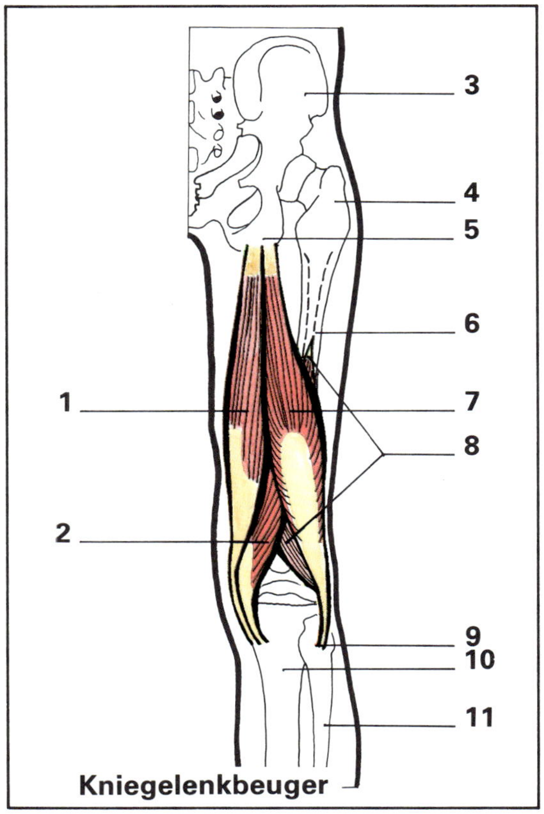

Abb. 244

1 – Halbsehnenmuskel, **2** – Plattsehnenmuskel, **3** – Hüftbein, **4** – Schenkelbein, **5** – Sitzbeinhöcker, **6** – äußere Lippe, **7** – langer Kopf des zweiköpfigen Schenkelmuskels, **8** – kurzer Kopf des zweiköpfigen Schenkelmuskels, **9** – Wadenbeinköpfchen, **10** – Schienbein, **11** – Wadenbein

Übg. 169
Übungsdurchführung
(Abb. 245 a)

Man legt sich bäuchlings auf die Trainingsbank. Das Becken wird fest gegen die Bank gepreßt, um dem Beugen des Hüftgelenks, dem dadurch verursachten Anheben des Gesäßes und solchermaßen verschuldeten Fehlbelastungen der Lendenwirbelsäule entgegenzuwirken. Die Gefährdung der Lendenwirbelsäule kann grundsätzlich vermieden werden, wenn die Liegefläche der Bank ein- oder beidseitig nach unten abgewinkelt ist (s. Abb. 245 b). Die Hände fassen um die vordere Bankkante und verhindern so ein Nach-hinten-Rutschen des Körpers. Die Knie ragen etwas über das Bankende hinaus; sie sind auf diese Weise frei beweglich. Die Rückseiten der Unterschenkel werden unmittelbar über den Fersen an das obere Paar der gepolsterten Rollen gelegt. Nun beugt man die Beine in den

Abb. 245 a/1

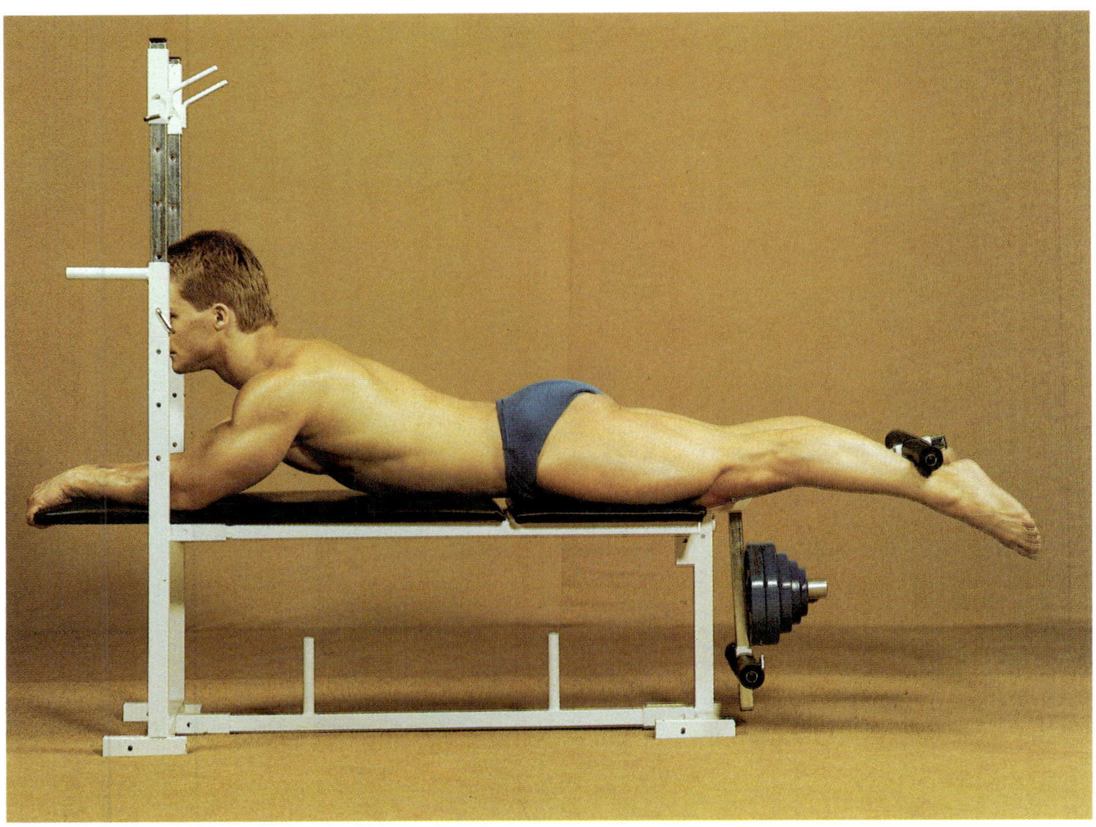

Abb. 245 b

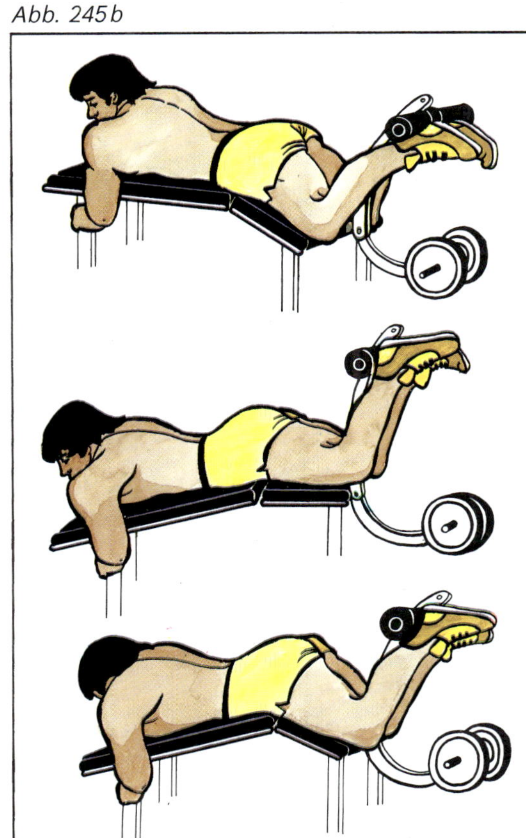

Kniegelenken, bis Ober- und Unterschenkel einen spitzen Winkel bilden. In dieser Position wird unter isometrischer Anspannung einen Augenblick verharrt. Dann werden die Unterschenkel durch nachgebende Arbeitsweise der beteiligten Muskulatur langsam in die Ausgangsposition gesenkt. Während des gesamten Bewegungsablaufs muß die Hüfte bewußt gegen die Bank gepreßt werden. Beim Beugen wird ein-, beim Strecken wird ausgeatmet.

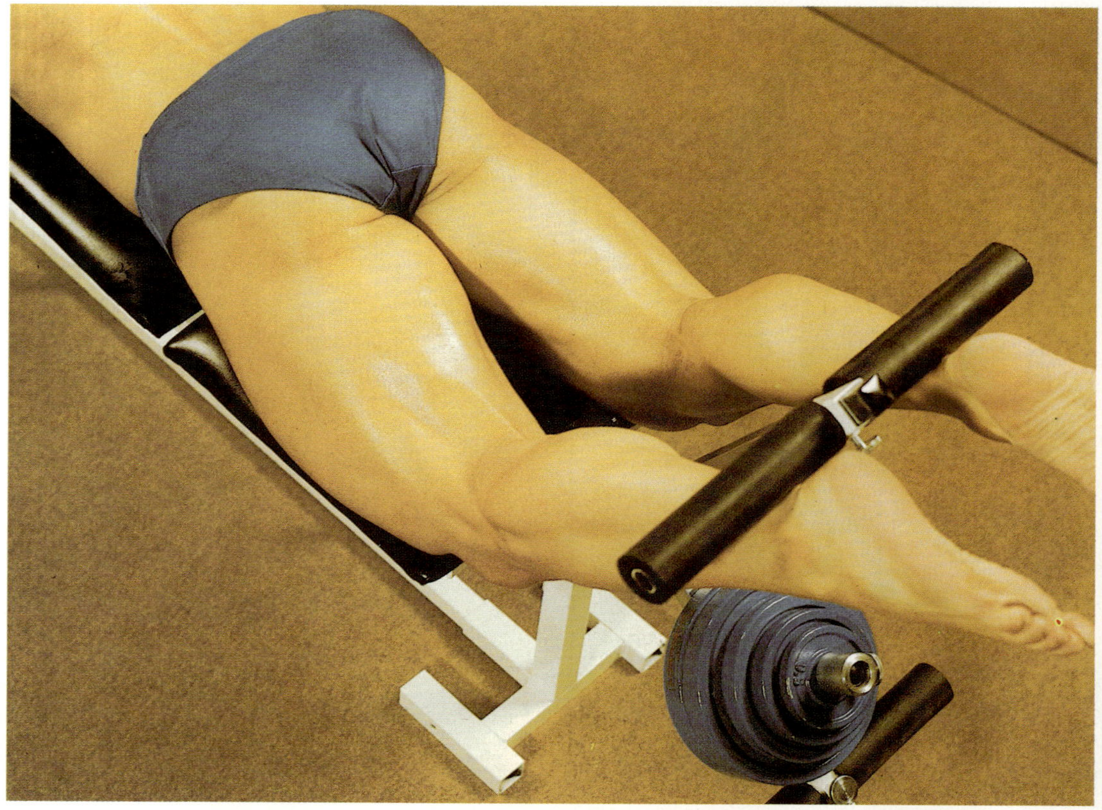

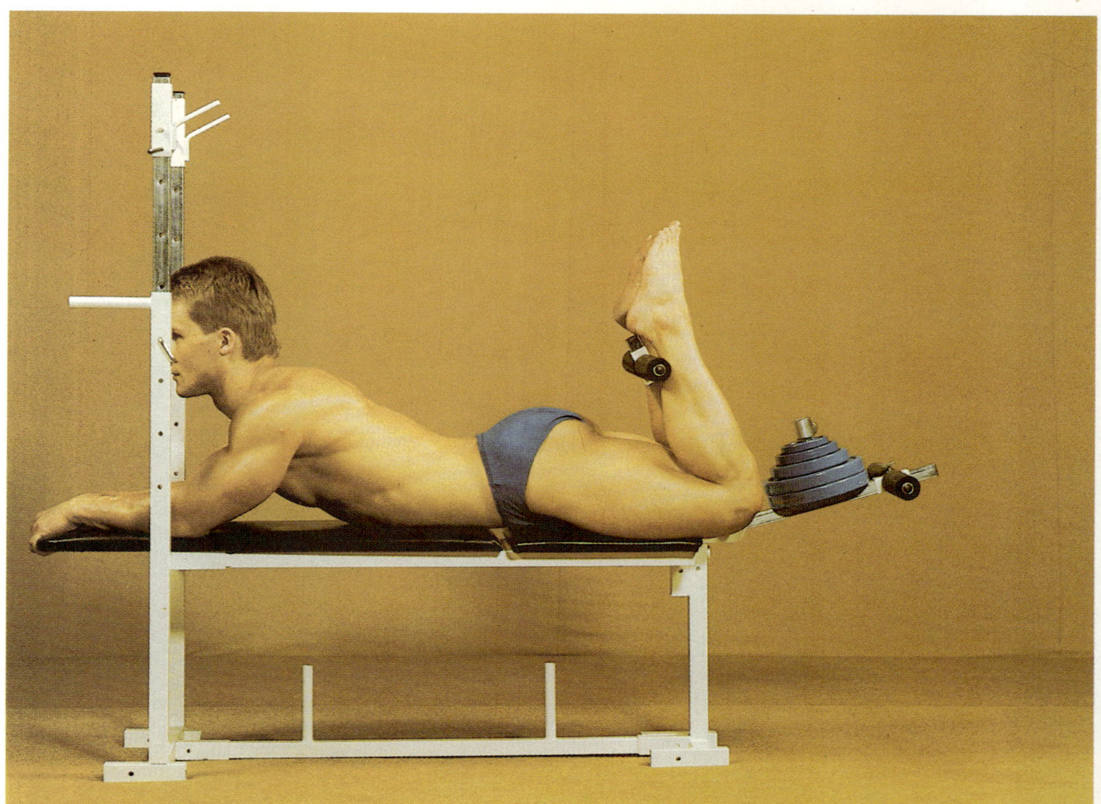

Abb. 245a/2–3

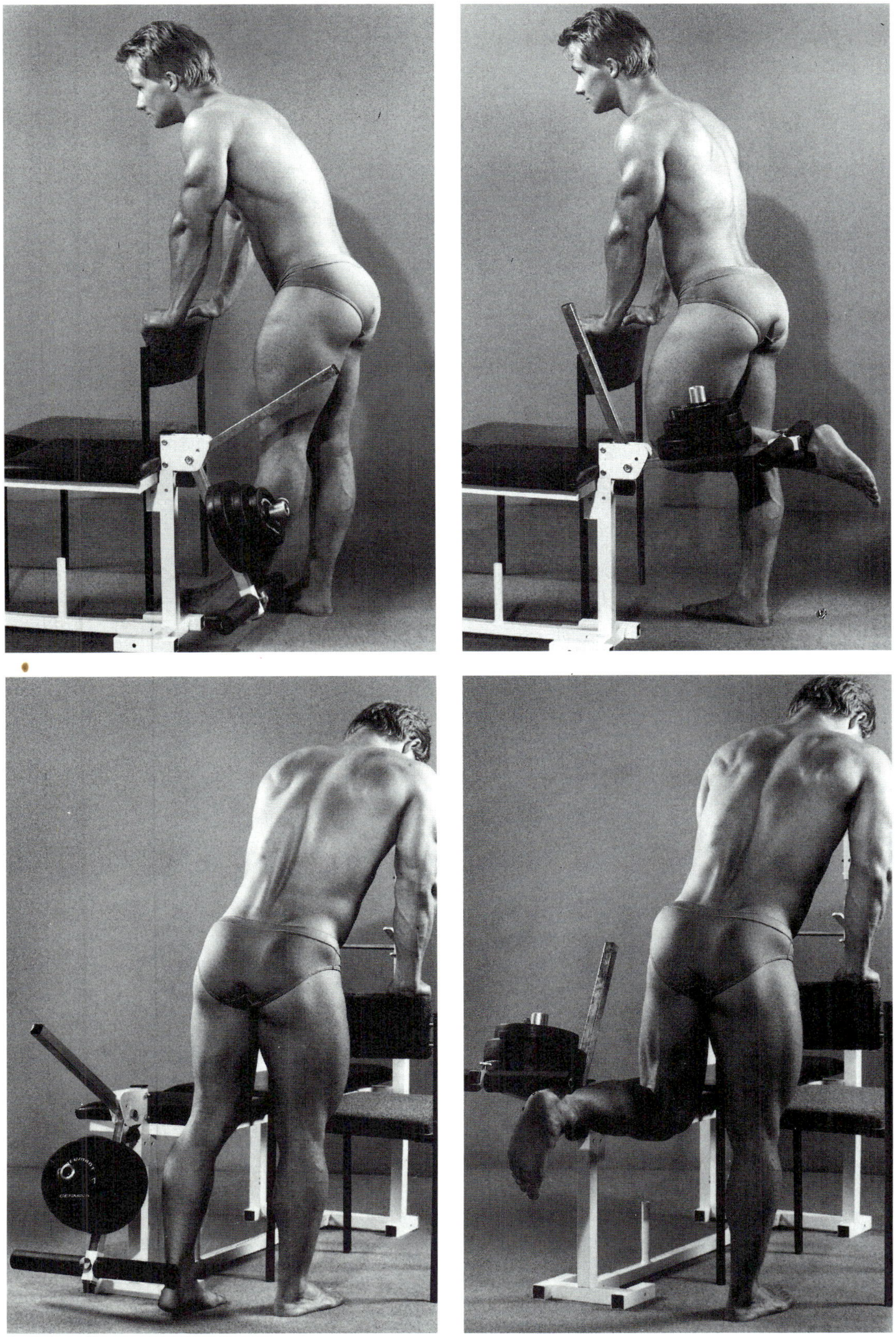

Varianten:

Übg. 170
Beinbeugen im Stand
(Abb. 246 und 247)

Der Sportler steht mit dem Standbein auf einem Kasten oder Hocker. Seinen Rumpf hält er aufrecht oder leicht nach vorn geneigt; die Hände liegen stützend auf einem Gegenstand. Nun führt der Sportler das mit einem Eisenschuh oder einer Gewichtsmanschette belastete Spielbein so weit gegen das Gesäß, bis Ober- und Unterschenkel etwa einen rechten Winkel bilden. Es ist darauf zu achten, daß die Bewegung im Knie- und nicht im Hüftgelenk erfolgt.

Die meist unwillkürliche Beugung im Hüftgelenk, die das Beugen im Kniegelenk maßgeblich unterstützen kann, soll also vermieden werden.

Das Beinbeugen im Stand kann auch an der Trainingsbank durchgeführt werden. Der Unterschenkel des Spielbeines wird unmittelbar über der Ferse an eine der unteren Rollen gelegt. Nun wird das Spielbein im Kniegelenk bis zum rechten Winkel gebeugt.

Im Vergleich zum Beinbeugen aus der Bauchlage ist das Beinbeugen aus dem Stand nicht mit der Gefahr der Hohlrükkenhaltung und damit auch nicht mit dem Risiko der Schädigung der Lendenwirbelsäule verbunden.

Abb. 246/1–4

Abb. 247/1–2

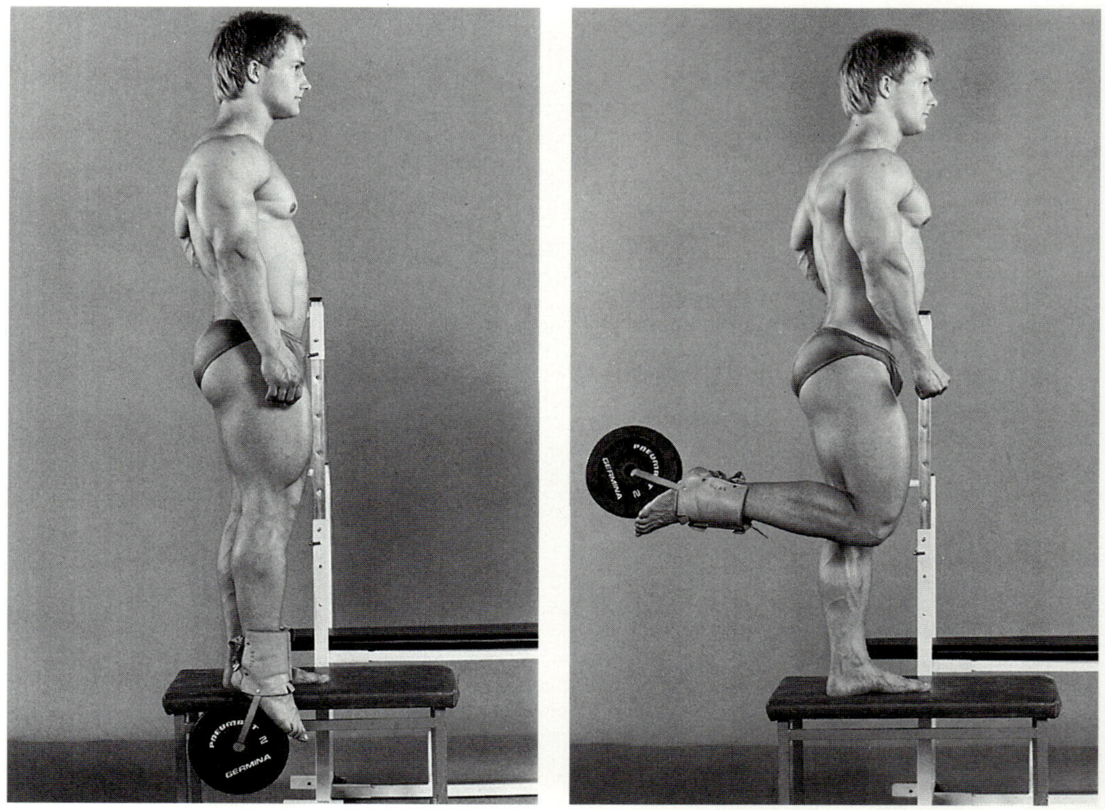

Übg. 171
Beinbeugen gegen einen unbeweglichen Gegenstand (Abb. 248 u. 249)

Der Sportler liegt entweder bäuchlings auf dem Boden (Abb. 248) oder stützt sich auf einem Bein stehend mit den Händen auf einem Gegenstand (Abb. 249). Die Fersen bzw. die Ferse hat er unter einen unbeweglichen Gegenstand (Schrank, belasteter Stuhl usw.) geschoben. Aus dieser Position versucht der Sportler, die Fersen bzw. die Ferse mit aller Kraft zu heben. Nach 5 bis 10 s statischer Arbeit löst der Sportler die Spannung der Muskulatur.

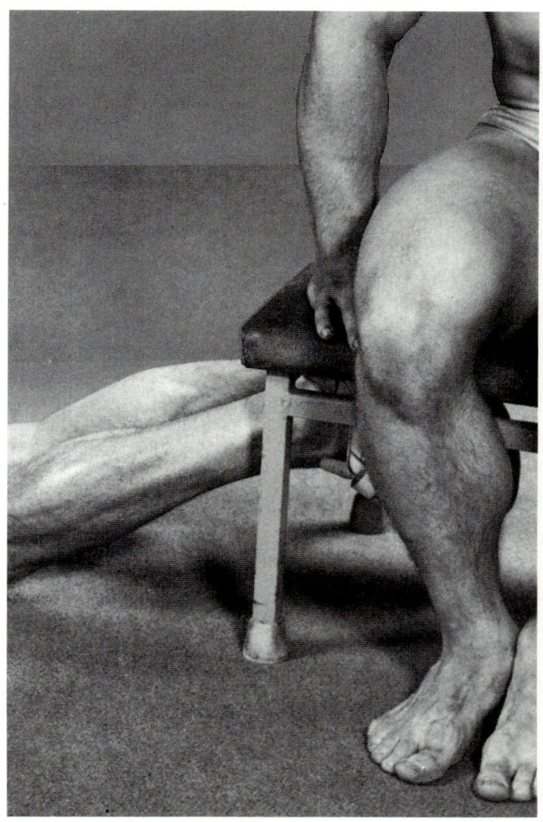

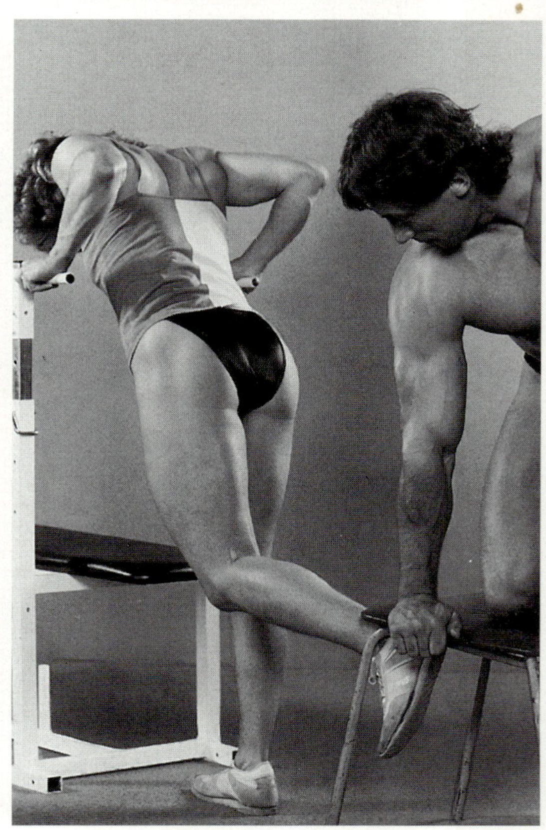

Abb. 248/249

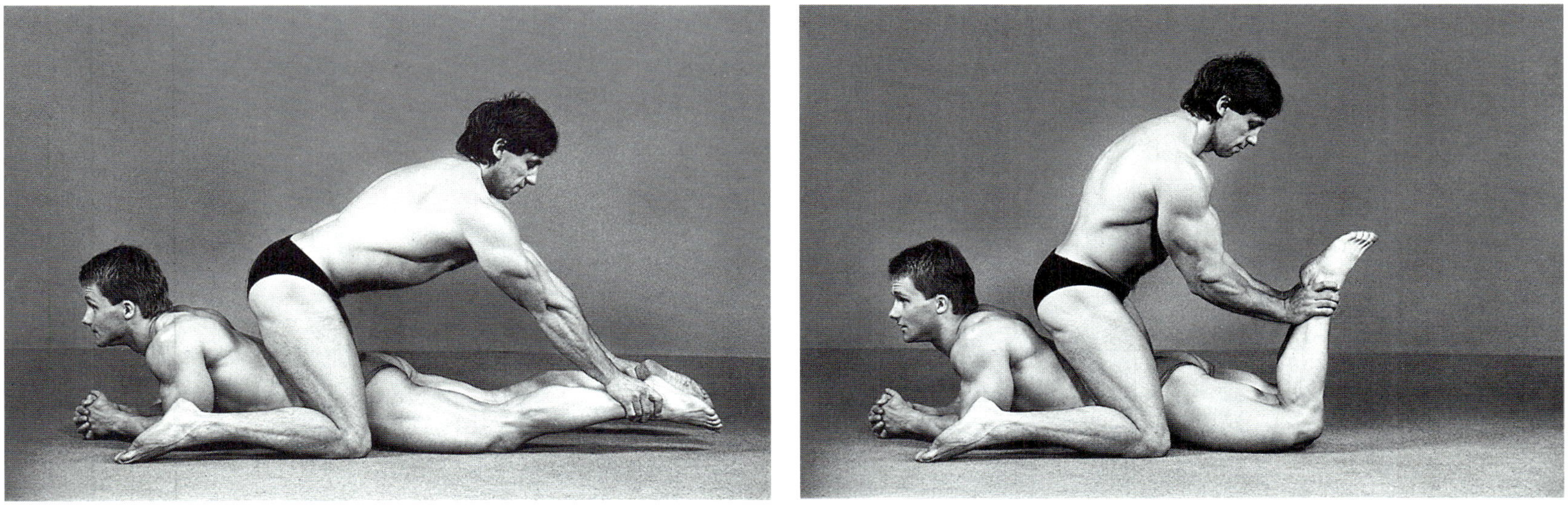

Abb. 250a/1–2

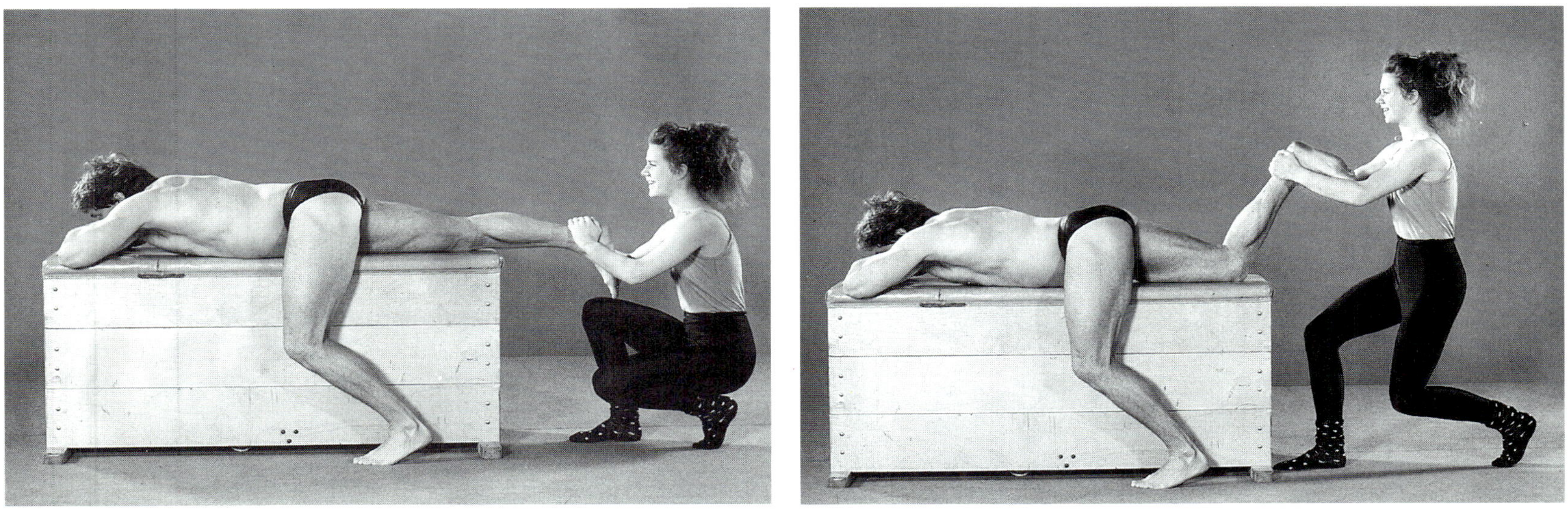

Abb. 250b/1–2

Übg. 172
Beinbeugen gegen Partnerwiderstand (Abb. 250)

Der Ausführende hält in Bauchlage die Beine gestreckt. Der Partner kniet über dem Ausführenden und faßt dessen Fußgelenke. Aus dieser Position hebt der Ausführende die Fersen gegen den dosierten Widerstand des Partners so weit nach oben, bis Ober- und Unterschenkel einen Winkel von 90° bilden (dynamische Arbeit überwindenden Charakters).

Wird die Übung widergleich durchgeführt, so wird dynamische Arbeit nachgebenden Charakters geleistet. Der Partner drückt jetzt die erhobenen Fersen des Ausführenden so weit nach unten, bis die Zehen oder Fußriste den Boden berühren.

Verfügt der Ausführende bereits über eine gut entwickelte ischiocrurale Muskulatur, dann können die Beine auch einzeln gebeugt bzw. gestreckt werden.

Das die Wirbelsäule schädigende Anheben des Gesäßes kann vermieden werden, wenn das Beinbeugen auf die in Abb. 250b dargestellte Weise durchgeführt wird.

Übg. 173
Absenken aus dem Kniestand (Abb. 251)

Der Übende befindet sich im Kniestand auf einer weichen Unterlage. Seine Füße werden entweder unter einem unbeweglichen Gegenstand oder von einem Partner fixiert. Nun streckt der Übende langsam die Kniegelenke und senkt dadurch den Oberkörper nach vorn-unten. Die Hüfte wird dabei bewußt nach vorn geschoben. Je weiter der Sportler seinen Rumpf nach vorn-unten senkt, desto mehr entfernt er den Körperschwerpunkt vom Drehpunkt des Kniegelenks, desto größer wird das Drehmoment und desto höher wird schließlich die ischiocrurale Muskulatur beansprucht. Da die Durchführung dieser Übung mit großen Bewegungsamplituden äußerst belastend ist – es treten nicht selten Krämpfe in den tätigen Muskeln auf – muß sich der Anfänger zunächst mit Teilbewegungen begnügen. Mit wachsender Leistungsfähigkeit wird er später in der Lage sein, seinen Körper allmählich immer weiter nach vorn-unten zu senken. Als Fortgeschrittener wird er dann schließlich seinen Körper so weit nach vorn-unten führen können, daß sich Oberschenkel und Rumpf nahezu parallel zum Boden befinden. Aus dieser oder einer höheren Position des Rumpfes werden dann die Beine in den Kniegelenken gebeugt, bis der Kniestand wieder erreicht ist. Im Gegensatz zu den zuvor beschriebenen Varianten werden bei dieser Übung Füße und Unterschenkel fixiert und Oberschenkel und Rumpf in Richtung Füße geführt.

Verletzungsprophylaxe:

Durch das Beugen des Hüftgelenks und das damit verbundene Anheben des Gesäßes wird der Ursprung der ischiocruralen Muskulatur weiter von ihrem Ansatz entfernt. Die auf diese Weise vorgedehnte Beugemuskulatur des Kniegelenks befindet sich nun in einer günstigen Arbeitsposition und ist folglich zu höhe-

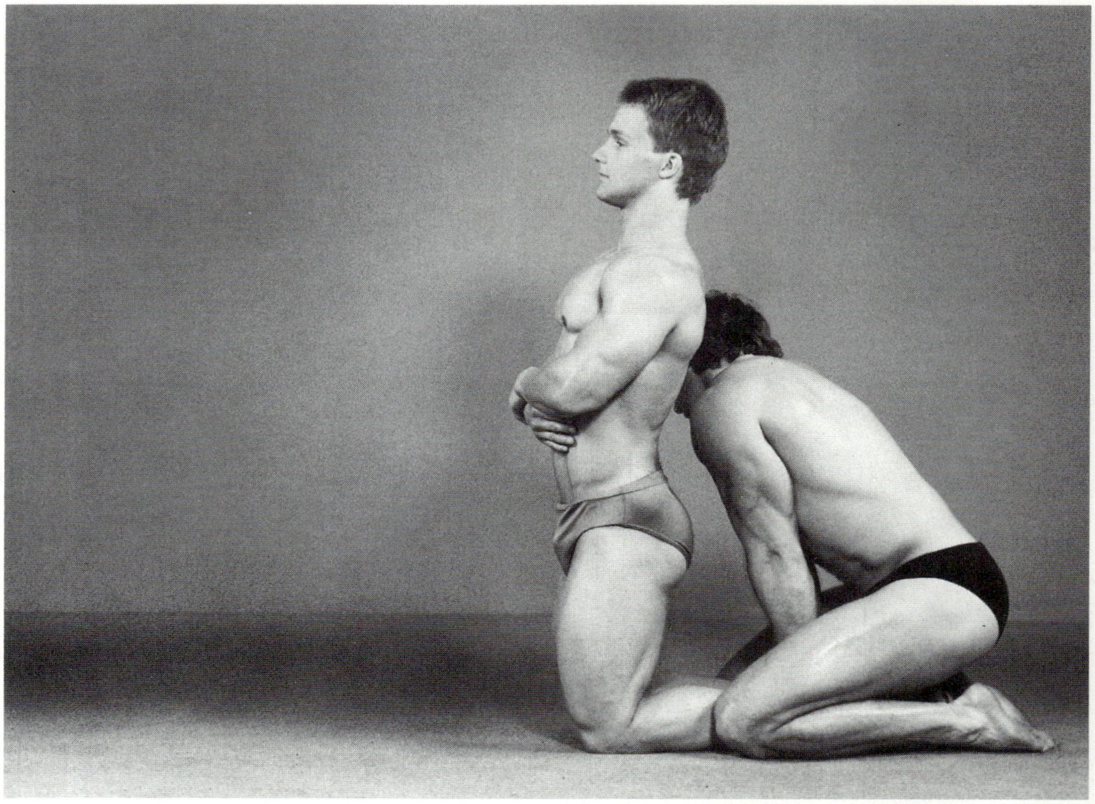

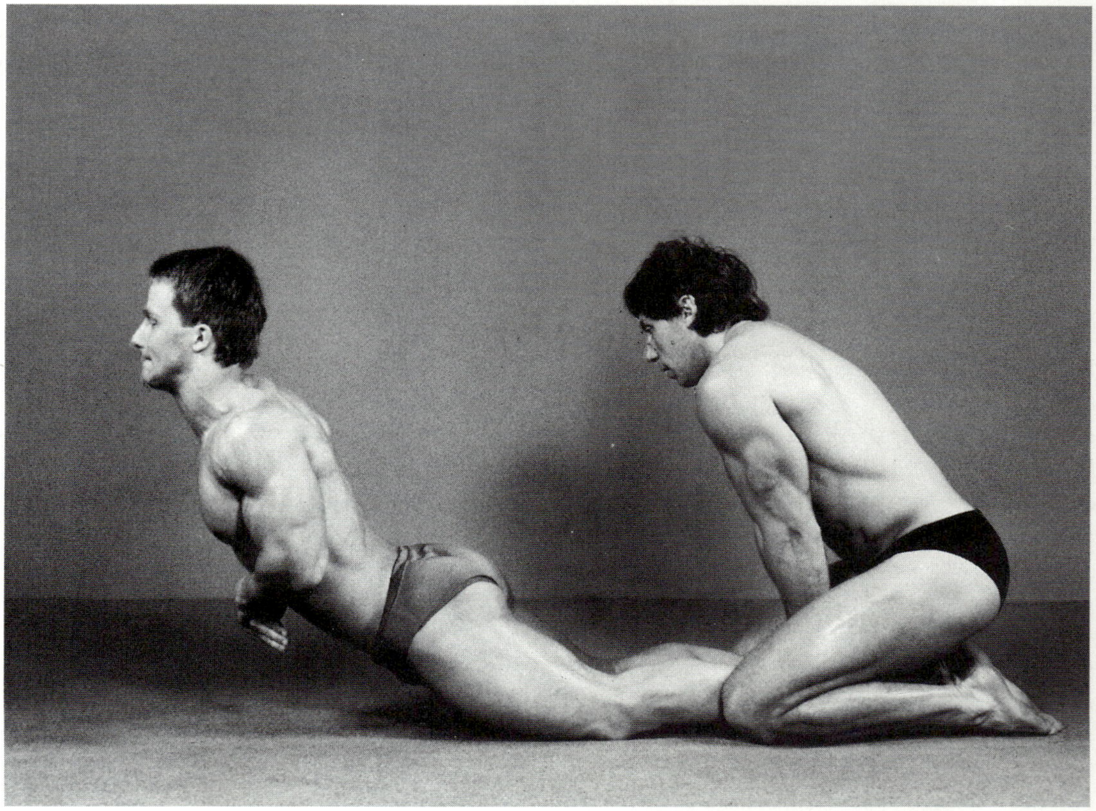

Abb. 251/1–2

rer Kraftentfaltung fähig. Das Anheben des Gesäßes führt jedoch gleichzeitig zur Überstreckung der Lendenwirbelsäule und zur erhöhten Druckbelastung der Zwischenwirbelscheiben. Regelmäßig durchgeführtes Beinbeugen mit angehobenem Gesäß kann daher Rückenschmerzen – als Warnsignal für den forcierten Verschleiß der Zwischenwirbelscheiben – verursachen. Die Zusatzlast bzw. die Anzahl der Wiederholungen ist deshalb nur so hoch zu wählen, daß das Beinbeugen mit flachem Rücken ausgeführt werden kann.

Um Verschleißerscheinungen auszuschließen, werden – leider nur vereinzelt – Trainingsbänke produziert, deren Liegefläche nach unten abgewinkelt ist. Dadurch wird die Druckbelastung der Lendenwirbelsäule wesentlich gemildert und zugleich die Arbeitsmuskulatur so weit vorgedehnt, daß eine hohe Belastung und gefahrlose Entwicklung der Beugemuskulatur der Kniegelenke in Aussicht gestellt wird. Wird jedoch der Oberkörper durch Aufstützen der Ellbogen hoch aufgerichtet, so ist – trotz Winkelstellung der Bank – die Hohlrückenhaltung und damit die Gefährdung der Lendenwirbelsäule nicht zu vermeiden.

Die Kräftigung der ischiocruralen Muskulatur ist unbedingt zu empfehlen, da sie die notwendigen muskulären Proportionen zwischen den oft beanspruchten großen Streck- und den gewöhnlich weniger häufig belasteten kleinen Beugemuskeln sichert. Die Kniegelenkbeuger sollten etwa 40 bis 60 % der Kraft der Kniegelenkstrecker besitzen. Ist ihre Kraft zu gering, so können explosiv- oder maximalkräftige Bewegungen der starken Strecker nicht in ausreichendem Maße gebremst und ausgeglichen werden. Disproportionen zwischen Beinstreck- und Beinbeugemuskulatur (Störung des arthromuskulären Gleichgewichts) setzen die Stabilität und Belastbarkeit des Kniegelenks herab und erhöhen dadurch das Verletzungsrisiko. Besonders gefährdet ist der Bandapparat.

Nach Verletzungen der Bänder des Kniegelenks – u. a. nach Kreuzbandschäden – kann die Übung „Beinbeugen" die Wiederherstellung der Leistungsfähigkeit wirksam unterstützen, indem die gekräftigte ischiocrurale Muskulatur dem geschwächten Kreuzband hilft, das übermäßige Nach-vorn-Gleiten des Schienbeins zu verhindern. Auf diese Weise wird das Kniegelenk stabilisiert und der Entstehung des sogenannten Schubladenknies – der Unterschenkel läßt sich gegenüber dem Oberschenkel nach vorn und hinten verschieben – entgegengewirkt.

Auf regelmäßiges Dehnen der zur Verkürzung neigenden ischiocruralen Muskulatur muß besonderer Wert gelegt werden. Ist diese Muskelgruppe verkürzt, so leistet sie beim Rumpfvorbeugen dem notwendigen Nach-vorn-Kippen des Beckens massiven Widerstand. Der Sportler versucht, die mangelnde Dehnfähigkeit durch verstärktes Beugen der Lendenwirbelsäule auszugleichen. Das kann auf die Dauer die Überlastung der Wirbelsäule und Rückenbeschwerden zur Folge haben.

Dehnungsübungen, die durch hohe Scherbelastungen Schädigungen im Kniegelenk verursachen können (Übg. 174), sollten gut vorbereiteten Spezialisten (z. B. Hürdenläufern) vorbehalten bleiben.

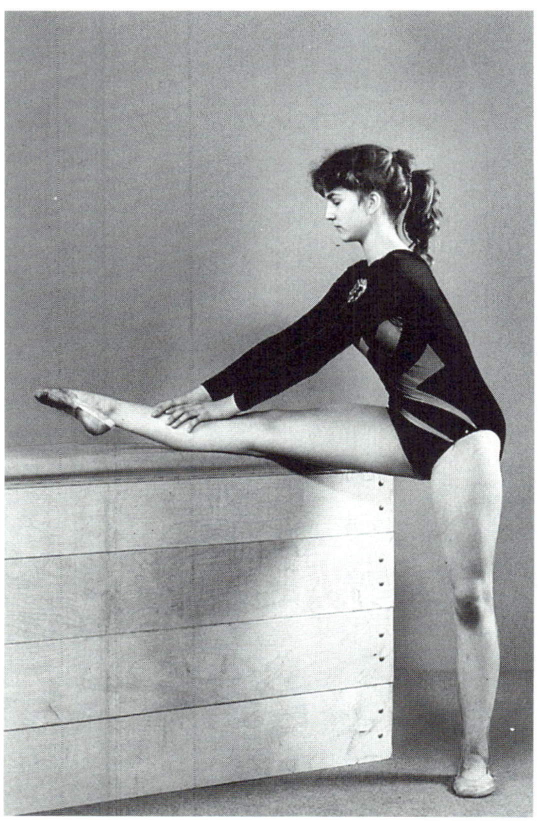

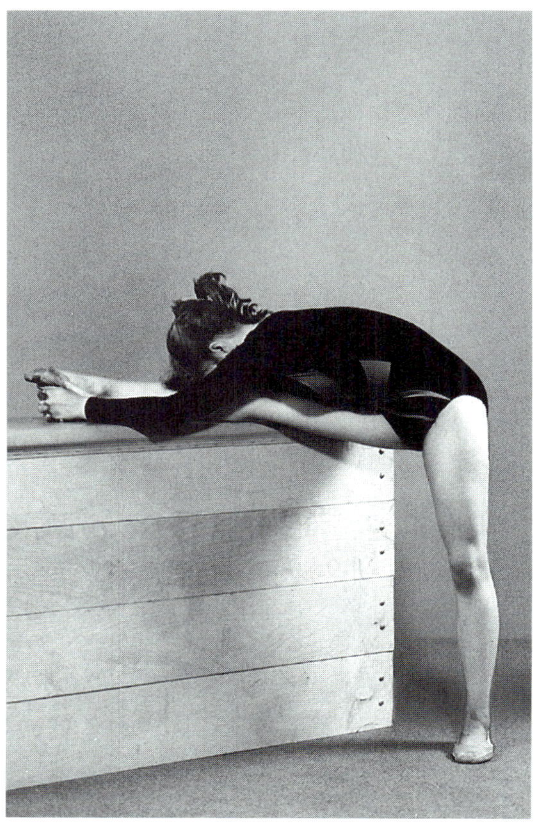

Abb. 252/1–2

Dehnungsübungen:

Übg. 174
(Abb. 252)

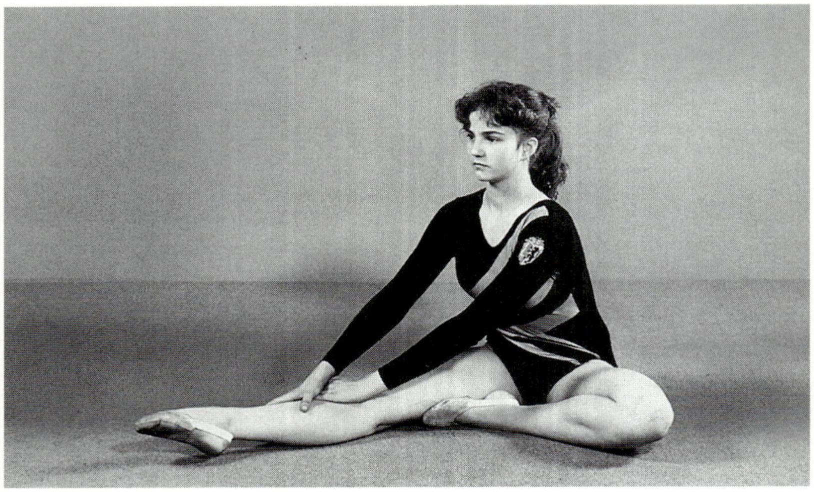

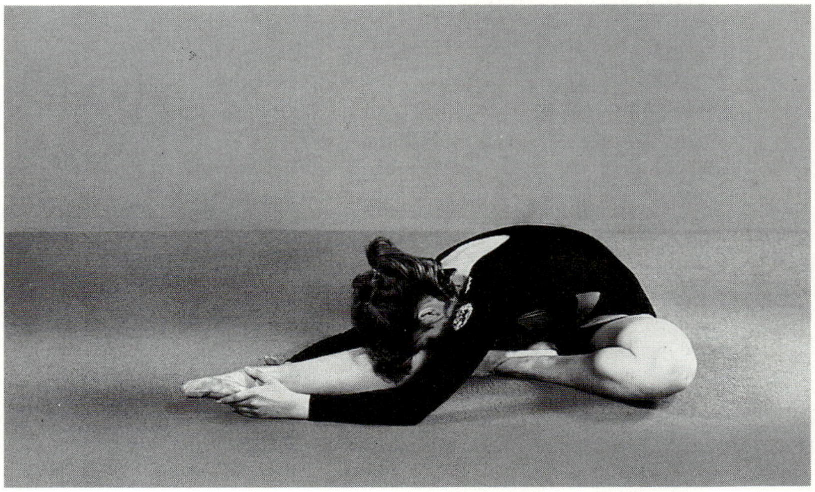

Übg. 175 (Abb. 253)

Abb. 253/1–2

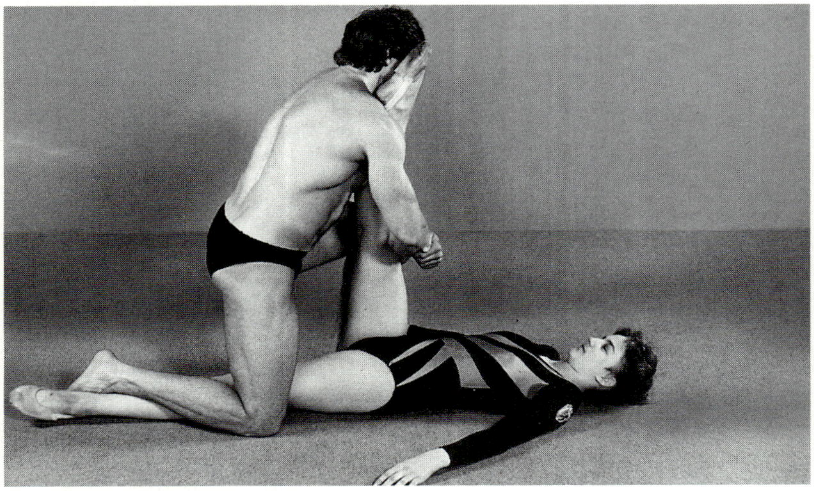

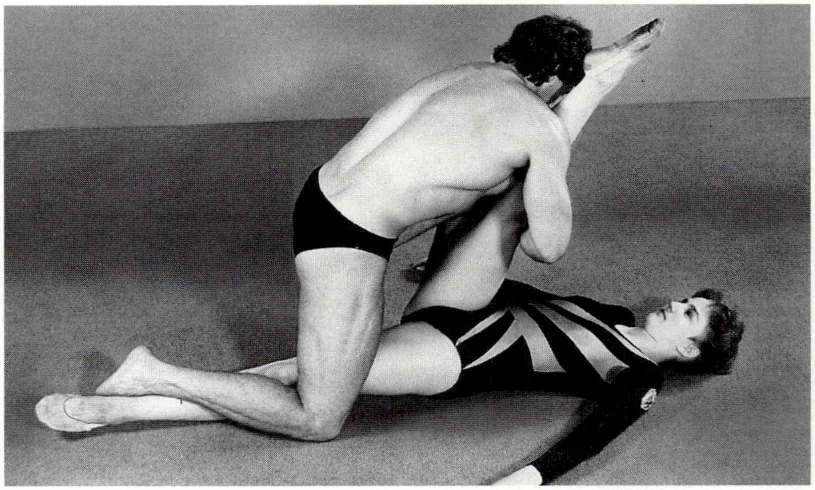

Übg. 176 (Abb. 254)

Abb. 254/1–2

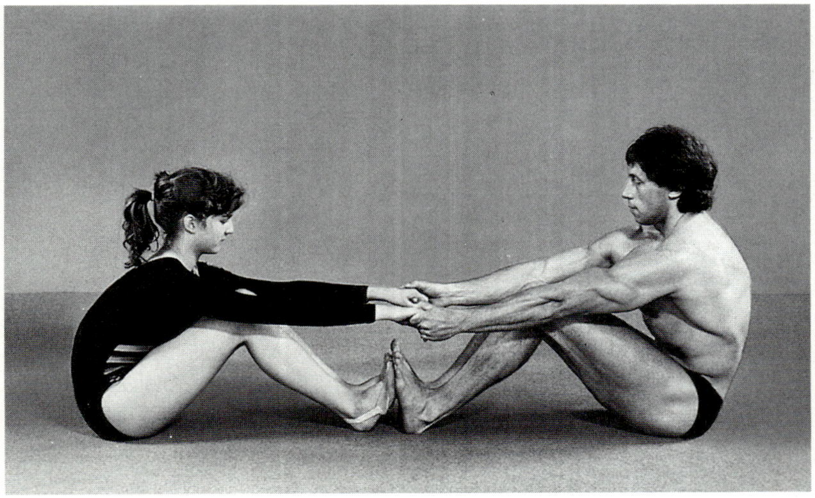

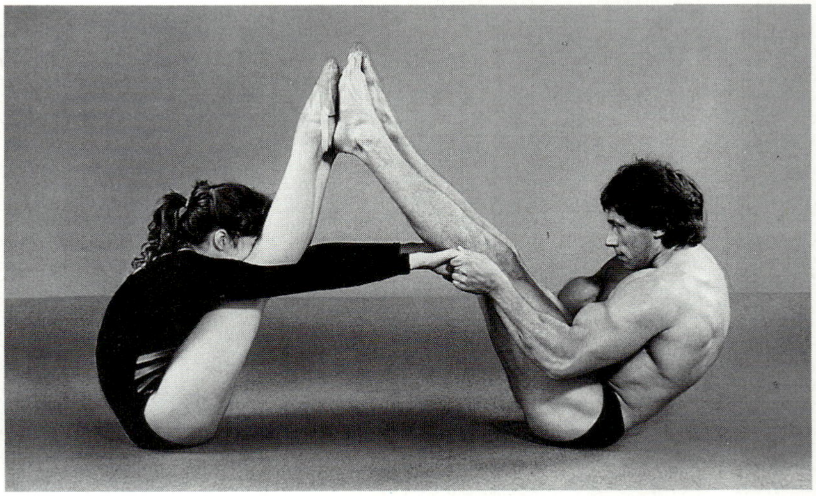

Übg. 177 (Abb. 255)

Abb. 255/1–2

KNIEGELENKMUSKULATUR

SCHENKELSTRECKER

Vierköpfiger Schenkelstrecker
(m. quadriceps femoris)

Gerader Schenkelmuskel
(m. rectus femoris)
Innerer Schenkelmuskel
(m. vastus medialis)
Äußerer Schenkelmuskel
(m. vastus lateralis)
Mittlerer Schenkelmuskel
(m. vastus intermedius)

Tabelle 44: Gerader Schenkelmuskel

Ursprung	Hüftbein (unterer Darmbeinstachel, oberer Rand der Hüftgelenkspfanne)
Ansatz	Schienbein (Schienbeinrauhigkeit)
Hauptfunktion	Strecken des Kniegelenks Beugen des Hüftgelenks
Kraftübung	primär: Nr. 178 bis 183, 109, 137 bis 148 sekundär: Nr. 83, 84, 85, 87 bis 92, 130 bis 132
Dehnungsübung	Nr. 184 bis 188, 149, 150

Tabelle 45: Weitere Anteile des Schenkelstreckers

Ursprung	Schenkelbein (großer Rollhügel, Rollhügellinie, hintere Knochenleiste)
Ansatz	Schienbein (Schienbeinrauhigkeit)
Hauptfunktion	Strecken des Kniegelenks
Kraftübung	Nr. 178 bis 183, 109, 137 bis 148
Dehnungsübung	Nr. 184 bis 188, 149, 150

BEINSTRECKEN IM KNIEGELENK

Hauptsächlich beteiligte Muskeln:
Das Beinstrecken ist eine eingelenkige Übung. Es wird in erster Linie durch die Kontraktion des vierköpfigen Schenkelstreckers mit seinen Anteilen gerader, innerer, äußerer und mittlerer Schenkelmuskel vollzogen. Andere Muskeln spielen bei der Durchführung dieser Übung nur eine untergordnete Rolle. Der gerade Schenkelmuskel, der als einziger Anteil des vierköpfigen Schenkelstreckers über Knie- und Hüftgelenk zieht, wird bei Streckung des Hüftgelenks, d. h. bei Neigung des Rumpfes nach hinten, gedehnt und ist dann zu besonders hoher Kraftentfaltung fähig. Wird die Hüfte dagegen gebeugt, d. h. der Rumpf nach vorn abgesenkt, dann erschlafft dieser Anteil; seine Kraft und damit die Kraft des Gesamtmuskels wird reduziert.

Der innere Schenkelmuskel wird in der Endphase der Beinstreckung besonders intensiv belastet.

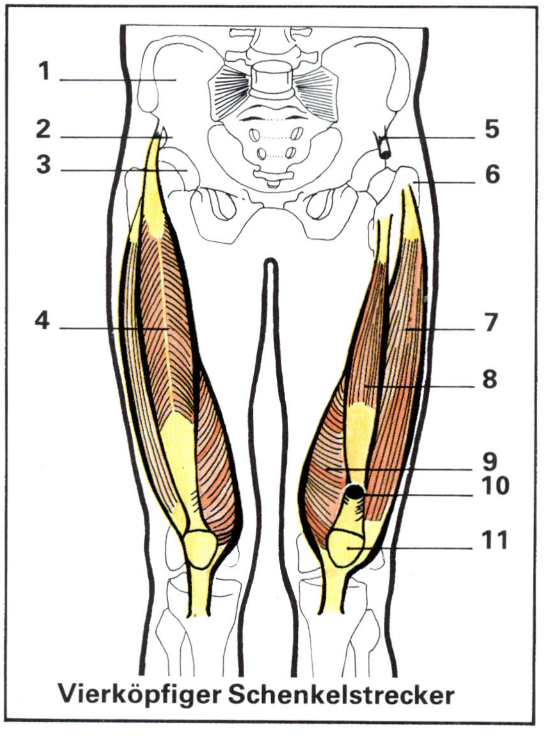

Abb. 256

1 – Hüftbein, 2 – unterer Darmbeinstachel, 3 – Hüftgelenkpfanne, 4 – gerader Schenkelmuskel, 5 – Sehne des geraden Schenkelmuskels (abgeschnitten), 6 – großer Rollhügel, 7 – äußerer Schenkelmuskel, 8 – mittlerer Schenkelmuskel, 9 – innerer Schenkelmuskel, 10 – Sehne des geraden Schenkelmuskels (abgeschnitten), 11 – Kniescheibe

Übg. 178
Übungsdurchführung (Abb. 257)

Der Sportler sitzt mit nach hinten geneigtem Oberkörper auf der Trainingsbank. Die Rücklage des Oberkörpers bewirkt eine Hüftstreckung. Diese wiederum dehnt den geraden Schenkelmuskel und verbessert so seine Leistungsfähigkeit. Die Hände umfassen die seitliche Bankkante und fixieren den Oberkörper in der Rücklage. Die Knie ragen über die vordere Bankkante hinaus und sind auf diese Weise frei beweglich. Die Unterschenkel hängen im Winkel von 90° zu den Oberschenkeln nach unten. Die Fußgelenke liegen am unteren Paar der gepolsterten Rollen des Zusatzgeräts an. Aus dieser Position hebt der Sportler die Unterschenkel bis zur völligen Streckung der Kniegelenke. Im höchsten Punkt des Bewegungsablaufs wird der vierköpfige Schenkelstrecker über den Zeitraum von etwa einer Sekunde isometrisch maximal angespannt. Das fördert insbesondere die Entwicklung seines inneren Anteils (innerer Schenkelmuskel). Danach werden die Knie langsam und kontrolliert gebeugt, bis die Ausgangsposition wieder erreicht ist.

Es ist auch möglich, die Übung mit nur einem Bein durchzuführen. Dabei sollten das rechte und das linke Bein im Wechsel gestreckt werden.

Während des Streckens der Beine wird ein-, während des Senkens wird ausgeatmet.

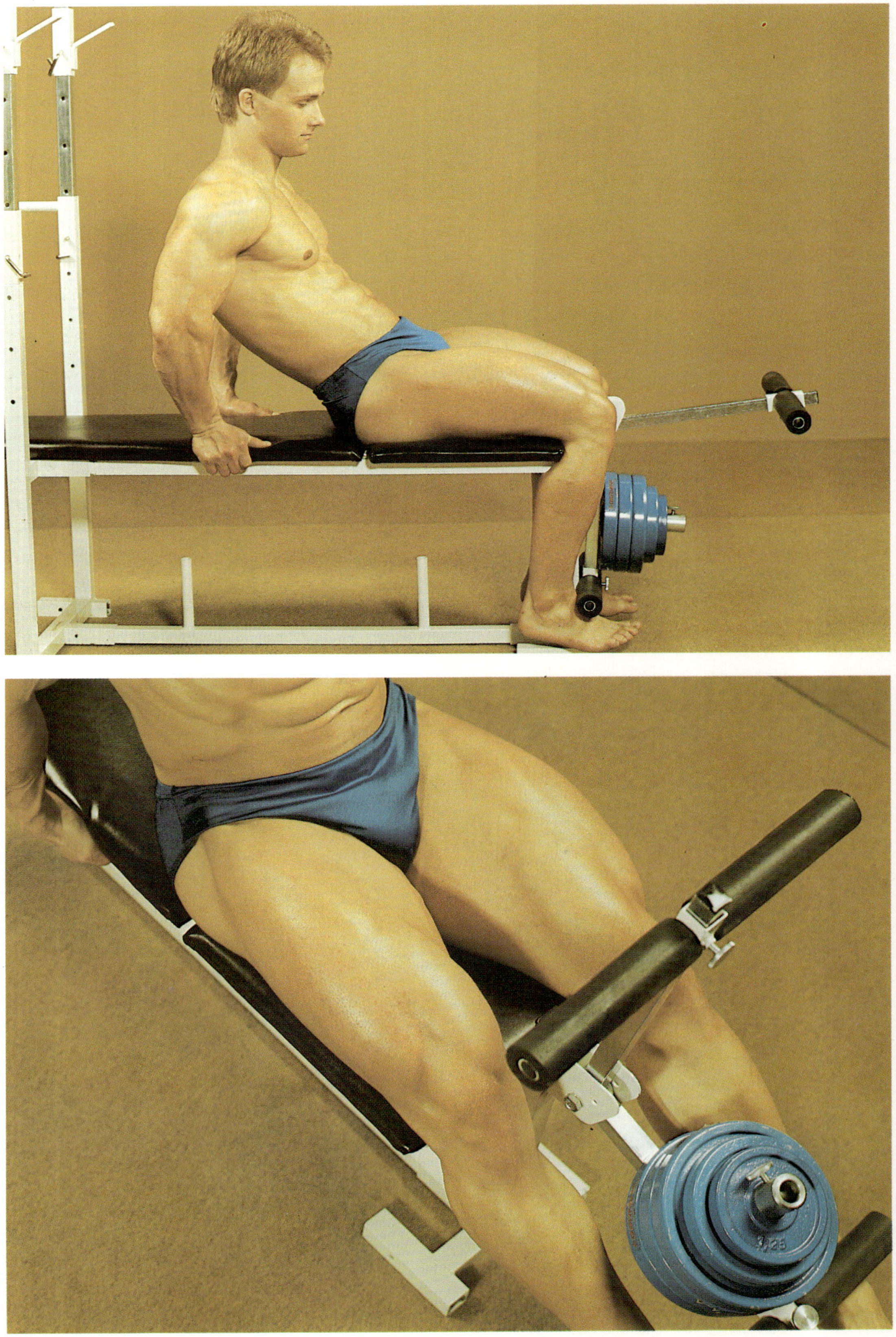

Abb. 257/1–2

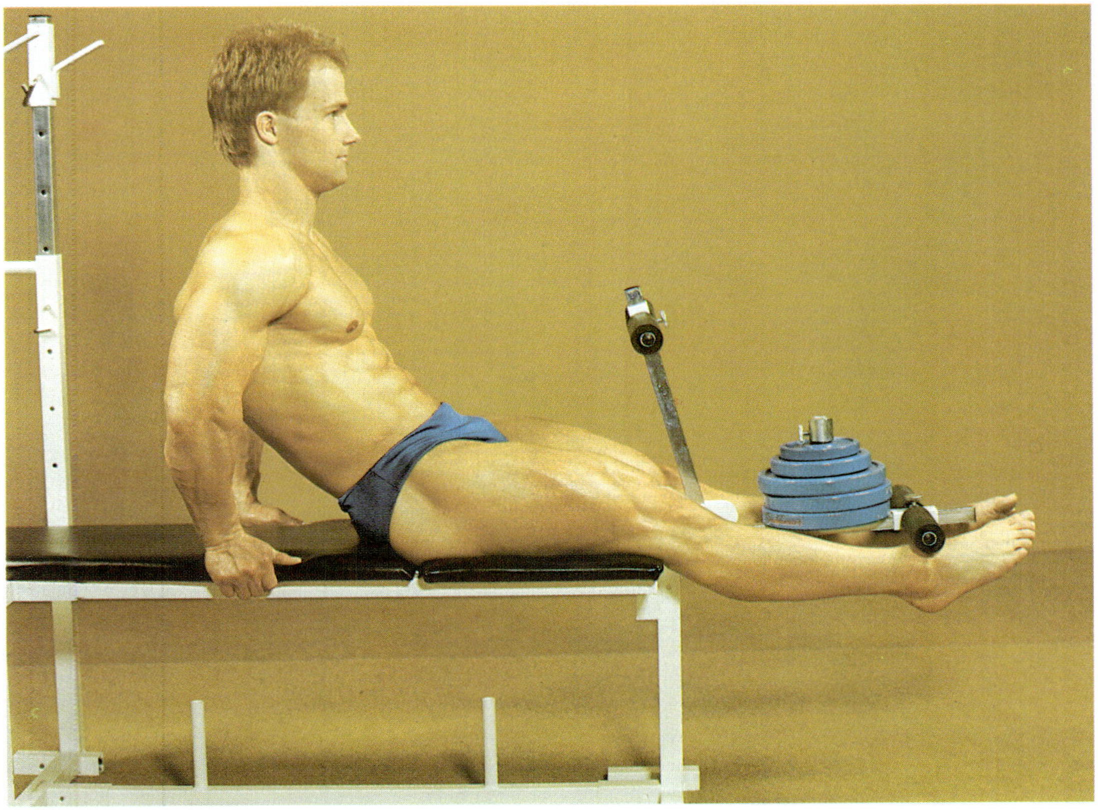

Abb. 257/3

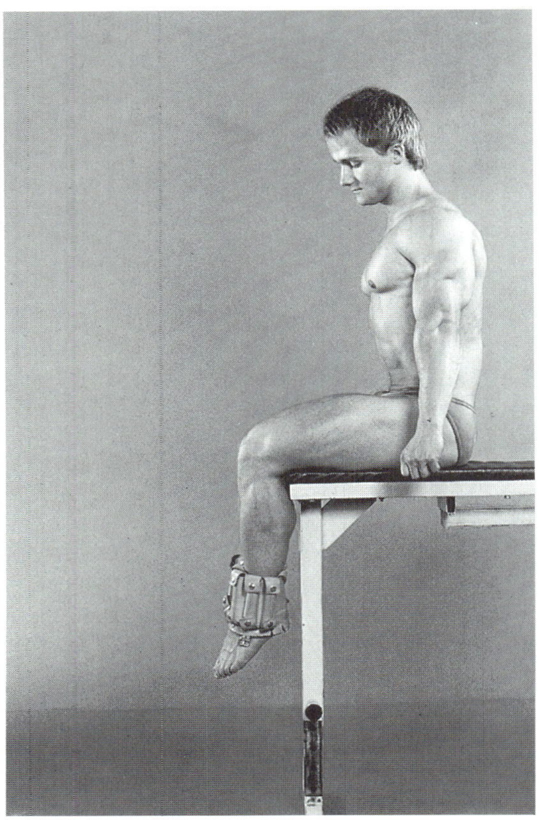

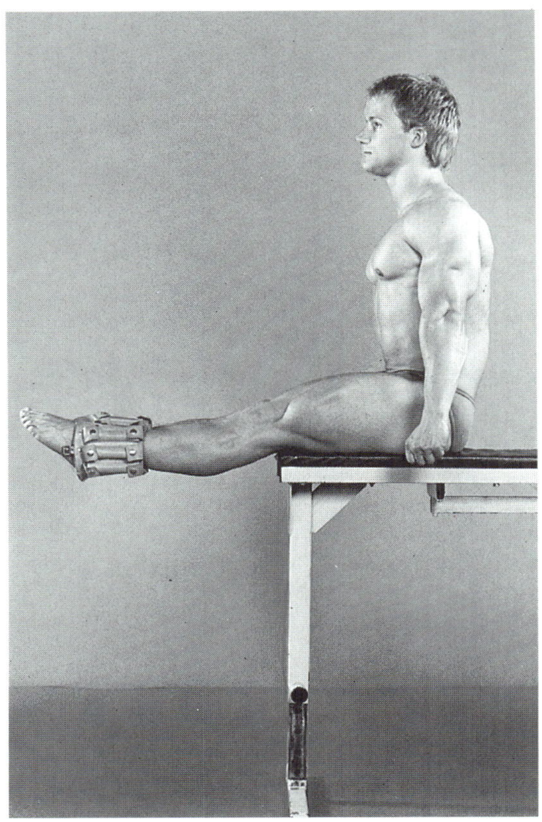

Abb. 258/1–2

Varianten:

Übg. 179
Freies Beinstrecken
(Abb. 258)

Der Sportler sitzt auf einem Tisch, Sprungkasten oder einem ähnlichen Gegenstand. Der Oberkörper ist aufrecht oder leicht zurückgebeugt. Die Unterschenkel hängen im Winkel von 90° zu den Oberschenkeln nach unten. Die Füße halten eine Zusatzlast (z. B. Sandsack, Rundgewichte, Eisenschuhe). Aus dieser Position hebt der Sportler beide bzw. einen Unterschenkel bis zur völligen Kniestreckung.

Im Vergleich zum Beinstrecken auf der Trainingsbank, bei dem die räumliche Struktur des Bewegungsablaufs durch das Gerät genau abgesteckt wird, erlaubt das freie Beinstrecken freie Bewegungen.

Übg. 180
Freies Beinheben
(Abb. 259)
Der Sportler liegt auf dem Rücken oder sitzt auf einer festen Unterlage. Die Füße halten eine Zusatzlast. Die im Kniegelenk gestreckten Beine werden nun so hoch wie möglich gehoben. Die Bewegung des freien Beinhebens findet also im Hüftgelenk statt. Der vierköpfige Schenkelstrekker leistet in diesem Fall sowohl dynamische als auch statische Arbeit. Der gerade Anteil unterstützt durch dynamische Arbeit das Beugen im Hüftgelenk; alle Anteile verhindern durch statische Arbeit ein Beugen im Kniegelenk, und zwar gegen die Schwerkraft und gegen den Zug der zur Dehnung gezwungenen Muskeln an der Rückseite des Oberschenkels.

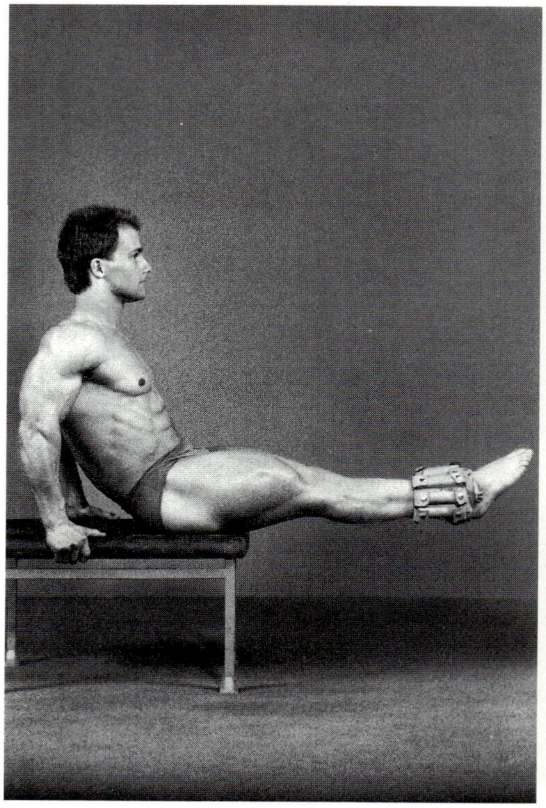

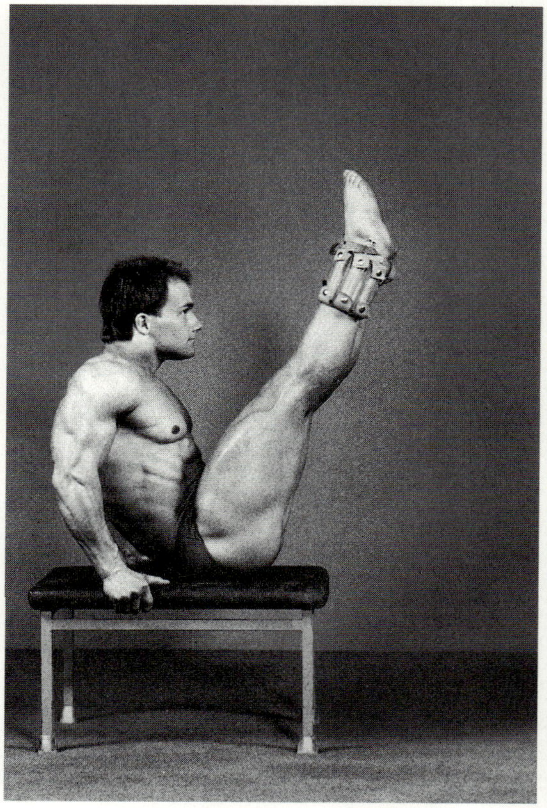

Abb. 259/1–2

Verletzungsprophylaxe:

In der Startposition sollten – mit Ausnahme des freien Beinhebens – Unter- und Oberschenkel einen Winkel von 90° bilden. Spitzere Kniewinkel verstärken den Druck des vierköpfigen Schenkelstreckers auf die Kniescheibe extrem, so daß Belastungen dieser Art letztlich zu Verschleißerscheinungen im Bereich der Knorpelstrukturen führen können (s. Verletzungsprophylaxe für die Übung „Kniebeugen").

Der innere Schenkelmuskel, der in starkem Maße an der Fixierung der Kniescheibe beteiligt ist, wird in der Endphase der Bewegung besonders intensiv belastet und gekräftigt. Um der seitlichen Verlagerung der Kniescheibe, dem sogenannten Läuferknie vorzubeugen, ist die Übung bis zur vollständigen Beinstreckung durchzuführen. Darauf ist die Muskulatur ein bis zwei Sekunden isometrisch maximal anzuspannen.

BEINDRÜCKEN

Hauptsächlich beteiligte Muskeln:
Am Beindrücken sind im wesentlichen die gleichen Muskelgruppen beteiligt wie beim Kniebeugen. Der große Gesäßmuskel, die oberen Anteile der Muskeln an der Rückseite der Oberschenkel und, abhängig von der Fußstellung, der große Schenkelanzieher übernehmen die Hüftstreckung. Der vierköpfige Schenkelstrecker und anteilig auch der große Gesäßmuskel realisieren die Kniestreckung. Nur die tiefen kurzen und langen Rückenstreckmuskeln sowie die Muskeln des Bauches werden – im Vergleich zum Kniebeugen – gering belastet.

Wie beim Kniebeugen wird die erste Phase der Bewegung hauptsächlich durch die Kraft des großen Gesäßmuskels und der Muskeln an der Rückseite des Oberschenkels (Halbsehnen-, Plattsehnen- und zweiköpfiger Schenkelmuskel) vollzogen; die zweite Phase wird vor allem durch die Kontraktion des vierköpfigen Schenkelstreckers ausgeführt. Wird beim Beindrücken ein weiter Fußabstand gewählt und werden die Fußspitzen nach außen gerichtet, so werden vor allem der innere Kopf des vierköpfigen Schenkelstreckers und der große Schenkelanzieher beansprucht; entscheidet man sich hingegen für einen engen Fußabstand und für nach vorn oder leicht nach innen gerichtete Fußspitzen, so werden gezielt die äußeren Köpfe des vierköpfigen Schenkelstreckers trainiert.

Übg. 181
Übungsdurchführung
(Abb. 260)

Ist kein spezielles Beindrückgerät vorhanden, so legt sich der Sportler rücklings auf eine Matte oder flache Bank. Seine Beine sind im Kniegelenk bis zum rechten Winkel und im Hüftgelenk bis zur Parallelstellung der Oberschenkel mit dem Rumpf gebeugt. Unter dem Gesäß befindet sich ein Keil. Die Fußballen liegen unter der Hantelstange, die im Gleitgerüst oder in der Hantelschwinge auf Halterungen aufliegt. Die Höhe der Hantelauflage ist durch die korrekte Winkelstellung der Knie- und Hüftgelenke vorgegeben.

Aus dieser Position führt der Sportler die Hantel durch Streckung im Hüft- und Kniegelenk so weit wie möglich nach oben. Das anschließende Absenken erfolgt langsam und kontrolliert.

Während des Streckens der Beine wird ein-, während des Beugens wird ausgeatmet. Bei schweren Zusatzlasten läßt sich eine Preßatmung nicht immer vermeiden.

Beindrücken kann – im Vergleich zum Kniebeugen – mit verhältnismäßig hohen Zusatzlasten durchgeführt werden, da u. a. bei dieser Übung die eigene Körpermasse nicht zusätzlich überwunden werden muß.

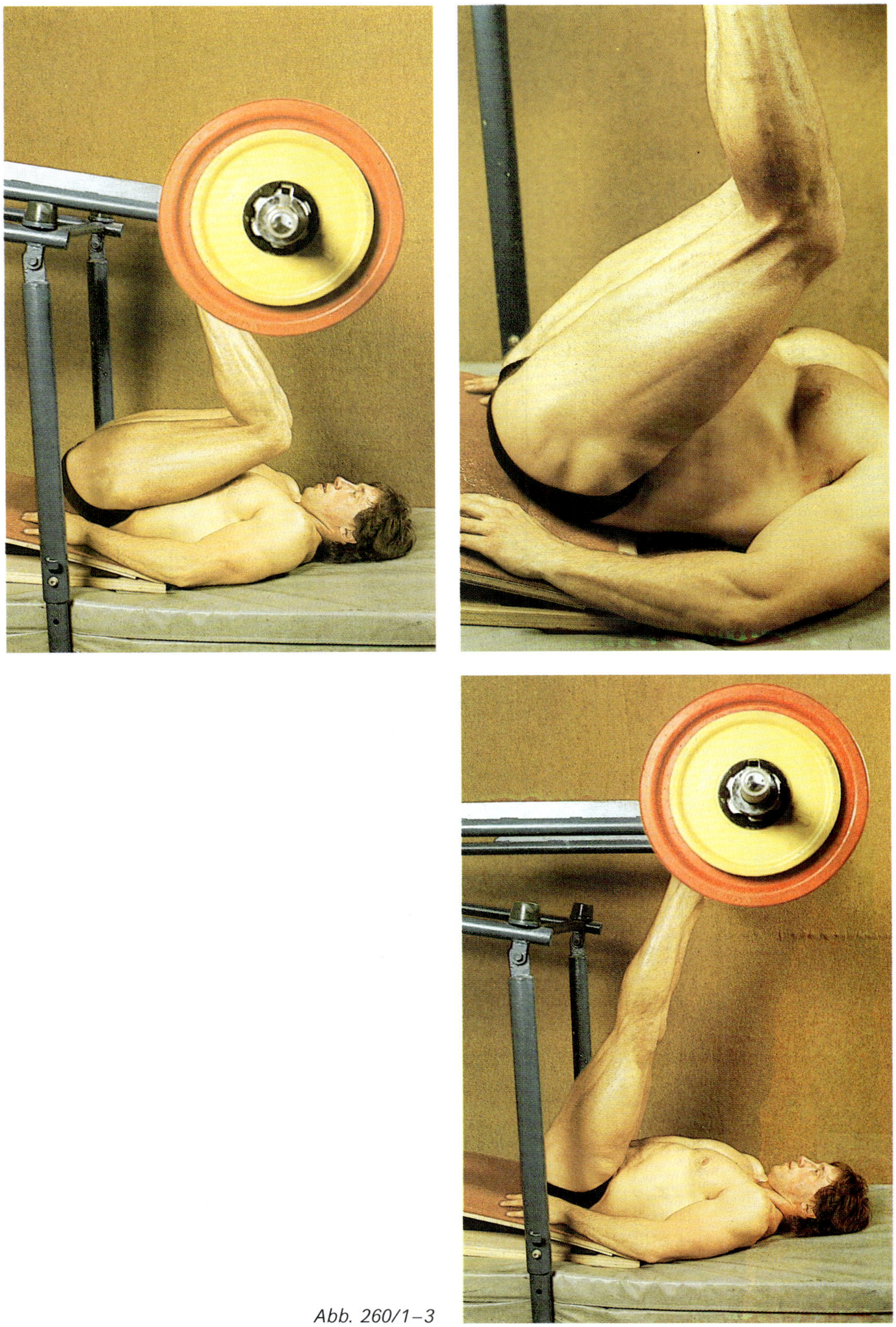

Abb. 260/1–3

Varianten:

Übg. 182
Beindrücken mit aufliegendem Partner (Abb. 261)
Der Ausführende befindet sich in der Rückenlage und hat die Beine zur Brust gehockt. Der Partner legt sich mit der Brust oder dem Rücken auf die Fußsohlen des Untermanns und hält den Körper von Kopf bis Fuß völlig gestreckt. Seine Fußspitzen bzw. Fersen liegen auf dem Boden auf. Der Ausführende streckt nun gleichzeitig beide Beine gegen die Brust oder den Rücken des Partners und bringt sie danach wieder in die Ausgangsstellung.

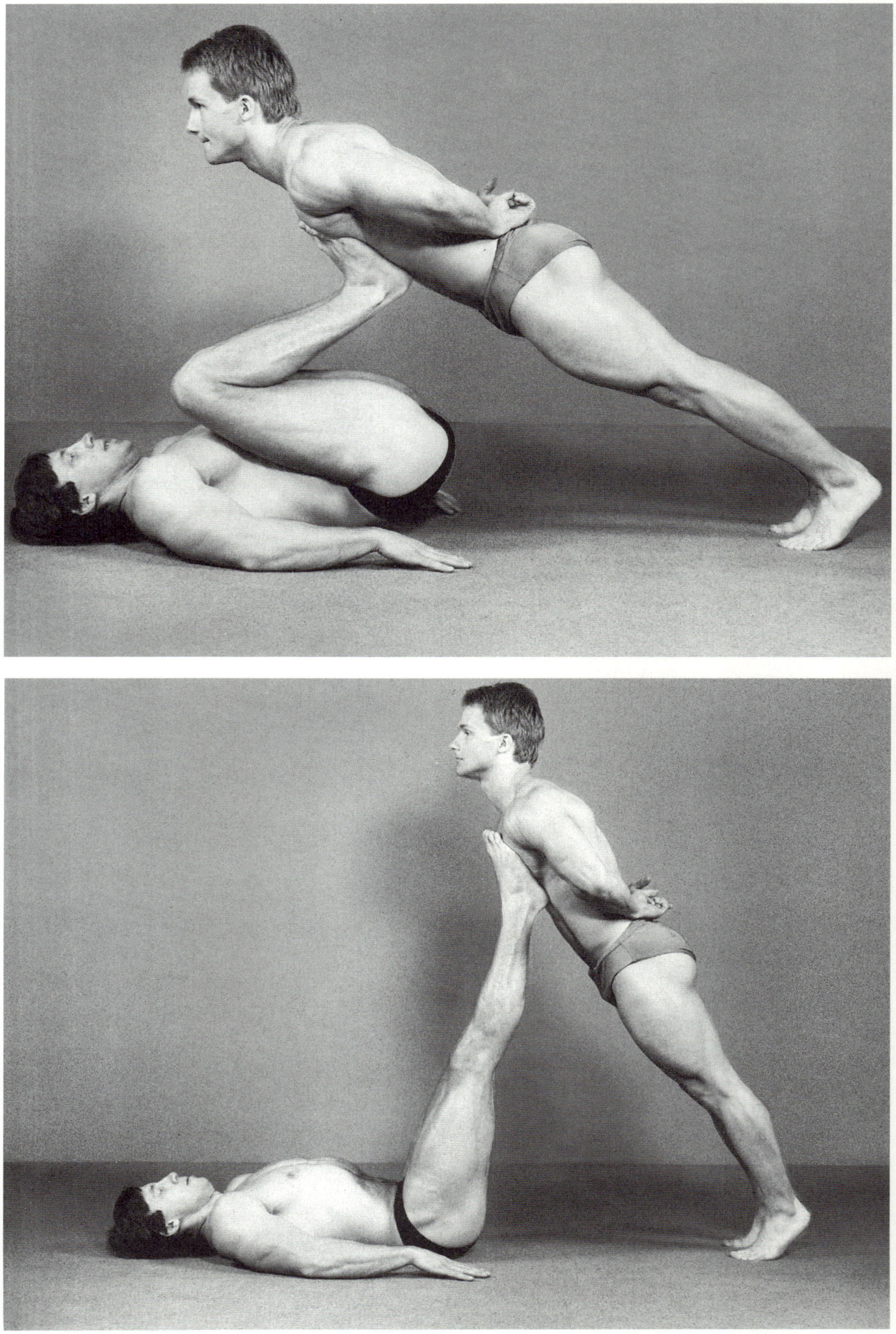

Abb. 261/1–2

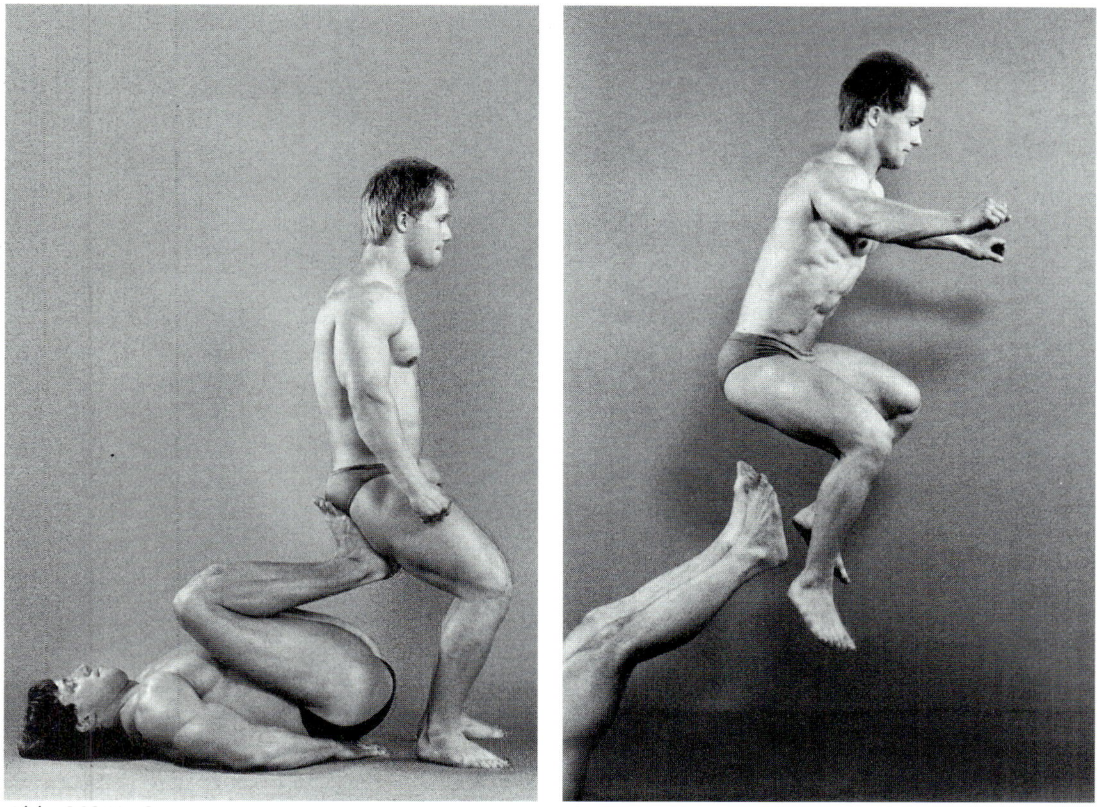

Abb. 262/1–2

Übg. 183
Beindrücken mit aufsitzendem Partner (Abb. 262)

Der Ausführende befindet sich in der Rückenlage und hat die Beine zur Brust gehockt. Der Partner setzt sich – wobei er mit dem Rücken zum Ausführenden zeigt – auf dessen Fußsohlen. Der Untermann versucht nun, mit großer Anfangsbeschleunigung beide Beine zu strecken und den Partner so hoch und so weit wie möglich in die Luft zu stoßen.

Verletzungsprophylaxe:

Ober- und Unterschenkel sollten beim Anfänger im tiefsten Punkt des Bewegungsablaufs einen Winkel von etwa 90° bilden. Spitze Kniewinkel führen zur Überlastung der Knorpelstrukturen, besonders auf der Rückseite der Kniescheibe (s. a. Verletzungsprophylaxe für die Übung „Kniebeugen").

Dehnungsübungen:

Übg. 184
(Abb. 263)

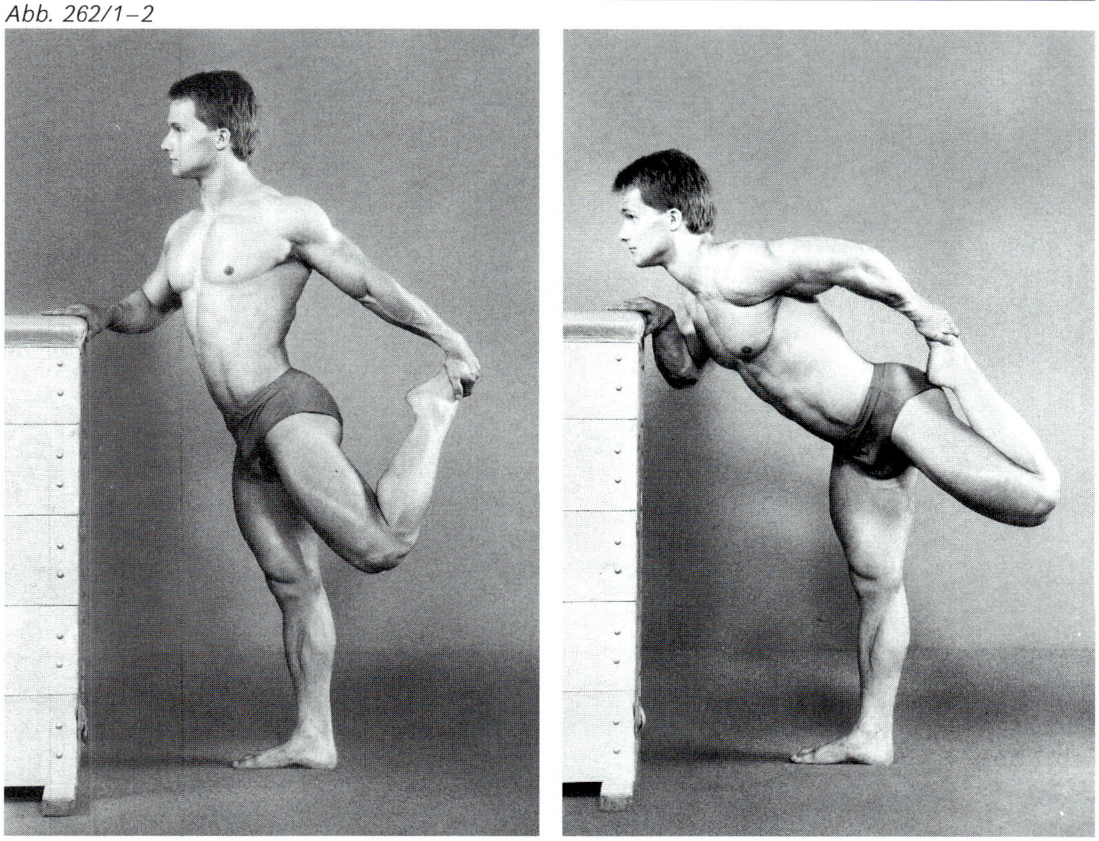

Abb. 263/1–2

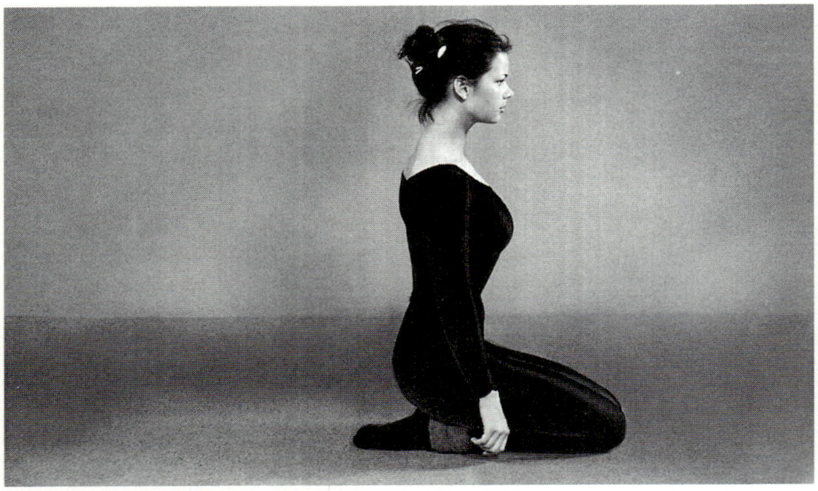

Übg. 185 (Abb. 264)

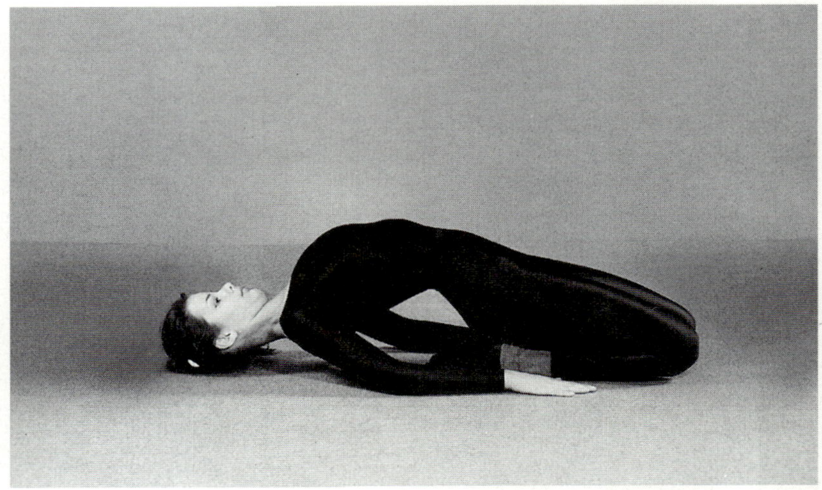

Abb. 264/1–2

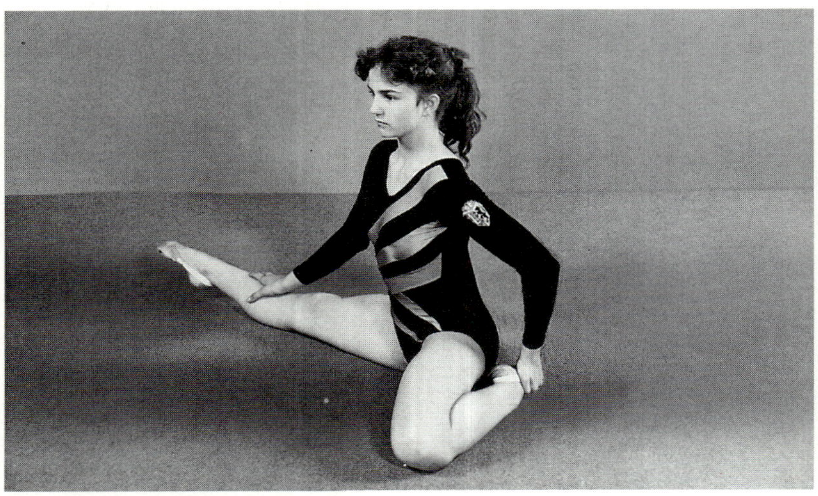

Übg. 186 (Abb. 265)

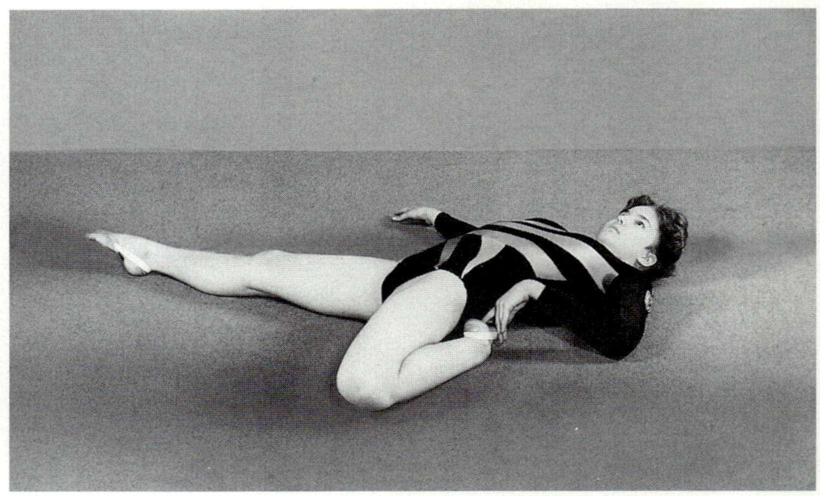

Abb. 265/1–2

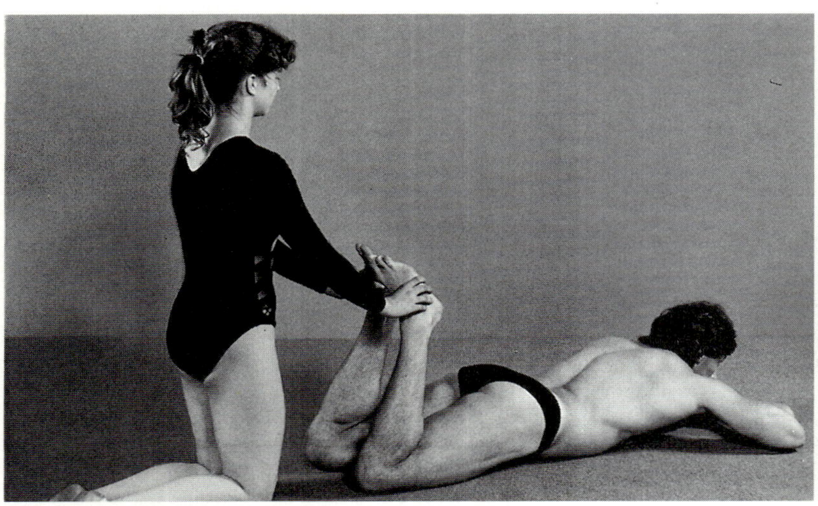

Übg. 187 (Abb. 266)

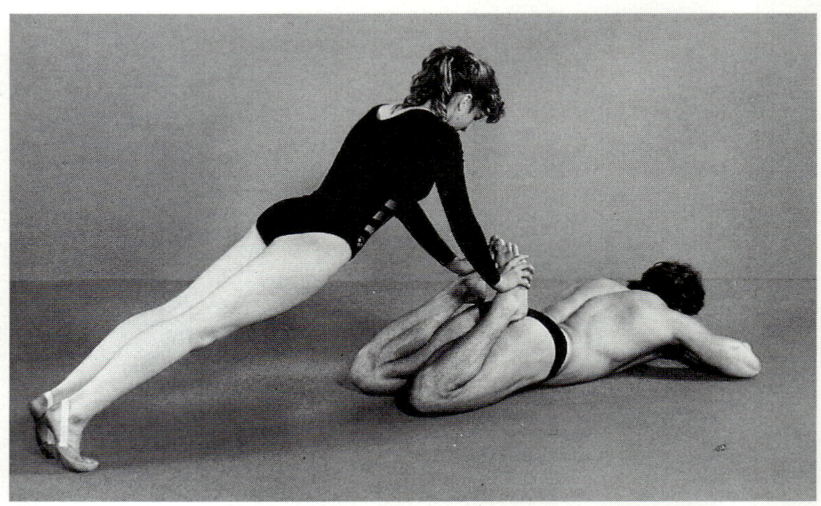

Abb. 266/1–2

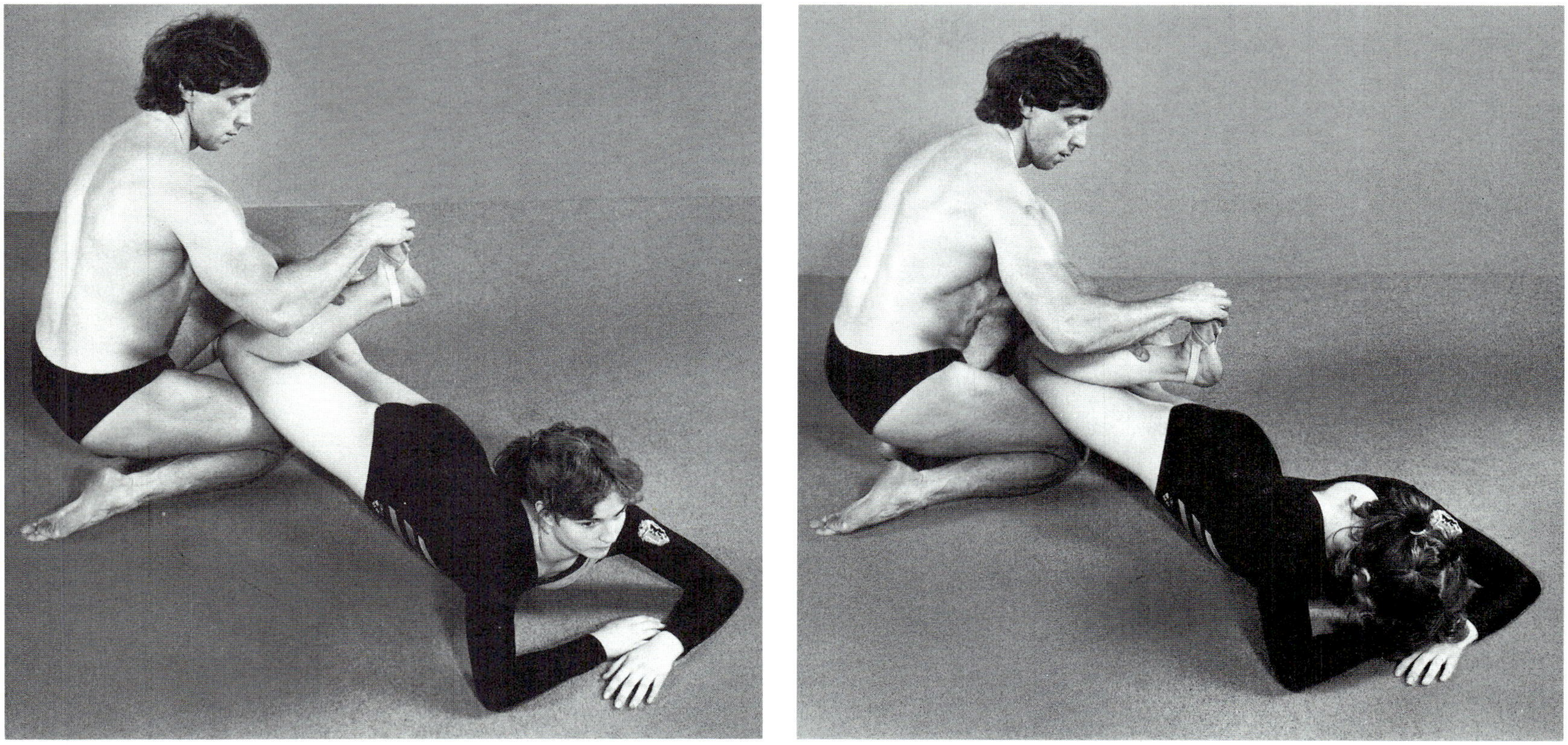

Abb. 267/1–2

Übg. 188
(Abb. 267)

UNTERSCHENKELMUSKULATUR

FUSSSPITZENHEBER

Vorderer Schienbeinmuskel
(m. tibialis anterior)

Tabelle 46

Ursprung	Schienbein (äußere Fläche)
Ansatz	1. Keilbein und 1. Mittelfußknochen
Hauptfunktion	Heben der Fußspitze gegen das Schienbein Ziehen des Unterschenkels nach vorn zum Fuß
Kraftübung	Nr. 189 bis 192
Dehnungsübung	Nr. 193 bis 195

FUSSSPITZENHEBEN

Hauptsächlich beteiligte Muskeln:
Das Fußspitzenheben, auch als Dorsalextension bezeichnet, wird in der Regel zu etwa 60 % durch die Kontraktionskraft

Abb. 268

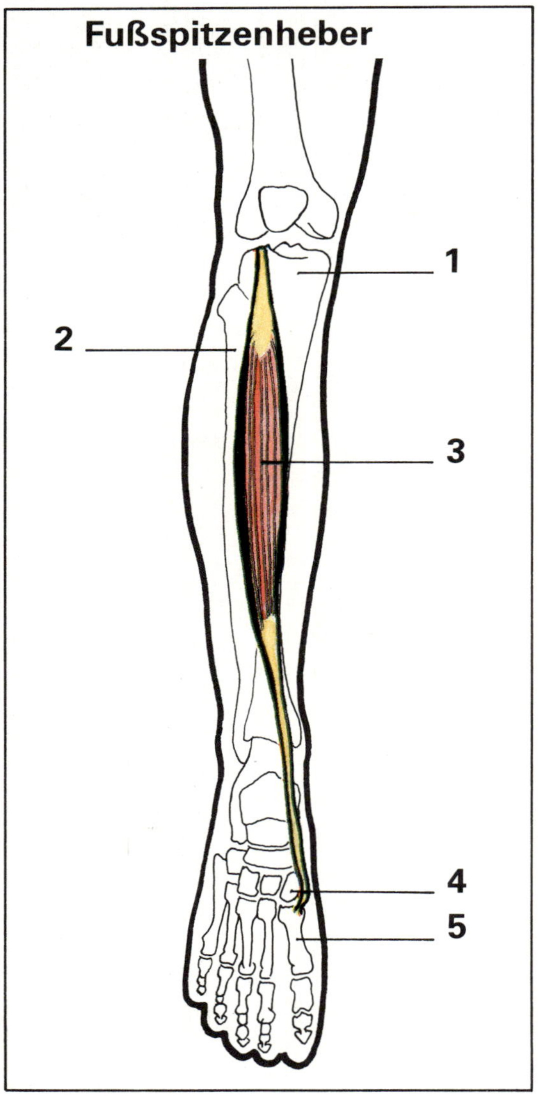

1 – Schienbein, **2** – Wadenbein, **3** – vorderer Schienbeinmuskel, **4** – 1. Keilbein, **5** – 1. Mittelfußknochen

Abb. 269/1

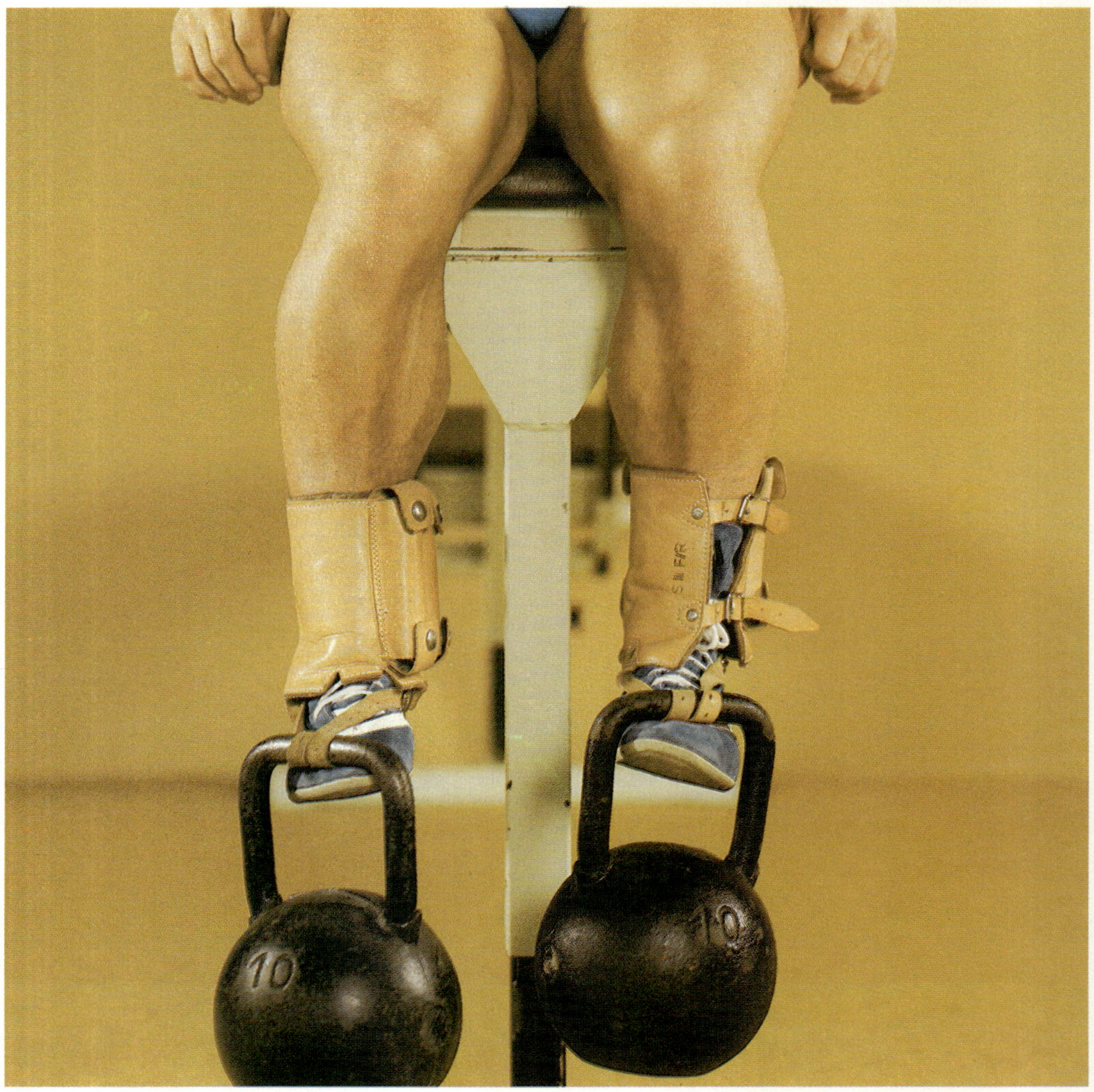

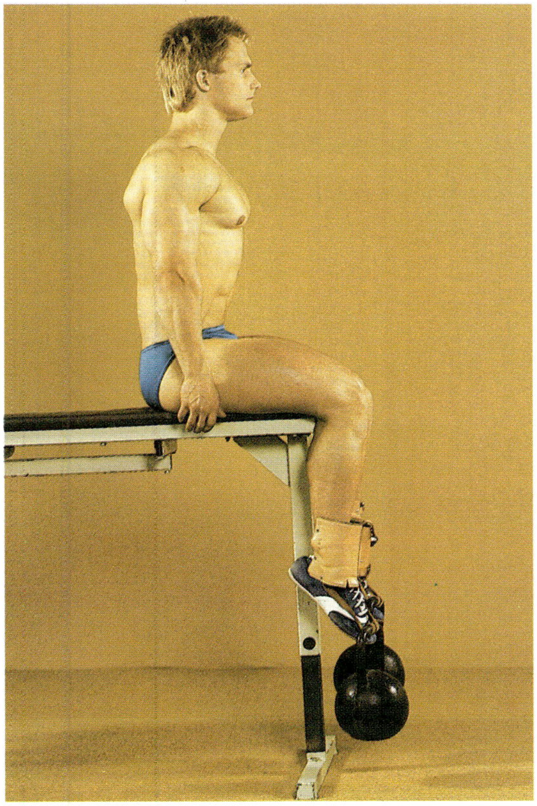
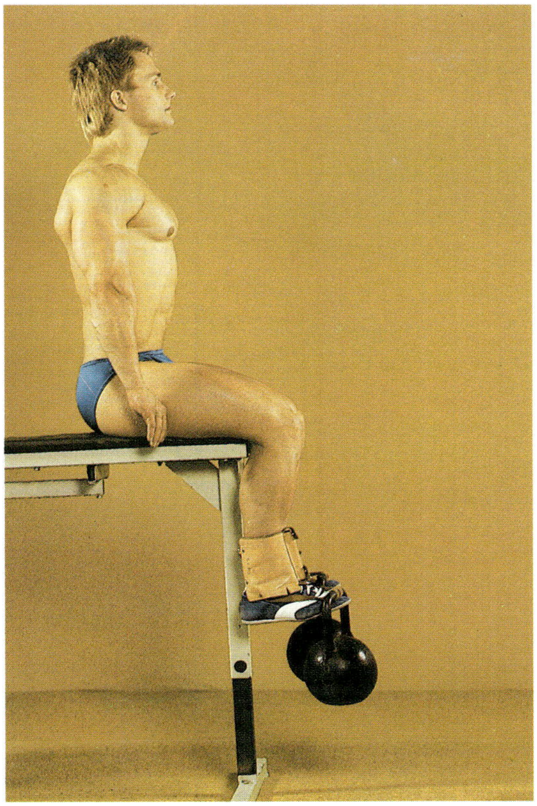

Abb. 269/2–3

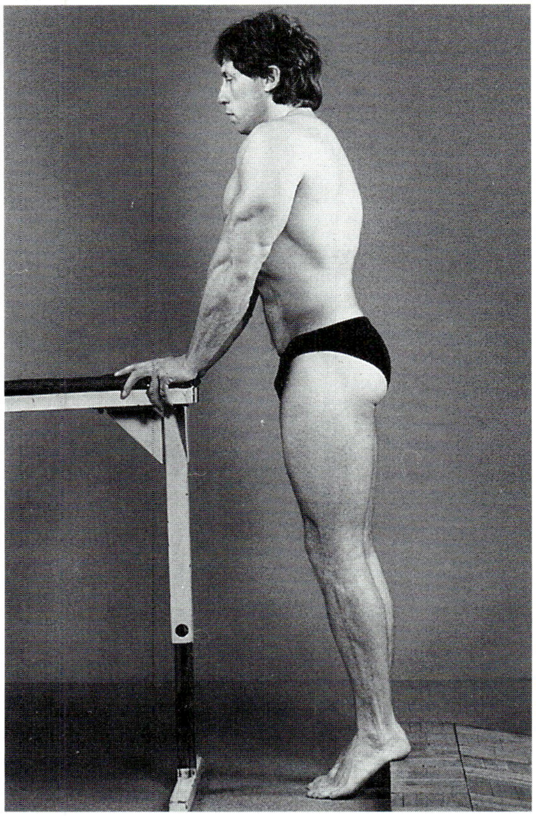
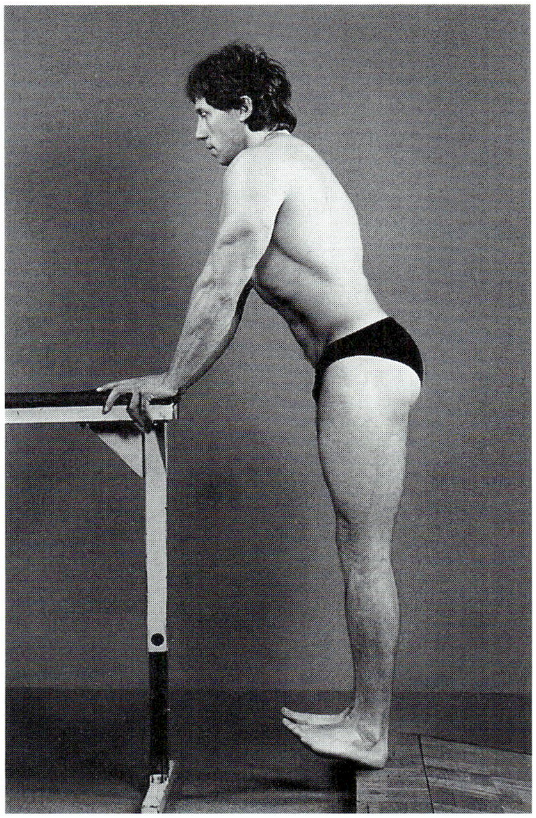

Abb. 270

des vorderen Schienbeinmuskels bewirkt. Aber auch der lange Zehenstrecker und der lange Großzehenstrecker tragen mit einem Kraftanteil von ungefähr 25 % maßgeblich zum Bewegungsvollzug bei. Gewöhnlich besitzen die Fußspitzenheber jedoch nur rund ein Viertel der Kraft ihrer Gegenspieler, den Fersenhebern.

Übg. 189
Übungsdurchführung
(Abb. 269)

Der Sportler befindet sich auf einer erhöhten Sitzfläche und hat auf jede Fußspitze ein Rundgewicht gehängt. Unterschenkel, Fuß und Rundgewicht hängen frei nach unten.

Aus dieser Position hebt der Sportler die Fußspitzen mit der Zusatzlast so weit wie möglich gegen die Unterschenkel.

Varianten:

Übg. 190
Fußspitzenheben stehend
(Abb. 270)

Der Sportler hat die Fersen zur Vergrößerung der Bewegungsamplitude auf einen 3 bis 6 cm hohen kipp- und rutschfesten Holzblock gestellt. Die Fußballen und Zehen sind auf dem Boden aufgesetzt. Die Knie sind gestreckt und die Beine leicht gespreizt. Der Körper wird aufrecht gehalten. Zwecks eines sicheren Gleichgewichts kann sich der Sportler an einem unbeweglichen Gegenstand festhalten. Aus dieser Position kontrahiert sich die gut vorgespannte Arbeitsmuskulatur. Sie hebt die Fußspitzen so weit wie möglich gegen die Schienbeine. Ist der mögliche Bewegungsspielraum ausgeschöpft, wird die beteiligte Muskulatur für ein bis zwei Sekunden mit maximaler Kraft isometrisch kontrahiert. Darauf werden die Fußspitzen langsam und kontrolliert gegen den Boden gesenkt.

Übg. 191
Fußspitzenheben mit Partnerbelastung (Abb. 271)

Der Ausführende hat die Fersen auf einen 3 bis 6 cm hohen kipp- und rutschfesten Holzblock gestellt. Seine Zehen und Fußballen sind auf dem Boden aufgesetzt. Der Oberkörper ist so weit nach vorn geneigt, daß er mit den Beinen einen Winkel von etwa 90° bildet. Die Arme stützen den vorgebeugten Oberkörper auf einem festen Gegenstand ab. Der Partner sitzt in Höhe der Lendenwirbelsäule rittlings auf dem waagerecht gehaltenen Rücken des Ausführenden.

Aus dieser Position hebt der Ausführende die Fußspitzen so weit wie möglich gegen die Schienbeine, spannt dort die Arbeitsmuskulatur für ein bis zwei Sekunden in statischer Arbeitsweise maximal an und senkt danach die Fußspitzen wieder auf den Boden.

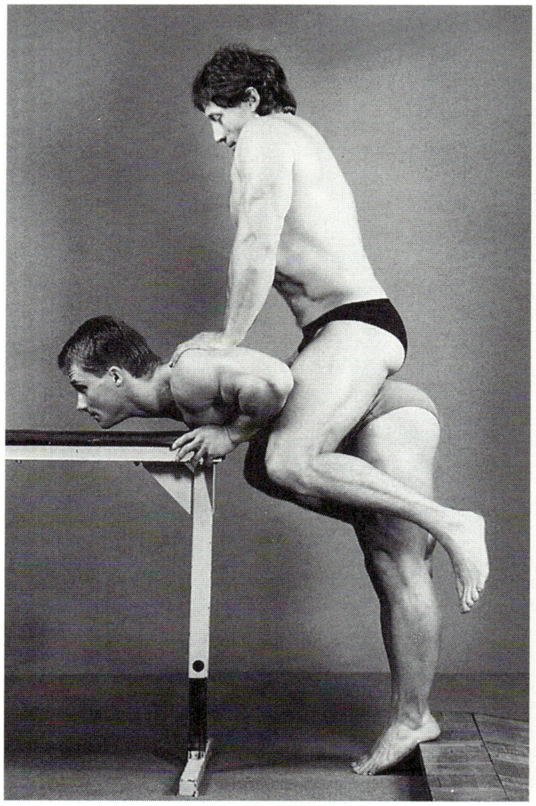
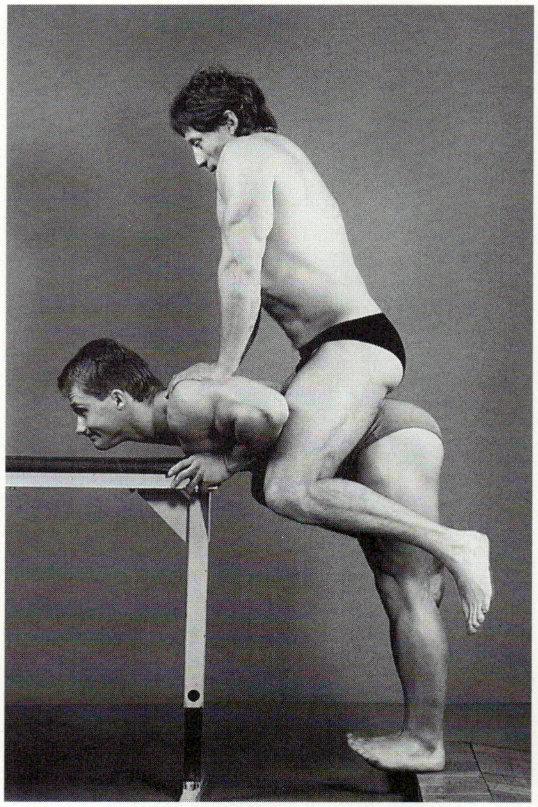

Abb. 271/1–2

Übg. 192
Fußspitzenziehen gegen Partnerwiderstand (Abb. 272)

Der Ausführende sitzt auf dem Boden, hat die Beine in den Kniegelenken gestreckt und die Fußspitzen so weit wie möglich fußsohlenwärts gesenkt. Der Partner kniet vor dem Ausführenden und faßt dessen Füße.

Aus dieser Position zieht der Ausführende die Fußspitzen gegen dosierten Partnerwiderstand über die volle Bewegungsamplitude in Richtung seiner Schienbeine.

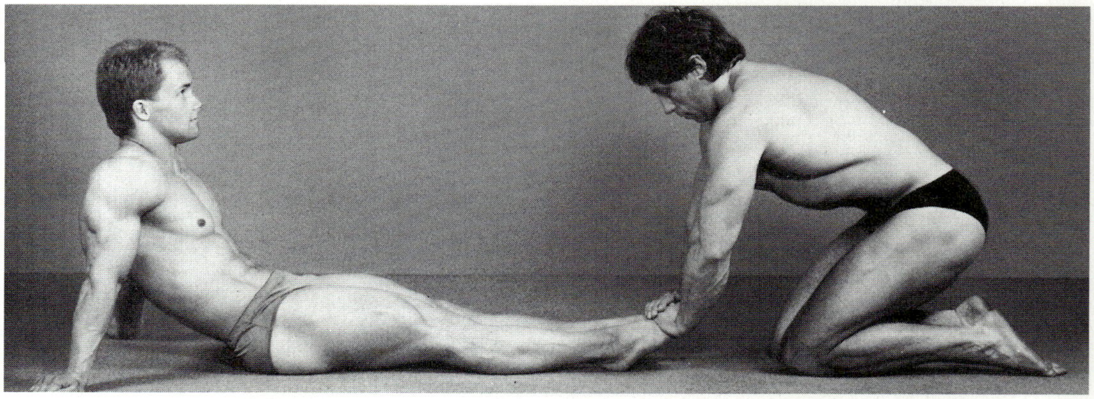
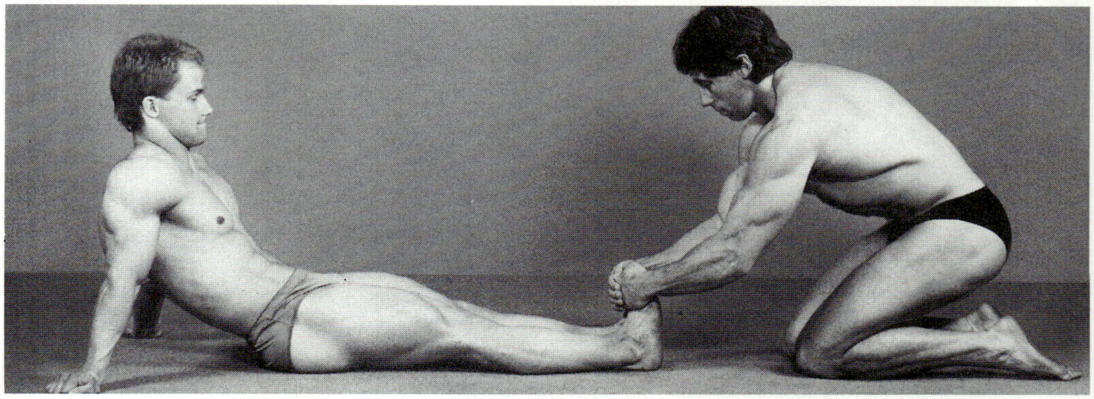

Abb. 272/1–2

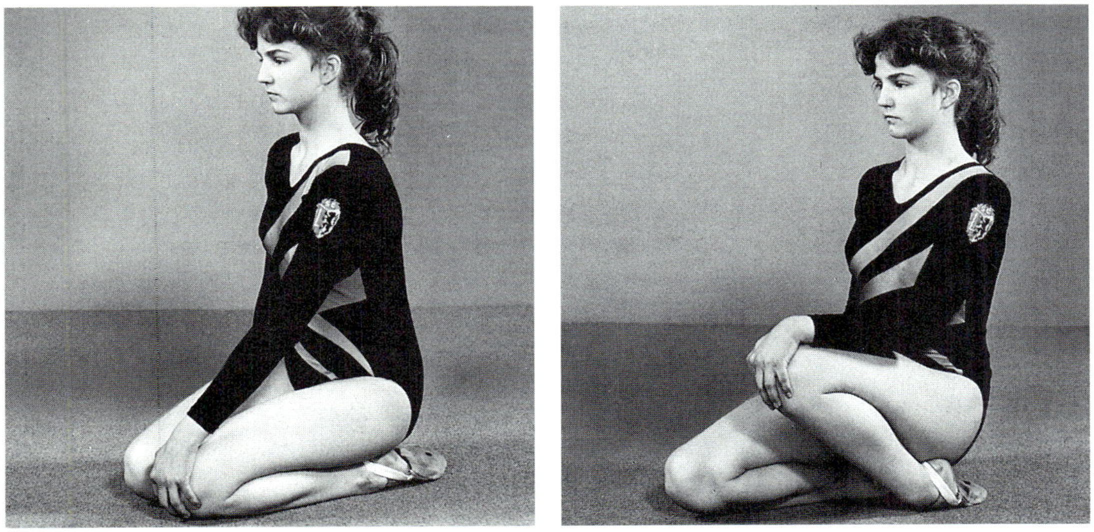

Abb. 273/1–2

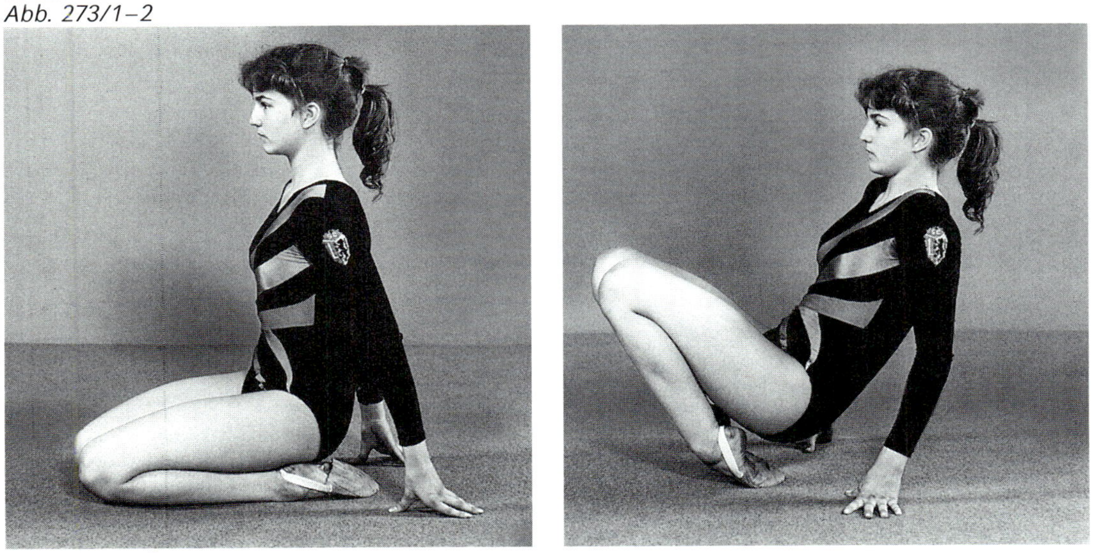

Abb. 274/1–2

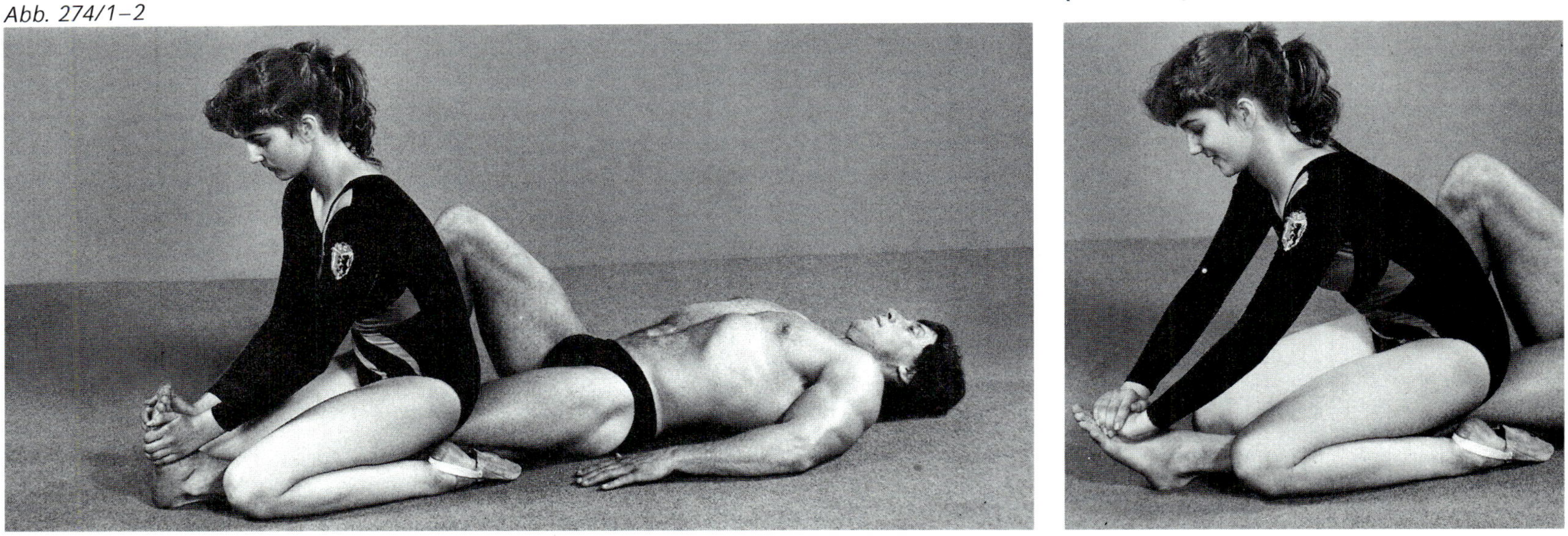

Abb. 275/1–2

Verletzungsprophylaxe:

Werden allgemeingültige Grundregeln zur Verletzungsvorbeugung, wie zielgerichtete Erwärmung, entsprechendes Schuhwerk, hohe Konzentration bei der Übungsdurchführung und Sicherung des Gleichgewichts, beachtet, dann birgt das Fußspitzenheben kaum Verletzungsgefahren in sich.

Dehnungsübungen:

Übg. 193 (Abb. 273)

Übg. 194 (Abb. 274)

Übg. 195 (Abb. 275)

UNTERSCHENKELMUSKULATUR

FERSENHEBER (M. Triceps surae)

Zwillingswadenmuskel und Schollenmuskel (m. gastrocnemius et m. soleus)

Tabelle 47

Ursprung	Zwillingswadenmuskel: Schenkelbein (äußerer und innerer Schenkelbeinknorren) Schollenmuskel: Waden- und Schienbein (Hinterflächen)
Ansatz	Muskeln vereinigen sich in der Achillessehne und setzen am Fersenbein (Fersenbeinhöcker) an
Hauptfunktion	Heben der Ferse (Standbein) Senken der Fußspitze (Spielbein) Beugen im Kniegelenk (Zwillingswadenmuskel)
Kraftübung	primär: Nr. 196 bis 199 sekundär: Nr. 146 bis 148, 169 bis 173
Dehnungsübung	Nr. 200 bis 203

FERSENHEBEN

Hauptsächlich beteiligte Muskeln:
Die Bewegung des Fersenhebens – auch Plantarflexion genannt – findet im Fußgelenk statt. Sie wird zu etwa 90 % durch die Kraft des Zwillingswaden- und Schollenmuskels realisiert. Da beide Muskeln einen gemeinsamen Ansatz besitzen, werden sie zusammenfassend auch als dreiköpfiger Wadenmuskel (m. triceps surae) bezeichnet. Einige kleinere Muskeln, wie der kurze und lange Wadenbeinmuskel, der hintere Schienbeinmuskel und die langen Zehenbeuger, unterstützen die Bewegung.

Der Zwillingswadenmuskel enthält gewöhnlich einen hohen Prozentsatz schneller Muskelfasern. Er ist deshalb in der Lage, sich sehr schnellkräftig zu kontrahieren. Da er als zweigelenkiger Muskel am Oberschenkelknochen entspringt und am Fersenbein ansetzt, erreicht er nur bei gestrecktem Kniegelenk eine optimale Vorspannung, d. h. eine günstige Ausgangsposition für die Plantarflexion. Folglich kann das Fersenheben erst dann mit voller Kraft durchgeführt werden, wenn die Beine im Kniegelenk gestreckt sind. Aus diesem Grunde bereitet z. B. auch das Gehen mit gebeugten Knien große Mühe.

Der Schollenmuskel besitzt in der Regel einen hohen Anteil langsamer Fasern. Er wird daher vorwiegend bei Ausdauerkraftanforderungen aktiv. Da er als eingelenkiger Muskel am Schien- und Wadenbein entspringt und am Fersenbein ansetzt, ist die Winkelstellung des Kniegelenks für seine Leistungsfähigkeit unbedeutend. Er kann auch bei gebeugten Knien maximale Kraft entfalten.

Wird also das Fersenheben mit gebeugten Knien durchgeführt, so ist der Zwillingswadenmuskel weitgehend außer Kraft gesetzt. Der Schollenmuskel wird relativ isoliert beansprucht und ausgeprägt. Aber nicht nur die Winkelstellung der Knie, sondern auch die Position der Füße erlauben eine detaillierte Entwicklung der Wadenmuskulatur: Weisen die Zehen nach außen, so wird die unterstützende Muskulatur an der Außenseite der Waden (kurzer und langer Wadenbeinmuskel) verstärkt beansprucht, zeigen die Zehen nach innen, so wird die sekundierende Muskulatur an der Innenseite der Waden (langer Zehenbeuger, hinterer Schienbeinmuskel) besonders intensiv belastet.

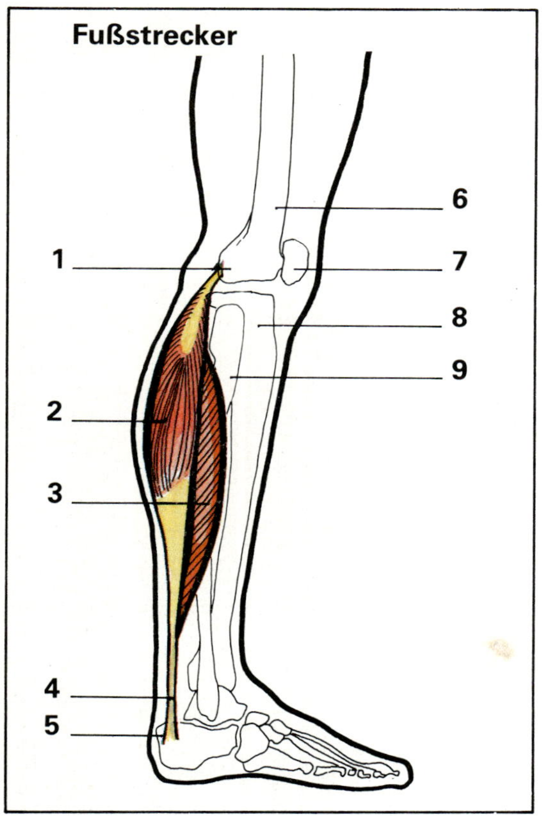

Abb. 276

1 – äußerer Schenkelbeinknorren, **2** – Zwillingswadenmuskel, **3** – Schollenmuskel, **4** – Achillessehne, **5** – Fersenbeinhöcker, **6** – Schenkelbein, **7** – Kniescheibe, **8** – Schienbein, **9** – Wadenbein

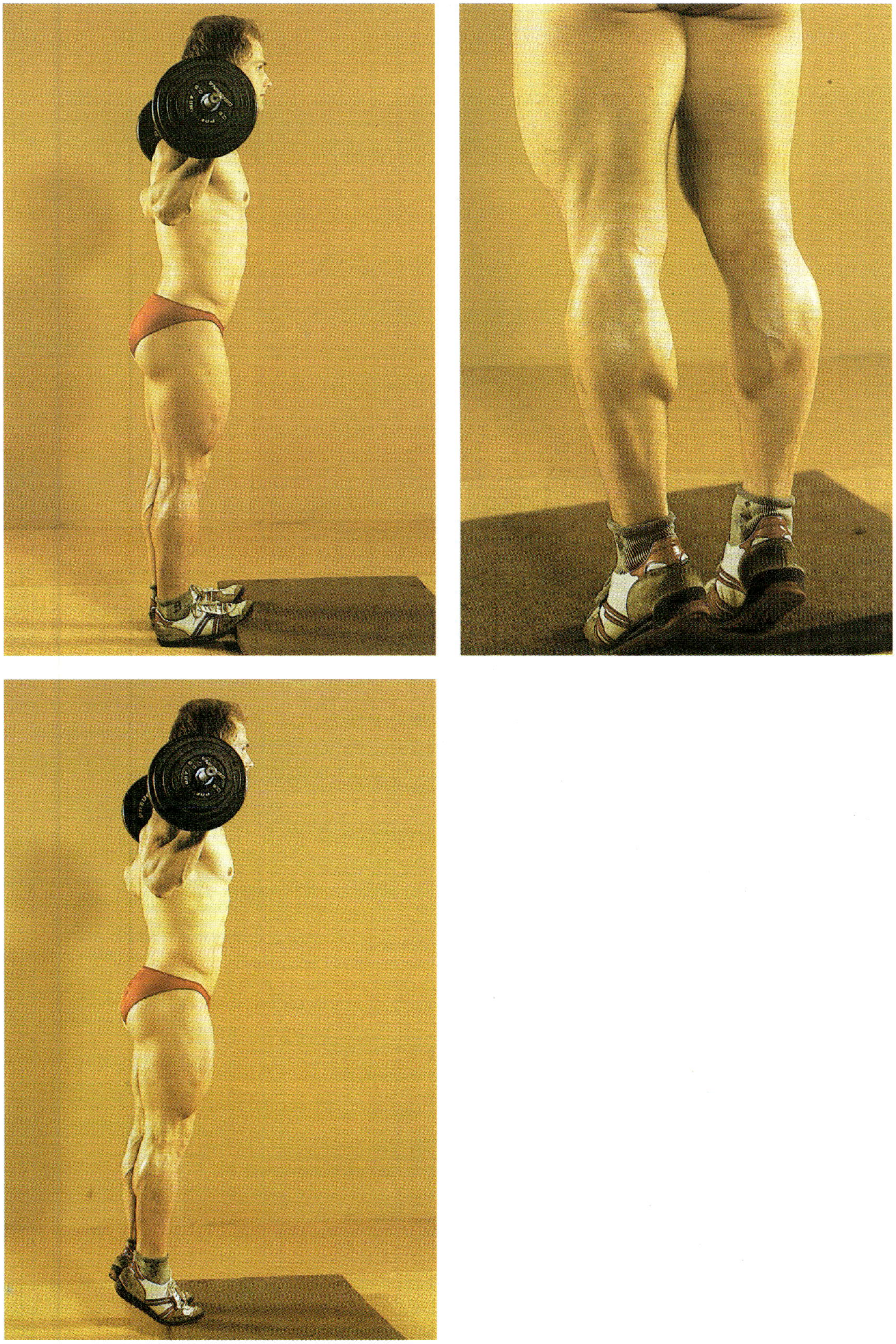

Übg. 196
Übungsdurchführung
(Abb. 277)

Der Sportler hat die Zehen und Fußballen zur Vergrößerung der Bewegungsamplitude auf einen 3 bis 8 cm hohen, kipp- und rutschsicheren Holzblock gestellt. Die Fersen sind auf dem Boden aufgesetzt, die Knie gestreckt und die Beine leicht gespreizt. Der Körper wird aufrecht gehalten. Eine Hohlrückenlage ist zu vermeiden. Die auf den Schultern ruhende Langhantel wird mit beiden Händen gesichert. Statt der Langhantel kann auch ein Partner quer über die Schultern gelegt werden. (Abb. 278)

Aus dieser Position wird die vorgespannte Wadenmuskulatur kontrahiert. Der Sportler rollt über die Fußballen nach oben ab und erhebt sich so hoch wie möglich auf die Fußspitzen. Im höchsten Punkt der Übung wird der Bewegungsablauf für ein bis zwei Sekunden unterbrochen und die beteiligte Muskulatur maximal angespannt. Soll der Schollenmuskel (unterer Teil der Waden) entwickelt werden, so ist das Fersenheben mit gebeugten Knien durchzuführen. Ist die Wadenmuskulatur eines Beines schwächer ausgebildet, so wird einbeiniges Fersenheben empfohlen.

Abb. 277/1–3

Übg. 196

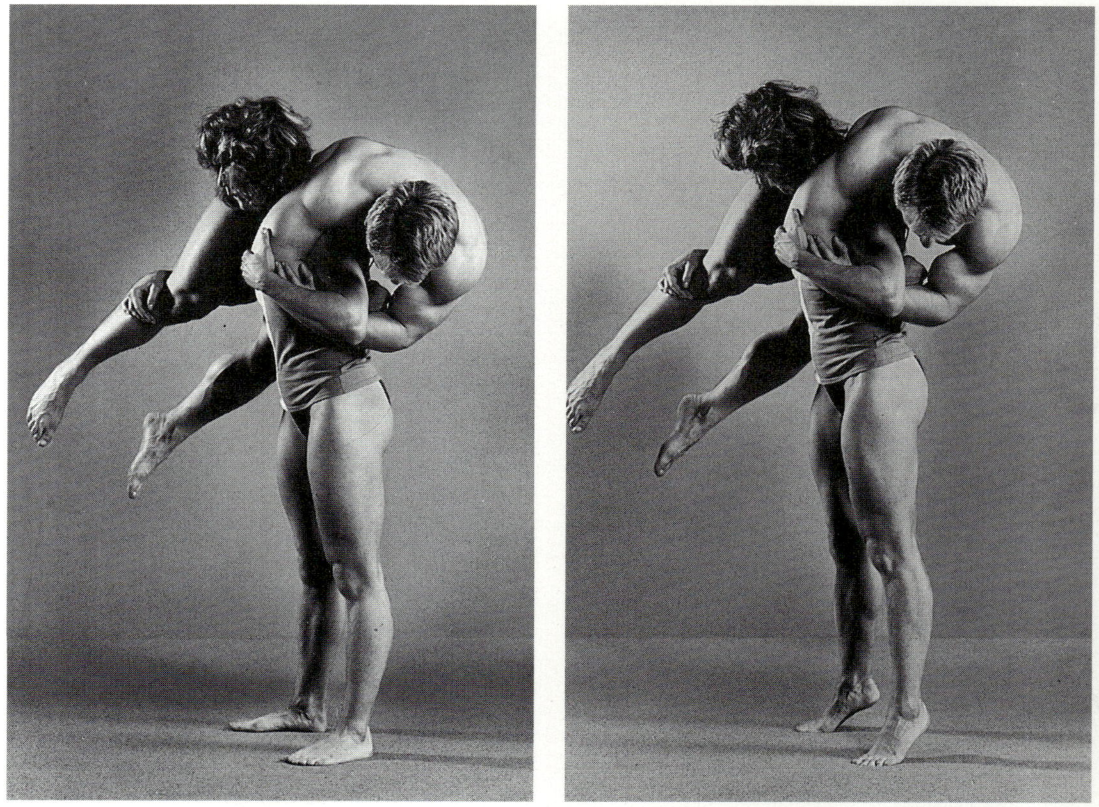

Abb. 278/1–2

Varianten:

Übg. 197
Wadenheben sitzend
(Abb. 279)

Bei dieser Übungsvariante wird der Schollenmuskel infolge der gebeugten Kniegelenke relativ isoliert belastet.

Der Sportler sitzt auf einem Stuhl oder auf dem Ende einer Trainingsbank und hat die Zehen und Fußballen auf einen 3 bis 8 cm hohen Holzblock gestellt. Die Fersen sind auf dem Boden aufgesetzt. Ober- und Unterschenkel bilden einen rechten Winkel. Auf den Oberschenkeln – ein wenig oberhalb der Knie – liegt eine Langhantel, deren Stange zur Abpolsterung mit einem Handtuch umwickelt ist.

Aus dieser Position rollt der Sportler über die Fußballen nach oben ab und drückt sich so hoch wie möglich auf die Fußspitzen.

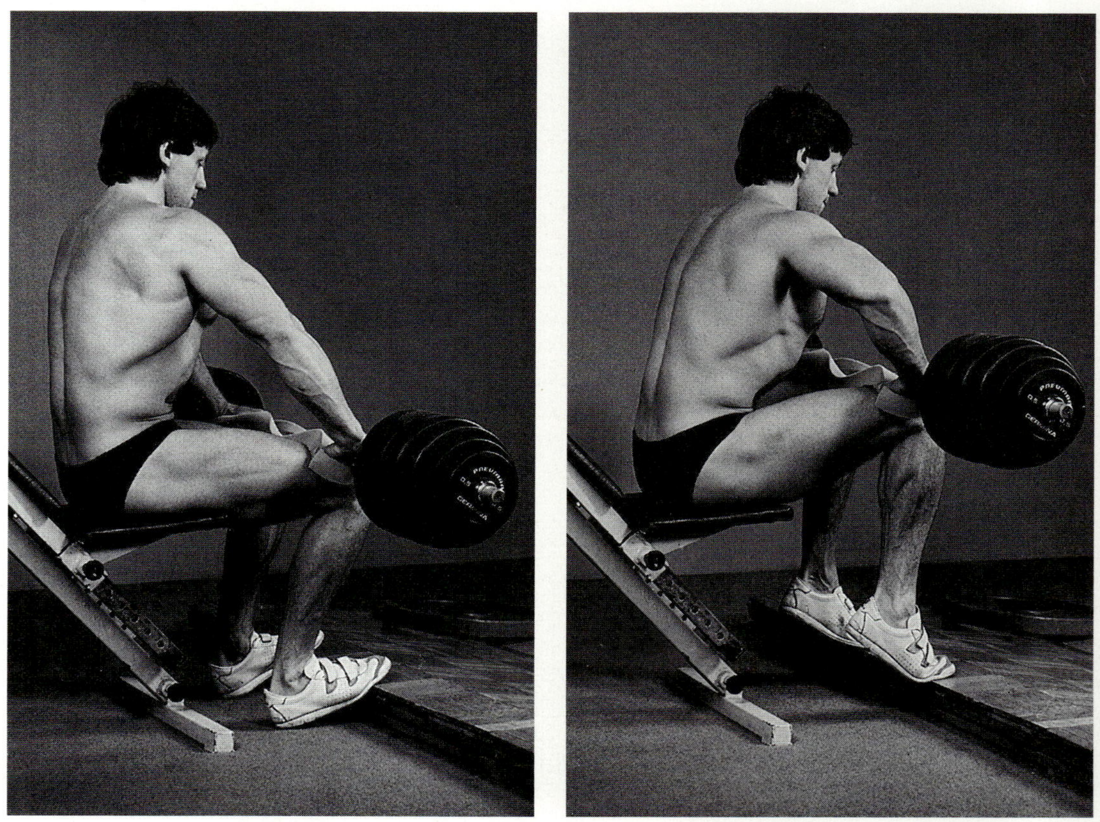

Abb. 279/1–2

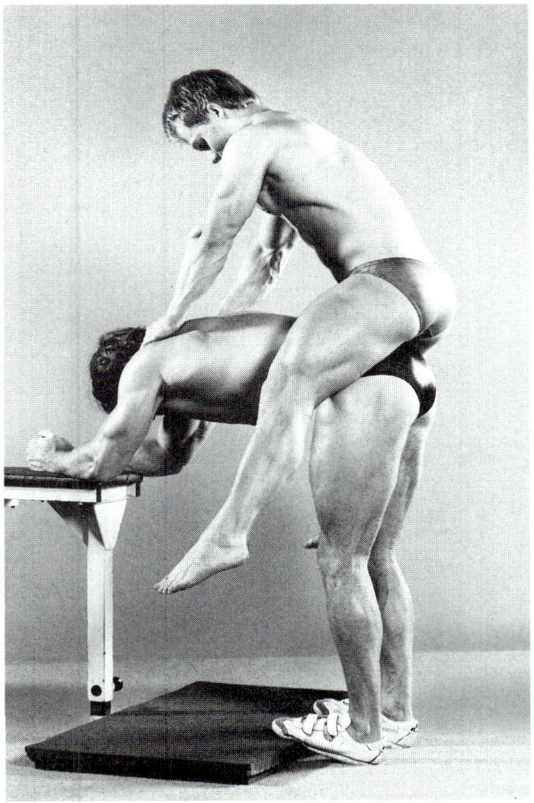

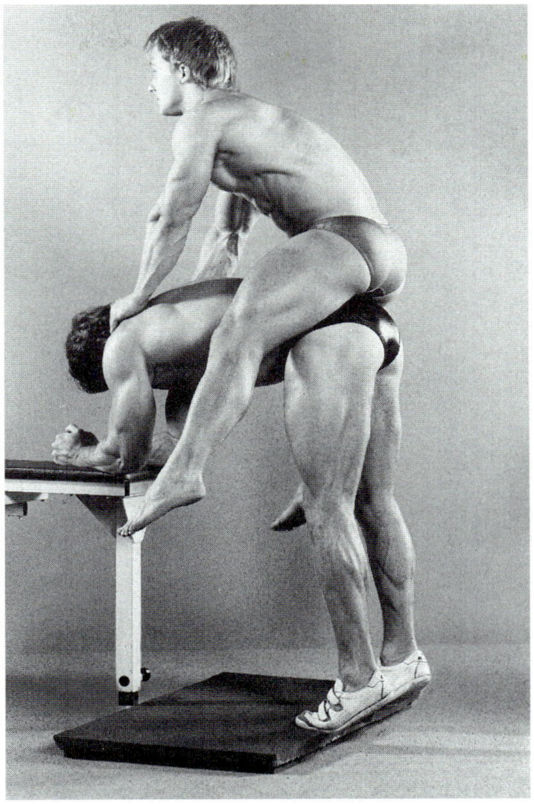

Übg. 198
Wadenheben mit Partner (Abb. 280)

Der Ausführende hat Zehen und Fußballen auf einen 3 bis 8 cm hohen, kipp- und rutschfesten Holzblock gestellt. Seine Fersen sind auf dem Boden aufgesetzt. Der Oberkörper ist so weit nach vorn geneigt, daß er mit den Beinen einen Winkel von etwa 90° bildet. Die Arme stützen den vorgebeugten Oberkörper auf einem Stuhl, einer Trainingsbank oder einem anderen Gegenstand ab. Dadurch wird die Lendenwirbelsäule entlastet. Der Partner sitzt in Höhe der Lendenwirbelsäule rittlings auf dem waagerecht gehaltenen Rücken des Ausführenden.

Aus dieser Position erhebt sich der Ausführende so weit wie möglich auf die Zehenspitzen, fixiert dort die Bewegung für ein bis zwei Sekunden und senkt danach die Fersen langsam und kontrolliert auf den Boden.

Abb. 280/1–2

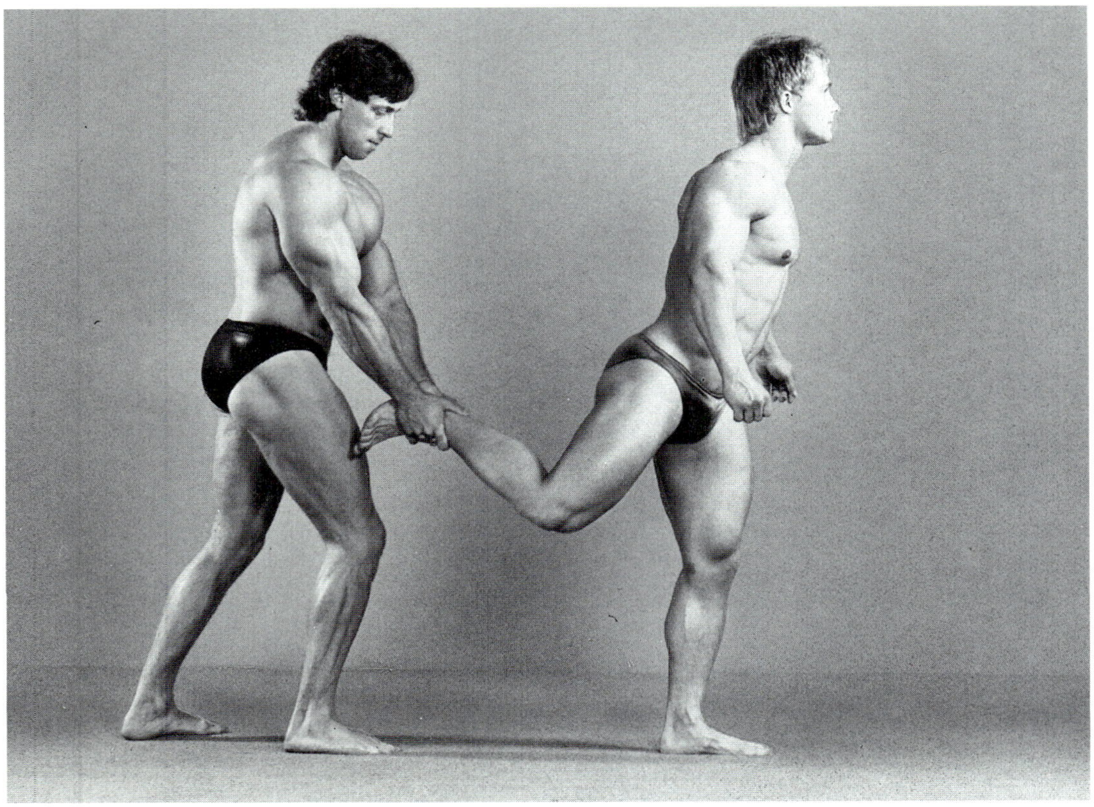

Übg. 199
Springen gegen Partnerwiderstand (Abb. 281)

Auch die Sprungbewegung schließt das Fersenheben ein. Da es schnellkräftig durchgeführt werden muß, belastet es vorrangig den Zwillingswadenmuskel.

Die Partner stehen hintereinander. Der ausführende Vordermann beugt ein Bein im Kniegelenk. Der Hintermann ergreift den so gehobenen Fuß oder das Fußgelenk mit beiden Händen. Der Ausführende springt jetzt gegen den dosierten Widerstand des Partners über eine festgelegte Strecke.

Abb. 281/1

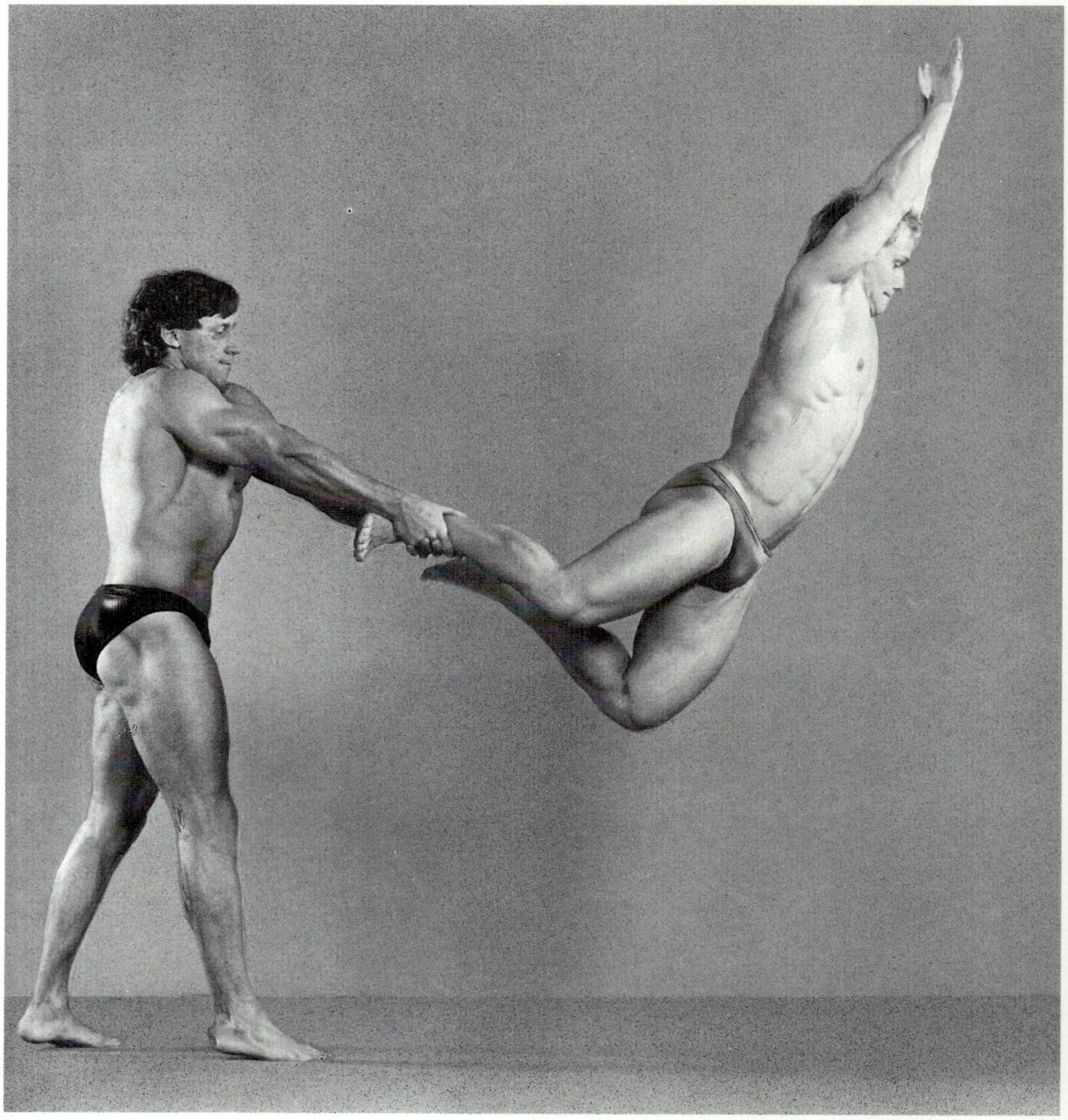

Abb. 281/2

Verletzungsprophylaxe:

Die Wadenmuskulatur wird im täglichen Leben verhältnismäßig stark belastet, ist deshalb meistens gut ausgebildet und kann hohe Kräfte entfalten. Trainingsreizen ist sie oft nur schwer zugänglich. Nach bisherigen Erfahrungen reagiert sie besonders positiv auf Übungsserien, die mit submaximalen Zusatzlasten bis zur zeitweiligen lokalen Muskelerschöpfung absolviert werden und auf explosive Übungsdurchführung (z. B. auf Sprungübungen).

Um Verletzungen vorzubeugen, sind Belastungen dieser Art durch eine wirksame zielgerichtete Erwärmung vorzubereiten und mit bewußt auf den Übungsablauf gerichteter Aufmerksamkeit zu vollziehen.

Um Verwringungen des Rumpfes und damit Schädigungen der Wirbelsäule zu vermeiden, sollte stets eine den Kraftfähigkeiten des Übenden angemessene Zusatzlast verwendet werden.

Die Füße müssen etwa hüft- bis schulterbreit gespreizt sein. Eine zu enge Fußstellung verkleinert die Standfläche, erschwert die Erhaltung des Gleichgewichts und erhöht das Verletzungsrisiko.

Die Höhe des unverrückbaren Holzblockes, auf den die Fußballen und Zehen zur Erweiterung der Bewegungsamplitude aufgesetzt werden, richtet sich nach der Beweglichkeit der Fußgelenke. Ein zu flacher Holzblock schränkt die Muskel- und Kraftentwicklung ein, ein zu hoher vergrößert das Verletzungsrisiko.

Das Springen mit Zusatzlasten beansprucht die Wirbelsäule sowie die Knie- und Fußgelenke übermäßig stark und ist deshalb zu vermeiden.

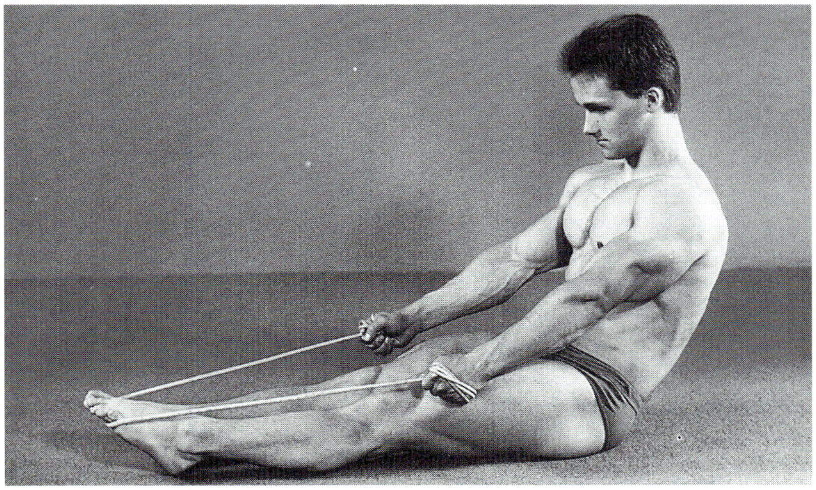

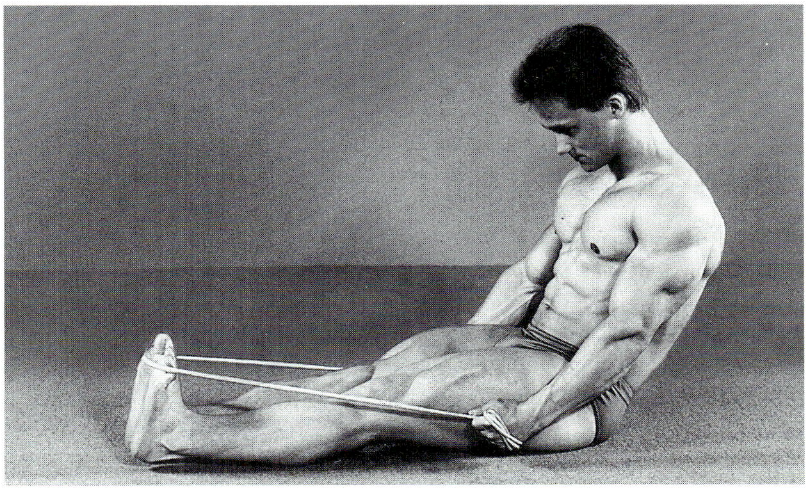

Dehnungsübungen:

Übg. 200 (Abb. 282)

Abb. 282/1–2

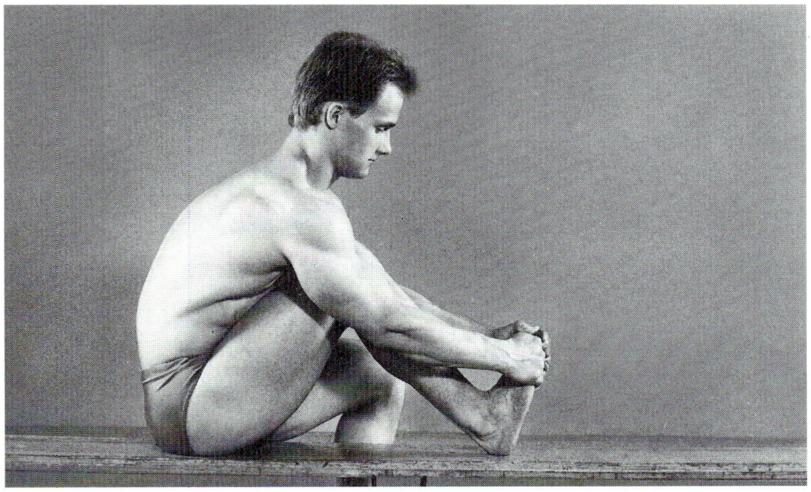

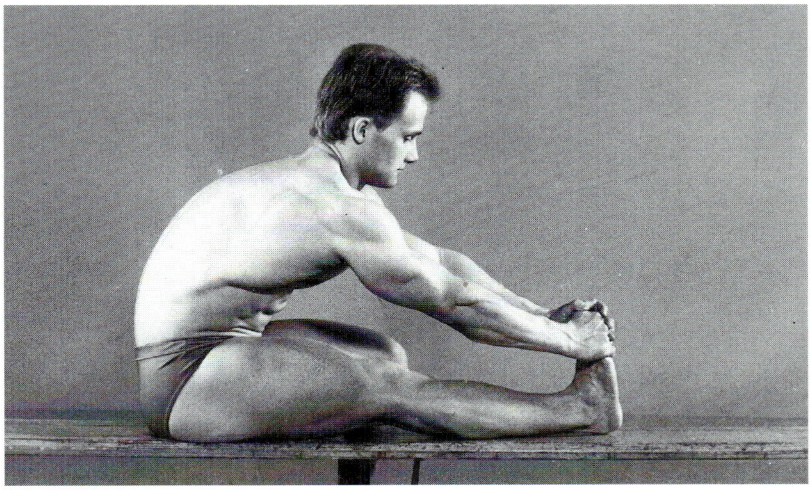

Übg. 201 (Abb. 283)

Abb. 283/1–2

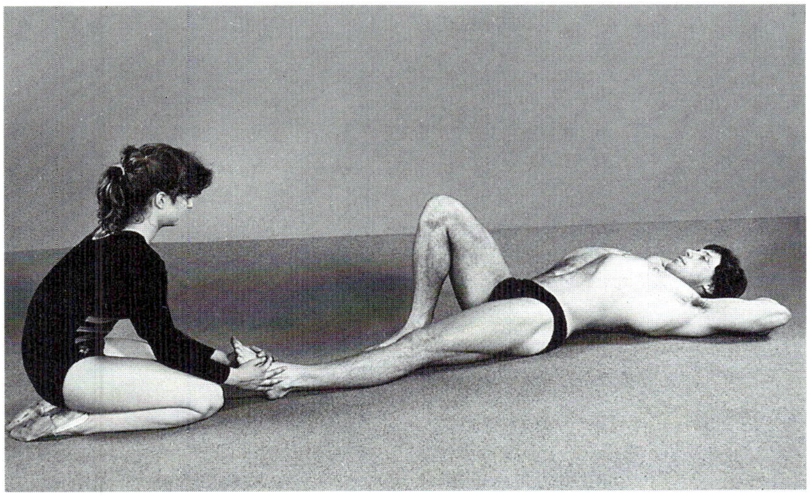

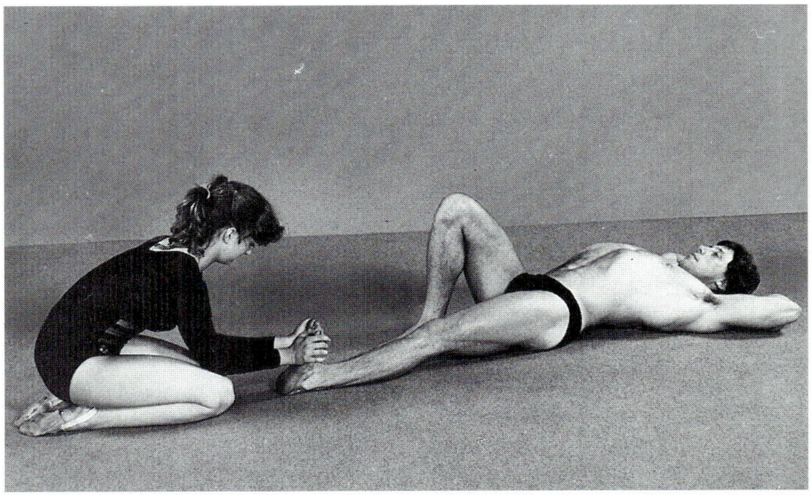

Übg. 202 (Abb. 284)

Abb. 284/1–2

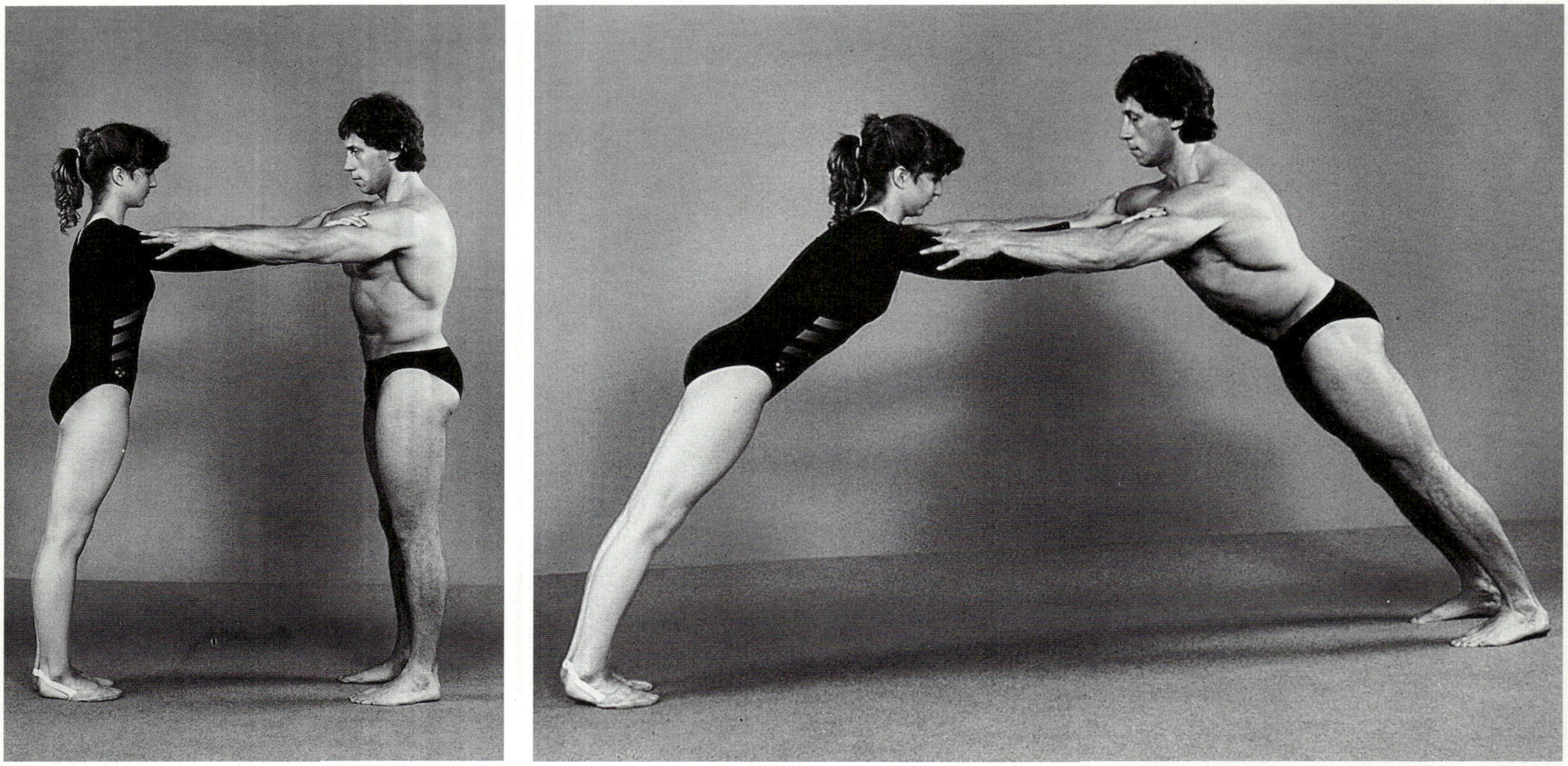

Abb. 285/1–2

Übg. 203
(Abb. 285)

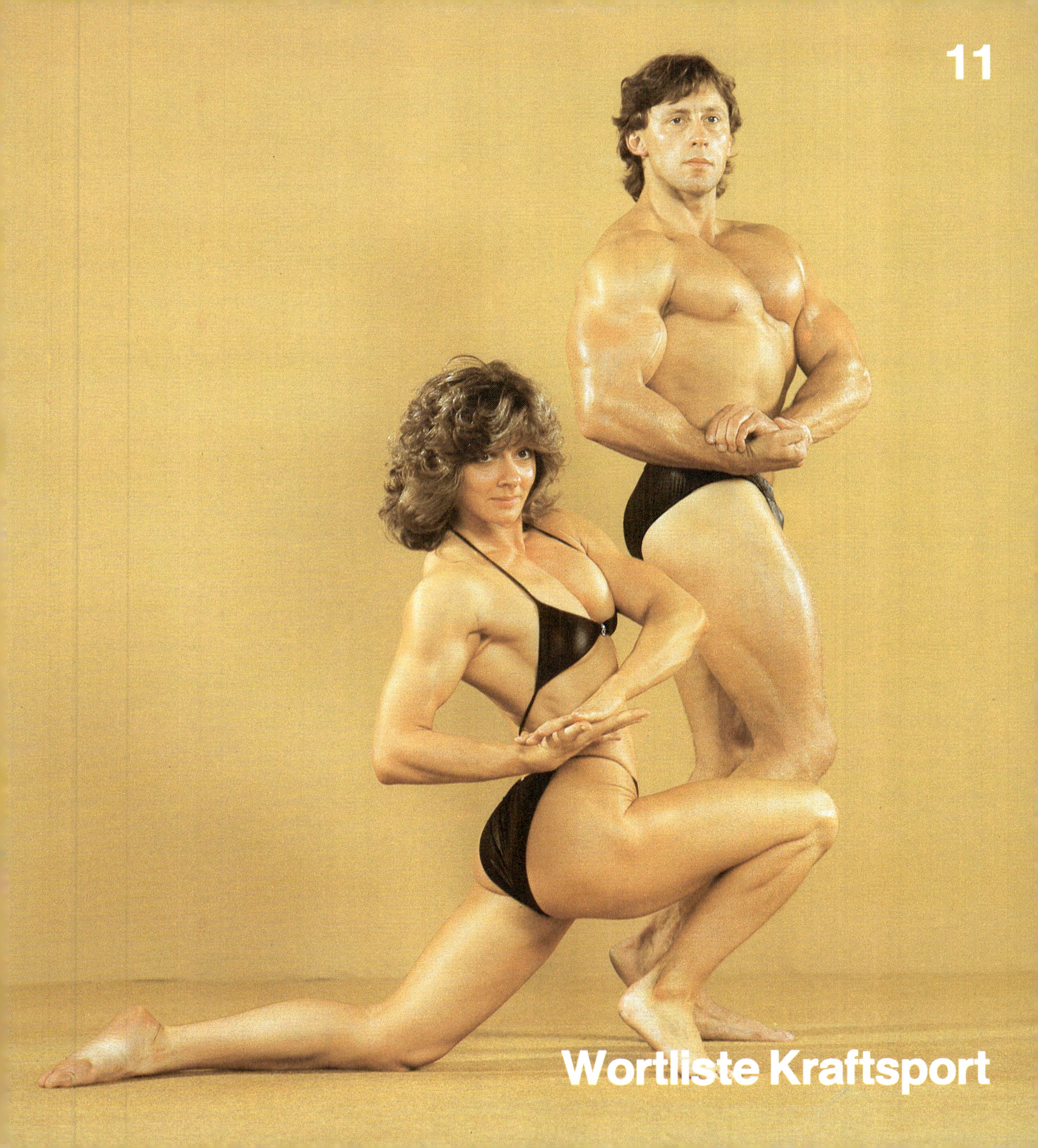

11

Wortliste Kraftsport

Deutsch	Englisch	Russisch
1. Handbeugen	Wrist curl	Сгибание кистей
2. Handstrecken	Reverse wrist curl	Разгибание кистей
3. Armbeugen	Curl	Сгибание рук в локтевом суставе
4. Trizepsdrücken	Triceps extension	Опускание и поднимание снаряда за головой
5. Beugestütz	Parallel bar dips	Сгибание и разгибание рук в упоре на брусьях
6. Armstrecken mit abgebeugtem Rumpf	Triceps kickback	Поднимание и опускание кисти с отягощением (ладонь вовнутрь)
7. Armheben	Forward and lateral dumbbell raise	Поднимание прямых рук вверх (в стойке)
8. Rudern aufrecht	Upright rowing	Подтягивание снаряда к груди в прямой стойке
9. Drücken	(Standing military) press	Жим
10. Bankdrücken	Bench press	Жим лежа
11. Armseitheben über dem Rumpf (fliegende Bewegungen auf der Bank liegend)	Dumbbell flies	Из положения лежа на спине сведение и разведение рук в стороны
12. Überzug	Pull over	Из положения лежа на спине поднимание снаряда прямыми руками из-за головы
13. Klimmzug	Pull up	Подтягивания
14. Rudern vorgebeugt	Bent-over rowing	Подтягивание снаряда к груди в стойке согнувшись
15. Liegestütz	Push up	Отжимания в упоре лежа
16. Armseitheben über Kopf	Lateral dumbbell raise over head	Поднимание прямых рук через стороны вверх над головой (в стойке)
17. Schulterheben	Shoulder shrugs	Поднимание и опускание плеч (с гантелями в руках)
18. Bankziehen	Bench curl	Подтягивание снаряда к груди из положения лежа на скамейке на животе
19. Stützheben	Parallel bar shrugs	Опускание и поднимание плеч в упоре на прямых руках
20. Rumpfaufrichten aus der Rückenlage	Sit up	Из положения лежа на спине поднимание и опускание туловища
21. Beinheben	Leg extension (on wall bars)	Из виса на прямых руках поднимание и опускание ног
22. Seitheben	Barbell side bends	Из виса на прямых руках поднимание прямых ног вверх
23. Seitdrehen	Barbell trunk twists	Повороты туловища (штанга на плечах)
24. Kreuzheben	Dead lift	Подъем штанги разным хватом
25. Rumpfheben aus der Bauchlage	Back hyperextension	Из положения лежа на животе поднимание и опускание туловища
26. Beinheben aus der Bauchlage	Leg lift	Из положения лежа на животе поднимание и опускание ног
27. Kopfsenken	Head flexion	Опускание головы
28. Kopfheben	Head extension	Поднимание головы
29. Beinvorheben	Knee tuck	Подтягивание коленей к груди
30. Kniebeuge	Squat	Приседания (со штангой на плечах)
31. Ausfallschritt	Lunge step forward	Выпады (со штангой на плечах)

Deutsch	Englisch	Russisch
32. Beinspreizen	Leg spread	Отведение ноги в сторону
33. Rumpfseitheben	Bench side bend	Из положения лежа на боку поднимание и опускание туловища
34. Beinschließen	Leg straight	Сведение ног
35. Beinbeugen	Leg curl	Из положения лежа на животе сгибание ног в коленном суставе
36. Beinstrecken im Kniegelenk	Hamstring stretch (on the bench)	Из положения сидя разгибание ног в коленном суставе
37. Beindrücken	Leg press	Жим ногами
38. Fußspitzenheben	Toe raise	Вставание на пятки
39. Fersenheben	Heel raise	Вставание на носки

Aus Tabelle 48 sind Ursprung, Ansatz und Funktion weiterer Muskeln ersichtlich, die im Buch Erwähnung finden.

Tabelle 48

Name	Ursprung/Ansatz	Funktion
Knorrenmuskel *(m. anconeus)*	kleiner Muskel, der vom Oberarmbeinhöcker zum Ellenhakenfortsatz zieht	streckt Arm im Ellbogengelenk
Obergrätenmuskel *(m. supraspinatus)*	zieht vom Schulterblatt (Obergrätengrube) über die Schultergelenkkapsel (mit der er z. T. verwachsen ist) zum oberen Oberarmbein (großer Oberarmbeinhöcker) s. Abb. 195	hebt Arm nach vorn und außen; spannt Schultergelenkkapsel
Untergrätenmuskel *(m. infraspinatus)*	zieht vom Schulterblatt (Untergrätengrube) über die Schultergelenkkapsel (mit der er verwachsen ist) zum oberen Oberarmbein (großer Oberarmbeinhöcker) s. Abb. 195	dreht Arm auswärts; hebt Arm (oberer Abschnitt); zieht Arm zum Körper (unterer Abschnitt); spannt Schultergelenkkapsel
großer Rundmuskel *(m. teres major)*	zieht vom unteren Schulterblattwinkel zum oberen Oberarmbein (Kleinhökkerleiste), wobei sich seine Endsehne z. T. mit der des breiten Rückenmuskels verbindet s. Abb. 25 u. 195	unterstützt breiten Rükkenmuskel in seiner Tätigkeit
kleiner Rundmuskel *(m. teres minor)*	zieht vom äußeren Schulterblattrand über den hinteren Teil der Schultergelenkkapsel zum oberen Oberarmbein (großer Oberarmbeinhöcker) s. Abb. 25 u. 195	dreht Arm auswärts; zieht Arm zum Körper; (unterstützt den Untergrätenmuskel in seiner Tätigkeit)
Unterschulterblattmuskel *(m. subscapularis)*	zieht von der nahezu gesamten mittleren und unteren Innenfläche des Schulterblatts über die vordere Schultergelenkkapsel (mit der er z. T. in Verbindung steht) zum oberen Oberarmbein (kleiner Oberarmbeinhöcker)	dreht Arm einwärts; spannt Schultergelenkkapsel

Name	Ursprung/Ansatz	Funktion
kleiner und großer Rautenmuskel *(m. rhomboideus minor et m. rhomboideus major)*	ziehen von den Dornfortsätzen des 6. und 7. Hals- sowie des 1. bis 4. Brustwirbels zum der Wirbelsäule zugewandten Rand des Schulterblatts; sie werden weitgehend vom Trapezmuskel bedeckt s. Abb. 126 u. 195	heben Schulterblatt und damit gesamten Schultergürtel nach oben und innen
Schulterblattheber *(m. levator scapulae)*	zieht von den Querfortsätzen des 1. bis 4. Halswirbels zum oberen, der Wirbelsäule zugewandten Schulterblattwinkel; wird zum größten Teil vom Trapezmuskel überlagert s. Abb. 195	hebt Schulterblatt gemeinsam mit dem oberen Anteil des Trapezmuskels; hebt gesenkten Kopf
kleiner Brustmuskel *(m. pectoralis minor)*	zieht vom vorderen Teil der 2. bis 5. Rippe zum Schulterblatt (Rabenschnabelfortsatz); wird vom großen Brustmuskel bedeckt s. Abb. 24	zieht Schulterblatt an die Rückwand des Brustkorbs; senkt Schulterblatt und unterstützt damit die Tätigkeit des unteren Anteils des Trapezmuskels
Schneidermuskel *(m. sartorius)*	entspringt unterhalb des vorderen oberen Darmbeinstachels, windet sich mit schmalem, langem Muskelbauch schraubenförmig um den vierköpfigen Schenkelstrecker und setzt an der Innenseite des oberen Schienbeines an; er ist der längste Muskel unseres Körpers s. Abb. 24	Hüftgelenk : Beugung und Außenrotation des Oberschenkels; Kniegelenk : Beugung und Innenrotation des Unterschenkels
Schenkelbindenspanner *(m. tensor fasciae latae)*	zieht vom vorderen oberen Darmbeinstachel zur Oberschenkelbinde (fascia lata) s. Abb. 24	Hüftgelenk : Beugen und Abspreizen des Beines; Kniegelenk : Strecken des Unterschenkels, strafft Oberschenkelbinde

Name	Ursprung/Ansatz	Funktion
langer Wadenbeinmuskel *(m. peronaeus longus)*	zieht vom Wadenbeinköpfchen, vom äußeren Schienbeinknorren und vom Wadenbein über die Außenkante des Fersenbeines zum 1. Mittelfußknochen und zum 1. Keilbein; zeichnet sich im Zehenstand deutlich unter der Haut ab	Heben des äußeren bei gleichzeitigem Senken des inneren Fußrandes (Pronation); unterstützt das Fersenheben
kurzer Wadenbeinmuskel *(m. peronaeus brevis)*	zieht vom unteren Wadenbeindrittel mit seinem sehnigen Ansatz über den Fortsatz des Fersenbeines zum 5. Mittelfußknochen; wird weitgehend vom langen Wadenbeinmuskel bedeckt	s. langer Wadenbeinmuskel
hinterer Schienbeinmuskel *(m. tibialis posterior)*	zieht vom Schien- und Wadenbeinrand über das Kahnbein zu den drei Keilbeinen	Heben des inneren, bei gleichzeitigem Senken des äußeren Fußrandes (Supination); unterstützt das Fersenheben

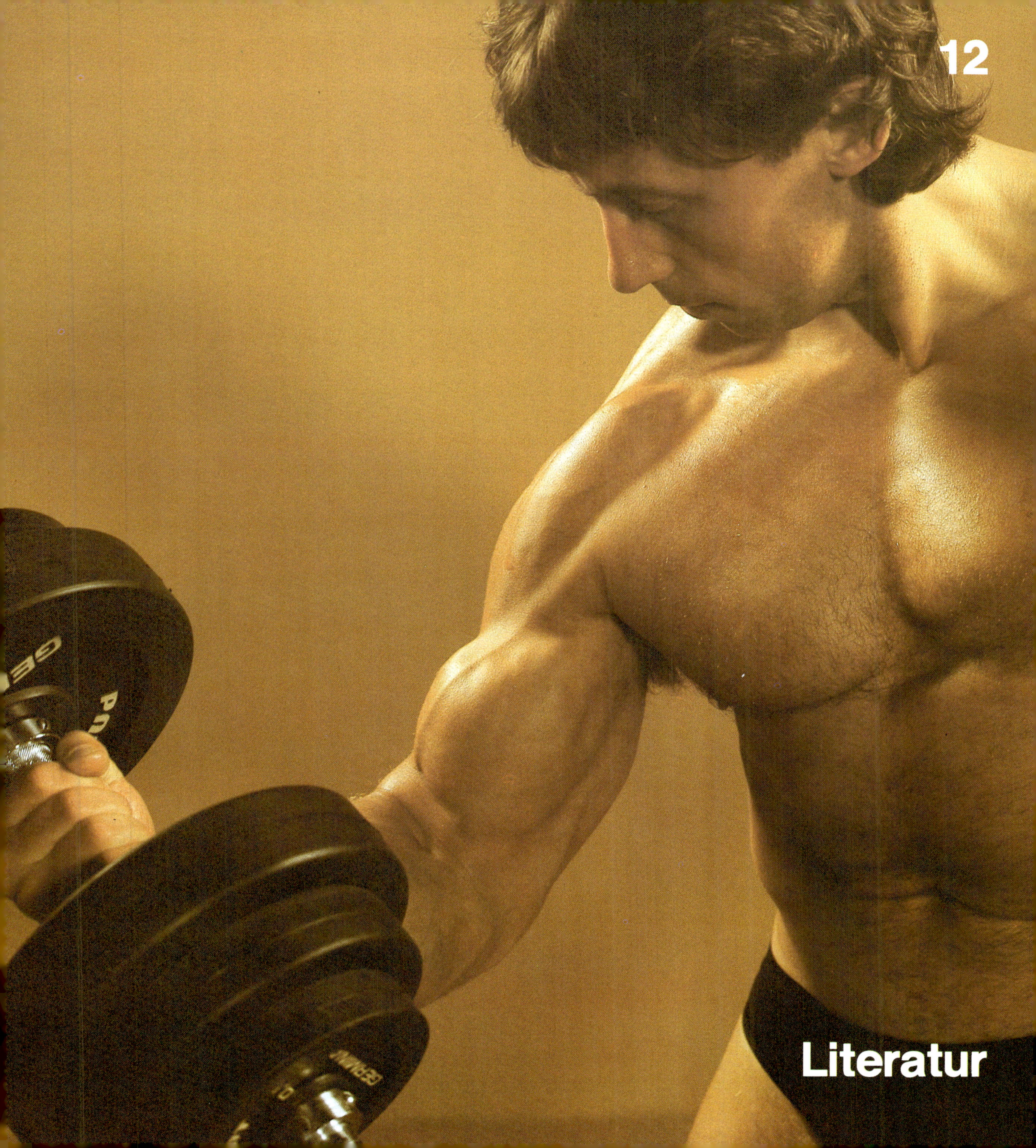

12

Literatur

Athletic: Journal für Körperform und Wohlbefinden. Darmstadt 94 (1985), 95 (1986), 96 (1987)

Bertolini, R.; Leutert, G.: Atlas der Anatomie des Menschen. Bd. 1. Leipzig: Georg Thieme, 1978

Bührle, M.; Schmidtbleicher, D.: Maximalkraft – Schnellkraft – Bewegungsschnelligkeit. In: Mainzer Studien zur Sportwissenschaft, Mainz (1979) 5/6

Donath, R.; Schüler, K. P.: Ernährung der Sportler. Berlin: Sportverlag, 1985

Donskoj, P. D.; Zaciorskij, V. M.: Biomechanika (Biomechanik). Moskva: FiS, 1979

Ehlenz, H., u. a.: Krafttraining. München: BLV Verlagsgesellschaft, 1983

Findeisen, D. G. R.; Linke, P.-G.: Pickenhain, L.: Grundlagen der Sportmedizin. Leipzig: Barth, 1979

Gain, W.; Hartmann, J.: Muskelkraft durch Partnerübungen. Berlin: Sportverlag, 1986

Haas, R.: Die Dr. Haas Leistungsdiät für Sport, Beruf und Fitness. München, Wien, Zürich, 1986

Harre, D.; Hauptmann, M.: Kraftfähigkeiten und Krafttraining. In: Theorie und Praxis der Körperkultur. Berlin 32 (1983) 3

Hartmann, J.: 100 kleine Zweikampfübungen. Berlin: Sportverlag, 1986

Hartmann, J.; Tünnemann, H.: Modernes Krafttraining. Berlin: Sportverlag, 1986

Howald, H.: Auswirkungen sportlicher Aktivität auf den Stoffwechsel. In: Schweizerische und medizinische Wochenschrift 104 (1975)

Karlsson, J., u. a.: Das menschliche Leistungsvermögen in Abhängigkeit von Faktoren und Eigenschaften der Muskelfasern. In: Medizin und Sport. Berlin (1975) 12

Komi, P. V.: Faktoren der Muskelkraft und Prinzipien des Krafttrainings. In: Leistungssport. Frankfurt/Main (1975) 5

Konopka, P.: Sporternährung: Leistungsförderung durch vollwertige und bedarfsangepaßte Ernährung. München, Wien, Zürich: BLV Verlagsgesellschaft, 1986

Kunz, H.; Unhold, E.: Zielgerichtetes Krafttraining. Begriffe, Methoden, Trainingsmittel. Magglingen, 1986

Lanz, T. V.; Wachsmuth, W.: Praktische Anatomie. Bd. 1. Berlin, Heidelberg, New York: Springer, 1972

Letzelter, M.: Trainingsgrundlagen. Training, Technik, Taktik. Reinbeck b. Hamburg, 1982

Matwejew, L. P.: Grundlagen des sportlichen Trainings. Berlin: Sportverlag, 1981

Mezoe, F.: Geschichte der Olympischen Spiele. München: Knorr und Hirth, 1935

Platonov, V. N.: Podgotovka kvalificirovannych sportsmenov (Vorbereitung von Leistungssportlern). Moskva, 1986

Ringen. Berlin: Sportverlag, 1980

Schmidt, H.: Orthopädische Grundlagen für sportliches Üben und Trainieren. Leipzig: Barth, 1985

Sportrevue. München (1986), (1987)

Schwarzenegger, A.: Encyclopedia of modern bodybuilding (Enzyklopädie des modernen Bodybuildings). London: Pelham Books, 1985

Tittel, K.: Beschreibende und funktionelle Anatomie des Menschen. Jena: Fischer, 1985

Volkov, V. M.; Lugovcev, V. P.: K obosnovaniju izbiratel'nogo vlijanija trenirovočnych nagruzok na vosstanovitel'nye processy (Zur Begründung des selektiven Einflusses von Trainingsbelastungen auf die Wiederherstellungsprozesse). In: Teorija i praktika fizičeskoj kul'tury. Moskva (1977) 12

Weineck, J.: Sportanatomie. Erlangen: Perimed-Fachbuch-Verlagsgesellschaft, 1983

Zaciorskij, V. M.: Die körperlichen Eigenschaften des Sportlers. In: Theorie und Praxis der Körperkultur. Berlin 17 (1986) Sonderheft 2

Dr. Jürgen Hartmann: Kapitel 1, 2, 3, 4, 5, 7, 8, 10
Dr. Harold Tünnemann: Kapitel 6, 9

ISBN 3-328-00283-9

Erste Auflage
9045
Lektor: Margret Drenkow
Illustrationen: Heidi Teske
Einband und Gestaltung: K.-P. Olthoff
Einbandfoto: Karl-Ludwig Goetjes
Fotos: Karl-Ludwig Goetjes
Printed in the German Democratic Republic
Lichtsatz: Karl-Marx-Werk Pößneck
Reproduktion, Druck und Buchbinderei:
Druckerei Fortschritt Erfurt
Redaktionsschluß: 26. 6. 1989
671 777 9

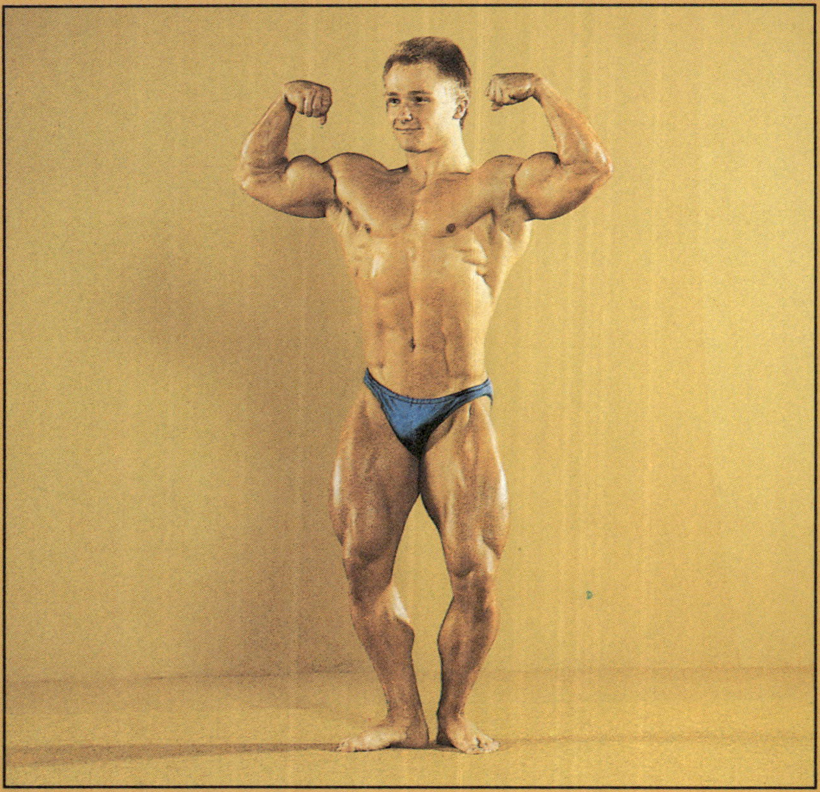
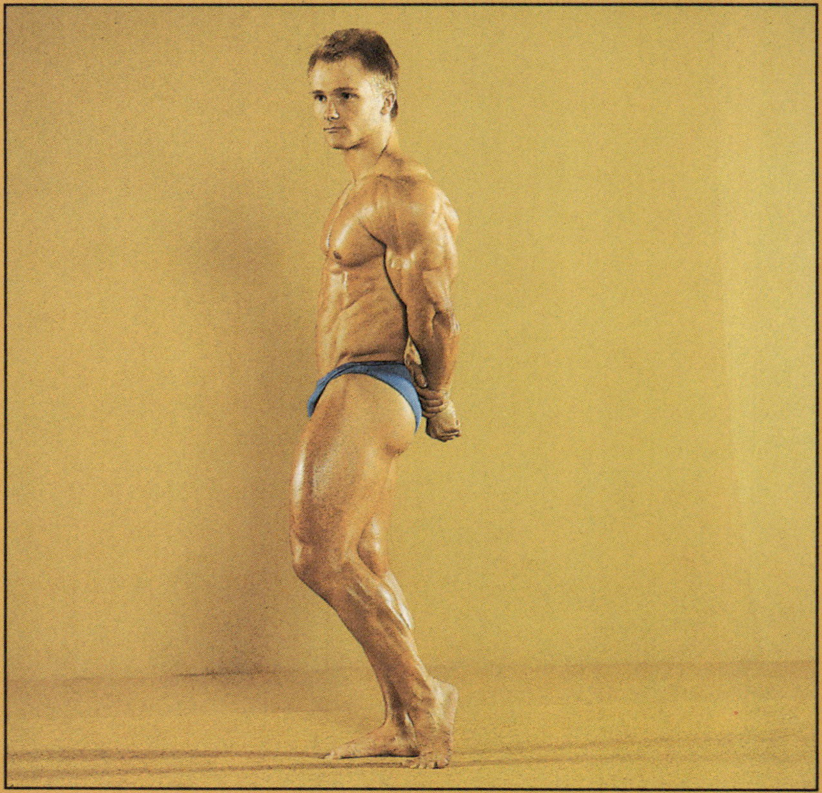
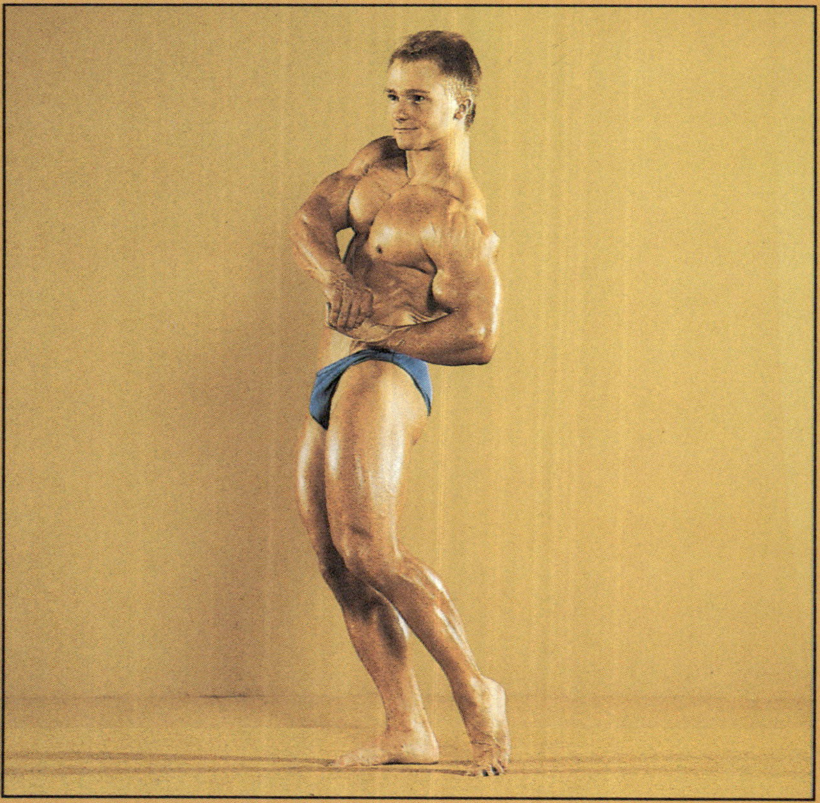
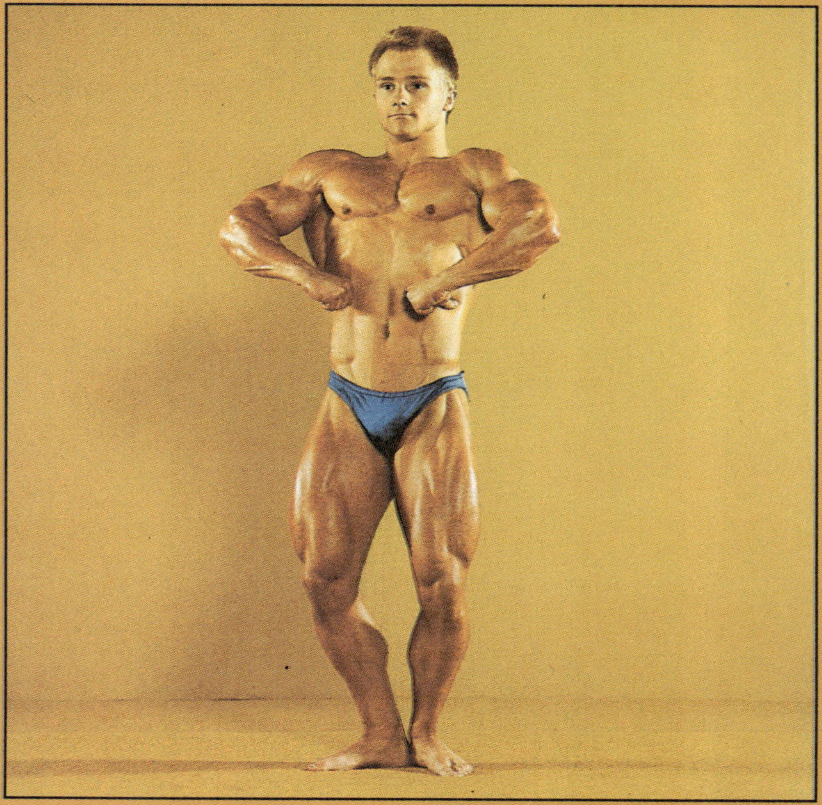